Die narrative Anamnese im Rahmen einer biographischen Diagnostik im pflegerischen Setting der kardiologischen Rehabilitation ipp Pflegeforschung

Herausgegeben von Ingrid Darmann-Finck und Stefan Görres

Band 4

PL ACADEMIC RESEARCH

Miriam Tariba Richter

Die narrative Anamnese im Rahmen einer biographischen Diagnostik im pflegerischen Setting der kardiologischen Rehabilitation

Eine konzeptuelle Entwicklung

PL ACADEMIC RESEARCH

Bibliografische Information der Deutschen Nationalbibliothek
Die Deutsche Nationalbibliothek verzeichnet diese Publikation in der Deutschen Nationalbibliografie; detaillierte bibliografische Daten sind im Internet über http://dnb.d-nb.de abrufbar.

Zugl.: Bremen, Univ., Diss., 2014

Gedruckt mit Unterstützung der Hans-Böckler-Stiftung, Düsseldorf

Logo auf dem Umschlag:
Institut für Public Health und Pflegeforschung, Universität Bremen
Abdruck mit freundlicher Genehmigung
durch Herrn Prof. Dr. Stefan Görres

D 46
ISSN 2190-5762
ISBN 978-3-631-65072-1 (Print)
E-ISBN 978-3-653-04214-6 (E-Book)
DOI 10.3726/978-3-653-04214-6

PL Academic Research ist ein Imprint der Peter Lang GmbH.

Peter Lang – Frankfurt am Main · Bern · Bruxelles · New York · Oxford · Warszawa · Wien

Diese Publikation wurde begutachtet.

www.peterlang.com

Inhaltsverzeichnis

0. Einleitung

„Ich freue mich auf die Zukunft, weil ich ein geordnetes Leben hab´. Ich hab´ alles was ich brauche ... in meiner Wohnung, ... in meinem zu Hause, also ich bin von niemanden abhängig, (ich habe, d. Verf.) meine Enkel, wenn sie kommen «Oma was brauchst du», dann gehen sie in Keller holen, ... nein, ich freu´ mich auf meine Wohnung, ich freu´ mich auf mein zu Hause.“ (Frau C 13/23-14/8)

„Ne, das ist vorbei, das is´ vorbei, das sag ich ganz klipp und klar, also ich wüsste nich´ ... worüber ... ich mich noch freuen sollte, das ist ... weg, ... ich bin morgens aufgestanden Jahr ein Jahr aus, Füße noch gar nicht aus´m Bett denn konnte ich singen und pfeifen, das ist alles weg, verschwunden als wenn es gar nicht da war ... ich wüsste auch nicht mehr wo ich mich noch d´rüber freuen sollte, ... das ist als wenn da oben einer was abgedreht hat.“ (Herr HB 27/20-43)

Diese beiden Patient_innen aus der stationären kardiologischen Rehabilitation bewerten ihre persönliche Zukunft auf unterschiedliche Art und Weise, abhängig davon, welche Rolle die chronische kardiologische Erkrankung in ihrem Leben spielt, ob ihnen soziale Ressourcen zur Verfügung stehen oder in welchem Ausmaß ihr weiteres Leben von den Einschränkungen der Krankheit gekennzeichnet sein wird. Menschen sind Individuen mit verschiedenen Perspektiven auf ihr Leben, mit differenten Lebensentwürfen und Alltagsbedingungen.

Hierbei stellt sich die Frage, inwieweit diese Individualität, die subjektiven Bewertungen und die ganz spezifischen Bedingungen des Lebens bei der professionellen Planung des pflegerischen Unterstützungsbedarfs der Rehabilitand_innen berücksichtigt werden. Die Studienlage macht deutlich, dass sich sowohl die pflegerische Bedarfsermittlung als auch das Setting der stationären kardiologischen Rehabilitation dahingehend als optimierungsbedürftig erweist. Aus Gründen einer reduktionistischen Anwendung der Anamnese im Pflegeprozess können beispielsweise individuelle und psychosoziale pflegerische Probleme, aber auch Ressourcen nur eingeschränkt erhoben und bei der Planung einer nutzer_innenorientierten Gesundheits- bzw. Pflegeversorgung berücksichtigt werden. Die negativen Auswirkungen für die Patient_innen und ihren Gesundungsprozess werden durch Studien aus der kardiologischen Rehabilitation belegt. Deshalb ist es das Ziel der Promotionsarbeit, die bestehende Pflegeanamnese und Diagnostik so zu optimieren, dass individuelle und psychosoziale Probleme und Ressourcen erfasst werden können.

Auf der einen Seite wird das Konzept des *Pflegeprozesses* als Beitrag zur Professionalisierung und Qualitätssicherung für notwendig erachtet (Schrems

2003, 15), auf der anderen Seite wird es aus vielerlei Gründen kritisiert. Der Pflegeprozess basiert im Wesentlichen auf der Erhebung (Anamnese) und Benennung (Diagnose) der aktuellen und potenziellen (pflegerischen) Probleme und Ressourcen und der Planung von Interventionen, welche entweder zu einer Verbesserung der (gesundheitlichen) Situation der Patient_innen führen oder deren Selbstpflegefähigkeiten wiederherstellen bzw. möglichst lange erhalten sollen. Im Hinblick auf die Anamnese bestätigen qualitative Studien, dass die Kommunikation in der Praxis meist reduziert ausfällt und die subjektive und individuelle Perspektive der Patient_innen vernachlässigt wird (Walther 2001, 113-249; Lotz 2000, 93-102). Darüber hinaus orientiert sich die Anamnese überwiegend an Problemen. Ressourcen und psychosoziale Aspekte werden nur eingeschränkt berücksichtigt (Kesselring 1999, 223-228). Eine der Ursachen liegt in der reduzierten Erfassung der Datenerhebung bei der Anamnese, welche vornehmlich auf Frage-Antwort-Gesprächen basiert. Iwert sieht hingegen durch eine offene Gesprächsführung, wie im narrativen Erzählen, verbesserte Chancen für die Verbalisierung subjektiver Bedeutungsstrukturen, die sich systematischem Abfragen versperren (Iwert 2003, 15-25; s. Kapitel I.1.).

In der *stationären kardiologischen Rehabilitation* befinden sich größtenteils Patient_innen mit koronaren Herzkrankheiten, wie z.B. nach einem Herzinfarkt. Für die Infarktüberlebenden besteht das hohe Risiko eines erneuten Infarkts und einer dauerhaften Invalidität, welche häufig mit Erwerbslosigkeit, Einschränkung der Lebensqualität und Pflegebedürftigkeit verbunden ist. Die Risikofaktoren einer koronaren Herzkrankheit gehen überwiegend auf die Lebensumstände der Betroffenen zurück, demzufolge spielt in der kardiologischen Rehabilitation die Änderung der verhaltens- als auch verhältnisbedingten Umstände der Lebenssituation bei der langfristigen Behandlung eine bedeutende Rolle (RKI 2006, 24f). Das Aufgabengebiet der Pflege in der kardiologischen Rehabilitation wird vorrangig im Bereich der Sekundär- und Tertiärprävention gesehen (Fischer 2004, 4-55; Hasseler, Meyer 2006). Aufgrund der geringen Wirksamkeit der Primärprävention ist das Augenmerk verstärkt auf die weiteren Präventionsbereiche von kardiologischen Erkrankungen zu legen (Grande et al. 1998,126-136). Aus folgenden Gründen wird in der Arbeit die stationäre Rehabilitation der ambulanten Rehabilitation als exemplarisches Setting vorgezogen: In einem Langzeitvergleich zwischen stationären und ambulanten Versorgungsformen konnte der vermeintliche Vorteil einer ambulanten Versorgung nicht signifikant aufgezeigt werden. Beide Versorgungstypen haben einen eher geringen Einfluss auf den Krankheitsverlauf. Trotzdem zeigt ein stationäres Behandlungskonzept bei einigen Interventionen geringe Vorteile gegenüber der ambulanten Versorgung (Grande et al. 2002b, 203-225; Badura et al. 1995). Zusätzlich ist durch die Einführung der Fallpauschalen eine frühere Verlegung vom Krankenhaus in die

Rehabilitation ökonomisch attraktiver geworden, sodass zunehmend pflegebedürftigere Patient_innen in die stationäre Rehabilitation entlassen werden, bei denen eine ambulante Versorgung noch nicht induziert ist (Staender, Berger 1996, 100-119). Darüber hinaus ist nach der Deutschen Gesellschaft für Prävention und Rehabilitation von Herzkreislauferkrankungen die stationäre Versorgung die häufigste kardiologische Rehabilitationsform in Deutschland (DGPR 2011).

Die Probleme der kardiologischen Rehabilitation bestehen u.a. darin, dass die individuellen und psychosozialen Risikofaktoren (Hermann-Lingen et al. 2008; Grande et al. 1998), die einer koronaren Herzerkrankung zugrunde liegen und die vermehrt auftretenden Angstzustände (Pollack et al. 2005, 146) und Depressionen (Barth et al. 2005, 34f) zu selten diagnostiziert und in die Rehabilitationsplanung übernommen werden. Ferner konnte nachgewiesen werden, dass sich die vielfach geringe Rehabilitationsmotivation nachteilig auf die anschließende Änderung der Lebensführung auswirkt (Horres-Sieben 2004). Durch die Ignoranz gegenüber sozialen Unterschieden in der Prävalenz entstehen gesundheitliche Ungleichheiten in der Gesundheitsversorgung der Rehabilitand_innen, die zudem durch die Rehabilitation noch verstärkt werden (BMBF 2006a; Grande et al. 2002a). Geschlechts-, alters- und sozialbedingte Unterschiede bei den Erwartungen an die Rehabilitation, die Motivation und soziale Unterstützung finden während der Rehabilitationsphase gegenwärtig zu wenig Berücksichtigung. Vor allem Patient_innen aus niedrigen Sozialschichten müssen deshalb als eine besonders vulnerable Nutzer_innengruppe innerhalb dieses Gesundheitsbereichs bezeichnet werden. In der Anamnese sind bisher überwiegend physisch-funktionale und biomedizinische Parameter zu verzeichnen (Rauch et al. 2007; Grande et al. 1998), individuelle sowie psychosoziale Faktoren werden für die Planung der Rehabilitation nur begrenzt erfasst und die Ziele der rehabilitativen Versorgung dadurch nur bedingt erreicht. Um eine möglichst hohe Motivation und Akzeptanz der Veränderungen im Alltagsleben zu erreichen, ist es daher von großer Wichtigkeit, die Interventionen auch an die subjektiven Bedeutungsstrukturen der Patient_innen anzupassen (s. Kapitel I.2.). An dieser Stelle setzt das Promotionsvorhaben an.

Die kardiologische Rehabilitation wurde aus mehreren Gründen als exemplarisches Feld ausgewählt. Zum einem ist die kardiologische Rehabilitation ein pflegerisches Berufsfeld, welches im Vergleich zu der Akutpflege im geringeren Maße Handlungszwängen ausgesetzt ist. Daher werden verbesserte zeitliche Ressourcen in dem pflegerischen Handlungsfeld erhofft. Darüber hinaus sind die pflegerischen Aufgaben und Potenziale dieses Settings noch nicht abschließend definiert. Die (Neu-)formulierung von pflegerischen Aufgaben im Rahmen der Prävention und Rehabilitation können dazu beitragen, das pflegerische Profil im

Sinne der Professionalisierung zu schärfen. Für die Patient_innen bietet die Fokussierung auf deren individuelle und subjektive Perspektive die Möglichkeit einer partizipativen Teilnahme, denn sie werden in einem interaktiven Diagnoseprozess miteinbezogen, der es ermöglicht, den Unterstützungsbedarf im Hinblick auf die Alltagsbewältigung zu planen. Und nicht zuletzt kann die Förderung der Selbstverstehensprozesse die autonomen Entscheidungen hinsichtlich der Lebensführung der kardiologischen Patient_innen stärken.

Die **Hauptausgangsfragestellung** der Promotionsarbeit kann folgendermaßen formuliert werden: Wie lassen sich die komplexen individuellen Probleme und Ressourcen im pflegerischen Setting der stationären kardiologischen Rehabilitation im Rahmen einer pflegerischen Anamnese und Diagnostik methodisch erfassen? Damit im Zusammenhang steht die Hypothese, dass durch eine narrative Anamnese und biographische[1] Diagnostik komplexe und individuelle Probleme und Ressourcen in Erfahrung gebracht werden können, und sich die Pflegenden damit zielgerichteter an den Nutzer_innen des Gesundheitssystems orientieren können. Die vorliegende Arbeit ist auf der Mikroebene der Nutzer_innenorientierung angesiedelt. Dennoch müssen die auf der Meso- und Makroebene zugeordneten Fragen in Hinsicht auf die sich der Konzeptentwicklung anschließende Implementierung, etwa zu den institutionellen und interdisziplinären Voraussetzungen oder Qualifizierungsaspekten, ebenfalls reflektiert werden. Weitere Fragen, wie die Auswirkung der narrativen Anamnese und biographischen Diagnostik auf die pflegerische Interaktion, können nur ansatzweise antizipiert und müssen dezidiert in einem gesonderten Evaluationsprojekt beantwortet werden.

Ziel und Relevanz der Promotionsarbeit ist die konzeptionelle Entwicklung einer narrativen Anamnese und biographischen Diagnostik im Handlungsfeld der stationären kardiologischen Rehabilitation. Die methodologische Hauptorientierung ist der Biographieforschung entlehnt, welche sich an einem interpretativen und qualitativen Paradigma orientiert. Eine der zentralen Annahmen ist, dass sich gesellschaftliche Tatsachen nur über die Sinn- und Bedeutungszuschreibungen der individuell Handelnden erschließen lassen (Marotzki 2007, 175f). Es findet dabei eine Orientierung an der Biographie eines Menschen und seines „lebensgeschichtlichen Gewordenseins“ statt. In der Analyse der Biographie werden die Wechselwirkungen untersucht, denen Biographien

1 Anm. d. Verf.: Die Verwendung der alten grammatikalischen Schreibweise „Biographie“, anstelle der neuen grammatikalischen Schreibweise „Biografie“, wird durch den üblichen Schreibgebrauch der Forschungsrichtung begründet.

aufgrund gesellschaftlicher und sozialer Gegebenheiten, Institutionen etc. ausgesetzt sind und inwiefern diese von den Biograph_innen in ihrer Lebensgeschichte aktiv genutzt und gestaltet werden (Hanses, Richter 2009, 63-82). Methodisch erfolgt die Einbeziehung des narrativen Interviews nach Schütze (1984), der Auswertung nach Rosenthal (2011) und Schütze (1983), der diagnostischen Verfahren von Hanses (2000) und der Dialogischen Biographiearbeit nach Köttig und Rätz-Heinisch (2005). Da rekonstruktive Analysen in der Praxis sehr zeitaufwändig sind, müssen diese im Rahmen des Promotionsprojekts für die pflegerische Handlungspraxis modifiziert werden. Nach einer anfänglichen theoretischen Konzeption und Anpassung des narrativen Interviews und der biographischen Diagnostik an die spezifischen Erfordernisse der pflegerischen Anamnese und des Settings der stationären kardiologischen Rehabilitation wurde das Konzept praktisch erprobt und im Anschluss weitere Schlussfolgerungen für die Konzeptentwicklung gezogen. Mit dieser Arbeit soll eine Anamnese in Form eines offenen, narrativen Gesprächs konzipiert werden, welche dazu beitragen soll, im Rahmen der Diagnostik die subjektive und biographische Bedeutung von Krankheit und Gesundheit als auch individuelle Erfahrungen zu erfassen und darauf aufbauend unter Einbezug individueller, objektiver und kontextueller Faktoren eine optimierte pflegerische Planung und Intervention zu entwickeln.

Mit einer solchen Form der pflegerischen Anamnese und Diagnostik sind vielfältige positive Effekte assoziiert. Aufseiten der Pflegenden sollen durch einen Perspektivenwechsel Verstehens- und Reflexionsprozesse generiert werden, welche dazu befähigen, den Patient_innen unterstützend zu helfen, autonome Entscheidungen zu treffen. Durch eine individuelle Planung der Maßnahmen können Veränderungen des Lebensstils angeregt und ggf. zukünftige Re-Infarkte vermieden werden. Bei den Patient_innen kann der kommunikativen Komponente in diesem Kontext eine heilsame Funktion zukommen (Rosenthal 2002, 204-227), denn schon allein der Ausdruck von Gefühlen, wie Ängste oder Unsicherheiten, kann einen positiven Beitrag zur Stabilisierung und Bewältigung leisten (Lotz 2000, 35f). Zusätzlich werden durch narrative Gespräche Selbstverstehensprozesse im Hinblick auf den Zusammenhang zwischen der Erkrankung und der Lebensgeschichte angeregt, welche die Motivation hinsichtlich der Veränderungsprozesse fördern können (Köttig, Rosenthal 2006, 189-221). Da die Orientierung an der Biographie der Patient_innen Einfluss auf das Nutzungshandeln hat, werden Krankheitsbewältigungsprozesse initiiert (Schaeffer 2004b, 244f). Ungleiche soziale, geschlechts- und altersspezifische Behandlung und psychosoziale Besonderheiten der kardiologischen Rehabilitation können dadurch erfasst und die Planung des Rehabilitationsverlaufs daran angepasst werden. Pflegerische Interventionen würden sich damit expliziter an den Nutzer_innen orientieren, soziale Ungleichheiten erkannt und vulnerable Gruppen gestärkt werden. Weitere Vorteile einer narrativen Anamnese, etwa bei der Überleitung in den häuslichen Bereich, z.B. in Form eines Schnittstellenmanagements, oder ein interdisziplinärer Nutzen, beispielsweise für die berufliche Wiedereingliederung, werden nicht ausgeschlossen. Für die an eine konzeptuelle Entwicklung anschließende Implementierung werden in dieser Arbeit erste Vorüberlegungen erstellt.

Die Arbeit ist folgendermaßen aufgebaut: Das Kapitel der Problemdarstellung (Kapitel I.) befasst sich mit dem Pflegeprozess (Kapitel I.1.) und der stationären kardiologischen Rehabilitation (Kapitel I.2.). Der Pflegeprozess wird in seiner Entwicklung und Bedeutung für die Pflege kritisch reflektiert und insbesondere die pflegerische Anamnese und die Pflegediagnostik analysiert (Kapitel I.1.1.- I.1.3.). Ausgehend von den vielfältigen praktischen und theoretischen Kritikpunkten der traditionellen und klassifizierenden Pflegediagnostik, unter der eine individualisierte Betrachtungsweise nur bedingt möglich ist, wird der Einbezug alternativer pflegerischer Diagnostikansätze und Ergänzungen thematisiert. Dabei wird eine phänomenologisch-hermeneutische und interaktionistische Diagnostik, welche sowohl verstärkt Ressourcen als auch psychosoziale Pflegeprobleme aufgreifen soll und der ein hermeneutischer Verstehensprozess vorausgeht, als sinnvolle Ergänzung bzw. Alternative zu der bereits bestehenden Diagnostik angesehen (Kapitel I.1.4.). Das zweite Kapitel der Problemdarstellung setzt sich mit dem Setting der kardiologischen Rehabilitation als pflegerisches Handlungsfeld auseinander. Neben der allgemeinen Definition der koronaren Herzkrankheit und den weiteren Aspekten des Krankheitsbilds, wie der Epidemiologie, Diagnostik, den Risikofaktoren, den therapeutischen Möglichkeiten etc., werden insbesondere personen- und kontextbezogene Einflüsse und Auswirkungen der chronischen Herzerkrankung dargelegt (Kapitel I.2.1.). Über Fragen der Prävention der Erkrankung hinaus wird die besondere Bedeutung der Sekundär- und Tertiärprävention und damit der Rehabilitation betont. Zusätzlich zu den allgemeinen Rahmenbedingungen, Zielen, Strukturen, Voraussetzungen und Bewertungen der kardiologischen Rehabilitation wird vor allem die Rolle der Bedeutungszuschreibung und Krankheitsbewältigung im Rehabilitationsprozess hervorgehoben (Kapitel I.2.2.). Mit Fokus auf das pflegerische Handlungsfeld erfolgt die Diskussion der Potenziale einer narrativen Anamnese und biographischen Diagnostik für die stationäre kardiologische Rehabilitation (Kapitel I.3.).

Die Inhalte der Problemdarstellung fließen als praktische Anforderung in die Konzeptentwicklung ein. Das methodische Vorgehen der Konzeptentwicklung orientiert sich im Wesentlichen an der Aktionsforschung (Hart, Bond 2001). Die vielen Varianten der Aktionsforschung zielen auf eine Forschung unter Einbezug der Praktiker_innen, welche nicht mehr als Untersuchungsobjekte angesehen werden, ab. Der Theorie-Praxis-Vermittlung wird ein besonderer Stellenwert zugeordnet und auf eine Verbesserung des Handlungsvermögens im Sinne eines „Reflective Practitioner" (Schön 1983) abgezielt. Die überwiegend qualitativen Methoden werden in einem Verfahren der „Thick Description"[2] nach Geertz (2007) angewendet. Einer der wesentlichen Gütekriterien dieser Forschungsmethode ist vor allem die Transparenz des Vorgehens und die Anschlussfähigkeit des daraus gewonnenen Wissens (Moser 2008). Das Forschungsdesign ist in Anlehnung an die drei Schritte der Aktionsforschung entwickelt worden (Rifkin 2002), wobei sich der Fokus bei der praktischen Erprobung aufgrund der erfolgten Absage der Praxispartner_innen nach anfänglicher Zusammenarbeit stärker auf die theoretische Entwicklung ausgerichtet hat. Die Konzeptentwicklung wird zu Beginn deduktiv abgeleitet und induktiv überprüft:

2 Anm. d. Verf.: In dem Verfahren der „Thick Description" (Dichten Beschreibung) geht es darum, ein möglichst vielfältiges Datenmaterial mit unterschiedlichen und mehrperspektivischen Methoden zu erheben und auszuwerten, um eine möglichst große Vielzahl an Informationen zu erhalten (Geertz 2007,4-7).

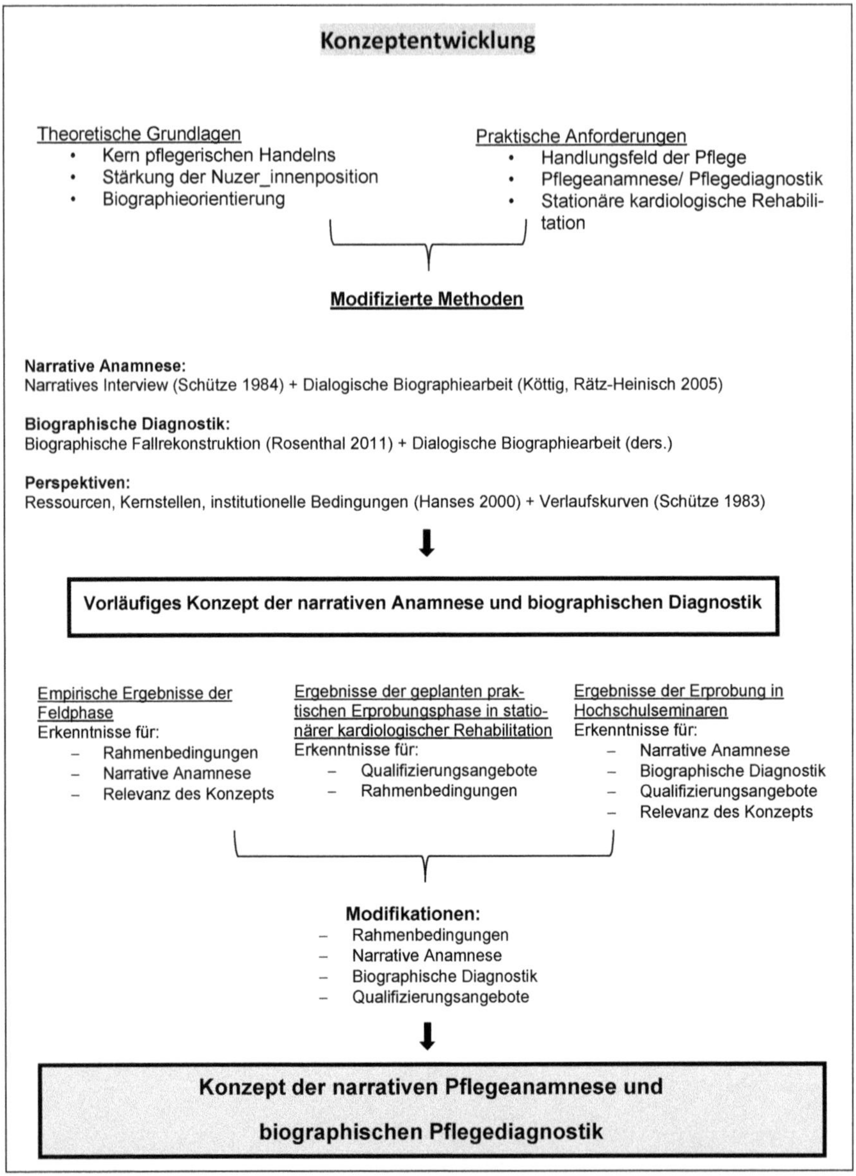

Abb. 1: Theoretisches und empirisches Vorgehen bei der Konzeptentwicklung der narrativen Pflegeanamnese und biographischen Pflegediagnostik

Der erste Schritt der Aktionsforschung besteht aus einer Ist-Analyse des Handlungsfeldes. Für diesen Schritt fand in dem Promotionsvorhaben die Durchführung einer zweiwöchigen teilnehmende Beobachtung (Lüders 2007, 386) des stationären Ablaufs und des pflegerischen, aber auch interdisziplinären Aufgabenbereichs statt. Die Beobachtungen wurden im weiteren Verlauf auf die Aufnahme der Patient_innen, die Pflegeanamnese, pflegerische Gespräche und die pflegerische Übergabe fokussiert (Härder 2006, 301-303). Des Weiteren konnte die ärztliche Anamnese und die Gespräche der anderen Berufsgruppen mit den Patient_innen beobachtet werden. Alle Beobachtungsdaten sind in teilstandardisierten Feldprotokollen festgehalten worden. Der Fokus der Analyse lag auf den verbalisierten Problemen und Ressourcen der Patient_innen und den im Anschluss schriftlich fixierten bzw. mündlich überlieferten Ergebnissen des diagnostischen Prozesses. Dafür wurde zusätzlich eine Dokumentenanalyse[3] notwendig. Die Erhebung von fünf narrativen Interviews (Schütze 1984) diente dazu, die spezifischen Probleme und Ressourcen von kardiologischen Rehabilitand_innen in Erfahrung zu bringen. Hieran schloss sich die Auswertung der erhobenen Daten an. Im Kapitel II. werden die methodologischen Grundlagen der Konzeptentwicklung vorgestellt. Nach der forschungsmethodologischen Verortung (Kapitel II.1.), welche eine Orientierung am qualitativen Forschungsparadigma (Kapitel II.1.1.), die Konzeptentwicklung im Rahmen der Aktionsforschung (Kapitel II.1.2.) und die methodische Vorgehensweise (Kapitel II.1.3.) beinhaltet, werden forschungsethische Fragen reflektiert (Kapitel II.2.). Das Kapitel III. umfasst die empirischen Grundlagen der Konzeptentwicklung als Ist-Analyse der stationären kardiologischen Rehabilitation. In diesem Kapitel werden zu Beginn die Feldphase und der Feldzugang zur kardiologischen stationären Rehabilitation aufgezeigt (Kapitel III.1.). Im Unterkapitel III.2. erfolgt die Abbildung der methodischen Ansätze der Datenerhebung und -auswertung der Feldphase. Mit der Darstellung der Ergebnisse der Ist-Analyse wird ein Teil der empirischen Grundlagen der konzeptuellen Entwicklung präsentiert, der sich in zwei Bereiche gliedert: Zum einen in die Ergebnisse aus den Beobachtungen in der kardiologischen Rehabilitation (Kapitel III.2.1.) und zum anderen in die Ergebnisse aus den narrativen Interviews (Kapitel III.2.3.).

Der zweite Schritt der Aktionsforschung befasst sich mit dem Planen, Handeln, Beobachten und Reflektieren als Prozess der Konzeptionsphase. In dieser Phase erfolgt die theoretisch konzeptuelle Entwicklung einer modifizierten narrativen Anamnese und Auswertung (Diagnose) in Anlehnung an die Biographieforschung. Für die theoretischen Grundlagen des Konzepts wird zu Beginn das

---

3 Anm. d. Verf.: Kategoriengeleitete Sichtung von Anamnese-Dokumenten (Holloway, Wheeler 1997, 80f).

Handlungsfeld der Pflege theoretisch abgesteckt (Kapitel IV.1.1.). Insbesondere findet die Herausarbeitung des Kerns pflegerischen Handelns, der Fürsorge, Fallverstehen und den Einbezug der Leiblichkeit beinhaltet (Kapitel IV.1.2.), statt. Dieser wird durch eine normative Grundlage pflegerischen Handelns in Form der Theorie der Anerkennung (Kapitel IV.1.3.) ergänzt. Als Basis für die Interaktion zwischen Patient_innen und Pflegenden wird der Begriff der Nutzer_innenorientierung diskutiert (Kapitel IV.2.). Nach der Darstellung grundlegender Aspekte und Bedingungen des Nutzungshandelns (Kapitel IV.2.1.- 2.3.) zeigt der Begriff für die Gesundheitssicherung sowohl Potenziale als auch Hindernisse auf (Kapitel IV.2.4.). Diese werden aufgegriffen, Begriffe wie Autonomie und Partizipation geschärft und auf das Handlungsfeld der Pflege bezogen. Mit diesem Rückbezug sind für das pflegerische Handlungsfeld weitere theoretische Ansätze zu integrieren und anstelle des Begriffs „Nutzer_innenorientierung" der Begriff der „Stärkung der Nutzer_innenposition" vorzuziehen (Kapitel IV.2.5.). Auf der Suche nach geeigneten Methoden für die Konzeptentwicklung, wird die Biographieorientierung eingeführt (Kapitel IV.3.1.). Nach den methodologischen Grundlagen der Biographieorientierung (Kapitel IV.3.2.) werden verschiedene Perspektiven des Biographischen herausgearbeitet (Kapitel IV.3.3.). Anknüpfend an die methodischen Grundlagen der Erhebung und Auswertung in der Biographieforschung (Kapitel IV.3.4.) sind vor allem die biographische Diagnostik und Dialogische Biographiearbeit (Kapitel IV.3.5.) für die Konzeptentwicklung von Bedeutung. Diese findet in unterschiedlichen Fachdisziplinen Anwendung und ist auf ihre Vor- und Nachteile für eine pflegerische Anamnese zu analysieren. Darauffolgend werden die Potenziale, aber auch Grenzen und der Anwendungsbezug der Biographieorientierung in der Pflegeforschung, -bildung und -praxis aufgegriffen und bewertet (Kapitel IV.3.6.). Im Anschluss an die theoretischen Grundlagen werden für die Entwicklung des Konzepts der narrativen Anamnese und biographischen Diagnostik anhand der praktischen und theoretischen Anforderungen an die Konzeptentwicklung die Basismethoden und das vorläufige Konzept (Kapitel V.1.) vorgestellt. Die empirischen Grundlagen des Konzepts basieren auf der Ist-Situation der kardiologischen Rehabilitation und resultieren aus drei Erprobungsphasen der Methoden: Die empirischen Ergebnisse aus der Feldphase (Kapitel III.2.), die geplante praktische Erprobungsphase im Feld der stationären kardiologischen Rehabilitation (Kapitel V.2.1.) und die Ergebnisse der Erprobung durch Student_innen innerhalb universitärer Lehrveranstaltungen (Kapitel V.2.2.). Aus den praktischen Erprobungen ergeben sich Konsequenzen für die Konzeptentwicklung im Hinblick auf die Relevanz des Konzepts, die Rahmenbedingungen, die narrative Gesprächsführung, die Diagnoseerstellung und die Qualifizierung der für das Konzept notwendigen Kompetenzen und Fähigkeiten. Die Ergebnisse führten zu einer Überarbeitung des Konzepts und mündeten in die endgültige Konzeption der narrativen Anamnese und biographischen Diagnostik (Kapitel V.3.).

In der letzten Phase der Aktionsforschung erfolgt eine theoretische Systematisierung der Ergebnisse aus der Konzeptionsphase. Zudem sind Schlussfolgerungen für Theorie und Praxis zu ziehen (Kapitel V.4.). Die narrative Anamnese wird abschließend theoretisch rückgebunden und weitergehende Überlegungen zu den Auswirkungen auf den Pflegeprozess, der pflegerischen Interaktion, den interdisziplinären Potenzialen, den institutionellen Rahmenbedingungen und den Implementierungsaspekten dargelegt: In Kapitel V.4.1. werden die Potenziale der narrativen Anamnese diskutiert und die Auswirkungen des Konzepts auf den Pflegeprozess, auf die rehabilitativen Maßnahmen und deren Nachhaltigkeit und auf die Interaktion von Pflegenden und zu Pflegenden hervorgehoben. Das Kapitel V.4.2. greift Implementationsaspekte und -vorschläge auf und erörtert institutionelle Herausforderungen, die Rolle von Pflegenden in der interdisziplinären Zusammenarbeit, die Qualifizierung der Pflegenden und den Erwerb kommunikativer Kompetenzen.

Die Dissertationsarbeit schließt mit einem Fazit ab (Kapitel VI.), in dem Forschungsdesiderate abgeleitet und Forderungen für die Praxis zusammengefasst werden.

I. Problemdarstellung

> „Daß der Mensch überhaupt erkennt, steht nicht in seinem Belieben. ... Welcher dieser Erkenntnisse wir aber unsere Aufmerksamkeit besonders zuwenden, was wir zum Gegenstand unserer Frage oder gar Wissenschaft machen, das liegt auch an unserer Entscheidung.“ (Keller 1990, 60 zitiert in Schrems 2003, 13)

In der Einleitung wurde auf die Problematik einer unzureichenden Erhebung von pflegerischen Problemen und Ressourcen für die Pflegediagnostik hingewiesen. Vor allem aufgrund einer reduktionistischen Anwendung der Anamnese im Pflegeprozess können individuelle und psychosoziale pflegerische Probleme und Ressourcen nur eingeschränkt erhoben, ausgewertet und bei der Planung einer nutzer_innenorientierten Gesundheits- bzw. Pflegeversorgung berücksichtigt werden. Angesichts der spezifischen Anforderungen (s. Kapitel I.2.1.4.3., I.2.1.9., I.2.2.8.) wirkt sich dies insbesondere im Setting der stationären kardiologischen Rehabilitation aus. Da in der pflegerischen Anamnese und Diagnostik dieses Settings bisher überwiegend funktionale und biomedizinische Parameter erfasst werden, bleiben sowohl individuelle als auch psychosoziale Faktoren für die pflegerische Planung der Rehabilitation ausgeblendet und die Ziele der rehabilitativen Versorgung können nur bedingt erreicht werden.

Die Probleme in der Planung des pflegerischen Unterstützungsbedarfs in der Pflege sollen in dem Hauptkapitel I. dargestellt werden. Kapitel I.1. befasst sich mit dem Pflegeprozess und insbesondere der pflegerischen Anamnese und Diagnostik. Das pflegerische Setting der stationären kardiologischen Rehabilitation wird im Kapitel I.2. vorgestellt. Mit der Problemdarstellung soll die Relevanz der Entwicklung des Konzepts einer narrativen Anamnese und biographischen Diagnostik begründet werden.

1. Der Pflegeprozess als Grundlage für die Umsetzung einer professionellen Pflege

> „Das ist der Grenzen sprengende Aufgabenbereich der Klinik: Aus der Verworrenheit und Dunkelheit der Symptome das Prinzip und die Ursache der Krankheit herauszufinden; ihre Natur; ihre Formen, ihre Komplikationen erkennen; … um so die Heilung herbeizuführen; … zwischen verschiedenen Behandlungsmethoden entscheiden … diejenige Methode auswählen, die am schnellsten, am leichtesten und am sichersten zum Erfolg zu führen scheint; von der Erfahrung profitieren … ihre Beunruhigung besänftigen; ihre Bedürfnisse erraten … nicht wie ein grausamer Tyrann … sondern wie ein zärtlicher Vater, der über das Schicksal seiner Kinder wacht.“ (Foucault 1973,102)

Obwohl Foucault von Krankheit und nicht der Bedeutung dieser, dem Kranksein[4], spricht und auch interaktionistische Aspekte des Pflegeprozesses unerwähnt bleiben, werden in dem obigen Zitat zwei wesentliche Aspekte des Pflegeprozesses angesprochen: ein hermeneutisch entwickelndes und ein fürsorgendes Element. Beim Pflegeprozess handelt es sich um die Erhebung (Anamnese) und Benennung (Diagnose) der aktuellen und potenziellen pflegerischen Probleme und Ressourcen. Weiterhin um die Planung von Interventionen, welche entweder zu einer Verbesserung der (gesundheitlichen) Situation der Patient_innen führen bzw. deren Selbstpflegefähigkeiten wiederherstellen oder möglichst lange erhalten sollen. Gleichzeitig beinhaltet der Pflegeprozess einen hermeneutischen Verstehensprozess, der eine fürsorgende Grundhaltung gegenüber den Patient_innen voraussetzt. Im Pflegeprozess vereinen sich somit die genuinen Grundlagen des Handlungsfelds der Pflege und ein Hilfeprozess. Da in diesem Kapitel der Pflegeprozess und dessen Reflexion im Vordergrund stehen und nur am Rande auf das pflegerische Handlungsfeld eingegangen werden kann, möchte ich auf dessen Grundlagen in Kapitel IV.1.1. und 1.2. verweisen.

In diesem Kapitel wird der Pflegeprozess in seiner Entwicklung und Bedeutung für die Pflege kritisch reflektiert (Kapitel I.1.1.) und insbesondere das pflegerische Assessment (Kapitel I.1.2.) und die Pflegediagnostik (Kapitel I.1.3.) analysiert. Ausgehend von den vielfältigen praktischen und theoretischen Kritikpunkten der traditionellen, klassifizierenden Pflegediagnostik, unter der eine individualisierte Betrachtungsweise nur bedingt möglich ist, wird nachfolgend der Einbezug mehrerer alternativer pflegerischer Diagnostikansätze und -aspekte

---

4 Anm. d. Verf.: Zur Unterscheidung von “Krankheit” und “Kranksein” siehe Benner und Wrubel 1997 (s. Kapitel IV.1.2.3.).

thematisiert (Kapitel I.1.4.). Hierbei wird eine phänomenologisch-hermeneutische, biographische und interaktionistische Diagnostik, welche sowohl verstärkt Ressourcen als auch psychosoziale Pflegeprobleme aufgreift und der ein Verstehensprozess zugrunde liegt, als sinnvolle Ergänzung bzw. Alternative zu der bereits bestehenden Diagnostik angesehen und dahingehend ausgewertet (Kapitel I.1.5.).

1.1. Einführung in den Pflegeprozess

Unter dem Begriff Prozess von dem lateinischen Wort „prŏcessus“ wird ein Vorwärts- oder Fortschreiten, ein Verlauf, ein (erfolgreicher) Fortgang oder Wachstum verstanden. Im Zusammenhang mit der Pflege zeigt sich durch den Begriff ein prozesshaftes Vorgehen, explizit durch den Pflegeprozess und implizit durch die Definition von Pflegediagnosen (Schrems 2003, 34-36). Im folgenden Kapitel wird der Pflegeprozess im Allgemeinen in seiner Entwicklung, seinen Phasen und seiner Bedeutung für die Pflege dargestellt (Kapitel I.1.1.1.) und kritisch bewertet (Kapitel I.1.1.2.).

1.1.1. Der Pflegeprozess in seiner Entwicklung und Funktion

Nach Roper et al. führte eine „gute Schwester“ ihre Pflegetätigkeit schon immer nach einem bestimmten Konzept aus, nur das dieser Vorgehensweise keine explizit analytischen Erkenntnisprozesse vorausgingen oder eine Anerkennung dieser Prozesse als Bestandteil pflegerischer Aufgaben stattfand (Roper et al. 1997, 17). Im Zuge der beginnenden Professionalisierung der Krankenpflege in den USA wurde in den 50er Jahren des 20. Jahrhunderts ein Problemlösungsmodell eingeführt, welches heute als Pflegeprozess bezeichnet wird. Durch den Rollenwandel der Pflegenden vom ärztlichen Assistenzpersonal zur unabhängigen Berufsgruppe in den USA stieg die Bedeutsamkeit eigenständiger pflegerischer Maßnahmen (Georg 1999, 128). Als eine originäre Aufgabe wurde die Methodik eines prozesshaften Arbeitens vorgesehen und dem Erkennen und Benennen von Pflegeproblemen ein hoher Stellenwert zugeordnet. Durch fortlaufende Emanzipationsbestrebungen und den Versuch einer Loslösung vom medizinischen Paradigma entwickelte sich der Pflegeprozess, welcher ab den späten 60er Jahren in vielen konzeptionellen Pflegemodellen aufgenommen wurde. Da bis 1970 die Pflegenden in den USA rechtlich nicht befugt waren, pflegerische

Beurteilungen vorzunehmen, gelang es durch das Engagement der ANA (American Nurse Assoziation), dass das Diagnostizieren zu den praktischen Aufgaben der Pflegenden gerechnet wurde und förderte damit die Anerkennung des Pflegeprozesses. Mit der Absicht, praktische Zustände zu identifizieren und klassifizieren, die durch Pflegende interveniert werden können, fand 1973 in den USA die erste nationale Konferenz zur Klassifikation von Pflege statt. Der Pflegeprozess unterlag einer fortlaufenden Weiterentwicklung und gipfelte 1982 in der Gründung der NANDA (North American Nursing Diagnosis Association). Diese formulierte für sich die Aufgabe, ein umfassendes und professionelles Klassifikationsschema zur Einordnung der Pflegediagnosen zu entwickeln (König 2001, 13-25; s. Kapitel I.1.3.). Der Pflegeprozess wird in der pflegerischen Diskussion seit zwei bis drei Jahrzehnten auch in Deutschland aufgegriffen. Nicht zuletzt dadurch, dass zu diesem Zeitpunkt eine gesetzliche Direktive in der pflegerischen Planung im Krankenpflegegesetz, im Altenpflegegesetz und dem Pflegeversicherungsgesetz festgehalten wurde (KrPflG 2003; AltPflG 2000; SGB XI 1994), die bis heute Bestand hat (Mahler 2007, 19-54).

Der *Begriff Prozess* entlehnt sich den Ansätzen der Systemtheorie, der Kybernetik und der Entscheidungstheorie. Die Systemtheorie Bertalanffys, auf die hier Bezug genommen wird, versteht sich als eine Theorie von zielorientierten und offenen Systemen. Das Ziel besteht darin, durch eine korrektive und regulative Wirkung das System wieder in die ursprüngliche Richtung anzupassen. Die Kybernetik begreift sich als Lehre von Rückkopplungsprozessen, welche durch Steuerung, ähnlich eines Thermostats, Ist- an Sollwerte angleicht. Die Entscheidungstheorie formuliert die Problemlösung zum Gegenstand und legt deren Phasen innerhalb eines Regelkreises fest. Die Entscheidung besteht darin, zwischen verschiedenen Lösungsmöglichkeiten zu variieren, bis die gewünschte Wirkung eintrifft (Fiechter, Meier 1998, 23-29).

Der Pflegeprozess wird als die Verbindung zweier Prozesse, des Problemlösungs- und des Beziehungsprozesses, definiert. Der *Problemlösungsprozess* soll einen systematischen und logischen Denkprozess darstellen und besteht aus einer Reihe von logischen, voneinander abhängigen Überlegungs-, Entscheidungs- und Handlungsschritten, die auf das Ziel der Problemlösung ausgerichtet sind und im Sinne eines Regelkreises einen Rückkopplungseffekt in Form von Beurteilung und Neuanpassung enthalten. Für eine Problemlösung ist es unerlässlich, eine grundlegende Zielvorstellung, im Sinne einer rahmenden Handlungstheorie z.B. einer Pflegetheorie, in den Prozess zu integrieren (Fiechter, Meier 1998, 17-25):

> „Eine grundlegende Tatsache des Pflegeprozesses besteht darin, dass es sich lediglich um eine Methode/ einen Prozess des Ausführens von Pflege handelt; es wird dabei nichts darüber ausgesagt, was eingeschätzt, geplant usw. wird.“ (Roper et al. 1997, 14)

Als Grundlage des Pflegeprozesses sollten daher Pflegemodelle und -theorien fungieren, welche als Bezugsrahmen für die professionelle Pflegepraxis angesehen werden können. Sie beschreiben den Geltungsbereich, die Zielgruppe, die relevanten Umwelten sowie wesentliche gesundheitliche Aspekte, die es zu berücksichtigen und im Rahmen des Pflegeprozesses zu spezifizieren gilt (Fawcett 1998, 500). Das Resultat der Pflege wird an diesem Ziel gemessen und dient als Richtlinie für das Erreichen des Pflegeziels und somit den Abschluss des Pflegeprozesses. Er wird in dieser Hinsicht eher als spiralförmiger Entwicklungsprozess angesehen, als eine zirkuläre Abfolge.

Gleichzeitig ist der Pflegeprozess ein *Beziehungsprozess*, bei dem zwei Personen interagieren, um ein gemeinsames Ziel zu erreichen. Sie stehen zueinander in Wechselwirkung und beeinflussen ihr Verhalten gegenseitig. Pflegende und Patient_innen sind in der Wahrnehmung von verschiedenen Faktoren abhängig, die in der gegenwärtigen Situation liegen oder aus der persönlichen Lebensgeschichte stammen (Fiechter, Meier 1998, 17-25). Die Pflege wird also nicht im vornherein definiert, sondern zusammen mit den Patient_innen erarbeitet (Henke 2006, 14). Gerade bei dem Kontaktaufbau und der Compliance für spätere Interventionen ist eine Beziehungsbasis eine grundlegende Voraussetzung (Marriner-Tomey 1992, 22-42). Der Pflegeprozess hängt von der Qualität der Kommunikation zwischen Pflegenden und Patient_innen ab, denn nur Letztere können ihre individuellen Probleme bestimmen und Auskunft darüber geben, wie ihr Befinden und Erleben beeinflusst wird. Dieser Einbezug der Patient_innen kann nur in einer auf Verständigung basierenden und interaktionistischen Dimension der Patient_innenorientierung verwirklicht werden (Wittneben 2003, 203-209; s. Kapitel IV.2.5). Um professionelles pflegerisches Handeln im Pflegeprozess umzusetzen, wird Fallverstehen benötigt, d.h. die Aufgabe der Pflegenden besteht darin, die Patient_innen bei der Deutung und Klärung ihrer Probleme und in der autonomen Entscheidungsfindung zu unterstützen (Darmann 2000b, 177; s. Kapitel IV.1.2.2.).

Der Pflegeprozess soll in einem theoretisch-konzeptionellen und klinisch-praktischen Sinn, die Frage nach dem „Inhalt“ der Pflege (z.B. Pflegeverständnis) nach dem Praktizieren der Pflege (z.B. Problemlösungsprozess und Beziehungsprozess) und der Organisation von Pflege beantworten (Abderhalden 2000, 19-37). Zusätzlich soll er die Entwicklung der Pflege an den Patient_innen widerspiegeln, einen dynamischen Verlauf zwischen Gesundheit und Krankheit darstellen und die Grundlage für eine individuelle ganzheitliche (personenorientierte) Pflege bilden (Henke 2006, 12). Der Pflegeprozess ist ein systematischer Ansatz, der es ermöglicht die akuten und potenziellen pflegerischen Probleme zu erkennen, zu behandeln oder zu verhüten. Zusätzlich sollen Ressourcen entdeckt, gefördert und ein Unterstützungsplan entwickelt werden, bei dem das Wohlbefinden der Patient_innen verbessert, erhalten oder wiedererlangt wird (Brobst et al. 2007, 25-28). Im Mittelpunkt soll nach Schrems die erfolgreiche Bewältigung des Alltags im Rahmen des Krankheits- und des Gesundungsprozesses stehen. Der Bereich der Maßnahmen zur Gesundung und zur Verhinderung von Krankheiten wird erweitert um Maßnahmen der physischen, psychischen und sozialen Gesundheitsförderung sowie die Krankheitsbewältigung bei chronischen Erkrankungen. Begriffe wie Lebensqualität, Alltagsbewältigung, basierend auf autonomen Entscheidungen und selbstständigem Handeln, setzen die Fähigkeit zur Selbstbeobachtung, zum Einholen von Informationen und das Verständnis der tiefer liegenden Bedeutung bei den Patient_innen voraus. Ist die Fähigkeit zur willentlichen Entscheidung und zum Handeln z.B. durch Schmerz, Leiden, Angst, Unsicherheit etc. beeinträchtigt, bedarf es einer professionellen Unterstützung. Dafür müssen Einflussfaktoren und Konsequenzen der Lösungsmöglichkeiten für die Alltags- als auch für die Krankheitsbewältigung bekannt sein. Als Grundlage für die professionelle Unterstützung, so Schrems, wird das individuelle Wissen und die subjektive Bedeutung der Patient_innen, basierend auf persönlichen Erfahrungen und den Lebensgeschichten der einzelnen Personen (subjektives Krankheitskonzept), benötigt. Andererseits bedarf es der empirischen Erkenntnisse aus dem Bereich der Wissenschaften (objektive Krankheitskonzepte). Die Aufgabe der Pflege liegt in der Kombination beider Wissensformen. Das zentrale Merkmal des Professionalisierungsprozesses der Pflege ist die theoretische und empirische Fundierung des für eine individuelle bzw. patient_innenorientierte Pflege benötigten Pflegewissens. Der Pflegeprozess und die Pflegediagnosen können dafür als Basis dienen (Schrems 2003, 20-30).

Die erste *Einteilung der Phasen des Pflegeprozesses* geht auf Yura und Walsh zurück, welche 1967 noch vier Grundschritte festlegten (Henke 2006, 17). Mittlerweile wird zu einem Pflegeprozess in sechs Schritten tendiert: Pflegeassessment, Pflegediagnose[5], Pflegezielbestimmung, Planung der Pflegeinter-

5 Anm. d. Verf.: Sowohl in den USA als auch in Deutschland wird von „Pflegediagnosen“ als zweiten Schritt des Pflegeprozesses gesprochen. Während in den USA darunter überwiegend die Erhebung von Pflegeproblemen anhand eines Pflegeklassifikationsschemas, z.B. den NANDA Pflegediagnosen, verstanden wird (Wilkinson 2012), werden in Deutschland neben den Pflegeklassifikationen auch frei formulierte Pflege-

ventionen, Durchführung der Pflegeintervention und Pflegeevaluation (Georg, Frowein 1999, 685; Fafflock et al. 2003; Fiechter, Meier 1998). Diese Einteilung findet auch in neueren Publikationen Berücksichtigung (Wilkinson 2012).

Der erste Schritt des Pflegeprozesses, hier von einem sechsschrittigen Pflegeprozess ausgehend, ist das Pflegeassessment, welches die Erfassung der Ressourcen und Probleme der Patient_innen beinhaltet. Das Assessment ist entscheidend für die Qualität des Pflegeprozesses, da aus ihm alle weiteren Schritte abgeleitet werden. Der zweite Schritt ist die Pflegediagnose, welche aus einer Analyse der Assessmentbefunde besteht und die aktuellen und potenziellen Gesundheits- oder Pflegeprobleme sowie Ressourcen anhand des gesundheitlichen Entwicklungspotenzials und der Bedürfnisse der Patient_innen berücksichtigt. Im dritten Schritt werden unter Einbezug der Patient_innen Ziele und Erwartungen formuliert und ein Zeitrahmen zum Erreichen dieser abgesteckt. Für das Erreichen der Ziele wird eine Priorisierung der Probleme vorgenommen und realistische und beeinflussbare Pflegergebnisse formuliert. Im daran anschließenden vierten Schritt wird auf Basis der Diagnose bzw. der Pflegeprobleme und Ressourcen ein Pflegeplan erstellt. Im Anschluss daran werden pflegerische Maßnahmen so ausgewählt, dass diese zum formulierten Ziel führen. Bei der Durchführung, dem nächstem Schritt, werden die im Pflegeplan festgesetzten Maßnahmen realisiert bzw. delegiert, wie beispielsweise an Angehörige und andere Professionen. Im letzten Schritt, der Evaluation, erfolgt die Analyse der Pflegewirkung und ferner die Bewertung, bis zu welchem Grad die Pflegeziele erreicht wurden und inwieweit der Pflegeprozess weitergeführt werden muss. Alle Schritte des Pflegeprozesses müssen durch die Dokumentation nachgewiesen werden (Brobst et al. 2007, 25-29).

Gerade in den Anfängen des Pflegeprozesses wurde zwischen einer didaktischen Pflegeplanung für Berufsanfänger_innen, welche formale Hilfen und Regeln beinhaltet und detailliert aufgebaut ist, und der praktischen Pflegeplanung für kompetente, erfahrende Pflegende und Expert_innen, welche rationell und zeitsparend angelegt ist, unterschieden (Fiechter, Meier 1998, 47-48).

---

problembestimmungen mit Ressourcen, z.B. anhand von Strukturierungshilfen wie den AEDL, angewendet (Brobst et al. 2007; s. Kapitel I.1.3.1.). Wenn im Folgenden der Begriff Pflegediagnose Verwendung findet, sehe ich diesen als einen Oberbegriff an und verstehe darunter sowohl Pflegediagnoseklassifikationen als auch frei formulierte Pflegeprobleme und Ressourcen.

1.1.2. Bewertung des Pflegeprozesses

Der Pflegeprozess wird aufgrund einer Reihe von Gründen als ein *wichtiges Instrument der pflegerischen Praxis* angesehen. Er begründet, warum Pflegende „etwas tun“ und verdeutlicht, was pflegerisches vom ärztlichen Handeln und der Arbeit anderer Berufe im Gesundheitswesen unterscheidet. Vor allem im Hinblick auf die Qualitätsentwicklung und Professionalisierung wird dem Pflegeprozess eine entscheidende Rolle beigemessen (Gordon 2003, 1-5; Höhmann 1999). Pauschal gesehen dient der Pflegeprozess der Verbesserung der Pflegequalität. Einmal im Hinblick auf die stärkere Berücksichtigung der Patient_innensicht und eines innovativen Problemlösungsprozesses. Zum anderen wird die Zusammenarbeit mit den Patient_innen und Kolleg_innen gefördert, die Dokumentation verbessert, eine rechtliche Absicherung geschaffen und die berufliche Identität und Zufriedenheit der Pflegenden gestärkt (Brobst et al. 2007, 28-29; Seidl, Walter 2012). Weitere Vorteile werden in Kapitel I.1.3. im Hinblick auf die Pflegediagnosen erörtert.

Es gibt kaum empirische Studien über die tatsächliche *Wirksamkeit des Pflegeprozesses* in der Praxis (Stolle 2004). Es wird davon ausgegangen, dass die Wirksamkeit in der Praxis im Allgemeinen empirisch nur erschwert zu erforschen sei (Seidl, Walter 2012, 384-385). Die wenigen Studien stammen überwiegend aus dem englischsprachigen Raum und setzen sich z.B. mit der Patient_innenzufriedenheit hinsichtlich der Pflegediagnosen auseinander (s. Kapitel I.1.3.2.). Die Studien benennen als einen Nebeneffekt, dass der Pflegeprozess zu technisch angelegt und theoretisch nicht ausreichend fundiert wurde (Müller-Staub 2001, 230-238). Daher ist eine deutsche Studie hervorzuheben, die Pflegende zu der eingeschätzten Wirksamkeit des Pflegeprozesses befragt. Der Pflegeprozess wird von den Pflegenden als überwiegend positiv bewertet. Das eigene Handeln wird durch den Pflegeprozess stärker reflektiert und Fachwissen gezielter eingesetzt. Nach Ansicht der Pflegenden können Pflegehandlungen prägnanter an den Bedürfnissen, den Besonderheiten und der Individualität der Patient_innen angepasst und diese selbst intensiver an der Pflege partizipieren. Darüber hinaus wird von einer Verbesserung der Pflegedokumentation berichtet. Der zeitliche Mehraufwand wird durch eine systematischere Einteilung der Pflegezeit ausgeglichen (Stolle 2004). Eine Studie aus Österreich, in der ebenso Expert_innen aus der Pflege zu der Wirkung des Pflegeprozesses befragt wurden, bestätigen die Ergebnisse. Darüber hinaus befürchten die Expert_innen, dass bei einer Überbewertung der Methode des Pflegeprozesses und der damit in Zusammenhang stehenden Dokumentation, die pflegerischen Handlungen in den Hintergrund rücken könnten (Seidl, Walter 2012, 384-385).

Zusätzlich werden vor allem verschiedene *theoretische Aspekte* des Pflegeprozesses kritisiert. Beispielsweise wird in Bezug auf dessen strukturelle Abfolge bemängelt, dass es sich bei diesem um die Linearität eines kybernetischen Kreislaufs erster Ordnung handelt. Der kybernetische Regelkreis ist das Grundprinzip, nach dem sich der Pflegeprozess ausrichtet und die Schritte der unterschiedlichen Modelle vorgegeben werden. Nach der österreichischen Pflegewissenschaftlerin Schrems (2003) orientiert sich das Prinzip an kausalen In- und Output Reaktionen und Ist- und Soll-Abweichungen. Handlungsgrundlage ist der Pflegeplan, in dem der Ist- und Soll-Wert festgestellt wird. Die grundlegende Kritik formuliert Schrems dahingehend, dass ein solcher Ansatz zu begrenzt sei, um für die komplexen und kontextbezogenen Zusammenhänge von Gesundheit und Krankheit Aussagen treffen zu können. Des Weiteren moniert sie in Anlehnung an Roper et al., dass die Methode des Pflegeprozesses vorerst keine theoretischen Grundlagen beinhalte und die engen und wechselseitig beeinflussenden Zusammenhänge zu wenig beachtet werden (Schrems 2003, 37-74). Ihr Vorschlag ist ein Pflegeprozess zweiter Ordnung, welcher die Ebenen des Inhalts und der Methode miteinander verbindet und stärker auf Reflexionsprozesse abzielt (Schrems 2003, 91f). Die Zusammenfassung ihrer Ausführungen konkretisiert sie in ihrem Ansatz der „Verstehenden Diagnostik", welcher im Kapitel I.1.4.2. aufgegriffen wird (Schrems 2008). Auch international wird irritiert zur Kenntnis genommen, dass der Pflegeprozess in Deutschland noch vor Pflegemodellen und -theorien eingeführt wurde. Es ist als fraglich anzusehen, ob ein Instrument ohne eine die Praxis leitende theoretische Basis einzuführen sei (Kean 1999, 214).

Im Hinblick auf das prozesshafte Vorgehen fordert vor allem die Amerikanerin Lunney (2007), dass die Denkprozesse, die dem Pflegeprozess zugrunde liegen, verbessert werden müssen. Da menschliche Reaktionen komplexe Prozesse seien, sollten diese in ihrer ganzen Komplexität betrachtet werden. Ihrer Ansicht nach braucht es dazu eine bestimmte Intelligenz, um die Beurteilung und Interpretation der klinischen Situation vornehmen zu können. Diese pflegerische Intelligenz sieht sie im kritischen Denken, welches unabdingbar für den Pflegeprozess und insbesondere für die Pflegediagnosen ist (Lunney 2007, 27-43).

Weiterhin kann beanstandet werden, dass dem letzten Schritt des Pflegeprozesses bislang noch zu wenig Beachtung beigemessen, da gerade in der Evaluation die Qualität der vorangegangenen Pflege deutlich wird. Es fehlt - vor allem für die Bereiche in denen kein Assessmentinstrument eingesetzt werden kann - für die Teil- oder Abschlussevaluationen häufig an geeigneten evaluierenden Verfahren. Hier stellt sich die Frage, welche Methoden sinnvoll seien und ob z.B. standardisierte Verfahren in allen Bereichen angewendet werden können.

Auch muss erörtert werden, inwieweit die Patient_innen, Kolleg_innen oder eine interdisziplinäre Zusammenarbeit dafür genutzt werden können (Löser 2006).

Zusammenfassend werden in der kritischen Auseinandersetzung eine stärkere inhaltliche und theoretische Fokussierung und die Integration von komplexen und kontextuellen Zusammenhängen pflegerischer Problemsituationen gefordert. Zusätzlich müssen Reflexionsprozesse und die Denkprozesse, die dem Pflegeprozess zugrunde liegen, intensiver Beachtung finden.

Im Folgenden sollen nun die beiden ersten Schritte des Pflegeprozesses, das pflegerische Assessment und die Pflegediagnose, betrachtet und analysiert werden. Die daran anschließenden Schritte des Pflegeprozesses werden aufgrund deren nachgeordneten Relevanz für diese Arbeit vernachlässigt.

1.2. Das pflegerische Assessment

Das Pflegeassessment[6] ist der initiale Ausgangspunkt des Pflegeprozesses und dient der Informationssammlung zur Einschätzung pflegerischer Probleme, Ressourcen und Bedürfnisse der Patient_innen. Assessmentverfahren sind eine Voraussetzung für die Realisierung des Pflegeprozesses und legen das Fundament für eine optimale pflegerische Versorgung. Alle darauffolgenden Schritte des Pflegeprozesses basieren auf dieser Einschätzung. Die Einschätzungsfähigkeit hängt wiederum, neben dem nötigen fachlichen und methodischen Hintergrundwissen, auch von den kommunikativen Fähigkeiten der Pflegenden ab (Stefan et al. 2003, 15-25). Im Kapitel I.1.2.1. wird das pflegerische Assessment als Fundament der Pflegediagnose dargelegt und insbesondere die Pflegeanamnese thematisiert. Daran anschließend erfolgt die kritische Reflexion der pflegerischen Anamnese in deren praktischen Anwendung (Kapitel I.1.2.2.).

1.2.1. Das pflegerische Assessment als Basis der Pflegediagnose

Das Pflegeassessment besteht aus verschiedenen Methoden. Neben der Befragung von Patient_innen und/oder deren Angehörigen, der zielgerichteten Beobachtung der Patient_innen und physiologischen Messungen, steht Pflegen-

---

6 Anm. d. Verf.: vom engl. „to assess“, bedeutet „einschätzen“ (Reuschenbach 2011, 27-45)

den auch eine Erhebung mittels der *Assessmentinstrumente* zur Verfügung (Reuschenbach 2011a, 27-45). Die Methoden können in verschiedenen Phasen des Assessments in Anwendung gebracht werden. Primäre Datenquellen, welche direkt von den Patient_innen einzuholen sind, werden den Sekundärdaten, aufgrund der höheren Reliabilität bzw. Verlässlichkeit, vorgezogen. Die Daten sollten im Anschluss an die Erhebung mit Hilfe der Patient_innen oder ihrer Bezugspersonen validiert und nachfolgend strukturiert und dokumentiert werden (Wilkinson 2012, 104-110). Das Assessment wird als ein kontinuierlicher Prozess angesehen, der den gesamten Pflegeverlauf andauert (Brobst et al. 2007, 66-83).

In der US-amerikanischen und zunehmend auch in der deutschen Pflege werden des Öfteren Assessmentinstrumente für die Erhebung pflegerelevanter Daten bevorzugt (Wilkinson 2012; Reuschenbach, Mahler 2011). Mittlerweile gibt es Assessmentinstrumente zu Phänomenbereiche wie Fatigue, Mobilität, Sturz, Pflegebedürftigkeit, Ernährung, Dekubitus, Demenz, Schmerz, Angst, etc. (Reuschenbach, Mahler 2011). Assessmentinstrumente sollen die Funktion der klinischen Entscheidungsfindung unterstützen. Sie ermöglichen u.a. einen effektiveren und effizienteren Umgang mit klinischen Ressourcen, lenken die Aufmerksamkeit auf mögliche Risiken oder pflegerelevante Phänomene, dienen als Nachweis pflegerischer Handlungsgrundlage und werden daher als ein wichtiges Instrument der Qualitätssicherung angesehen (Reuschenbach 2011b, 47-55). Assessmentinstrumente können nicht nur für das Assessment selbst eingesetzt werden, sondern auch für die Evaluation der Pflege (Bosch et al. 2002, 209). Das Bewerten soll als zielgerichtete Festlegung verstanden werden, welche zur Planung und Realisierung von Maßnahmen genutzt werden kann. Nach Gordon liegt den Assessmentinstrumenten, im Unterschied zur Intuition, ein kognitiver Urteilsprozess zugrunde. Da sich Intuition der Operationalisierung entzieht, wird sie bei Assessmentinstrumenten aus methodischen Gründen ausgeklammert, aber nicht vollständig ausgeschlossen. Sie fließt im Rahmen des gesamten Pflegeassessments in die Pflegediagnosen mit ein. Die Komplexität pflegerischen Handelns und Entscheidens kann mit der alleinigen Fokussierung auf Assessmentinstrumente nicht erfasst werden. Assessmentinstrumente sind daher eine Unterstützung des diagnostischen Prozesses, in dem aber immer weitere Bedeutungs- und Relevanzstrukturen der Pflegenden mitwirken sollten. Die Trennung der unterschiedlichen Zugänge im Assessment werden als eine künstliche Trennung angesehen, die sich im praktischen Alltag nicht umsetzen lässt (Reuschenbach 2011a, 27-45). Meines Erachtens haben Assessmentinstrumente durchaus ihre Berechtigung in den genannten pflegerischen Teilbereichen oder spezifischen Phänomenen. Allerdings bilden sie gerade aufgrund ihrer Objektivierung nur eine bestimmte Realität existenzieller Leidenssituationen ab. Da in der vorliegenden Arbeit ein individualisierter und ganzheitlicher Ansatz verfolgt werden soll, setze ich voraus, dass das ausschließliche Einschätzen von pflegerischen Phänomenen und Pflegebedarfen durch Assessmentinstrumente oder auch körperliche Untersuchungen zu einseitig angelegt ist, um die komplexe gesundheitliche Situation eines Menschen einzuschätzen. Da dieses nur in Ergänzung mit subjektiven Zugängen und innerhalb der Interaktion möglich erscheint, wird im weiteren Verlauf der Arbeit der Pflegeanamnese eine besondere Bedeutung beigemessen. Eine kritische Diskussion zu Assessmentinstrumenten kann bei verschiedenen Autor_innen nachgelesen werden (u.a. Friesacher 2004, 364-374; Bosch et al. 2002).

Die Begriffe *Pflegeassessment und Pflegeanamnese* werden in Deutschland häufig synonym verwendet. Die Pflegeanamnese bezeichnet nur einen Teil des Assessments, nämlich den in der Wortbedeutung „Erinnerung“[7] induzierten, bei dem es sich um die Erhebung der Gesundheits- und Pflegehistorie der Patient_innen innerhalb eines Gesprächs handelt (Bosch et al. 2002, 209). Der Begriff Pflegeassessment bezieht sich überwiegend auf das amerikanische Tätigkeitsprofil der Pflege und beinhaltet Tätigkeiten, z.B. physische Untersuchungen, die in Deutschland eher den ärztlichen Tätigkeiten zuzuordnen sind (Stefan et al. 2003, 16). Für das Assessment in Deutschland wird vornehmlich die pflegerische Anamnese herangezogen (Bosch et al. 2002, 209).

Das initiale Gespräch mit den Patient_innen hat viele synonyme als auch differierende Bezeichnungen und umfasst das Anamnesegespräch, die Pflegeanamnese sowie das Erst- oder Aufnahmegespräch. Methodisch integriert es das Abfragen, das Sammeln und das Geben von Informationen oder wird als ein Beziehungsgespräch verstanden (Walther 2001, 34f). Die pflegerische Anamnese wurde erstmals in den 50er Jahren des 20. Jahrhunderts in den USA beschrieben. Als Orientierung dienten die Aufgaben der Ärzt_innen in der Anamnese, die für den Tätigkeitsbereich der Pflege neu definiert wurden (Walther 2001, 31-40). In den USA wird die Anamnese auch Pflegeinterview genannt und soll vor allem für die Erhebung subjektiver Daten genutzt werden. Darunter werden allerdings die Auswirkungen der Krankheit auf das tägliche „Funktionieren“ der Patient_innen und deren Copingfähigkeiten verstanden (Wilkinson 2012, 120f) und nicht emotionale und/oder existentielle Belastungen. Für das Pflegeinterview werden zwei Interviewarten genannt: das direktive und das non-direktive Interview. Der Vorteil von non-direktiven Interviews ist die Praxis der offenen

7 Anm. d. Verf.: Das altgriechische Wort „anámnēsis“ kann mit „Erinnerung“ übersetzt werden (Georg, Frowein 1999, 35).

Fragestellung[8] und die Möglichkeit der Patient_innen die Gesprächsinhalte frei zu wählen. Dadurch können Gefühle zum Ausdruck gebracht und die Pflegebeziehung gefördert werden. Hinweise zur praktischen Durchführung im Hinblick auf die Fragestellungen und Rahmenbedingungen einer Anamnese können bei Wilkinson nachvollzogen werden (Wilkinson 2012, 122ff).

In Deutschland entwickelte sich die Idee des Erstgesprächs Anfang der 70er Jahre des letzten Jahrhunderts, parallel zu dem Wandel zu einer patient_innenorientierteren und professionelleren Pflege. In der Literatur werden zwei wesentliche Schwerpunkte der Anamnese benannt: die Informationssammlung über den Gesundheitszustand der Patient_innen und der Aufbau einer pflegerischen Beziehung. Walther (2001) bemängelt, dass aus der Literatur nicht klar hervorgeht, welche Art der Beziehung und welche Kompetenzen seitens der Pflegenden dafür benötigt werden (Walther 2001, 31-40).

Die *Dokumentation* pflegerischen Handelns ist in Deutschland gesetzlich verpflichtend (SGB XI). Daher sind zu diesem Zweck die unterschiedlichsten Methoden, wie Formbögen für die Anamnese entwickelt und verwendet worden. In Anlehnung an die Richtlinien des Aufnahmegesprächs von Arets et al. (1996) und Gordon (1994) hat Walther eine Vielfalt von Gestaltungshinweisen und Richtlinien aufgezeigt, welche meist eine zu starke Direktion ausweisen und eine offene Beantwortung nicht zulassen. Sie beanstandet, die Richtlinien lassen unberücksichtigt, dass ein interaktives Vorgehen sich nicht im Detail planen lässt (Walther 2001, 31-40). Auch Brobst schlägt Leitfragen zur Einordnung der Informationen vor, welche sich an den Verhaltensmustern der Patient_innen orientieren und den Fokus auf unterschiedliche Problembereiche und Bewältigungsressourcen legen (Brobst 2007, 113). In den USA sind die Leitfragen häufig stark physiologisch ausgerichtet sowie symptom- und medizinorientiert (Potter et al. 2005). Zur Strukturierung der Daten wird dort vorgeschlagen, diese in feststehende Kategorien einzusortieren. Hierfür können z.B. das Modell der funktionellen Gesundheitsmuster nach Gordon, das Selbstpflegemodell nach Orem oder auch das Adaptationsmodell von Roy verwendet werden (Wilkinson 2012, 122ff). In Deutschland werden je nach pflegerischem Setting Pflegemodelle, wie z.B. die Aktivitäten des täglichen Lebens nach Juchli (ATL) oder die Aktivitäten und existenziellen Erfahrungen des täglichen Lebens nach Krohwinkel (AEDL), genutzt (Brobst et al. 2007, 25-44; 83). Die Anamnese kann sich aber auch stärker an den Pflegeklassifikationen, z.B. den NANDA Diagnosen, orientieren oder nach Gordons Assessment Modell der funktionellen Gesund-

8 Anm. d. Verf.: Anzumerken ist dabei, dass von einigen US-amerikanischen Pflegewissenschaftler_innen unter offenen Fragen verstanden wird, eine Erwiderung zu erhalten, die länger als ein bis zwei Worte lang ist (Potter et al. 2005, 14).

heitsverhaltensmuster sowie an Leitkategorien zur körperlichen Untersuchung und zur subjektiven Deutung (z.B. PQRST-Gedächtnisstütze)[9] ausgerichtet werden (Brobst et al 2007, 32). Beispiele zur Durchführung von Anamnesen und pflegediagnoseorientierten Anamnesebögen sind u.a. bei Stefan et al. (2003, 18-25) zu finden.

Darüber hinaus kann die Anamnese auch in Form eines offenen Gesprächs erhoben werden. Walther (2001) vergleicht in ihrer Arbeit das Interview mit einem Gespräch und bevorzugt Letzteres. Der grundlegende Unterschied liegt in der Rollenverteilung der Dialogpartner_innen bei der Datenerhebung. Im Interview ist die Gesprächsrolle eindeutig festgelegt, die Anregung neuer Themen erfolgt meist von den Interviewer_innen. Diese methodische Form ermöglicht zwar das Sammeln von Informationen, hemmt aber die Partizipation der Patient_innen bei ihrer pflegerischen Betreuung und Behandlung. Während ein Interview sich am Inhalt orientiert (Lamnek 2005, 329-407; Hopf 2008, 348-360), liegt der Schwerpunkt bei einem Gespräch auf der Interaktion (Walther 2001, 37f).

Eine Pflegeanamnese sollte sowohl objektive Angaben zur Person, wie die Vorgeschichte, die aktuelle gesundheitliche Situation, kontextuelle Faktoren und eine Sozial- und Psychosozialanamnese als auch individuelle und subjektive Daten beinhalten (Jaffe, Skidmore-Roth 2000, 23-29). Die Informationssammlung in der Anamnese hat zum Ziel, die Patient_innen und ihr Umfeld zu ergründen, ihre Möglichkeiten, erhaltende Kräfte und Einschränkungen zu erfassen, den Grad der Hilfebedürftigkeit aufzudecken und den individuellen pflegerischen Hilfebedarf zu erstellen (Brobst et al. 2007, 25-30). Die Anamnese ist das Hauptinstrument, um Patient_innenprobleme, -bedürfnisse und Ressourcen zu erfassen und auf deren Grundlage Pflegediagnosen zu erstellen (Stefan et al. 2003, 16). Zusätzlich dient die Anamnese in Form einer Orientierungshilfe auch dazu, den Patient_innen Sachinformationen über das Umfeld, die Umstände sowie den weiteren Verlauf des Aufenthaltes und die pflegerischen Tätigkeiten zu übermitteln. Hierfür spielen sowohl die kommunikativen Fähigkeiten der Pflegenden als auch die kontextuellen und situativen Faktoren des Aufnahmegesprächs eine entscheidende Rolle (Backs, Lenz 1998, 24-38).

Brobst unterteilt die *Durchführung der Anamnese* in drei Teile: Im ersten Teil soll eine Beziehung zu den Patient_innen hergestellt werden, der zweite Teil beinhaltet die Informationssammlung und im dritten Teil wird das Gespräch zusammengefasst und angesprochene Aspekte mit den Patient_innen evaluiert.

---

9 Anm. d. Verf.: PQRST = Provokative und palliative Umstände; Qualität und Quantität; Region und Radiation; Schwereskala und Timing. Anhand dieser Kategorien sollen Fragen für das subjektive Befinden entwickelt werden (Brobst et al. 2007, 32).

Für das Gespräch gibt sie allgemeine Grundsätze der Gesprächsführung vor und weist auf die Wichtigkeit der Angehörigen als Quelle sekundärer Daten hin (Brobst et al. 2007, 66-83).

Die Aufnahmesituation, beispielsweise im Krankenhaus, ist mit erheblichen psychischen Belastungen - z.B. Ängsten, Unsicherheiten, Bedrohung bis hin zu Orientierungsverlusten - verbunden, wofür es eines einfühlsamen Umgangs und der Vermittlung von Sicherheit bedarf (Backs, Lenz 1998, 24-38; Richter 2007). Durch die Berücksichtigung des Beziehungsaspektes können die Patient_innen in der von Ängsten und Unsicherheiten geprägten Kontaktphase die Gelegenheiten erhalten, ihre individuellen Problembereiche bzw. ihr Befinden zu äußern, ihre Erwartungen hinsichtlich der Pflegebeziehung mitzuteilen und adäquate Lösungsmöglichkeiten zur Verminderung von Problemen und Einschränkungen aktiv zu gestalten (Lotz 2000, 39). Dahmer plädiert aus diesem Grund, allerdings bezogen auf die medizinische Anamnese, für eine einfühlende Haltung. Diese beinhaltet verbale sowie nonverbale Zuwendung, empathisches Vermögen und Fürsorge (Dahmer 2006, 13).

Die pflegerische Anamnese wird maßgeblich durch verschiedene Umgebungsfaktoren, wie Räumlichkeiten, Lärm, Störungen etc., beeinflusst. Es kann für Patient_innen schamauslösend sein, in Anwesenheit anderer Personen über intime Probleme zu sprechen. Auch Zeitdruck wirkt sich kontraproduktiv auf die Gesprächssituation aus, da sowohl der Beziehungs- als auch der Problemlösungsprozess darunter leiden und diagnostische Artefakte produziert werden können, die aus einer lückenhaften Erhebung und vorschnell getroffenen Schlussfolgerungen resultieren (Lotz 2000, 39).

Die Pflegeanamnese weist Kernelemente auf, die für eine professionelle Pflege obligatorisch sind. Die Arbeitsschritte und Elemente sind fallspezifisch und variieren. Eine reduzierte Anamnese führt zu Abstrichen bei der Qualität der pflegerischen Planung (Görres 2011, 13). Im nächsten Kapitel werden Kritikpunkte der Anamnese aufgegriffen und diskutiert.

1.2.2. Die kritische Bewertung der pflegerischen Anamnese in der praktischen Anwendung

Die Anamnese als Grundlage für die Ermittlung von Pflegediagnosen und pflegerischen Zielsetzungen wird von der Auffassung von Pflege beeinflusst (Brobst et al. 2007, 25-30). Bei der Orientierung an pflegetheoretischen Modellen wird vor allem deren eingeschränkte theoretische Reichweite und der Mangel an pflegerischen Teilkonzepten, wie Kognition, Selbstkonzept, Stress und Coping, welche für die Einschätzung emotionaler Reaktionen und kognitiver Leistungen wichtig sind, bemängelt (Brobst et al. 2007, 25-44; 83). Zwar ist meines Erachtens eine pflegetheoretische Orientierung prinzipiell begrüßenswert, allerdings müssten die theoretischen Hintergründe der unterschiedlichen Modelle und deren zugrundeliegendes Menschenbild sowie Pflegeverständnis grundsätzlich kritisch überprüft werden.10 Auf diese Kritik wird bei den Grenzen von Pflegediagnosen erneut eingegangen (s. Kapitel 1.3.2.).

Darüber hinaus wird vor allem die *Interaktionsdimension* der Pflegeanamnese nicht ausreichend berücksichtigt. In einer Studie Walther (2001), in deren Mittelpunkt die Gesprächswirklichkeit im stationären Krankenhausalltag stand, wurden pflegerische Erstgespräche mit Patient_innen und Pflegenden oder Pflegeauszubildenden in deutschen Krankenhäusern untersucht. Walther nimmt in der Studie eine konversationsanalytische Betrachtung der Pflegeanamnese vor und konnte insgesamt verdeutlichen, dass diese in der Praxis meist reduziert ausfiel und die Patient_innen dabei zu wenig Beachtung fanden. Die Schwerpunkte der Gespräche lagen insbesondere auf organisatorischen Fragen und Informationen. Die Beziehung in der Kommunikation war oft asymmetrisch und damit gesprächshemmend. Es traten Defizite in der kommunikativen Gesprächsführung auf und Pflegende gingen nur zu einem geringen Grad auf die individuellen Probleme und Bedürfnisse der Patient_innen ein (Walther 2001, 113-249). Im Speziellen konnte vor allem bei examinierten Pflegenden aufgezeigt werden, dass diese in der Kommunikation mit den Patient_innen meistens den größeren Gesprächsanteil für sich beanspruchten, die Gesprächszeit relativ kurz ausfiel und die Gespräche funktional, physisch und abfragend ausgerichtet waren. Zusätzlich konnte dargestellt werden, dass der Sinn und Zweck eines Anamnesegesprächs den Pflegenden nicht durchgängig bewusst war (Walther 2001, 317-320). Darüber hinaus waren geringe Gesprächsführungskompetenzen dafür verantwortlich, dass Pflegende sich stärker auf Formbögen und Interviewtechnik als auf die Patient_innen konzentrierten. Hauptcharakteristika der Gespräche waren überwiegend knappe Frage-Antwort-Sequenzen, eine geringe Themenentfaltung und ein abrupter Themenwechsel. Beispielsweise erhielten die Patient_innen zu wenig Zeit, um über die angesprochenen Sachverhalte nachzudenken. Durch geschlossene Fragen wurden Inhalte und Umfang der Antworten vorgegeben und selbstständiges Erzählen behindert. Selten fand die Nutzung einer Gesprächshandlung statt, mit denen sich Pflegende individuell auf die einzelnen Patient_innen bezogen, wie z.B. den Patient_innen gegenüber Verständnis zu

---

10 Anm. d. Verf.: Eine kritische Analyse und Evaluation von Pflegetheorien können z.B. bei Fawcett (1998) und van Kampen (1998) eingesehen werden.

zeigen. Walther nimmt an, dass durch eine fehlende Einbettung der Gesamtsituation das Verständnis für die Relevanz der Informationen fehlte und Probleme zwar wahrgenommen wurden, aber daraus keine Konsequenzen innerhalb der Gesprächsführung resultierten (Walther 2001, 247-252). Interessanterweise konnte zudem darstellt werden, dass die Auszubildenden wesentlich stärker patient_innenorientiert und offener in der Fragestellung waren, häufiger personenbezogene Gesprächsstrategien anwendeten und insgesamt häufiger das Reden über psychisches Befinden förderten. Auch wenn sie Schwierigkeiten in der Gesprächsführung hatten, beispielsweise den Zweck des Gesprächs nicht vermittelten oder abschließende Fragen vergaßen, könnten die Ergebnisse darauf hinweisen, dass es den Auszubildenden trotz geringer Erfahrung gelang, stärker an den individuellen Bedürfnissen anzuknüpfen. Eine routinierte Erfahrung in Anamnesegesprächen scheint nicht auszureichen, um einen individualisierten Blick auf die Patient_innen zu richten. Walther geht davon aus, dass gerade die Deautomatisierung und Reflexion schon eingeschliffener Verhaltensweisen, z.B. von Gesprächstechniken in der Anamnese, das sprachlich-kommunikative Verhalten fördern können (Walther 2001, 315-327). Hier sollten für die didaktische Vermittlung der Gesprächsführung entsprechende Konsequenzen abgeleitet werden (s. Kapitel V.3.; V.4.2.3.). Des Weiteren kann in Bezug auf die Gesprächsführung ergänzt werden, dass die Wahrnehmung und Reflexion der eigenen Person als eine prioritäre Voraussetzung für eine gelungene Kommunikation angesehen werden kann, denn als Individuen werden auch die Pflegenden von ihrem biographischen und durch Sozialisation geprägten Hintergrund und ihrer situativen Befindlichkeit beeinflusst (Benner, Wrubel 1997).

Als weitere Kritik wird formuliert, dass nur 50% der Informationen, die in einem Anamnesegespräch erhoben werden, dokumentiert werden und davon wiederum nur 30% in die *Pflegeproblembestimmung* einfließen. Ferner wird die Art der Gesprächsführung dahingehend bewertet, dass im Zuge der Rationalisierung und Ökonomisierung aus Gründen der Zeitersparnis zu formalisierten Anamneseleitfäden gegriffen wird. Dies birgt die Gefahr, dass intensive Gespräche mit den Patient_innen durch ein einseitiges und schematisches Abfragen ersetzt werden. Die oft starren Anamneseleitfäden, z.B. bezogen auf die ATL, orientieren sich oftmals an krankheitsbezogenen Fragen (Just 2003, 142). Wenn ein pflegerisches Aufnahmegespräch durch Fragebögen ersetzt wird, gerät die Krankheit zu einer Summe von Kennzeichen und die Leidensgeschichte der Erkrankten gelangt nicht in den professionellen Fokus. Zusätzlich wird die Vertrauensbasis für eine Beziehung erschwert (Backs, Lenz 1998, 36). Eine der Ursachen der reduzierten Erfassung liegt in der Art der Datenerhebung in der Anamnese, welche überwiegend auf Frage-Antwort-Gesprächen beruht. Dagegen könnten Patient_innen durch offene Gespräche, wie im narrativen Erzählen, subjektive Bedeutungsstrukturen verbalisieren, die sich systematischem Abfragen versperren würden (Iwert 2003, 15-25). In der Pflege werden Patient_innen durch statische Darstellungsformen reduziert wahrgenommen, dadurch Befinden sowie Ressourcen häufig verkannt. Die individuelle Lebens- und Krankengeschichte eines Menschen, seine Vorstellungen, sein Befinden und Erleben samt seiner Ressourcen sind auch daher erwähnenswert, da das angestrebte bzw. angewandte Bewältigungsverhalten der Patient_innen zum Großteil von dieser Bewertung abhängig ist.

Wie bereits erwähnt, stellt eine Aufnahme, beispielsweise im Krankenhaus, eine multidimensionale Belastungssituation für Patient_innen dar (Shuldham et al. 1995). Lotz (2000) untersuchte dahingehend das pflegerische Aufnahmegespräch und insbesondere deren kommunikative und interpersonale Prozesse, indem er pflegerische Aufnahmegespräche tonbandgestützt aufzeichnete. Er stellte fest, dass ein asymmetrisches Machtverhältnis den Aufbau einer konstruktiven Beziehung einschränkt. Beispielsweise kann über die Vermittlung von Distanz, wie durch Körperhaltung, unangepasstem medizinischen Sprachgebrauch („Encoding Failures") und einer mangelnden Einfühlung in die Lage der Patient_innen, keine Vertrauensbasis geschaffen werden. Durch das Überangebot an Formularen und Fragbögen findet eine Überhäufung der Patient_innen mit Anweisungen, Informationen und Fragen statt und Ängste werden zusätzlich verstärkt (Lotz 2000, 14-17). Beispielsweise haben Backs und Lenz (1998) belegt, dass auch mittels Nachfragen nur 16% der befragten Patient_innen das Erleben von Angst, Schmerz und Unsicherheit überhaupt in der Anamnese angaben (Backs, Lenz 1998, 91-121). Konnten Ängste dennoch verbalisiert werden, sind sie als „normal" eingestuft, führten zu einem Themenwechsel oder es ist implizit vermittelt worden, dass das Thema deplatziert sei (Lotz 2000, 58-61; 93-96). Im Gegensatz dazu äußerte ein Großteil der Patient_innen einen subjektiv wahrgenommenen positiven Einfluss, wenn im pflegerischen Aufnahmegespräch belastende Erfahrungen geäußert werden konnten (Lotz 2000, 93-102). Aufgrund dieser eingeschränkten Kommunikation wurde die subjektive Bedeutung von Krankheit und Gesundheit nur selten in Erfahrung gebracht. Gerade hinsichtlich der bereits erwähnten psychischen Belastungssituation eines Krankenhausaufenthaltes, aber auch der Erkrankung an sich, welche mit Gefühlen, wie Angst, Unsicherheit, Bedrohung bis hin zu Orientierungsverlust einhergeht, sind nicht nur ein Beziehungsaufbau und die Äußerung von Belastungen, sondern auch das Bewusstmachen von verbleibenden Ressourcen eine wichtige Aufgabe der Anamnese (Richter 2007, 86; Lotz 2000). Insbesondere bezüglich der Angstreduzierung propagiert Lotz einen möglichst frühen Zeitpunkt der Anamnese, da diese einen wichtigen Beitrag zur beiderseitigen Orientierung und zum Aufbau der Pflegebeziehung leistet und sich somit auch angstreduzierend auswirkt (Lotz 2000, 58-60).

Darüber hinaus wurden auch die *Rahmenbedingungen* der Anamnese als überwiegend ungünstig bewertet. Die Hälfte aller Gespräche in der Studie fanden unter suboptimalen Bedingungen statt (Walther 2001, 317-320). Zum Beispiel wirken sich Mehrbettzimmer und der damit einhergehende Verlust der Privatsphäre ungünstig auf die Kommunikation aus und durch häufige Unterbrechungen kommt es zu einer Fragmentierung der Interaktion (Lotz 2000, 58-60).

Zusammenfassend sollten in der Anamnese die theoretischen Grundlagen der Pflege fokussiert werden. Zudem wird die Kommunikation von institutionellen Machtverhältnissen beeinflusst. Zu den Gesprächsführungskompetenzen sind personenbezogene Gesprächsstrategien sowie non-verbale Kommunikationsfähigkeit bzw. empathisches Vermögen und vor allem Reflexivität notwendig, um individuelle Probleme und Bedürfnisse von Patient_innen wahrzunehmen und auf diese einzugehen. Offene Gespräche sind insbesondere dazu geeignet, die individuellen Bedeutungsstrukturen, wie z.B. auch Ängste, zu erfassen. Darüber hinaus müssen die Rahmenbedingungen eine ungestörte Gesprächssituation ermöglichen.

1.3. Die Pflegediagnosen

Die Pflegediagnosen stellen den zweiten Schritt des Pflegeprozesses dar und basieren auf dem zuvor durchgeführten Assessment. Sie sollen die aktuellen und potenziellen pflegerischen Probleme und Ressourcen beschreiben, um den pflegerischen Unterstützungs- und Beratungsbedarf einzuschätzen, wobei die Qualität der beim Assessment erhobenen Daten die Genauigkeit der Pflegediagnose beeinflusst (Wilkinson 2012, 173). In den folgenden Kapiteln wird die Entwicklung und Funktion der Pflegediagnosen für die Pflege dargestellt (Kapitel I.1.3.1.) und im Anschluss die Grenzen und Chancen der Pflegediagnostik für die Theorie und Praxis kritisch analysiert (Kapitel I.1.3.2.).

1.3.1. Die Entwicklung und Funktion von Pflegediagnosen

Eine *professionelle Diagnose* ermöglicht einen weitgehenden Durchblick. Das griechische Wort „*diagnosis*" besagt „unterscheiden" oder „durch und durch erkennen". Die ursprüngliche Bedeutung des Begriffs entwickelte sich aus den

Naturwissenschaften, wie der Medizin, Zoologie und Botanik. Diagnosen sollten dabei kurze, genaue und absolut zutreffende Erklärungen abgeben (Griese, Griesehop 2007, 81f). Sie bestehen aus einer Bewertung oder Einschätzung einer Sachlage, eines Produkts, einer Leistung oder Person, welche eine differenzierte quantitativ wie qualitativ bewertende Beschreibung von Prozessen darstellt. In allen Bereichen, in denen es um Erkennen und Beurteilen geht, und wenn Erkenntnisse über eine bestimmte Situation oder einen Sachverhalt gewonnen werden sollen, kann von einer Diagnose gesprochen werden. Jede/r Organisationsberater_in, Automechaniker_in oder Lehrer_in verwendet den Diagnosebegriff, wenn ein Ist-Zustand erhoben wird, aus dem Maßnahmen zur Erreichung bestimmter Ziele abgeleitet werden sollen. Die bekanntesten Diagnosen sind die medizinischen, aber auch in der Psychologie, der Sozialen Arbeit, der Sonder- und Behindertenpädagogik sowie allgemeinen Pädagogik etc. werden Diagnosen eingesetzt (Friesacher 2001b, 27-37).

Die ersten Diagnosen in der Pflege gehen auf Florence Nightingale zurück, welche Ernährungsmangel und andere Gesundheitsprobleme an den Opfern des Krimkriegs Mitte des 19. Jahrhunderts diagnostizierte und auf deren Grundlage Maßnahmen ableitete. Erst Mitte des 20. Jahrhunderts wurden Diagnosen in der Pflege wieder aufgegriffen (Gordon, Bartholomeyczik 2001, 4f). Wie bereits erwähnt, wurde im Zuge der beginnenden Professionalisierung der Krankenpflege in den USA und der damit im Zusammenhang stehenden Abgrenzung von der ärztlichen Berufsgruppe der Pflegeprozess eingeführt und aufgrund dessen dem Erkennen und Benennen von Pflegeproblemen ein höherer Stellenwert beigemessen:

> „Wir wollten zeigen, dass die Pflege ein kognitiver Prozess und nicht einfach nur Handanlegen ist. Das sie logisch und konsistent abläuft und man die Ergebnisse voraussagen kann. ... Der entscheidende Punkt der gesamten Bewegung für die Verwendung von Pflegediagnosen ist, dass die Pflege neben den Aspekten Intuition und Empathie einen kognitiven Prozess umfasst und gute Pflege das Ergebnis einer wohl durchdachten Analyse ist." (Gordon, Bartholomeyczik 2001, 5)

Im Unterschied zu den medizinischen Diagnosen, welche die Ursachen und Symptome von Krankheiten beschreiben, beabsichtigen Pflegediagnosen, die Gesamtsituation der Patient_innen zu erfassen, wie z.B. deren Lebensprozesse und soziale Eingebundenheit. Sie setzen sich weniger mit pathologischen Veränderungen, als eher mit dem Phänomen und Erscheinungsbild in Bezug auf den individuellen Kontext innerhalb einer prozesshaften Entwicklung auseinander (Bartholomeyczik 2003a, 11-26; Brobst et al. 2007).

Der Begriff „Pflegediagnose" wurde 1953 von Frey erstmals in der Pflegefachliteratur in den USA eingeführt. Sie vertrat die Ansicht, dass zur Entwicklung einer kreativen pflegerischen Arbeit die Formulierung von Pflegediagnosen und das Erstellen eines individuellen Pflegeplans notwendig seien. Von der ANA initiiert fand 1973 die erste nationale Konferenz der USA zur Klassifikation von Pflegediagnosen statt, mit der Absicht, Zustände zu identifizieren und zu ordnen, die durch Pflegende diagnostiziert und behandelt werden können. Im weiteren Verlauf wurde der Gegenstand des Diagnostizierens deutlich ausgeprägt und von ärztlichen Diagnosen, wie den DRG (Diagnosis Related Groups), abgegrenzt. 1982 wurde die NANDA mit dem Auftrag, ein umfassendes und professionelles Klassifikationsschema zur Einordnung der Pflegediagnosen zu entwickeln, gegründet. Sie entwarf ein Pflegeklassifikationsschema, welches sich an den „Human Response Patern" (menschliche Reaktionsmuster), bzw. in Anlehnung an Gordon an „Functional Health Patern" (menschliche Verhaltensmuster)[11] orientiert und kontinuierlich von der NANDA überarbeitet und ergänzt wird (König 2001, 13-25). Die Aktivität der NANDA richtet sich danach aus, eine einheitliche Definition von Diagnosen zu entwerfen, pflegerische Begrifflichkeiten zu klären, die Taxonomie der Pflegediagnosen weiterzuentwickeln und eine Eingliederung in die „International Classification of Diseases" (ICD-10) voranzutreiben. Darauf aufbauend werden Klassifikationen für weitere Schritte im Pflegeprozess, wie z.B. NIC (Nursing Interventions Classification) und NOC (Nursing Outcomes Classification), welche mit den NANDA Diagnosen verlinkt sind oder andere Klassifikationen wie RAI (Resident Assessment Instrument) in den unterschiedlichen Bereichen verwendet (Bruggen 2002, 65-80; 81-94). Mittlerweile werden NANDA Diagnosen auch in Kombination mit „Critical Pathways"[12] in den USA eingesetzt (Wilkinson 2012, 190). Die NANDA Diagnosen sind die bekanntesten Pflegediagnosen und haben sich in der deutschen Pflegepraxis am häufigsten durchgesetzt (König 2001, 13-25). Zusätzlich gibt es sowohl andere Diagnostikinstrumente als auch Gegenbewegungen zu den Pflegediagnosen in den USA. Ferner bemühen sich Organisationen wie die WHO (World Health Organisation), die ICN (International Council of Nurses) und ACENDIO (Association for Common European Nursing Diagnoses, Interventions and Outcomes) um eine Verbreitung von Pflegediagnosen (König 2001, 13-25). Im Zuge der Kritik an den US-amerikanischen Diagnosen

---

11 Anm. d. Verf.: Menschliche Reaktions- bzw. Verhaltensmuster sind der Theorie Martha Rogers entlehnt und weiterentwickelt worden (Gordon, Bartholomeyczik 2001, 8).

12 Anm. d. Verf.: Critical Pathways sind interdisziplinäre Versorgungspfade oder -pläne, die bei einer bestimmten Diagnose die optimale Vorgehensweise bezüglich der wesentlichen Interventionen für alle Disziplinen festlegen. Neben der Transparenz der Leistungen und einer Qualitätsverbesserung steckt eine ökonomische Perspektive hinter dem Konzept und eine individualisierte Bedürfnisinterpretation wird dabei nicht fokussiert (Wilkinson 2012, 190).

(s. Kapitel I.1.3.2.1.) und durch das Streben nach Anerkennung der Pflegediagnosen durch die WHO entwickelte das europäische ICN 1989 die Klassifikation der ICNP (International Classification for Nursing Practice) mit dem Ziel der internationalen Vergleichbarkeit, Anerkennung und einer einheitlichen Fachsprache (König 2005; Hinz, Dörre 2002; ICN 2003). Im Gegensatz zu den induktiv entwickelten NANDA Diagnosen, welche erst im Nachhinein theoretisch fundiert wurden, hat sich die ICNP von Anfang an einer Sprachlogik von standardisierten Begriffen und den daraus entwickelten Pflegediagnosen bedient (Bartholomeyczik 2003b, 77-87). Auch die ICNP wurde in ihrer jüngeren Geschichte weiterentwickelt – mittlerweile wird gerade die Version 3.0 für den deutschsprachigen Raum übersetzt (ICN 2013).

Die ICNP Diagnosen scheinen durch ihre multiaxiale Anlegung der Kombination der verschiedenen Achsen zu einer detaillierten Gesamtaussage, eine stärkere Fokussierung auf Ressourcen und der Bestimmung von Pflegephänomenen anstelle von menschlichen Reaktionsmustern (Nielsen 2006, 67-78) zu ermöglichen sowie eine offenere und individuellere Sicht auf pflegerische Probleme und Ressourcen zu eröffnen und somit der Komplexität pflegerischen Handelns eher gerecht zu werden. Dennoch müsste in einer eingehenden Untersuchung ein detaillierter Vergleich beider Klassifikationssysteme stattfinden und ist hier aufgrund des Umfangs nicht darzustellen. Inwieweit man beide Ansätze kombinieren kann, ist noch nicht ausreichend untersucht (Hübner, Giehoff 2003, 64-67).

Seit Beginn der 90er Jahre und nicht zuletzt durch die gesetzliche Verankerung der Pflegeplanung rufen Pflegediagnosen in Deutschland verstärktes Interesse und eine zunehmende Diskussionen hervor (König 2001, 13-25). Es werden überwiegend die beiden Diagnosesysteme NANDA und ICNP in Deutschland verwendet. Bekannter sind zwar die NANDA Diagnosen, allerdings wird gerade die ICNP wegen ihrer formalen Sprache für die EDV unterstütze Dokumentation favorisiert (Fafflock et al. 2003). Nicht zuletzt erfolgt durch gesellschaftliche Entwicklungen in Deutschland eine Anpassung der Pflege an Effizienz- und Effektivitätskriterien, wie Nachweisbarkeit und Qualitätsentwicklungen. Dazu können auch die Pflegediagnosen gezählt werden. Der Zusammenhang zu Qualitätsentwicklung und -sicherung ergibt sich dabei zwangläufig über die implizite Ergebnisorientierung der Pflegediagnosen. Je präziser und einheitlicher Pflegeprobleme definiert werden, desto effektiver können Maßnahmen darauf abgestimmt und qualitative Erfolge gemessen werden (Käppeli 2000; Schrems 2003). Bei allen Pflegeklassifikationen geht es um die Systematisierung pflegerischen Wissens entlang des Pflegeprozesses, um eine wissenschaftliche Fundierung und darum eine nachvollziehbare Anwendung zu erreichen (Schrems 2003, 1-15).

Es ist darauf hinzuweisen, dass es keine einheitliche Definition von Pflegediagnosen in Deutschland gibt. Pflegediagnosen beschreiben Probleme, die primär durch pflegerische Maßnahmen gelöst werden können und für deren Ergebnisse in erster Linie Pflegende verantwortlich sind. Je nach dem gewähltem theoretischen Verständnis oder Pflegemodell verändert sich der konzeptionelle Teil der Definition von Pflegediagnosen. Sie können als Selbstpflegedefizite, misslungene Anpassung, menschliche Reaktionsmuster, Bedürfnisse oder einfach als gestörte funktionelle Verhaltensmuster bezeichnet werden (Gordon 2003, 1-5). Pflegediagnosen können anhand von Klassifikationssystemen oder auch frei formuliert werden. Anerkannt durch die 9. Konferenz von 2009 werden Pflegediagnosen von der NANDA gegenwärtig folgendermaßen definiert:

Eine Pflegediagnose ist ...

> „ ... a clinical judgment about individual, family, or community experiences/ responses to actual or potential health problems/ life processes. A nursing diagnosis provides the basis for selection of nursing interventions to achieve outcomes for which the nurse has accountability. " (NANDA 2011, 515)

Die Diagnosen nach der NANDA decken dabei nicht nur aktuelle und potenzielle pflegerische Probleme, sondern auch gesundheitsfördernde Aspekte ab. Zusätzlich ergänzt Wilkinson in ihren Ausführungen interdisziplinäre und medizinische Probleme (Wilkinson 2012, 180) und Lunney betont darüber hinaus die Zusammenarbeit mit den Patient_innen (Lunney 2007, 19). In Anlehnung an die AEDLs von Krohwinkel wird in den Pflegediagnosen die Erfassung von Ressourcen akzentuiert und vor allem die Beeinträchtigung der Unabhängigkeit als zentrale Auswirkung der Problemlage ergänzt (Georg 2006 in Brobst et al. 2007, 90).

Der Inhalt einer Pflegediagnose besteht im Allgemeinen aus einer diagnostischen Aussage und einem näher zu bestimmenden Attribut. Darüber hinaus werden ätiologische Einflussfaktoren, wie Umweltfaktoren, physiologische, psychologische, soziokulturelle oder spirituelle Gegebenheiten, formuliert. In den Klassifikationssystemen wird jede Diagnose verschiedenen Kategorien zugeordnet. Die darauf basierenden aktuellen Pflegediagnosen, Risikopflegediagnosen, Syndrompflegediagnosen und Gesundheitsförderungspflegediagnosen werden wiederum in spezifische Pflegediagnosen oder Verdachtsdiagnosen unterteilt (Brobst et al. 2007, 90-113). Mit dem Begriff der Verdachtsdiagnosen wird dem vorläufigen Unsicherheitsfaktor über die Gültigkeit der Diagnose Rechnung getragen (Möhler 2011a, 369).

Pflegediagnostik stellt ein gezieltes Vorgehen dar. Die einzelnen Aspekte des Prozesses lassen sich nicht klar voneinander abgrenzen, sondern gehen zum Teil ineinander über. Der diagnostische Prozess ist nie abgeschlossen, vielmehr entspricht er der Komplexität und den Veränderungen von Pflegesituationen. In diesem Sinne ist das Hauptmerkmal von Pflegediagnosen deren Zirkularität, dynamische Veränderlichkeit und oft kurzfristige Gültigkeit (Käppeli 2000, 19). Da die Komplexität in den pflegerelevanten Phänomenen sehr hoch ist, vor allem wenn der Mensch „ganzheitlich“ und im Kontext seiner Lebensbedingungen betrachtet werden soll, sind auch Pflegediagnosen ein komplexer Prozess:

> „Der Patient will von der Pflegeperson als Mensch und nicht bloß als Beispiel für eine bestimmte Krankheit oder für ein bestimmtes Problem wahrgenommen werden“ (Webster 1984, 15 in Lunney 2007, 27)

Geißner schlägt für die Pflegediagnostik vor, diese durch den methodischen Ansatz der „Thick Description“ von Geertz zu erweitern. Durch den Ansatz wird ein Interpretationsrahmen vorgeben, der aber darauf verzichtet, die Interpretation aus den jeweiligen Handlungen und dem Verhalten abzuleiten. Es geht also nicht nur um das Erkennen von Symptome, sondern um ein Verständnis der Situation eines Menschen in seiner Umwelt. In die Beschreibungen werden Verständigungsgespräche integriert, da Beschreibungen eher einer Informationslogik entsprechen und Gespräche auf gegenseitigem Verstehen basieren (Geißner 2000, 9-18).

Der Verlauf des diagnostischen Prozesses ist von Einflussgrößen, wie dem situativen Kontext, dem Fachwissen, der sozialen, kommunikativen Wahrnehmungskompetenz der Diagnostiker_innen, der Qualität der Informationen und des Einbezugs der Selbstdeutung der Patient_innen, abhängig (Höhmann 1999, 12). Er beruht auf einem Zusammenspiel interpersoneller, fachspezifischer und intellektueller Prozesse. Vor allem Lunney (2007) beschäftigt sich mit den intellektuellen Prozessen des Diagnostizierens in Form von kritischem Denken. Basierend auf dem Intelligenzbegriff Sternebergs fordert sie:

> „Kritisches Denken in der Pflege ist ein wesentliches Merkmal professioneller Verantwortlichkeit und ein Garant für die Qualität der Pflege. ... Kritisch denkende Pflegepersonen arbeiten mit folgenden kognitiven Strategien: Analyse, Einhaltung von Richtlinien, Kontrolle, Informationsbeschaffung, logisches Denken, Prognose und Wissensübertragung, -transformation.“ (Rubenfeld, Scheffer 1999, 5 in Lunney 2007, 34)

Als eine/r der wenigen Pflegewissenschaftler_innen legt Lunney großen Wert auf die Entwicklung diagnostischer Fähigkeiten. Als Voraussetzung hält sie, abgesehen von professionstheoretischen und strukturellen Voraussetzungen, das Wissen über den diagnostischen Prozess und das Lernen am Vorbild von Expert_innen für essentiell. Sie schlägt dafür verschiedene Vermittlungsstrategien, wie die Bearbeitung von Fallsimulationen, Metakognition, Rollenspiele oder die gelenkte Diskussion, für die Begründung diagnostischer Entscheidungen vor (Carlson-Catalano 2007, 75-98; Müller-Staub 2006a, b). Aufgrund der Komplexität pflegerischer Diagnosen empfiehlt sie, das eigene diagnostische Vorgehen zu überprüfen und unbewusste Verhaltensweisen durch Selbstkontrolle aufzudecken. Dafür verwendet sie ein Reflexionsmodell, mit dem die Genauigkeit der Pflegediagnosen retrospektiv überprüft werden soll. Die eigenen Denkvorgänge und auch unbewusstes Verhalten in den einzelnen Schritten der Diagnosebildung, von der Datensammlung über die Suche der diagnoserelevanten Erklärungen bis hin zur Überprüfung der diagnostischen Hypothesen, sollen damit reflektiert und idealerweise mit Kolleg_innen diskutiert werden (Lunney 2007, 297-308). Nicht ganz transparent wird in ihrem Vorgehen, wer letztendlich bestimmt, woran sich die Evaluation der erstellten Diagnosen orientiert. Wilkinson schlägt hierfür eine Verifizierung der Diagnosen mit den Patient_innen oder deren Bezugspersonen vor (Wilkinson 2012, 203). Darüber hinaus wird bei dem Intelligenzbegriff Sternbergs die Benennung einer aus Erfahrung hervorgehenden kontextuellen, analytischen, kreativen und praktischen Logik hervorgehoben (Lunney 2007, 45-56). Allerdings fehlt diesem Ansatz aus den USA meines Erachtens eine emotionale und intuitive Komponente, welche für eine komplexe Problemlösung in der pflegerischen Praxis unabdingbar scheint. In neueren Publikationen wird die Pflegediagnostik um eine fürsorgende Komponente ergänzt, welche sich in den Begriffen von „Curing“ versus „Caring“ niederschlägt (Wilkinson 2012, 29).

Bei der Auseinandersetzung mit der Pflegediagnostik kommt erschwerend hinzu, dass in der internationalen Pflege keine einheitliche Vorstellung über Pflegediagnosen vorherrscht und viele unterschiedliche theoretische Ansprüche zusammenfließen. Dies zeigt sich auch in der kritischen Auseinandersetzung. Der Pflegediagnostik sprechen sowohl Protagonist_innen als auch Gegner_innen einen großen Einfluss auf die weitere Entwicklung der Pflege zu. Im Folgenden werden die wichtigsten Kritikpunkte erörtert und zur Begründung der Integration alternativer Vorgehensweisen genutzt.

1.3.2. Eine kritische Bewertung der Pflegediagnosen aus theoretischer und praktischer Sicht

> „If we cannot name it, we cannot control it, finance it, research it, teach it or put it into public policy.“ (Lang 1992 in Brobst et al. 2007, 87)

> „Das Fremde zu beschreiben, ist ja an sich ein Paradoxon. Wie kann es gelingen, etwas, das ich nicht kenne, in meine Sprache zu bringen? Denn unsere Sprache, die unser Denken mit bestimmt, beschränkt ja schon unsere Formen des Beobachtens, ja, auch unsere Wahrnehmung." (Geißner 2000, 13)

In dieser Widersprüchlichkeit befindet sich das Erstellen von Pflegediagnosen, denn einerseits besteht die Notwendigkeit der sprachlichen Benennung pflegerischer Probleme und Ressourcen, um pflegerische Interventionen zu entwickeln und den Beitrag der Pflege zur gesundheitlichen Versorgung der Patient_innen und zur Professionsentwicklung benennen zu können. Auf der anderen Seite wird erhebliche Kritik aus theoretischer und praktischer Sicht geäußert.

Der *Nutzen von Pflegediagnosen* wird vor allem in der Strukturierung des pflegerischen Wissens und Sicherung der fachlichen Kontinuität mittels Klassifikationsschemata, der Entwicklung einer einheitlichen Fachsprache, der wissenschaftlichen Überprüfbarkeit, der Grundlage für klinische Entscheidungen und einer einheitlichen Dokumentation als Bedingung für die Entwicklung der Profession und Aufwertung des Pflegeberufs, gesehen (Schrems 2003, 29; Kean 1999; Stefan et al. 2003; Gordon, Bartholomeyczik 2001; Maanen 2002; Höhmann 1999; Brobst 2007; Nielsen 2006). Zusätzlich können Pflegediagnosen als Voraussetzung für die klinische Ergebnisqualität und Entwicklung der Pflegesprache genutzt werden (Mortensen 1998, 13f). Vergleichbare Daten, Mess- und Anrechenbarkeit von Pflegeleistungen können die Qualität fördern sowie als Grundlage für die Ausbildung dienen (Kollak 2001, 7-12). Pflegediagnosen können damit einen großen Beitrag zur Professionalisierung der Pflege leisten. Gleichwohl wird deren Anwendung in vielerlei Hinsicht hinterfragt und kritisiert.

Im Folgenden werden Chancen und Grenzen von Pflegediagnosen dargestellt. Es geht dabei nicht darum, Pflegediagnosen an sich zu „verdammen", sondern nach Weiterentwicklungspotenzialen, insbesondere im Hinblick auf eine Verbesserung der Datenerhebung in der Anamnese und einer Erweiterung der pflegerischen Diagnosebildung, zu ergründen. Die aus der Literatur extrahierten Kritikpunkte sind dabei zunächst der Entstehungskontext mit der Frage der Begrifflichkeit, Medizinorientierung, Vorherrschaft der NANDA und Übertragbarkeit auf ein deutsches Pflegesystem (Kapitel I.1.3.2.1.). Ein wesentlicher zweiter Aspekt der Beurteilung liegt in der Machtkritik und der theoretischen Fundierung (Kapitel I.1.3.2.2.). Auch der Prozess des Diagnostizierens, die Fachsprache und Diagnoseerstellung wird drittens bezüglich einer Reduzierung, Defizitorientierung und der unzureichenden Formulierung von Ressourcen und psychosozialen Aspekte betrachtet (Kapitel I.1.3.2.3.). Im Folgenden werden viertens Fragen der praktischen Umsetzung, der Ausbildung und Interdisziplinarität

(Kapitel I.1.3.2.4.), fünftens der Professionalisierung (Kapitel I.1.3.2.5.) und sechstens der empirischen Überprüfbarkeit und Gütekriterien (Kapitel I.1.3.2.6.) analysiert.

1.3.2.1. Kritik des Entstehungskontextes und der internationalen Übertragbarkeit

Bei der *Entstehungsgeschichte* der Pflegediagnosen in den USA wird die Vorherrschaft der NANDA und „Pflegeeliten", die damalige Medizinorientierung, die Begrifflichkeit und die Übertragung auf das deutsche Pflege- und Gesellschaftssystem bemängelt (Powers 2000; Bartholomeyczik 2000). Vor allem die US-amerikanische Pflegewissenschaftlerin Penny Powers (2000; 1999) kritisiert die NANDA als Wahrheitsbestimmungsorgan, welches die Dominanz bei den Zulassungskriterien der Diagnosen verteidigt, immun gegenüber Kritik anderer ist und damit zusätzliche Diskurse unterdrückt. Bei den NANDA Konferenzen erhält ausschließlich die „Pflegeelite", d.h. Pflegewissenschaftler_innen, eine Sprecher_innenposition und pflegende Praktiker_innen werden von der Festlegung und Bestimmung der Pflegediagnosen ausgeschlossen. Da ihr Einfluss auf die anfängliche Pflegediagnoseklassifikationserstellung so gering war, blieb den Praktiker_innen, laut Powers, nur die Form des passiven Widerstands, z.B. in einer vernachlässigten Anwendung der Diagnosen (Powers 2000, 39-58). Des Weiteren bestimmt die NANDA, wer Pflegediagnostik durchführen darf und fordert, in Anlehnung an die medizinische Diagnostik, eine fehlerhafte oder ausbleibende Anwendung der Pflegediagnosen zu sanktionieren (Powers 2000, 47; Carpenito 1995). Die Wahl des Begriffs „Diagnose" wird der medizinischen Prägung der Pflege in den USA im Rahmen der Professionalisierung zugeordnet, wobei bei der Diagnoseerstellung nicht immer pflegerisches von ärztlichem Aufgabengebiet differenziert wird (Powers 2000, 39-58). Die Anlehnung an ein medizinisches Paradigma hat Konsequenzen hinsichtlich der physiologischen, biomedizinischen und pathologisierenden Ausrichtung von Pflege (Foucault 2005; Powers 2000; Friesacher 1999) und damit einer Normvorstellung von Gesundheit (Höhmann 1999, 13). Dadurch verändert sich die Sicht auf Patient_innen, was zu einer Abkehr von der Patient_innenorientierung, zur Stabilisierung sozialer Ungleichheit sowie zur Vorherrschaft der Empirie führen kann. Das Phänomen wird unter dem Stichwort der Medialisierung zusammengefasst (Kollak 2001, 7-12).

Weiterhin wird die *Übertragbarkeit der US-amerikanischen Diagnosen* auf das deutsche Pflege- und Gesellschaftssystem unzureichend thematisiert. Prinzipiell unterscheiden sich Pflegekontexte in Bezug auf gesellschaftliche Rahmenbedingungen (Kean 1999, 209), beispielsweise ist die kulturelle Vielfalt der Pflege in den USA nicht ohne Weiteres auf Deutschland übertragbar. Zudem variiert die Gesundheitsversorgung in der Kompetenzaufteilung zwischen den Professionen (Bartholomeyczik 2000, 53-70; Bartholomeyczik 2001), differiert der Professionalisierungsgrad der Pflege und es hat sich eine unterschiedliche berufsrechtliche Ausprägung durchgesetzt. Ferner ist die Pflege in den USA stärker naturwissenschaftlich-medizinisch orientiert, während die europäische Pflege deutlicher geistes- und sozialwissenschaftlich geprägt ist (Schrems 2003, 1-15).

Insgesamt sind bei der Übertragung der Pflegediagnosen die Unterschiede zwischen dem US-amerikanischen und dem deutschen Gesundheitssystem, der amerikanischen und deutschen Pflegekultur, den unterschiedlichen Verantwortungs- und Kompetenzbereichen und den kulturellen Normen kritisch zu reflektieren (Bartholomeyczik 2001, XVII).

1.3.2.2. Machtkritik

Basierend auf der Diskursanalyse Foucaults, sieht Powers in der Pflegeklassifikationsdiagnostik zusätzlich die Gefahr einer Normierung, Pathologisierung (Friesacher 1999; Foucault 1987), wissenschaftlichen Etikettierung und dem damit einhergehenden Verschwinden der Patient_innen als Subjekte. Ihrer Ansicht nach werden durch die medizinischen, ökonomischen und gesellschaftlichen Einflüsse auf Pflegediagnosen, die individuellen nicht standardisierbaren Elemente zu wenig berücksichtigt und ethische Konflikte ausgeblendet (Powers 2000, 39-58). *„Diagnosen sind keine unwandelbaren Entitäten in einer absolut erkennbaren Realität, sondern dynamische gesellschaftliche und historische Konstruktionen ... “* (Bynum, Nutton 1981 zitiert in Powers 1999, 63), daher spiegeln sie ein bestimmtes Weltbild wider und vermitteln in ihrer Bestimmung gesellschaftliche Macht. Für Powers bilden Pflegediagnosen deshalb ein spezifisches soziales Konstrukt ab. Sie bestehen nur, weil die Verhältnisse „so sind wie sie sind“ (Powers 1999). Durch die Möglichkeit Diagnosen zu erstellen, wird einer Person Macht zugewiesen. Welche Auswirkungen Diagnosen und Etikettierungen haben können, hat der deutsche Pflegewissenschaftler Friesacher in Anlehnung an die Untersuchungen von Rosenhan (1998) dargestellt. Beispielsweise überformte die Diagnose „Schizophrenie“ eines psychisch gesunden Patienten dessen eigene Wirklichkeit in dem Sinne, dass sie Bestandteil seiner eigenen Realität wurde (Friesacher 2001b, 32f).

Powers formuliert ihre *Machtkritik* für verschiedene Bereiche. Mithilfe des Diskurses der Pflegediagnosen, so Powers, wird die *Dominanz der Pflegenden über die Patient_innen* ausgebaut. Nicht nur durch die gesellschaftlich institutionelle Verpflichtung einer Diagnoseerstellung, sondern auch durch die Art und Weise der Diagnoseerstellung werden die überlegene Position der Pflege und der berufliche Machtstatus erweitert. Das Mitspracherecht der Patient_innen muss aufgrund der Expertise der Pflege weichen. Dies schließt vor allem die „Stimme der Patient_innen" und ihrer Angehörigen vom Diskurs aus (Powers 2000, 39-58). Des Weiteren kritisiert sie die vorherrschende *Dominanz der weißen Bevölkerung und Kultur* in den USA. Dies wird vor allem an den Pflegediagnosen ersichtlich, in denen beeinträchtigte sprachliche Kommunikation, soziale Interaktion und fehlende Kooperation in Bezug auf kulturelle Unterschiede bzw. Wertesysteme formuliert werden. Darüber hinaus fördert die Sprache des Diskurses der Pflegediagnosen die *Unterdrückung der Frauen*. Beispielsweise wurde empirisch belegt, dass Frauen häufiger mit psychosozialen Risikofaktoren oder Störungen im Rollenverhalten diagnostiziert wurden als Männer. Auch die *Dominanz bestimmter sozialer Klassen* wird durch Pflegediagnosen aufrechterhalten. Sie fördern auf der ökonomischen Klasse basierende Stereotype, da dominante Klassen in den Pflegediagnosen höher bewertet werden als „Randkulturen". Dies hat diskriminierende und ausgrenzende Tendenzen zur Folge, z.B. indem die Einschränkungen im Bildungssystem durch Pflegende weitergeführt werden und Pflegekonzepte sich an der Bildung der weißen und ökonomisch starken Mittelschicht orientieren. Insgesamt werden in den Pflegediagnosen die gesellschaftlichen Verhältnisse nur unzureichend reflektiert. Die Dominanz der Medizin über die Pflege wurde im Hinblick auf die Medialisierung thematisiert, nicht aber die *Dominanz der Pflege im Gesundheitswesen*. Hierbei wirft Powers den Pflegewissenschaftler_innen vor, dass diese den gleichen Machtstatus wie die Medizin anstreben. Dadurch, dass sich aber Pflege an ihr Umfeld im Gesundheitswesen anpasst, wird das Umfeld als solches nicht mehr hinterfragt. Dies führt zu einer zweifelhaften Autonomie und Deprofessionalisierung der Pflege, denn sie wird durch Anpassung, nicht durch Abgrenzung erreicht (Powers 2000, 39-58). Damit wird die Erzeugung, Aufrechterhaltung und Ausweitung ungleicher Machtbeziehungen zwischen Pflegenden untereinander, Pflegenden und Patient_innen und den Angehörigen anderer Disziplinen im Gesundheitswesen gefördert (Powers 1999, 12).

Die Machtkritik Powers muss für das deutsche Gesellschafts- und Gesundheitssystem und auf ihre Aktualität hin neu überprüft werden, beispielweise würde ich u.a. im Zusammenhang mit der Professionalisierung anstelle der Abgrenzung von der Medizin eher die Bestimmung des pflegerisch Originären vorziehen. Dennoch ist ihre Kritik für weite Teile übertragbar und gibt wichtige Hinweise für die Reflexion von Machtverhältnissen in Zusammenhang mit der Pflegeklassifikationsdiagnostik.

1.3.2.3. Kritik der theoretischen Orientierung und Fundierung

Gerade im Hinblick auf die theoretische Begründung der Pflegediagnosen werden in der Literatur vielerlei Kritikpunkte benannt. Hier sollte bedacht werden, dass die Pflegewissenschaft eine praktische Wissenschaft bzw. eine Handlungswissenschaft darstellt, welche einer doppelten Handlungslogik folgt und daher sowohl handlungstheoretische als auch wissenstheoretische Grundlagen benötigt (Friesacher 2001, 27-37; 1999; Remmers 1999; 2000; Meleis 1999; s. Kapitel IV.1.1.). Wie auch bei der Struktur des Pflegeprozesses implizieren Pflegediagnosen, dass pflegerisches Urteilen immer linear und geordnet angelegt ist. Andere Wirkmechanismen, wie Zirkularität und nicht objektivierbare Formen des Wissens, werden ausgeschlossen. Dies schränkt gerade die Interpretation nicht vorhersehbarer, komplexer und konfliktbehafteter Situationen ein, da hierfür die Prozessdimension fehlt und der Fokus des Pflegeprozesses deutlich auf Ergebnissen liegt (Schrems 2003, 31; Kesselring 1999). Gerade die Orientierung an einem naturwissenschaftlich-theoretischen Wissenschaftsverständnis mit logisch deduktiven Methoden führt dazu, dass normiertes Regelwissen angewendet und die Realität der praktischen Wissenschaft sowie die Realität der menschlichen Individuen verkannt wird (Powers 2000; Friesacher 1999). Insbesondere die NANDA propagiert die Auffassung einer zielgerichteten und rationalen Pflege, welche demzufolge zweckrationalisiertem Handeln bedarf (Friesacher 1999). Pflegediagnosen sind Ordnungsstrukturen: *„Je ungenauer die Ordnung, desto unterschiedlicher sind die Vorstellungen darüber und desto schwieriger gelingt eine schriftliche Beschreibung“* (Möhler 2011a, 368). Dadurch kommt es zu einer *Standardisierung pflegerischen Handelns* in Situationen, welche sich strengen Rationalitätskriterien entziehen. Nicht formalisierbare Anteile pflegerischen Handelns, wie Interaktion, Ahnung, Intuition und Emotionen, werden dadurch abgewertet (Friesacher 2001b, 27-37; Powers 2000). Es wird dabei übersehen, dass sich subjektive und individuelle Bedeutungen diesen Klassifikationen entziehen (Möhler 2011a, 368). Darüber hinaus widerspricht die starre Normierung der Logik einer Handlungswissenschaft, da sie auch auf den individuellen Einzelfall anwendbar sein muss. Diese Instrumentalisierung verdrängt ein an Verständigung orientiertes kommunikatives Handeln im Sinne Habermas, welches Emanzipation, Individuation, Toleranz und die machtkritische Reflexion eigenen Handelns voraussetzt (Friesacher 2001b, 27-37) und schränkt ferner Autonomie und Fürsorge ein (Bartholomeyczik 2000, 53-70; Mortensen 1998; Kirkevold 2002). Insbesondere durch die Verknüpfung der Pflegediagnosen mit Pflegeinformatik und Technik entsteht zusätzlich eine neue Ordnung des Wissens, deren Folgen noch unabsehbar sind (Friesacher 2001b, 27-37; Friesacher 2007a, b). Auch die ICNP Diagnosen werden kritisiert. Bei der Verwendung der Begriffspyramide der ICNP wird diese als in sich inkonsistent, unlogisch, simplifizierend und der phänomenologischen Vielschichtigkeit pflegerischer Praxis nicht angemessen beurteilt (Darmann 1998; Friesacher 1999).

Insgesamt sind Pflegediagnosen, vor allem die Pflegeklassifikationssysteme, daher wissenschaftstheoretisch betrachtet in der Hierarchie der Theorieentwicklung auf der untersten Stufe einer faktorenisolierenden Theorie anzusiedeln. Menschliche Phänomene bzw. Reaktionen werden analytisch zergliedert und folgen einer kausalen Logik (Friesacher 2001b, 31). Dadurch wird eine „ganzheitliche" und komplexe Sicht auf Patient_innen eingeschränkt.

Nach Abderhalden sollten sich Pflegediagnosen mit der *Frage des Inhaltes der Pflege* beschäftigen. Im theoretischen Sinn wird den Pflegediagnosen für die Definition der Pflege, der Generierung und Klärung des Fachwissens eine bedeutende Rolle zugesprochen. Vor allem das Pflegeverständnis, welches sich in den unterschiedlichen Pflegemodellen, -theorien, und -konzepten niederschlägt ist von besonderer Bedeutung (Abderhalden 2000, 19-37). Den Pflegediagnosen werden unterschiedliche Theorien und Modelle zugrunde gelegt, sie verfügen daher über keinen einheitlichen theoretischen Rahmen. Außerdem wird im Vergleich der Pflegemodelle und -theorien und deren Definition von Pflegediagnosen deutlich, dass sich diese untereinander in ihren Aussagen deutlich unterscheiden (Kean 1999, 213). Am Häufigsten finden bei den amerikanischen Pflegediagnoseklassifikationen kognitionspsychologische Modelle von Orem oder Zieger als Grundlage Verwendung (Abderhalden 2000, 19-37; Georg 2012). Kritiker_innen bemängeln jedoch gerade Orem in vielerlei Hinsicht als pflegerische Theoriegrundlage. Unter anderem wird ihr eine Defizitorientierung nachgesagt, da sich Orem am Defizit der Selbstpflegefähigkeit orientiert und dadurch Patient_innen als Mängelwesen beschreibt, bei denen die individuellen Stärken und Ressourcen kaum in Erscheinung treten (Friesacher 2008). Allerdings gehen die Vertreter_innen der NANDA Diagnosen auch davon aus, dass Pflegediagnosen unabhängig von einem Pflegemodell genutzt werden können, da sie neutral seien (Carpenito 1995). Laut Kean besteht infolgedessen die Gefahr: *„... daß die Pflegende diesen Prozeß durch die eigenen Erfahrungen, Werte und Überzeugungen maßgeblich beeinflußt" (Kean 1999, 213).* Sie fordert, den theoretischen Inhalt der Pflege als Grundlage für die Pflegediagnosen zu formulieren, sonst würden Inhalte, wie Menschenbild, pflegerische Beziehung, Gefühlsebene bzw.

psychosoziale Aspekte, nur implizit in die Pflegediagnosen einfließen (Kean 1999). Insgesamt werden für alle Pflegediagnosen eine stärkere theoretische Fundierung gefordert (Bartholomeyczik 2003a, 11-26).

Ferner wird den Pflegediagnosen eine übermäßige *Defizitorientierung* vorgeworfen. Nicht nur im Hinblick auf die theoretische Fundierung, sondern auch hinsichtlich der fehlenden Berücksichtigung von Ressourcen und psychosozialen Aspekten. Vor allem die NANDA Diagnosen stehen hier in der Kritik. Aber auch in den anderen Klassifikationen ist der Fokus überwiegend auf pflegerische Probleme ausgerichtet, ob diese nun aufgrund menschlicher Reaktionen oder pflegerischer Phänomene bestimmt werden. Ressourcen werden zur Förderung der Selbstständigkeit und als Bewältigungsressourcen benötigt. Sie bestehen nicht nur darin, dass bestimmte Aktivitäten noch gesunde Anteile haben, diese könnten beispielsweise in den Nicht-Defizit (Wellness-)Diagnosen verankert werden, sondern dass es grundlegende Fähigkeiten geben kann, die quer zu den einzelnen Defiziten liegen und nicht in eine Taxonomie eingegliedert werden können (Bartholomeyczik 2003a, 11-26). Die Kritik der Schweizerin Kesselring (1999) bezieht sich dabei vor allem auf die psychosozialen Diagnosen der NANDA. Sie stellt in Frage, ob die Angemessenheit einer Reaktion, wie z.B. des Trauerns, überhaupt durch Pflegende beurteilt werden kann oder sollte. Nicht nur die Einteilung einer Trauerreaktion in „verzögerte oder übertriebene Reaktion" schätzt sie als bedenklich ein, sondern auch Pflegeziele wie: „Der Patient nimmt Gefühle wahr und drückt sie frei und wirksam aus" (NANDA 2011). Sie hinterfragt nicht nur die Bedeutung von „frei" und „wirksam", sondern kritisiert zudem den damit suggerierten Kausalzusammenhang: „Wer Gefühle im pflegerischen Kontext frei ausspricht ist seelisch gesünder, als wenn er diese für sich behält". Damit wäre Trauer ein Mittel zum Zweck, nämlich zur Herstellung einer „psychosozialen Unauffälligkeit". Kesselring fordert die Integration psychosozialer Aspekte und insbesondere von Ressourcen in die pflegerische Diagnostik und die Aufhebung der Trennung von somatischen und psychosomatischen Pflegediagnosen (Kesselring 1999, 223-228; s. Kapitel I.1.4.3.). Dieser Einschätzung schließen sich auch die Amerikanerinnen Lunney et al. (2007) an. Sie stellten fest, dass psychosoziale Probleme sehr häufig entweder gar nicht diagnostiziert oder nur im geringen Umfang erkannt werden und fordern die Beachtung einer genauen Erstellung von Diagnosen aus den psychosozialen Bereichen (Lunney et al. 2007, 361-376). In einer Studie über psychosoziale Pflegediagnosen von den Isländerinnen Thoroddsen, Thorsteinsson (2002) wird diese Einschätzung bestätigt. In der Ursachenbegründung gehen sie davon aus, dass die Klassifikationen, hier bezogen auf die NANDA Taxonomie, psychosoziale Probleme nicht genügend abbilden (Thoroddsen, Thorsteinsson 2002,

379 in Schrems 2003, 42). Eine mögliche Erklärung sieht Schrems (2003) darin, dass Pflegende Schwierigkeiten bei der Formulierung psychosozialer Diagnosen haben und es ihnen bei der Erkennung psychosozialer Phänomene an fundierten Erkenntnissen mangelt. Gerade wenn es sich um Empfindensaspekte oder innere Zustände handelt, können diese erst in der Kommunikation gedeutet werden:

> „So sind zwar diese Empfindungen in Form von Verhalten nach außen hin sichtbar, es kann aber dennoch nur das Verhalten, aber nicht die Empfindung beobachtet werden. ... Ebenso von Bedeutung ist, dass Empfindungen und deren Veränderung nur durch die Person selbst bestätigt, verändert (z.B. durch Einsicht) bzw. nur durch diese selbst benannt werden können.“ (Schrems 2003, 43)

Der Pflegeprozess und die Pflegediagnosen könnten nur dann dafür eine Basis bilden, wenn nicht die unkritische Anwendung normierter Diagnosesysteme die Einbindung subjektiver Krankheitskonzepte als gleichberechtigte Wissensform verhindert (Schrems 2003, 20-30).

Die *Normierung* durch Pflegediagnosen stellt einen weiteren Kritikpunkt dar. Die ANA formulierte 1973 Folgendes:

> „Der Gesundheitszustand des Klienten/ Patienten wird mit der Norm verglichen, um festzustellen, ob Abweichungen vorliegen, und in welchem Maß und in welcher Richtung.“ (Powers 2000, 45)

Nicht nur die individuellen Unterschiede von Patient_innen werden dabei als Abweichung der Norm gesehen, auch das Verhalten der Pflegenden wird dadurch standardisiert und der Norm angeglichen (Powers 2000, 39-58; Friesacher 1999):

> „Nomenklaturen haben den Vorteil, dass sie Sachverhalte benennen. Ihr Nachteil ist, dass Benanntes, die Diagnosen also, als zu beobachtende Evidenz gelten, und damit das Unbenannte, aber in der Situation Vorhandenes, so behandelt wird, als wäre es nicht existent. ... ein normatives Verständnis des Menschen verleitet leicht zu einer Verurteilung, zur Herabminderung des Anderen durch Etikettierung. Die Macht der Situationsdefinition liegt bei denen, welche diagnostizieren.“ (Kesselring 1999, 227)

Bartholomeyczik fragt sich diesbezüglich, ob das Abgleichen einer Norm durch die Pflegediagnosen gefördert wird oder ob es eher allgemeiner Ausdruck einer mangelhaften Pflegebeziehung ist. Da sich ihrer Ansicht nach die Normproblematik nicht umgehen lässt, plädiert sie für einen reflektierten Umgang damit. Eine explizite Benennung der Normen ist für sie Voraussetzung für den geforderten reflektierten und diskursiven Umgang mit Pflegediagnosen (Bartholomeyczik 2000, 53-70; Darmann 1998).

Letztendlich ist zu bedenken, dass sich alle Klassifikationen auf *Reaktionen oder Phänomene und deren Ursachen ausrichten* und nicht auf Folgeerscheinungen. Gerade in Anlehnung an die ICF (International Classification of Functioning, Disability and Health) der WHO aus dem Diagnosebereich der Rehabilitation ist es sinnvoll, den Fokus nicht nur auf Ursachen, sondern auch auf die Folgen von Erkrankungen auszurichten. Demzufolge wird die Ebene der gesellschaftlichen Teilhabe als Maßstab für die Krankheitsfolgen hinzugezogen (Bartholomeyczik 2000, 53-70). Vor allem durch den Wandel des pflegerischen Aufgabenfeldes und den dadurch zunehmenden Aufgabenbereich der Pflege in der Primär- und Sekundärprävention (Hasseler, Meyer 2006), reicht die alleinige Erhebung von Defiziten und ihren Ursachen m. E. nicht aus. Auch wenn im Vergleich zu den USA in Deutschland Primärprävention noch keine explizit formulierte pflegerische Aufgabe ist, werden in zunehmendem Maße Sekundärprävention, in Form von Prophylaxen, sowie auch Tertiärprävention pflegerische Aufgaben sein (Bartholomeyczik 2000, 53-70). Dahingehend enthalten Pflegediagnosen noch zu wenig Potenzial.

1.3.2.4. Herausforderungen der praktischen Umsetzung und methodischen Ausbildung

Der aktuelle *Stand der Implementierung* der Pflegediagnostik für die deutsche Pflegepraxis und -ausbildung ist schwer zu beurteilen. Pflegediagnostik ist durch gesetzliche Bestimmungen nur implizit über die Pflegeplanung vorgegeben (KrPflG 2003; AltPflG 2000). Aus der Literaturrecherche zu dieser Arbeit lässt sich schließen, dass in der deutschen Pflegepraxis sowohl Pflegeklassifikationssysteme, NANDA und ICNP Diagnosen gleichermaßen, als auch frei formulierte Diagnosen anhand von Strukturhilfen wie den AEDL verwendet werden. Leider liegen dazu keine empirischen Studien vor. Anhand der Publikationen ist ein deutlicher Trend, vor allem bei der stationären Pflege, zu Pflegeklassifikation zu verzeichnen, der sich aber nicht notgedrungen in der Pflegepraxis widerspiegeln muss. In der Altenpflege sind überwiegend frei formulierte Pflegediagnosen anhand der AEDL Struktur vorzufinden (Ehmann, Völkel 2009).

Da keine einheitliche Pflegebildung in Deutschland existiert, ist eine umfassende Aussage zu der *Verankerung von Pflegediagnosen in der Ausbildung* erschwert. In den exemplarisch ausgewählten Rahmenrichtlinien Niedersachsen (2006), dem Rahmenlehrplan Brandenburg (2008) und der Lehrplanverpflichtung Bayern (2005) sind für die Gesundheits- und (Kinder-)Krankenpflege Pflegediagnosen bzw. die Erfassung von Ressourcen und Problemen verankert. Ob sich dies auch auf Pflegeklassifikationssysteme bezieht, ist nicht erkenntlich.

Für die akademische Pflegebildung ist von einer Ausbildung der Pflegediagnosen, auch im Sinne der Klassifikationssysteme, auszugehen. Im dualen BA Studiengang Pflegewissenschaft der Universität Bremen (2012) und im dualen Studiengangs Pflege an der HAW Hamburg (2011) ist dies expliziter Inhalt des Studiums.

Für die *praktische Umsetzung* werden eine Reihe möglicher *Fehlerquellen* bei der Erhebung der Pflegediagnosen benannt. Diese stammen aus Beobachtungen und Erfahrungswerten aus der praktischen Arbeit mit Pflegediagnosen und sind aus der US-amerikanischen und deutschsprachigen Literatur zusammengefasst: Diagnostizieren wird noch zu wenig als pflegerische Aufgabe angesehen (Georg, Staub 2007, 13f). Angefangen mit einer ungenauen Datenerhebung und Dateninterpretation, fehlendem Fach- und Kontextwissen, mangelnder Erfahrung und zu hoher Voreingenommenheit werden die verschiedenen Erklärungs- und Deutungsmöglichkeiten der Informationen nicht eindeutig sprachlich und inhaltlich formuliert, zu wenig analysiert, verifiziert und kausale Zusammenhänge oft verkannt (Brobst et al. 2007, 117; Georg, Staub 2007). Beispielsweise werden bestimmte Pflegeprobleme nicht aufgedeckt, übersehen oder die ursächlichen und kontextuellen Faktoren nicht benannt. Auch individuelle Faktoren und die Angehörigen der Patient_innen werden zu wenig berücksichtigt. Zusätzlich werden Pflegeprobleme mit medizinischen Diagnosen, Behandlungsverfahren, Symptomen und Pflegeinterventionen verwechselt (Georg, Staub 2007, 13f). Ein weiteres praktisches Problem ist, dass die Pflegediagnosen bei der Aufnahme der Patient_innen erstellt werden, bei manchen Patient_innen sich aber noch gar keine Probleme abzeichnen und sich diese erst im weiteren Verlauf des Aufenthalts entwickeln. Häufig werden auch initial gestellte Diagnosen nicht mehr überprüft (Lunney 2007, 57-73). Darüber hinaus richten sich Pflegende oftmals auf pflegerische Maßnahmen aus, weniger auf das Diagnostizieren selbst (Bartholomeyczik 2000, 53-70). Sie haben des Weiteren in einigen Bereichen Hemmungen, Patient_innenprobleme direkt anzusprechen. Diese werden nur bei direkter Ansprache der Patient_innen in die Pflegediagnosen aufgenommen (Bartholomeyczik 2003a, 11-26). Nach Schiemann und Moers (2000) in Schrems ist auch das Vorgehen bei der Diagnoseerstellung wenig transparent (Schrems 2003, 41). Nach der Erstellung von Pflegediagnosen werden diese selten verifiziert oder eine Hypothesenvielfalt zu den Pflegediagnosen entwickelt (Bartholomeyczik 2003a, 11-26). Die Entscheidung für eine bestimmte Pflegediagnose ist zudem abhängig von dem subjektiven (individuelles Wissen sowie persönliche und praktische Erfahrungen) und objektiven (empirische Erkenntnisse der Wissenschaft) Krankheitskonzept der Pflegenden (Schrems 2003, 30f). Auch dies wird ungenügend berücksichtigt.

Dem Prozess des Diagnostizierens wird theoretisch der Einbezug der Patient_innenbedürfnisse und -erfahrungen vorausgesetzt. Gerade in der Pflegediagnostik sind die Selbstdeutungen der Patient_innen wichtig, um eine umfassende Interpretation des Krankseins zu erreichen (Höhmann 1999). Diese Zusammenarbeit ist in der Praxis kaum existent (Käppeli 2000). Pflegediagnosen sind häufig asymmetrisch und werden aus Sicht der Expert_innen erstellt. Da die Patient_innen oft nicht mit einbezogen werden, sind Pflegeprobleme in diesen Fällen nicht aus der Sicht- und Erlebenswelt der Patient_innen benannt (Georg, Staub 2007, 13f). Damit ist der Einbezug der Patient_innen im Kontext ihrer Lebenswelt erschwert. Dies ist nicht nur aus der Machtperspektive (s. Kapitel I.1.3.2.2.) kritisch zu bewerten, sondern es drohen auch die daraus entstehenden Interventionen an der Wirklichkeit der Patient_innen vorbei zu operieren. Bartholomeyczik fordert auf, die Pflegediagnostik dahingehend zu überprüfen, ob individuelle Beschreibungen nicht verdeckt werden, oder ob es einer völlig anderen Diagnostik, z.B. durch freiere Gespräche, bedarf(Bartholomeyczik 2003a, 11-26).

Die Interpretation von menschlichen Reaktionen, Verhaltensweisen und Phänomenen kann Fehlerquellen enthalten oder zu Fehlinterpretationen führen. Wie bereits erwähnt, geht Lunney von der Komplexität menschlicher Reaktionen in der Einschätzung der Pflegediagnosen aus. Daher zielt sie darauf ab, den Prozess des Denkens wieder stärker zu fokussieren, da komplexe menschliche Reaktionen auch komplexe Denkprozesse benötigt. Sie fordert ein kritisches Denken der Pflege beim Diagnostizieren und eine stärkere inhaltliche Auseinandersetzung, um Fehlinterpretationen zu vermeiden (Lunney 2007, 27-43; 45-56).

Auch eine Reihe an *praktischen Problemen*, wie Zeit- und Personalmangel oder unzureichend qualifiziertes Personal, können die Erstellung von Pflegediagnosen beeinträchtigen (Schrems 2003, 30f). Abgesehen von der Kritik an der Praxistauglichkeit (Fafflock et al. 2003, 39f) weisen Pflegediagnosen bezogen auf die US-amerikanische Pflege eine geringe Praxisakzeptanz auf (Powers 2000, 39-58). Wobei die Praktiker_innen frei formulierte Pflegediagnosen den Pflegeklassifikationen vorziehen (Seidl, Walter 2012, 384f). Eine deutsche Studie konnte die geringe Praxisakzeptanz bestätigen und besagt darüber hinaus, dass die Praktiker_innen trotz der geringen Akzeptanz sowohl den Pflegeprozess als auch den Einbezug der Patient_innen und die Orientierung an deren subjektiven Bedürfnissen als überwiegend positiv bewerten (Stolle 2004). Die geringe Akzeptanz könnte m. E. vor allem auch für Deutschland zutreffen, da die Implementierung von Pflegediagnosen bisher über einen kürzeren Zeitraum vorgenommen wurde. In Anlehnung an die Kritik Powers (s. Kapitel I.1.3.2.2.) kann die geringe Akzeptanz aber auch als eine Art Widerstandspraxis gedeutet werden. Meine Vermutung ist eher, dass der Sinn der Pflegediagnosen und deren

Relevanz in der Praxis noch unzureichend vermittelt werden und sich dann in der praktischen Realität der Handlungsdruck durchsetzt. Dies trifft aus meiner Sicht sowohl auf die Pflegeklassifikationen als auch die frei formulierten Diagnosen zu.

Aus Sicht der Patient_innen ist es unverständlich, warum sie von so vielen verschiedenen Berufsgruppen zu ihrer Krankengeschichte befragt werden (Bartholomeyczik 2000, 53-70). In der Praxis werden *interdisziplinäre Chancen* im Hinblick auf Pflegediagnosen selten wahrgenommen. Interdisziplinarität bedeutet in diesem Zusammenhang, dass bei der Planung und Durchführung der Versorgung der Patient_innen zusammengearbeitet wird, jede Disziplin ihre Identität dennoch beibehält:

> „... Angehörige verschiedener Berufe kooperieren durch Austausch von Wissen und Ideen darüber, wie eine qualitativ hochwertige Gesundheitsversorgung zu leisten sei. Gemeinschaftliches Arbeiten von Gesundheitsfachberufen beinhaltet das Anerkennen der Erfahrung anderer innerhalb und außerhalb des eigenen Berufs und – wenn angemessen – das Weiterverweisen an diese Leistungsanbieter, Gemeinschaftliches Arbeiten umfasst auch einige gemeinsame Funktionen und eine gemeinsame Ausrichtung auf dasselbe Leitbild." (ANA 1995 in Wilkinson 2012, 30)

Bartholomeyczik schlägt vor, den interdisziplinären Nutzen bei der Diagnoseerstellung zu verwirklichen und nennt eine sog. Kerndiagnostik der Pflege zur Bündelung der unterschiedlichen professionellen Blickwinkel und Schwerpunkte, die sich teilweise decken, aber auch ergänzen, als eine geeignete Möglichkeit (Bartholomeyczik 2003a, 11-26). Das Konzept ist auf die Kooperation der unterschiedlichen Berufsgruppen im Gesundheitswesen ausgerichtet und die jeweiligen Berufsgruppen treten als gleichberechtigte Partner_innen in der multidisziplinären Fallbesprechung auf (Snowley et al. 1998, 111-121). Ein Modellversuch aus England wird im Kapitel V.4.2.1. im Zusammenhang mit der Interdisziplinarität für die Konzeptimplementierung aufgegriffen.

Um die Genauigkeit der Pflegediagnosen zu überprüfen empfiehlt Lunney für die NANDA Pflegediagnosen, die Interpretationen mit anderen Pflegenden zu diskutieren. Hierfür wird vor allem die Methode der Fallbesprechung favorisiert (Lunney 2007, 57-73; Müller-Staub, 2008; Müller-Staub 2006b). Daran schließt sich die geführte klinische Entscheidungsfindung an, welche die Fähigkeit verbessern soll, Pflegediagnosen so zu formulieren und zu dokumentieren, dass diese mit wirksamen Pflegeinterventionen verknüpft werden können, um somit bessere Patient_innenergebnisse zu erzielen. Erste Implementierungen der Methode in Deutschland wurden bereits evaluiert. Die geführte klinische Entscheidungsfindung bedingte eine höhere Qualität der dokumentierten Pflegediagnosen, sowohl kontextspezifische Pflegeinterventionen als auch verbesserte Patient_innenergebnisse (Müller-Staub et al. 2010, 233-240; Müller-Staub et al.

2009; Müller-Staub 2008). Zusätzlich wird gefordert, dass pflegerisches Diagnostizieren vermehrt integraler Bestandteil der jeweiligen Rahmenlehrpläne wird, was nur dann sinnvoll erscheint, wenn im Kontext der wissenschaftlich begründeten Pflegediagnosen auch Pflegeinterventionen und -ergebnisse sowie Strukturen von Pflegesituationen beleuchtet werden (Möhler 2011a, 371).

Insgesamt wird in der Praxis und Bildung zu wenig berücksichtigt, dass *Diagnostizieren einen Lernprozess* voraussetzt, der neben zeitlicher Ressourcen auch unterschiedlicher Kompetenzen bedarf (Bartholomeyczik 2003a, 11-26; Abderhalden 2000). In der Aus-, Fort- und Weiterbildung von Pflegenden werden die nötigen Kompetenzen zur Erstellung von Pflegediagnosen noch unzureichend ausgebildet, geschult oder Methoden zur Implementierung eingesetzt (Kelch 2009, 317; Müller-Staub 2008, 68f). Diagnostiker_innen benötigen im interpersonellen Bereich Kenntnisse und Fertigkeiten hinsichtlich der Kommunikations- bzw. Beziehungsfähigkeit, fachspezifische Kompetenzen der Einschätzungsfähigkeit bei Befragungen und intellektuelle Voraussetzungen in Bezug auf das Wissen über menschliche Reaktionen (Lunney 2007, 57-73). Zusätzlich werden eine hermeneutische Wahrnehmungsfähigkeit (Bartholomeyczik 2000, 53-70) und meines Erachtens auch intuitive und empathische Kompetenzen benötigt:

> „Es geht um weit mehr als eine Kompetenz, den Interpretationsprozess zwischen dem Material und der Hypothese zu beherrschen. Folglich kann das Verstehen als (basal) hermeneutische Kompetenz offenbar nicht ganz und gar als eine Form der Übersetzung beschrieben werden. Es handelt sich primär um die Fähigkeit, eine gemeinsame Welt aufzubauen, die ihren Ausdruck in einer lebendigen Gemeinschaft und vielleicht vielen fehlenden Anhaltspunkten findet, und nicht darum, Hypothesen einem Interpretationsgegenstand anzupassen, den man als objektiv gegeben betrachtet." (Nerheim 2001, 302)

Wie bereits angeführt werden sowohl der Pflegeprozess als auch die Pflegediagnosen teilweise als pädagogische Hilfestellung für Anfänger_innen in der Praxis gesehen (Fiechter, Meier 1998). Hierbei findet m. E. eine Verkennung der Potenziale einer systematisch geplanten Pflege für Patient_innen, aber auch für die Professionalisierung der Pflege statt. Pflegediagnosen sind zwar über die gesetzliche Verankerung des Pflegeprozesses und die diversen Rahmenlehrpläne und Modulhandbücher vorgegeben, dennoch sollte deren Relevanz in der Aus-, Fort- und Weiterbildung verstärkt aufgegriffen und die dafür erforderlichen Kompetenzen vermittelt werden. Unumgänglich ist dabei die Reflexion der in der Praxis bestehenden Anforderungen und Handlungszwängen. Hier sollte überdacht werden, ob es abhängig vom Handlungsfeld, Unterschiede im Umfang und/oder Art der Anwendung einer Pflegediagnostik geben sollte.

1.3.2.5. Professionalisierungsaspekte

In der deutschen Pflegewissenschaft werden überwiegend zwei Professionalisierungsansätze diskutiert: Während der merkmalstheoretische Ansatz eher Kennzeichen von Professionen, wie akademische Ausbildung, spezifische ethische und rechtliche Normen, Selbstverwaltung, Expert_innenstatus mit Tätigkeitsvorbehalten, gesellschaftliche Anerkennung, einheitliche Begrifflichkeit etc. analysiert (Fleischmann 2009, 168-176; Stemmer 2004), betrachtet der handlungstheoretische Ansatz das professionelle Handeln in den Anwendungsfeldern (Friesacher 2008). Im Zusammenhang mit den Pflegediagnosen soll meines Erachtens überwiegend ein handlungstheoretischer Professionsfokus geltend gemacht werden, denn:

> „… das zentrale Merkmal des Professionalisierungsprozesses der Pflege ist die theoretische und wissenschaftliche Fundierung des für eine individuelle und klientenorientierte Pflege benötigten Pflegewissens.“ (Schrems 2003, 27)

In Anlehnung an den handlungstheoretischen Professionsansatz nach Oevermann (Oevermann 1981) gehören zu den zentralen Aufgaben einer Profession die Integration von fachwissenschaftlichen und allgemeingültigen Regelanwendungen mit dem individuellen Fallverstehen, da die unter Handlungsdruck durchgeführten Interventionen oft im Nachhinein begründet werden müssen (s. Kapitel IV.1.2.2.). Professionalität bedeutet Achtung der Autonomie der Lebenspraxis der Betroffenen in einem fallbezogenen Handeln. Diagnosen sind ein Zeichen von Professionalität, denn sie stellen ein Medium der Kommunikation und Handlungsabstimmung zwischen den Professionellen, anderen Professionen und den Betroffenen dar. Pflegediagnosen sollen eine Orientierung geben, um therapeutische Interventionen ableiten zu können, und erzeugen eine Sicherheit über professionelles Handeln. Sie unterstützen die Professionalisierung der Pflege im Hinblick auf eine eigene Definition der Zuständigkeitsbereiche und der Sicherung monopolistischer Privilegien, sind der Ausdruck selbstverantworteter Urteile und Interpretationen und stärken so die inhaltliche Definitionsmacht der Berufsgruppe. Der Umgang mit Diagnosen setzt eine inhaltlich anspruchsvolle und längere theoriebezogene Ausbildung (Höhmann 1999, 8-13) und meiner Ansicht nach auch praktische Erfahrung voraus, in der zentrale Teile des Wissenskörpers einer Berufsgruppe vermittelt werden. Aus Sicht der Professionsentwicklung sind ein unzureichendes Aufgreifen der Individualität von Patient_innen, Normativität, ungenügende Erfassung komplexer Problemzusammenhänge, Machtasymmetrien und reduktionistische Interpretations- und Handlungsroutinen als deprofessionalisierend zu bewerten (Höhmann 1999, 8-13; Hartmann, Hartmann 1982).

Gerade im Zusammenhang mit dem Inhalt der Pflegediagnosen sollte diskutiert werden, auf welche Weise die Pflege sich in Deutschland weiterentwickeln will. Geschieht dies auf Basis der Theoriebildung oder entwickelt sich Pflege aus der Praxis heraus. Untersucht man die Theorieentwicklung im internationalen Kontext, liegt die pflegewissenschaftliche Forschung in Deutschland hinter der anderer Länder zurück. Beispielsweise gibt es keine einheitliche Definition von Pflege und somit ist der Gegenstandsbereich der Pflege nicht klar von anderen Professionen abzugrenzen (Kelch 2009, 311; Kean 1999). Pflege befindet sich nach Stemmer daher noch in der „Adoleszenz" (Stemmer 2004, 127). Auch wenn diese Einschätzung einige Jahre zurückliegt, sind die wesentlichen Anforderungen der Professionalisierung noch nicht erfüllt. In diesem Sinne stellt Kelch sich die Frage:

> „Können Pflegediagnosen einen Beitrag zur Professionalisierung von Pflege leisten oder muss sich die Pflege in Deutschland erst professionalisieren, um mit Pflegediagnosen arbeiten zu können?" (Kelch 2009, 311)

Beide Aspekte bedingen sich meiner Meinung nach gegenseitig. Auf der einen Seite sollte die inhaltliche Theoriebildung innerhalb der Pflegediagnostik als eine wesentliche Chance für die Professionalisierung der Pflege gesehen werden. Auf der anderen Seite stellen Pflegediagnosen im Sinne des professionellen Fallverstehens einen Beitrag zur Weiterentwicklung der Pflege dar.

Im Hinblick auf den merkmalstheoretischen Ansatz wird bei den Pflegediagnosen immer wieder deren Vorteil in einer gemeinsamen Fachsprache gesehen. Vorweg muss festgestellt werden, dass Pflege bereits über eine gemeinsame Sprache verfügt und zwar die der medizinischen Disziplin (Carpenito 1995). Bei den Pflegediagnosen geht es nun darum, eine professionsspezifische Fachsprache zu entwickeln. Die Notwendigkeit einer gemeinsamen Pflegefachsprache wird kontrovers diskutiert, da sie zwar als unabdingbar für die Professionalisierung, aber auch kritisch z.B. aufgrund ihrer Normativität gesehen wird. Mit einer gemeinsamen Fachsprache lassen sich Pflegerichtlinien formulieren und Pflegebedürftigkeit genauer begrifflich erfassen (Gordon 2003, 1-5). Durch objektive und vergleichbare Daten würde ein wichtiger Beitrag zur Erstellung pflegebezogener Datenbanken und damit zur Grundlage von Forschung, Management, Lehre und Praxis geleistet werden (Friesacher 2001b, 30). Die Standardisierung der Fachsprache wird heutzutage gerade zur Nutzung der elektronischen Datenverarbeitung in der Pflege und insbesondere bei den Pflegediagnosen befürwortet (Bartholomeyczik 2000, 53-70; Güttler et al. 2010). Durch Diagnosen soll der informelle Fachjargon in eine einheitliche Sprache überführt, Missverständnisse vermieden und Objektivität hergestellt werden. Dies wird gerade auch unter dem Druck der Ökonomisierung der Krankenhäuser im Hinblick der Transparenz gefordert (van Maanen 2002, 200f). Hier fließen Fragen der Qualitätssicherung, der zunehmenden Informationstechnologien und Kosteneinsparungen im Gesundheitswesen mit ein (Friesacher 2001b, 30). Nicht nur die Verständigung innerhalb der Profession, sondern auch die Außenwahrnehmung kann verbessert werden. Zudem hat Sprache unmittelbaren Einfluss auf das Denken und Handeln und somit auch auf die Qualität pflegerischer Theorie und Praxis (Darmann 1998, 11-14). Beispielsweise konnte in einem Implementa-tionsprojekt der Berliner Charité eine Steigerung der Pflegequalität und eine erhöhte Qualität der Dokumentation durch eine einheitliche Formulierung der Pflegemaßnahmen festgestellt werden (Eveslage 2003 in Kelch 2009, 315).

Dennoch wird bei der sprachlichen Wahl einer geeigneten Definition ein bestimmter Blickwinkel der Wirklichkeit vorgegeben. Die Anforderungen an Begriffsbestimmungen ergeben sich aus den Strukturen pflegerischer Realität und den Entwicklungserfordernissen der Pflege. So wird häufig nur beobachtbares Verhalten wahrgenommen. Subjektive Deutungen der Phänomene oder die Verhaltensweisen der Pflegenden werden oft nicht aufgedeckt oder reflektiert. So findet auch keine kritische Reflexion impliziert leitender Einflussfaktoren statt. Die Formulierung der Fachsprache wird von den normativen Vorstellungen von Gesundheit und Pflege explizit und implizit geprägt, z.B. durch Pflegemodelle oder gesellschaftliche Einflüsse. Es besteht dabei die Gefahr, dass durch pflegerische Fachbegriffe die Kontextualität ignoriert und vor allem die Komplexität und Mehrdimensionalität pflegerischer Phänomene einschränkt und auf eine Begrifflichkeit reduziert werden. Dadurch entsteht eine Kunstsprache, die anstelle eines umfassenden Verständnisses der Situation fragmentiert (Darmann 1998, 11-14; Friesacher 2001). Empirisch ist belegt, dass Fachsprache sich von der Alltagssprache der Patient_innen abheben kann, die „Sprachmacht" der Pflegenden ausbaut und dadurch Verständigung und Mitgestaltungsmöglichkeiten erschweren können (Huneke 2000, 38-52).

Zusätzlich müssen rein sprachpraktische Gegebenheiten diskutiert werden. Gerade im Übersetzungsprozess der amerikanischen Diagnosen ins Deutsche können unterschiedliche und ungenaue Sprachfassungen einer Vereinheitlichung hinderlich im Wege stehen (Mosebach, Berger 2008, 683-687).

1.3.2.6. Empirische Messbarkeit und Gütekriterien

Es findet weder national noch international eine *Auseinandersetzung über den Nutzen von Pflegediagnosen* statt (Kean 1999, 211). Dies macht sich auch in der Forschungslage bemerkbar. Es existieren dazu kaum Studien aus dem deutschsprachigen Raum (Müller-Staub 2001, 230-238). Die Hauptauseinandersetzung zu den Pflegediagnosen fand Ende der 90er Jahre bis Anfang 2000 statt, als die Pflegeklassifikationen zunehmend in Deutschland bekannt wurden. Dies spiegelt sich auch in der Aktualität der Quellen wider. Zwar werden auch neuere Publikationen zum Thema Pflegediagnosen veröffentlicht, die sich allerdings nicht mit der empirischen Messbarkeit befassen oder neue Perspektiven aufzeigen. Beispielweise finden sich Erlebnisberichte zur Anwendung von Pflegediagnosen bei bestimmten Krankheitsbildern oder den unterschiedlichen Pflegesektoren (Wehrmann 2011), über deren generelle Relevanz (Kalkhoff 2012) oder der Verbindung von Pflegediagnosen mit IT-Systemen (Güttler et al. 2010). Es gibt einige wenige Studien die sich mit den Auswirkungen von Pflegediagnosen befassen. Eine Übersichtsarbeit fasste Studien aus dem englischsprachigen Raum zusammen und konnte Effekte der Pflegediagnosen auf die Erhöhung der Patient_innenzufriedenheit aufzeigen, wobei sich die ursächlichen Zusammenhänge als unzureichend aussagekräftig und generalisierbar erweisen. Die Studien zeigen überdies auf, dass die Pflegeprobleme der Patient_innen durch Pflegediagnostik gezielter erfasst wurden (Müller-Staub 2001, 230-238). Eine deutsche Studie mit der Frage, ob sich die Pflegequalität durch Pflegediagnostik erhöht, wurde von Möhler (2011b, 472-475) durchgeführt. Er führte Interviews mit Pflegenden durch, deren Ergebnisse belegen, dass Pflegediagnosen dazu dienen können, die Situation der Patient_innen zu analysieren und sich vermehrt an deren individuellen Bedürfnissen zu orientieren. Dieses Vorgehen hilft Pflegenden, ihr Handeln zu priorisieren und führt zusammen mit anderen Effekten zu einer höheren Berufszufriedenheit (Möhler 2011b, 472-475).

Bis zum jetzigen Zeitpunkt können über die *Genauigkeit von Pflegediagnosen und deren Einfluss auf die Qualität der Pflege* noch keine gesicherten Studien herangezogen werden (Lunney 2007, 45-56; Lunney 2008). Vor allem über die Art des Zusammenwirkens der Diagnoseerstellung und der Diagnose selbst wurden nur einen geringe Anzahl von Studien durchgeführt. Noch ist unklar, wie der Prozess der Diagnoseerstellung Einfluss auf das Pflegeergebnis haben könnte (Schrems 2003, 300f). Auch gibt es nur wenige Ergebnisse über den Zusammenhang zwischen Patient_innenzufriedenheit und Pflegediagnostik, da es dafür geeigneter und vor allem qualitativer Forschungsinstrumente bedarf (Müller-Staub 2001, 230-238; Müller-Staub 2002). Die Struktur der Pflegediagnosen, hauptsächlich die von der NANDA formulierte Einteilung in PÄS (Problem, Ätiologie, Symptom), ist umstritten. Insbesondere den ursächlichen Bedingungen wird ein eher spekulativer Charakter zugesprochen (Abderhalden 2000, 19-37).

Die Frage nach der *empirischen Messbarkeit von Pflegediagnosen* ist nicht einfach zu beantworten, da sie auch an den theoretischen Inhalten der

Diagnostik rüttelt. Wenn Pflegediagnosen die Beschreibung oder das Abbild einer vorhandenen Realität sind, können sie operationalisiert und untersucht werden. Stellen sie aber die Konstruktion einer Realität dar, und darauf weisen vor allem die subjektiven Bereiche der Pflegediagnostik hin, müssen sich Pflegediagnosen neben der Expert_innenevaluation auch anhand der Realität der Patient_innen überprüfen lassen. Abderhalden schlägt aus diesem Grund vor, nicht die Frage danach zu stellen, ob Diagnosen falsch oder richtig sind, sondern danach, ob sie nützlich oder nicht nützlich sind (Abderhalden 2000, 19-37). Wobei sie nicht deutlich macht, wer diesen Nutzen formuliert und inwieweit Patient_innen daran beteiligt sind.

Die methodischen Fragen der *Gütekriterien* hinsichtlich der Pflegediagnosen sind noch nicht ausreichend beantwortet (Bartholomeyczik 2000, 53-70). Erschwert wird dies meines Erachtens auch durch die unterschiedlichen Dimensionen der Pflegediagnosen. So mögen Pflegediagnosen, die sich auf objektiv messbare Daten stützen, wie z.B. die beeinträchtigte Urinausscheidung, den Gütekriterien der Validität, Objektivität und Reliabilität (Lamnek 2010, 127-167; Flick 2011) genügen. Pflegediagnosen, die subjektiven Kategorien angehören, stoßen an ihre Grenzen. Hier wird die grundlegende Problematik der Gütekriterien der qualitativen Forschung deutlich (Steinke 2010; Schach 2008). Geeignete Qualitätskriterien müssen erst entwickelt und Methoden der Überprüfung der Pflegediagnosen gefunden werden. Vereinzelt bestehen bereits sowohl qualitative als auch quantitative Ansätze (Müller-Staub 2003, 21-33). Fest steht meiner Einschätzung nach, dass ohne Einbezug der Patient_innen eine empirische Überprüfung spekulativ bleiben wird.

Der Tatsache der mangelnden empirischen Überprüfung von Pflegediagnosen ist jedoch weder zu entnehmen, dass diese unwirksam noch effektiv sind, sondern nur, dass es methodischer Instrumente bedarf und es Unterstützungsbedarfe gibt, die sich nur schwer anhand operationalisierter Parameter erfassen lassen. Bis dahin muss verstärkt eine inhaltliche Diskussion über den Wert der Pflegediagnostik stattfinden. Nach meinem Dafürhalten kann die Aussage über die empirische Qualität einer Pflegediagnose nur im Verlauf des Pflegeprozesses zusammen mit den Patient_innen betrachtet werden. Gerade durch neue Aufgabenfelder der Pflege, welche vermehrt im rehabilitativen und beratenden Bereich verankert sind, können Aussagen nur im prozesshaften Verlauf untersucht werden.

Zusammenfassend enthalten Pflegediagnosen sowohl Chancen als auch Probleme für die pflegerische Praxis. Professionstheoretisch wird begründet, dass Pflegediagnosen für die Entwicklung von individuellem Fallverstehen in der Planung der Unterstützungs- und Beratungsleistung unabdinglich sind und für die Qualitätsentwicklung weiterführende Vorteile aufweisen. Dennoch bergen Pflegediagnosen für die individualisierte Pflege Risiken. Ohne inhaltliche Fundierung besteht die Gefahr, dass nicht explizit definiert ist, was die genuine Aufgabe pflegerischen Handelns darstellt. Aufgrund der Machtkritik, der Normierung, Defizitorientierung, Standardisierung und Fragmentierung durch Pflegediagnostik wird ein individualisierter Blick auf Patient_innen verhindert und diese können in ihrer Autonomie und Partizipation eingeschränkt werden. Darüber hinaus müssen in der Ausbildung die für die Pflegediagnostik benötigten Kompetenzen, vor allem ursächliche und kontextuelle Faktoren, und die Relevanz der Diagnosen sowohl ausreichend vermittelt als auch reflexive Fähigkeiten im Hinblick auf die Diagnoseerstellung, aber auch der individuellen Patient_innenperspektive angeregt werden. Die Anforderungen der Handlungspraxis führen dazu, dass die Akzeptanz der Pflegediagnostik gering ist und interdisziplinäre Chancen ungenutzt bleiben. Durch die Methoden der bestehenden klassifizierten Diagnosen, so meine Schlussfolgerung, ist eine von mir geforderte individuelle Perspektive für pflegerisches Fallverstehen nur eingeschränkt möglich. Daher werden in den weiterführenden Kapiteln alternative Diagnoseansätze herangezogen und im Hinblick auf ihre Potenziale untersucht.

1.4. Ergänzungsperspektiven durch alternative Ansätze der Pflegediagnostik

Aus den zuvor dargestellten Kritikpunkten lässt sich die Forderung nach alternativen bzw. ergänzenden Konzepten einer pflegerischen Diagnostik ableiten, da sich die traditionellen Pflegeanamnese und -diagnostikverfahren als optimierungsbedürftig erweisen. In den folgenden Unterkapiteln (Kapitel I.1.4.1.-I.1.4.3.) sollen nun drei ausgewählte Ansätze der Pflegediagnostik aufgegriffen werden, die sich dazu eignen, die bestehenden Diagnostikansätze zu ergänzen. Die exemplarischen Ansätze sind dahingehend ausgewählt worden, an den zuvor dargestellten Kritikpunkten der Pflegediagnostik anzusetzen. Im Folgenden werden die Ansätze der hermeneutisch entwickelten verstehenden, phänomenologisch-biographischen Perspektive in der Pflegediagnostik (Kapitel I.1.4.1.), der Verstehenden Diagnostik (Kapitel I.1.4.2.) und der Integration psychosozialer Aspekte und Ressourcen (Kapitel I.1.4.3.) vorgestellt und auf ihre Auswirkungen auf die Pflegeanamnese und -diagnostik untersucht.

1.4.1. Verstehende, phänomenologisch-biographische Perspektiven der Pflegediagnostik

Friesacher forderte schon Ende der 90er Jahre Ansätze, welche sich von einem mechanistisch-deterministischen und cartesianischen Menschenbild abwenden und sich stärker auf den lebensweltlichen Kontext, die Biographie und die subjektive Bedeutung der Situation für die Patient_innen beziehen. Dem cartesianischen Menschenbild sollen Perspektiven entgegengesetzt werden, welche eine phänomenologisch-hermeneutische und interaktionistische Sichtweise integrieren und sich in einer verstehenden, phänomenologisch-biographischen Diagnostik niederschlagen. Die Hermeneutik und Phänomenologie werden als Hauptmethoden für die Vorgehensweise favorisiert und von Friesacher folgendermaßen begründet: Die Hermeneutik als Auslegungs- und Deutungskunst aus den Geistes- und Sozialwissenschaften grenzt sich vom Paradigma der Naturwissenschaften ab. Hermeneutisches Verstehen bezieht sich auf ein für die Pflege notwendiges deutendes Fallverstehen. Die Phänomenologie beschäftigt sich mit dem Erscheinenden und somit mit dem Verstehen der Handlung eines anderen Menschen, wie sie sich und in seiner Binnenperspektive zeigt. Ihre besondere Stärke liegt darin, dass Phänomenbereiche zu ihrem Gegenstand untersucht werden, die in der gängigen Wissenschaft verdrängt, geleugnet oder reduziert werden. Beispiele hierfür sind die Herausarbeitung des menschlichen Leibs, der Gefühle, des Bewusstseins und der Lebenswelt. Aus der Sicht Friesachers bietet vor allem der Ansatz einer verstehenden Diagnostik von Jantzen aus der Behindertenpädagogik (s. Kapitel IV.3.5.1.), das Aufgreifen psychologischer Kenntnisse, die Integration der Induktion und Intuition in das naturwissenschaftlich-medizinische Denken, die hermeneutische Kompetenz des Fallverstehens aus der Sozialen Arbeit und die Phänomenologie von Schütz und Schmitz wichtige Bezugspunkte für die Pflegediagnostik. Für diese müsse zusätzlich ein theoretisches Verständnis von Pflege Grundlage sein, in welchem:

> „... die persönlichen Erfahrungen von Gesundheit, Krankheit und Pflegebedürftigkeit, die Verlaufskurve, der Kontext und die Biographie eine zentrale Rolle spielen und Pflegehandeln auch als verständigungsorientiertes, kommunikatives Handeln verstanden wird.“ (Friesacher 1999, 58)

Wesentliche Züge einer verstehenden, phänomenologisch-biographischen Diagnostik sind daher eine Subjektorientierung, der Erhalt der Komplexität, die Konkretheitsorientierung und ein kontextualisiertes Vorgehen. Eine solche Diagnostik betrachtet die „Sicht der Dinge“ aus dem Blickwinkel der Patient_innen, entwickelt Fähigkeiten zur methodischen Rekonstruktion und Perspektivenübernahme, orientiert sich an den Verlaufskurven der Patient_innen und fragt nach der „Sprache des Falls“. Hierfür bedarf es eines methodischen Vorgehens, welches im Sinne von Benner und Wrubel (1997) an den gelebten Erfahrungen der pflegebedürftigen Menschen anknüpft und Zugang zu den unterschiedlichen Erfahrungsebenen aufdeckt. In Anlehnung an Schütze (1993) formuliert Friesacher drei Ebenen der Fallanalyse für die Umsetzung in professionelles diagnostisches Pflegehandeln: Pflegende müssen auf der fallübergreifend allgemeinen Ebene über ein generelles Wissen, z.B. eine Erkrankung, verfügen. Sie brauchen zweitens das Wissen auf der fallspezifisch allgemeinen Ebene, z.B. über Lebenslagen, Kontexte und Verlaufskurven der Pflegebedürftigen. Und sie benötigen letztlich fallspezifisches Wissen über die Besonderheiten eines Falls, z.B. wenn es sich um das Erleben und die Erfahrungen eines Menschen handelt.

Für eine pflegerische Umsetzung stellt sich die Frage, ob eine solche Diagnostik als Ergänzung oder Ersatz von anderen Klassifikationen zu betrachten ist. Außerdem sollte für die praktische Anwendung sowohl zeitliche Ressourcen beachtet als auch die Frage nach den dafür benötigten Kompetenzen beantwortet werden. Zu diesen Fragen müssen Praktiker_innen und Akademiker_innen zusammenarbeiten (Friesacher 1999, 54-60; Friesacher 2001). Hierbei wird hinzugefügt, dass m.E. das Argument der zeitlichen Ressourcen und Kompetenzen für jegliche Methoden gelten sollte. Auch eine NANDA Diagnose braucht Zeit und kann nicht ohne eine entsprechende Ausbildung erfolgen. Dennoch wird dieser Forderung insbesondere im Hinblick auf eine neue Konzeption von Methoden nachgegangen werden (s. Kapitel III.2.; V.3.).

Insgesamt legt Friesacher eine gut fundierte theoretische Grundlage für eine alternative Diagnostik dar. Er stellt für das pflegerische Handeln dem naturwissenschaftlichen Verständnis von Krankheit eine leiblich-biographische Perspektive gegenüber und fokussiert die individuelle Sicht in der „Sprache des Falls“, die ausdrücklich gelebte Erfahrungen miteinbezieht. Die ausgeführten Positionen werden als theoretische Begründung in die Konzeptentwicklung einbezogen. Allerdings sind für die konkrete Umsetzung der vorangegangenen Perspektiven noch methodische Ansätze zu entwickeln.

1.4.2. Der Ansatz der Verstehenden Pflegediagnostik

Schrems (2008) ist der Auffassung, dass der Prozess des Verstehens der individuellen Situation von pflegebedürftigen Menschen in einer Pflegediagnostik, die sich auf einen kybernetischen Kreislauf erster Ordnung stützt, in den Hintergrund rückt. Ihrer Ansicht nach sei es nicht nur die Frage „was“, sondern vor allem „wie“ diagnostiziert wird. Sie möchte über die theoretischen Grundlagen hinaus, wie z.B. den kybernetischen Regelkreislauf, die Beteiligten des Diagnoseprozesses analysieren. Dafür bieten sich für sie Zugänge aus der Phänomenologie, den Kognitionswissenschaften, der Systemtheorie und des radikalen Konstruktivismus an.

Nach Schrems bedarf der Pflegeprozess als Problemlösungsinstrument eines interaktiven Settings. Es muss vor allem bei der Diagnose ein Kommunikationsprozess ablaufen, welcher Verstehen zum Ziel hat. Die Basis dafür ist eine Orientierung an der Situation und am Subjekt. Dafür braucht es für die Pflegediagnosen Erkenntniswege und -grundlagen. Dies vor allem bei Phänomenen, die im Wahrnehmungsbereich einer bestimmten Person liegen und sich der direkten Beobachtungen entziehen, da: *„... das beschriebene sich vom gefühlten Phänomen unterscheidet ...“* (Schrems 2003, 20). Die dafür benötigten Methoden der Erfassung und Auslegung basieren auf einem kommunikativen Austausch, über den die Deutung von sprachlichem und nicht sprachlichem Verhalten möglich ist. Schrems fragt sich des Weiteren, inwieweit Wirklichkeit durch Sprache erfasst werden kann (Schrems 2003, 13-23).

Vor allem die Prinzipien Erkenntnis, Erklären und Verstehen sieht Schrems als zentral an. Die Frage nach der Erkenntnis im diagnostischen Prozess der Pflege ist nur dann relevant, wenn diese als Interpretationsleistung verstanden und nicht schon im Voraus bestimmt wird. Die zu gewinnende Erkenntnis und die Wahl der Methoden bedingen sich gegenseitig. Sie untersucht dahingehend die unterschiedlichen Erkenntnisquellen und -prozesse (Schrems 2003, 35-52). Die Frage, warum ein Problem besteht und welche Faktoren zur Entstehung beitragen, bezieht sich eindeutig auf die Ursachen und deren Auswirkung. Erklären bedeutet, an der Art und Weise des Zusammenhangs zwischen Ursache und Wirkung, anzusetzen. Die Schwierigkeit dabei ist, dass nur selten eine eindeutige Ursache-Wirkung-Aussage getroffen werden kann. Erklärungen haben in Bereichen ihre Bedeutung, in denen es sich um universelle, vom Individuum unabhängige Phänomene handelt (z.B. Entstehung von Dekubiti), aber sie sind wenig hilfreich, wenn es um das Verständnis von Individuen geht. Da Krankheiten meist nicht ohne Menschen auftreten, stellt Erklären nur einen notwendigen, aber nicht hinreichenden Weg der Erkenntnis in der Pflege dar. Geht es um Empfindungen und Verhalten, ist der Weg der Erkenntnis das Verstehen. In Abgrenzung zu anderen Verstehensansätzen sieht Schrems das Verstehen als einen zentralen Begriff der Hermeneutik, der sich mit der Auslegung menschlicher Lebensäußerungen beschäftigt. Ihre methodologischen Wurzeln liegen in der Phänomenologie und werden als höheres Verstehen angesehen. Ziel der Hermeneutik ist es, die Lebensäußerungen in ihrer Bedeutung für das jeweilige Individuum zu verstehen. Im Mittelpunkt steht das Erfassen von latenten Sinnstrukturen oder Bedeutungen, die sich hinter Handlungen oder Verhaltensweisen verbergen. Nach Schütze (1993) geht sie davon aus, dass, wenn die Bedeutung einer Handlung in der aktuellen Situation verstanden werden soll, der subjektive Sinn des Handelnden erschlossen werden muss. Verstehen erfolgt reflexiv und bedeutet die Einordnung von Handlungen in einem Sinnzusammenhang. Verstehen benötigt verschiedene Fähigkeiten:

> „So ist es nicht ausreichend, den Begriff Multiple Sklerose entziffern zu können, um die Folgen dieser Diagnosestellung zu erfassen. ... Objektiv kann der Sinn erfasst werden ... aber die Bedeutung einer konkreten Situation für eine konkrete Person nur von dieser konkreten Person in der konkreten Situation bestimmt werden kann, liegt die Bedeutungszuschreibung einer Diagnose ... **immer** beim Empfänger." (Schrems 2003, 56f; herv. i. Original)

Dabei geht es nicht um die Richtigkeit der Handlungen, sondern um den verborgenen und subjektiven Sinn – also um die Bedeutung. Um diesen hervorzubringen, muss Verstehen immer subjekt-, situations- und kontextgebunden sein (Schrems 2003, 35-57).

Ausgehend von dieser Beurteilung legt Schrems den Fokus der Methoden pflegerischer Diagnostik, in Anlehnung an die Hermeneutik Gadamers, auf den Prozess des Verstehens. Verstehen ist das Auslegen von Worten, Handlungen und Verhalten und verschränkt subjektives Erleben, Erinnerung und die lebensweltliche Erfahrung von Patient_innen (Beschreibungen erster Person) mit allgemeinen wissenschaftlichen Erkenntnissen und dem institutionellen Erfahrungswissen von Pflegenden (Beschreibungen dritter Person). In der Integration beider Beschreibungsarten, Schrems nennt dies Beschreibungen der zweiten Person, generiert sich ein völlig neues Wissen. Die Beschreibungen und Verstehensprozesse der ersten Person, die sich in der subjektiven Bedeutung der Patient_innen gründen, werden in diesem Ansatz durch die psychologische Methode der Introspektion initiiert (Schrems 2008, 61-63). Dies begründet sie mit der großen Bedeutung der Selbstreflexion.[13] Als Möglichkeiten des introspektiven

13 Anm. d. Verf.: In der Beobachtung der ersten Ordnung geht es um die Wahrnehmung eines Phänomens. Dabei können blinde Flecken entstehen. Erst in der Beobachtung der Beobachtung (Beobachtung zweiter Ordnung) wird durch die Reflexion eine Fremd- und Selbstbeobachtung erzeugt. Die Herstellung von Sinnzusammenhängen basieren auf diesem reflexiven Prozess. Es kommt zu einer Abkehr der gradlinigen Kausalität, wodurch sich für die Problemlösung mehrere Ansätze herausbilden können. Letztendlich aber führt es dazu, dass es zu Wahrscheinlichkeitsaussagen und nicht zu Wahrheiten kommt. So kann Reflexionsvermögen als das Vermögen, sich selbst permanent im Lichte des Anderen in Frage zu stellen, als Schlüsselkompetenz für Diagnostizierende bezeichnet werden (Schrems 2003, 91f; 245f).

Zugangs schlägt Schrems u.a. Verfahren in Anlehnung an die „Illness Narratives“ (Greenhalgh 2005; Lucius-Hoene 2008; s. Kapitel IV.3.4.1.) aus der narrativen Medizin vor (Schrems 2008, 59-76). Die Introspektion[14] als Methode wird in einer Vielzahl von kritischen Diskussionen aufgegriffen, welche Schrems in ihrem Ansatz auch differenziert aufzeigt (Schrems 2008, 61-63). Darüber hinaus liegt der Vorteil einer Introspektion als integrative Methode der Pflegediagnostik meiner Einschätzung nach insbesondere in den methodisch angeleiteten, aber ausschließlich situativen Selbstfokussierung, da es sich um die Lenkung und Konzentration der Aufmerksamkeit auf die innere Betrachtung von inneren Vorgängen handelt, welche über das bloße Bemerken hinausgeht. Da der Fokus zusätzlich auf der alleinigen Deutung der Patient_innen liegt, die gleichzeitig Beobachter_innen als auch Gegenstand der Beobachtung sind, und der metho-dischen Auswertung der introspektiven Daten zu wenig Aufmerksamkeit geschenkt wird, sollten die introspektiven und narrativen Verfahren mit fallrekonstruktiven Auswertungsverfahren und objektiven Daten sinnvoll ergänzt werden. Auch wird der Genese des Erlebens und deren Zusammenhänge sowie dem tatsächlichen Erleben in der Lebensgeschichte, zu wenig Rechnung getragen. Zudem könnte die Abgrenzung pflegerischer und psychotherapeutischer Interventionen deutlicher hervorgehoben werden.

Für einen Perspektivenwechsel integriert Schrems die Fremdbeobachtung, die es ermöglicht, auch andauernde Ereignisse in den Blick zu nehmen. So können Erlebnisse im Prozess des Erlebens beobachtet und mit Sinn versehen werden. Voraussetzung dafür ist, dass die Sinnzuschreibung des Handelns anderer immer über die eigene Erfahrung hinausgeht (Schrems 2003). In Bezug auf u.a. Schütze (1993) geht Schrems davon aus, dass uns Handlungen erst dann bekannt werden, wenn sie abgelaufen sind. Handeln geht dem Denken voraus und man kann nur denken, was einem bereits bekannt ist. Mit retrospektivem Denken werden nicht nur Biographien beschrieben, sondern auch Entscheidungen begründet. Menschen können sich Situationen wesentlich besser vorstellen, wenn sie den Blick auf ein bereits abgelaufenes Ereignis richten. Schütze spricht von einer Gleichzeitigkeit, die nicht alleine auf das aktuelle Geschehen beschränkt bleibt, sondern sich auch auf frühere Ereignisse in der Geschichte beziehen kann. Darüber werden nach Schrems Bedeutungen generiert. Biographische Methoden greift sie anfänglich nur im Rahmen des Kontextwissens auf und sieht

---

14 Anm. d. Verf.: Introspektion als „Blick nach innen“ stellt ein Gegenstück zur objektiven Naturwissenschaft dar, bezieht sich auf Selbstbeobachtung, Wahrnehmungsprozesse und kognitives Metadenken und zielt dabei auf die subjektiven Phänomene und Prozesse des Denkens ab (Ziche 1999, 1-42). Sie kann sich auf körperliche, kognitive, willentliche oder emotionale Abläufe in bewusst erlebten Situationen beziehen (Witt 2010, 493ff).

diese als Rahmung der konkreten Situation an. Ihrer Ansicht nach beziehen sich biographische Ansätze überwiegend auf den Aspekt der Vergangenheit (Schrems 2003, 216-226), der gelebte gegenwärtige Lebenslauf kommt in der Verstehenden Pflegediagnostik meiner Ansicht nach dabei zu kurz. Ihre Einschätzung ergänzt sie 2013 in der Verknüpfung ihres diagnostischen Ansatzes mit der Fallarbeit, in welchen sie auch die Gegenwarts- und Zukunftsperspektive miteinbezieht (Schrems 2013, 106). In der Darstellung der biographischen Ansätze wird ersichtlich, dass gerade in der Biographieorientierung eine Dialektik der unterschiedlichen Zeitperspektiven ein konstitutives Element ist (Rosenthal 2011; s. Kapitel IV.3.).

Mit dem Pflegeprozess beginnt ein Prozess der Kommunikation. Nach Nerheim, einer norwegischen Pflegewissenschaftlerin, ist Schrems der Ansicht, dass: *„Kommunizieren heißt, die Welt des anderen zu teilen.“* (Nehrheim 2001, 305). Daher kommt dem Prozess des Diagnostizierens als Kommunikations- und Verstehensprozess eine bedeutende Rolle zu. Da sich in den Pflegediagnosen ständig Veränderungen ergeben, sei es aufgrund einer Veränderung des Gesundheitszustandes der Patient_innen oder deren Bedeutungszuschreibung, muss ein ständiger Abgleich der wahrgenommenen Veränderungen des Ganzheitsverstehens durch das Mittel der Kommunikation erfolgen. Die dazu verwendeten Instrumente müssen sowohl die Sprache als auch die Struktur der Erfahrungs- und Denkwelt von Patient_innen erfassen und auf sie abgestimmt sein. Um eine Deutungsoffenheit zu belassen, plädiert sie für direkte, aber auch offene Fragen. Auf Grundlage der systemischen Beratung und Therapie versteht sie Fragen als ein kommunikatives Angebot. Ziel ist es, Patient_innen anzuregen, über ihre Situation oder ihr Problem nachzudenken. Die Fragen finden in drei verschiedenen Bereichen Anwendung. In Fragen zur Kontexterklärung (Fragen zum Ein- oder Überweisungskontext und die Erwartungen hinsichtlich der Dienstleistung), Fragen zur Wirklichkeitskonstruktion (Fragen zur Gegenwart, also zur Situation der Patient_innen) und Fragen zur Möglichkeitskonstruktion (Fragen zur Entwicklung neuer Sichtweisen oder Möglichkeiten hinsichtlich einer Problemlösung). Letztere dienen vor allem der Problemlösung. Im Hinblick auf die Hierarchie des Gesprächs ist Schrems der Ansicht, dass die Autonomie der Patient_innen dadurch gewährt bleibt, dass ihnen das Beantworten von Fragen selbst überlassen bleibt und sie ihre Einwilligung auch zurückziehen können. Abschließend reflektiert Schrems darüber, ob sich anhand der drei Fragenbereiche ein Befragungsinstrument standardisieren lässt. Eine vollkommene Standardisierung befürwortet sie nicht, da die Fragen auf die Situation, das Problem und die Beteiligten abgestimmt und flexibel gehandhabt werden müssen (Schrems 2003, 300-308).

Schrems verbindet den Ansatz der Verstehenden Diagnostik mit der Fallarbeit in der Pflege. Ausgehend von den Grundlagen zur Erfassung komplexer Situationen, der Bildformung (Pflegephänomene in ihrer Ganzheit erfassen) und dem kritischen Denken, sieht sie als die Methode der Fallarbeit das hermeneutische Fallverstehen an. In der Fallarbeit erfolgt zur Darstellung eines Phänomens eine Fallbeschreibung, deren Gütekriterien ein ausreichend komplexer Informationsgehalt, Authentizität, Nachvollziehbarkeit und Verständlichkeit sind. Fallbeschreibungen sind nach Schrems Situations- und Problembeschreibungen. Die beiden Aspekte können unterschiedlich in den Vordergrund treten. In Form einer Fallbesprechung, die mono- als auch multidisziplinär durchgeführt werden kann, werden Fälle geschildert, bearbeitet und ausgewertet. Für die Fälle, in denen Patient_innen nicht mehr für sich sprechen können oder wollen, ist die advokatorische Aufgabe der Pflege besonders hervorzuheben. Pflegende handeln hier im Namen der Patient_innen, um deren Autonomie zu sichern und für eine gerechte Gesundheitssicherung einzutreten (Schrems 2013).

Der Ansatz von Schrems birgt für die Pflegediagnostik einen großen methodologischen Gehalt. In den Beschreibungen der zweiten Person sind die Grundzüge des hermeneutischen Fallverstehens enthalten. Das Verstehen als Erkenntnisweg komplexer Phänomene ist dabei besonders hervorzuheben. Über eine Problemdeutung hinaus sucht Schrems nach den Sinnzusammenhängen und Bedeutungen von Lebensäußerungen. Methodisch sieht sie sowohl in Narrationen als auch in Selbsterkenntnisprozessen eine Möglichkeit für Verstehensprozesse und gibt damit wichtige Hinweise für eine Konzeptentwicklung. Zu der bereits angeführten Kritik in Bezug auf die Introspektion sehe ich ihre Anforderungen methodisch in einem offenen kommunikativen Verfahren am ehestens verwirklicht, daher würde ich für die Konzeptentwicklung von Fragenvorgaben Abstand nehmen wollen.

1.4.3. Integration psychosozialer Aspekte und Ressourcen

Ferner fordert auch Kesselring im Hinblick auf die Pflegediagnosen eine interpretativ-phänomenologische Perspektive für die Pflegewissenschaft. Dabei geht sie von zwei grundsätzlichen Annahmen aus: Pflegediagnosen sollten aufgrund reeller Aussagen von Patient_innen oder ihren Angehörigen gestellt werden. Und sie sollten eine verbindliche Terminologie aufweisen, welche nicht auf medizinischen Diagnosen, Organsystemen oder pflegerischen Handlungen basiert, sondern auf pflegerelevanten Leidenszuständen. Es gilt, den professionellen

Umgang mit Klassifikationssystemen so zu deuten, dass Leidenszustände dort abgebildet werden. Da der jeweilige Standpunkt der interpretierenden Person die erkennbaren Aspekte limitiert, kann es keine endgültigen und vollständigen Interpretationen eines Phänomens geben. Kesselring fokussiert insbesondere Pflegediagnosen, wie z.B. Angst, Furcht, Hilflosigkeit, Veränderungen im Körperbild und Trauer. Anhand des Erlebnisberichtes einer schwerkranken Frau versucht sie deren Empfinden den jeweiligen NANDA Pflegediagnosen zuzuordnen und Probleme und Maßnahmen abzuleiten. In der Analyse der Diagnose von Kesselring wurde vor allem der Begriff der „Angemessenheit" kritisch bewertet und bezweifelt, dass die Befindlichkeit der Patientin und die dahinter stehenden psychologischen Konzepte abgebildet werden können. Zusätzlich wird die damit einhergehende Stigmatisierung bei der Klassifizierung bemängelt. Das Leiden, welches im Erlebnisbericht beschrieben wurde, konnte keiner Pflegediagnose zugeordnet werden, denn es beinhaltete erschütternde existentielle Erkenntnisse, wie etwa den Zerfall der Lebens- und Identitätsgrundlage. Im Vergleich wirken Pflegeziele, wie: „der Patient erkennt und integriert in angemessener Weise die Veränderungen in sein Selbstkonzept, ohne seine Selbstachtung zu schmälern"; anmaßend und gleichzeitig trivialisierend. Kesselring ist der Ansicht, dass komplexe und vielschichtige Prozesse, die von Wechselwirkungen geprägt sind, in diesem Beispiel in eine Diagnose gezwängt werden. Nach ihrer Meinung wird in dem Bericht Wissen als Machtinstrument verwendet. Dieser Kritik wurde in der Arbeit schon bei der Bewertung der Pflegediagnosen Rechnung getragen (s. Kapitel I.1.3.2.2.). Für Kesselring treffen zwei unvereinbare Welten aufeinander: die der Pflege und die der Selbsterfahrung der Patient_innen. Sie empfiehlt, dass der innewohnende Anspruch auf Wahrheit und Wahrhaftigkeit anerkannt werden muss, solange das Wissen der Selbsterfahrung nicht wissenschaftlich widerlegt werden kann. In Übereinstimmung mit der Kritik Powers und Friesachers geht sie davon aus, dass sich Pflegende gerade bei der Diagnostizierung der psychosozialen Diagnosen zu „Biopower-Agent_innen"[15] (Foucault 2006) verwandeln, die andere als zu Diagnostizierende und Therapierende wahrnehmen. Patient_innen erleben Diagnosen als realitätsfern, da: „ ... *ihre Reduktion ... Wissens- oder Verstehenswerte verzerrt oder gar zudeckt"* (Kesselring 1999, 226) werden. Inhärent ist auch die Annahme, dass diagnostizierte psychosoziale Defizite bei Patient_innen überhaupt Pflege bedürfen und das für diese Art der

15 Anm. d. Verf.: Die Biomacht (Biopower) ist nach Foucault die Transformation souveräner Machtstrukturen zu einer modernen Machtform, die sich durch die Vereinnahmung bzw. Verstaatlichung des Lebens auszeichnet. Die gesellschaftlich legitimierten „Agent_innen" der Biomacht verwenden Machtstrukturen betreffend der Fragen von Gesundheit, wie z.B. die Definition von gesundheitlichen Zuständen, um dadurch die Bevölkerung zu regulieren bzw. normieren (Foucault 2006).

Defizite adäquate pflegerische Interventionen zur Verfügung stehen. Es scheint die Vorstellung zu existieren, dass durch die Beherrschung von Defiziten norma-tives Funktionieren verbessert oder wieder hergestellt werden kann. Gerade das Beispiel von Kesselring verdeutlicht aber im Gegensatz dazu die gelebte, existentielle, verkörperte, gefühlsmäßige und situative Wahrheit. Das, was durchlebt und erleidet wurde, ist zugleich einzigartig und allgemein, weil es an den Grundfesten des Menschseins rührt. Im Hinblick auf die Pflegediagnosen bleibt die Frage präsent, ob das, was dokumentiert, gezählt und gemessen wird, das wirklich reale Phänomen darstellt. Kesselring fordert die Integration psychosozialer Aspekte und insbesondere von Ressourcen in die Diagnostik und die Aufhebung der Trennung von somatischen und psychosomatischen Pflegediagnosen (Kesselring 1999, 223-228).

Kesselring formuliert einen Ansatz der Kritik an der Normierung durch die Pflegediagnoseklassifikationen. Sie hebt dabei insbesondere die existentiellen Anforderungen von Krankheiten hervor und fokussiert vernachlässigte Aspekte der Patient_innenrealität. Zwar plädiert sie für eine komplexe Sichtweise innerhalb der Pflegediagnostik, reduziert sie dennoch durch die alleinige Rehabilitierung der psychosozialen Aspekte und Ressourcen. Zudem verbleibt sie bei der konkreten Umsetzung methodisch allgemein.

Grundsätzlich wird in den letzten Jahren eine vermehrte Diskussion über das Aufgreifen von Ressourcen im Pflegeprozess angeregt. Nicht nur in konzeptioneller Form innerhalb der Pflegediagnosen, wie beispielsweise in der POP-Klassifikation[16], sondern auch betreffend einer inhaltlichen Auseinandersetzung. Das Problem der Defizitorientierung in den Pflegediagnosen wurde bereits im Kapitel I.1.3.2.3. angesprochen. In Bezug auf die Ressourcen geht es vor allem um die Kritik, dass das Aufgreifen von Ressourcen im Pflegeprozess kaum umgesetzt wird, eher als Alibifunktion genutzt oder als Beigabe der Problemorientierung angesehen wird (Reisach, Zegelin-Abt 1998, 672-675).

Auch der Ansatz von Scheichenberger (2009) richtet die Aufmerksamkeit auf die häufig verdeckten Ressourcen und betrachtet damit einen wichtigen Aspekt der Pflegediagnostik. Eine *pflegerische Ressourcendiagnostik* nach Scheichenberger stützt sich bei der Erhebung von Ressourcen, neben dem Einsatz von

---

16 Anm. d. Verf.: Die POP-Klassifikation (PraxisOrientierte Pflegediagnostik) ist ein aus den Pflegeklassifikationen entwickeltes Konzept, welches explizit körperlich-funktionale, psychische und soziale Ressourcen aufgreift und diese zusammen mit der Ätiologie und den Problemen (z.B. Symptome, Risiken) in die Diagnoseerstellung und den dort zu bearbeitenden Pflegephänomenen einfließen lässt (Schalek, Stefan 2011, 298-303; Stefan et al. 2013).

Selbstbewertungsinstrumenten, insbesondere auf Beobachtung und Fragen. Bei der Generierung der Fragen orientiert sie sich an der mäeutischen Kunst des Fragens nach Sokrates, welche zu neuen Einsichten, z.B. zu Selbsterkenntnisprozessen, führen soll. Die Erzählenden bleiben in diesem Gespräch die Hauptakteur_innen. Beispielsweise können zu den Unterstützungsbedarfen auch immer fördernde Ressourcen erfragt werden. Fragen nach belastenden wie auch angenehmen Situationen dienen dazu, das Wesentliche aus den Situationen herauszuarbeiten und Bewältigungsstrategien zu explorieren. Auch prospektive Fragen nach den nächsten Zielen können Unterstützungsbedarfe und Ressourcen, wie Lebensziele oder Kraftquellen, aufdecken. Dabei sind nicht nur offensichtliche Ressourcen anzuerkennen, sondern Ressourcen können auch im Widerstand entdeckt werden. Anhand der ressourcenorientierten Diagnostik formuliert Scheichenberger eine ressourcenorientierte Interaktion, der eine Beziehungsarbeit zugrunde liegt und welche Empowerment fördern soll (Scheichenberger 2009, 51-92).

Diese ressourcenorientierte Diagnostik hilft dabei, Ressourcen zu fokussieren, Aufmerksamkeit auf die Interaktion, die professionellen Angebote und die Reaktion der Patient_innen auf diese Angebote zu lenken und Ressourcen explizit in die Pflegeplanung aufzunehmen. Die dahingehend entwickelten generativen Fragen für die Anamnese sind als hilfreich zu bewerten. Da Ressourcen nicht losgelöst von Problemkonstellation und der Biographie von Patient_innen auftreten, empfehle ich für die Pflegediagnostik, diese darüber hinaus um die genannten Perspektiven zu erweitern.

Die dargestellten Ansätze stehen exemplarisch für eine Reihe von ergänzenden Perspektiven und wurden hinsichtlich eines Ausgleichs der angesprochenen Kritikpunkte analysiert. Sie können allerdings nicht in Gänze dargestellt werden. Beispielsweise kann auch der Ansatz des Situationsverstehens nach Bräutigam Erwähnung finden. Dieser ebenso phänomenologische und hermeneutische Ansatz befasst sich insbesondere mit der Assessmentphase, fokussiert sich auf Aushandlungsprozesse als Voraussetzung von Verstehen und einer individuellen Sichtweise auf das Subjekt und rehabilitiert pflegerische Kerndimensionen wie Intuition oder reflexive Prozesse (Bräutigam et al. 2005; Bräutigam 2002). Aber auch der Ansatz des Integrativen Modells von Käppeli ist an dieser Stelle nennenswert. Im Mittelpunkt stehen dabei die Patient_innen mit der Bedeutungszumessung ihrer Leidenszustände. Durch die Integration von objektivem Fachwissen der Pflegenden und subjektiven Bedeutungen der Patient_innen beinhaltet dieser Ansatz wesentliche Voraussetzungen für pflegerisches Fallverstehen (Käppli 2000, 1993; Just 2003; Schiemann, Moers 2000). Beide Ansätze fanden zusätzlich ansatzweise eine praktische Erprobung.

Die unterschiedlichen alternativen Ansätze sind zum Teil als Ergänzung oder als Ersatz der klassifizierenden Pflegediagnosen angelegt. Einige Ansätze sind praktisch und methodisch, andere eher theoretisch orientiert. Allen gemein ist eine individualisierte Vorstellung von den Patient_innen. Die dargestellten Konzepte wurden auszugsweise analysiert und im Hinblick auf ihre Potenziale untersucht. Die meisten Konzepte boten mannigfaltige Ansatzpunkte sowohl in theoretischer als auch in praktischer Hinsicht. Allerdings bleiben einige der Ansätze in ihrer methodischen Umsetzung zu theoretisch abstrakt oder fokussierten sich jeweils nur auf vereinzelte Aspekte der Pflegediagnostik.

1.5. Zusammenfassung

In den letzten Kapiteln wurden sowohl die Chancen als auch die Kritikpunkte des Pflegeprozesses, der Pflegeanamnese und -diagnose dargelegt.

In Bezug auf den Pflegeprozess wird moniert, dass dieser sich zu stark an einer kybernetischen Prozesshaftigkeit orientiert und damit eine unterkomplexe Vorstellung von den individuellen pflegerischen Problem- und Lebenslagen aufwirft. Es besteht die Forderung, dass eine stärkere inhaltliche Fokussierung stattfinden soll und die Reflexions- und Denkprozesse, die dem Pflegeprozess zugrunde liegen, beachtet werden sollten (s. Kapitel I.1.1.).

Auch bei der Anamnese wird eine inhaltliche Auseinandersetzung reklamiert. Gerade in der praktischen Anwendung der Anamnese kommen asymmetrische Machtverhältnisse in der Kommunikation zum Tragen. Neben Gesprächsführungskompetenzen sind personenbezogene Gesprächsstrategien und vor allem Reflexivität notwendig, um auf individuelle Probleme und Bedürfnisse von Patient_innen eingehen zu können. Offene Gespräche sind insbesondere dazu geeignet, die individuellen Bedeutungsstrukturen, wie z.B. auch Ängste, zu erfassen. Darüber hinaus müssen die Rahmenbedingungen eine private und ungestörte Gesprächssituation ermöglichen (s. Kapitel I.1.2.).

Vor allem die Pflegediagnosen werden vielfältig diskutiert (s. Kapitel I.1.3.). Ihnen werden sowohl Potenziale als auch Grenzen für die pflegerische Praxis eingeräumt. Neben den professionstheoretisch begründeten Chancen bergen Pflegediagnosen für die individualisierte Pflege zusätzlich Gefahren. Unter anderem sind sie unzureichend inhaltlich begründet, was die pflegerische Zielformulierung erschwert und implizit institutionelle Anforderungen übernehmen lässt. Aufgrund von Normierung, Standardisierung, Defizitorientierung, Fragmentierung und Machtstrategien wird in der Pflegediagnostik ein individualisierter Blick auf Patient_innen verhindert und demzufolge deren Autonomie und Partizipation eingeschränkt. Zu dem Konkretisierungsbedarf für die Ausbildung der entsprechenden Kompetenzen für die Pflegediagnostik ist die Akzeptanz der Pflegediagnosen relativ gering und interdisziplinäre Chancen bleiben ungenutzt (s. Kapitel I.1.3.2.). Durch die Methoden der bestehenden klassifizierenden Diagnosen, so meine Schlussfolgerung, ist die von mir geforderte individuelle Perspektive für pflegerisches Fallverstehen nur eingeschränkt zu ermöglichen.

Die erörterten exemplarischen Ansätze sind zum Teil als Ergänzung oder als Ersatz der Pflegediagnosen angelegt. Einige Ansätze sind praktisch und methodisch, andere eher theoretisch orientiert. Allen gemein ist eine individualisierte Vorstellung von den Patient_innen. Es wird zusammenfassend eine Orientierung am Subjekt, am Leib, am Kontext und den latenten Sinnstrukturen eingefordert. Pflegediagnostik soll Ressourcen, Leidenszustände, psychosoziale Aspekte,

Biographie und die Autonomie der Patient_innen einbeziehen. Dafür wird ein Vorgehen benötigt, welches sich auf Erkenntnis- und Verstehensprozesse, wie Situationsverstehen, Fallverstehen und Intuition gründet und interaktive Aushandlungsprozesse einschließt. Dahingehend braucht es eine phänomenologische und hermeneutische Herangehensweise, welche die Komplexität der Pflegephänomene erhält. Für alternative diagnostische Herangehensweisen werden Methoden, wie reflexive Verfahren, Introspektion, Illness Narratives, offene Fragen und eine flexibles und offenes Vorgehen, beschrieben. Um sich möglichst unvoreingenommen auf die Situation der Patient_innen einzulassen, ist eine Kontextbefreiung erforderlich. Damit wird auch die Variationsvielfalt von Deutungen erleichtert, die für eine Subjektsicht notwendig ist.

Die dargestellten Konzepte wurden auszugsweise analysiert und im Hinblick auf ihre Potenziale untersucht. Die meisten Konzepte boten mannigfaltige Ansatzpunkte sowohl in theoretischer als auch in praktischer Hinsicht. Viele der Aspekte sind leider später nicht weiterverfolgt worden, was auf Emeritierung oder andere Forschungsschwerpunkte zurückzuführen ist. Daher entfallen praktische Erfahrungen und methodische Konkretisierungen weitgehend. Darüber hinaus bleiben die meisten Konzepte in ihrer methodischen Umsetzung zu theoretisch abstrakt oder fokussierten jeweils nur vereinzelte Aspekte der Pflegediagnostik (s. Kapitel I.1.4.).

Auf Grundlage der dargestellten Ansatzpunkte erfolgt nun die Entwicklung eines Konzepts, dass sowohl den theoretischen Forderungen als auch den praktischen Anforderungen genügen soll und eine subjektorientierte und interaktive pflegerische Versorgung gewährleisten kann. Einerseits zielt das Vorhaben darauf ab, ein Konzept zu entwickeln, das methodologisch als auch methodisch für die Erhebung pflegerelevanter Daten (Anamnese) und für die Rekonstruktion bzw. Auswertung dieser Daten (Diagnose) eine fundierte Grundlage bietet, andererseits die Komplexität der Patient_innenwirklichkeit erhält und sich zusätzlich an der Praxisrealität orientiert (s. Kapitel III.- V.).

2. Das pflegerische Handlungsfeld im Setting der kardiologischen Rehabilitation

Die kardiologische Rehabilitation wurde, wie bereits thematisiert, wegen der zeitlichen Ressourcen des Handlungsfeldes, dem Bedarf einer stärkeren Profilierung des pflegerischen Aufgabenbereichs in der Prävention und Rehabilitation im professionstheoretischen Sinne sowie der individuellen und subjektbezogenen Unterstützung der Rehabilitand_innen im Rehabilitationsprozess ausgewählt. Unter dem Begriff des Settings verstehe ich in dieser Arbeit die Lebens- und Arbeitswelt innerhalb des Systems der kardiologischen Rehabilitation, während der Begriff des pflegerischen Handlungsfeldes sich spezifisch auf den Handlungsgegenstand der Berufsgruppe der Pflegenden beziehen soll. Das Setting der kardiologischen Rehabilitation ist durch bestimmte Anforderungen charakterisiert, die zu Beginn dargestellt werden. Das folgende Kapitel zeigt die koronare Herzkrankheit (Kapitel I.2.1.) auf. Neben den Grundlagen des Herzkreislaufsystems (Kapitel I.2.1.1.) und dem Krankheitsbild (Kapitel I.2.1.2.) werden epidemiologische Daten (Kapitel I.2.1.3.) abgebildet. Die Risikofaktoren einer koronaren Herzkrankheit gehen auf beeinflussbare Faktoren, und dort überwiegend auf die Lebensumstände der Betroffenen, zurück. Dazu sind personen- und kontextbezogene Einflussfaktoren und Auswirkungen von Bedeutung (Kapitel I.2.1.4.). Nach der Darstellung der Symptomatik und Diagnostik (Kapitel I.2.1.5.) zeigen die therapeutischen Möglichkeiten in der Behandlung (Kapitel I.2.1.6.) als auch die Versorgungslage und -programme bei der koronaren Herzkrankheiten (Kapitel I.2.1.7.) die Herausforderungen der Versorgungssituation auf. Die Auswirkungen, z.B. aufgrund eines koronar induzierten Herzinfarktes, sind gravierend: Daher befasst sich das anschließende Kapitel mit den individuellen und wirtschaftlichen Folgeerscheinungen (Kapitel I.2.1.8.) und der Bedeutungszuschreibung bei der Krankheitsbewältigung chronischer Herzkrankheiten (Kapitel I.2.1.9.). Die Sekundär- und Tertiärprävention nimmt eine bedeutende Stellung im Präventionsbereich kardiologischer Erkrankungen ein (Kapitel I.2.1.10.), daher wird insbesondere die kardiologische Rehabilitation als Teil der genannten Präventionsbereiche I.2.2. erläutert. Nach der Entwicklung und den Modellen der kardiologischen Rehabilitation (Kapitel I.2.2.1.), werden die Definition und gesetzlichen Rahmenbedingungen (Kapitel I.2.2.2.), wie auch die Formen (Kapitel I.2.2.3.), Ziele, Aufgaben (Kapitel I.2.2.4.), Voraussetzungen, Indikatoren und Inhalten (Kapitel I.2.2.5.) der kardiologischen Rehabilitation dargestellt. Im Anschluss findet die Betrachtung der Diagnostik und Therapie (Kapitel I.2.2.6.) und des pflegerische Handlungsfeld in der kardiologischen Rehabilitation (Kapitel I.2.2.7.) statt. Abschließend wird die stationäre kardiologische Rehabilitation, die als Setting der ambulanten vorgezogen wurde, empirisch ausgewertet (Kapitel I.2.2.8.). Einer der Kritikpunkte in der Anamnese und Diagnostik der kardiologischen Rehabilitation besteht in der bisher überwiegenden Erhebung von physisch-funktionalen und biomedizinischen Parametern. Individuelle, gesellschaftliche als auch psychosoziale Faktoren werden für die Planung der Rehabilitation nur begrenzt erfasst und die Ziele der rehabilitativen Versorgung bedingt erreicht. Um eine möglichst hohe Motivation und Akzeptanz der Veränderungen im Alltagsleben zu erreichen, ist es daher besonders wichtig, die Interventionen auch an die subjektiven Bedeutungsstrukturen der Nutzer_innen anzupassen. Daher wird zusammenführend eine diagnostische Erhebung (Kapitel I.2.3.) befürwortet, welche diesen Anforderungen entspricht.

2.1. Die koronare Herzkrankheit (KHK)

In der kardiologischen Rehabilitation befinden sich Patient_innen mit unterschiedlichen Herzkrankheiten infolge von akuten Beschwerden und/oder operativen Eingriffen. Die koronare Herzkrankheit (KHK) als Krankheitsbild überwiegt bei der Indikation in der kardiologischen Rehabilitation. Circa 61% der Frauen und 72% der Männer weisen diese Erkrankung auf (Korsukéwitz et al. 2012, 12-21). Der Fokus der Betrachtung liegt in dieser Arbeit daher exemplarisch auf dem Krankheitsbild der koronaren Herzkrankheit. Dieses wird im Folgenden anhand der in der Einleitung genannten Unterkapitel dargestellt.

2.1.1. Die Grundlagen des Herzkreislaufsystems

Die Aufgabe des Herzens und des Herzkreislaufsystems ist es, sauerstoff- und nährstoffreiches, hellrotes Blut durch die Arterien im Körper zu verteilen und sauerstoffarmes, kohlendioxid- und abfallstoffreiches, dunkelrotes Blut durch die Venen zurück zum Herzen zu geleiten. Das kardiovaskuläre System sorgt dafür, den durch die Gefäße strömenden Druck auf den Wert einzustellen, der den aktuellen körperlichen Erfordernissen entspricht. Denn nur, wenn der Blutdruck mit der anstehenden Belastung einhergeht, ist auch gewährleistet, dass das Blut bis in die kleinsten Gefäße gelangt. Ist der Druck zu niedrig (Hypotonie), sind die Zellen sauerstoffunterversorgt, ist er zu hoch (Hypertonie), werden die Zellen aufgrund des hohen Drucks geschädigt. In beiden Fällen können Zellen absterben (BMBF 2006b, 10-16). Durch ein komplexes neuronales und endokrinologisches Regulationssystem kann die Blutdruckhöhe genau angepasst werden. So bestehen beispielsweise tätigkeits-, tageszeit- und altersabhängige Blutdruckvariabilitäten. Bei der Messung werden zwei Werte ermittelt: Der systolische Druck ist der höchste Blutdruckwert, der durch die Herzmuskelkontraktion und Auswurfphase entsteht; der diastolische Druck ist der niedrigste Blutdruckwert, der vor einer Herzmuskelkontraktion während der Entspannungs- und Füllungsphase entsteht. Die Angaben erfolgen in Millimeter Quecksilbersäule (mmHg). Eine Hypertonie besteht, wenn die Blutdruckwerte dauerhaft systolisch über 140 mmHg und/oder diastolisch über 90 mmHg liegen. Die Klassifikation der Hypertonie ist ein wichtiger Parameter der Risikoratifizierung zur Ermittlung des individuellen kardiovaskulären Erkrankungsrisikos (RKI 2008, 8).

Um die enorme und lebensnotwendige Pumparbeit zu leisten, besteht das Herz aus einem etwa faustgroßen Hohlorgan und zwei Herzhälften, welche jeweils in zwei Kammern, den oberen Vorhof (Atrium) und die untere Hauptkammer (Ventrikel), unterteilt sind. Die rechte Herzkammer enthält das sauerstoffarme venöse Blut und pumpt dieses in die Lunge, um es mit Sauerstoff anzureichern. Von dort wird es in die linke Herzkammer weitergeleitet und diese pumpt das angereicherte Blut zurück in den Körper. Das Herz besitzt dabei eine einzigartige Muskulatur (Myokard) mit eigenen Schrittmacherzellen, die durch elektrische Erregung das Herz veranlassen, sich regelmäßig zu kontrahieren. Diese Zellen befinden sich im Sinus- und Atrioventrikularknoten des rechten Vorhofs und lösen von dort die Herzreizleitung aus. Die Spannungsimpulse, die durch den Herzmuskel laufen, können im Elektrokardiogramm (EKG) nachgemessen werden. Um solch eine Arbeitsleistung zu vollbringen, muss der Herzmuskel selbst ausreichend mit Blut versorgt werden. Dafür sind Gefäße zuständig, die kranzförmig um den Herzmuskel gelegt sind und Koronararterien genannt werden. Sie entspringen der Aorta (Hauptschlagader) und führen daher extrem sauerstoffreiches Blut mit sich (BMBF 2006b, 13-16). Das menschliche Koronarsystem weist aufgrund seiner komplexen Struktur vielfältige Variationsmöglichkeiten auf, was bei der Beurteilung der von Schädigungen betroffenen Versorgungsgebiete berücksichtigt werden muss (Baer, Rosenkranz 2009, 14).

2.1.2. Das Krankheitsbild

In den westlichen Industrieländern sind Herzkreislauferkrankungen die häufigsten Todesursachen im Erwachsenenalter. Besonders die koronare Herzkrankheit (KHK) spielt in diesem Zusammenhang eine zentrale Rolle (RKI 2006, 7). Sie ist eine chronische *Erkrankung der Koronararterien* (Enseleit, Ruschitzka 2008, 17-18), welche durch eine arteriosklerotische Veränderung charakterisiert ist, die zu einer Minderperfusion der durch die betroffene Koronararterie versorgten Myokardabschnitte führt. Die Folge ist ein lokales Missverhältnis zwischen Sauerstoffbedarf und -angebot, welches zu regionalen myokardialen Ischämien (Sauerstoffunterversorgungen) führen kann (Baer, Rosenkranz 2009, 13). Ursache dafür ist die umgangssprachliche „Verkalkung" (Arteriosklerose) der Koronargefäße. Zusammenfassend besagen die Theorien zu deren Genese, dass arteriosklerotische Läsionen infolge des ablaufenden Zellstoffwechsels die Entstehung sog. Plaques bewirken, welche mutmaßlich durch chronische und unterschwellige Entzündungsprozesse ausgelöst werden (Enseleit, Ruschitzka 2008, 17-18). Plaques sind Ablagerungen in der Gefäßwand der Arterien, die aus einem von Bindegewebe und Kalk ummantelten Fettkern bestehen und aufbrechen können. Dabei nehmen zusätzlich eine Reihe zellulärer Mechanismen Einfluss (Baer, Rosenkranz 2009, 15-16). Eine Arteriosklerose kann sich grundsätzlich in allen Arterien des Gefäßsystems entwickeln. Als bevorzugt sind die Koronararterien und die Hals- (Arteria carotis) oder Bauchschlagader (Aorta abdominales) zu nennen (BMBF 2006b, 18). Die koronare Herzkrankheit ist die Manifestation der Arteriosklerose an den Koronararterien (Enseleit, Ruschitzka 2008, 17-18). Solche arteriosklerotischen Veränderungen treten ab dem zweiten Lebensjahrzehnt mit zunehmendem Alter häufiger auf und können asymptomatisch, also „stumm" verlaufen. Unter Einwirkung von Risikofaktoren (s. Kapitel I.2.1.4.) werden Gefäßveränderungen zunehmend beeinflusst. Solange nicht weniger als 50% des Gefäßes eingeengt sind, können arteriosklerotische Veränderungen über Jahre in einem stabilen Stadium verharren. Je mehr Raum die Plaques innerhalb der Gefäße fordern, desto stärker wird die Durchblutung behindert. Die Betroffenen spüren dies zumeist bei körperlicher Anstrengung, z.B. beim Sport oder üppigem Essen. Durch das verengte Gefäß kann dann die Blutzufuhr, auch mit verstärkter Pumpkraft des Herzens, nicht mehr geleistet werden und es kommt zur einer „Brustenge" (Angina Pectoris) (BMBF 2006b, 19). Wenn Plaques aufbrechen, entleert sich der Inhalt in das Gefäßinnere (Enseleit, Ruschitzka 2008, 51-52). Durch sofortige Ablagerungen von Blutplättchen zur Behebung des Gefäßdefektes entwickeln sich an dieser Stelle Thromben (Blutgerinnsel), die eine Verengung (Stenose) oder einen Verschluss (Atresie) der Gefäße verursachen können (RKI 2006, 7; BMBF 2006b, 25).

Die *klinischen Ausprägungsformen* der KHK sind die stabile Angina Pectoris, welche mit belastungsabhängigen Beschwerden einhergeht, die stille Myokardischämie, die eine Minderperfusion des Herzens ohne Beschwerden darstellt, die instabile Angina Pectoris, welche belastungsunabhängige Beschwerden verursacht, der akute Myokardinfarkt und eine durch die KHK bedingte Herzmuskelschwäche (Herzinsuffizienz) (RKI 2006, 7-8). Der Begriff „akutes Koronarsyndrom“ fasst die unmittelbar lebensbedrohlichen Phasen der KHK zusammen, zu denen die instabile Angina Pectoris, der akute Myokardinfarkt (Herzinfarkt) und der plötzliche Herztod zählen (Baer, Rosenkranz 2009, 13). Dabei ist darauf hinzuweisen, dass auch im geringen Maße nicht arteriosklerotisch bedingte Ursachen für ein akutes Koronarsyndrom verantwortlich sein können, wie z.B. Kokainkonsum, spontane Koronardissektionen (Risse in der koronaren Gefäßwand), angeborene Anomalien oder akut entzündliche Gefäßerkrankungen (Enseleit, Ruschitzka 2008, 51).

Als akute Komplikation einer koronaren Herzkrankheit spielt der *akute Myokardinfarkt* in der Versorgung eine vorrangige Rolle (RKI 2006, 7). Bei einem Myokardinfarkt sterben Teile des Herzmuskels nach der Sauerstoffunterversorgung ab. Überleben die Patient_innen den Infarkt, bildet sich ein Narbengewebe (RKI 2006, 7; BMBF 2006b, 25; 40) und das vormals elastische Muskelgewebe kann nur noch erschwert kontrahieren, um die Pumpleistung umzusetzen. Je nach Lokalisation wird der Myokardinfarkt in einen Links- oder Rechtsherzinfarkt und einen Vorderwand bzw. Hinterwandinfarkt unterschieden. Ein Herzinfarkt ist in zwei Drittel aller Fälle Ursache für eine nachfolgende Herzinsuffizienz. Der Herzmuskel ist so geschwächt, dass seine Kraft bei normaler Füllung der Kammern nicht mehr ausreicht, um das Blutvolumen zu befördern, welches für die Versorgung des Körpers notwendig ist (BMBF 2006b, 40; Baer 2009).

Studien der Herzforschung belegen, dass das Herz eigene *Anpassungsleistungen* an eine KHK vornehmen kann. Dazu zählt zum einen die Ausbildung von Kollateralkreisläufen, die als Umgehungskreisläufe die verengten oder thrombosierten Gefäßabschnitt überbrücken und somit eine Sauerstoffzufuhr ermöglichen. Zum anderen werden die „Hibernation“ (Winterschlaf des Herzens) und die „ischämische Präkonditionierung“ (ischämischer Trainingsmechanismus des Herzens) sowie körpereigene molekulare Substanzen als Anpassungsleistungen diskutiert (BMBF 2006b, 50f).

Der häufigste Auslöser einer KHK ist die Hypertonie, welche in Deutschland auf ungefähr jeden zweiten Erwachsenen zutrifft. Gerade sie spielt eine bedeutende Rolle bei den Ursachen für Frühinvalidität, eingeschränkte Lebensqualität und krankheitsbedingte und vorzeitige Todesfälle (RKI 2008, 7).

2.1.3. Epidemiologische Daten

Insgesamt nehmen Herzkreislauferkrankungen in der Todesstatistik ca. 45% der Todesfälle ein (Gerling 2012a, 222). Damit sind sie die zweithäufigste Ursache von vorzeitiger Sterblichkeit in Deutschland (Korsukéwitz et al. 2012, 12-21). Die Prävalenz (Krankheitshäufigkeit) für Arteriosklerose und für koronare Erkrankungen steigt aufgrund der Zunahme kardiovaskulärer Risikofaktoren. Sie zeichnen sich mit ihren Folgeerkrankungen für einen erheblichen Teil der *Morbidität* (Gesamthäufigkeit) und *Mortalität* (Sterblichkeit) sowie Kosten im Gesundheitswesen verantwortlich (Baer, Rosenkranz 2009, 14). Für die Inzidenz (Neuerkrankungen) wird angenommen, dass die Gesamtmortalität von ca. 25% (1990) auf ca. 40% (2020) ansteigen wird (Enseleit, Ruschitzka 2008, 16). Hierbei ist vor allem die koronare Herzkrankheit (KHK) von Bedeutung.

In Deutschland, wie auch in den USA und in den meisten westeuropäischen Ländern, sinkt seit Beginn der 80er Jahre die Mortalität der koronaren Herzkrankheit. Dieser Rückgang ist allerdings nicht über alle Altersgruppen gleich verteilt, denn in den höheren Altersgruppen steigt die Mortalität an. Daher kann es durch den demographischen Wandel trotz sinkender Mortalität zu einer erhöhten Inzidenz der koronaren Herzkrankheit in der Bevölkerung kommen (RKI 2010, 1; RKI 2006). Bis zum 44. Lebensjahr weisen beide Geschlechter eine sehr niedrige Prävalenz auf. Bei Frauen und Männern zeigt sich in den Altersgruppen ab 45 Jahren eine höhere Prävalenz einer koronaren Herzkrankheit, vor allem bei Personen mit niedrigerem Bildungsstand. Dieser Zusammenhang ist bei Frauen ab 65 Jahren signifikant. In dieser Altersgruppe steigt die Erkrankungshäufigkeit deutlich an, bleibt bei den Frauen mit 18% jedoch deutlich niedriger als bei den Männern mit 28% (RKI 2006, 8f). Es zeigt sich in den Studien das international bekannte Verteilungsmuster einer alters- und geschlechtsspezifischen Prävalenz. In den jüngeren Altersgruppen weisen Männer eine mehr als doppelt so hohe Prävalenz auf, die sich in den höheren Altersgruppen auf das 1 ½-fache reduziert (RKI 2010, 1-4). Die Daten belegen einen altersbedingten Anstieg kardiovaskulärer Erkrankungen bei Frauen, welcher mit einem Mangel weiblicher Geschlechtshormone in und nach der Menopause korreliert (RKI 2006, 8f). Wird die Lebenszeitprävalenz der bekannten koronaren Herzkrankheit im Gesundheitssurvey 2003 mit der aktuellen GEDA-Welle 2010[17] verglichen, ist über alle Altersgruppen hinweg bei Männern eine signifikante Zunahme um gut zwei Prozentpunkte zu beobachten. Bei Frauen dagegen zeigen sich keine relevanten Veränderungen zwischen 2003 und 2010. Im gleichen Zeitraum ist insbesondere bei Männern die Sterblichkeit durch ischämische Herzkrankheiten steil gefallen. Bei möglicherweise weniger stark fallender Inzidenzrate kann dies zu einem erhöhten Anteil an Männern in der Bevölkerung führen, die einen Herzinfarkt überlebt haben (RKI 2010, 1-4). Da die koronare Herzkrankheit nicht immer mit typischen Symptomen einhergeht, kann von einer Unterschätzung der tatsächlichen Prävalenz der koronaren Herzkrankheit ausgegangen werden. Dies trifft insbesondere auf Frauen zu, da bei ihnen weniger häufig eine intensive Diagnostik im Hinblick auf eine koronare Herzkrankheit durchgeführt wird (RKI 2006, 8f; s. Kapitel I.2.1.5.).

Laut der Todesursachenstatistik in Deutschland von 2011 liegt die Mortalität von Herzkreislauferkrankungen bei 342 233 Todesfällen. Zusätzlich kommen 55 286 Todesfälle, 6,5%, aufgrund von Herzinfarkten hinzu. Diese Zahlen verteilen sich zu 55,6% auf Männer und 44,4% auf Frauen (DESTATIS 2013). Darüber hinaus können die Daten des von der WHO weltweit initiierten Projektes MONICA[18] hinzugezogen werden, welches über mehrere Jahrzehnte sowohl die Zusammenhänge zwischen den Veränderungen der Morbidität und Mortalität der KHK untersucht als auch Trends in der akuten Versorgung bestimmen soll. Für Deutschland kann auf Daten der Forschungsregion Augsburg, welche in der KORA[19] erfasst werden, zurückgegriffen werden. Für den Zeitraum von 1985-2003 liegen Daten aus vier Surveys und dem Herzinfarktregister für die Altersgruppen 25-74 vor (RKI 2006, 8f). Die Statistik der Studie ist älteren Datums, dennoch kann sie wichtige Zusammenhänge und Tendenzen aufzeigen. Anhand der MONICA-Daten wurde nachgewiesen, dass im Todesfall die Diagnose Herzinfarkt meist eine Krankenhausdefinition darstellte. Die Diagnostizierung bei Herzinfarkten außerhalb des Krankenhauses erfolgt aufgrund der notfallmedizinischen Symptomatik oder fehlender Zeugen nicht als solche. Daher wird davon ausgegangen, dass die tatsächliche Herzinfarktzahl weitaus höher liegen muss. Aufgrund des KORA-Registers zeigt sich, dass die Letalität bei Männern bis zum 40. und ab dem 65. Lebensjahr besonders hoch ist. Ebenso wie bei den Männern verläuft bei Frauen ab dem 70. Lebensjahr über die Hälfte aller Herz-

17 Anm. d. Verf.: Die GEDA Welle ist die Erhebungswelle „Gesundheit in Deutschland aktuell“ (RKI 2010).

18 Anm. d. Verf.: MONICA ist das “MONitoring Trends and Determinants in CArdiovascular Disease” (RKI 2006).

19 Anm. d. Verf.: KOoperative Gesundheitsforschung in der Region Augsburg (RKI 2006).

infarktereignisse tödlich. Gegenüber 2001 ist bei Männern ein Rückgang der Infarkt- und Re-Infarktquoten zu verzeichnen. Dies ist auf die verbesserte medizinische Akutbehandlung, nicht auf einen präventionsbedingten Rückgang der Infarkte zurückzuführen. Bei Frauen zwischen dem 25.-60. Lebensjahr nahm die Erstinfarkt- und Re-Infarktquote in geringem Maße zu. Dies korreliert mit dem früheren Beginn des Zigarettenrauchens in der weiblichen Bevölkerung.

Die meisten Herzinfarkte treten in der häuslichen Umgebung auf. Die erste Hilfeleistung von Angehörigen und das schnelle Eintreffen von Notärzt_innen sind daher Voraussetzung für das Überleben. Eine besondere Problematik stellt sich bei Frauen dar, da sie, wenn ein Infarkt auftritt, häufig in ihrem häuslichen Umfeld allein sind.

Aus *versorgungsmedizinischer Sicht* können Herzinfarktpatient_innen in vier Gruppen unterteilt werden. Solche, die vor dem Eintreffen der notfallmedizinischen Hilfe bzw. dem Erreichen des Krankenhauses versterben. Bei der zweiten Gruppe tritt der Tod der Patient_innen am ersten Krankenhaustag, bei der dritten zwischen dem 2.-28. Tag nach dem Ereignis ein. Die Patient_innen der vierten Gruppe überleben die ersten 28 Tage. Die Daten der ersten beiden Gruppen sind im Laufe der letzten Jahre deutlich gesunken. Je früher Ärzt_innen am Unfallort eintreffen, desto höher sind die Überlebenschancen und seltener treten Komplikationen bei den Patient_innen auf. Trotzdem sterben weiterhin fast 90% der Herzinfarktpatient_innen während der ersten Tage nach einem Herzinfarkt und nur ca. 70% erreichen lebend das Krankenhaus. Dies unterstreicht die vorrangige Bedeutung der Prävention der koronaren Erkrankung. Die Daten der dritten Gruppe sind konstant niedrig geblieben. Dies wird auf die bessere notfallmedizinische Versorgung zurückgeführt, z.B. durch invasive Eingriffe (RKI 2006, 8-16). Trotzdem beträgt die Letalität innerhalb der ersten 28 Tage nach dem Ereignis knapp 42% (Enseleit, Ruschitzka 2008, 27). Auch die Überlebensrate nach fünf Jahren ist aufgrund der verbesserten Behandlungsmöglichkeiten gestiegen. Die im Vergleich ungünstigere Langzeitprognose der Frauen wird durch den insgesamt schlechteren Gesundheitszustand bei einem Herzinfarktereignis erklärt (RKI 2006, 8-16).

2.1.4. Kardiovaskuläre Risikofaktoren

Die Risikofaktoren einer koronaren Erkrankung sind in der Medizin und den Gesundheitswissenschaften vielfältig untersucht worden. Im Kapitel I.2.1.4.1. werden die Risikofaktoren der KHK im Allgemeinen dargestellt. Da für die kardiale Situation die Hypertonie einen wesentlichen Einflussfaktor und oftmals die

Vorstufe der KHK darstellt, werden deren Risikofaktoren (I.2.1.4.2.) gesondert aufgeführt, wobei einige Überschneidungen der Risiken zu dem vorigen Kapitel auftreten können. Über die allgemeinen Risiken hinaus wirken sich eine Reihe personenbezogener und psychosozialer Faktoren auf die Entstehung der koronaren Herzkrankheit aus. Diese werden insbesondere im Kapitel I.2.1.4.3. betrachtet.

Risikofaktoren treten selten isoliert, sondern in Kombination mit weiteren Risiken auf. Da das Risiko einer KHK um 60-80% durch einen gesundheitsförderlichen Lebensstil gesenkt werden kann, wird sie zumindest im jüngeren und mittleren Alter als eine weitgehend vermeidbare Erkrankung bezeichnet (Enseleit, Ruschitzka 2008, 29). Dennoch möchte ich zu bedenken geben, dass in der statistischen Probabilität ein geringer Prozentsatz den dargestellten Risikofaktoren nicht klar zugeordnet werden kann. Dies sollte in Betracht gezogen werden, um nicht vorschnell alle kardiologischen Patient_innen mit einem ungesunden Lebensstil zu assoziieren.

2.1.4.1. Risikofaktoren der KHK

In Deutschland wird eine Kategorisierung der kardiovaskulären Risikofaktoren in beeinflussbare und nichtbeeinflussbare Faktoren vorgenommen, die als grober Überblick dienen kann. Als nicht beeinflussbare Faktoren gelten die Zugehörigkeit zum männlichen Geschlecht, genetische Faktoren, das ansteigende Alter und verschiedene Komorbiditäten. Als beeinflussbare Risikofaktoren sind z.B. die Hypertonie, Nikotinkonsum, erhöhter Fettstoffwechsel (Hypercholesterinämie), Übergewicht (Adipositas), Bewegungsmangel und psychosoziale Faktoren, wie ungünstige sozio-ökonomische Bedingungen, mangelnde soziale Unterstützung und berufliche Überbeanspruchung, zu bezeichnen (Rüddel 1997, 193-215; RKI 2006). Die meisten beeinflussbaren Risikofaktoren bestehen durch bereits in der Kindheit und Jugend praktizierte ungesunde Lebensgewohnheiten, wie Fehl- und Überernährung sowie mangelnder körperlicher Aktivität.

Das *Gesamtrisiko* für die Entstehung einer KHK ist umso höher, je mehr Risikofaktoren vorhanden sind. Die Bedeutung der kardiovaskulären Risikofaktoren für einen Herzinfarkt wurde durch die 52 Länder einschließende INTERHEART-Studie unterstrichen, in welcher insgesamt 15 000 Herzinfarkt-Patient_innen mit einer Kontrollgruppe verglichen wurden. Demnach konnten 90% der Herzinfarkte auf die genannten Risikofaktoren zurückgeführt werden. Hypertonie (51%), Fettstoffwechselstörungen wie ein erhöhter Cholesterinspiegel (43%) und Nikotingebrauch (36%) haben dabei den stärksten Einfluss auf das kardiale Geschehen, gefolgt von psychosozialen Faktoren, Adipositas und

Diabetes mellitus. Aber auch die unzureichende Aufnahme von Gemüse, ein erhöhter Alkoholkonsum sowie körperliche Inaktivität sind als entscheidende Risikofaktoren identifiziert worden. Unabhängig der anderen Risiken haben depressive Patient_innen ein 64% höheres Risiko für einen tödlichen Herzinfarkt und einen 2½-fach höheren ungünstigen Verlauf nach einem Infarkt (RKI 2006, 31f). Ebenso hat Disstress (negativ bewerteter Stress) einen wesentlichen Anteil am Fortschreiten von kardiovaskulären Erkrankungen (BMBF 2006b, 31f). Daher muss der psychischen Verfassung eine besondere Rolle zugemessen werden (s. Kapitel I.2.1.4.3.).

2.1.4.2. Risikofaktoren der Hypertonie

Bluthochdruck ist eine der Hauptursachen für die Entstehung arteriosklerotischer Gefäßverengungen (RKI 2008, 9-19; s. Kapitel I.2.1.2.), durch die eine Minderdurchblutung wichtiger Organe mit entsprechender Schädigung ausgelöst werden und z.B. als Myokardinfarkt, Apoplex[20], Herz- und Niereninsuffizienz und Durchblutungsstörungen der Beine in Erscheinung treten. Etwa die Hälfte der ischämischen Herzkrankheiten können einem suboptimalen Blutdruck zugerechnet werden. Die Häufigkeit von Herzinfarkten nimmt mit der Höhe des Blutdrucks zu (RKI 2008, 19-21).

Bei der primären Hypertonie als häufigste Form der Hypertonie wird in Studien von dem Zusammenwirken erblicher Veranlagung (Enseleit, Ruschitzka 2008, 17; Schneider 2009a, 11), Alter, Geschlecht und verschiedenen Risikofaktoren, wie Ernährungs- und Lebensgewohnheiten, ausgegangen (Baer 2009, 250-253). Eine erbliche Veranlagung führt dabei jedoch nicht zwangsläufig zur Entwicklung einer Hypertonie, sondern wird in der Entstehung und dem Manifestationszeitpunkt durch die Lebensweise beeinflusst. Insbesondere werden in diesem Zusammenhang eine erhöhte Kochsalzzufuhr, ein vermehrter Alkoholkonsum, Nikotingebrauch, Adipositas, Bewegungsmangel und chronischer Disstress als Ursachen für einen Blutdruckanstieg aufgeführt (RKI 2008, 9f). Nicht zu den Hypertonien gehören temporäre Blutdrucksteigerungen, z.B. bei Erkrankungen des zentralen Nervensystems, Blutdrucksteigerungen durch Pharmaka und die schwangerschaftsinduzierte Hypertonie (Baer 2009, 242-253).

---

20 Anm. d. Verf.: Nach der WHO ist der Apoplex (Schlaganfall) ein Krankheitsbild, bei dem klinische Zeichen einer fokalen bzw. globalen Störung der zerebralen Funktionen plötzlich auftreten, länger als 24 Stunden anhalten oder zum Tod führen und offensichtlich nicht auf andere als vaskuläre Ursachen zurückzuführen sind. Die Risikofaktoren überschneiden sich mit denen einer koronaren Herzkrankheit (Mehrholz 2008).

Die Höhe des Blutdrucks allein ist zur Einschätzung des kardiovaskulären Risikos heute nicht mehr ausreichend, sondern es müssen die *Gesamtrisiken* in den therapeutischen Entscheidungsprozess einbezogen werden (Baer 2009, 241f). Um der Vielzahl der Risikofaktoren Rechnung zu tragen, werden sog. Scoresysteme verwendet. Diese errechnen das individuelle Gesamtrisiko für kardiovaskuläre Erkrankungen. Da es landespezifische Unterschiede im Risikoprofil gibt, werden nationale Scoresysteme empfohlen. In Deutschland existiert das PROCAM Score (Prospective Cardiovascular Münster), das allerdings hauptsächlich dazu geeignet ist, das kardiovaskuläre Risiko der Männer zu errechnen. Die Risikofaktoren werden in vier Klassen unterteilt. Die Klasse I umfasst Faktoren, deren therapeutische Beeinflussung zu einer prognostischen Verbesserung führt oder die für die epidemiologischen Untersuchungen wiederholt einen kausalen Zusammenhang gezeigt haben. Dazu gehören z.B. Nikotinkonsum, Hypertonie und Hypercholesterinämie. Risikofaktoren der Klasse II sind Faktoren, deren Behandlung mit hoher Wahrscheinlichkeit zu einer Reduktion kardiovaskulärer Ereignisse führt. Beispielweise bei Diabetes mellitus und mangelnder körperlicher Bewegung. Die Klasse III beinhalten Risikofaktoren, deren Modifikation möglich ist, für die jedoch kein prognoseverbessernder Effekt dokumentiert ist. Klasse IV sind Risikofaktoren, die entweder nicht beeinflussbar sind, wie Alter oder Geschlecht, oder deren Behandlung weitere Risiken hervorbringen kann, wie bei postmenopausalen Hormonsubstitutionen. Die Einteilung der Risikofaktoren bildet die Grundlage für individuelle Therapieentscheidungen (Schneider 2009a, 1f).

2.1.4.3. Personenbezogene und psychosoziale Risiko- und Einflussfaktoren

Die Erwähnung psychosozialer Risiken in Form von Disstress erfolgte bereits in den vorigen Kapiteln. Die personenbezogenen und psychosozialen Einflussfaktoren der KHK stellen sich darüber hinaus weitaus komplexer dar. Vor allem personenbezogene Aspekte sowie die konkrete Lebenssituation der betroffenen Patient_innen finden in der Genese meines Erachtens zu wenig Berücksichtigung. Daher ist ihnen in diesem Kapitel eine besondere Relevanz einzuräumen. Im Folgenden werden personenbezogene Verhaltensmuster, psychische Zustände, wie Angst und Depression, psychosoziale Bedingungen, Arbeitsbelastung in Verbindung mit psychosozialem Stress, sozio-ökonomische Bedingungen und soziale Unterstützung als Einflussfaktoren abgebildet. Vor allem letztere sind sowohl als Risiken als auch als Protektoren für die koronare Situation anzusehen.

Im Hinblick auf *personenbezogene Verhaltensmuster* gilt die Theorie des Typ A Verhaltensmusters als das zuerst untersuchte psychosoziale Konstrukt in Bezug auf die KHK und konnte durch die Framingham Studie[21] bestätigt werden. Im Wesentlichen basiert der Typ auf einem Konglomerat an Verhaltensauffälligkeiten, bestimmten Einstellungen und emotionalen Reaktionen. Menschen, die vor allem eine zynische Einstellung, feindselige Kognitionen sowie aggressive Gefühle haben, erleiden häufiger einen Herzinfarkt. Insbesondere die Feindseligkeit hat sich als eine eigenständige Größe erwiesen, die sich zusammen mit anderen ungünstigen Lebensstilvariablen, wie Zigarettenkonsum, geringe körperliche Bewegung und ungesunder Ernährung, nachteilig auf die koronare Situation auswirkt. Noch nicht erwiesen ist allerdings, ob Feindseligkeit eine stabile Persönlichkeitsdisposition ist oder aber ein Bewältigungsmuster darstellt, das sich vor allem in sozial niedrigeren Schichten aufgrund von erlebten Enttäuschungen, Misserfolgen und geringen sozialen Kontakten reaktiv herausbildet. Zusätzlich wirkt sich eine übersteigerte Verausgabungsneigung auf die KHK aus. Dies betrifft Menschen, die trotz geringer Berufsaussichten ein hohes Maß an Verausgabung zeigen, um mangelnde Anerkennung und Angst vor Leistungsmisserfolgen zu kompensieren. Des Weiteren haben kontrollbesetze Personen durch einen erhöhten Stresslevel ein gesteigertes KHK Risiko, da sie häufig den Schwierigkeitsgrad der Aufgaben überschätzen (Siegrist 2003, 1-3).

Die Kombination aus negativer Affektivität und sozialer Inhibition wird als Typ D Verhaltensmuster beschrieben. Ein Zusammenwirken von negativen Effekten (z.B. Depressivität, Angst, Ärger) bei gleichzeitiger Unfähigkeit, Emotionen in Beziehungen zu kommunizieren (soziale Inhibition), ist mit einem erhöhten Risiko für eine KHK und vorzeitigem Sterben verknüpft. Ein Typ D Muster führt zu chronischem Stresserleben, was mit allen negativen Implikationen im Hinblick auf die Stressphysiologie und das Gesundheitsverhalten assoziiert ist. Darüber hinaus verschlechtert es die Prognose depressiver Störungen und kann dadurch deren negative Effekte auf den Verlauf der KHK verstärken (Albus 2008a, 80f).

Aufgrund der Verknüpfung zwischen psychosozialem Stress, seelischer Belastung und Persönlichkeitsfaktoren einerseits und dem Auftreten von koronaren

---

21 Anm. d. Verf.: Die Stadt Framingham in den USA ging in die Geschichte ein, da in ihr 1948 die erste große Langzeitstudie zu Herzkreislauferkrankungen begann. Die „Framingham Heart Study“ sammelt bis zum heutigen Tag, nunmehr von den Enkelkindern der ersten Teilnehmer_innen, die Vorgeschichte und die wichtigsten Risikofaktoren für Herzkreislauferkrankungen. Die Studie gilt als die größte epidemiologische Langzeitstudie auf dem Gebiet kardiologischer Erkrankungen, deren Ergebnisse seit Jahrzehnten in zahlreichen führenden medizinischen Zeitschriften publiziert werden (BMBF 2006).

Herzkrankheiten andererseits kann gemutmaßt werden, dass ein Herzinfarktgeschehen auch *psychosomatische Ursprünge* hat (Ermann 2005, 58f). Bereits in den 60er Jahren hat sich ein von Depressivität, Antriebslosigkeit und Hoffnungslosigkeit gekennzeichnetes Verhaltensprofil als Risikofaktor erwiesen. Als Ursache von Depressionen werden eine Kombination aus genetischer Disposition, Persönlichkeitszügen, physiologischer Vulnerabilität, psychosoziale Umfeldfaktoren, mangelnder sozialer Unterstützung und krankheitsspezifischer Belastung angegeben. Dies wird sowohl durch Verhaltenseffekte als auch durch physiologische Auswirkungen der Depression erklärt. Physiologisch führt die Depression zu vielen kardiovaskulär relevanten Veränderungen, wie reduzierte Herzfrequenzvariabilität und damit eine erhöhte Arrhytmieneigung, erhöhtes Thrombosierungsrisiko, Veränderung der hormonellen Stressachsen, entzündliche Reaktionen mit Plaque-Destabilisierung, Nachlasterhöhung und Minderperfusion des Endothels usw. Des Weiteren haben sie erhebliche Auswirkungen auf das Krankheitserleben und die Lebensqualität der Patient_innen, der Inanspruchnahme medizinischer Angebote und Invalidisierung. Häufig erleben Patient_innen die Depression subjektiv belastender, als die messbaren kardialen Veränderungen sie darstellen. Darüber hinaus spielen im Rahmen der psychophysiologischen Selbstregulation koronar gefährdende Verhaltensweisen eine wichtige individuelle antidepressive Rolle. Der antidepressive Effekt des Nikotins ist bekannt und hat zur Einführung antidepressiver Medikamente bei der Raucherentwöhnung geführt. Auch der Über- und Fehlernährung kommt häufig eine antidepressive Wirkung zu (Siegrist 2003, 4f). Die Zunahme der Depressionswerte erhöht das Risiko für kardiovaskuläre Erkrankungen und die Gesamtsterblichkeit um 15%. Patient_innen mit schwersten Depressionen haben ein ca. 60% erhöhtes Risiko für eine KHK. Unmittelbar vor einem Myokardinfarkt kam es zu einer Zunahme der Depressionswerte in den Scores. Auch scheint das Risiko für kardiovaskuläre Ereignisse unmittelbar nach Beginn einer Depression deutlich erhöht zu sein (Schneider 2009a, 10). Circa 50% der Herzpatient_innen, wobei Frauen eine stärkere Symptomlast angeben als Männer, haben bei Herzinfarkt eine Depression. Obwohl dies Einfluss auf den Krankheitsverlauf hat, wird sie häufig nicht erkannt. (Buss, Herrmann-Lingen 2007, 122-129). Aufgrund der lebensbedrohlichen Erkrankung, die mit andauernden Einschränkungen verbunden sein kann, entwickeln Infarktpatient_innen aber auch sekundär Ängste, Depressionen oder andere psychische Symptome (Ermann 2005, 58f). Nach einem Infarkt tritt bei bis zu 20% der initial nicht depressiven Patient_innen eine depressive Problematik in der Folgezeit auf. Nur ca. 50% aller Depressionen bilden sich spontan mit der Verbesserung der Herzsituation zurück. Psychische Fehlverarbeitung, insbesondere Depressivität und Angst, tragen wesentlich zur vorzeitigen Berentung von Herzpatient_innen bei

(Buss, Herrmann-Lingen 2007, 122-129) und dies weitgehend unabhängig von den kardialen Befunden (Herrmann-Lingen, Buss 2009, 167f). Depressivität, insbesondere in Verbindung mit geringer sozialer Unterstützung, muss als Risikofaktor für einen ungünstigeren Krankheitsverlauf angesehen werden (Herrmann-Lingen 2003, 55-68).

15-20% der KHK Patient_innen leiden unter Angstzuständen, die auf den Verlauf von Koronarerkrankungen erhebliche Auswirkungen haben. Dies kann zu schlechtem körperlichen Befinden, reduzierter Leistungsfähigkeit und Lebensqualität sowie ungünstigerem Krankheitsverhalten führen (Herrmann-Lingen 2003, 55-68; Pollack et al. 2005). Präexistierende Angststörungen können als Ursache funktioneller Herzbeschwerden angesehen werden und neben einer Herzkrankheit weiterhin bestehen. Das Ausmaß der Angst schwankt im Umfang mit der Intensität der erlebten Bedrohung. Eine höhere Angstrate besteht bei Patient_innen, die immer wieder einer subjektiv erlebten bzw. realen Bedrohung ausgesetzt sind (Herzrhythmusstörungen, invasive Eingriffe etc.). Bis zu 50% der Ängste erreichen kurzfristig ein behandlungsbedürftiges Ausmaß (Herrmann-Lingen 2008a, 109-115). Angst, depressive Verstimmung oder klinische Depression neigen nach einem Myokardinfarkt zur Persistenz, die sich bei jeder/jedem fünften bis sechsten Patientin/Patienten nachweisen lässt (Herrmann-Lingen, Buss 2009, 167f). Die Herzangst geht oft einher mit erhöhter Furcht, Vermeidungsverhalten und Selbstaufmerksamkeit (Pollack et al. 2005, 146) und wirkt sich prognostisch ungünstig auf die Krankheitsverarbeitung aus (Herrmann-Lingen 2008a, 109-115).

Ebenso besteht ein Zusammenhang von Disstress und *Arbeitsbelastungen*. Zahlreiche epidemiologische Studien belegen, dass chronische psychische Belastungen am Arbeitsplatz das koronare Risiko erhöhen (Titscher 2008a, 115-119). Arbeitsbelastungen sind aber auch eng mit sozio-ökonomischen Bedingungen verknüpft. Generell konnte bestätigt werden: Je niedriger die Position im Beruf, desto höher ist das Stresspotenzial. Vor allem die Erfahrung geringer Kontrolle mit eingeschränktem Entscheidungsspielraum und mangelnder Entfaltung persönlicher Fähigkeiten (Demand-Control Model) wirken sich dabei aus (Siegrist 2003, 6-8). In den letzten Jahren konnte die Bedeutung der sozialen Unterstützung am Arbeitsplatz hervorgehoben werden. Sie kann Belastungen bis zu einem gewissen Grad abfangen bzw. das Fehlen von Unterstützung den Disstress verstärken. Bei dem Ansatz des „Effort-Reward Imbalance Models“ steht die Beziehung zwischen Verausgabung und Belohnung im Zentrum der Entstehung vom beruflichen Disstress. Koronar gefährdet sind Personen, die bei großem beruflichem Engagement, mit einer hohen Bereitschaft sich zu verausgaben, eine geringe materielle Gratifikation, Anerkennung oder Aufstiegsmöglichkeiten erhalten. Vor dem Hintergrund der wirtschaftlichen Entwicklung und der Änderung der Arbeitswelt bekommen sozio-ökonomische Überlegungen einen immer höheren Stellenwert. Arbeitsplatzunsicherheit, geforderte berufliche Mobilität, gesteigerter Konkurrenzdruck und Abnahme der Solidarität am Arbeitsplatz sind zunehmende Belastungen, die effizientere Bewältigungsmechanismen erfordern.

Disstress im Erwerbsleben steht im engen Zusammenhang mit der *sozialen Schicht.* Bis in die 70er Jahre galt die koronare Herzkrankheit als eine Krankheit der höheren sozialen Schicht („Managerkrankheit"). Es wird zum einen vermutet, dass sich in der Nachkriegszeit ein ungesünderes und fettreiches Essen nur Wohlhabendere leisten konnten. Zum anderen wurde ein erhöhtes Stresspotenzial mit dem Bild des Managers assoziiert. In den letzten Jahren hat sich der Herzinfarkt überproportional zu einer Erkrankung der unteren sozialen Schicht entwickelt. Krankheitsfördernde Lebensgewohnheiten und berufsbedingte Belastungen finden sich heutzutage vermehrt in der niedrigen Sozialschicht. Die Schichtzugehörigkeit wird nach der sog. meritokritischen Triade bestimmt. Sie setzt sich aus dem Bildungsniveau, dem Einkommen und dem beruflichen Status zusammen. Die „EU Working Group of Socioeconomic Inequalities in Health" konnte in den meisten Industrieländern für Personen mit niedrigem beruflichen Status, unabhängig der Standardrisikofaktoren, ein 2,7-fach höheres Mortalitätsrisiko für eine KHK nachweisen. Für die schichtabhängigen Unterschiede werden verschiedene Ursachen angenommen. Zum einen weisen Angehörige niedriger Sozialschichten gesundheitsschädlichere Verhaltensweisen und damit Risikofaktoren sowie eine niedrigere Patient_innencompliance auf. Zum anderen sind die psychosozialen Belastungen, wie Zeitdruck, materielle Not oder chronischer Disstress im Berufs- und Alltagsleben wesentlich höher. Durch die soziale Situationen sind Menschen vermehrt Umweltnoxen, wie Lärm-, Staubbelastung und gesundheitsgefährdenden Substanzen, ausgesetzt. Besonders relevant sind in diesem Zusammenhang auch die gesellschaftlichen Unterschiede in der medizinischen Versorgung. Von den Fortschritten der modernen Kardiologie profitieren primär eher sozial Bessergestellte. Letztendlich kommt auch eine krankheitsbedingte Selektion zum Tragen, denn Krankheiten können auch einen sozialen Abstieg bewirken (Titscher 2008a, 115-119). In Deutschland zeigt sich die gesellschaftliche Ungleichheit bei den Risiken auch an einer Ost-West Differenz. Geschlechtsübergreifend ist die Rate in der Prävalenz in den neuen Bundesländern für eine KHK signifikant höher. Dies wird auf die Unterschiede hinsichtlich der klassischen Risikofaktoren sowie sozio-ökonomischen Bedingungen, Umwelteinflüsse, Aspekte der medizinischen Versorgungsstrukturen, genetische Faktoren und administrative Belange zurückgeführt (Helmert 2003, 23-28). Insbesondere besteht bei einem Herzinfarkt ein sozialer Gradient bei niedrigen Sozialschichten, welcher sich auch unabhängig der Risikofaktoren auf die Prävalenz des Herzinfarktes auswirkt. Dies zeigt sich sowohl bei den Risikofaktoren als auch in der Therapie und den Beeinträchtigungen für die Patient_innen (Rugulies, Siegrist 2002, 227-238; Slesina, Werdan 2003).

Mit dem Begriff *sozio-emotionaler Rückhalt* wird eine spezifische, allgemein als positiv oder belohnend erfahrene Qualität von sozialem Austausch bezeichnet, die innerhalb von Netzwerken mit einer gewissen Stabilität und Dichte reziproker Beziehungen geleistet werden kann. Drei Bedingungen sind dafür ausschlaggebend: die Teilhabe an einem sozialen Netzwerk, die Erfahrung oder Erwartung, dass sich der Rückhalt auch in kritischen Situationen bewähren wird und die Qualität und Quantität der erfahrenen Unterstützung. Für das Erkrankungsrisiko, aber auch für den Verlauf der KHK ist der sozio-emotionale Rückhalt elementar (Siegrist 2003, 5f). Die psychosoziale Unterstützung ist auf der einen Seite eine tragende Ressource, denn sie wirkt sich z.B. positiv auf Angst und Stress aus und ist dadurch kardioprotektiv. Verheiratete Menschen haben eine niedrigere Morbidität und Mortalität bei der KHK als Alleinlebende. Dies wird nicht nur auf die Standardrisikofaktoren bei Alleinlebenden zurückgeführt, sondern vor allem auf den emotionalen Rückhalt. Auch für den Bewältigungsprozess nach einem Infarkt hat dieser Aspekt in Bezug auf Angst, Depression, Selbstwertgefühl, Lebensqualität und die Überlebensrate Auswirkungen. Auf der anderen Seite gilt dies im umgekehrten Maße für Alleinlebende oder sozial isolierte Personen. Die kardioprotektive Wirkung löst sich dann auf und es können sich im Gegensatz Risiken, wie beispielsweise Depressionen, entwickeln (Titscher 2008b, 119-127).

Da die KHK mit der Forderung nach einem gesunden Lebensstil verbunden wird, sind *gesundheitsrelevante Verhaltensweisen* von großer Bedeutung. Diese sind eingebettet in ein komplexes Bedingungsgefüge, bestehend aus den genetischen und psychosozialen Determinanten des jeweiligen Individuums sowie seinem aktuellen sozialen Kontext, ohne dessen angemessene Berücksichtigung Interventionen mit der Zielsetzung einer Verhaltensumstellung häufig vergeblich bleiben. Vermehrt untersucht wurden Persönlichkeitseigenschaften, wie die Feindseligkeit, welche mit vermehrtem Rauchen und Alkoholabusus einhergehen. Depressive Symptome sind mit global ungünstigem Gesundheitsverhalten, wie Rauchen, geringe Bewegung und ungesunde Ernährung verknüpft. Hintergrund der Annahme ist, dass diese Verhaltensweisen maladaptive Versuche darstellen, Stress bzw. die beschriebenen negativen Gefühle über eine Aktivierung innerer Belohnungssysteme abzubauen. Es spricht vieles für eine Wechselwirkung zwischen gesundheitsschädlichem Verhalten und bestimmten Risikosituationen, wie ein niedriger sozio-ökonomischer Status und Belastungen aus Arbeitswelt und Familie. Menschen mit geringer Schulbildung und niedrig qualifizierten Berufen weisen, im Vergleich zu höheren sozialen Schichten, deutlich häufiger gesundheitsschädliche Verhaltensweisen auf. Je niedriger die Sozialschicht, desto häufiger ist zusätzlich ein ungünstiges Krankheitsverhalten (z.B. mangelnde Vorsorge) zu beobachten (Albus 2008b, 85f).

2.1.5. Symptomatik und Diagnostik

Die frühzeitige Erkennung der Gefäßsituation ist für die Herzinfarktgefahr außerordentlich bedeutsam. Präventive Interventionen können somit frühzeitig eingesetzt werden. Neben dem Blutdruck und dem Cholesterinspiegel orientieren sich die Ärzt_innen an dem Messwert des CRP (C-reaktive Protein). Dies ist ein Entzündungsmarker, der z.B. bei einer chronischen Erkrankung in überhöhtem Maße nachgewiesen werden kann. Nach empirischen Ergebnissen ist das CRP am besten geeignet, eine Infarktgefährdung vorherzusagen. Auch das Hormon BNP (B-type Natriuretic Peptide) kann zur Vorhersage einer koronaren Erkrankung herangezogen werden. Es wird dann in der Herzkammer freigesetzt, wenn am Herzen eine Volumen- oder Drucküberlastung auftritt (BMBF 2006b, 45). Als weitere mögliche diagnostische Frühwarnsysteme können zusätzlich die CT (Computertomographie), das EKG (Elektrokardiogramm), die invasive Herzkatheter-untersuchung (BMBF 2006b, 45), verschiedene Belastungsuntersuchungen (z.B. Ergometrie oder Stressechokardiographie) oder eine Koronarangiographie durchgeführt werden (Baer, Rosenkranz 2009, 19). Eine kombinierte Betrachtung der klassischen Risikofaktoren (s. Kapitel I.2.1.4.) wird dennoch am erfolgreichsten eingeschätzt.

Ein *erhöhter Blutdruck*, als einer der Hauptindikatoren für eine koronare Erkrankung, verursacht häufig vorerst keine Schmerzen oder andere Beschwerden und wird daher oft zufällig im Rahmen einer routinemäßigen Blutdruckmessung festgestellt (RKI 2008 4-8). Nach den Ursachen unterscheidet man im Wesentlichen eine primäre Hypertonie, früher auch essenzielle Hypertonie genannt, die 90-95% der Erkrankungen betreffen, von einer sekundären Hypertonie. Letztere geht auf andere Erkrankungen, vor allem Nierenerkrankungen und Diabetes mellitus zurück (RKI 2008, 9f). Ab dem 50. Lebensjahr ist jede/jeder zweite Deutsche hyperton, d.h. sie/er hat einen Blutdruck von über 140/90 mmHg. Dennoch werden weniger als die Hälfte antihypertensiv behandelt und nur knapp 40% der männlichen und 24% der weiblichen Hypertoniker_innen erreichen unter der Therapie ihre empfohlene Zielwerte (Baer 2009, 242-253). Durch die starke Diskrepanz zwischen bekannter, behandelter und kontrollierter Hypertonie kommt der Früherkennung des Bluthochdrucks, insbesondere eines systematischem Blutdruck Screenings, eine große Bedeutung in der Prävention von Folgeerkrankungen zu. Um die kardialen Folgen einzudämmen, ist eine konsequente Senkung des Bluthochdruckspiegels anzustreben (RKI 2008 4-8). Insbesondere der systolische Wert im Alter ist für die Vorhersage kardiovaskulärer Komplikationen zentral, denn er ist der Indikator für die Dehnbarkeit bzw. Steifigkeit der Gefäße durch die Gefäßveränderungen. Die Diagnostik erfolgt mittels Blutdruckmessung in Ruhephase, durch eine 24-Stundenmessung oder eine Belastungsmessung. Eine spezielle Diagnostik richtet sich nach dem Schweregrad, den Folgen und Ursachen der Hypertonie und kann verschiedene Diagnosemöglichkeiten, wie Blut- oder Urinuntersuchung, beinhalten (Baer 2009, 242-253).

Bei einer *stärkeren Beeinträchtigung der koronaren Situation*, kann das Symptom der Brustenge oder -beklemmung (Angina Pectoris) auf eine koronare Herzkrankheit hinweisen. Hinter dem Brustbein oder in der linken Brustseite treten plötzlich starke Schmerzen auf, die bis zu mehreren Minuten anhalten und in den linken Arm, Unterkiefer und/oder Oberbauch ausstrahlen (BMBF 2006b, 38) und mit einer Dyspnoe (Atemnot) einhergehen können (Baer, Rosenkranz 2009, 19). Körperliche Anstrengung, Aufregung, aber auch Kälte und schwere Mahlzeiten, können Auslöser für einen Angina Pectoris-Symptomatik sein. Im fortgeschrittenen Prozess sind die Patient_innen vor allem bei Anstrengung beeinträchtigt und schaffen beispielsweise nur noch kurze Wegstrecken, bis Schmerzen einsetzen. Schließlich treten die Schmerzen auch in Ruhe auf. Wenn die Herzkranzgefäße so verengt sind oder sich ein Thrombus an der Gefäßinnenwand bildet, spricht man von einer instabilen Angina Pectoris, welche immer höchste Myokardinfarktgefahr bedeutet (BMBF 2006b, 38).

Bei einem *Myokardinfarkt* müssen für die Diagnostizierung nach der WHO mindestens zwei von drei Kriterien vorliegen: plötzlich auftretende Brustschmerzen und andere Schmerzlokalisationen mit zusätzlich anderer Herzinfarktsymptomatik, wie Kaltschweißigkeit, Atemnot, Todesangst und Übelkeit, des Weiteren ein Anstieg herzmuskelspezifischer Enzyme im Blut und letztendlich spezifische Veränderungen im Elektrokardiogramm (EKG). Bei der Mehrzahl der Infarktpatient_innen hat sich die klinische Manifestation der koronaren Herzkrankheit bereits mehrere Monate oder auch Jahre durch krankheitsspezifische Symptome, am häufigsten durch eine Angina Pectoris oder die bei Frauen häufiger auftretende belastungsabhängige Dyspnoe, angekündigt. Meist beginnt der Herzinfarkt mit plötzlich auftretenden Brustschmerzen, die als stechend, brennend oder drückend beschrieben werden und länger als fünf Minuten andauern können und auch in Ruhe oder nach Einnahme von Antihypertonika (blutdrucksenkende Medikamente) nicht abklingen. Die Symptomatik kann geschlechtsspezifisch variieren, z.B. haben Frauen häufiger Luftnot, Übelkeit, Schmerzen im Oberbauch und Erbrechen als Leitsymptom (RKI 2006, 54f). Zudem können bei Frauen auch Rücken-, Nacken-, Kiefer- und Halsschmerzen auf einen Myokardinfarkt hinweisen. Aufgrund dieser diffusen Symptomatik werden weibliche Herzinfarktopfer oftmals zu spät behandelt. Zusätzlich können allerdings auch „stumme" Infarkte, die mit wenig bzw. gar keiner Symptomatik einhergehen, vorkommen. Solche Infarkte treten in 15-20% der Fälle besonders bei Diabetiker_innen oder älteren Menschen auf (BMBF 2006b, 41). Kardiologische Erkrankungen können bei älteren Menschen durch den physiologischen Altersprozess, aber auch durch intermittierende Noxen, welche im höheren Lebensalter additiv zunehmen, stark beeinflusst werden. Darüber hinaus kommt es mit zunehmendem Alter zu morphologischen, ultrastrukturellen, biochemischen und funktionellen Veränderungen des Herzens und der Blutgefäße. Beispielsweise verlieren die Gefäße an Elastizität, die diastolische Funktion des Herzens und Kontraktionsgeschwindigkeit lässt nach und das Myokard wird dicker. Die Symptome des Myokardinfarktes sind daher untypischer (Kindermann, Böhm 2009, 453-458).

Wie in allen Zellen sind auch im Herzmuskel Enzyme zur Erhaltung des Stoffwechsels nötig. Bei der Schädigung des Myokards durch die Ischämie bei einem Herzinfarkt können diese Enzyme für die *Herzdiagnostik* durch Blutuntersuchungen bestimmt werden. In der Infarktdiagnostik können die Enzyme Troponin T und Troponin I innerhalb der ersten 24 Stunden (RKI 2006, 54), aber erst vier Stunden nach dem Einsetzen der Akutsymptomatik gemessen werden (Enseleit, Ruschitzka 2008, 54). Das EKG (Elektrokardiogramm) ist ein Verfahren zur Messung der Aktionspotenziale des Herzens, die an die Körperoberfläche abgeleitet und als Kurven aufgezeichnet werden. Die Schwankungen der Kurven entsprechen den Phasen des Herzzyklus (RKI 2006, 54). 80% der Mykardinfarktpatient_innen haben typische Veränderungen im EKG (BMBF 2006b, 44). Die Einteilung des EKG Befundes erfolgt anhand des Myokardinfarkts mit „ST-Streckenhebung" (STEMI-Streckenhebungsmyokardinfarkt) und „Nicht-ST-Streckenhebung" (NSTEMI-Nicht-Streckenhebungsmyokardinfarkt). Letzterer wird anhand des myokardialen Enzyms Troponin in „Troponin-positive" NSTEMI und die „Troponin-negative" instabile Angina Pectoris differenziert. Eine Atresie (vollständiger Verschluss) einer Koronararterie verursacht im EKG eine ST Hebung (Enseleit, Ruschitzka 2008, 16f; 50). Darüber hinaus können im EKG auch Zeichen eines „stummen" Infarktes nachgewiesen werden (RKI 2006, 54).

Eine zusätzliche diagnostische Maßnahme ist die Untersuchung der Herzkranzgefäße durch eine Herzkatheteruntersuchung. Nach Eröffnung eines arteriellen (Linksherzkatheteruntersuchung) oder venösen Gefäßes (Rechtsherzkatheteruntersuchung) werden mit einem Katheter und der Zuhilfenahme von Röntgenstrahlen die zentralen Herz- und Gefäßabschnitte untersucht. Neben der diagnostischen Nutzung des Herzkatheters können damit auch therapeutische Maßnahmen (s. Kapitel I.2.1.6.) durchgeführt werden (RKI 2006, 22-24). Bei den arteriosklerotischen Veränderungen der Koronararterien gibt es mehr oder weniger ausgeprägte Stenosierungen (Verengungen) der Koronararterien mit der Folge einer verminderten Koronarperfusion. Diese werden neben dem Grad der Stenosierung in Abhängigkeit von Lokalisation, Länge, Kontur und Grad der Kalzifizierung nach ihrer Morphologie unterteilt. Darüber hinaus wird, insbesondere im Zusammenhang mit Revaskularisierungsmaßnahmen, der Koronarfluss[22] in der Herzechokardiographie (Herzultraschall) angegeben (Baer, Rosenkranz 2009, 17-19).

Die diagnostischen Tests bei älteren Menschen sind erschwert, da physiologische Veränderungen des alternden Herzens eine koronare Erkrankung verdecken können. (Kindermann, Böhm 2009, 453-458). Auch dies hat zur Folge, dass im Notfall die medizinische Hilfe zu spät oder gar nicht hinzugezogen wird (RKI 2006, 54f). Es müssen daher andere kardiale und nicht kardiale Krankheiten ausgeschlossen werden und eine weit ausführlichere klinische Untersuchung stattfinden (Enseleit, Ruschitzka 2008, 53).

Wie in Kapitel I.2.1.4.3. dargestellt, spielen *psychische Risiken und Einflussfaktoren* bei der KHK eine entscheidende Rolle und werden mittlerweile stärker beachtet. Dennoch besteht das Problem, dass die Symptome sich teilweise unspezifisch darstellen und oft schwer von der kardialen Erkrankung abgegrenzt werden können. Zum Beispiel treten Schlafstörungen, Tachykardie, Ermüdbarkeit, Appetitverlust, Libidoabnahme, Brustschmerzen und Erstickungsgefühl als Symptome bei depressiven, wie auch kardialen Krankheitsbildern auf. Diese Schwierigkeit trägt dazu bei, dass psychische Aspekte nur unzureichend diagnostiziert werden können. Hier kommen aufseiten der Infarktpatient_innen Leugnungsneigungen und Scham aufgrund der erlebten eigenen Schwäche hinzu, die oft durch Aktivitäten und demonstrativ gezeigtes Wohlbefinden kompen-

22 Anm. d. Verf.: Eine Stenose ist in der Regel dann hämodynamisch bedeutsam, wenn das Gefäßvolumen um mehr als 70% eingeengt ist und damit der Koronarfluss dementsprechend eine partielle bis keine Perfusion aufweist (Baer, Rosenkranz 2009, 17f).

siert wird. Die dahinter liegenden abgewehrten Ängste und Depressionen werden dadurch übersehen. Mindestens 50% aller Patient_innen mit psychischen Störungen bleiben unter Routinebedingungen unerkannt und damit unbehandelt. Dies liegt neben den diagnostischen Schwierigkeiten auch daran, dass irrtümlicherweise davon ausgegangen wird, dass Angst und Depressionen „normale" und „harmlose" Begleiterscheinungen der Grunderkrankung ohne eigenen Krankheitswert oder Behandlungsbedarf seien.

Als Diagnostik wird ein sorgfältiges psychodiagnostisches Interview vorgeschlagen, aber auch Screenings oder Selbstbeurteilungsfragebögen, z.B. die HADS-D-Skala[23], können zur Anwendung kommen um eine depressive Stimmung zu erfassen und dann eine weiterführende Interviewdiagnostik zu betreiben (Buss, Herrmann-Lingen 2007, 122-129; Herrmann-Lingen 2003).

2.1.6. Therapeutische Interventionen

In diesem Abschnitt werden die verschiedenen therapeutischen Möglichkeiten für die Phasen der Therapie, von der Notfallversorgung bis hin zur Langzeittherapie, dargelegt.

Treten die zuvor genannten Symptome eines Herzinfarktes auf, muss an eine Mangeldurchblutung des Herzmuskels gedacht werden und aufgrund eines akuten Koronarsyndroms schnellst möglichst *notfallmedizinische Hilfe* eintreffen. In diesem Zusammenhang sprechen die Mediziner_innen von der „goldenen ersten Stunde", weil in dieser Zeit die Herzmuskeldurchblutung nachweislich durch medikamentöse und/oder mechanische Refundierung am erfolgreichsten wieder hergestellt werden kann (RKI 2006, 24). Mehrere Studien konnten belegen, dass die Anwendung von Acetylsalicylsäure (Aspirin) zur Blutverdünnung die Sterblichkeit um bis zu 23% senkt, wenn es bereits vor Eintreffen der Notärzt_innen eingenommen wird (Enseleit, Ruschitzka 2008, 55-60). Nach einer Zeit von sechs Stunden sind die Folgen des Sauerstoffmangels des Herzens nur noch mit deutlich geringerem Erfolg zu beheben (RKI 2006, 24) und es kann zu einer ca. sechsmal höheren Rate an Komplikationen, wie kardialer Tod oder erneuter Myokardinfarkt, kommen (Enseleit, Ruschitzka 2008, 34). In vielen Fällen trifft in den ersten Sekunden bis Stunden nach der Koronararterienatresie die äußerst gefährliche ventrikuläre Fibrillation (Herzkammerflimmern) ein. Das Herz schlägt dann unrhythmisch bis zu 300 Mal pro Minute und kann keine

23 Anm. d. Verf.: HADS-D ist die Hospital Anxiety and Depression Scale in der deutschen Ausgabe (Korsukéwitz et al. 2012, 12-21).

ausreichende Pumpleistung erbringen. Schon nach vier bis fünf Minuten beginnen infolge einer Hypoxie (Sauerstoffmangel) Gehirnzellen abzusterben, nach zehn Minuten ist mit dem Tod zu rechnen. Hier sind Reanimationsmaßnahmen durch eine/n Ersthelfer_in und einer gezielten Anwendung eines Elektroschocks mittels Defibrillation notwendig. In Deutschland gibt es bereits an einigen öffentlichen Plätzen und in viel besuchten Gebäuden Defibrillatoren, die dann von geschultem Personal in Anwendung gebracht werden und die Überlebensrate sichern können (RKI 2006, 24).

An zwei wesentlichen Prioritäten orientiert sich die *Therapie von Postinfarktpatient_innen*: Als Erstes muss eine wirkungsvolle, schnell einsetzende Verbesserung der Symptomatik betrieben und als Zweites die Mortalität und Morbidität durch die Verhinderung der Progression der Arteriosklerose eingeleitet werden (Strödter 2009, 112). Während bei einem Myokardinfarkt mit ST-Hebung immer eine möglichst rasche Reperfusion der Koronararterien angestrebt wird, da in der Akutphase das Mortalitätsrisiko am höchsten ist, richtet sich das therapeutische Vorgehen beim Myokardinfarkt ohne ST-Hebung nach der Risikostratifizierung, da nach der Entlassung das Mortalitätsrisiko gravierender ist. Die Ziele einer optimalen Behandlung sind zuerst die sofortige Behebung der Ischämie und das Verhindern von Komplikationen, wie Tod, Rezidivinfarkten und lebensbedrohlichen Arrhythmien. Neben der Überwachung der Vitalzeichen, einem kontinuierlichen Monitoring und einer symptomatischen Therapie mit Schmerz-, Beruhigungsmitteln und Sauerstoff, umfasst die Therapie die Hemmung der plasmatischen Gerinnung (Enseleit, Ruschitzka 2008, 55). Auch werden herzentlastende, fibrolysierende und gefäßerweiternde Medikamente eingesetzt (BMBF 2006b, 46). Zur Wiedereröffnung (Reperfusion) der verschlossenen Koronararterien stehen heute verschiedene Maßnahmen zur Verfügung. Diese sollten möglichst früh begonnen werden und können medikamentös in einer sog. Thrombolyse oder mechanisch erfolgen. Liegt der Herzinfarkt nicht länger als sechs Stunden zurück, kann eine Lysetherapie zur Reperfusion erfolgen. Die thrombosierte Arterie wird mit Medikamenten (Fibrinolytika) reperfundiert. Dies senkt die Sterblichkeit um etwa 20% (Enseleit, Ruschitzka 2008, 55-60; BMBF 2006b). Mechanisch können durch Einbringen eines Herzkatheters mit anschließender Ballonausdehnung[24], der sog. PTCA (Perkutane transluminale Koronarangioplastie), oder das Einbringen eines koronaren

24 Anm. d. Verf.: Durch eine Ballongaufdehnung der koronaren Verengung, kann die Lebensqualität der Patient_innen verbessert werden, allerdings verschließen sich 30-40% aller erweiterten Gefäße nach wenigen Wochen wieder (BMBF 2006, 39).

„Stents“[25] die Koronargefäße eröffnet werden (Dietz 2007, 6). Letztendlich besteht auch die Möglichkeit eines aortokoronaren Venen-Bypasses (ACVB), welcher jedoch nur in einem größeren chirurgischen Eingriff durchgeführt werden kann (Dietz 2007, 6).

Der Bypass ist seit den 70er Jahren eine bewährte und häufig eingesetzte Operationsmethode. Im Jahr 2000 erfolgten allein in Deutschland rund 73 000 Bypass Operationen. Während des Eingriffs „überbrücken“ die Chirurg_innen eine stark verengte oder blockierte Koronararterie mit einem Ersatzgefäß aus der Brustwand oder dem Bein der Patient_innen. Mit dem dadurch entstandenen Umgehungskreislauf wird wieder ausreichend sauerstoff- und nährstoffreiches Blut für das durch den Herzinfarkt unterversorgte Gewebe zur Verfügung gestellt. Allerdings bleibt ein Teil des Herzmuskels irreversibel zerstört (BMBF 2006b, 39; Baer 2009). Waren in den 80er Jahren die medikamentösen Therapien vorherrschend, werden heute zunehmend invasive Behandlungen durchgeführt (RKI 2006, 24-25). Der Nachteil der invasiven Therapie liegt darin, dass sich die Arterien nach relativ kurzer Zeit erneut verschließen können. Daher wurden Kardiochirurg_innen oft als Mechaniker_innen bezeichnet, denen es nur darum ging, ein „Rohr zu putzen“ (Dietz 2007, 6). Die Zahl kardiovaskulärer Eingriffe ist in Deutschland höher als in anderen europäischen Ländern, wobei sich dies nicht gleichzeitig auf die Rate unangemessener Eingriffe bezieht. (RKI 2006, 27). In krankenhausbasierenden Statistiken wurden signifikante Geschlechtsunterschiede bei den reperfundierenden Therapien ersichtlich und es konnte eine Unter- bzw. Fehlversorgung von Frauen aufgezeigt werden. Insbesondere ältere Patient_innen, so die Daten des Berliner Herzinfarktregisters, bekamen zu 19% seltener eine invasive Reperfusionstherapie als Männer. Ähnliche Ergebnisse sind auch in der medikamentösen Behandlung zu beobachten. Die Gründe für die Geschlechtsunterschiede sind noch nicht abschließend untersucht. Darüber hinaus haben Frauen, unabhängig vom Alter, vermehrte Komorbiditäten und ein höheres Risiko zu versterben. Auch senkt eine Reperfusionstherapie die Mortalität bei Männern stärker als bei Frauen. Dies lässt auf die Notwenigkeit einer geschlechtsspezifischen Therapie in der Versorgung schließen (RKI 2006, 25f).

Trotz der verbesserten Überlebensstatistik aufgrund der optimierten technischen Möglichkeiten ist die Mortalität eines kardiogenen Schocks beim Herzinfarkt sehr hoch (60%). Daher wird nach weiteren Therapien zur Behandlung

25 Anm. d. Verf.: Ein Stent ist ein feines Drahtgeflecht, das durch einen Ballon in die Koronararterien eingeführt wird und verhindert, dass die Gefäßwand erneut kollabiert. Allerdings verhindert dieser nicht die Neubildung von Plaques, d.h. auch ein Stent kann sich nach einiger Zeit wieder verschließen (BMBF 2006, 39).

geforscht. Beispielsweise wurde aufgrund der Datenlage eine Intraaortale Ballonpulsation (IABP) entwickelt, welche Blut von der linken Herzkammer in die Aorta pumpt und damit das Herz von seiner Funktion entlasten und den Kreislauf unterstützen soll. Allerdings ist die Wirkung noch nicht abschließend erwiesen (Seyfarth 2007, 21).

Wenn die Patient_innen die ersten 72 Stunden überlebt haben, ist die gefährlichste Zeit im Hinblick auf die Mortalität überstanden. Zu den häufigsten Komplikationen zählt die erneute Stenose oder Atresie der Koronararterien nach zunächst erfolgreicher medikamentöser Behandlung, ein sog. Reinfarkt. Zusätzlich können Hypertonien, Herzkreislaufversagen bis hin zu letalen Rhythmusstörungen, auftreten. Bei ausgedehnten Infarkten kann die Herzwand einen Riss bekommen (Herzwandruptur). Eine schwere Spätkomplikation ist die Herzinsuffizienz. Sie ist die Folge der anhaltend geschwächten Pumpleistung des Herzens und des Umbauprozesses im vernarbten Infarktgebiet (BMBF 2006b, 44).

Für die *Langzeittherapie* muss bedacht werden, dass die Reperfusion nicht die Grundursache des Herzinfarkts beseitigt. Neben den Änderungen des Lebensstils zur Eindämmung der Risikofaktoren ist daher eine medikamentöse Weiterbehandlung notwendig (RKI 2006). Nach derzeitigem Wissensstand führt die gleich- und langzeitige Behandlung in vier Bereichen, die antiischämische Therapie, die antithrombozytäre Therapie, die Antikoagulation und Reperfusion, zu guten Erfolgen. Die antiischämische Therapie besteht aus Nitraten, welche eine dilatorische Wirkung haben. Dadurch reduzieren sie den myokardialen Sauerstoffbedarf und erhöhen den Fluss in den koronaren Arterien. Betablocker senken zusätzlich die Herzfrequenz (Enseleit, Ruschitzka 2008, 55-60). Darüber hinaus sind ACE-Hemmer zur Erhöhung der Leistungsfähigkeit des Herzens möglich (Strödter 2009, 153ff; Schneider 2009a, 5f; RKI 2006). Des Weiteren werden Nitrate und Kalziumantagonisten eingesetzt. Nitrate relaxieren die glatte Gefäßmuskulatur, weiten dadurch die Blutgefäße und sorgen für eine bessere Durchblutung. Kalziumantagonisten behindern den Einstrom von Kalzium durch die Ionen-Kanäle der Zellmembran, besonders der Zellen des Herzmuskels und der Gefäßwände. Dadurch erweitern sich die Gefäße, der Blutdruck sinkt und der Blutfluss zum Herzen bessert sich (BMBF 2006b, 38f). Die antithrombozytäre Therapie soll im Wesentlichen die Bildung von Thrombozyten, z.B. durch Acetylsalicylsäure, hemmen. Sie setzt an der primären und zellulären Hämostase (Blutstillung) an, während die Antikoagulation auf anderen Wirkmechanismen der Blutgerinnung, der sekundären und plasmatischen Hämostase (Blutgerinnung), ansetzt. Sie „verdünnt" das Blut z.B. durch Heparin und hemmt die Gerinnung auf der Stufe des Faktors Xa und Thrombins und verhindert das Wachstum eines bestehenden Thrombus (Enseleit, Ruschitzka 2008, 55-60).

Zu den traditionellen Methoden gibt es eine Reihe mehr oder weniger fundierte *experimentelle und komplementäre Therapien*, die nicht in ihrer Gänze dargestellt werden können. Ein Teil der Forschung beschäftigt sich mit kardioprotektiven und präventiven Therapien, wie z.B. den sog. „Polypills", gering dosierten Kombinationspräparaten (RKI 2006, 26), oder mit den regenerativen und protektiven Prozessen im Herzmuskel. Auch die molekulare Kardiologie sucht nach neuen Therapien, wie nach Zellzyklus regulativen Substanzen, die eine Plaquebildung und damit Stenosen verhindern sollen (Dietz 2007, 7). Ein weiterer experimenteller Bereich befasst sich mit der Erforschung von Stammzellen, denen eine selbstregenerative Kraft nachgesagt wird (Braun 2007, 37f). In verschiedenen Tierexperimenten ergaben sich die Hinweise, dass durch die kardiale Transplantation verschiedener Typen von Stammzellen nach einem akuten Myokardinfarkt eine deutliche Verbesserung der Herzleistung und eine Verringerung der Infarktgröße erreicht werden kann. Bei Menschen zeigen erste Studien, in denen nach Herzinfarkt adulte Stammzellen in das betroffene Herzkranzgefäß injiziert wurden, Erfolge in Bezug auf die erwarteten Effekte (Zohlnhöfer 2007, 29; Müller-Ehmsen 2009).

Der Ansatz der Integrativen Medizin aus dem angelsächsischen Raum hat aus der „Mind and Body Medicine" ein Konzept der Lebensstiländerung und Stressreduktion mit naturheilkundlichen und konventionell medizinischen Ansätzen entwickelt, welches positive Ergebnisse aufzeigt. Umgesetzt wird der Ansatz durch Ernährungs-, Bewegungs-, Stressreduktions- und Hydrotherapie, Pflanzenheilkunde, chinesische Medizin und der sog. Ordnungstherapie, die sich mit der gesunden Lebensführung befasst (Dobos 2007, 16f). Insgesamt sollte die Rolle der komplementären Therapien bei Herzkrankheiten noch verstärkt aufgegriffen und empirisch überprüft werden (Schneider 2009b, 545f).

In Bezug auf die psychischen Auswirkungen einer KHK muss eine *psychosomatische Betreuung* in der Kardiologie erfolgen (Herrmann-Lingen 2008b, 216-237) und vor allem der Depression und Angst Rechnung getragen werden. In Interventionsstudien zu Depression und Angst ohne psychische Komorbiditäten konnten spezifische Behandlungsansätze durch Psychopharmaka und psychotherapeutische Interventionen, unabhängig von der kardialen Situation, eine Reduktion der depressiven Symptomatik bewirken (Barth et al. 2005, 416-424). Darüber hinaus wurde belegt, dass die schlechte Prognose nach Herzinfarkt von Depressionen durch soziale Unterstützung antagonisierbar sind (Herrmann-Lingen, Buss 2009, 167f). Daher sollten meines Erachtens vor allem die Angehörigen nach einem kardialen Ereignis stärker einbezogen werden.

Ausschlaggebend für eine Verbesserung der koronaren Herzkrankheit ist die Reduzierung kardialer Risikofaktoren. Dieser Ansatz wird im Kapitel I.2.2. im Zusammenhang mit der kardiologischen Rehabilitation vertieft. Für beide Herangehensweisen, sowohl die therapeutische als auch die präventive bzw. rehabilitative, ist für die Langzeitbehandlung der *Beziehungsaufbau* zu den Patient_innen grundlegend. Von Bedeutung ist ein eher partnerschaftliches Beziehungsmodell, welches die Autonomie der Patient_innen in den Vordergrund stellt. Bei der Entscheidungsfindung gibt es altersspezifische Erwartungen bei den Patient_innen. Je älter Patient_innen sind, desto eher möchten sie die Entscheidung den Ärzt_innen überlassen. Jüngere Menschen zeigen dagegen ein höheres Bedürfnis nach Autonomie. Insgesamt möchte die Mehrheit aller Patient_innen aber am Entscheidungsprozess teilhaben. „Mangelhafte Patient_innenkooperation", vor allem bei der Medikamenteneinnahme – 80% aller Hypertoniker_innen nehmen ihre verschriebene Medikation nicht oder nicht in der richtigen Dosierung ein – ist ein theoretisch bekanntes, aber praktisch unterschätztes Problem. Forschungen haben gezeigt, dass es „unkooperative Patient_innen" per se nicht gibt, sondern dass dieses Phänomen ein komplexer Prozess ist, der u.a. von folgenden miteinander in Interaktion stehenden Bedingungen abhängt: dem Gesundheitssystem (wie Erreichbarkeit von Einrichtungen, Personalwechsel), den psychosozialen Bedingungen (wie Isolation, Arbeitslosigkeit, mangelnde soziale Unterstützung, soziale Schicht), den krankheitsspezifischen Faktoren (wie Psychosen, Suchterkrankungen), den Vorerfahrungen im Gesundheitssystem, krankheitsbezogenen Überzeugungen und dem Krankheitsverhalten bzw. der Krankheitsbewältigung der Patient_innen (Titscher 2008c, 201-216). Der Aspekt wird im Kapitel I.2.1.9. unter dem Begriff der Bedeutungszuschreibungen erneut aufgegriffen.

2.1.7. Versorgungslage und -programme

Die Krankenhausdiagnosestatistik berichtete für das Jahr 2003 von 119 732 Männer und 71 261 Frauen als Behandlungsfälle mit einem Herzinfarkt. Das entspricht bei Männern 1,5% und bei Frauen 0,8% aller stationären Aufnahmen. Die durchschnittliche Verweildauer im Krankenhaus lag bei 9-10 Tagen (RKI 2006, 28ff).

In Deutschland existiert ein enges Netz an niedergelassenen Kardiolog_innen und Krankenhäusern mit kardiologischen Fachabteilungen, wobei das *Versorgungsnetz* in den Bundesländern Bremen, Hamburg und dem Saarland am dichtesten ist (RKI 2006, 28ff). Da kardiologische Kliniken und Rehabilitationen überwiegend in stark besiedelten Gebieten anzutreffen sind, bedeutet dies im Umkehrschluss, dass Gebiete mit einer geringeren Bevölkerungsdichte einen Mangel in der Versorgung aufweisen (Korsukéwitz et al. 2012, 12-21).

Auch bei Frauen ist die Versorgungslage eingeschränkt. Durch die unterschiedlichen Symptome des weiblichen Herzinfarkts wird dieser in der Regel zwei Stunden später als bei Männern entdeckt. Darüber hinaus führt auch die unterschiedliche Lebenssituation und Medikation zu einer Unter- und Fehlversorgung bei Frauen. Aus den USA ist durch Studien bekannt, dass Patient_innen von Ärzt_innen „schlechter" behandeln werden, d.h. weniger oft Medikamente verschrieben bekommen oder über die Krankheit aufgeklärt werden. In Deutschland ist dahingehend nur bestätigt, dass die Gesprächsführung mit Frauen weniger umfassend gestaltet wird als mit Männern (Regitz-Zagrosek 2007, 41f). Aufgrund der Mängel der Versorgungslage von Frauen wurde 2003 die damals erste deutschlandweite Professur für frauenspezifische Gesundheitsforschung, mit dem Schwerpunkt Herzkreislauferkrankungen, eingerichtet. Dabei soll das Bewusstsein für die Frauenspezifik geweckt werden und vernachlässigte geschlechtsspezifische Aspekte in der Pathophysiologie, in den molekularbiologischen, hormonellen und psychosozialen Krankheitsgrundlagen und in der Diagnostik und Therapie der Herzkreislauferkrankungen aufgearbeitet werden. Auf dieser Basis sollen dann neue Grundlagen für Therapieansätze und Prävention bei Frauen gewonnen werden. Die genderspezifische Problematik wird im Kapitel I.2.2.8. mit dem Fokus auf die kardiologische Rehabilitation vertieft.

In der kardiologischen Versorgung tritt eine *Schnittstellenproblematik* auf, welche von der hausärztlichen Versorgung bis hin zur Tertiärprävention reicht und Probleme zwischen Akteur_innen, Programmen, organisatorischen Gliederungen und Organisationen aufzeigt. Die stattfindenden Kooperationen lassen sich im Wesentlichen auf informelle Beziehungen zwischen leitenden Ärzt_innen reduzieren, aufgrund derer sich u.a. auch ein überwiegend biomedizinisches Paradigma in der Kardiologie entwickelt hat (Staender, Bergner 1997, 343-357). Chronische Krankheiten, wie die koronare Herzkrankheit, erfordern eine zwischen allen Beteiligten gut abgestimmte, kontinuierliche und qualitätsgesicherte Versorgung und Betreuung der Erkrankten. Mit den strukturierten Behandlungsprogrammen DMP (Disease Management Programms) der gesetzlichen Krankenversicherungen für chronische Kranke soll dies sichergestellt werden. Die DMP werden seit 2002 in der gesetzlichen Krankenversicherung entwickelt und im Risikostrukturausgleich der Krankenkassen finanziell gefördert. Die Anforderungen daran sind im SGB V (§137f) sowie in der Risikostruktur-Ausgleichsverordnung festgehalten. Die ausgearbeiteten Behandlungsprogramme werden dem Bund für Gesundheit zur Regelung in der Risikostruktur-Ausgleichsordnung vorgeschlagen. Auf dieser Grundlage können Krankenkassen Behandlungsprogramme entwickeln und die erforderlichen DMP-Verträge zur KHK zwischen Krankenkassen und Leistungserbringer abschließen. Das Bundesversicherungsamt ist die zuständige Behörde für die Zulassung der DMP. Im Januar 2006 waren nahezu 280 000 Patient_innen mit KHK in zugelassenen strukturierten Behandlungsprogrammen eingeschrieben. Ziel des DMP ist es, durch die regelmäßige und ineinandergreifende Betreuung das Fortschreiten der Erkrankung und deren Folgen zu verhindern oder rechtzeitig zu behandeln und so die Lebensqualität der Betroffenen zu verbessern. Sie erfolgt nach dem aktuellen Stand der medizinischen Wissenschaft und unter Berücksichtigung von evidenzbasierten Leitlinien. Dabei soll die interdisziplinäre Kommunikation verbessert werden, um die Versorgung über den gesamten Behandlungsverlauf zu optimieren. Aber auch die Rolle der Patient_innen soll gestärkt werden. Diese sollen über ihre Erkrankung umfassender informiert werden und Schulungen zum Umgang mit ihren Erkrankungen erhalten. Die DMP wird fortlaufend Qualitätssicherungen und Evaluationen unterzogen und verbessert (RKI 2006, 28). Über die Wirksamkeit der Programme gibt es noch keine Befunde, allerdings lassen neuere Studien zur Schnittstellproblematik und Versorgung in der kardiologischen Rehabilitation noch keine weitreichenden Erfolge erkennen (s. Kapitel I.2.2.8.).

2.1.8. Wirtschaftliche und individuelle Folgeerscheinungen

Die koronare Herzkrankheit ist von immenser volkswirtschaftlicher Bedeutung, deren Auswirkungen in direkten und indirekten Kosten aufgeteilt werden können. *Direkte Kosten* beschreiben den Mittelverbrauch im Gesundheitswesen, der direkt mit einer medizinischen Behandlung, einer Präventions-, Rehabilitations- oder Pflegemaßnahme anfällt. Hierzu zählen die medikamentöse Dauertherapie, die breite Anwendung der invasiven Eingriffe, die Verwaltungskosten der Leistungserbringer und die Kosten der öffentlichen und privaten Gesundheitseinrichtungen. Im Jahr 2002 wurden insgesamt 35,4 Milliarden Euro für Krankheiten des Herzkreislaufsystems aufgewendet. Damit stehen diese Erkrankungen mit 15,8% an der Spitze der Krankheitskosten. Sieben Milliarden entfielen davon auf koronare Herzkrankheiten. 61% der Kosten betrafen den stationären und teilstationären Bereich, der sich überwiegend aus Patient_innen der Altersklasse der 65-85-Jährigen zusammensetze. Frauen erbringen dabei einen Großteil der häuslichen Pflegeleistung männlicher Angehöriger, während sie selbst im

Krankheitsfall auf professionelle Pflegeunterstützung angewiesen sind, da ihnen die Unterstützung durch Angehörige fehlt.

Indirekte Kosten werden nicht monetär beziffert, sondern drücken sich in dem Ressourcenverlust für die Gesellschaft aus, z.B. durch Arbeitsunfähigkeit, Invalidität und vorzeitigem Tod von Erwerbstätigen. In diesem Zusammenhang richtet sich die Aufmerksamkeit, je nach Perspektive, auf die verlorenen Erwerbtätigkeits- oder die eingebüßten Lebensjahre. Die Zahlen liegen, im Vergleich zu anderen Erkrankungen nach einem Herzinfarkt, für beide Parameter recht hoch, beispielsweise kann nur ein geringer Teil der Berufstätigen nach einem Herzinfarkt die Arbeit wieder aufnehmen (RKI 2006, 27-30). 2008 gingen 382 000 Erwerbstätigkeitsjahre infolge von Arbeitsunfähigkeit, Invalidität und Tod durch Herzkreislauf-Erkrankungen verloren (Korsukéwitz et al. 2012, 12-21).

Chronische koronare Erkrankungen haben aber nicht nur wirtschaftliche Auswirkungen, sondern für die Betroffenen weitreichende *langfristige individuelle Folgen*. Für Infarktüberlebende besteht ein hohes Risiko für eine dauerhafte Invalidität, die häufig mit Pflegebedürftigkeit, Beeinträchtigung der Leistungsfähigkeit und Einschränkungen der Lebensqualität verbunden ist (RKI 2006, 27). Die häufigsten psychosozialen Belastungen, die langfristig verarbeitet werden müssen, sind krankheitsbezogene Reaktionen, wie Ängste, Depressionen, emotionale Labilität, Reizbarkeit, Intrusion, Schlafstörungen, Konzentrationsschwierigkeiten, Verunsicherung und Verlust von Selbstwertgefühl. Für die Betroffenen können vermehrte Gesundheitssorgen, Beschäftigung mit dem eigenen Körper, hohe Anpassungsbereitschaft oder zunehmende Passivität auftreten. Im beruflichen Bereich stehen Anforderungen durch berufliche Herabstufung, geringere Aufstiegschancen, Aufgabe der Berufstätigkeit, finanzielle Einbußen, Statusverlust und negative Reaktionen von Arbeitgeber_innen und Kolleg_innen im Vordergrund. In Bezug auf die Freizeit und soziale Bereiche kann eine koronare Krankheit zu einer Reduktion von Freizeitaktivitäten, sozialem Rückzug und Unsicherheiten in sozialen Beziehungen führen. Im familiären Bereich sind Probleme, wie die Belastung gesunder Familienmitglieder, ggf. psychische und psychosomatische Störungen bei Partner_in und Kindern, Kommunikationsschwierigkeiten oder Rolleninstabilität zu vermuten (Buss, Herrmann-Lingen 2007, 122-129). Des Weiteren können nach einem Herzinfarkt Probleme innerhalb der Partnerschaft in Erscheinung treten. Diese sind insbesondere daher von Bedeutung, da diese die wichtigste soziale Ressource darstellt. Nach einer koronaren Erkrankung kommt es bei beiderlei Geschlechtern häufig zu sexuellen Problemen. Auch maladaptive Beziehungsmuster nach Erkrankungsbeginn können auftreten. Hier wurde in Studien vor allem die Partner_innenkonstellation „herzkranker Mann“ und „gesunde Frau“ untersucht. Bei den gesunden Ehefrauen wurde, nach einem Herzinfarkt des Mannes, eine Tendenz zur Überfürsorglichkeit beobachtet. Der erkrankte Mann wurde „überwacht“ und vor Überanstrengung behütet, was zu negativen Auswirkungen auf das Selbstvertrauen und zu Angst und Depressionen führte und mit einer niedrigeren Lebensqualität korrelierte. Des Weiteren konnten Auswirkungen auf der emotionalen Ebene beobachtet werden, wie Verschlossenheit, um den Partner vor den eigenen Ängsten und Sorgen zu schützen. Aber auch ein stärkeres Harmoniebedürfnis, Schuldgefühle und Vorwurfshaltung aufseiten der gesunden Frau und Verleugnungsprozesse und Rollenveränderungen bei dem herzkranken Mann, belasteten die Beziehung. Die KHK stellt insgesamt eine Belastungssituation für die Partnerschaft und auch für die/den gesunde/n Ehepartner_in dar, welche in der Akutphase als auch in der Rehabilitationsphase und im häuslichen Umfeld auftreten kann. Dabei gibt es deutliche Geschlechtsunterschiede. Ist der Mann der gesunde Partner, ändert sich deutlich weniger am bisherigen Beziehungsgefüge. Das Leben des Mannes wird kaum, und wenn nur kurz, beeinträchtigt. Die herzkranke Frau ist bestrebt, das Alltagsleben möglichst rasch zu normalisieren, um wieder mehr Sicherheit zu bekommen. Die Bereitschaft oder der Drang sich selbst um alles zu „kümmern“, beispielsweise den Familienpflichten nachzukommen, kann jedoch zur Überbelastung der Frau führen (Titscher 2008b, 119-127).

2.1.9. Bedeutungszuschreibungen bei der Krankheitsbewältigung chronischer Herzkrankheiten

> *„Ich fühle allzusehr die Grenzen meiner Fähigkeit, die, wenn ich nicht vollständig ergriffen bin, zweifellos nur eng gezogen sind. Und ich glaube selbst im Ergriffensein nur in diese engen Grenzen gezogen zu werden, die ich dann allerdings nicht fühle, da ich gezogen werde. Trotzdem ist in diesen Grenzen Raum zum Leben und dafür werde ich sie wohl bis zur Verächtlichkeit ausnützen.“* (Kafka 1994, 37)

Eine Herzkrankheit stellt für die Betroffenen eine außerordentliche psychische und soziale Belastung dar. Die erheblichen Beschwerden können von der Alltagsrelevanz her bedeutsamer werden als die direkte physische Schädigung. Diese psychische Traumatisierung wird auch als „Ego Infarction“, also „Selbstinfarkt“, bezeichnet und kann mit akuten Belastungsstörungen, Anpassungsstörungen, depressiven Reaktionen, Angststörungen, Veränderungen des Sozialverhaltens und posttraumatischen Belastungsstörungen auftreten (Ermann 2005,

7f; s. Kapitel I.2.1.8.). Der Herzinfarkt zieht noch weitere Folgen nach sich. Nach der Ernsthaftigkeit der Situation und Lebensbedrohlichkeit durch die Akutphase wird der Herzinfarkt teilweise in Frage gestellt. Studien zeigen auf, dass sich viele Patient_innen nach dem Behandlungserfolg geheilt fühlen (Mentrup et al. 2010, 558-565). Die Sorge um das kranke Herz und körperlicher Herzschmerz werden oft verdrängt (Ermann 2005, 7f), was allerdings nur kurzfristig adaptiv und langfristig als ungünstig zu bewerten ist (Dörner, Muthny 2003, 69-85). Der schnelle Erfolg und die rasche Genesung machen es für Patient_innen schwer nachvollziehbar, sich auf lange Sicht mit dem chronischen Krankheitsverlauf auseinanderzusetzen und dahingehend Bewältigungsarbeit zu leisten (Mentrup et al. 2010, 558-565).

Aufgrund der ansteigenden Anzahl *chronisch gesundheitlicher Beeinträchtigungen* (Curtin, Lubkin 2002, 19-53) und deren Spezifik nehmen chronische Erkrankungen eine besondere Rolle im Gesundheitssystem ein. Eine chronische Erkrankung ist ein Zustand, der anhaltend und dauerhaft ist und der mit körperlichen, sozialen und psychischen Beeinträchtigungen oder Behinderungen einhergeht. Diese sind das Ergebnis eines langandauernden Prozesses degenerativer Veränderungen, somatischer und/oder psychischer Störungen und machen in der Regel eine langanhaltende medizinische Therapie, Beobachtung und pflegerische Betreuung sowie eine gezielte Symptombewältigung erforderlich (Niemann 2002, 92). Durch die Arbeiten von Corbin, Strauss (2010) zeigt sich, dass chronische Krankheiten in Verlaufskurven mit den jeweiligen biographischen Relevanzsetzungen und Erleidensprozessen zu betrachten sind. Sie wirken sich auf vielfältige Bereiche aus, angefangen von der Identitätsentwicklung bis hin zu sozialen und ökonomischen Aspekten. Um die individuelle, soziale, physische und psychische Dimension des Erlebens chronischer Krankheit zu vereinen und dabei Wohlbefinden und Lebensqualität und -bewältigung in den Mittelpunkt zu stellen, braucht es durch die Expert_innen eine umfassende und komplexe Betrachtungsweise, bei der die Integration der chronischen Erkrankung in den Lebensalltag der Beteiligten im Vordergrund steht (Lorenz-Krause, Niemann 2002, 11-15; Höhmann 2007). Daher wird für die Ermittlung von Unterstützungsbedarfen in der Bewältigung eine ganzheitlich-biographische Sicht auf die Patient_innen gefordert (Curtin, Lubkin 2002, 19-53).

In Anlehnung an Schaeffer wird der kognitionspsychologische Begriff des „Copings" vermieden und von *„Krankheitsbewältigung"*, als eine auf allen Handlungserfordernissen und von Seiten der Erkrankten gesuchten Strategien des Umgangs mit Krankheiten, gesprochen. Dazu zählen neben den psychischen Strategien auch soziale und kontextbezogene Bewältigungserfordernisse. Der Begriff Coping ist für Schaeffer zu sehr auf kognitive Prozesse beschränkt und daher komplexitätseinschränkend (Schaeffer 2004, 21f). Krankheitsbewältigung ist ein komplexer, oft andauernder Vorgang und kann den Krankheitsverlauf entscheidend beeinflussen. Sie hängt von multiplen Faktoren ab, u.a. von krankheitsspezifischen somatischen Aspekten, von den psychischen Ressourcen bzw. der prämorbiden Vulnerabilität sowie von der Unterstützung durch das soziale Umfeld (Buss, Herrmann-Lingen 2007, 122-129). Das Herz hat neben einer biologisch-medizinischen auch eine metaphorische Bedeutung. Die „Cardia" steht in unserer Kultur für das Leben schlechthin (Ermann 2005, 7f). Daher mobilisieren kardiale Ereignisse häufig emotionale Aspekte, die mit einer spezifischen Bedeutungszuschreibung an das Herz als Quelle von Lebenskraft und Vitalität einhergehen. Hierbei kann Krankheitsbewältigung auch durch negative Affekte, wie Angst und Depression, belastet werden. Die Krankheitsbewältigung sollte routinemäßig mitevaluiert werden, um Beeinträchtigungen frühzeitig mithilfe psychosomatischer bzw. psychotherapeutischer Interventionen begegnen zu können. Die vielfältigen Belastungen und Auswirkungen einer KHK wurden bereits im Kapitel I.2.1.8. dargestellt. Die Bewältigungsziele sind zum einen Belastungsreduktion, Ressourcenmobilisierung, Wiederherstellung von Wohlbefinden und emotionaler Balance bei den Rehabilitand_innen, ein neues Lebenskonzept, die Wiederherstellung bzw. Umstellung familiärer Beziehungen und Aufrechterhaltung eines sozial adäquaten Lebens, eine berufliche Reintegration sowie die Vermeidung eines ungünstigen Krankheitsverlaufs und psychischer Instabilität. Während eine gelingende und selbst eine beeinträchtigte Krankheitsbewältigung nicht weiter auffallen muss, vielmehr eher eine „stille" subjektive Beeinträchtigung der Rehabilitand_innen darstellt oder nur im längeren Verlauf, z.B. durch Abnahme sozialer Kontakte, ersichtlich wird, führt eine ungünstige Krankheitsbewältigung meist zu Problemen in der Zusammenarbeit mit den Behandelnden und manifestiert sich in psychischen Befindlichkeitsstörungen. Vor allem sei hier auf die posttraumatischen Belastungsstörungen hingewiesen, die durch einen starken emotionalen und sozialen Rückzug ersichtlich werden. Dies ist insbesondere nach Infarkten, Reanimationen oder herzchirurgischen Eingriffen der Fall, wobei neben der objektiven Intensität des belastenden Ereignisses auch die individuelle Verarbeitungskapazität eine Rolle spielt.

Auch wenn „men deny and women cry" nicht zu verallgemeinern ist, gibt es dennoch geschlechtsspezifische Unterschiede in der Krankheitsbewältigung. Bei Frauen wird in Studien deutlich, dass diese stärker psychisch belastet sind, eine geringere Lebensqualität aufweisen und über weniger erfolgreiche Bewältigungsmuster verfügen (Buss, Herrmann-Lingen 2007, 122-129).

Das subjektive Erleben und die subjektiven Herausforderungen in der Bewältigung bei chronischen Krankheiten werden im professionellen Hilfesystem vernachlässigt. In Anlehnung an Corbin und Strauss beschreibt Schaeffer Bewältigungserfordernisse auf den Ebenen der Identität und Biographie, des Alltagslebens und sozialen Gefüges und des direkten Krankheitsgeschehens: Bei den Bewältigungserfordernissen auf der Ebene der Identität und Biographie geht es darum, dass chronische Erkrankungen eine existentielle Irritation nach sich ziehen und alle Bereiche des Lebens durchdringen. Dieses kritische Lebensereignis kommt einer biographischen Zäsur gleich. Nicht nur die Endlichkeit des Körpers wird bewusst oder Zukunftspläne unkalkulierbar, auch das Selbstkonzept und die eigene Identität werden erschüttert. Eine bedeutsame Bewältigungsherausforderung ist daher die Neustrukturierung der Biographie. Auch Bewältigungserfordernisse auf der Ebene des Alltagslebens und sozialen Gefüges werden deutlich. Die Veränderungen im Alltagsleben können dabei sehr verschieden sein. Neben der Berufstätigkeit nehmen krankheitsbezogene Aktivitäten immer mehr Raum ein und verändern das soziale Gefüge. Die Aufrechterhaltung des gewohnten Alltags mit seinen stützenden Ressourcen zur Verarbeitung der Veränderungen und Verluste erweist sich als große Herausforderung. Im Alltag zeigt sich auch am deutlichsten die in chronischen Krankheiten innewohnende Ambiguität der bedingten Gesundheit und der eingeschränkten Autonomie (Schaeffer 2004, 21f; s. Kapitel IV.2.). Die Bewältigung im Alltagsleben ist im entscheidenden Maße von der sozialen Unterstützung abhängig und kann sich sowohl als stützende als auch als erschwerende Bedingung erweisen (s. Kapitel I.2.1.4.3.). Hieraus erwachsen auch gleichzeitig Grenzen, denn bei andauernder Unterstützung wächst auch die Gefahr der Überstrapazierung und des Wegbrechens von Hilfepotenzialen. Die Bewältigungserfordernisse auf der Ebene des direkten Krankheitsgeschehens beinhaltet die Auseinandersetzung mit der Krankheit an sich. Von der Bewältigung der Diagnose bis hin zu geeigneten Behandlungsmethoden, der notwendigen Informationsbeschaffung, den Begleiterscheinungen durch körperliche Beeinträchtigung und Funktionsunfähigkeit kommt vor allem die Unsicherheit, z.B. in Bezug auf den weiteren Verlauf bei chronischen Erkrankungen, hinzu. Dies kann zu Gefühlen der Angst, Depression und Ohnmacht führen, die Handlungsfähigkeit untergraben und eine besondere Bewältigungsaufgabe darstellen.

Zu den vielschichtigen, hier nur skizzierten komplexen Bewältigungserfordernissen kommt zum Tragen, dass chronische Krankheiten einen andauernden Charakter haben, die den Betroffenen über lange Zeit begleiten und dabei eine besondere Verlaufsdynamik aufzeigen. Typisch ist eine wechselnde Abfolge von stabilen, instabilen und krisenhaften Phasen, die dem Krankheitsverlauf die Eigenart einer spiralförmigen Kurve mit oszillierenden Auf- und Abwärtsbewegungen geben, deren Richtung, langfristig gesehen, nach unten weist. Wie Corbin und Strauss in ihrem „Trajekt" Begriff beschreiben, sind die jeweiligen Phasen mit jeweils eigenen Anforderungen an die Krankheitsbewältigung verbunden und können häufig Veränderungen des Versorgungsbedarfs nach sich ziehen. Zusätzlich ist durch die wechselnde Abfolge der Erkrankung eine routinierte Bewältigung nicht möglich. Durch die Krisenhaftigkeit des Krankheitsprozesses stellt Krankheitsbewältigung eine erneute (Wieder-)erlangen von Kontrolle und Handlungsfähigkeit dar, deren Gelingen oft nur temporäre Gültigkeit hat.

Für nur eine begrenzte Gruppe chronisch Kranker trifft zu, dass sie über ausreichende Informationen, Wissen oder auch genügend Kompetenzen verfügen. Aber selbst die expertisierten chronisch Kranken, die sich scheinbar problemlos im Versorgungswesen bewegen, geraten im Laufe ihrer Krankheit an Grenzen, sei es, weil sie krankheitsbedingt nicht in der Lage sind, Aufgaben zu bewältigen, oder weil eine neue unüberschaubare Situation eingetreten ist, die sie noch nicht zu bewältigen vermögen. Dies muss auf der Ebene der Versorgungsnutzung beachtet werden, denn je nach Phase ist die Versorgungsnutzung mal höher oder mal niedriger, also brauchen Patient_innen mehr oder weniger professionelle Unterstützung (Schaeffer 2004, 21f). In der Interaktion mit den Professionellen kann der Blick auf die verschiedenen Facetten der Krankheitsbewältigung dazu dienen, Patient_innen besser zu verstehen, typische Probleme zu identifizieren und in gemeinsamer Arbeit zu einem gelungeneren Lebensalltag beizutragen (Langenbach 2006, 29-70).

Ausgehend von der grundlegenden Bedeutung des Herzens und der Bewältigung bei Herzkrankheiten sind *Bedeutungszuschreibungen bei der individuellen Krankheitsbewältigung* von enormer Relevanz. Die moderne Kardiologie macht das Herz zu einer Metapher für eine verantwortungsbewusste Lebenspraxis. Nach dem Fortschritt der Herzchirurgie sollen die weitgehend von ihrer Symptomlast befreiten Patient_innen, wie Gesunde auch, erwerbstätig sein, und die nicht klinisch verbesserten Patient_innen ein gesundes Leben führen. Diese Erwartungen sind niemals verlässlich erfüllt worden. Scheinbar irrational nehmen viele symptomfreie Patient_innen ihren Beruf nicht wieder auf und scheinbar unvernünftig weigern sich erfolglos Operierte, als Frührentner_innen ihren Lebensabend zu beschließen. Die Patient_innen verhalten sich nicht gemäß der „Logik der Klinik“, sondern gemäß einer „Logik des Lebens“. Gerhardt fragt daher ironisch:

> „... was diese Patienten mit koronarer Herzkrankheit dazu treibt, sich derart dem naheliegenden utilitaristischen Nutzenkalkül zu verweigern?“ (Gerhardt 1999, 4).

Dahinter verbirgt sich das Interesse, welche Rationalitäten die Handlungsentwürfe und Lebensentscheidungen dieser Betroffenen bedingen, die sich vielfach überhaupt nicht nach ihrem Koronarzustand richten oder, wie Kafka es ausdrückt, ihr Leben bis zur Verächtlichkeit auskosten. Und was ist in diesem Zusammenhang „vernünftig“? Langfristig muss nicht immer richtig sein, was kurzfristig den Handelnden plausibel erscheint. Auf die dauerhaften Lebensentscheidungen wirken Strukturen ein, die individuell sehr verschieden sind. Neben objektiv gesellschaftlichen Handlungsstrukturen kennzeichnen vor allem auch subjektive Handlungsentscheidungen die biographischen Verläufe (Gerhard 1999, 11ff). Diese Handlungsentscheidungen, so gehe ich nun davon aus, hängen im Wesentlichen von den individuellen Bedeutungszuschreibungen der Rehabilitand_innen ab. Dabei interessiert nicht nur, warum sich Rehabilitand_innen vermeintlich irrational verhalten, sondern welche Bedeutung sie überhaupt der chronischen Erkrankung beimessen und wie sie die Bedeutungsstrukturen nutzen, um die Erkrankung in ihrem Alltag zu bewältigen.

Für die pflegerische Anamnese gilt es daher, die Bedeutung in ihrem Sinnzusammenhang zu erfassen, da mit dieser Bedeutungszuschreibung die Krankheitsbewältigung angebahnt werden kann.

2.1.10. Prävention von KHK

Die Prävention der KHK wird als eine der wichtigsten Aufgaben der Medizin, Psychologie und Gesundheitswissenschaften angesehen (Küpper-Nylen et al. 2003, 1515-1530; Keck 2007). Sie wird in drei Bereiche unterteilt: die Primär-, die Sekundär- und die Tertiärprävention. Die Primärprävention hat das allgemeine Ziel, die Inzidenz einer bestimmten Krankheit durch verschiedene Maßnahmen zu senken. Die Sekundärprävention dient dazu, bereits vorhandene Erkrankungen in einem frühen Stadium zu erkennen und ein Fortschreiten der Krankheit zu verhindern oder einen günstigen Krankheitsverlauf herbeizuführen. Maßnahmen zur Tertiärprävention finden dann Anwendung, wenn sich eine Krankheit bereits im klinischen Stadium befindet und der Krankheitsverlauf positiv beeinflusst und ein Rezidiv verhindert werden soll (Fischer 2004, 4-55). Von diesen drei Bereichen wird in dieser Arbeit ausgegangen, obwohl in einigen wenigen Publikationen die Bereiche der Sekundär- und Primärprävention zu einem Schritt zusammengeführt werden (Strödter 2009, 29). Die Darstellung der Tertiärprävention erfolgt im Kapitel I.2.2. im Zusammenhang mit der Rehabilitation.

Im Hinblick auf die koronare Herzkrankheit ist das Ziel der *Primärprävention*, die Entstehung der koronaren Herzkrankheiten durch die Vermeidung oder Reduzierung kardiovaskulärer Risikofaktoren zu verhindern (RKI 2006, 19-22).

Dazu werden zwei Hauptstrategien genutzt: die allgemeine Aufklärung und das Konzept der Hochrisikointervention. Als der Vorreiter der allgemeinen Aufklärungsstrategie gilt in Europa das Nordkarelien Projekt. In Nordkarelien, einer Region Finnlands, wurde in den 60er Jahren ein Gesundheitsprogramm mit öffentlicher Aufklärung entwickelt. Da dadurch die Herzinfarktrate auf 45% gesenkt werden konnte, wurde es als so erfolgreich bewertet, dass das Projekt auf ganz Finnland ausgedehnt wurde. Ähnliche Programme sind auch aus Mauritius und den USA bekannt. Das Konzept der Hochrisikointervention geht den umgekehrten Weg. Nicht die ganze Bevölkerung wird aufgeklärt und motiviert, ihren Lebensstil zu ändern, um möglichst wenig Risikofaktoren ausgesetzt zu sein, sondern einzelne Personen mit einem hohen Risikoprofil (BMBF 2006b, 34). Dafür muss anhand der Risikofaktoren eine Risikokalkulation vorgenommen werden, wie z.B. der Framingham Risikoscore aus den USA und der speziell für Deutschland entwickelte PROCAM-Score. Wenn das kalkulierte individuelle Risiko innerhalb von 10 Jahren einen Myokardinfarkt oder Apoplex zu erleiden mindestens 20% beträgt, sollte eine gezielte Intervention erfolgen. Bei Frauen muss frauenspezifischen Besonderheiten Rechnung getragen werden, da deren Risikopotenzial im Vergleich zu der tatsächlichen Erkrankungshäufigkeit in den herkömmlichen Scores nur unzureichend abgebildet wird (RKI 2006, 19-22). Für die verschiedenen Behandlungsstrategien werden Gruppen mit geringem, mittlerem und hohem Risiko eingeteilt (BMBF 2006b, 34). Neben der medikamentösen Intervention stehen die Veränderungen des Lebensstils, um bestehende kardiovaskuläre Risikofaktoren einzudämmen und die medizinische Aufklärung, im Vordergrund. In der KORA-Studie konnte aufgezeigt werden, dass viele Betroffene unzureichend über die vorliegenden Risikofaktoren informiert waren und dadurch Erkrankungen wie Diabetes mellitus, hohe Cholesterinwerte und/oder Hypertonien unentdeckt blieben (RKI 2006,16-19).

Die *Sekundärprävention* soll durch die Erkennung einer vorhandenen Erkrankung des Herzkreislaufsystems, die Risikofaktoren bei bereits bestehender KHK oder anderen arteriosklerotischen Erkrankungen reduzieren, um z.B. einen Myokardinfarkt zu vermeiden (Strödter 2009, 29). Die hausärztliche Versorgung ist bei der Sekundärprävention von entscheidender Bedeutung. Aus Sicht von Public Health gilt es, die Bevölkerung über die Angebote der gesetzlichen Krankenversicherungen zur Früherkennung von Krankheiten zu informieren und zur Inanspruchnahme zu motivieren. Dies betrifft die Gesundheitsuntersuchungen, wie z.B. Check-up 35, um frühzeitig Erkrankungen und Risikofaktoren zu erkennen und entsprechende Interventionen daran anzuschließen (RKI 2006, 19-22). Bei den präventiven Leistungen wurde festgestellt, dass weniger als 20% der Bevölkerung Gesundheitsuntersuchungen in Anspruch nehmen. Die Teilnahmebereitschaft steigt mit dem Alter leicht an. Auch bei den Schulungsprogrammen wird das präventive Potenzial zu wenig ausgeschöpft, obwohl nachweislich in breit angelegten Präventionsprogrammen, z.B. in der Deutschen Herzkreislauf Präventionsstudie (DHP), die Hypertoniehäufigkeit um 12% gesenkt werden konnte.

Der Vermeidung der Hypertonie, welche sowohl medikamentös als auch nicht-medikamentös erfolgen kann, wird in der Prävention eine bedeutende Rolle zugeordnet (RKI 2008, 26). Die Therapie zur Vermeidung von Hypertonien und damit auch von koronaren Erkrankungen zielt auf die Einstellung der Patient_innen auf optimale bzw. individuell angepasste Blutdruckwerte ab. Dafür gibt es unterschiedliche Blutdruckklassifikationen. Nach Empfehlungen der „Deutschen Hochdruckliga" und der deutschen „Hypertonie Gesellschaft" werden in Deutschland die Richtlinien der ESH (European Society of Hypertension) und der ESC (European Society of Cardiology) bei den therapeutischen Maßnahmen verwendet (Strödter 2009, 86). Die Leitlinien basieren auf dem kardiovaskulären Gesamtrisiko der Patient_innen, dass sich aus Risikofaktoren, Folge- und Begleiterkrankungen, manifesten Endorganschädigungen und aus der Höhe des systolischen und des diastolischen Blutdrucks errechnet (Baer 2009, 245f). Begonnen wird die Therapie mit nicht-medikamentösen Maßnahmen, welche die Risikofaktoren fokussieren. Im Mittelpunkt steht dabei die Gewichtsreduktion bei Adipositas, Ernährungsumstellung, regelmäßige körperliche Aktivität, die Vermeidung und Bewältigung von Disstress (RKI 2008, 24f) und die Raucherentwöhnung (Strödter 2009, 35). Die INTERHEART-Studie konnte belegen, dass Lebensstiländerungen das relative Risiko für ein kardiovaskuläres Ereignis um ca. 80% senken können (Enseleit, Ruschitzka 2008, 18). Sind die nicht-medikamentösen Maßnahmen uneffektiv, wird bei Blutdruckwerten ab 180/110 mmHg zusätzlich eine medikamentöse Therapie zur Blutdrucksenkung eingeleitet (RKI 2008, 24f). Begonnen wird zunächst mit einer Monotherapie. Bei der Mehrzahl der Patient_innen wird allerdings eine ausreichende Blutdrucksenkung erst durch die Kombination von zwei oder mehreren Wirkstoffgruppen erzielt (RKI 2008, 21-24). Insbesondere ältere Patient_innen sind aufgrund physiologischer Alterungsprozesse schwieriger einzustellen, auch besteht bei ihnen eine hohe Gefahr für eine medikamentöse Nebenwirkung und Überdosierung (Kindermann, Böhm 2009, 460-462). Bei Frauen existiert eher das Risiko, dass deren Symptome ignoriert oder fehlgedeutet werden (RKI 2006, 19-22). Aufgrund der Symptomdifferenz, einer geringeren ärztlichen Behandlung und eingeschränkten Kommunikation mit den betroffenen Frauen wird für die Prävention eine Unter- und Fehlversorgung von Frauen ersichtlich (Regitz-Zagrosek 2007, 41f). Wenn es trotz einer ausreichend dosierten und optimierten Therapie nicht gelingt, den Blutdruck zu senken, wird von einer therapieresistenten Hypertonie gesprochen, die nur in 2-5% der Fälle vorliegt und auf physiologische Ursachen zurückzuführen ist. Weitere Gründe für eine unzureichende Einstellung ist eine fehlerhafte Blutdruckmessung, ungenügende diagnostische Abklärung oder unzureichende Durchführung der nicht-medikamentösen Therapie (Baer 2009, 250f). Am häufigsten, zu 40%, liegt jedoch eine mangelnde Zuverlässigkeit bei der Medikamenteneinnahme vor (RKI 2008, 24f). Der Bekanntheitsgrad der Erkrankung ist europaweit gesehen in Deutschland mit 37% am niedrigsten. Auch der Behandlungsgrad lässt Defizite erkennen. Nur 7,8% der Hypertoniker_innen erreichen einen Blutdruck im Normalbereich. Die starken Unterschiede werden im Wesentlichen auf die nationalen Behandlungsstrategien zurückgeführt. Gerade in Deutschland wird zu oft mit monotherapeutischen medikamentösen Therapien gearbeitet und somit das therapeutische Spektrum nicht ausgeschöpft (RKI 2006, 16; Regitz-Zagrosek 2007).

Darüber hinaus kann bei kardiologischen Patient_innen ein Fett-(Lipid)-Management und eine medikamentöse Einstellung mit Blutverdünnung, Diuretika oder ACE-Hemmer und Betablocker erfolgen (BMBF 2006b, 35; Strödter 2009). Experimente mit einer Hormonsubstitution für postmenopausale und kardiogefährdete Frauen mussten abgebrochen werden, da sich das Risiko für andere Erkrankungen, wie z.B. Brustkrebs erhöhte und günstige Effekte ausblieben (Schneider 2009a, 10f).

In den letzten Jahren hat die *Telemedizin* im Bereich der Kardiologie einen rasanten Aufschwung erlebt. Bei der Telemedizin geht es um den elektronischen Austausch patient_innenbezogener diagnostischer Daten. Durch einen intelligenten Alarm-Algorithmus können Vitalparameter mehrerer Patient_innen gleichzeitig überwacht werden, um ggf. durch eine frühzeitige telefonische oder elektronische Intervention eine drohende Hospitalisierung zu vermeiden. Gerade Patient_innen mit schwerer chronischer Herzinsuffizienz sollen von der telemedizinischen Überwachung profitieren, da sich anbahnende Komplikationen schneller erkennen und behandeln lassen. Ziel der Telemedizin ist auch, die Selbstkontrolle der Patient_innen zu fördern. Die Behandlungsqualität und die nachhaltige Betreuung von chronischen Herzpatient_innen können dadurch deutlich verbessert werden (Kursokéwitz et al. 2012, 19; Middeke, Zugck 2007).

Zusammenfassend stellt sich die KHK als eine Erkrankung mit einer hohen Prävalenz und einer damit zusammenhängenden gesamtgesellschaftlichen Bedeutung dar. Sie ist eine chronische Erkrankung der Koronargefäße, die in eine akut bedrohliche Situation, wie z.B. einem Herzinfarkt, münden kann. Den vielfältigen und komplexen Risikofaktoren liegen beeinflussbare, aber auch unbeeinflussbare Faktoren zugrunde. Da sich dennoch überwiegend eine ungesunde Lebensführung auf die koronare Situation auswirkt, wird der Fokus der Behandlung auf die vermeidbaren Risikofaktoren gelegt. In der Behandlung der Erkrankung konnte nur die Akutbehandlung in Bezug auf die Mortalitätsraten optimiert werden und weist zumindest kurzfristige Erfolge auf. Überleben KHK Patient_innen die ersten 72 Stunden nach einem akuten Ereignis, kommen komplexe physische, psychische und soziale Herausforderungen auf sie zu. Es besteht ein hohes Risiko eines erneuten Infarkts und einer dauerhaften Invalidität, welche häufig mit Pflegebedürftigkeit, Erwerbslosigkeit und Einschränkung der Lebensqualität verbunden ist. Darüber hinaus können Depressionen und Ängste die Lebensqualität und die kardiale Situation zusätzlich einschränken. Zu der medizinischen muss daher auch eine psychische Betreuung gewährleistet sein, welche zusätzlich die Alltags- und Lebensbedingungen der Patient_innen berücksichtigen sollte. Neben gesamtwirtschaftlichen Folgen wirkt sich eine KHK insbesondere auf das Alltagsleben der Betroffenen aus und macht weitreichende Bewältigungsprozesse notwendig. Für die Krankheitsbewältigung werden die Besonderheiten chronischer Krankheitsverläufe sowie die Bedeutungszuschreibungen der Patient_innen ungenügend integriert oder von den Expert_innen als „Irrationalität" im Hinblick auf die Lebensführung bezeichnet. Vor allem die Aufdeckung der Rationalitäten der Betroffenen, deren Motivation und Biographie werden unzureichend in die therapeutischen Pläne einbezogen. Dadurch können professionelle Hilfestrukturen nicht an die Bedeutung und Erfordernisse der Krankheitsbewältigung angepasst werden. Auch die Prävention koronarer Herzkrankheiten erreicht nicht die gewünschten Effekte. Trotz Aufklärungs- und Risikoprogrammen und medikamentöser als auch nicht-medikamentöser Therapien scheinen diese nur einen geringen Einfluss auf die Prävalenz zu haben.

Insgesamt macht es den Eindruck, dass eine multifaktorielle und professions- und phasenübergreifende Versorgung die Ausnahme bleibt. In allen Behandlungsbereichen der KHK lassen sich zudem ganzheitliche, alters-, geschlechts-, sozialspezifische und alltagsorientierte Perspektiven vermissen. Der Fokus der Erkrankung liegt deutlich auf der Krankheit und nicht auf dem „Kranksein", d.h., medizinische Aspekte stehen dabei im Vordergrund.

Im nächsten Kapitel wird der dritte Präventionsbereich im Zusammenhang mit der KHK, die Rehabilitation, betrachtet. Aufgrund der unbefriedigenden Ergebnisse der vorigen Präventionsbereiche und der kurzfristigen Wirksamkeit der therapeutischen Ansätze kommt ihr eine herausragende Rolle in der Versorgung zu. Zusätzlich ist sie als Schnittstelle zur häuslichen Umgebung und zum Alltagsleben für die Patient_innen von großer Relevanz.

2.2. Die kardiologische Rehabilitation

Die Abnahme der Mortalität von koronar herzkranken Patient_innen geht zu 71% auf die Verbesserung der Versorgung von bereits erkrankten Personen zurück. Der kardiologischen Rehabilitation kommt daher eine besondere Bedeutung in der gesundheitlichen Versorgung zu (Grande et al. 2002a, 203-225). Im Folgenden soll nun die Entwicklung der kardiologischen Rehabilitation (Kapitel I.2.2.1.), die Definition und gesetzlichen Rahmenbedingungen (Kapitel I.2.2.2.), die Formen (Kapitel I.2.2.3.), Ziele und Aufgaben (Kapitel I.2.2.4.), die Voraussetzungen und Indikatoren (Kapitel I.2.2.5.), die Diagnostik und Inhalte (Kapitel I.2.2.6.) sowie das pflegerische Aufgabenfeld der kardiologischen Rehabilitation (Kapitel I.2.2.7.), dargestellt werden. Nach einer kritischen Bewertung der kardiologischen Rehabilitation durch empirische Befunde (Kapitel I.2.2.8.) erfolgt im Kapitel I.2.3. die Erörterung der Potenziale einer erweiterten Anamnese für die stationäre kardiologische Rehabilitation.

2.2.1. Entwicklung und Modelle

Die medizinische Rehabilitation stellt in Deutschland, neben der stationären Akutbehandlung im Krankenhaus, einen eigenständigen Bereich der medizinischen Versorgung dar. Die ersten diesbezüglichen Grundlagen wurden Ende des 19. Jahrhunderts durch die Entwicklung der Sozialversicherungen im Deutschen Reich gelegt. Mit dem Rentenversicherungsgesetz von 1957 fand mit dem Grundsatz „Rehabilitation vor Rente“ die Festlegung des ersten Schwerpunkts der Rehabilitation statt. In der geschichtlichen Entwicklung zeigt sich ein anfänglich zergliedertes und daher oft unübersichtliches Rehabilitationssystem von Trägern und Zuständigkeiten. Durch zunehmende Kritik am System der medizinischen Rehabilitation in Deutschland wurde 1989 bis 1992 vom Verband Deutscher Rentenversicherungsträger eine „Kommission zur Weiterentwicklung der medizinischen Rehabilitation in der gesetzlichen Rentenversicherung“ eingesetzt, die eine kritische Bestandsaufnahme durchführte, strukturelle Defizite analysierte und Empfehlungen und Leitlinien erarbeitete. Neben dem daraus entstandenen Rahmenkonzept für die rehabilitative Behandlung unterschiedlicher Krankheitsbilder konnten auch Vorschläge für die Minderung von Zugangshemmnissen entwickelt werden. Frauen wurden dabei explizit fokussiert, da bei ihnen eine deutlich geringere Inanspruchnahme medizinischer Rehabilitationsmaßnahmen festgestellt wurde.

Mittlerweile existieren in Deutschland über 1400 Rehabilitationskliniken, von denen 15,8% den Herzkreislauferkrankungen zuzuordnen sind (Horres-Sieben 2004, 4-15). Inzwischen ist die kardiologische Rehabilitation die viertgrößte Rehabilitations-Indikation nach orthopädischen, psychischen und onkologischen Erkrankungen (Korsukéwitz et al. 2012, 12-21) und gilt als Vorreiterrolle für die medizinische Rehabilitation (Horres-Sieben 2004, 4-15).

Die *Entwicklung der kardiologischen Rehabilitation* begann Mitte des letzten Jahrhunderts, veranlasst durch die starke Zunahme koronarer Herzkrankheiten in den Industrieländern (Grande et al. 1998, 126-136; Grande et al. 2002a). Die Rehabilitation sollte dabei zunächst überwiegend als berufliche Reintegration fungieren, deren Sinn jedoch für ältere Patient_innen anfangs in Frage gestellt wurde: „Rehabilitation nur für den Schrebergarten?“ (Maisch 2012, 7). Mitte der 60er Jahre entwickelte sich die erste kardiologische Rehabilitation. Noch bis Ende der 90er Jahre herrschte eine undurchdringliche medizinische Dominanz, die durch die Entwicklung mechanistischer Therapieansätze, wie Ballondilatationen oder Bypass-Operationen, zwar einen wertvollen Beitrag leistete, aber durch fehlende individualisierte Konzepte und mangelndem Einbezug der Patient_innen reduziert blieb (Grande et al. 1998, 126-136; Grande et al. 2002a; Benesch 1996). Die ersten Konzepte der kardiologischen Rehabilitation waren überwiegend physisch orientiert und auf eine medizinische Funktionsdiagnostik mit Bewegungstherapie und körperlichem Training fokussiert (Horres-Sieben 2004, 4-15). Die medizinische Ausrichtung konnte auch an der Tatsache beobachtet werden, dass kardiologische Rehabilitationskliniken in Deutschland überwiegend an Akutkliniken angeschlossen waren (Grande et al. 1998, 126-136). Aufgrund der rasanten medizinischen Entwicklung in der Kardiologie und Kardiochirurgie hat sich das Patient_innenspektrum in der kardiologischen Rehabilitation in den letzten zwanzig Jahren deutlich gewandelt. Zunächst war die stationäre kardiologische Rehabilitation nur für Patient_innen nach unkompliziertem Myokardinfarkt vorgesehen. Heute kommen vermehrt „High Risk“ und ältere Patient_innen in die Rehabilitation. Auch die sozialen Kontextbedingungen haben sich im Laufe der letzten drei Jahrzehnten geändert. Ursprünglich wurden in den 60-70er Jahren die Rehabilitationskonzepte auf jüngere berufstätige Männer ausgerichtet, da Frauen in der Erwerbstätigkeit nur eine geringe Rolle spielten. Angesichts der veränderten Anforderungen wurde versucht die bisher definierten Konzepte und Rehabilitationsprogramme dem neuen Bedarf anzupassen und Frauen sowie ältere Menschen in den Blick zu nehmen (Horres-Sieben 2004, 4-15).

Für die Rehabilitation können *unterschiedliche Ansätze* in Anwendung gebracht werden: Das epidemiologische Risikofaktorenmodell, das biomedizinische Modell der Kardiologie und der biopsychologische Ansatz der WHO beeinflussen die Ziele und Programmgestaltung der Rehabilitation. Vor allem das Risikofaktorenmodell wird dahingehend kritisiert, dass nur die Relevanz der jeweiligen Risikofaktoren betrachtet wird und psychosoziale Parameter unterbewertet bleiben. Es findet eine pathologische Fixierung statt, bei der protektive, kompensatorische oder salutogenetische Faktoren ausgeschlossen werden. Darüber hinaus wird die Wirkungsweise der somatischen, psychischen, sozialen und gesellschaftlichen Bedingungen als ein isolierter Vorgang betrachtet. Ungeachtet dieser Argumente haben sich Lebensstilmodifikation und medikamentöse Behandlung zu einem wesentlichen Eckpfeiler der kardiologischen Rehabilitation entwickelt.

Mit der Übernahme naturwissenschaftlicher Modelle in der Rehabilitation war eine deutliche Orientierung an der ärztlichen Diagnostik und somatischen Aspekten von Krankheit verbunden, die zugleich zu einer Vernachlässigung der subjektiven, psychischen und sozialen Anteile von Krankheit und Kranksein führte. Dadurch entstand ein einseitiges, monokausales und mechanistisches Körperbild. Die Zunahme der invasiven Therapien in der Kardiologie, z.B. der Bypass-Operationen, kann als ein Indikator dafür gesehen werden. Die Dominanz des biomedizinischen Krankheitsmodells in der Kardiologie und Kardiochirurgie hat aus Sicht einiger Rehabilitationsexpert_innen einen ungünstigen Einfluss auf die Motivation der Patient_innen zur Veränderung ihres Lebens und Verhaltens, da es suggeriert, dass letztendlich invasive Maßnahmen den koronaren Zustand wieder „reparieren" können. Die Grunderkrankung mit ihren Risiken und dem drohenden tödlichen Ausgang sowie ihre notwendige langfristige Beeinflussung durch Aktivitäten der Betroffenen selbst treten in den Hintergrund.

Als eine Erweiterung der vorigen Konzepte ist das biopsychologische Modell der WHO anzusehen. Hier soll die kausale Bedeutung sozialer, psychischer und biologischer Faktoren sowie die zwischen ihnen bestehenden Interdependenzen erforscht werden. Ausgehend von diesem Modell wurde ein Rehabilitationskonzept verabschiedet, das Risikofaktoren und Krankheitsfolgen berücksichtigt und auf den drei genannten Ebenen ansetzt (Grande et al. 1998, 126-136; Grande et al. 2002a).

2.2.2. Definition und Rahmenbedingungen

Nach der Definition der WHO wird die Rehabilitation von Herzpatient_innen in *drei Phasen* gegliedert: Die Phase I ist die stationäre Akutbehandlung und

Frühmobilisation im Krankenhaus. Bei der Phase II, direkt im Anschluss an die Akutbehandlung, liegt der Schwerpunkt darin, die individuellen Risiken einzudämmen und die eingeschränkte Leistungsfähigkeit des Herzens durch eine abgestufte Aufnahme körperlicher Bewegung wieder kontinuierlich zu steigern. Sie beinhaltet damit wesentliche Ziele der Sekundärprävention, z.B. die soziale und berufliche Wiedereingliederung, und erfolgt in stationären und ambulanten Rehabilitationseinrichtungen. Als Phase III wird die Nachsorge und Betreuung am Wohnort der Patient_innen verstanden. In der Regel wird die Versorgung von niedergelassenen Ärzt_innen und/oder ambulanten Herzgruppen[26] geleistet (RKI 2006, 26).

Die kardiologische Rehabilitation ist ein *Prozess*, bei dem verschiedene Maßnahmen synergistisch koordiniert werden sollen, um herzkranken Patient_innen mithilfe eines multidisziplinären Teams darin zu unterstützen, die individuelle, physische und psychische Gesundheit sowie die soziale Integration (Teilhabe) wieder zu erlangen und langfristig aufrechtzuerhalten. Sie soll sich an einem nachhaltigen Erfolg orientieren und eine umfassende Versorgung von Herzpatient_innen sichern. Die Wirksamkeit ergibt sich hierbei aus Kriterien, wie der Reduktion von Morbidität und Mortalität, der Verbesserung psychischer und physischer Lebensqualität durch die Reduktion von Beschwerden als auch der Verbesserung von Leistungsfähigkeit und einer psychischen Stabilität. Diese Ziele beschränken sich dabei nicht ausdrücklich allein auf die Kompensation der Folgen von Krankheitsprozessen, sondern zielen auf die Verlangsamung des Krankheitsprozesses und auf die Reduktion des Risikos krankheitsbedingter Folgen und Komplikationen ab (Korsukéwitz et al. 2007a, 4). Als Rehabilitation werden alle medizinischen, schulischen, beruflichen, psychologischen und sozialen Maßnahmen bezeichnet, die darauf ausgerichtet sind, eine chronische Herzerkrankung nicht zu einer dauerhaften Beeinträchtigung der persönlichen, sozialen und beruflichen Lebensumstände werden zu lassen bzw. deren Auswirkungen auf ein Minimum zu reduzieren (Fischer 2004, 4-55).

---

26 Anm. d. Verf.: Unter Herzgruppen versteht man ärztlich betreute und begleitete Selbsthilfegruppen, in denen die Betroffenen Expert_innen ihrer eigenen Krankheit werden und Selbstverantwortung übernehmen sollen. Dabei stehen Bewegungs- und Sporttherapie, das Erlernen von Stressmanagementtechniken, Änderungen im Ess- und Genussverhalten und psychosoziale Unterstützung im Mittelpunkt. Als Ziele gelten in den Herzgruppen die Einschätzung der eigenen Belastbarkeit, die Beherrschung der persönlichen Risikofaktoren und die Bewältigung der persönlichen Behinderung durch eine chronische Krankheit. Sie ist somit als eine wichtige Funktion in der Rehabilitation anzusehen. Herzgruppen müssen durch die behandelnden Ärzt_innen verschrieben werden und sind über die Landesverbände der Deutschen Gesellschaft für Prävention und Rehabilitation zu erreichen. Derzeit werden sie noch zu selten genutzt (RKI 2006, 26).

Die verschiedenen Sozialgesetzbücher (SGB) enthalten trägerübergreifend gültige *Bestimmungen für die Leistungen zur Rehabilitation und Teilhabe*. Von zentraler Bedeutung ist das SGB IX, welches die „Rehabilitation und Teilhabe behinderter Menschen“ definiert. Übergeordnetes Ziel ist es, dass behinderte oder von einer Behinderung bedrohte Menschen Leistungen erhalten, um ihre Selbstbestimmung und gleichberechtigte Teilhabe am Leben in der Gesellschaft zu fördern, Benachteiligungen zu vermeiden oder ihnen entgegenzuwirken (SGB IX 2001, §1.). Nach SGB IX wird Behinderung folgendermaßen definiert:

> „Menschen sind behindert, wenn ihre körperliche Funktion, geistige Fähigkeit oder seelische Gesundheit mit hoher Wahrscheinlichkeit länger als sechs Monate von dem für das Lebensalter typischen Zustand abweichen und daher ihre Teilhabe am Leben in der Gesellschaft beeinträchtigt ist. Sie sind von Behinderung bedroht, wenn die Beeinträchtigung zu erwarten ist.“ (SGB IX 2001, § 2, Absatz 1)

Trägerspezifische Bestimmungen sind im SGB III (Arbeitsförderung), SGB V (Gesetzliche Krankenversicherung), SGB VI (Gesetzliche Rentenversicherung) und SGB VII (Gesetzliche Unfallversicherung) niedergelegt. Weitere Leistungen können nach SGB VIII (Kinder- und Jungendhilfe), SGB XI (Soziale Pflegeversicherung) oder SGB XII (Sozialhilfe) erfolgen. Das Prinzip der Risikozuordnung zwischen den einzelnen Trägern erfolgt dahingehend, dass derjenige Sozialleistungsempfänger zuständig ist, der das finanzielle Risiko eines Scheiterns der Rehabilitationsleistung zu tragen hat. Jeder Leistung zur medizinischen Rehabilitation liegt ein Antrag der Versicherten zugrunde und wird von den Leistungsträgern (z.B. Krankenkassen, Bundesagentur für Arbeit) entsprechend der Zuständigkeit weitergeleitet. Die Träger überprüfen anhand der vorliegenden Daten die versicherungsrechtlichen und persönlichen Voraussetzungen für die Leistungen zur Rehabilitation. Für Personen im erwerbsfähigen Alter ist dies meist die gesetzliche Rentenversicherung, für Personen außerhalb des erwerbsfähigen Alters ist in der Regel die gesetzliche Krankenversicherung zuständig (Korsukéwitz et al. 2007a, 4-10). Von den Trägern tritt die DRV (Deutsche Rentenversicherung) aufgrund ihrer Funktion als Hauptversicherungsträger am dominantesten auf. Sie gibt klare Anforderungen an die Rehabilitationseinrichtungen und -strukturen vor, sodass für die rehabilitativen Einrichtungen spezifische konzeptionelle, baulich-räumliche, apparative und personelle Anforderungen vorliegen (Korsukéwitz et al. 2012, 12-21). Ein besonderes Verfahren der Antragsstellung ist die Anschlussheilbehandlung (AHB). Diese ist eine ambulante und/oder stationäre Leistung zur medizinischen Rehabilitation, die im Rahmen eines vorgegeben Indikationskatalogs innerhalb von 14 Tagen nach einer Krankenhausbehandlung beginnen muss (Korsukéwitz et al. 2007a, 4-10). Die meisten kardiologischen Rehabilitand_innen befinden sich per Definition daher in einer Anschlussheilbehandlung als rehabilitative Maßnahme. Ohne anderweitige wissenschaftliche Evidenz bleibt die Rehabilitation auf ca. 3 Wochen begrenzt (Held, Karoff 2007, 229-231).

Die *Qualitätssicherung* der kardiologischen Rehabilitationen findet unter strengen Qualitätsrichtlinien statt. Die Rentenversicherungsträger und Krankenkassen fordern für alle Einrichtungen, dass die Struktur- und Prozessqualitätsnormen aus den Empfehlungen der Bundesarbeitsgemeinschaft für Rehabilitation umgesetzt werden. Die meisten Einrichtungen lassen sich zusätzlich von der Fachgesellschaft „Deutsche Gesellschaft für Prävention und Rehabilitation" (DGPR) zertifizieren (Sauer, Gysan 2007, 227-229). Gleichzeitig kann die langfristige Gesundheitsversorgung durch Disease Managementprogramme die Messung der Ergebnisqualität optimieren (Halle, Rauch 2007, 231-233). Um Patient_innen optimal betreuen zu können, ist eine enge Zusammenarbeit der verschiedenen Sektoren des Gesundheitswesens erforderlich. Für die kardiologische Rehabilitation bedeutet dies einerseits eine enge Einbindung in die Versorgungsabläufe zwischen Akutkrankenhaus und/oder Herzzentrum und der ambulanten Versorgung durch die niedergelassenen Ärzt_innen andererseits. In Modellen der integrierten Versorgung wird die Zusammenfassung der verschiedenen Versorgungssektoren im Gesundheitssystem zur Optimierung der Patient_innenbetreuung initiiert. Die Konzepte gehen vor allem auf die Schnittstellenproblematik zwischen ambulanter und stationärer Versorgung ein, deren Behebung nachweislich die Mortalitätsrate und Hospitalisation senken lässt und verpflichtende Behandlungspfade integriert (Bönner, Rauch 2007, 242-244). Bei den Rahmenbedingungen der kardiologischen Rehabilitation sollte bedacht werden, dass die einzelnen Akteur_innen der Versorgung oftmals eigene Interessen verfolgen, die eine Kooperation einschränken. So haben die Zuweiser der kardiologischen Rehabilitation, die Herzchirurg_innen, ein Frühverlegungsinteresse, damit die OP-Kapazitäten optimal genutzt werden können. Rehabilitationseinrichtungen sind zusätzlich abhängig von Kriterien des Wettbewerbs, Geldgeber der Rehabilitation verfolgen ökonomische Interessen, die zu beachten sind (Bergner, Staender 2002, 254; s. Kapitel IV.2.4.; V.4.2.2.).

2.2.3. Stationäre und ambulante Formen

Durch die KORA-Studie belegt, nahmen zwischen 2001 und 2003 60% der Infarktüberlebenden an einer Rehabilitation teil. Im Jahr 2003 existierten 167 Rehabilitationseinrichtungen für die Anschlussrehabilitation kardiologischer Patient_innen, mit denen von den jeweils zuständigen Kostenträgern Verträge zur

Erbringung von ambulanten und stationären Leistungen abgeschlossen wurden (RKI 2006, 29). Grundsätzlich kann eine kardiologische Rehabilitation in einer stationären oder einer ambulanten Einrichtung erfolgen. Die Einrichtungen können an kardiologischen Gemeinschaftspraxen und Versorgungskrankenhäuser angegliedert sein oder eigenständige ambulante Einrichtungen, stationäre Rehabilitationskliniken oder universitäre Einrichtungen darstellen. Auf wissenschaftlicher Basis und den gesetzlichen Bestimmungen durch das SGB V und SGB IX sind in Deutschland die ambulanten den stationären Einrichtungen gleichgestellt. Während in den westeuropäischen Ländern und den USA in der Regel unter ambulanten Bedingungen rehabilitiert wird, ist die Rehabilitation in Deutschland überwiegend stationär orientiert, obwohl in den letzten Jahren ersucht wurde, den Anteil an ambulanten Rehabilitationen zu steigern (Sauer, Gysan 2007, 227-229). Die Vorgaben der kardiologischen Rehabilitation, z.B. die Standards der Struktur- und Prozessqualität, entstammen der stationären Rehabilitation. Diese erfolgen vor allem durch die Rentenversicherungen und die DGPR. Die Prägung der kardiologischen Rehabilitation durch ihre ursprünglich stationäre Form wurde nahezu unverändert auf die junge ambulante Form übertragen, ohne die Besonderheiten und potenziellen Chancen des Settings zu nutzen. Die Differenzialindikation für das jeweilige Setting sollte sich nach medizinischen und psychosozialen Gesichtspunkten, dem Wunsch der Patient_innen sowie der Verfügbarkeit von geeigneten Einrichtungen richten.

Eine *stationäre Rehabilitation* ist dann indiziert, wenn Art und Ausmaß der Schädigung oder Beeinträchtigung der Aktivitäten durch ambulante Einrichtungen nicht ausreichend behandelt werden können und/oder eine starke Multimorbidität und mangelnde psychische Belastbarkeit besteht. Darüber hinaus ist sie aufgrund der Notwendigkeit pflegerischer Betreuung, ständiger ärztlicher Überwachung und einer zeitweisen Entlastung und Distanzierung vom häuslichen Umfeld angezeigt. Für eine *ambulante Rehabilitation* gelten eine ausreichende Mobilität, physische und psychische Belastbarkeit und die Erreichbarkeit der Einrichtung in zumutbarer Distanz als Voraussetzungen. Die häusliche und medizinische Versorgung müssen im ambulanten Fall sichergestellt werden (Held, Karoff 2007, 229-231). Der große Vorteil einer ambulanten Rehabilitation besteht primär erst einmal in seiner Wohnortnähe (Sauer, Gysan 2007, 227-229). Darüber hinaus sollten alle Rehabilitand_innen über eine durchgängige Kooperationsfähigkeit und -bereitschaft, Handlungs- und Lernfähigkeit sowie über eine ausreichende Compliance und Motivation verfügen. Nach bisherigen Studien neigen jüngere und mobilere Patient_innen, Berufstätige und Angehörige höherer Sozialschichten eher zu ambulanten oder teilstationären Einrichtungen, während Frauen, ältere und subjektiv kränkere Patient_innen die stationäre Rehabilitation bevorzugen (Held, Karoff 2007, 229-231). Von Seiten der Patient_innen präferieren ¾ der Befragten die stationäre Rehabilitation, wobei der Hauptvorteil im "gut geschulten Personal" und der professionellen medizinischen und therapeutischen Behandlung gesehen wird. Es scheint die Angst zu bestehen, sich nach dem Klinikaufenthalt alleine zu Hause versorgen zu müssen und im Notfall keine direkte Ansprechpartner_innen oder sofortige medizinische Hilfe zur Verfügung zu haben. Haupteinwände gegen ambulante Maßnahmen bestehen in der Belastung durch die tägliche An- und Abreise (Gunia 2009).

Die Rehabilitation hat kurz- und mittelfristig gesehen positive *Auswirkungen* auf die körperliche Leistungsfähigkeit, die subjektiv erlebten Beeinträchtigungen und einen einzigen Risikofaktor, dem Rauchen. Insgesamt ist der längerfristige Einfluss beider Versorgungsformen, der stationären wie auch ambulanten, als eher gering einzuschätzen und bleibt damit hinter seinen Möglichkeiten zurück. Dies wird sowohl auf die unzureichende Nachbetreuung der Phase III als auch auf den mangelnden Einbezug der Risikokonstellationen, die in den vorhandenen Rehabilitationskonzepten nicht ausreichend berücksichtigt und beeinflusst werden, zurückgeführt. In einer Studie über den Vergleich der ambulanten und stationären kardiologischen Rehabilitation wurde 3 Jahre lang untersucht, ob Unterschiede zwischen den Versorgungsmodellen im Hinblick auf eine Stabilisierung, Verbesserung oder gar Verschlechterung des Gesundheitszustandes der Patient_innen und auf längerfristige Kriterien wie Mortalität und die Häufigkeit kardialer Ereignisse ersichtlich sind. Die Unterschiede waren marginal und es konnten nur geringe Varianzen zwischen beiden Formen aufgezeigt werden. Beispielsweise sind in der stationären Form die geringen unmittelbaren Interventionserfolge auf die stationären Bedingungen zurückzuführen, die allerdings, wenn die stützenden Rahmenbedingungen der Rehabilitation wegfielen, im Alltag nicht verstetigt werden konnten. Bei den Verhaltensmodifikationen lassen sich zwischen der ambulanten und stationären Rehabilitation im Hinblick auf die gesundheitsrelevanten Verhaltensweisen nur Abweichungen bei der Raucherentwöhnung feststellen. Für das Aufgeben des Nikotingenusses scheint das stationäre Setting mit seinem strengeren Reglement und den besseren Kontrollmöglichkeiten günstiger zu sein (Grande et al. 2002b, 203-225). Insgesamt sind andere Faktoren als deren Versorgungsform für das Gelingen einer Rehabilitation relevant (s. Kapitel I.2.2.8.). Der Versorgungsmodus ambulant und stationär hat darauf ebenso wenig einen Einfluss wie auf den Krankheitsverlauf insgesamt, das Auftreten kardialer Ereignisse, auf Lebensstilmodifikationen sowie die allgemeine Lebensqualität (Grande et al. 2002b, 320-328; Orde et al. 2002).

Die Bevorzugung stationärer Einrichtungen hat sich bis 2012 nicht wesentlich verändert, nur ein leichter Trend zu ambulanten Einrichtungen konnte in den letzten Jahren verzeichnet werden (Korsukéwitz et al. 2012, 12-21). Nach wie vor wird die stationäre Rehabilitation in Deutschland fachlich sowie durch die Patient_innenpräferenzen favorisiert, auch wenn die Kostenträger die ambulante Versorgung der stationären aus Kostengründen vorziehen (Hahmann 2012, 22-29).

2.2.4. Allgemeine und individuelle Ziele

Das *allgemeine und übergeordnete Ziel* der kardiologischen Rehabilitation ist die Wiederherstellung, Verbesserung und/oder Gewährleistung der Teilhabe der Rehabilitand_innen am privaten, gesellschaftlichen und beruflichen Leben. Zusätzlich ist ein wesentlicher Bestandteil die konsequente Umsetzung von Maßnahmen zur Prävention, um die Morbidität und Mortalität der Patient_innen zu senken. Die bestmögliche Teilhabe am sozialen Leben setzt allerdings voraus, dass auch eine bestmögliche Gesundheit erreicht wird. Unter diese Gesichtspunkte fallen die Wiederherstellung und Verbesserung der körperlichen und geistigen Leistungsfähigkeit sowie der Lebensqualität und die Verbesserung der Prognose der Patient_innen. Weitere Ziele sind, die körperliche und geistige Leistungsfähigkeit und psychische Stabilität zu erhalten oder zu verbessern, und damit auch die Selbstständigkeit und Autonomie der Patient_innen zu fördern. Die letzten beiden Faktoren sind gerade bei älteren Patient_innen ein zunehmend bedeutsames Rehabilitationsziel. Vor allem, wenn langfristige Ziele erreicht werden wollen, sind der Abbau individueller Barrieren und Hemmnisse sowie die Förderung von Ressourcen und der Selbstverantwortung der Patient_innen im Umgang mit ihren Erkrankungen von großer Wichtigkeit (Korsukéwitz et al. 2007b, 11-13). Die übergeordneten Ziele können konkret in medizinische Ziele (wie Verhinderung der Mortalität, Verringerung von Morbidität und Beschwerden), psychologische Ziele (wie Wiederherstellung von Selbstvertrauen, Verringerung von Angst und Depression und Verbesserung des Stressmanagements), soziale Ziele (wie Rückkehr zur Arbeit, Unabhängigkeit bei Alltagsaktivitäten) und Ziele des Gesundheitssystems (wie Senkung der direkten medizinischen Kosten) eingeteilt werden (Grande et al. 2002b, 203-225).

Die *individuellen Ziele* sollen zu Beginn jeder Rehabilitationsleistung anhand der medizinischen Befunde und des individuellen Problem- und Risikoprofils gemeinsam mit den Patient_innen festgelegt werden. Dabei müssen die Begrifflichkeiten Rehabilitationsziele, Therapieziele und Aufgaben der Rehabilitation unterschieden werden.

Die *Rehabilitationsziele* sind übergeordneter Natur und beziehen sich auf die Beeinflussung des klinischen Verlaufs der Erkrankung und die Erhaltung der sozialen Integration.

Zu den *Therapiezielen* zählen die Wiederherstellung und Erhaltung der Selbstständigkeit, die Selbstversorgung und Lebensqualität der Patient_innen und die Reduktion des Risikos von Folgeerkrankungen, wie Reinfarkte oder vorzeitigem Tod und Invalidität. Therapieziele beziehen sich u.a. auf die Behandlung einzelner Risikoerkrankungen oder -faktoren und die Beseitigung von Fähigkeits- und Funktionsstörungen. Darüber hinaus sollen die Kontextfaktoren, die den Krankheitsverlauf und die psychosozialen Auswirkungen der Erkrankung positiv oder negativ beeinflussen, beschrieben werden. Um die Therapieziele umzusetzen, müssen zielgerichtete und rehabilitationsspezifische Aufgaben erfüllt werden. Dazu gehört z.B. die medizinisch überwachte Remobilisierung der Patient_innen im Bereich des Herzkreislaufsystems. Auch müssen eine Risikostratifizierung in Bezug auf den zu erwartenden kurz, mittel- und langfristigen Krankheitsverlauf und eine Optimierung der individuellen medikamentösen und nicht-medikamentösen Therapie erfolgen. Des Weiteren sind eine medizinische und psychologische Unterstützung der Patient_innen bei der Krankheitsverarbeitung und die nachhaltige Vermittlung des grundlegenden Wissens über das Herzkreislaufsystem, dessen Erkrankungen und die therapeutischen Möglichkeiten und besonderer Risikofaktoren notwendig. Zusätzlich ist es eine Beratung und Unterstützung der Patient_innen bei der beruflichen und sozialen Wiedereingliederung, einschließlich der sozialmedizinischen Begutachtung erwerbstätiger Patient_innen sowie dem Einbezug der Lebenspartner_innen erforderlich (Korsukéwitz et al. 2007b, 11-13). Dabei ist anzumerken, dass therapeutische Ziele, wie eine Lebensstiländerung, nicht in vier Wochen erreicht werden können. Sie dürfen sich nicht nur auf die Rehabilitation bzw. AHB beschränken, sondern müssen im Anschluss ambulant und im häuslichen Bereich fortgesetzt werden. Dafür braucht es einerseits eine Verantwortungsübernahme seitens der Patient_innen, andererseits müssen weiterführende Konzepte unterstützend wirken (Benesch 1996, 91-99). Wie anspruchsvoll insgesamt eine anhaltende Beeinflussung von Risikofaktoren für Herzkreislauferkrankungen ist, konnte in verhaltensmedizinischen Interventionsstudien erforscht werden (Rüddel 1997, 193-215).

In Deutschland ist es in der kardiologischen Rehabilitation Standard, dass die zielgerichteten Rehabilitationsaufgaben für die Patient_innen in individuellen Therapieplänen festgehalten werden. Diese dienen den Patient_innen und dem betreuenden Personal einerseits als Orientierung, andererseits zur Kontrolle des Rehabilitationsablaufs (Korsukéwitz et al. 2007b, 11-13; s. Kapitel I.2.2.6.).

2.2.5. Voraussetzungen und Indikationen

Die Durchführung einer kardiologischen Rehabilitation setzt Rehabilitationsbedürftigkeit, Rehabilitationsfähigkeit und eine positive Rehabilitationsprognose voraus.

Die *Rehabilitationsbedürftigkeit* ist insbesondere bei einem hohen Mortalitätsrisiko gegeben und wenn durch eine Erkrankung eine Beeinträchtigung der körperlichen, seelischen und sozialen Integrität mit der Folge einer Beeinträchtigung der individuellen Aktivität, der individuellen Leistungsfähigkeit und damit auch Teilhabe droht oder bereits eingetreten ist. Die Rehabilitation hat die Aufgabe, diese Beeinträchtigungen und Risiken zu vermeiden, zu reduzieren oder eine Verschlimmerung zu verhüten.

Die *Rehabilitationsfähigkeit* bezieht sich auf die körperliche, psychische und geistige Verfassung der Rehabilitand_innen und deren generelle Zustimmung zur Maßnahme. Sie gelten als rehabilitationsfähig, wenn sie ausreichend mobilisiert und in der Lage sind, sich ohne pflegerische Unterstützung zu versorgen. Sie müssen für effektive rehabilitative Maßnahmen genügend belastbar, motiviert und psychisch und physisch in der Lage sein, sich aktiv an der Rehabilitation zu beteiligen (Korsukéwitz et al. 2007c, 14-21). Allerdings steht diese Forderung im Gegensatz zur Realität und den ökonomischen Rahmenbedingungen. Durch eine verkürzte Verweildauer in der Akutklinik mit direkter Verlegung, oder zumindest mit verkürzter Übergangszeit, gelangen Patient_innen früher und multimorbider in die Rehabilitation. Die Rehabilitand_innen sind daher oft nur eingeschränkt rehabilitationsfähig und es muss mit mehr Komplikationen während der Rehabilitation gerechnet werden (Held, Karoff 2007, 229-231).

Die *Rehabilitationsprognose* bezieht sich auf die Wahrscheinlichkeit, dass durch rehabilitative Maßnahmen die Rehabilitations- und Therapieziele erreicht werden können. Als Beurteilungsbasis dienen dabei die Art der Erkrankung, der bisherige Krankheitsverlauf, das auf der Basis bisheriger Befunde zu beurteilende Potenzial zur Kompensation und/oder Rückbildung der Erkrankung sowie die Motivation der Patient_innen. Bei der Beurteilung der Rehabilitationsprognose ist auch die Evidenz in Bezug auf die Effektivität der medizinischen Rehabilitation zu berücksichtigen.

Grundsätzlich werden in der kardiologischen Rehabilitation Erkrankungen des Herzens, der Gefäße und des Kreislaufs im Rekonvaleszenzstadium und im chronischen Stadium behandelt. Die häufigsten *Indikationen* bei einer kardiologischen Rehabilitation sind der Zustand nach akutem Koronarsyndrom, koronarer Bypass-Operation und anderen Formen der operativen Revaskularisierung.

Darüber hinaus zählen u.a. verschiedene chronische Erkrankungen des Herzens, der Herzklappen und Herzgefäße, wie auch größere Herzoperationen zu den Indikationen. *Kontraindikationen* sind beispielsweise schwerwiegende und akute Erkrankungen des Herzens und der Gefäße, wie ein akutes Koronarsyndrom, eine akute Myokarditis (Herzmuskelentzündung) oder sonstige akute Erkrankungen, wie eine schwere bakterielle Pneumonie (Lungenentzündung) und Erkrankungen mit Schwächung des Immunsystems. Auch Patient_innen mit schwerwiegenden neurologischen oder orthopädischen Behinderungen, die einer speziellen Fachbehandlung bedürfen und die kardiologische Rehabilitationsfähigkeit deutlich einschränken, sind auszuschließen. Bei schwerwiegenden Begleiterkrankungen, wie Erkrankungen des Stoffwechsels oder der Lunge und Endokrinopathien, psychosomatische Störungen oder Erkrankungen des Bewegungsorgans, ist die Grenze der Rehabilitationsfähigkeit abzuklären.

Trotz Ausschlusskriterien können akute Verschlechterungen und Komplikationen auf der Rehabilitationsabteilung allerdings jederzeit eintreten, daher muss die Einrichtung über personelle als auch apparative Möglichkeiten verfügen, um diese rechtzeitig zu erkennen und präventiv zu behandeln bzw. in das nächste Akutkrankenhaus zu verlegen (Korsukéwitz et al. 2007c, 14-21).

2.2.6. Diagnostik und Therapie

Zu Beginn der Rehabilitation erfolgt eine *Eingangsdiagnostik*, um die Risikoratifizierung, die Abschätzung der Leistungsfähigkeit der Patient_innen und die individuellen Probleme zu erfassen. Auf der Basis der Eingangsdiagnostik sollen in Abstimmung mit den Patient_innen Therapieziele festgelegt und ein individueller Rehabilitationsplan erstellt werden. Der Rehabilitationsplan ist nicht als statisch anzusehen, sondern kann durch einen kontinuierlichen Erfahrungsaustausch des Therapeut_innenteams während des Rehabilitationsprozesses angepasst werden. Bei Abschluss der Rehabilitation erfolgt unter Berücksichtigung der Therapieziele eine Evaluation des Rehabilitationsprozesses und der Ergebnisse, um weitere Empfehlungen für Nachsorgemaßnahmen herauszugeben (Karoff, Kittel 2007, 23f).

Eine Eingangsdiagnostik kann beispielsweise anhand folgender physischer Bedingungen und fördernder oder hemmender Parameter aufgestellt werden.

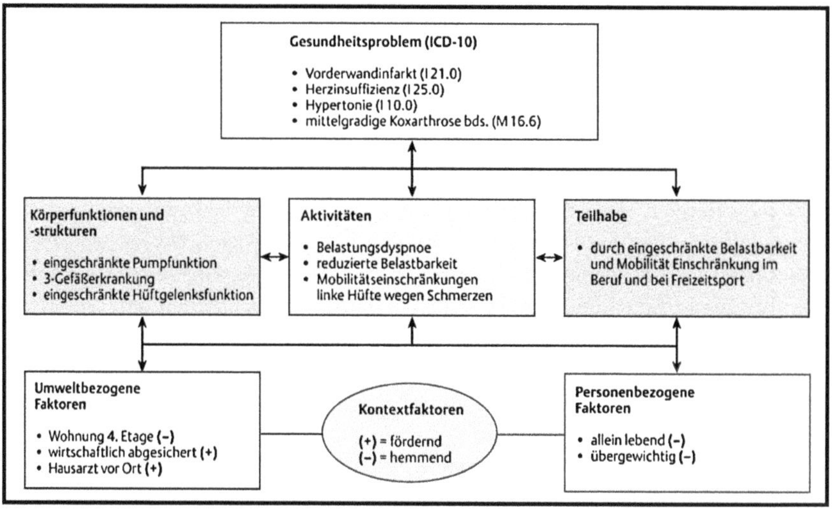

Abb. 2: Fallbeispiel für die Planung des Rehabilitationsprozesses (Karoff et al. 2007, 27)

Für die einzelnen Diagnosen können standardisierte Basistherapiepläne erstellt werden, die alle krankheitsspezifischen Komponenten erfassen. Die Intensität, Häufigkeit und Art der Therapie richtet sich nach dem Gesundheitszustand der Patient_innen und muss die Einschränkungen ihrer Funktionsfähigkeit und spezifischen Behinderungen mit allen Kontextfaktoren berücksichtigen. Zur medizinischen Diagnostik kommt die psychologische Diagnostik, da das lebensbedrohliche Ereignis Herzinfarkt emotional oft noch nicht verarbeitet ist und Ängste vor einem neuen Herzinfarkt die Patient_innen belasten. Die Krankheit kann verdrängt und die invasiven Interventionen als „Reparatur" angesehen werden. Oder die Patient_innen ergeben sich dem Schicksal einer vermeintlich unabwendbaren Frühinvalidität. Entscheidend für den adäquaten Umgang mit der Erkrankung und ihren Folgen ist jedoch, dass die Patient_innen lernen ihre Krankheit zu akzeptieren (BMBFa 2006). Vorrangig lässt sich meines Erachtens anhand der diagnostischen Instrumente in der Literatur dennoch ein Schwerpunkt auf den Bereich der Körperfunktionen, Leistungsfähigkeit und den allgemeinen und spezifischen Gesundheitszustand erkennen (Büsching et al. 2009).

Um die zuvor beschriebenen Ziele und Anforderungen der kardiologischen Rehabilitation umzusetzen (s. Kapitel I.2.2.4.), muss ein interdisziplinäres Therapeut_innenteam aus Ärzt_innen, Psycholog_innen, Physiotherapeut_innen, Ergotherapeut_innen, Diätassistent_innen, Pflegenden und Sozialarbeiter_innen

Aufgaben im somatischen, edukativen, psychischen und sozialen Bereich erfüllen (Karoff, Kittel 2007, 23f).

Der *somatische Bereich* umfasst die Eingangsuntersuchung, die u.a. aus der Anamnese, den medizinischen Befunden, dem EKG, Labor etc. besteht. Des Weiteren gehören die Abschlussuntersuchung, die medikamentöse Therapie, die individuelle und kombinierte Trainingstherapie und die physikalische Therapie in diesen Bereich (Karoff, Kittel 2007, 23f). Zu berücksichtigen sind auch die Besonderheiten bei kardialen Patient_innen: Aufgrund der Schwere der Operation entsteht nicht selten eine vorübergehende akute Verwirrtheit nach kardiochirurgischen Eingriffen, welche nicht kontinuierlich, sondern fluktuierend auftritt und einen erhöhten Pflegebedarf erfordert (Fiedler 2004, 65-93). Durch die zerebralen Defizite können auch ergotherapeutische und logopädische Übungen oder neuropsychologisches Training notwendig sein (Bönner 2007, 34f).

Der *edukative Bereich* umfasst die Gesundheitsbildung und das Gesundheitstraining. Die Rehabilitand_innen sollen hierbei individuell zu einer Lebensstiländerung motiviert werden. Dafür gibt es vor allem von der Deutschen Rentenversicherung umfangreiches Schulungsmaterial (Karoff, Kittel 2007, 23f; Bönner 2007). Die Patient_innenschulungen sollen Compliance, Selbstmanagement und Empowerment ermöglichen, welche über Wissensvermittlung, Fertigkeitstraining und Einstellungsänderungen angestrebt werden. Allerdings sind die Methoden im Sinne der Qualitätsanforderungen, u.a. im Hinblick auf eine patient_innenorientierte Didaktik und die Qualifizierung der methodischen Fähigkeiten der Dozent_innen, verbesserungswürdig. Insbesondere bei der Förderung des gesunden Lebensstils finden die Patient_innenpartizipation und die Förderung der Selbstwirksamkeitserwartung der Patient_innen noch zu wenig Beachtung (Faller et al. 2008, 77-83).

Der *psychologische Bereich* beschäftigt sich mit der Krankheitsverarbeitung der Patient_innen. Nicht selten liegen Störungen der Krankheitsbewältigung vor, die mit reaktiv depressiven Verstimmungen verbunden sind (Bönner 2007, 34f). Eine depressive Verarbeitung ist ein maßgeblicher Prädikator für eine reduzierte Lebensqualität (Dörner et al. 2005, 216-221). Es bestehen erhebliche Ängste vor neuen Ereignissen gepaart mit mangelndem Vertrauen in die eigene Belastbarkeit. Darüber hinaus sind Psycholog_innen aber auch unterstützend bei Schulungsprogrammen beteiligt, wie z.B. bei der Raucherentwöhnung oder Gewichtsreduktion (Bönner 2007, 34f). Zu Beginn der Rehabilitation werden daher evaluierte Fragebögen, z.B. zur Angst- und Depressionsdiagnostik, zur Erhebung von Lebensqualität oder sozialen Unterstützung eingesetzt, um relevante Probleme rechtzeitig zu erfassen. Bei Bedarf können weitere diagnostische Tests hinzugezogen werden.

Die *berufliche und soziale Integration* ist von somatischen, psychischen und sozialen Faktoren anhängig. Im Rahmen der Sozialen Arbeit wird bei beruflichen, aber auch bei sozialen Problemen im privaten Umfeld beraten und unterstützt (Karoff et al. 2007, 23f), damit eine berufliche und soziale Wiedereingliederung der Patient_innen ermöglicht werden kann (Bönner 2007, 34f). Vor allem die berufliche Wiedereingliederung ist für die Rehabilitand_innen ein wichtiger Schritt der sozialen Integration (Kittel, Karoff 2008, 14-22).

Im Hinblick auf die *Änderungen des Lebensstils* werden im Rehabilitationsplan vor allem die Bereiche der körperlichen Aktivität, der Ernährung und Gewichtsreduktion, des Nikotinverzichts und der psychologischen Risikofaktoren sowie des alltagsbedingten Stresses fokussiert, da sie zur signifikanten Reduktion der kardiovaskulären Risiken beitragen (Baer, Rosenkranz 2009, 29).

Was sich für die Risikofaktoren bestätigt hat, zeigt sich auch für die Rehabilitation: Bei hoher körperlicher Fitness ist u.a. das Risiko einer koronaren Herzkrankheit deutlich reduziert (s. Kapitel I.2.1.4.). Eine Metanalyse zeigte eine signifikante Reduktion der Gesamtmortalität um 27% und der kardialen Mortalität von 31% bei Patient_innen, die ein Rehabilitationsprogramm mit körperlichem Training besucht haben (Enseleit, Ruschitzka 2008, 64-66) und dieses langfristig durchführten. Es werden eine Reihe von weiteren positiven Effekten des körperlichen Trainings beschrieben, wie z.B. auf die körperliche Leistungsfähigkeit, die Leistungsfähigkeit des Herzkreislaufsystems, den Cholesterinspiegel, die Blutgerinnung und Glukosetoleranz sowie die psychische Befindlichkeit (Grande et al. 2002b, 203-225). Für die körperliche Aktivität wird ein vielfältiges Trainingsprogramm im ambulanten und stationären Bereich in Form von Ausdauer- und Krafttraining angewendet, wobei konstante Belastung als auch ein Intervalltraining in Frage kommen. Ziel ist dabei die Zunahme an körperlicher Leistungsfähigkeit ohne kardiale Beschwerden, einer symptomatischen Verbesserung der Lebensqualität und die Reduktion des kardialen Risikos. Da während des Trainingsaufbaus durch die körperliche Belastung mit einer kardialen Gefahr zu rechnen ist, darf die Trainingsfrequenz nicht überschritten werden. Es müssen Kontraindikationen abgeklärt und überwachte Belastungstests durchgeführt werden (Enseleit, Ruschitzka 2008, 64-66). Für den Alltag wird zu einer täglichen körperlichen Betätigung von ca. 30 Minuten geraten, wobei sich auch Gartenarbeit oder rasches Spazierengehen protektiv auswirken können (Schneider 2009a, 7). Ausdauersportarten (z.B. Joggen, Schwimmen, Rad fahren) werden aufgrund der Steigerung der Leistungsfähigkeit des Herzens besonders empfohlen (Baer, Rosenkranz 2009, 29).

Wie schon bei den Risikofaktoren ersichtlich, ist die Adipositas ein wichtiger Risikofaktor für die KHK (s. Kapitel I.2.1.4.). Übergewicht wird dabei auf eine mangelnde Bewegung, ein Übermaß an energiedichten Nahrungsmitteln, welche einen hohen Fettgehalt, Zucker und Kochsalz erhalten und eine zu geringen Einnahme von Früchten und Gemüse, zurückgeführt. Wurde anfangs eine spezielle Herzdiät favorisiert, wird heute im Allgemeinen ein mediterraner Typ der Ernährung empfohlen. Die „Lyon Diet Heart Study" bestätigt diesen Ernährungstyp durch ein 50-70% niedrigeres Risiko erneuter kardiovaskulärer Ereignisse in den ersten Jahren nach einem Herzinfarkt. Hervorzuheben sind bei dieser Diät z.B. die erhöhte Aufnahme von in Obst und Gemüse enthaltenen Phytohormonen, welche die Entwicklung von Arteriosklerose verzögern (Enseleit, Ruschitzka 2008, 66f) und eine fettstoffwechselbewusste Ernährung. Die gewichtsreduzierende Therapie adipöser Menschen ist eine lebenslange Aufgabe, deren Ziel eine weitere Gewichtszunahme und das Anstreben einer realistischen Gewichtsreduktion darstellt. In der Regel geschieht dies in einer Kombination von einer Reduktion der täglichen Kalorienzufuhr, einer Zunahme körperlicher Bewegung und ggf. verhaltenstherapeutischen Maßnahmen. In Einzelfällen kann eine medikamentöse Therapie unterstützend hinzugezogen werden. Im Hinblick auf eine Gewichtsreduktion geht man von einer generellen Verbesserung der gesundheitlichen Situation aus. Es fehlen jedoch prospektive Studien, die aufzeigen, dass eine dauerhafte Gewichtsreduktion tatsächlich zu einer Verringerung der kardialen Mortalität führt (Schneider 2009a, 7f).

Der Rauchstopp soll das primäre Ziel bei der Behandlung von Raucher_innen sein (s. Kapitel I.2.1.4.). Den meisten Patient_innen fällt trotz Aufklärung eine Nikotinabstinenz schwer (Baer, Rosenkranz 2009, 29) und weniger als 1-2% aller starken Raucher_innen erreichen dieses Ziel ohne jegliche Intervention (Enseleit, Ruschitzka 2008, 67f). Bei den nicht-pharmakologischen Methoden steht die psychologische Unterstützung an erster Stelle, diese kann durch Gruppentherapie (Verhaltenstherapie), Aversionstherapie, Beratung, Selbsthilfeinterventionen, Akupunktur und Hypnosetherapie erfolgen. Bei der pharmakologischen Intervention war die Nikotinersatztherapie am erfolgreichsten, wobei die verschiedenen Formen, wie transdermale Pflasterapplikation, Kaugummis, Nasensprays, sublinguale Tabletten oder orale Inhaler, sich gleichermaßen für die kardialen Patient_innengruppen bewährt haben (Enseleit, Ruschitzka 2008, 67f; Schneider 2009a).

In zahlreichen Kohortenstudien konnte aufgezeigt werden, dass psychosoziale Risikofaktoren, vor allem Depression, Ängstlichkeit, verschiedene Persönlichkeitsfaktoren und Disstress, Auswirkungen auf die kardiale Situation haben und zusätzlich mit einer ungesünderen Lebensweise, wie Rauchen, schlechte Ernährung und Bewegungsmangel, einhergehen. Auch soziale Isolation und vor allem ein niedriger sozio-ökonomischer Status tragen ebenfalls signifikant zu schlechteren Prognosen bei einer etablierten KHK bei (s. Kapitel I.2.1.4.). Psychologische Interventionen in der kardiologischen Rehabilitation können daher zu einer 37%-Reduktion der kardialen Mortalität und einer 29%-Reduktion von Rezidivinfarkten führen. Zusätzlich lassen sich positive Effekten auf eine Verringerung der Hypertonie, des Cholesterins, Körpergewichts, Rauchens, der körperlichen Aktivität und Essgewohnheiten aufzeigen. Zu den routinemäßigen psychosozialen Angeboten in der kardiologischen Rehabilitation gehören Stressmanagement und individuelle Beratung sowie eine medikamentöse, z.B. eine antidepressive, Behandlung (Enseleit, Ruschitzka 2008, 68f).

Die dargestellten Ansätze können mit Hilfe eines *Mustertherapieplans* anhand des spezifischen Krankheitsbildes umgesetzt werden:

Physiotherapie	▪ Thorax/Hockergymnastik/Atemtherapie ▪ Fahrradergometertraining ▪ Terratraining	▪ Mediz. Trainingstherapie ▪ b.B. Krankengymnastik
Ergotherapie	▪ b.B. Gedächtnistraining ▪ b.B. Training der Feinmotorik	
Physikalische Therapie	▪ Inhalationen ▪ b.B. Massagen, heiße Rollen	
Edukativer Bereich	▪ Ärzt_innenvisiten ▪ Verhalten im Notfall ▪ Seminare: Herzoperation, Herz-Kreislauf-Erkrankungen, Risiko Herzinfarkt ▪ Seminar: gesunde Ernährung ▪ Seminar: medikamentöse Therapie ▪ Seminar: körperliches Training	▪ Seminar: Rauchen und Alltagsdrogen ▪ b.B. indiv. Ernährungsberatung, Lehrküche (auch für Angehörige) ▪ b.B. Schulungen: Gewichtsmanagement, Komorbiditäten, Raucherentwöhnung
Psychologischer Bereich	▪ Seminar: Krankheit und Alltag ▪ Autogenes Training, progressive Muskelentspannung	▪ Therapie nach Befund oder Patient_innenwunsch ▪ Psychol. Einzelgespräche
Sozialer Bereich	▪ Beratung zur beruflichen (stufenweisen) Wiedereingliederung ▪ b.B. allgemeine soziale Beratung	▪ Rehabilitationsberatung der Rentenversicherung

Abb. 3: Mustertherapieplan nach koronarer Bypass-OP -therapeutische- und -edukative Maßnahmen (Keck 2007, 277)

Um die therapeutischen Ziele zu erreichen, wird vor allem eine konsequente Ausschöpfung und nachhaltige Umsetzung der Präventionen angestrebt. Die Patient_innen sollen in ihrer Mitverantwortung im Umgang mit der chronischen Herzkrankheit unterstützt werden (Karoff , Kittel 2007, 23f). Daher muss der Therapieplan sowohl die Ziele der Rehabilitation als auch der Patient_innen umfassen. Vor allem sollten deren individuelle Belastungsgrenzen berücksichtigt werden, damit keine Überforderung und Demotivation auftritt. Intermittierende Ergebniskontrollen, wie bei der Visite oder den Teambesprechungen, stellen sicher, dass der Therapieplan sich an den Problemen oder Fortschritten orientiert. Das Informationsangebot sollte an den Wissensstand und den Gesundheitszustand der Patient_innen angepasst werden, nur so können Einzelgespräche, Gruppenvorträge, Schulungen oder soziale und arbeitsmedizinische Beratung sinnvoll umgesetzt werden (Bönner 2007, 34f). Da der Lebensstil, wie Ernährung und Rauchergewohnheiten, häufig familiär und sozial geprägt ist, spielt die Beratung der Angehörigen in der Rehabilitation eine wichtige Rolle. Diese sollten über die Erkrankung und auch den psychischen Umgang mit den Patient_innen, Wege der Vermeidung von Risikofaktoren, den Umgang mit Notfällen usw. informiert werden, damit sie die Rehabilitand_innen im Alltag besser unterstützen können. Zur Durchführung bieten sich Informationsveranstaltungen, Einzelberatungen, Schulungen etc. für Angehörige an, die allerdings selten wahrgenommen werden. Es besteht eine so geringe Akzeptanz dieser Seminare, dass viele Kliniken keine spezifischen Programme für Angehörigen mehr anbieten (Kamke 2007, 120f; Bönner 2007).

Die derzeitigen Richtlinien der europäischen und amerikanischen Fachgesellschaften empfehlen, dass die ambulante kardiologische Rehabilitation in eine komprehensive Langzeitintervention integriert werden sollte. Eine länger andauernde Nachbetreuung ist in der Regel sinnvoll, um die Compliance und Motivation der Patient_innen zur Weiterführung eines gesunden Lebensstils und zur zuverlässigen Einhaltung der medikamentösen Therapie zu fördern (Enseleit, Ruchitzka 2008, 69).

2.2.7. Das pflegerische Aufgabenfeld der stationären kardiologischen Rehabilitation

Vor dem Hintergrund struktureller Veränderungen im Gesundheitswesen, wie der demographischen Entwicklung und der Zunahme an chronischen Erkrankungen, gewinnt die *rehabilitative Pflege* zunehmend an Bedeutung (Arbeitskreis „Reha und Pflege" 2008). Dies wurde von pflegefachlicher oder -wissenschaftlicher Position lange vernachlässigt. Pflegende in der Rehabilitation besitzen ein eher diffuses Selbstverständnis, Unsicherheit über den eigenen Aufgabenbereich und kein klar abgegrenztes Aufgabenprofil gegenüber anderen Berufsgruppen sowie Schwierigkeiten, sich gleichberechtigt in ein interdisziplinäres Team einzubringen. Pflegende nahmen anfänglich an, dass in der Rehabilitation eigentlich keine pflegerischen Leistungen durchgeführt werden, da die Definition der Rehabilitationsfähigkeit streng genommen Pflegebedürftigkeit ausschließt. Zudem ist die Entscheidung von Pflegenden für einen Arbeitsplatzwechsel in den Bereich der Rehabilitation häufig eher zweite Wahl bzw. sekundär motiviert. Auch von Seiten der Rehabilitationsforschung wurde die Aufgabe der Pflege in der rehabilitativen Versorgung nicht klar definiert. So wurde sie als Berufsgruppe lange Zeit bei den konkreten Leistungsmerkmalen ausgeklammert und implizit oder explizit von einer primär zuarbeitenden Berufsgruppe ausgegangen (Hotze 2010, 2-5).

Die praktische Tätigkeit von Pflegenden in der Rehabilitation weicht vom Tätigkeitsfeld der Pflege im Akutkrankenhaus ab. Die traditionelle Grund- und Behandlungspflege spielt in der Rehabilitation eine untergeordnete Rolle (Arbeitskreis „Reha und Pflege“ 2008). Aufgrund des engen und unmittelbaren Kontaktes zu den Patient_innen wird heute die Hauptaufgabe in der Rehabilitation im kommunikativen und kooperativen Bereich gesehen. Einmal als Vermittlungsfunktion zwischen den dort verorteten Berufsgruppen, aber auch zwischen den Berufsgruppen und den Patient_innen (Hotze 2010, 2-5; Arbeitskreis „Reha und Pflege“ 2008). Weitere Aufgaben der Pflege liegen im Bereich der Beratung, Schulung und Motivation zur Vermittlung eines für eine eigenverantwortliche Lebensführung notwendigen Krankheitsverständnisses bzw. einer gesundheitsbewussten, leidensadäquaten Lebensführung. Im Gegensatz zu der Akutversorgung ist die Stärkung der Handlungsautonomie der Patient_innen, konzeptionell eine Handlungsdomäne der Pflege, von Bedeutung (Arbeitskreis „Reha und Pflege“ 2008). Sie soll explizit als Hilfe zur Selbsthilfe und zur Erlangung von Selbstständigkeit und Unabhängigkeit sowie Unterstützung und Begleitung bei der Wiederaneignung von Alltagsroutinen durch die betroffenen Patient_innen verstanden werden und neben den körperlichen auch psychosoziale Aspekte mit einschließen. Des Weiteren sollen Pflegende die Patient_innen bei der Einhaltung und Umsetzung von neu erlernten Verhaltensweisen im Hinblick auf ihre nachhaltige Durchführung unterstützen und die Compliance und Motivation der Patient_innen bezüglich der notwendigen Verhaltensänderungen fördern (Hotze 2010, 2-5).

In der *kardiologischen Rehabilitation*, hier wird das stationäre Setting fokussiert, werden zwei wesentliche Aufgaben umgesetzt: die Durchführung von Prophylaxen und die Pflegeprävention. Prophylaxen beziehen sich auf Maßnahmen, die dazu dienen, Komplikationen oder Folgeschäden, wie z.B. eine Pneumonie oder Thrombose, vorzubeugen. Dazu sollte zu Beginn der Rehabilitation eine Risikoeinschätzung und Bedarfsermittlung erfolgen. Der Begriff der Pflegeprävention beinhaltet, Pflegebedürftigkeit durch pflegerisches Handeln vorzubeugen und entgegenzuwirken. Gemeint ist damit ein gesundheitsförderliches, präventives und rehabilitatives Pflegehandeln zum Erhalt von Selbstständigkeit und Gesundheit oder zur Vorbeugung und Abmilderung von Pflegebedarf. Pflegeprävention ist als integraler Bestandteil pflegerischen Handelns zu verstehen, dem Schulung, Anleitung und Beratung zur Selbstpflege zuzuordnen sind (Fischer 2004, 4-55).

Aus medizinischer Sicht werden für die kardiologische Rehabilitation die Bereiche der medizinischen Überwachung, der Patient_innenfürsorge, der Unterstützung der Patient_innenschulung, welche als Hauptaufgaben hier besonders betont werden, formuliert. Zusätzlich haben Pflegende vielfältige Aufgaben bei der Wundversorgung, Hilfe in der medizinischen Diagnostik, der Beobachtung des Allgemeinzustands, der Unterstützung der Mobilität und der Umsetzung medizinischer Maßnahmen, der Gesprächsbereitschaft bei Verunsicherungen oder Fragen, dem Erkennen von Pflegebedarf, der Unterstützung in der Lebensstiländerung und Gesundheitsberatung und dem Erkennen von psychischen Belastungen und Anleitung sowie Beratung. Beispielsweise zählt zur medizinischen Überwachung die Kontrolle der Vitalzeichen, insbesondere des Blutdrucks, Beobachtung von Beschwerden, wie Angina Pectoris, Atemnot, Schwindel etc. Es handelt sich dabei um das rechtzeitige Erkennen der Verschlechterung der kardialen Situation der Patient_innen. Patient_innenfürsorge beinhaltet die Hilfe zur praktischen Krankheitsbewältigung und im Umgang mit der Erkrankung. Gerade für die vielfältigen physischen und psychischen Belastungen, spielt die fürsorgliche Unterstützung der Patient_innen eine wichtige Rolle. Die Aufgabe bei der Patient_innenschulung beruht im Wesentlichen auf der Unterrichtung der Bedeutung und Wirkung z.B. von Medikamenten und der praktischen Umsetzung des Lebensstils. Als besondere Fähigkeit werden kommunikative Kompetenzen gefordert (Fischer et al. 2007, 44-46).

Hervorzuheben ist meiner Ansicht nach dabei, dass die vorige Beschreibung der Aufgaben der Pflege in der kardiologischen Rehabilitation aus Sicht der Medizin formuliert wurde. Die Pflege selbst beschränkt ihre Aufgaben auf die Prophylaxen, Prävention und ärztlich-medizinische Assistenz (Fischer 2004, 4-55). Dies ist vor allem unter dem Aspekt der *Professionalisierung* zu thematisieren. Schon 1996 fragte sich Badura, ein Gesundheitswissenschaftler, inwieweit Pflegende die Entwicklung im Gesundheitsbereich nutzen können, um z.B. neue Aufgaben in der Gesundheitsförderung und Rehabilitation zu übernehmen. Die sich entwickelnde Pflegewissenschaft und die Pflegepraxis mit ihrer speziellen Berufserfahrung, so Badura, können sich gewinnbringend an der Umgestaltung des Gesundheitssystems beteiligen (Badura 1996, 40-47). Auch in der Pflegewissenschaft selbst wird Gesundheitsförderung und Prävention als ein konstitutiver Bestandteil der Pflege angesehen, welcher wesentliche Beiträge zur Professionalisierung bietet. Dies kann aus pflegerischer Sicht einen Gewinn für ein erweitertes und neues Aufgabengebiet darstellen. Schon die begriffliche Änderung von „Krankenschwester" zu „Gesundheits- und Krankenpfleger_in" betont diese Forderung. Bartholomeyczik spricht von einem Paradigmenwechsel seit den 90er Jahren der deutlich mache, dass pflegerische Maßnahmen ein gesundheitsbezogenes Ziel erhalten, das als eine Hilfe zur autonomen Bewältigung des Alltags bezeichnet werden kann. Zusätzlich ist in der Ausrichtung pflegerischer Maßnahmen eine therapeutische und gesundheitsorientierte Funktion enthalten, dadurch werden die Maßnahmen der Tertiärprävention explizit mit eingeschlossen. Nach Bartholomeyczik bedeutet pflegen zuallererst die Kompetenzen der Patient_innen wiederherzustellen bzw. zu fördern, die autonome Bewältigung des Alltags zu ermöglichen und die Förderung vorhandener Ressourcen dafür in den Vordergrund zu stellen. Dies braucht eine partnerschaftliche Pflege-Patient_innenbeziehung. Voraussetzungen für effektive präventive Ansätze in der Pflege sind eine gute Kenntnis und Diagnostik der trotz Beeinträchtigung vorhandenen Ressourcen. Des Weiteren sind die Adressat_innen präventiver Pflege nicht nur die Individuen. Es sollte auch das Versorgungssystem und die darin enthaltenen schicht- und geschlechtsspezifischen Benachteiligungen erkannt und sowohl unterschiedliche Bildungsstände als auch materielle Ressourcen stärker beachtet werden. Dies gilt insbesondere für Beratungs- und Edukationskonzepte im Gesundheitswesen (Bartholomeyczik 2006, 210-223).

2.2.8. Kritische Bewertung der kardiologischen Rehabilitation

> „Paradox ist, ohne dass es noch wundert, dass diese Ziele für den Kardiologen zwar eine Selbstverständlichkeit darstellen, aber für viele Herzpatienten und solche, die auf dem besten Weg dahin sind, eine unerreichte Wunschvorstellung sind. Und das liegt möglicherweise nicht nur am Patienten." (Maisch 2012, 7)

Lange Zeit wurde in der kardiologischen Rehabilitation angenommen, dass die Ursachen für deren geringe Wirksamkeit ausschließlich auf eine mangelnde Kooperation seitens der Rehabilitand_innen und eine unzureichende Umsetzung der Risikominimierung zurückzuführen sind (Maisch 2012, 7-11; Middeke 2007). Schon Badura et al. (1987) konnten Anfang der 80er Jahre in der Oldenburger Longitudinalstudie die komplexen Auswirkungen und Belastungen einer koronaren Herzkrankheit auf die verschiedenen Bereiche des Lebens darlegen (Badura 1987, 1-6; s. Kapitel I.2.1.8.). Dieser Arbeit ist es zu verdanken, dass die Behandlung der chronischen Erkrankung schon sehr früh als multifaktorielle

Aufgabe angesehen wurde.[27] Bis zum heutigen Tage wird diese Aufgabe meines Erachtens nur unzureichend umgesetzt. Die Ergebnisse der kardiologischen Rehabilitation sollen in diesem Kapitel durch empirische Studien belegt und Kritikpunkte herausgearbeitet werden, da deren Potenziale in den vorigen Kapiteln, z.B. die Vorteile hinsichtlich der kardialen Mortalität (Hahmann 2012, 22-29; s. Kapitel I.2.2.6.), bereits dargestellt wurden:

Insgesamt wird eine *unzureichende Studienlage* bemängelt, da es noch kaum Studien, vor allem randomisierte, über die mittel- oder langfristige Wirksamkeit von Rehabilitationsprogrammen mit großen Fallzahlen existieren (Grande et al. 2002a, 203-225; Völler 2007). Trotz der unzulänglichen empirischen Belege zeichnen sich Hauptkritikfelder der kardiologischen Rehabilitation ab. Hier werden vor allem eine Schnittstellenproblematik, die mangelnde Nachhaltigkeit rehabilitativer Maßnahmen und eine Zentrierung auf physische Faktoren mit ungenügender Berücksichtigung individueller, psychischer, sozialer und geschlechtsbedingter Faktoren angeführt. Generell werden die Wirkungsmöglichkeiten der kardiologischen Rehabilitation erheblich überschätzt und Einflüsse wie Lebensbedingungen, Persönlichkeitsmerkmale und Lebenslagen vernachlässigt (Grande et al. 2002a, 320-328).

Mit einer 1990 in den USA veröffentlichten Studie konnte aufzeigt werden, dass sich nach einem Jahr der *intensiven Lebensstiländerung* die Plaquebildung der Arterien in ihrem Ausmaß zu 82% zurückbilden und die Gefäße in ihrem Lumen sich wieder erweitern. Dies bestätigt, dass invasive Methoden zur Therapie der KHK nicht ausreichen, sondern dass es Langzeitkonzepte der Lebensstiländerung und einen Einbezug und die Verantwortung des erkrankten Menschen bedarf (Benesch 1996, 91-99). Die Studie konnte für den deutschsprachigen Raum bestätigt werden (Rugulies, Siegrist 2002, 227-238; Grande et al. 2002a). Die Ergebnisse der COURAGE-Studie belegen sogar, dass bei einer optimierten Anwendung der kardiologischen Rehabilitation diese sogar eine Alternative zur invasiven Kardiochirurgie darstellen könnte (Korsukéwitz et al. 2012, 12-21).

---

27 Anm. d. Verf.: Der Oldenburger Longitudinalstudie ist es zu verdanken, dass die Behandlung der chronischen Herzerkrankung schon sehr früh als multifaktorielle Aufgabe angesehen wurde. Allerdings wurde der Fokus auf männliche Probanden eher mittleren Alters (bis 60 Jahre) gesetzt, sodass in der Promotionsarbeit vor allem neuere Studien, welche den alters-, geschlechts- und sozialspezifischen Fokus stärker zum Tragen bringen, verwendet werden (Badura et al. 1987).

Die anfänglichen Effekte der Rehabilitation ließen sich im Verlauf nicht aufrechterhalten und die damit in Zusammenhang stehenden Ziele konnten nur eingeschränkt verwirklicht werden. Während Blutdruck und Cholesterinwerte innerhalb weniger Monate wieder auf das Ausgangsniveau anstiegen, nahmen die Rehabilitand_innen an Gewicht überproportional zu (Völler 2007, 269-274). Die ersten Effekte der Verbesserung nach Rehabilitation verringerten sich über den Zeitraum eines Jahres wieder und es fand eine Angleichung des Risikoprofils statt (Korsukéwitz et al. 2007b, 11-13; Horres-Sieben 2004; Völler 2011). Dies hing mit einer langfristigen Lebensstiländerung zusammen, die sich unter Alltagsbedingungen scheinbar nur schwer umsetzen lies (Völler 2011, 376-381). Die mangelnde *Nachhaltigkeit* wird u.a. darin begründet, dass die Rahmenbedingungen durch ein paternalistisches und körperzentriertes Rehabilitationskonzept sowie eine primär durch äußere Bedingungen herbeigeführte Verhaltensänderung das stationäre Rehabilitationsgeschehen kennzeichnen. Fallen diese Bedingungen weg, verschlechtert sich der Umgang mit den Risikofaktoren wieder. Mit Ausnahme der körperlichen Leistungsfähigkeit und Aufgabe des Rauchens kann keiner der kurzfristigen Rehabilitationserfolge aufrechterhalten werden. Die Selbstverantwortung und Kompetenz der Rehabilitand_innen wurden zudem nicht ausreichend gefördert (Grande et al. 1996, 335-348). Darüber hinaus bedarf es zur nachhaltigen Sicherung des Rehabilitationserfolgs eines verbesserten Präventionskonzeptes (Küpper-Nybelen et al. 2003, 1515-1530). Auch eine mangelnde Vernetzung zwischen den ambulanten und stationären Einrichtungen und dadurch zum Teil nur kurzfristig durchgeführte Anleitungen zu Lebensstiländerungen reduzierte die Nachhaltigkeit (Rugulies, Siegrist 2002, 227-238; Völler 2007). Eine Studie von Rugulies und Siegrist (2002), die in einer verhaltensmedizinischen Interventionsstudie die Effekte einer besseren Vernetzung der Phase II und III durch ein spezifisches Interventionsprogramm untersucht haben, konnte aufzeigen, dass eine engere Vernetzung zu tiefgreifenden Verbesserungen der gesundheitsbezogenen Lebensweise Koronarkranker führt, Risikofaktoren positiv beeinflusst und die psychische Lebensqualität sich deutlich besserte. Vor allem die Schaffung von sozialen Unterstützungsgruppen und einer fachkundigen und längerfristigen ambulanten Betreuung waren, insbesondere in Bezug auf einen emotionalen und sozialen Rückhalt, für den Erfolg vorteilhaft (Rugulies, Siegrist 2002, 227-238). Darüber hinaus sind fehlende Nachsorgeprogramme ein weiterer Grund für die mangelnde Nachhaltigkeit rehabilitativer Maßnahmen (Völler 2007, 269-274; Hahmann 2012; Völler 2011) und die Sicherung der Rehabilitationsergebnisse. Für die Programme ist eine auf Patient_innenbedürfnisse und -erwartungen zugeschnittene Planung der postrehabilitativen Phase entscheidend (Keck 2007, 275-293). Anzumerken ist, dass gerade in letzter Zeit vermehrt Nachsorgeprogramme entwickelt wurden, deren Effektivität allerdings noch zu evaluieren ist (Korsukéwitz et al. 2012, 12-21).

Zusätzlich bestehen vielerlei inhaltliche Kritikpunkte. In einer prospektiven Längsschnittstudie stellte sich die Relevanz von individuellen und patient_innenzentrierten *Beratungsleistungen* heraus (Horres-Sieben 2004). Für die Schulungen und Beratungen konnte zwar ein Wissenszuwachs durch die Rehabilitation und mehr Kenntnisse über kardiovaskuläre Risikofaktoren (Korsukéwitz et al. 2012, 18f), vor allem bei Patient_innen mit niedriger Schulbildung und einem besonders hohen Risiko für eine KHK, verzeichnet werden, allerdings besteht ein unklarer Zusammenhang zwischen „Wissen“ und „Handeln“. Dies bedeutet, dass gerade für die Schulung und Beratung verstärkt auf personenbezogene Aspekte sowie die konkreten Lebensbedingungen im Zusammenhang mit den Lebensstilmodifikationen geachtet werden sollte, welche das Handeln beeinflussen (Uzun 2005). Bislang sind insbesondere im Zusammenhang mit dem edukativen Anspruch der Rehabilitationsmedizin soziale Faktoren und individuelle Verhaltensaspekte (Völler 2011, 376-381) wie auch die Ressourcen von Patient_innen (Grande et al. 2002b, 203-225) unzureichend als Einflussfaktoren auf die Versorgungsrealität einbezogen worden. Ein Therapieversagen wird oft ausschließlich auf die Compliance der Patient_innen zurückgeführt. Aber auch von professioneller Seite können Gründe dafür aufgeführt werden. Häufig findet z.B. eine Minderbewertung von Informations- und Aufklärungsgesprächen, bei gleichzeitiger Überbewertung technischer Leistungen, statt. Vor allem ein paternalistisches Ärzt_innen-Patient_innen Verhältnis wird kritisiert (Middeke 2007, 116-120). Eine solche Interaktion kann z.B. soziale Erwünschtheitsprozesse begünstigen und zu Verzerrungen führen, die eine positivere Einstellung zu Lebensstiländerungen suggerieren, als sie von den Befragten tatsächlich erlebt werden (Altenhöner et al. 2003, 49-56).

Auch für die *berufliche Wiedereingliederung* zeigte sich, dass Rehabilitationsmaßnahmen, die auf eine alleinige körperliche Leistungsfähigkeit abzielen, auf diese keinen Einfluss haben. Die berufliche Reintegrationsrate hängt im Wesentlichen von psychischen Variablen, wie Depressionen oder Angst, ab (Grande et al. 2002a, 203-225). Beispielsweise wird, vor allem bei un- und angelernten Berufsgruppen, die berufliche Integration durch Depressionen negativ beeinflusst (Kittel et al. 2003, 164-168; Müller-Nordhorn et al. 2003). Rehabilitative Maßnahmen, die neben physischen und medizinischen Aspekten auch psychosoziale Beratungsangebote beinhalteten, wiesen eine deutlich höhere Rate beruflicher Reintegration auf (Kittel, Karoff 2008, 14-22; Grande et al. 2002b).

Die Programme der beruflichen Reintegration kardiologischer Rehabilitand_innen sollte daher deutlich verbessert werden (Kittel, Karoff 2008, 14-22).

Die Rehabilitand_innen bemessen der *familiären Unterstützung* einen hohen Stellenwert (Gunia 2009). Das Gelingen langfristiger Verhaltensänderung zeigte sich von den Partner_innen der Betroffenen abhängig. Es lässt sich durch Studien belegen, dass die meisten Patient_innen, deren Partner_innen ihr eigenes Verhalten nicht umstellen wollten oder konnten, mit ihren eigenen Absichten zur Lebensstilmodifikation scheiterten (Grande et al. 2002b, 320-328). Daher sollten die Angehörigen verstärkt in den Rehabilitationsprozess integriert werden.

Die heutige stationäre kardiologische Rehabilitation kann mit den Schlagwörtern *„älter, kränker, früher, schneller und ungleicher“* charakterisiert werden. Es kommen infolge des demographischen Wandelns immer ältere (Hahmann 2012, 22-29) und multimorbidere Patient_innen (Halle, Rauch 2007, 231-233) und aufgrund der technischen Fortschritte der Kardiologie und Kardiochirurgie (Böhmen 2007, 208-210) auch immer krankheitsintensivere Patient_innen in die kardiologische Rehabilitation (Hahmann 2012, 22-29). Zudem erhöht sich der Anteil älterer Frauen (Böhmen 2007, 208-210). Nach Einführung der Fallpauschalen und einer Verkürzung der Verweildauer im Krankenhaus ist tendenziell eine Verschlechterung des gesundheitlichen Zustands bei Aufnahme in die Rehabilitation zu beobachten (Korsukéwitz et al. 2012, 12-21). Für die Rehabilitation müssen daher die unterschiedlichen Bereiche auf diese Anforderungen angepasst und stärker die Bewältigung des Alltags oder die Absicherung der häuslichen Versorgung in den Vordergrund gestellt werden (Böhmen 2007, 208-210).

Auf die Problematik der sozialen Ungleichheit bei den Risikofaktoren und den Lebens- und Alltagsbedingungen niedriger sozialer Schichten wurde bereits bezüglich der Kardiologie eingegangen (s. Kapitel I.2.1.4.3.). Die Ungleichheit setzt sich in der Rehabilitation fort. Beispielsweise erhielten Patient_innen mit niedrigerem Sozialstatus zu einem geringeren Prozentsatz Ergometer- und Muskelaufbautraining sowie Einzelpsychotherapie und zu einem größeren Anteil Nichtrauchertraining verordnet. Darüber hinaus bezogen Patient_innen höherer Statusgruppen mehr Einheiten Ergometertraining, Muskelaufbautraining, Gruppengymnastik im Wasser, Bäder und berufliche Beratung und bekamen seltener Ernährungsberatung verschrieben (Altenhöner, Leppin 2004, 66).

Die Ungleichheit bezieht sich nicht nur auf die soziale Schicht, sondern auch auf das Alter und Geschlecht. 70% der kardiochirurgisch behandelten Patient_innen in der BRD sind älter als 60 Jahre, 38% sind älter als 70 Jahre. Während die älteren Patient_innen von früheren Rehabilitationsstudien ausgeschlossen wurden, liegen nun seit einigen Jahren Verlaufsbeobachtungen und randomisierte Studien über die Wirksamkeit der kardiologischen Rehabilitation für diese Altersgruppe vor. Verglichen mit jüngeren Patient_innen waren die Effekte der kardiologischen Rehabilitation in Bezug auf die körperliche Belastbarkeit, Depressivität, Ängstlichkeit und Somatisierung stärker ausgeprägt (Gerling 2012b, 230). Ebenso bedarf es für die gesonderten Bedürfnisse dieser Altersgruppe der Entwicklung altersspezifischer Rehabilitationskonzepte (Maisch 2012, 7-11).

Zu den sozialen und altersbezogenen Besonderheiten der kardiologischen Rehabilitation, welche eine entsprechende Berücksichtigung durch eine individuelle Rehabilitationsplanung notwendig machen, kommt die gesundheitliche Benachteiligung von Frauen hinzu. Sie wird in der gendersensiblen Gesundheitsversorgung durch drei Forderungen aufgegriffen: die Berücksichtigung biologischer Merkmale, die Betrachtung geschlechtsspezifischer sozialer Lebenslagen, welche unterschiedliche Therapien und Angebotsstrukturen erforderlich machen, sowie das Erkennen stereotypisierter Einstellungen bei den Expert_innen. Auch wenn die schlechtere Versorgung von Frauen in der Medizin ein globales Phänomen darstellt, gelten für die kardiologische Rehabilitation spezifische Aspekte (Kuhlmann 2007, 210-213). In der Therapie sollten geschlechtsspezifische Unterschiede berücksichtig werden, z.B. dass Frauen einer stärkeren Mortalität ausgesetzt sind, häufiger an Depressionen leiden und auch psychosoziale Faktoren eine höhere Bedeutung für sie haben. Auch die Standarddiagnostik bei Frauen zeigen eine geringere Aussagekraft und medikamentöse Therapien andere Wirkungen auf, was in den leitliniengestützten Therapieempfehlungen unberücksichtigt bleibt. Frauen weisen oft vor der Rehabilitation ein ungünstigeres Risikoprofil, eine höhere psychische Belastung sowie einen schlechteren sozialen Status auf und sind im Durchschnitt 5½ Jahre älter als Männer (Grande et al. 2002a, 320-328). Weitere Probleme ergeben sich aus einer Ungleichheit in der Versorgung. Frauen werden insgesamt seltener nach evidenzbasierten Standards therapiert, erhalten im geringeren Umfang rehabilitative Maßnahmen und die Rehabilitation ist weniger eng mit der geschlechtsspezifischen sozialen Lage verknüpft (Kuhlmann 2007, 210-213). Zusätzlich weisen sie eine höhere Drop-out Raten auf (Herrmann-Lingen 2007, 122-129) und sie profitieren insgesamt weniger von rehabilitativen Maßnahmen, da die Angebotsstruktur der Rehabilitation sich an den Bedarf und den Bedürfnissen von eher jüngeren und berufstätigen Männern orientiert (Kuhlmann 2007, 210-213). Des Weiteren ist durch Studien belegt, dass Frauen und Männer sich an unterschiedlichen Krankheits- und Gesundheitskonzepten orientieren. Frauen wünschen sich beispielsweise mehr emotionale Unterstützung und profitieren von anderen Trainingsformen (BMBF 2006a). Auch die Erwartungen zeigen geschlechtsstereotypische Unterschiede und spiegeln sich in der Teilnahmerate der einzelnen Angebote und bei der Bewertung der individuellen Outcomes wieder (Leppin et al. 2005). Darüber hinaus verfügen Frauen über weniger soziale Unterstützung, eine geringere Mobilität im Alltag (Kuhlmann 2007, 210-213) und andere Stressursachen, z.B. die im familiären Bereich gründende Doppelbelastung wie auch mutmaßlich physiologisch differente kardiovaskuläre Reaktionsmuster (Buss, Herrmann-Lingen 2007, 122-129). Die geschlechtsspezifischen Unterschiede setzen sich nach der Rehabilitation fort. Die bereits während der Rehabilitation signifikant schlechtere physische und psychische Befindlichkeit von Frauen steigt im Zeitraum bis zu 3 Jahre nach der Entlassung an. So weisen Frauen häufiger physische Beschwerden und psychische Probleme, vor allem Depressionen, auf. Insgesamt haben sie eine geringere gesundheitliche Lebensqualität und einen höheren Unterstützungsbedarf nach einem kardialen Ereignis (Härtel, Klein 2010,134).

Aus meiner Sicht sind somit Rehabilitand_innen aus einer sozial niedrigen Schicht, ältere Menschen und Frauen als vulnerable Zielgruppen in der rehabilitativen Versorgung anzusehen, für die ein dringender Bedarf an einer spezifischen bzw. individuellen Versorgung besteht. Aktuell entwickelt die Deutsche Rentenversicherung mit dem Bundesministerium für Bildung und Forschung und den privaten Krankenversicherungen ein Projekt mit dem Schwerpunkt „Chronische Krankheiten und Patientenorientierung". In diesem Projekt sollen vor allem zielgruppengerechte Schulungsprogramme konzipiert werden. Darüber hinaus lässt die in dem Projekt beschriebene vernetze Versorgung im Bereich der kardiologischen Rehabilitation auf positive Erfolge hoffen (Korsukéwitz et al. 2012, 12-21).

Zusammenfassend kann festgestellt werden, dass obwohl die stationäre Rehabilitationsform in Deutschland überwiegt, die Versorgungsformen der ambulanten und stationären Rehabilitation mehr oder weniger gleichrangig sind. Das allgemeine und übergeordnete Ziel der kardiologischen Rehabilitation ist die Wiederherstellung, Verbesserung und/oder Gewährleistung der Teilhabe der Rehabilitand_innen am privaten, gesellschaftlichen und beruflichen Leben, die Senkung der Morbidität und Mortalität sowie der Erhalt oder/bzw. die Verbesserung von körperlicher und geistiger Leistungsfähigkeit wie auch psychischer Stabilität. Für diese weitreichenden Ziele braucht es zusätzlich zu den Therapiekonzepten die Autonomie, Verantwortung und Compliance der Patient_innen. Der pflegerische Aufgabenbereich in der kardiologischen Rehabilitation variiert von Aufgaben der Prävention bis hin zu kommunikativen und kooperativen Aufgaben. Da der Aufgabenbereich nicht abschließend definiert wurde, besteht noch Formulierungsbedarf für weiterführende Aufgabenbereiche. Eine kritische Analyse der kardiologischen Rehabilitation hat ergeben, dass deren Wirkungsmöglichkeiten überschätzt und Einflüsse, wie Lebensbedingungen, Persönlichkeitsmerkmale und Lebensweisen, vernachlässigt werden. Die Rehabilitation bleibt hinter ihren Erwartungen zurück und bedarf dahingehend einer Optimierung.

2.3. Zusammenfassung

Im Wesentlichen wurden im Kapitel I.2.1. die koronaren Herzkrankheiten abgebildet. Von der biomedizinischen Bedeutung des Herzens für das Herzkreislaufsystem und dessen Funktionsweise wurde insbesondere das Krankheitsbild der koronaren Herzkrankheit veranschaulicht, welche eine der häufigsten Todesursachen im Erwachsenenalter darstellt. Die KHK ist eine chronische Erkrankung der Koronararterien, welche zu einer regionalen Minderperfusion führt. Anfangs kann die klinische Ausprägungsform der KHK „stumm" oder mit belastungsabhängigen Beschwerden einhergehen und sich bis zu einem akuten Koronarsyndrom, wie dem lebensbedrohlichen Ereignis eines Myokardinfarkts, steigern. Statistisch gesehen sind KHK Patient_innen in erster Linie von einer hohen Mortalität bedroht. Die Prävalenz steigt mit zunehmendem Alter. Ab dem 65. Lebensjahr liegt diese bei Männern bei 28% und bei Frauen bei 18%. Die höchste Mortalität betrifft die ersten 28 Tage nach einem Herzinfarkt.

Das Risiko einer KHK geht auf unbeeinflussbare, wie dem zunehmenden Alter, aber insbesondere auf beeinflussbare Faktoren zurück. Da 60-80% der Mortalität durch einen gesundheitsförderlichen Lebensstil gesenkt werden kann, wird sie zumindest im jüngeren und mittleren Alter als eine weitgehend vermeidbare Erkrankung bezeichnet. Eine der wichtigsten Hauptursachen ist die Hypertonie mit ihren Risiken, wie Rauchen, Bewegungsarmut, hyperlipide und ungesunde Ernährung etc., anzusehen. Dennoch haben personenbezogene (z.B. aggressive Verhaltensmuster) als auch psychische (z.B. Disstress, Depression und Angst) und soziale (z.B. Lebensbedingungen einer niedrigen Sozialschicht) Faktoren bedeutenden Einfluss auf das Erkrankungsrisiko. Da invasive und medikamentöse Therapien nur kurzfristige Erfolge aufweisen, müssen für eine langfristige Therapie die verhaltens- als auch verhältnisbedingten Ursachen in der Therapie berücksichtigt werden. Zwar stellt die KHK auch eine ökonomische Relevanz dar, z.B. bezogen auf die Erwerbsunfähigkeit, dennoch sind die individuellen Folgen für die Betroffenen erheblicher. Zu den physischen Einschränkungen und

Beeinträchtigung der Leistungsfähigkeit treten vor allem psychische Folgen, wie Zukunftsängste und Depressionen, soziale Folgen, z.B. im Hinblick auf soziale Kontakte, und Folgen durch den Verlust der Arbeit auf. Die Erkrankten sind daher vielfältigen Krankheitsbewältigungsprozessen im Alltag ausgesetzt. Diese sind dabei vor allem von der Bedeutungszuschreibung der Betroffenen abhängig, da diese ihren eigenen individuellen Bedeutungssinn entwickeln.

Die Aufgaben der KHK-Prävention bei bereits Erkrankten in der Phase II der Rehabilitation besteht darin, die individuellen kardialen Risiken einzudämmen und die eingeschränkte Leistungsfähigkeit des Herzens durch eine abgestufte Aufnahme körperlicher Bewegung wieder kontinuierlich zu steigern sowie eine soziale und berufliche Wiedereingliederung zu ermöglichen. Diese Phase wird in stationären und ambulanten Rehabilitationseinrichtungen, direkt im Anschluss an die Akutbehandlung, durchgeführt. Obwohl die stationäre Rehabilitationsform in Deutschland überwiegt, sind beide Versorgungsformen mehr oder weniger gleichrangig. Das allgemeine und übergeordnete Ziel der kardiologischen Rehabilitation ist die Wiederherstellung, Verbesserung und/oder Gewährleistung der Teilhabe der Rehabilitand_innen am privaten, gesellschaftlichen und beruflichen Leben, die Senkung der Morbidität und Mortalität sowie der Erhalt oder/bzw. die Verbesserung von körperlicher und geistiger Leistungsfähigkeit wie auch psychischer Stabilität. Für diese weitreichenden Ziele braucht es zusätzlich zu den Therapiekonzepten die Autonomie, Verantwortung und Compliance der Patient_innen. Um die Anforderungen der kardiologischen Rehabilitation umzusetzen, muss daher ein interdisziplinäres Therapeut_innenteam Aufgaben im somatischen, edukativen, psychischen und sozialen Bereich gewährleisten. Im Hinblick auf die Änderungen des Lebensstils werden im Rehabilitationsplan vor allem die Bereiche der körperlichen Aktivität, der Ernährung und Gewichtsreduktion, des Nikotingebrauchs, der psychologischen Risikofaktoren und alltagsbedingter Stress fokussiert, da sie zur signifikanten Reduktion des kardiovaskulären Risikos beitragen.

Der pflegerische Aufgabenbereich in der kardiologischen Rehabilitation unterscheidet sich von der Akutversorgung und variiert von Aufgaben im physischen Bereich, wie der medizinischen Überwachung, Wundversorgung und den Prophylaxen, bis hin zur Prävention, fürsorglichen Unterstützung bei der Krankheitsbewältigung, Unterstützung bei der rehabilitativen Beratung und zu kommunikativen und kooperativen Aufgaben. Da der Aufgabenbereich nicht abschließend definiert wurde, besteht noch Formulierungsbedarf für weiterführende Aufgabenbereiche.

Eine kritische Analyse der kardiologischen Rehabilitation hat ergeben, dass deren Wirkungsmöglichkeiten überschätzt und Einflüsse, wie Lebensbedingungen, Persönlichkeitsmerkmale und Lebensweisen, vernachlässigt werden. Die Hauptkritikpunkte weisen auf eine Schnittstellenproblematik, eine mangelnde Nachhaltigkeit rehabilitativer Maßnahmen und eine Zentrierung auf physische Aspekte mit mangelnder Berücksichtigung individueller, psychischer, sozialer und vor allem geschlechtsbedingter Faktoren hin. Die Rehabilitation bedarf dahingehend einer Optimierung.

3. Potenziale einer erweiterten Anamnese und Diagnostik für die stationäre kardiologische Rehabilitation

Die Problemdarstellung beinhaltet zwei Schwerpunkte: zum einen den Bereich der pflegerischen Anamnese und Diagnose und zum anderen das pflegerische Setting der kardiologischen Rehabilitation. In beiden Bereichen konnten vielerlei Kritikpunkte herausgearbeitet werden, die in den Kapiteln I.1. und I.2. detailliert dargestellt wurden.

Aufgrund der Kommunikationsgestaltung bei der pflegerischen Anamnese gelingt es in der Pflegediagnostik nur eingeschränkt, die subjektive und individuelle Perspektive wie auch die Ressourcen und psychosozialen Aspekte von Patient_innen einzubeziehen. Eine Schwierigkeit liegt in der Art der Datenerhebung, in der Pflegeanamnese und in der Kommunikationsgestaltung. Durch eine offene Gesprächsführung, wie im narrativen Erzählen, werden hingegen verbesserte Chancen für die Verbalisierung subjektiver Bedeutungsstrukturen gesehen, die sich systematischen Abfragen versperren.

In der kardiologischen Rehabilitation sind die Rehabilitand_innen durch die massiven Herausforderungen der Krankheit erheblich eingeschränkt. Die Probleme der kardiologischen Rehabilitation bestehen u.a. darin, dass für die Bedarfsermittlung überwiegend physisch-funktionale und biomedizinische Parameter erfasst, individuelle und psychische Aspekte zu selten erkannt sowie Krankheitsbewältigungsprozesse verkannt und unzureichend in die Rehabilitationsplanung übernommen werden. Zusätzlich sind geschlechts-, alters- und sozialbedingte Unterschiede wie auch lebensweltliche Aspekte derzeit nur selten Gegenstand in der kardiologischen Rehabilitation.

Daher bedarf es eines methodischen Instruments, welches an diesen Kritikpunkten ansetzt. Hier kann ein, im Unterschied zu den in der Rehabilitation und in der Pflege verwendeten und häufig medizinisch orientierten Methoden, qualitativ biographischer Ansatz herangezogen werden. Dieser kann, beispielsweise in Bezug auf den Krankheitsbewältigungsprozess, aufzeigen, wie und unter welchen Bedingungen es Betroffenen und ihren Familien gelingen kann, das Leben neu zu gestalten, um zur Normalität des Lebensalltags zu gelangen. Subjektive Krankheitsverläufe lassen sich methodisch dabei u.a. mit narrativen und biographischen Interviews erfassen. Ein besonderes Potenzial dieser Ansätze in der Rehabilitation besteht, ausgehend vom Erleben und den Bedürfnissen der Betroffenen, darin, passende, akzeptierte, nachhaltige und lebensweltlich fundierte Formen rehabilitativer Angebote zu entwickeln, die nicht alleine den gängigen ökonomischen oder versorgungssystembedingten Imperativen der Effizienz und Effektivität oder expert_innendefinierten Kriterien folgen (Kardorff 2010). Für die Patient_innen bietet die Fokussierung auf deren individuelle und subjektive Perspektive die Möglichkeit einer partizipativen Teilnahme, denn sie werden in einem interaktiven Diagnoseprozess mit einbezogen, der es ermöglicht, den Unterstützungsbedarf im Hinblick auf die Alltagsbewältigung zu planen. Nicht zuletzt kann die Förderung der Selbstverstehensprozesse die autonomen Entscheidungen, hinsichtlich der Lebensführung der kardiologischen Patient_innen, stärken. Hier zeigen sich die bereits erwähnten Vorteile für einen Fremd- als auch Selbstverstehensprozess. Ungleiche soziale, geschlechts- und altersspezifische Behandlungen und psychosoziale Besonderheiten der kardiologischen Rehabilitation können dadurch erfasst und die Planung des Rehabilitationsverlaufs daran angepasst werden. Pflegerische Interventionen würden sich damit explizit an den Patient_innen orientieren, soziale Ungleichheiten erkannt und vulnerable Gruppen gestärkt werden. Weitergehende Vorteile einer biographischen Orientierung werden vor allem im Kapitel VI.3. ausführlich Gegenstand sein.

Aufgrund des Bedarfs eines methodischen Instruments zur Optimierung der pflegerischen Anamnese und Diagnostik, insbesondere im Bereich der kardiologischen Rehabilitation, werden in den folgenden Kapiteln II. und III. die empirischen Grundlagen der konzeptionellen Entwicklung einer narrativen Anamnese und biographischen Diagnostik dargelegt. Orientierend an der qualitativen Aktionsforschung (Kapitel II.) wird im Kapitel III. die Ist-Analyse der kardiologischen Rehabilitation durch den empirischen Zugang der teilnehmenden Beobachtung abgebildet. Darüber hinaus werden insbesondere die Anamnesen des Feldes betrachtet und in narrativen Interviews die Perspektive der Patient_innen der stationären kardiologischen Rehabilitation einbezogen.

Das Kapitel VI. stellt die theoretischen Grundlagen der narrativen Anamnese und biographischen Diagnostik dar. Ausgehend von dem Handlungsfeld der Pflege und der Nutzer_innenorientierung, wird vor allem die Biographieorientierung als theoretischer Hintergrund für die Konzeptentwicklung betrachtet. Die methodologischen und methodischen Grundlagen münden dann zusammen mit den empirischen Ergebnissen in eine vorläufige Konzeption ein, die im Anschluss an praktische Erprobungen in das endgültige Konzept einfließt (Kapitel V.).

II. Methodologische Grundlagen der Konzeptentwicklung

Aufgrund der Problemdarstellung (s. Kapitel I.) konnte der Bedarf an einem methodischen Instrument zur Optimierung der pflegerischen Anamnese und Diagnostik, insbesondere im pflegerischen Handlungsfeld der stationären kardiologischen Rehabilitation, dargelegt werden. In dem Hauptkapitel II. sollen nun die methodologischen Grundlagen, auf denen die Konzeptentwicklung basiert, vorgestellt werden.

In diesem Hauptkapitel erfolgt die Befürwortung der forschungsmethodologischen Verortung (Kapitel II.1.1.) im Sinne des qualitativen Forschungsparadigmas und die Abbildung des forschungsmethodischen Rahmens, orientierend an der qualitativen Aktionsforschung (Kapitel II.1.2.). Die vielen Varianten der qualitativen Aktionsforschung, die als Handlungsforschung, Praxisforschung oder partizipative Interventionsforschung bezeichnet wird, haben eine Forschung unter Einbezug der Praktiker_innen gemein. Aktionsforschung, wie die Methode im Folgenden begrifflich genannt werden soll, wird in evaluierenden Handlungsschritten durchgeführt und in einer selbstreflexiven Spirale überprüft. Die qualitativen Methoden werden nach dem Verfahren der „Thick Description" (Geertz 2007) eingesetzt. Wesentliche Gütekriterien dieser Forschungsmethode sind vor allem die Transparenz des Vorgehens und die Anschlussfähigkeit des aus ihr gewonnenen Wissens (Moser 2008). Die Vorgehensweise der Aktionsforschung wird als rahmende Forschungsmethodologie sowohl für die Ist-Analyse der stationären kardiologischen Rehabilitation als auch für die weitere Konzeptentwicklung verwendet. Im Anschluss daran wird der methodische Rahmen, welcher auf der Aktionsforschung basiert, dargelegt (Kapitel II.1.3.). Des Weiteren werden forschungsethische Fragen, vor allem im Hinblick auf die informierte Einwilligung und das Nicht-Schadensprinzip, für das empirische Vorgehen im Kapitel II.2. reflektiert und die Ergebnisse der Kapitel zusammengefasst (Kapitel II.3.).

1. Forschungsmethodologische Verortung

Die Konzeptentwicklung der narrativen Anamnese und biographischen Diagnostik soll in diesem Kapitel forschungsmethodologisch fundiert werden. Dafür wird einleitend eine Orientierung am qualitativen Forschungsparadigma im Hinblick auf den Untersuchungsgegenstand empfohlen (Kapitel II.1.1.). Darüber hinaus soll im Kapitel II.1.1.2. die Aktionsforschung als Rahmen der Ist-Analyse und der Konzeptentwicklung erläutert und daran anschließend der methodische Rahmen (Kapitel II.1.1.2.) abgebildet werden.

Die für die Konzeptentwicklung essentielle Fragestellung und Relevanz wurden bereits in der Einleitung (s. Kapitel 0.) dargestellt. Der Forschungsstand ist überwiegend im Kapitel I. in der Problemdarstellung enthalten und der theoretische Rahmen für die Konzeptentwicklung wird im Kapitel IV. dargelegt. Die zergliederte Systematik des Forschungsdesigns ist in dieser Arbeit der Abfolge nach der Aktionsforschung geschuldet, welche sich eines gesonderten systematischen Vorgehens (s. Kapitel II.1.3.) bedient.

1.1. Orientierung am qualitativen Forschungsparadigma

Qualitative Forschung ist im Vergleich zur quantitativen Forschung auf eine Anwendungsorientierung in ihren Fragestellungen und Vorgehensweisen ausgerichtet.[28] Qualitative Forschung untersucht Phänomene, die möglichst offen und dicht an dem Lebensalltag und aus der Perspektive der Betroffenen erforscht werden sollen, um somit zu einem besseren Verständnis sozialer Wirklichkeiten beizutragen und auf Abläufe, Deutungsmuster und Strukturmerkmale aufmerksam zu machen. Gerade in der Moderne, in der sich fest gefügte soziale Lebenswelten und -stile auflösen und sich das soziale Leben aus pluralen Lebensformen und -weisen zusammensetzt (Beck 1986), sind Forschungsstrategien unabdinglich, die genaue und dichte Beschreibungen wiedergeben und bei denen sowohl die Sichtweise der beteiligten Subjekte als auch der sozialen Konstruktionen berücksichtigt werden. Während quantitative Methoden auf standardisierte Vorstellungen über ihren Untersuchungsgegenstand zurückgreifen, untersucht die qualitative Forschung gerade das Neue und Unbekannte in dem scheinbar Bekannten (Flick et al. 2010, 13-29). Da in der Konzeptionsarbeit vor allem eine

28 Anm. d. Verf.: Eine weiterführende Differenzierung zwischen dem quantitativen und qualitativen Forschungsparadigma ist bei Lamnek 2010, 6f und Flick 2010, 22-38 verzeichnet.

individualisierte Sicht auf die sich in Rehabilitation befindlichen Patient_innen eingefordert wird, kann diese nur durch ein qualitatives Forschungsvorhaben aufgegriffen werden.

Die *zentralen Prinzipien der qualitativen Forschung* sind einerseits eine prinzipielle Offenheit gegenüber deren Untersuchungsgegenstand, welche sich gleichermaßen im Forschungsprozess als auch in der Einstellung der Forscher_innen widerspiegeln soll (Lamnek 2010, 3-29). Darüber hinaus wird vorausgesetzt, dass die soziale Wirklichkeit eine gemeinsame Herstellung und Zuschreibung von Bedeutung darstellt, die den Prozesscharakter und die Reflexibilität sozialer Wirklichkeit fokussiert. Die objektiven Lebensbedingungen werden mit der subjektiven Bedeutung für die Lebenswelt verknüpft und es wird davon ausgegangen, dass für die Rekonstruktion der sozialen Wirklichkeit eine kommunikative Vermittlung konstitutiv ist (Flick et al. 2010, 13-29). Im Forschungsgeschehen soll zusätzlich reflektiert werden, dass die Bedeutung des Handelns oder eines sprachlichen Ausdrucks nur durch den Verweis auf den Kontext seiner Erscheinung verständlich wird. Darüber hinaus wird die Explikation eingefordert, durch die eine Transparenz der Regeln des Forschungsvorhabens aufgezeigt wird und die zur Nachvollziehbarkeit dienen soll. Schlussendlich ist das Prinzip der Flexibilität zu nennen, welches ein ständiges Anpassen an die Bedingungen des Forschungsprozesses und die Relation zwischen Forscher_innen und Beforschten voraussetzt (Lamnek 2010, 3-29).

Qualitative Forschung setzt an der Analyse oder der Rekonstruktion von Fällen an, welche dann im weiteren Verlauf vergleichend bzw. verallgemeinernd zusammengefasst oder gegenübergestellt werden. Als Grundlage dient die Konstruktion der Wirklichkeit, die überwiegend anhand von „Texten“ interpretiert wird. Ziel ist die Gewinnung neuer Erkenntnisse, welche häufig auf eine Entwicklung von Theorien aus der Empirie abzielt. Als wesentliches Kennzeichen der qualitativen Forschung wird gesehen, dass sie je nach Fragestellung und Forschungstradition mit einem methodischen Repertoire arbeitet, das auf einen bestimmten Gegenstand angemessen angewendet werden soll. Dabei sollen die unterschiedlichen Perspektiven der Beteiligten berücksichtigt sowie das Handeln und die Wahrnehmung der Forscher_innen reflektiert werden (Flick et al. 2010, 13-29).

Qualitative Forschung ist ein Oberbegriff für unterschiedliche Forschungsansätze, die in ihren theoretischen Annahmen, ihrem Gegenstandsverständnis, methodischem Fokus und Anwendungsfeldern variieren. Je nach Forschungsziel und der eingesetzten Methoden wird entweder die Sicht des Subjekts oder die Beschreibung der Prozesse der Herstellung alltäglicher, institutioneller und sozialer Situationen bzw. eine hermeneutische Rekonstruktion von handlungs- und bedeutungsanalytischen latenten Strukturen fokussiert. Orientierend an der Einteilung der qualitativen Forschung anhand der theoretischen Ausrichtung erfolgt für das vorliegende Vorgehen folgende Zuordnung: In dem Forschungsvorhaben dieser konzeptionellen Arbeit soll durch den Fokus auf die Probleme und Ressourcen der Rehabilitand_innen ein Zugang zu den subjektiven Sichtweisen sowie eine Beschreibung von Prozessen der Herstellung sozialer Situationen, innerhalb des Settings der stationären kardiologischen Rehabilitation, erzielt werden. Infolge der Zuordnung nach Flick et al. (2010, 13-29) orientieren sich demzufolge die theoretischen Positionen für die subjektiven Sichtweisen auf den Symbolischen Interaktionismus und die Phänomenologie und es werden Methoden aus der Biographieforschung (s. Kapitel III.2.3.; IV.3.) in Anwendung gebracht. Für den Fokus auf die Herstellung der Prozesse der sozialen Situation und die Analyse der Lebenswelten der kardiologischen Rehabilitation werden gemäß der theoretischen Positionen der Ethnomethodologie und des Konstruktivismus die Methoden der Beobachtung, die Dokumentenanalyse und die Inhaltsanalyse herangezogen (s. Kapitel III.2.1.; III.2.2.).

Um die Qualität der wissenschaftlichen Erkenntnisgewinnung durch bestimmte Methoden feststellen zu können, sind generelle Kriterien nötig, welche die Methoden und das methodische Vorgehen bewerten und an denen der Grad der Wissenschaftlichkeit gemessen werden kann (Lamnek 2010, 127ff). Steinke gibt einen Überblick über die *Gütekriterien qualitativer Forschung* und schlussfolgert, dass die Frage, welche Kriterien für die Beurteilung der Wissenschaftlichkeit, Güte und Geltung qualitativer Forschung genutzt werden sollen, noch nicht allgemein beantwortet ist. Sie erörtert drei Möglichkeiten der Verwendung von Gütekriterien: Als Erstes findet eine Diskussion des Gebrauchs der klassischen Gütekriterien der quantitativen Forschung, wie Objektivität, Reliabilität und Validität, statt. Diese werden dahingehend bewertet, dass sie an die qualitative Forschung anzupassen sind, indem sie reformuliert oder operationalisiert werden. Des Weiteren analysiert Steinke die Verwendung alternativer Gütekriterien für die Bewertung der qualitativen Forschung. Diese Diskussion basiert auf der Kritik hinsichtlich einer Übertragbarkeit quantitativer Kriterien. Alternative Kriterien sollen den wissenschaftstheoretischen, methodologischen und methodischen Besonderheiten der qualitativen Forschung Rechnung tragen. Als dritte Position kommt die Forderung einer Beantwortung der Qualität qualitativer Forschung jenseits von Kriterien zum Tragen, welche auf einer postmodernen Ablehnung jeglicher Qualitätskriterien beruht. Hierbei wird u.a. argumentiert, dass es unmöglich sei, Kriterien auf ein festes Bezugssystem zu beziehen (Steinke 2010, 319ff). Im Zusammenhang mit den Gütekriterien wird sich in dieser Arbeit der Ansicht Steinkes (2010) angeschlossen, die davon ausgeht, dass die qualitative Forschung ohne Bewertungskriterien nicht auskommen kann, da sonst die Gefahr der Beliebigkeit bzw. Willkürlichkeit von Forschung besteht. Auch quantitative Kriterien für die Bewertung qualitativer Methoden lehnt sie ab, da sie auf einem von der qualitativen Forschung divergierenden methodologischen, wissenschafts- und erkenntnistheoretischen Verständnis basieren und deren geforderte Formalisierung und Standardisierung nicht auf den qualitativen Forschungsgegenstand anwendbar sind. Sie fordert für die qualitative Forschung ein System von Kriterien, welches möglichst viele Aspekte der qualitativen Forschung abdeckt und auf die jeweilige Fragestellung, Methodik, Spezifik des Forschungsfelds und des Untersuchungsgegenstands anzuwenden ist. Als generelle Kriterien sieht sie erstens die intersubjektive Nachvollziehbarkeit, die eine Dokumentation des Forschungsprozesses, eine Interpretation in Gruppen und die Anwendung von kodifizierten Verfahren beinhaltet. Darüber hinaus ist zweitens die Indikation des Forschungsprozesses, also die Gegenstandsangemessenheit im Hinblick auf das qualitative Vorgehen, die Methodenwahl, die Transkriptionsregeln, die Samplingstrategie, die methodische Einzelfallentscheidung im Kontext der gesamten Untersuchung und die Bewertungskriterien von Bedeutung. Steinke fordert drittens eine empirische Verankerung im Sinne der Bildung und Überprüfung von empirisch begründeten Hypothesen, z.B. durch die Verwendung kodifizierter Methoden, hinreichender Textbelege, analytischer Induktion, Prognosen und kommunikativer Validierung. Ferner soll viertens eine Limitation, also Begrenzung des Geltungsbereichs und damit der Verallgemeinerbarkeit der im Forschungsprozess entwickelten Theorie, angewendet werden. Zusätzlich soll untersucht werden, welche weiteren Bedingungen auf die Forschungsergebnisse zutreffen. Hier können Fallkontrastierungen und die explizite Suche nach abweichenden, negativen und extremen Fällen hilfreich sein. Fünftens soll die im Forschungsprozess entwickelte Theorie in sich konsistent und kohärent sein. Falls Widersprüche in den Daten und Interpretationen vorhanden sind, müssen diese offengelegt werden. Ein sechstes Kriterium ist die Relevanz, also der Nutzen der Forschung, der hinsichtlich der Fragestellung, aber auch des generellen Beitrags der entwickelten Theorie, bewertet werden soll. Und letztendlich wird siebtens eine reflektierte Subjektivität eingefordert. Dieses Kriterium prüft, inwieweit die Rolle der Forscher_innen als Subjekte reflektiert wird, z.B. dahingehend, ob der Forschungsprozess mit Selbstbeobachtung einhergeht, persönliche Voraussetzungen für die Erforschung des Gegenstands bedacht werden, ob ein Vertrauensverhältnis zwischen Forscher_in und Untersuchungsgegenstand bestand und eine Reflexion den Feldeinstieg begleitete (Steinke 2010, 319ff; Schach 2008). Ein Leitmotiv, welches sich durch alle Ansätze und Kriterien zieht, ist letztlich die Transparenz innerhalb des Forschungsprozesses

(Schach 2008, 67). Die spezifischen Gütekriterien für die einzelnen Methoden werden im empirischen Kapitel (s. Kapitel III.2.) aufgegriffen.

1.2. Konzeptentwicklung im Rahmen der Aktionsforschung

Die vielen Varianten der Aktionsforschung, die unter den Namen Handlungsforschung, Praxisforschung und partizipative Interventionsforschung zu finden sind, haben eine Forschung mit Einbezug der Praktiker_innen gemein. Die Aktionsforschung ist eine wissenschaftliche Methode, deren Ziel es ist, im konkreten Berufsalltag gemeinsame Probleme zu identifizieren, zu reflektieren und Änderungen herbeizuführen. Die Ergebnisse sollen bereits während des Forschungsprozesses in die Praxis umgesetzt werden. Aktionsforschung wird in evaluierenden Handlungsschritten in Forschungsvorhaben oder Implementationsprojekten durchgeführt und in einer selbstreflexiven Spirale evaluiert. Die Theorie-Praxis-Vermittlung steht insbesondere im Vordergrund, indem auf eine Verbesserung des Handlungsvermögens abgehoben wird.

Obschon die *Entstehungsgeschichte* noch nicht eindeutig geklärt ist, wird die Aktionsforschung seit den vierziger Jahren als eine besondere Form der wissenschaftlichen Untersuchung angesehen, welche der deutsch-amerikanische Psychologe Kurt Lewin maßgeblich beeinflusste. Ihm gebührt der Verdienst der Einführung des Begriffs „Aktionsforschung“ als einer Verfahrensweise, über ein soziales System Kenntnisse zu entwickeln und es gleichzeitig beeinflussen zu wollen. Lewins Lebensgeschichte und der amerikanische Kontext, in dem er seine Ideen über Führung und sozialen Wandel entwickelte, trugen dazu bei, Demokratisierungsprozesse anzustreben. In der Kritik an der Sozialpsychologie nach dem Zweiten Weltkrieg wandelte sich die Psychologie der Entwicklung experimenteller Techniken und der „reinen“ angewandten Forschung, zulasten der Beschäftigung mit theoretischen Wissenschaftsproblemen, zu. Obwohl er wenige und teilweise unvollendete Aufzeichnungen über die Methode hinterließ, konnten aus seinen Experimenten wertvolle Erkenntnisse für die Entwicklung der Forschungsmethode gewonnen werden. In dem Artikel: „Aktionsforschung und Minoritäten-Probleme“ von 1946 beschrieb Lewin den der Aktionsforschung zugrunde liegenden Prozess. Er stellte in diesem eine Form der Forschung vor, die den experimentellen Ansatz der Sozialwissenschaft mit der sozialen Intervention verbindet und auf wichtige gesellschaftliche Probleme der Gegenwart reagieren soll. Aus dem Blickwinkel Lewins besteht die Aktionsforschung aus einer Abfolge von Forschungsschritten, um praktische Probleme zu lösen. Der erste Schritt enthält, neben der Abwägung der allgemeinen Idee im Verhältnis zu den zur Verfügung stehenden Mitteln, die Beschaffung weiterer Informationen. Danach soll ein Gesamtplan für die Zielerreichung entwickelt werden und eine Entscheidung über den ersten Handlungsschritt erfolgen. Dieser soll im Anschluss evaluiert und darauf aufbauend Modifikationen sowie die Überarbeitung der Vorgehensweise und Überlegungen über die Abfolge des weiteren Prozess angeregt werden. Die Bewertung der Ergebnisse der Handlung ist entscheidend für die Aktionsforschung, da aufgrund dieser beurteilt werden kann, ob die Intervention zu einer Verbesserung geführt hat (Hart, Bond 2001, 24-31):

> „Wenn wir nicht beurteilen können, ob eine Handlung die Angelegenheit vorwärts oder zurück gebracht hat, wenn wir keine Maßstäbe haben, um das Verhältnis zwischen Anstrengung und Erfolg zu bewerten, hindert uns nichts, falsche Schlüsse zu ziehen und falsche Arbeitsgewohnheiten zu fördern.“ (Lewin 1946/2009, 474)

Insbesondere fordert Lewin für die praktische Umsetzung den Einbezug aller Beteiligten in den Entscheidungsprozess (Rifkin 2002, 167-178). Am Ende seiner beruflichen Karriere konkretisierte Lewin das Konzept der Aktionsforschung als eine Methode des geplanten sozialen Wandels. Er ging davon aus, dass jedes Problem der Praxis eine grundsätzlich konzeptuelle Analyse voraussetzt. Lewin war ein Pionier der experimentellen Methodik, indem er das „Veränderungsexperiment“ dazu nutzte, einige der drängendsten gesellschaftlichen Probleme der damaligen Zeit, wie das Anwachsen autoritärer Herrschaftsformen, zu analysieren. Aufgrund der US-amerikanischen Gesellschaftsbedingungen der 40er Jahre verwendete Lewin die experimentellen Methoden der Aktionsforschung als ein gesellschaftskritisches und politisches Instrument. Lewins Arbeiten wurden später bezüglich der begrenzten Reichweite und Übertragbarkeit auf gesamtgesellschaftliche Strukturen kritisiert. Auch konnte er seinen Ansatz zu Lebzeiten nicht abschließend beenden, sodass ihm heute eine fehlende Stringenz vorgeworfen wird. Das Potenzial der Lewinschen Aktionsforschung liegt jedoch in dessen Problemlösungsmöglichkeiten. Mitglieder von Organisationen sollen dazu befähigt werden, ihre Probleme zu definieren und Wissenschaftler_innen sollen Interventionen vornehmen, die der Organisation einen Zugang zu einer neuen Art des Denkens über alte Probleme eröffnet. Aktionsforschung fungierte somit als kommunikative Katalysatorfunktion sozialer Probleme.

Nach dem Tod Lewins erfolgte die Weiterentwicklung der Aktionsforschung für verschiedene Bereiche, wie für die Organisationsebene, die kommunale Entwicklung, die Bildung oder den Gesundheitsbereich. In Organisationen wurde sie innerhalb der Industrieforschung und -psychologie beispielsweise eingesetzt, um Arbeitskonflikte und Machtverhältnisse aufzuzeigen. Führend in der Aktionsforschung der Organisationen war in den 50-60er Jahren vor allem das Travistock Institut, welches später den Ansatz auch auf die Pflegeforschung übertrug. Bei den Projekten zur kommunalen Entwicklung wurde die Aktionsforschung beispielsweise in den 60er Jahren in den USA und Großbritannien als ein Instrument der Armutsbekämpfung verwendet, welches z.B. die sog. „Verelendungsspirale“ durchbrechen und die mit der Armut zusammenhängenden Probleme, wie Ehescheidungen, Arbeitslosigkeit und erhöhte Krankheitsraten, analysieren und lösen sollte. Den Bezug von Aktionsforschung und Bildung hatte Lewin von Beginn an durch seine Projekte mit Lehrer_innen hergestellt. Aktionsforschung in der Bildung soll als ein Instrument der kritischen Reflexion der Bildung, der individuellen Selbstreflexion und der Überbrückung der Theorie-Praxis-Kluft dienen (Hart, Bond 2001, 24-43).

Hart und Bond, zwei britische Gesundheits- und Pflegewissenschaftlerinnen, haben sich mit der Entwicklung des Ansatzes in der *Gesundheitswissenschaft* befasst. Sie definieren Aktionsforschung als einen Ansatz, der edukativ ist und sowohl mit Individuen als auch Mitglieder sozialer Gruppen arbeitet, Forschung als problemfokussiert, kontextspezifisch und zukunftsorientiert definiert und Interventionen mit dem Ziel der Veränderung bzw. Verbesserung der Praxis anstrebt. Aktionsforschung wird durch einen zyklischen Prozess eingeleitet, in dem Forschung und die Durchführung und Evaluation von Interventionen und Maßnahmen miteinander verknüpft sind. Alle in den Forschungsprozess involvierten Akteur_innen sollen am Veränderungsprozess partizipieren und Zielgruppen dadurch „empowert“ werden. Die Vorzüge der Aktionsforschung für die Pflege werden in dem Aufgreifen wichtiger Praxisprobleme, in ihrer breiten Anwendbarkeit, in der Offenheit des Forschungsdesigns, in dem Verbesserungs- bzw. Veränderungspotenzial für die Praxis (Höhmann 2002, 179-200), in den Vorteilen für den Theorie-Praxis-Transfer und in einer symmetrischen Zusammenarbeit aller Beteiligten gesehen (Hart, Bond 2001, 15-46). Weitere Vorteile zeigen sich in den Parallelen zum Pflegeprozess und der Verbesserungsmöglichkeit der professionellen Tätigkeit und den Standards der Leistungserbringung. Sie verfügt über eine breite Anwendbarkeit auf den unterschiedlichen Ebenen pflegerischen Handelns, da sie sowohl auf der Ebene der individuellen Praxis initiiert als auch bei Veränderungen von Organisationsstrukturen und -prozessen angewendet werden kann (Höhmann 2002, 179-200).

In ihrer deutsch-englischen Forschungstradition wird heute als Aktionsforschung bezeichnet, wenn Wissenschaftler_innen und Praktiker_innen gemeinsam ein Projekt entwickeln und durchführen (Stotz 2002, 91-103). Die Forschenden begleiten z.B. die Entwicklung eines neuen Handlungskonzepts und kooperieren eng mit den Praktiker_innen.[29] Handeln und Forschen sind dabei wechselseitig aufeinander bezogenen und in einen zyklischen Prozess eingebunden. Aus Forscher_innenperspektive ergeben sich neue Handlungsorientierungen und ein zu erforschendes Handeln. Die Aktionsforschung hat immer eine Weiterentwicklung der Theorie wie auch der Praxis zum Ziel. Die Praxis, die dabei untersucht wird, dient nicht als Experimentierfeld zur Überprüfung theoretischer Hypothesen, sondern die Forschung soll im Handeln als eingreifende, intervenierende, Theorie-Praxis vermittelnde Unternehmung verstanden werden (Stotz 2002, 91-103). Dazu sollen im konkreten Berufsalltag gemeinsame Probleme identifiziert, reflektiert und Änderungen herbeigeführt werden. Im Forschungsprozess arbeiten Praktiker_innen und Forscher_innen daher gemeinsam an dem Ziel, die traditionelle Subjekt-Objekt-Beziehung im Forschungszusammenhang aufzubrechen (Höhmann 2002, 179-200):

> „Als Autor ist die Person auch Akteur, im Grenzfall werden die Rollen identisch, im Normalfall sind sie voneinander unterschieden und getrennt, d.h. nur durch die Person selbst und gerade in ihr verbunden. Der Wissenschaftler geht also nicht «ins Feld» (als Jäger), sondern der/die schon im Feld (der Hase) lernt forschen." (Prieler-Woldan 1996, 24 in Stotz 2002, 92)

Die aktive *Beteiligung der Praktiker_innen und Betroffenen* zielt auf die Erarbeitung eigener Problemlösungsstrategien und den Erwerb übergreifender Analyse- und Aushandlungskompetenzen ab. Als langfristige Lernprozesse werden eine kooperative Selbstqualifikation (Höhmann 2002, 179-200) und die Entwicklung von reflexiven Praktiker_innen (Schön 1983) angestrebt. Die von den Praktiker_innen und Forscher_innen gemeinsam erarbeiteten Maßnahmen werden im Forschungsprozess eingeleitet, angepasst, umgesetzt und evaluiert. Für dieses Vorgehen braucht es eine gleichberechtigte Zusammenarbeit zwischen Forscher_innen und Praktiker_innen (Höhmann 2002, 179-200). Daher wird vor allem der Beziehung der unterschiedlichen Beteiligten in der Aktionsforschung und ihrem Grad der Zusammenarbeit eine besondere Bedeutung beigemessen. Jede Person wird als Expert_in für die jeweilige Situation und/oder das untersuchte Umfeld betrachtet. Insgesamt können drei unterschiedliche Modelle der Beteiligung und Rollen auftreten: das „Modell der Partnerschaft" in der

29 Anm. d. Verf.: Unter dem Begriff „Praktiker_innen" werden sowohl die professionellen Expert_innen eines praktischen Handlungsfeldes, wie z.B. Pflegende, verstanden als auch die Betroffenen einer Problemlage oder Nutzer_innen einer Intervention, beispielsweise benachteiligte Jugendliche. Mit wem als Praktiker_in innerhalb des Forschungsvorhabens kooperiert wird, richtet sich nach der Forschungsfrage bzw. der Problemlage (Rifkin 2002, 167-178).

Zusammenarbeit von Forscher_innen, praktischen Expert_innen, Laien und/oder Betroffenen, das „Unterstützende Modell", in dem Fachkräfte im Hintergrund bleiben und das „Ausschluss Modell", bei dem alle Expert_innen ausgeschlossen werden und sich z.B. die Betroffenen gegenseitig unterstützen. Je nach Modell können die Entscheidungen und Verantwortlichkeiten über die Veränderungen sowohl verstärkt bei den Praktiker_innen, als auch bei den Forscher_innen liegen (Hart, Bond 2001, 58-68).

Abhängig von der Phase hat Theorie und Praxis eine andere Dominanz. Während der Ist-Analyse sind z.B. die theoretisch-analytisch abstrahierenden Kompetenzen der Forscher_innen stärker gefordert, da eine solide Ausgangsbasis für die Entwicklung von Veränderungsmaßnahmen gelegt werden soll. In der daran anschließenden Implementations- oder Veränderungsphase müssen sich die Forscher_innen jedoch vermehrt auf die Praxisroutine einlassen (Höhmann 2002, 192f). Die Forschenden sollten sich im Idealfall von den Interessen der Praktiker_innen leiten lassen und sie mit ihren wissenschaftlichen, theoretischen und methodologischen Kompetenzen dabei unterstützen, ihr Feld zu analysieren und Veränderungsstrategien zu entwickeln (Stotz 2002, 91-103). Dies basiert auf der Annahme Lewins, dass Veränderungen effektiver seien, wenn diese von den Praktiker_innen selbst initiiert und nicht autokratisch vorgeschrieben werden (Hart, Bond 2001, 58-68). Für alle am Forschungsprozess Beteiligten ist zu berücksichtigen, dass sie Mitglieder ihrer jeweiligen Bezugsgruppen bleiben und die eigene Rolle im Forschungsprozess einer kritischen Reflexion bedarf. Dies kann einen vermittelnden Balanceakt darstellen, der ein beträchtliches Maß an breitem theoretischen Wissen, Wissenstransfer, Rollendistanz, Reflexionsfähigkeit und Ambiguitätstoleranz bedarf, aber auch Aushandlungs- und Verständigungsprozesse und die Anerkennung der Kooperationspartner_innen voraussetzt (Höhmann 2002, 179-200). Da die Partizipation der Praktiker_innen besonders im Vordergrund steht, wurde die Aktionsforschung u.a. auch zu der Partizipativen Interventionsforschung erweitert. Der von der britischen Gesundheitswissenschaftlerin Susan Rifkin (2002) entwickelte Ansatz zielt im Besonderen auf die Betonung langfristiger Lernprozesse und Kompetenzerweiterung der Akteur_innen ab (Rifkin 2002, 167-178).

Erschwerend kommt für die Praxis hinzu, dass durch den Druck des Handlungsprozesses nur ein diffuses Problembewusstsein für die Praxis wahrgenommen wird. Die Praktiker_innen müssen daher eine Distanz zu ihrer alltäglichen und vertrauten Praxis herstellen, um deren Struktur analysieren zu können. Die Herausforderung für die Praktiker_innen besteht darin, sich für die Analyse von der Praxis zu distanzieren, ohne dass dabei der Handlungszusammenhang aufgegeben wird. Die aus der Distanzierung gewonnenen Erkenntnisse fließen dann, wie bereits beschrieben, in das Handeln zurück (Stotz 2000, 91-103).

Ein weiteres konstitutives Element der Aktionsforschung ist die *Verbindung von Theorie und Praxis*, die in einem dialektischen Verhältnis steht. Trotz der Unterschiedlichkeit der Praxis- und Wissenschaftssysteme sollen Wege gefunden werden, um das in beiden Systemen erarbeitete Wissen gegenseitig anschlussfähig zu machen. Die Forschung sollte dabei Projekte so anlegen, dass diese in der Praxis Wirksamkeit zeigen. Eine Wissenschaft, welche Aspekte der Praxis untersucht, kann durch ihren fremden Blick auf Aspekte und Fragestellungen hinweisen, die aus der Binnenperspektive nicht ersichtlich werden. Hierbei ist es allerdings wichtig, die Ergebnisse in die Sprache der Praxissysteme zu übertragen und dort nach Anschlüssen für praktisches Handeln zu suchen. Im Gegensatz dazu können Erfahrungen aus der Praxis auf theoretische Anschlüsse überprüft und zur Theorieentwicklung genutzt werden (Moser 2008, 1-16).

Hart und Bond formulieren für die Pflegeforschung jeweils *vier Kategorien der Aktionsforschung*: Die erste ursprüngliche Form wird die „experimentelle Studie“ genannt. Darunter wird vor allem Lewins klassisch wissenschaftlich experimentelle Bearbeitung sozialer Probleme gefasst. Die zweite Form, die „organisationsbezogenen Ansätze“, bezieht sich vorrangig auf die Bearbeitung organisationsinterner Probleme. Unter dem dritten Typus, den „Professionalisierungsansätzen“, wird eine Forschung verstanden, die auf Kompetenzerweiterung abzielt und bei der analytische Fähigkeiten für die Reflexion der eigenen Praxis im Vordergrund stehen. Die letzte Kategorie wird als „Empowering Ansatz“ bezeichnet. Dabei wird weniger auf eine wissenschaftliche Erkenntnis abgezielt, als darauf, den Kreislauf zunehmender Benachteiligung vulnerabler Gruppen durch die Stärkung ihrer Artikulationskompetenzen zu unterbrechen (Höhmann 2002, 179-200; Hart, Bond 2001). Die Typologien verweisen auf eine unterschiedliche Gewichtung von Theorie und Praxis. Im Verlauf eines Aktionsforschungsprojekts kann die Struktur sich von einem Typus zum anderen graduell verschieben. Die Untersuchungsphase kann beispielsweise eine eher experimentelle Vorgehensweise beinhalten, die weiteren Phasen auf den Professionalisierungsprozess ausgerichtet sein, wenn z.B. die Praktiker_innen die Resultate der experimentellen Phase in der Praxis erproben. Der Übergang zwischen den Stufen kann Teil des geplanten Ablaufs sein oder es können Verschiebungen aufgrund einer Reaktion auf die Studie entstehen (Hart, Bond 2001, 52-58).

Hart und Bond entwickelten für die Pflegeforschung sieben *spezifische Kriterien der Aktionsforschung*. Demzufolge soll Aktionsforschung erstens erzieherisch im Sinne einer reflexiven Praxis sein, sich zweitens mit Personen als Mitglieder sozialer Gruppen beschäftigen und drittens problemorientiert, kontextspezifisch und auf die Zukunft ausgerichtet sein. Aktionsforschung soll viertens eine auf Veränderungen gerichtete Intervention beinhalten, fünftens auf eine Verbesserung und dem Engagement abzielen und sechstens einen kreisförmigen

Prozess, in dem Forschung, Interaktion und Evaluation miteinander verknüpft sind, beinhalten. Siebtens soll sich Aktionsforschung auf eine Forschungsbeziehung gründen, in der die Praktiker_innen gleichzeitig Teilnehmer_innen des Veränderungsprozesses sind. Die Kriterien werden den vier Kategorien der Aktionsforschung zugeordnet und variieren entsprechend der jeweiligen Kategorie, des „experimentellen", „organisatorischen", „professionellen" oder dem „befähigenden" Typus (Hart, Bond 2001, 47-52).

Die Aktionsforschung orientiert sich an den allgemeinen *Gütekriterien* der qualitativen Forschung nach Mayring (2002) und fordert zusätzlich zu der Verfahrensdokumentation, der argumentativen Interpretationsabsicherung, der Regelgeleitetheit, der Nähe zum Gegenstand, der kommunikativen Validierung und der Triangulation (Lamnek 2010) für die Aktionsforschung die Transparenz und Stimmigkeit der Ziele und Methoden und die Adäquatheit der Forschungsresultate. Ein weiteres Hauptgütekriterium der Aktionsforschung liegt vor allem in der Anschlussfähigkeit der Resultate (Moser 2008, 20-22).

Für die *konkrete methodische Umsetzung* werden drei Vorgehensweisen für die Aktionsforschung vorgeschlagen: eine technisch-kollaborative Verfahrensweise, welche die Überprüfung einer auf vorher festgelegten theoretischen Bezugsrahmen basierenden Intervention beinhaltet. Eine wechselseitig-kollaborative Verfahrensweise, die Wissenschaftler_innen und Praktiker_innen zusammenführt, um Probleme zu identifizieren und mögliche Ursachen sowie Interventionsmöglichkeiten zu erforschen und die Probleme zu lösen. Und drittens einen auf Steigerung der Befähigung ausgerichteten Ansatz, der zwei Ziele verfolgt: die Verknüpfung von Theorie und Praxis im Interesse der Lösung eines Problems und die Schärfung eines kollektiven Bewusstseins für die explizite Darstellung fundamentaler Probleme. Überwiegend werden die ersten beiden Verfahrensweisen in der Pflegewissenschaft eingesetzt. Je länger ein Aktionsforschungsprojekt dauert, umso größer ist das Potenzial für Veränderungen.

Aktionsforschung ist ein dynamischer und nicht linearer Prozess, in dem Forschung, Aktivität und Evaluation miteinander verwoben werden (Hart, Bond 2001, 52-68). Der Forschungsprozess wird in einer Abfolge unterschiedlicher Schritte und in einer selbstreflexiven Spirale, in Anlehnung an den hermeneutischen Zirkel, durchgeführt (Stotz 2002, 91-103), bei dem die Ergebnisse der Forschung bereits während des Forschungsprozesses in die Praxis umgesetzt werden (Höhmann 2002, 179-200). Basierend auf den Vorstellungen Lewins läuft der Forschungsprozess der Aktionsforschung in vier ineinander übergehenden, sich wiederholenden und zum Teil gleichzeitig stattfindenden Schritten ab: dem Planen, Handeln, Beobachten und Reflektieren. Zu Beginn wird das Pro-blem und Ziel der Forschung bestimmt (Hart, Bond 2001, 27ff). Da die Aktionsforschung anstrebt, die Ausgangssituation zu verbessern, beinhaltet die Problemanalyse eine Erhebung der Ausgangssituation (Höhmann 2000, 179-200). Im Anschluss daran pendelt der Prozess zwischen der Informationssammlung, Gesprächen mit den Beteiligten und konkreten Interventionen. Dabei sollen Orientierungshilfen für das Handeln in der Praxis erarbeitet werden. Der Prozess der Aktionsforschung ist langfristig und zyklisch, d.h. er wiederholt sich dadurch, dass die Schritte der Aktion und Reflexion einander abwechseln und immer wieder von Neuem beginnen. Über diese dynamische Interdependenz von Handeln und Reflexion werden neue Erkenntnisse gewonnen (Hart, Bond 2001, 27ff). Die Aktionsforschung wird als ein ungewisser Prozess verstanden, dessen Resultate nur ansatzweise vorauszusehen und zu bewerten sind. Statt spezifische Forschungsergebnisse zu identifizieren, ist stattdessen der Wandel von Sicht- und Verhaltensweisen, der an dem Prozess beteiligten Akteur_innen, zu dokumentieren (Rifkin 2002, 167-178).

Die herkömmlichen Methoden der qualitativen Forschung, wie z.B. Interviews, teilnehmende Beobachtung und Dokumentenanalyse, bilden auch für die Aktionsforschung eine wesentliche Basis (Rifkin 2002, 173). Ziel ist es, mit den Methoden zu einer dichten Beschreibung des Forschungsgegenstands zu gelangen, um damit abgesicherte abduktive Schlüsse vollziehen zu können. Der Begriff der dichten Beschreibung (Thick Description) geht auf den amerikanischen Ethnographen Clifford Geertz (2007) zurück. Sie sollen über das offensichtlich Faktische hinausgehen und Details, Kontexte, Emotionen und soziale Beziehungen präsentieren. Um eine differenzierte Theorieentwicklung zu ermöglichen, ist es für diesen Ansatz notwendig, ein reichliches und vielfältiges Datenmaterial zu gewinnen. Durch Beobachtungen der Forschenden entsteht ein Geflecht von Bedeutungen und Beziehungen, welches den jeweiligen Forschungsgegenstand „überzieht“. Je dichter das Netz geknüpft ist, desto valider sind die daraus gezogenen Schlussfolgerungen. Daher enthält die Aktionsforschung einen Methodenmix aus mehreren Forschungsmethoden (Moser 2008, 22-40), welche trianguliert werden und den Gegenstand von unterschiedlichen Seiten beleuchten (Flick 2010, 309-318).

Für die Aktionsforschung werden verschiedene *Herausforderungen* bzw. Probleme für die *praktische Umsetzung* geschildert. Eine besondere Schwierigkeit besteht u.a. in der Problemdefinition. Grundsätzlich können Probleme aus unterschiedlichen Perspektiven formuliert werden. Beispielweise kann das Problem der ungleichen Verteilung des Erkrankungsrisikos von Seiten der Betroffenen beschrieben, aus Sicht der praktischen Expert_innen oder der Wissenschaft definiert oder es kann als ein Problem der Gesellschaft durch politische und wirtschaftliche Strukturen angesehen werden. Zusätzlich kommen die Interessen der einzelnen Organisationen zum Tragen, wie beispielsweise des Krankenhausmanagements. Auch durch die Sponsoren oder Auftraggeber der Forschung können Interessenskonflikte entstehen. Hier besteht die Gefahr, dass die Problemdefinition und damit auch die Problemlösung manipuliert bzw. beeinflusst werden kann. Vor allem bei der Problemformulierung sollte darauf geachtet werden, wer diese formuliert und dass diese nicht nach dem „top down" Prinzip definiert wird. Hart und Bond schlagen daher eine neutrale Instanz für die Problemformulierung vor, die zwischen den Perspektiven vermittelt und im Aushandlungsprozess darauf achtet, dass Probleme nicht einseitig formuliert werden.

Darüber hinaus sind Prozesse der Optimierung und des Engagements bei den Forscher_innen eng miteinander verknüpft und können zu Überengagement und einer idealistischen Ergebnisorientierung führen. Das Engagement sollte durch die Forscher_innen reflektiert werden, da Ziele sonst unrealistisch verfolgt werden und Praktiker_innen damit überfordert werden könnten (Hart, Bond 2001, 58-68).

Weitere Herausforderungen der Aktionsforschung ergeben sich daraus, dass die methodischen Ansprüche erst auf den zweiten Blick zu Tage treten. Es braucht eine sorgfältige Klärung der inhaltlich-sachlichen Angemessenheit zur Bearbeitung der entsprechenden Fragestellung und die Klärung der personalen Voraussetzungen der Forscher_innen. Bei einer vorgegebenen Zeit- und Zielsetzung, wie z.B. durch eine Auftragsforschung, besteht die Gefahr, die realen Probleme der Praxis zu vernachlässigen und die Ergebnisoffenheit einzuschränken (Höhmann 2002, 179-2000).

Den Adressat_innen kommt in der Aktionsforschung eine Schlüsselrolle zu. Verfügen diese über unzureichende Kompetenzen, kann das in vielerlei Hinsicht problematisch werden. Zum einen wird dadurch die Anerkennung der gegenseitigen Expert_innenrolle erschwert, zum anderen verändert sich durch ein Machtungleichgewicht auch die Zusammenarbeit und Kontrollfunktion innerhalb des Projektes. Zusätzlich müssen bei der Ausbildung der Praktiker_innen Zeit- und Kostenfaktoren bedacht werden. Eine weitere Gefahr besteht vor allem darin, dass sich der partizipative Prozess beispielsweise durch eine Vorgabe der Problemsicht oder Einschränkung der aktiven Mitgestaltung zu einem segregativen Prozess hin verändert. Daher sollte sichergestellt werden, dass alle Beteiligten dazu befähigt werden, ihre eigenen Handlungsmöglichkeiten und -kapazitäten zu reflektieren und ggf. zu erweitern (Rifkin 2002, 167-178).

Trotz der genannten Problemfelder, für die sich die Forscher_innen wie auch Praktiker_innen sensibilisieren sollten, bietet die Aktionsforschung zur Lösung konkreter praktischer Probleme durch den partizipativen Einbezug von

Forscher_innen und praktischen Expert_innen erhebliches Potenzial für die vorliegende Arbeit.

1.3. Methodischer Rahmen

Im Folgenden wird der methodische Rahmen der Ist-Analyse in Anlehnung an die vorangestellte Aktionsforschung dargelegt, deren methodologischer Hintergrund gleichzeitig auch für die gesamte Konzeptentwicklung gilt. Überwiegend orientiert sich die Konzeptentwicklung an den gesundheits- und pflegewissenschaftlichen Ansätzen von Hart und Bond (2001), Rifkin (2002) und Höhmann (2002), um die eigenen Begründungsleistungen und Auswahlentscheidungen daran auszurichten. Als Praktiker_innen werden für dieses Forschungsvorhaben die Pflegenden der stationären kardiologischen Rehabilitation bezeichnet. Der Typus des vorliegenden Konzepts ist zwischen dem Typus der „Professionalisierungsansätze", im Sinne einer Kompetenzerweiterung der Pflegenden, und dem Typus des „Empowering", im Sinne der Teilhabe und Steigerung der Befähigung der Patient_innen, angesiedelt (Höhmann 2002). Grundlegend soll sich die *Vorgehensweise* auf eine reflexive Praxis beziehen und problemorientiert, kontextspezifisch, zukunftsorientiert und praxisverändernd ausgerichtet sein (Hart, Bond 2001). Eine Erweiterung des Ansatzes der Aktionsforschung von Hart und Bond besteht in der partizipativen Interventionsforschung Rifkins und zielt auf die Bedeutung langfristiger Lernprozesse und die Kompetenzerweiterung der Akteur_innen ab (Rifkin 2002). Hier finden sich insbesondere Anknüpfungspunkte zum Hauptanliegen des Promotionsvorhabens, da die kooperativen Selbstqualifikationsprozesse der Berufsgruppen untereinander sowie mit den Patient_innen und ihren Angehörigen als Grundlage einer veränderten Praxis in den Mittelpunkt der Zielsetzung rückt (Rifkin 2002; Höhmann 2002). Meines Erachtens ist durch den Ansatz eine dreifache Partizipation innerhalb des Forschungsvorhabens möglich. Die Praktiker_innen partizipieren einerseits an der Lebenswelt der Patient_innen und werden andererseits – was letztendlich die eigentliche Partizipation ausmacht – aktiv in den Forschungsprozess integriert. Die Patient_innen partizipieren durch die Art der Diagnoseerstellung, indem ihre Problemsichten im Vordergrund stehen und sie in den weiteren Verlauf des Pflegeprozesses einbezogen werden. Die Forscherin partizipiert an den praktischen Problemsichten und der Kooperation der Praktiker_innen.

Höhmann beschreibt für ihr Projekt „Einführung kooperativer Qualitätssicherungskonzepte an der Schnittstelle von stationärer und ambulanter Versorgung" für das konkrete Vorgehen folgende Phasen, die dem Vorgehen dieser

Arbeit zugrunde liegen: In der ersten Phase wird zur Problemsicht eine Ist-Analyse der Versorgungsstrukturen und -prozesse durchgeführt. In der zweiten Phase erfolgt der Interventionsprozess der „Kooperativen Qualitätsentwicklung". Dieser enthält eine gemeinsame Entwicklung von Qualitätskonzepten und Umsetzungsmöglichkeiten für die Praxis, bei gleichzeitiger Bewertung, Modifikation und Initiativen zur Verfestigung und zum Transfer der Intervention (Höhmann 2002, 180f). In Anlehnung an die experimentierende Evaluation[30] kommt für die zweite Phase der Konzeptentwicklung noch das Gedankenexperiment von Lewin hinzu. Dieses gründet sich in der gedanklichen Konzeption einer praktischen und empirischen Erprobung, welche sich einer Reflexion unterzieht und erneute gedankliche Weiterentwicklung einschließt. Das Vorgehen dient der Erprobung von Interventionen und Interventionssequenzen auf der Grundlage einer Konzeptentwicklung und wird so lange weitergeführt, bis eine Optimierung der Praxis erreicht wird. (Heiner 1998b, 11-53). Für die dritte Phase nimmt Höhmann eine theoretische Systematisierung der Einzelergebnisse mit einer konzeptionellen Präzisierung des Verfahrens und der Bestimmung berufsgruppenübergreifende Arbeitsanforderungen vor. Auf Grundlage der empirischen Ergebnisse und die darauf bezogene theoretische Reflexion werden verallgemeinerbare Erkenntnisse entwickelt.

Das Vorgehen der Datenerhebung orientiert sich an dem Verfahren des „Theoretical Samplings", in Anlehnung an Glaser und Strauss (1998). Dabei wird die Entscheidung über die Auswahl und Zusammensetzung des empirischen Materials, im Sinne einer theoretischen Sättigung, im Prozess der Datenerhebung und -auswertung gefällt und nicht anhand einer quantitativen Datenmenge, sondern theoriebezogen begründet. Das Kriterium, ob die Datenmenge für eine Analyse ausreicht, wird dadurch bestimmt, dass keine zusätzlichen Daten mehr gefunden werden, welche die Ergebnisse anreichern (Flick 2011, 158ff; Lamnek 2010). Diese theoretische Forderung lässt sich aus meiner Sicht aufgrund der Handlungspragmatik in der praktischen Umsetzung nicht immer zufriedenstellend umsetzen.

Verbunden mit dem grundlegenden Vorgehen „Planen, Handeln, Beobachten und Reflektieren" in Anlehnung an die Aktionsforschung und der „Thick Description" nach Geertz (2007) wurde folgendes Vorgehen für die Konzeptionsplanung anhand von drei Schritten entwickelt:

30 Anm. d. Verf.: Die experimentierende Evaluation stammt aus der Evaluationsforschung und beinhaltet eine Verschränkung von Praxisentwicklung und Praxisforschung. Sie basiert wie die Aktionsforschung auf einem Problemlösungsprozess, fokussiert aber stärker die Evaluation der Rahmenbedingungen der Organisation und der sozialen Systeme und ist auf das Konzept der Lernenden Organisationen ausgerichtet (Heiner 1998a 7f).

I. Ist-Analyse der stationären kardiologischen Rehabilitation
Direkte Feldbeobachtung Zur Felderkundung wird eine teilnehmende Beobachtung (Lüders 2007, 386) des stationären Ablaufs und pflegerischen Aufgabenfelds anhand von teilstandardisierten, nachträglich aus dem Gedächtnis zusammengefassten Feldprotokollen, durchgeführt (s. Kapitel III.2.1.1.). Zusätzlich wird eine fokussierte teilnehmende Beobachtung der verschiedenen Anamnesen des Settings und insbesondere der pflegerischen Anamnese durch teilstandardisierte, während der Situation verschriftlichte Notizen und im Anschluss ausformulierte Feldprotokolle umgesetzt (s. Kapitel III.2.1.2.).
Prinzip der Mündlichkeit Bei diesem Prinzip wird davon ausgegangen, dass Handlungen und/oder Entscheidungen nicht nur auf schriftlich Fixiertem, sondern aufgrund mündlich Verhandeltem getroffen werden (Wolff 2010, 503). Daher erfolgt mit der fokussierten teilnehmenden Beobachtung der Übergabe ein Hauptaugenmerk auf die mündliche Überlieferung pflegerischer Probleme und Ressourcen (s. Kapitel III.2.1.2.), welche in verschriftlichten Notizen und im Anschluss ausformulierten Feldprotokollen festgehalten wurden. Methodisch fließt diese Analyse bei den Ergebnissen der fokussierten teilnehmenden Beobachtung mit ein. Die Beobachtungskriterien der Gliederungspunkte eins bis zwei der Ist-Analyse orientieren sich an den Vorgaben von Holloway und Wheeler (1997, 78f), welche im Kapitel III.2.1. dargestellt werden.
Dokumentenanalyse Zur Unterstützung der Beobachtung findet eine kategoriengeleitete Sichtung der Dokumentation nach Holloway, Wheeler (1997, 80f) des Pflegeprozesses, wie die Pflegeplanung und der Pflegebericht, in Hinsicht auf die dokumentierten pflegerischen Probleme und Ressourcen statt (s. Kapitel III.2.2.). Die unter Gliederungspunkt eins bis drei aufgeführten Erhebungen sollen im Anschluss durch eine zusammenfassende Inhaltsanalyse in Anlehnung an Mayring (2003) ausgewertet werden (s. Kapitel III.2.1.3.).

Narrative Interviews

Für den Feldzugang und zur Erprobung der vorläufigen Konzeption der narrativen Anamnese und biographischen Diagnostik sollen mehrere (2-5) narrative Interviews durchgeführt und digital aufgenommen werden. Methodisch orientiert sich die Erhebung (s. Kapitel III.2.3.1.) der Interviews an Schütze (1983), Rosenthal (2011) und der Dialogischen Biographiearbeit, insbesondere der narrativen Gesprächsführung nach Köttig und Rätz-Heinisch (2005). Die Auswertung basiert auf der Biographischen Fallrekonstruktion nach Rosenthal (2011; s. Kapitel III.2.3.2.).

II. Konzeptionsphase durch Planen, Handeln und Beobachten

Planen

In dieser Phase wird die theoretisch konzeptuelle Entwicklung der vorläufigen narrativen Anamnese und biographischen Diagnose in Anlehnung an die Methodologie und Methoden der Biographieorientierung geplant (Kapitel IV.3.). Weitere Grundlagen des Konzepts fließen aus der theoretischen Analyse des pflegerischen Handlungsfeldes mit ein (s. Kapitel IV.1.- 2.).

Handeln und Beobachten

Die empirischen Grundlagen des Konzepts setzen sich aus drei Erprobungsphasen mit den Methoden des Konzepts zusammen: den empirischen Ergebnisse aus der Feldphase (s. Kapitel III.2.; V.2.1.), der geplanten praktischen Erprobungsphase im Feld der stationären kardiologischen Rehabilitation (s. Kapitel V.2.2.) und den Ergebnissen der Erprobung durch Student_innen innerhalb universitärer Lehrveranstaltungen (Kapitel V.2.3.). Aus den praktischen Erprobungen ergeben sich Konsequenzen für die Konzeptentwicklung, insbesondere für das endgültige Konzept (s. Kapitel V.3.).

Abschließendes Konzept der narrativen Pflegeanamnese und biographischen Pflegediagnostik

Die Ergebnisse der Erprobungsphase sollen zu einer Überarbeitung des Konzepts führen und münden in die endgültige Konzeption der narrativen Anamnese und biographischen Diagnostik (s. Kapitel V.3.).

III. Theoretische Systematisierung der Ergebnisse
Schlussfolgerungen für Theorie und Praxis: In diesem Schritt werden Schlussfolgerungen für Theorie und Praxis gezogen. Das Konzept wird abschließend theoretisch reflektiert und es werden weitergehende Überlegungen zu den Potenzialen des Konzepts für das Handlungsfeld der Pflege angestellt (s. Kapitel V.4.1.). Darüber hinaus werden Implementationsaspekte und -vorschläge für die Praxis aufgegriffen (s. Kapitel V.4.2.).

In den letzten Kapiteln wurde zum einen ein qualitatives Forschungsparadigma befürwortet und damit wesentliche Kriterien für diese Konzeptionsarbeit aufgestellt (s. Kapitel II.1.1.). Zum anderen sind mit der Aktionsforschung der methodologische Rahmen (s. Kapitel II.1.2.) und die methodische Vorgehensweise expliziert worden (s. Kapitel II.1.3.). Im folgenden Kapitel (Kapitel II.2.) werden forschungsethische Fragen reflektiert und der Umgang mit ethischen Herausforderungen in Bezug auf das Forschungsvorhaben dargelegt.

2. Forschungsethische Reflexion

Die Forschungsethik bestimmt, in welcher Weise die Beziehung zwischen den Forschenden und den an der Forschung beteiligten Personen gestaltet wird (Hopf 2010, 589-600). In Anlehnung an die vier ethisch-moralischen Prinzipien der Medizinethik nach Beauchamp und Childress (1983), dem Respekt vor der Autonomie der Patient_innen (Respect of Autonomy), des Nicht-Schadensprinzips (Nonmaleficence), der Fürsorge (Beneficence) und der Gleichheit und Gerechtigkeit (Justice) (Beauchamp, Childress 1983), werden für die Forschungsethik spezifische Prinzipien abgeleitet. Schnell und Heinrich (2006) formulieren für die Forschungsethik im Bereich Gesundheits- und Pflegewissenschaft im Wesentlichen *acht forschungsethische Prinzipien*, welche die Grundlage für diese Arbeit bilden. Als Erstes soll begründet werden, warum ein Thema für die Forschung als notwendig erachtet wird (s. Kapitel 0; I.1.-.2.). Das Ziel der Forschung und die Umstände der Mitwirkung der Proband_innen müssen zweitens klar formuliert und drittens das methodische Vorgehen expliziert sein (s. Kapitel 0; III.2.). Darüber hinaus sollte viertens eine ethische Sorgfalt während der Untersuchung beachtet werden und deren ethisch relevanten Folgen diskutiert und fünftens möglicherweise auftretende Verletzungen und Schäden für die Proband_innen eingeschätzt werden. Für diese potenziellen Risiken sind sechstens ethische Präventionen zu entwickeln. Die Forscher_innen dürfen siebtens keine falschen oder unklaren Aussagen über den Nutzen ihrer Forschung angeben und die Forschungsarbeit muss achtens den datenschutzrechtlichen Bestimmungen folgen (Schnell, Heinritz 2006, 21f).

In Deutschland bestehen für die forschungsethische Regelung Ethik-Kodizes, ethische Richtlinien und gesetzliche Bestimmungen, wie dem Datenschutzgesetz auf Bundes- und Länderebene. Insbesondere sollen für die Promotionsarbeit die erwähnten Prinzipien, die Wahrung „des informationellen Selbstbestimmungsrechts des Betroffenen" („Informed Consent") und das Prinzip des „Nicht-Schadens", betrachtet und im Anschluss der Umgang mit ethischen Fragen in Bezug auf das Promotionsvorhaben dargelegt werden.

Das *Prinzip der informierten Einwilligung* („Informed Consent") ist in verschiedenen Berufskodizes, wie dem der Deutschen Gesellschaft für Soziologie (DGS 1992), aber auch im Bundesdatenschutzgesetz (BDSG 2003 § 4; § 40) verankert. Das Prinzip dient zur Wahrung der Persönlichkeitsrechte und besagt im Wesentlichen, dass die Beteiligung einer sozialwissenschaftlichen Studie freiwillig und mit einer möglichst ausführlichen Information über Ziele und Methoden des entsprechenden Forschungsvorhabens erfolgen muss. Eine entscheidende Herausforderung ist dabei, dass die vermittelten Informationen von den

Befragten oder Beobachteten nicht im vollen Umfang verstanden oder anders gedeutet werden können. Deshalb muss sich auf den Wahrnehmungs-, Interpretations- und Wertehorizont der Proband_innen eingestellt werden (Hopf 2010, 589-600). Dafür brauchen die Forschungsteilnehmer_innen umfangreiche Informationen über das Forschungsprojekt, ausreichend Zeit und Beratungsmöglichkeit. Bei unmündigen oder wahrnehmungsbeeinträchtigten Proband_innen ist die Zustimmung des gesetzlichen Vormunds notwendig. Generell dürfen Zustimmungen nicht durch Gewalt, Zwang, Betrug oder Täuschung herbeigeführt werden (Schnell, Heinritz 2006, 21). Trotz aller Sorgfalt ist das Prinzip nicht immer leicht umzusetzen. In den Erörterungen von Hopf (2010) wird deutlich, dass Elemente der Täuschung, trotz Aufklärung, in jedem Forschungsvorhaben enthalten sein können. Beispielsweise ist es möglich, dass Forscher_innen eine emotionale Beteiligung vorgeben, ohne sie evtl. tatsächlich zu empfinden. Des Weiteren kann forschend beobachtet werden, ohne dass dies den zu beobachtenden Personen bewusst ist. Oder die Forscher_in agiert mit verdeckten Zielen, von denen die Gesprächspartner_in ggf. nicht in Kenntnis gesetzt ist. Daher schlägt Hopf vor, zusätzlich zu den Informationen, das Vorhaben durch kollegiale Beratung zu reflektieren und sich für die Risiken einer möglichen Täuschung zu sensibilisieren (Hopf 2010, 589-600).

Das *Prinzip des „Nicht-Schadens“* bezieht sich einerseits darauf, dass Personen durch die Folgen der Beteiligung, z.B. Verletzung von Vertraulichkeitszusagen, geschädigt werden oder ihnen andererseits Schaden durch die eigentliche Untersuchung zugefügt werden können. In Bezug auf ersteres besagt der Ethik Kodex der Deutschen Gesellschaft für Soziologie und des Berufsverband Deutscher Soziologen:

> „Personen, die in Untersuchungen als Beobachtete oder Befragte oder in anderer Weise, z.B. im Zusammenhang mit der Auswertung persönlicher Dokumente, einbezogen werden, dürfen durch die Forschung keinen Nachteilen oder Gefahren ausgesetzt werden. Die Betroffenen sind über alle Risiken aufzuklären, die das Maß dessen überschreitet, was im Alltag üblich ist. Die Anonymität der befragten oder untersuchten Personen ist zu wahren.“ (DGS 1992, I B 5)

Personenbezogene Daten dürfen durch Forscher_innen oder Forschungseinrichtungen nur dann verarbeitet werden, wenn die Beforschten eingewilligt haben. Rechtlich gesehen haben Forschende, abgesehen von dem fehlenden Zeugnisverweigerungsrecht, Schweigepflicht. Im Vordergrund steht dabei die Schädigung der Untersuchungsteilnehmer_innen durch Informationsweitergabe. Dies kann durch eine unzureichende Sicherung der Originaldaten, wie Tonaufzeichnungen oder nicht verschlüsselte Feldnotizen, die Vernachlässigung der Verpflichtung zur Verschwiegenheit, unzureichende Anonymisierung in veröffentlichten Dokumenten, Achtlosigkeit im Umgang mit der elektronischen Speicherung nicht verschlüsselter Daten usw., verursacht werden. D.h. alle Daten, seien es Interviewtranskripte oder Beobachtungsprotokolle, die mehr oder minder offenkundige Hinweise zur Identität oder Funktion der Untersuchten und zum Untersuchungskontext enthalten, müssen so anonymisiert werden, dass keine Rückschlüsse auf die befragten Personen, die Organisationen oder deren Kontext möglich sind. Und dies gleichzeitig so, dass der Informationsgehalt nicht soweit reduziert wird, dass die Ergebnisse der Auswertung nur eingeschränkt aussagekräftig und transparent sind. Dies trifft insbesondere auch auf die Veröffentlichung der Ergebnisse zu. Besteht Unsicherheit bezüglich dieser Forderung, gibt es die Möglichkeit, den Untersuchten vor der Veröffentlichung die Chance zu geben, sich zu der Anonymisierung der Inhalte zu äußern (Hopf 2010, 589-600).

Im Folgenden soll nun thematisiert werden, inwieweit Personen durch die Untersuchung selbst geschädigt werden können. In den Richtlinien der Deutschen Gesellschaft für Pflegewissenschaft (DGP) wird im „Ethikkodex zum Verhältnis zwischen Forschenden und Probanden" (DGP 2007a) und im „Entwurf eines Ethikkodex für pflegewissenschaftliche Forschung" (DGP 2007b), orientierend am Belmont-Report[31], eine mögliche Vulnerabilität der Proband_innen folgendermaßen definiert:

> „Das Kriterium der Vulnerabilität bezieht sich auf Menschen, die aufgrund ihrer besonderen Lebensumstände, ihrer aktuellen gesundheitlichen Situation, ihres Alters oder ihrer kognitiven Möglichkeiten in der Selbstbestimmung eingeschränkt sind oder sehr schnell eingeschränkt werden können."(DGP 2007b, 1)

Dieser Personenkreis bedarf daher eines besonderen Schutzes. Eine weitere Definition der Vulnerabilität bezieht sich auf mögliche Belastungen und Gefährdungen, welche die Durchführung des Projekts den Proband_innen zufügen kann. Diese müssen körperlich und seelisch in der Lage sein, das von ihnen erwartete Mitwirkungsverhalten zu erbringen. Beispielsweise können dazu Menschen mit akuten oder chronischen Erkrankungen oder nach schweren Operationen nur eingeschränkt dazu zählen (Schnell, Heinritz 2006, 46). Zum Schutz der Proband_innen empfiehlt die DGP eine ethische Analyse vor der Studie zu

31 Anm. d. Verf.: In den USA wurde aufgrund der fortlaufenden Durchführung unethischer Forschungsprojekte 1978 die „Nationale Kommission zum Schutz von Versuchspersonen in der biomedizinischen und der verhaltensorientierten Forschung" (National Commission for the Protection of Human Subjects of Biomedical and Behavioral Research) gegründet. Diese Kommission legte im sog. Belmont-Report verbindliche Richtlinien für die Forschung am Menschen fest, die als Vorlage für die Entwicklung von Kodizes in verschiedenen wissenschaftlichen Disziplinen genutzt wurden (DGP o.J.).

erstellen und ethische Präventionen oder Interventionen im Falle einer möglichen bzw. tatsächlichen Krise einzuleiten. Das Wohlergehen der Proband_innen sollte immer als den der wissenschaftlichen Interessen übergeordnet behandelt werden.

Daran anschließend sollen nun im Folgenden die *ethischen Richtlinien,* im Hinblick auf die informierte Einwilligung und dem Nicht-Schadensprinzip, die dieser Arbeit zugrunde liegen, im Einzelnen dargestellt werden:

Das *Studiendesign*, wie auch alle anderen Belange der Konzeptionsstudie, wurden mit der Erstgutachterin und den Teilnehmer_innen eines Doktorand_innenkolleg besprochen. Zusätzlich wurden sie im Rahmen der Forschungswerkstatt des IPP der Universität Bremen, der Forschungswerkstatt des ehemaligen Instituts für angewandte Biographie- und Lebensweltforschung (IBL) der Universität Bremen und den Professor_innen und Kollegiat_innen des Promotionskollegs „Nutzer_innenorientierte Gesundheitssicherung" der Hans Böckler Stiftung (HBS) an der Universität Bremen und in zwei Quatext[32] Seminaren zur narrativen Interviewmethode und biographischen Auswertungsmethoden nach Rosenthal, diskutiert.

Bezüglich des *Umgangs mit Interviewpartner_innen* im Kontext qualitativer Forschung entwickelte das IPP (Institut für Public Health und Pflegeforschung) der Universität Bremen einen Leitfaden (IPP Universität Bremen 2009). Dieser regelt im ersten Teil die Kontaktaufnahme zu den Proband_innen, wie die Begrüßung, die Formulierung des Anliegens, Informationen zur Studie und zum Interview, den Hinweis zur Freiwilligkeit der Teilnahme und die Verabschiedung. Im zweiten Teil werden die Aufklärung und Erläuterungen vor Beginn des Interviews thematisiert. Dazu zählt das persönliche Vorstellen, die Aufklärung zur Einwilligungserklärung, Erläuterung zum Interviewablauf, die Verabschiedung und Vereinbarungen nach dem Interview. Zusätzlich liegen dem Leitfaden auch Checklisten für den Kontakt und eine Mustereinwilligung vor. Zwar war bei Erhebungszeitpunkt der Leitfaden noch nicht endgültig fertiggestellt, dennoch konnten durch den Vorentwurf wesentliche Inhalte für das Vorhaben berücksichtigt werden. In Anlehnung an die grundsätzlichen Anforderungen bei der Ausgestaltung von Forschungsvorhaben der Ethikkommission der Universität Bremen (Ethikkommission Universität Bremen o.J.a) wurden die Interviewpartner_innen als einwilligungsfähig erklärt, ausreichend informiert und kein faktischer Zwang auf die Beteiligten des Forschungsvorhaben ausgeübt.

32 Anm. d. Verf.: Quatext ist das „Institut für Qualitative Sozialforschung", welches Methodenworkshops, Methodenberatung und andere Unterstützungsleistungen bezüglich qualitativer Forschungsverfahren anbietet (www.quatext.de).

Das detaillierte Vorgehen wird im Kapitel bei dem Feldzugang (III.1.), wie den einzelnen Forschungsmethoden (III.2.) erläutert.

In Bezug auf das Prinzip des „Nicht-Schadens“ durch die Forschung fand die Handreichung „Ethik und Datenschutz im Kontext qualitativer Forschung“ der Arbeits- und Koordinationsstelle Gesundheitsförderung (AKG 2009) der Universität Bremen Anwendung, welche bis 2011 in enger Kooperation mit dem IPP stand. Die Handreichung wurde in Anlehnung an die Orientierungshilfen, z.B. zu Forschungsprojekten (LDI Bremen o.J.) und zur Datenlöschung (LDI Bremen 2007) der Bremer Landesbeauftragten für Datenschutz und dem Bremischen Datenschutzgesetz, entworfen. Gemäß der Handreichung sind die Forscher_innen selbst für die Einhaltung des Datenschutzgesetzes zuständig und müssen alle Beteiligten am Forschungsprozess (z.B. Mitglieder von Forschungswerkstätten) über die Einhaltung desselben informieren, was im Rahmen dieser Arbeit umgesetzt wurde.

Das Bremische Datenschutzgesetz (2010) stellt für die Bereiche der Datenvermeidung, der Zutritts-, Zugriffs-, Eingabe-, Verfügungs- und Weitergabekontrolle, dem Trennungsgebot, der Anonymisierung und Datenlöschung Vorgaben zur Verfügung, die auch für diese Arbeit zum Tragen kamen. Die *Datenvermeidung* besagt, dass nur die für die Auswertung notwendigen Daten erhoben werden sollen. Die Datenvermeidung für die vorliegende Arbeit wird im Kapitel III.2.1. bis III.2.3. bei der Darstellung der Datenerhebung ersichtlich. Die *Zutrittskontrolle* im Sinne einer Gebäude- und Raumsicherung wurde durch eine automatische Schließanlage außerhalb der Geschäftszeiten und das Verschließen des Büros während der Abwesenheit gesichert. Der Arbeitscomputer, auf dem ein Teil der Forschungsdaten gespeichert ist, wurde mit einem persönlichen Passwort gesichert sowie eine Abschaltung mit Passworteingabe für die Reaktivierung nach 15 min. eingerichtet. Einem potenziellen Zugang zu den Daten durch Dritte bei kurzer Abwesenheit wird so entgegengewirkt (*Zugangskontrolle*). Die schriftlichen Daten der Forschung, alle digitalen Audiodaten und Auswertungsdaten werden auf Speichermedien im abschließbaren Schrank aufbewahrt. Es besteht kein abteilungsinternes Datennetzwerk. Der Zugriff auf Daten über verschiedene Nutzungskonten ist somit nicht möglich (*Zugriffskontrolle* und *Eingabekontrolle*). Die personalisierten Kontaktdaten von Studienteilnehmer_innen sind weder auf dem Arbeitscomputer, noch auf einem externen Speichermedium, sondern ausschließlich in handschriftlicher Dokumentation im gesicherten Schrank aufbewahrt. Es existiert ausschließlich eine Sicherungskopie der Audioerhebungsdaten auf einer Diskette, welche sich in einem abschließbaren Schrank befindet (*Verfügbarkeitskontrolle*).

Die Erhebungs- und Aufnahmedaten der Proband_innen und die Kontaktdaten werden getrennt aufbewahrt (*Trennungsgebot*). Laut der Handreichung und der datenschutzrechtlichen Bestimmungen können Daten generell zum Zweck der Transkription oder Interpretation weitergeben werden (*Weitergabekontrolle*). Für dieses Forschungsprojekt wurden die Transkripte von der Forscherin persönlich angefertigt, d.h. die Audiodateien wurden nicht an Dritte weitergereicht. Die Erhebungsdaten sind nur zum Zweck der Interpretation und ausschließlich in Papierform in folgende Forschungskreise eingebracht worden: die Forschungswerkstatt des IPP der Universität Bremen, dem Doktorand_innenkolleg von Prof. Dr. Darmann-Finck, der Forschungswerkstatt des ehemaligen Instituts für angewandte Biographie- und Lebensweltforschung (IBL) der Universität Bremen und dem Promotionskolleg „Nutzer_innenorientierte Gesundheitssicherung" der Hans Böckler Stiftung (HBS) an der Universität Bremen. Diese Gruppen sind mit ihren Mitgliedern sowohl an den Kriterien wissenschaftlichen Arbeitens der Universität Bremen als auch den Datenschutzbestimmungen und der Schweigepflicht gebunden.[33] Keine der personenbezogenen Daten wurden per Mail verschickt. Für die Auswertung erfolgte die Aushändigung anonymisierten Materials in Papierform, welches im Anschluss an die Gruppensitzung eingesammelt und in einem Datenschutzcontainer vernichtet wurde (Bremisches Datenschutzgesetz 2010).

Es bedarf nach der „Grundsätzlichen Anforderung an die datenschutzgerechte Ausgestaltung von Forschungsvorhaben" der Ethikkommission der Universität Bremen (Ethikkommission Universität Bremen o.J.) für Forschungsvorhaben einer faktische Anonymisierung. D.h., die Daten können nur mit einem unverhältnismäßig großen Aufwand an Zeit, Kosten und Arbeitskraft einer bestimmten Person zugeordnet werden. Für die vorliegende Arbeit wurden die Interviewpartner_innen durch Buchstabenzuordnung unkenntlich gemacht. Bei der Anfertigung von Ausdrucken wurden diese, außer bei der Analyse der objektiven Daten, anonymisiert. Die Anonymisierung in dem ersten Schritt der Auswertung, bei dem eine Analyse der objektiven Daten durchgeführt wird, war nur bedingt möglich (s. Kapitel III.2.3.) und beschränkte sich auf die Namen der Proband_innen. Die weiteren objektiven Daten, wie Wohnort, Beruf, Familienstand etc. können in diesem Schritt der methodischen Bearbeitung noch nicht anonymisiert werden. Allerdings handelt es sich hierbei nur um eine Analyse der Daten und nicht um erzählte Inhalte des transkribierten Texts, sodass keine persönlichen Details der Lebensgeschichte auf die Interviewpartner_innen bezogen werden können. Auch die Verschriftlichung der Fallgeschichte stellt dahingehend eine Herausforderung dar. Hier entsteht ein Spannungsfeld zwischen der

33 Anm. d. Verf.: Die Einhaltung des Datenschutzgesetzes und einer Schweigepflicht ist bei Angestellten der Universität Bremen durch die Schweigepflichtklausel des Arbeitsvertrags und bei den übrigen Mitgliedern durch stillschweigende Übereinkunft geregelt.

Nachvollziehbarkeit der Forschungsergebnisse und den Datenschutzbestimmungen. Erst nach der Auswertung und Erstellung des Falls kann gesagt werden, welche biographischen Daten für den Fall relevant sind und welche durch bedeutungsähnliche Veränderungen maskiert werden können (Rosenthal 2011, 96-98). Dabei kann für einige Fälle aber aufgrund der Methode ein Problem der Unmöglichkeit der vollständigen Anonymisierung entstehen. Bei der Darstellung der Ergebnisse muss durch Selbstzensur erörtert werden, was für die Transparenz und Plausibilität der Analyse wichtig ist. Die Daten, die für die Falldarstellung nicht zentral sind, können dann weggelassen oder anonymisiert werden (Miethe 2003, 231-248). Für die vorliegende Forschungsarbeit wurde in den Forschungswerkstätten und Interpretationsgruppen explizit auf die Problematik der nichtanonymisierten Daten bei der Auswertung und der dahingehenden Verschwiegenheit verwiesen und der Umgang mit den nichtanonymisierten Daten im Hinblick auf deren Relevanz für die Falldarstellung ausgiebig diskutiert. Für den exemplarisch ausgewerteten Fall von Herrn HB wurde zugunsten des Nicht-Schadensprinzips für die Auswertung auf einige für den Fall relevante Daten verzichtet bzw. diese anonymisiert (s. Kapitel III.2.3.3.2.).

Optische und magnetische Daten können entweder durch geeignete Maßnahmen, wie mechanische oder thermische Zerstörung, magnetische Durchflutung oder durch mehrmaliges Überschreiben irreversibel gelöscht werden. Einfaches Löschen der Datenträger reicht insbesondere für personenbezogene Daten nicht aus, da diese wiederhergestellt werden können. In der Orientierungshilfe *„Sicheres Löschen magnetischer Datenträger"* des Arbeitskreises „Technische und organisatorische Datenschutzfragen" der Konferenz der Datenschutzbeauftragten des Bundes und der Länder werden verschiedene Löschverfahren vorgestellt. Sie empfehlen bei personenbezogenen Daten mit hoher Schutzstufe eine Löschung mit mindestens 33 Überschreibzyklen. Dies wird z.B. über die für diese Forschungsarbeit verwendete Software „Eraser" (Verfahren Gutmann) gewährleistet. Diese löscht mit 35 Überschreibzyklen, der Verwendung von Zufallszahlen, der Berücksichtigung verschiedener Codierungen und einem sehr hohen Schutz gegen ausführliche Laboranalysen. Alle nicht mehr benötigten Dokumente und alle personenbezogenen Daten werden am Ende der Aufbewahrung gelöscht bzw. durch Aktenvernichtung unkenntlich gemacht. Für die Aktenvernichtung von Papierunterlagen und digitalen Datenträgern wird nach Vorgabe des Datenschutzgesetztes ein Aktenvernichtungsgerät der Sicherheitsstufe 4 nach DIN 32757 verwendet. Über das Projekt hinaus erfolgt die Aufbewahrung der Einwilligungserklärungen, der anonymisierten (ohne personenbezogene Daten versehene) Audiodateien, der anonymisierten Transkripte und Aufnahmedaten nach den Empfehlungen der Deutschen Forschungsgemeinschaft zehn Jahre nach dem Projekt. Alle personenbezogenen Daten werden nach Beendigung des Projektes gelöscht. Dieses Vorgehen widerspricht der Aufforderung des Bremischen Datenschutzgesetzes, nach dem alle Daten nach Beendigung des Projekts zu löschen sind. Da allerdings bei der Einwilligungserklärung der Interviewpartner_innen eine Zusage für die Verwendung der Audiodateien und der Transkripte für schulische Zwecke erreicht wurde, werden für die weitere Aufbewahrung der nicht-personenbezogenen Daten keine Bedenken gesehen (LDI Bremen 2007; AKG 2009).

Auf Initiative des DFG und dem Bundesministerium für Bildung und Forschung (BMBF) wird für nicht-klinische Studien am Menschen die Begutachtung einer Ethikkommission empfohlen. Auch an der Universität Bremen existiert eine solche Kommission, allerdings wurde eine Begutachtung durch die Ethikkommission für nicht notwendig erachtet. Das Vorgehen innerhalb des Forschungsvorhabens wurde hinreichend in den kollegialen Gruppen wie auch mit der Erstgutachterin erörtert. Die *Einwilligungsfähigkeit* der Proband_innen wurde überprüft und es lag keine besondere *Verletzlichkeit* der Studienteilnehmer_innen, z.B. durch Abhängigkeitsverhältnisse, vor. Die Proband_innen der Studie konnten selbstbestimmt ihre Teilnahme entscheiden und es erfolgte eine informierte Einwilligung. Das Nicht-Schadensprinzip durch die Forschung wurde anhand der Vorgaben der Handreichungen bzw. des Datenschutzgesetzes erfüllt. Die Teilnehmer_innen waren zum Zeitpunkt der Studie hinreichend physisch und psychisch stabil und als nicht gefährdet einzuschätzen. Bei der Auswahl der Interviewpartner_innen wurde darauf geachtet, dass diese einen leichten postoperativen Verlauf aufwiesen, bzw. deren schwerwiegender Verlauf ausreichend lange zurücklag oder diese zum Zeitpunkt des Interviews kurz vor der Entlassung standen, bzw. faktisch rehabilitationsfähig waren (s. Kapitel III.2.3.). Ein Schaden der Proband_innen oder ein Verstoß gegen die Menschenwürde oder -rechte ist durch dieses Vorhaben nicht ersichtlich. Darüber hinaus sollte darauf hingewiesen werden, dass ein narratives Interview auch ein Nutzen für die Teilnehmer_innen haben kann, beispielsweise aufgrund des durch die kommunikative Funktion des Interviews auftretenden heilsamen und entlastenden Charakters (s. Kapitel IV.3.1.). Zudem hatten die Interviewpartner_innen infolge der Offenheit der Gesprächsführung die Möglichkeit, die Inhalte selbst zu bestimmen oder auch das Gespräch abzubrechen. Die Teilnehmer_innen wurden hinreichend während der Erhebung betreut und informiert und es bestand zu jedem Zeitpunkt die Möglichkeit des Rückzugs der Einwilligungserklärung (s. III.2.3.). Für den Fall einer möglichen psychischen oder physischen Gefährdung durch die Beobachtung oder das narrative Interview bestand eine enge Zusammenarbeit mit den Pflegenden, Ärzt_innen und die/der Psycholog_in der Einrichtung, welche über die Auswahl der einzelnen Interviewpartner_innen informiert waren und bei Bedarf hätten intervenieren können.

3. Zusammenfassung

In dem Forschungsvorhaben erfolgte die methodologische Begründung eines qualitativen Vorgehens durch den Zugang zu den subjektiven Sichtweisen der Rehabilitand_innen sowie den Beschreibungen von Prozessen der Herstellung sozialer Situationen innerhalb des Settings der stationären kardiologischen Rehabilitation. Dabei wurde auf die theoretischen Ansätze des Symbolischen Interaktionismus, der Phänomenologie, der Ethnomethodologie und des Konstruktivismus zurückgegriffen und deren Methoden in Anwendung gebracht (s. Kapitel II.1.1.). Der methodische Rahmen der Ist-Analyse wurde in Anlehnung an die Aktionsforschung formuliert, deren methodologischer Hintergrund gleichzeitig auch für die gesamte Konzeptentwicklung gilt. Die Aktionsforschung zielt auf einen Einbezug der Praktiker_innen ab und wird in evaluierenden und selbstreflexiven Handlungsschritten durchgeführt. Einer der wesentlichen Kriterien dieser Forschungsmethode ist vor allem die Transparenz des Vorgehens und die Anschlussfähigkeit des daraus gewonnenen Wissens (s. Kapitel II.1.2.). Die Konzeptentwicklung orientiert sich an den gesundheits- und pflegewissenschaftlichen Ansätzen der Aktionsforschung von Hart und Bond (2001), Rifkin (2002) und Höhmann (2002). Als Praktiker_innen werden für dieses Forschungsvorhaben die Pflegenden der stationären kardiologischen Rehabilitation bezeichnet. Der Typus des vorliegenden Konzepts ist zwischen dem Typus der „Professionalisierungsansätze", im Sinne einer Kompetenzerweiterung der Pflegenden, und dem Typus des „Empowering", im Sinne der Teilhabe und Steigerung der Befähigung der Patient_innen, angesiedelt (Höhmann 2002). Eine Erweiterung dieser Ansätze besteht in der partizipativen Interventionsforschung Rifkins (2002) und zielt auf die Bedeutung langfristiger Lernprozesse und die Kompetenzerweiterung der Akteur_innen ab. Aus dem methodologischen Rahmen der Aktionsforschung wurde das methodische Vorgehen der Konzeptentwicklung abgeleitet (s. Kapitel II.1.3.). Darüber hinaus wurden forschungsethische Fragen der Promotionsarbeit, insbesondere die Prinzipien „Informed Consent" und das Prinzip des „Nicht-Schadens", betrachtet und im Anschluss der ethische Umgang in Bezug auf das Promotionsvorhaben dargelegt (s. Kapitel II.1.3.).

In den weiteren Kapiteln werden, aufbauend auf der methodologischen Basis, die Grundlagen der Konzeptentwicklung fokussiert. Die Konzeptentwicklung für das vorläufige Konzept der narrativen Anamnese und biographischen Diagnostik basiert auf zwei wesentlichen Säulen, den empirischen Grundlagen (Kapitel III.) aus dem exemplarischen Feld der stationären kardiologischen

Rehabilitation und den theoretischen Grundlagen (Kapitel IV.), die zusammen mit den Erprobungsphasen in die Konzeptentwicklung (Kapitel V) einfließen.

III. Empirische Grundlagen der Konzeptentwicklung als Ist-Analyse der stationären kardiologischen Rehabilitation

In den folgenden Kapiteln wird die empirische Felderkundung der stationären kardiologischen Rehabilitation dargelegt. Diese hat zweierlei Ziele: Zum einen soll die Erkundung die Ist-Situation des pflegerischen Handlungsfelds in Anlehnung an die Aktionsforschung abbilden und zum anderen werden die Ergebnisse als empirische Grundlagen für die Konzeptentwicklung genutzt.

Im Kapitel III.1. werden die Vorüberlegungen zur Feldphase und der Feldzugang mit der daran anschließenden Feldphase ausgeführt.

Die verschiedenen Methoden der Datenerhebung, Datenauswertung und die Darstellung der Ergebnisse sind dem jeweiligen methodischen Vorgehen zuzuordnen. Zu Beginn erfolgt die Darstellung der Feldbeobachtungen (Kapitel III.2.1.). Für die Ist-Analyse fand in dem Vorhaben methodisch eine teilnehmende Beobachtung des stationären Ablaufs und des pflegerischen, aber auch des interdisziplinären Aufgabenbereichs statt (Kapitel III.2.1.1.). Zwei Wochen lang fertigte die Forscherin teilstandardisierte Feldprotokolle an und absolvierte zusätzlich eine fokussierte teilnehmende Beobachtung der Aufnahme der Patient_innen[34], der Pflegeanamnese, der pflegerischen Gespräche und der pflegerischen Übergabe. Des Weiteren wurden die ärztliche Anamnese und die Gespräche der anderen Berufsgruppen mit den Patient_innen ausgewertet. Der Fokus der Analyse lag auf den verbalisierten Problemen und Ressourcen der Patient_innen (Kapitel III.2.1.2.). Die Auswertung der teilnehmenden Beobachtungen erfolgte mittels der zusammenfassenden Inhaltsanalyse nach Mayring (2003) (Kapitel III.2.1.3.). Im Kapitel III.2.1.4. werden die diesbezüglichen Ergebnisse veranschaulicht. Zusätzlich ist eine Dokumentenanalyse durchgeführt worden (Kapitel III.2.2.). Die Dokumentenanalyse nach Holloway und Wheeler (1997) soll im Wesentlichen die im Pflegeprozess enthaltenen pflegerischen Probleme und Ressourcen aufgreifen (Kapitel III.2.2.1.). Aufgrund des äußerst limitierten Untersuchungsgegenstands findet im Anschluss anstelle einer Auswertung, die Diskussion der Dokumentenanalyse statt (Kapitel III.2.2.2.).

34 Anm. d. Verf.: Die Begriffe Patient_in und Rehabilitand_in werden für das stationäre kardiologische Setting synonym verwendet, da im stationären Bereich die Rolle der Rehabilitand_innen formal der Rolle von Patient_innen gleichzusetzen ist.

Einen wichtigen Baustein der Ist-Analyse stellen die narrativen Interviews, als Feldzugang und zur Erprobung des vorläufigen Konzepts, dar. Durch diese soll die Perspektive der Patient_innen der stationären kardiologischen Rehabilitation einbezogen werden. Die Erhebung von fünf fokussierten narrativen Interviews diente innerhalb der Ist-Analyse dazu, die spezifischen Probleme und Ressourcen der kardiologischen Rehabilitand_innen in Erfahrung zu bringen. Im Kapitel III.2.3.1 wird die Erhebung der narrativen Interviews vorgestellt und die Auswertungsmethode durch die Biographische Fallrekonstruktion (Kapitel III.2.3.2.) erläutert. Die Ergebnisse lassen sich zum einen in eine formale und inhaltliche Analyse der fünf durchgeführten Interviews einteilen (Kapitel III.2.3.3.1.), die überwiegend zur Konzeptentwicklung genutzt werden soll. Zum anderen rekonstruiert die Auswertung eines Interviews exemplarisch die pflegerischen Probleme und Ressourcen *eines* kardiologischen Rehabilitanden. Diese werden innerhalb der umfangreichen Fallgeschichte von Herrn HB im Kapitel III.2.3.3.2. abgebildet.[35]

Zusammenfassend werden alle Ergebnisse reflektiert und im Hinblick auf die Problemdarstellung (Kapitel I.) und die Konzeptionsentwicklung (Kapitel V.) bewertet.

---

35 Anm. d. Verf.: Die Leser_innen seien darauf hingewiesen, dass die Ausführlichkeit der Ergebnisdarstellung der Forschungstransparenz geschuldet ist und der Leser_innenfreundlichkeit vorgezogen wurde.

1. Feldzugang und Feldphase

Dem Feldzugang gingen zahlreiche Überlegungen hinsichtlich des Forschungsprojekts voraus, die im Folgenden dargestellt werden. Diese betreffen die Kenntnisse der Forscherin bezüglich des Untersuchungsgegenstands und den Zugang zum Forschungsfeld selbst. Im Anschluss wird die Feldphase in ihren Grundzügen dargestellt.

Vor dem Feldzugang wurden die *persönlichen und pflegespezifischen Kenntnisse* im Hinblick auf das Forschungsfeld reflektiert. Als examinierte Kinderkrankenschwester verfügt die Forscherin über 18-jährige Berufserfahrung in der praktischen Pflege und arbeitete sechs Jahre lang im Bereich der kardiochirurgischen Intensivmedizin, womit ihr das kardiologische Handlungsfeld bekannt ist. Zwar sind weniger Kenntnisse in der rehabilitativen Pflege vorhanden, dennoch wurden die allgemeinen praktischen Erfahrungen im pflegerischen Feld als Vorteil für den Feldzugang und die Feldphase, insbesondere für die teilnehmende Beobachtung, gewertet. Für die Aneignungen von Informationen über das Setting fand im Vorfeld eine theoretische Sensibilisierung statt. Die methodischen Voraussetzungen wurden durch ausgiebiges Literaturstudium und mehrere Methodenkurse angeeignet.

Die *Vorarbeiten zum Feldzugang* erfolgten Anfang des Jahres 2008. Zu Beginn musste die Entscheidung getroffen werden, ob eine ambulante oder stationäre Rehabilitationsklinik zu bevorzugen sei. Letztere wurde aus nachstehenden Gründen ausgewählt: Zahlreiche Studienergebnisse verdeutlichten damals, dass der vermeintliche Vorteil einer ambulanten Versorgungsform keine eindeutige Überlegenheit einer bestimmten Rehabilitationsart aufzeigte (s. Kapitel I.2.2.3.). Von den damals 135 Einrichtungen der kardiologischen Rehabilitation konnten nur acht Einrichtungen in der Kombination stationär und ambulant und 20 Einrichtungen rein ambulant ausfindig gemacht werden. Hier zeigte sich eine quantitative Überlegenheit von 107 stationären kardiologischen Einrichtungen (DGPR 2007). Die stationäre Rehabilitationsform ist, wie Studien belegen, (s. Kapitel I.2.2.3.) nicht nur quantitativ, sondern auch aufgrund der auf sie zugeschnittenen Rehabilitationskonzepte und der zunehmenden Zahl multimorbider, krankheitsintensivere und älterer Patient_innen, die in der ambulanten Rehabilitation unzureichend versorgt wären, von besonderer Relevanz (s. Kapitel I.2.2.8.).

Bei der *Akquirierung der kooperierenden Einrichtung* für die Felderkundung und Ist-Analyse diente das 12. Verzeichnis der Deutschen Gesellschaft für

Prävention und Rehabilitation von Herzkreislauferkrankungen (DGPR 2007).[36] Das Verzeichnis der DGPR, mittlerweile das 13. (DGPR 2011), umfasst alle zertifizierten Herzkreislaufkliniken und kardiologische Rehabilitationszentren in Deutschland, die dem hohen Qualitätsstandard der DGPR entsprechen oder gar als Mitgliedskliniken zertifiziert sind. Um einen gewissen Qualitätsstandard zu garantieren, ist als kooperierende Einrichtung nur eine von der DGPR verzeichnete in Frage gekommen. Die Auswahl wurde aus pragmatischen Gründen vorerst auf alle verzeichneten Kliniken in Norddeutschland und Niedersachsen beschränkt. Ein weiteres Auswahlkriterium war die Anbindung an ein Herzzentrum. Ein Anschluss an die Akutversorgung könnte sich für die weiterführenden Ziele der Promotionsarbeit (s. Kapitel 0) als nützlich erweisen.

Im April/Mai 2008 kontaktierte die Forscherin die Pflegedienstleitungen von fünf Rehabilitationskliniken durch ein Informationsschreiben. Wie in dem Schreiben festgelegt, wurden die Pflegedienstleitungen der Kliniken ca. zwei Wochen später persönlich angerufen. Alle Kontaktpersonen äußerten Interesse an einer Mitarbeit und waren dem Projekt grundsätzlich nicht abgeneigt. Nach anfänglichem Interesse und der Bitte nach Bedenk- und Absprachezeit sagten vier der Kliniken letzten Endes ab. Eine Pflegedienstleitung äußerte Bedenken aufgrund eines Wechsels im pflegerischen Managementbereich, die anderen Kliniken konnten eine Mitarbeit aus Personal- bzw. Zeitmangel nicht verwirklichen. Zum Schluss bestätigte eine Rehabilitationsklinik im Juni 2008 mit einer schriftlichen Zusage der/des leitenden Chefärztin/Chefarztes[37], die zukünftige Kooperation. Als Ansprechpartner_innen fungierten die/der Chefärzt_in, die/der Oberärzt_in, die Pflegedienstleitung der rehabilitativen Station und die Pflegedienstleitung des Herzzentrums. Die teilnehmende Klinik verfügte über eine ge-

---

36 Anm. d. Verf.: Die DGPR ist der richtungsweisende und koordinierende Dachverband für alle Bereiche der ambulanten und stationären Betreuung von Herzkreislaufkranken und von Risikopatient_innen mit dem Ziel einer Gesamtstrategie zur Prävention und Rehabilitation der Arteriosklerose und ihrer Folgen. Zu den Zielen der DGPR gehört vorrangig die Erforschung und Erarbeitung neuer Methoden in der Behandlung von Herzkreislaufkrankheiten sowohl deren Umsetzung und Verbreitung unter besonderer Berücksichtigung der interdisziplinären Prävention und Rehabilitation. Die daraus erwachsenden Aufgaben erfüllt die DGPR u.a. durch gutachterliche Tätigkeit, der Herausgabe von Broschüren und Fachbüchern und in der Durchführung von Seminaren, Tagungen, Kongressen sowie von Aus- und Fortbildungsveranstaltungen. Die DGPR richtet sich primär an die in der kardiologischen Prävention und Rehabilitation tätigen Ärzt_innen und die Mitarbeiter_innen der interdisziplinären therapeutischen Teams (DGPR 2012).

37 Anm. d. Verf.: Die Expert_innen der Rehabilitation, deren Positionen einfach besetzt waren, werden im Folgenden aufgrund einer möglichen persönlichen Rückverfolgung in Bezug auf deren Position in einer Gender inkludierten Form dargestellt.

ringe Bettenzahl und ist an ein Herzzentrum angegliedert. Die Größe der Einrichtung, die eher einer Station als einer Klinik entsprach, wurde nicht als Nachteil bewertet, da in einer größeren Klinik die Beobachtung aufgrund der pragmatischen Eingrenzung des Untersuchungsgegenstands auch überwiegend auf einer Station stattgefunden hätte. Zusätzlich stellte die/der Chefärzt_in der Rehabilitationsklinik die Option zur Verfügung, in einer weiteren Einrichtung des Klinikverbandes zu forschen. Die Rehabilitationsklinik befand sich bei der Anfrage im Prozess der Zertifizierung, welcher mittlerweile erfolgreich beendet ist.

Nach telefonischer Rücksprache wurde mit der zuständigen Pflegedienstleitung und der/dem leitenden Oberärzt_in ein Termin für den Juli 2008 vereinbart, an dem ein Informationsgespräch zu dem Projekt stattfand und alle terminlichen Absprachen und Nachfragen erfolgten. Als Zeitpunkt für die Feldphase wurde der September 2008 festgehalten. Als direkte Ansprechpartner_innen für die Feldphase sollten die Pflegedienstleitung und ihre Stellvertretung zuständig sein. Der Termin für die Fortbildung in Bezug auf die narrative Anamnese und biographische Diagnostik sollte nach der Felderkundung festgelegt werden. Für die unterschiedlichen Phasen des Forschungsprojektes wurde ein Merkblatt mit den einzelnen Phasen und dem jeweiligen Arbeitsaufwand für die Pflegenden angefertigt. Insgesamt schienen die Anwesenden sehr motiviert, an dem Forschungsprojekt mitzuarbeiten. Innerhalb des Gesprächs informierte die Pflegedienstleitung ihrerseits über den Tagesablauf der Einrichtung, die Aufgaben der Pflegenden und über die Patient_innen. In Absprache mit der/dem Oberärzt_in der Rehabilitationsklinik willigte diese/r ein, dass die Beobachtung auch auf die ärztlichen Anamnesen ausgedehnt werden könne. Es wurde zugesichert, alle Daten der Einrichtung wie auch der Patient_innen vertraulich zu behandeln und zu anonymisieren. Nach Fertigstellung des Dienstplans sollte der genaue Zeitpunkt der Feldphase telefonisch festgelegt werden.

Während der Feldphase wurde zu jeder Zeit über das Vorhaben sowohl mündlich als auch schriftlich aufgeklärt und die Praktiker_innen über das weitere Vorgehen detailliert informiert. Alle Berufsgruppen, vor allem die anwesenden Pflegenden, erhielten über die Beobachtungsinhalte und die Rolle der Forscherin während der Beobachtung Auskunft. Im Verlauf der Feldphase bekräftigte die Forscherin die Wichtigkeit der Forschung und ihre Dankbarkeit bezüglich der Mitarbeit aller Professionen. Dies wurde bei der Verabschiedung nach der Feldphase mit einem kleinen Gemeinschaftsgeschenk nochmals unterstrichen. Besonders der Pflegedienstleitung wurde in einem Abschlussgespräch für die Unterstützung gedankt. Zwei Monate nach der Feldphase erhielt die Einrichtung ein Schreiben mit einer zusammenfassenden Zwischenbilanz und Rückmeldung der objektiven Ergebnisse. Den Praxispartner_innen wurde nochmals offiziell gedankt, getroffene mündliche Vereinbarungen schriftlich festgehalten und die geplanten Arbeitsschritte, nächsten Termine und das weitere Vorgehen beschrieben. Während der gesamten Feldphase bestand zwischen der Forscher in und den Praktiker_innen ein kollegiales Verhältnis.

Im Frühjahr 2009 fand nach telefonischer Übereinkunft eine zweitägige Schulungsphase zum Erlernen der Kompetenzen für narrative Anamnese und biographische Diagnostik mit zwei Pfleger_innen statt (s. Kapitel V.2.1.). Über das Vorgehen der sich daran anschließenden Erprobungsphase waren die teilnehmenden Pflegenden und die Pflegedienstleitung informiert. Kurze Zeit nach der Schulung teilte die Pflegedienstleitung durch einen Anruf mit, dass die Klinik aus Mangel an zeitlichen Ressourcen die Erprobungsphase nicht durchführen könne. Anstelle der Erprobungsphase stellte sie eine weitere Mitarbeit für Beobachtungen oder Interviews in Aussicht. Nach längerer Bedenk- und Neustrukturierungsphase, in Absprache mit der Erstbetreuerin der Promotionsarbeit, wurde das Angebot abgelehnt und die Zusammenarbeit mit einem wertschätzenden Abschiedsschreiben im Juli 2009 für beendet erklärt (s. Kapitel V.2.1.3.).

In den nächsten Kapiteln werden die Datenerhebung, -auswertung und die Ergebnisse der Ist-Analyse für die empirischen Grundlagen der Konzeptentwicklung dargestellt (s. Kapitel III.2.). Die Ergebnisse der Schulung der Pflegenden werden erst im Kapitel V.2.1. als Erprobungsphase bei der Konzeptentwicklung aufgegriffen und reflektiert. Beide Ergebnisse werden für die Konzeptentwicklung (s. Kapitel V) herangezogen.

2. Datenerhebung und -auswertung

Die Datenerhebung der Ist-Analyse fand in dem Zeitraum von zwei Wochen statt. Zu diesem Anlass wurden Beobachtungen von durchschnittlich acht Stunden in verschiedenen Schichten auf einer stationären kardiologischen Rehabilitationsabteilung durchgeführt. Die Ist-Analyse basiert auf den methodologischen Grundlagen der Konzeptentwicklung, insbesondere der Aktionsforschung (s. Kapitel II.1.). Die Erhebungs- und Auswertungsmethoden orientierten sich dabei an den Kriterien der empirischen Sozial-, Gesundheits- und Pflegeforschung. Im Folgenden werden die Datenerhebung, -auswertung und die Ergebnisse der Feldbeobachtungen (Kapitel III.2.1.), der Dokumentenanalyse (Kapitel III.2.2.) und der narrativen Interviews (Kapitel III.2.3.) dargestellt und deren Ergebnisse zusammenfassend reflektiert (Kapitel III.3.).

2.1. Feldbeobachtungen

Die Methode der Beobachtung wird im Allgemeinen im Kapitel III.2.1.1. eingeführt, bevor im Speziellen auf die verschiedenen Arten der Beobachtung eingegangen wird. Die Feldbeobachtungen der Ist-Analyse unterteilen sich in eine allgemeine teilnehmende Beobachtung des stationären Ablaufs und des pflegerischen und interdisziplinären Aufgabenbereichs (Kapitel III.2.1.1.) und in eine fokussierte teilnehmende Beobachtung der Aufnahme der Patient_innen, der Pflegeanamnese, pflegerischer Gespräche und Übergaben, der ärztlichen Anamnese und der Gespräche anderer Berufsgruppen mit den Patient_innen (Kapitel III.2.1.2.). Nach der Darstellung der Erhebung und Auswertung (Kapitel III.2.1.3.) der Beobachtungen werden deren Ergebnisse (Kapitel III.2.1.4.) präsentiert.

2.1.1. Erhebung der teilnehmenden Beobachtung

Die Methode der Beobachtung hat ihre Wurzel einerseits in der Ethnologie und Anthropologie und andererseits in der Sozialreformbewegung aus den USA und Großbritannien zu Beginn des 20. Jahrhunderts. Seit den 60er Jahren bildete sich eine Ausprägung heraus, die heute als eigenständige Forschungsmethode anerkannt ist. Wissenschaftliche Beobachtung wird als wichtiger Zugang zur sozialwissenschaftlichen Beschreibung der Wirklichkeit verstanden und entwickelte sich bis zum heutigen Zeitpunkt fortlaufend methodologisch und methodisch weiter. In Anlehnung an die Ethnographie handelt es sich bei der Beobachtung um die Beschreibung von Lebenswelten, wobei die in einer jeweiligen Kultur gelagerten Wissensbestände und -formen fokussiert werden. Im Gegensatz zur Ethnographie werden in der sozialwissenschaftlichen Methode vorrangig Kulturen der eigenen Gesellschaft betrachtet. Vor dem Hintergrund einer hochgradig ausdifferenzierten Gesellschaft, in der die eigene Existenzform zunehmend nur noch als eine Option von unzählig vielen erscheint und in der Fremdheitserlebnisse zur alltäglichen Erfahrung geworden sind, soll eine Beschreibung des nicht mehr Selbstverständlichem und Neuem erfolgen. Im Zentrum der ethnographischen Beobachtung steht die Neugier, wie aus der teilnehmenden Perspektive die jeweiligen Wirklichkeiten und sozialen Phänomene praktisch erzeugt werden können. Um sich mit der Alltagspraxis von Handelnden vertraut zu machen, ist es sinnvoll, längerfristig beobachtend an ihr teilzunehmen, sich aber auch eine *methodische Fremdheitshaltung* zu eigen zu machen (Lüders 2007, 384-401). Dabei wird das:

> „... weitgehend Vertraute ... betrachtet, als sei es fremd, es wird nicht nachvollziehend verstanden, sondern methodisch «befremdet»: es wird auf Distanz zum Beobachter gebracht." (Aman, Hirschauer 1987, 12 in Lüders 2007, 389)

Eine *Zielsetzung der Beobachtung* ist das Fremdverstehen der sozialen Wirklichkeit durch die kommunikative Interaktion mit den Handelnden der Alltagspraxis. Dieses fokussiert im Sinne Meads nicht nur die objektive Welt, sondern auch die gesellschaftliche Welt, welche symbolisch vermittelt und kommunikativ bedingt ist und von Handelnden unter kognitiven, expressiven und normativen Gesichtspunkten aktiv hergestellt wird (Lamnek 2010, 498-581). Ein Charakteristikum der Beobachtung ist eine längere und verdeckte oder offene Teilnahme am Alltagsleben der Menschen. Es wird beobachtet, zugehört, es werden Fragen gestellt und alle verfügbaren relevanten Daten gesammelt (Lüders 2007, 384-401). Beobachtungen richten sich immer auf das Verhalten oder Handeln, denen sowohl subjektive als auch objektive und soziale Bedeutungen zukommen. Beobachtungen unterliegen lokaler und zeitlicher Begrenzungen, denn es gelingt nicht alles und nicht fortlaufend zu beobachten. Zusätzlich können Beschränkungen durch den zu untersuchenden Objektbereich, z.B. begrenzte Zugänglichkeit zu einer Situation, auftreten (Lamnek 2010, 498-581). Damit Beobachtungen das Feld so wenig wie möglich irritieren, muss die Anwesenheit der Beobachter_in „normalisiert" werden. Es bietet sich daher an, sich möglichst durch Kleidungsstil, Redeweise oder Benehmen des zu beobachtenden Feldes anzupassen und einen Perspektivenwechsel vorzunehmen, z.B. die jeweiligen

Perspektiven der im Feld beteiligten Personen einzunehmen (Scheffer 2002, 351-374).

Beobachtungen laufen in *verschiedenen Phasen* ab. Dazu gehören die Phasen der Problemfindung, der Kontaktaufnahme, des Feldeinstiegs, der Etablierung und Aufrechterhaltung einer Feldrolle, des Erhebens und Protokollierens von Daten und des Ausstiegs aus dem Feld mit der anschließenden Auswertung der Daten. Eine wesentliche Voraussetzung für eine wissenschaftliche Beobachtung ist die Übernahme einer von den Teilnehmer_innen des Felds akzeptierten Rolle. Daher spielt die Darstellung des Feldzugangs in Forschungsberichten, z.B. welche Hürden dabei bewältigt werden mussten, wie Vertrauen aufgebaut werden konnte und welche „Gate Keeper" von besonderer Bedeutung waren, immer eine zentrale Rolle. Nach Lüders spiegelt die Art und Weise des Zugangs meistens schon zentrale Charakteristika des Feldes wider. Selbst in den Fällen, in denen der Zugang scheitert, geben die Erfahrungen aufschlussreiche Hinweise über die Struktur des Forschungsgegenstands. Zugleich erfolgen beim Übergang in das Forschungsfeld vielfältige Weichenstellungen hinsichtlich der Positionierung im Feld.

Der *Rolle im Feld* gehen Aushandlungsprozesse voraus. Die Rolle kann bekannt und für alle sichtbar sein oder sich als eine tarnende Mitgliedschaft, z.B. als Praktikant_in, darstellen. Die Herausforderung der Rollenfindung besteht darin, eine Balance zwischen Nähe und Distanz herzustellen, aus der ein vertrauensvolles Verhältnis erwächst (Lüders 2007, 384-401). Je nach Beobachtungsart können unterschiedliche Rollenprobleme, wie Rollenkonflikte, Wahrung der Neutralität durch Identifizierung, Wahrnehmungsfehler und eine Ambivalenz zwischen involvierter Beteiligung und distanziertem Beobachten, auftreten (Lamnek 2010, 498-581). Anhand der unterschiedlichen Phasen im Feld, z.B. nach Weinberg und Williams (1973 in Lüders 2007), werden die Herausforderungen der Rolle in der Beobachtung und die unterschiedliche Sicht auf deren Funktion verdeutlicht: In der ersten Phase, „Annäherung", werden die Beobachter_innen häufig als Eindringlinge oder Voyeure betrachtet. In der daran anschließenden Phase, „Orientierung", werden die Forscher_innen meist als Neulinge oder private Lieferant_innen vertraulicher Informationen angesehen. In der dritten Phase, „Initiation", sieht die Umwelt die Beobachter_innen als Prüflinge oder Pseudo-Akademiker_innen an. Erst in der vierten Phase, „Assimilation", werden die Forscher_innen gewöhnliche Mitglieder des Feldes und in der letzten Phase, Abschluss, werden die Beobachter_innen letztendlich als Deserteur_innen oder Expert_innen betrachtet. Die beobachtenden Forscher_innen sollten diese Phasen und die Sichtweisen der Praktiker_innen kennen, damit sie darauf eingehen und ihre Rolle im Feld reflektieren können.

Des Weiteren braucht es eine flexible Forschungsstrategie, die einer Balance zwischen Erkenntnissinteresse und situativen Anforderungen bedarf. Der *Einsatz der Methoden* kann nicht standardisiert ablaufen, es müssen die unterschiedlichen methodischen Zugänge flexibel der spezifischen Situation und des jeweiligen Gegenstands angepasst werden. Daher ist das ethnographische Vorgehen für eine Vielzahl von Forschungsmethoden offen, die situations- und fallangemessen umgesetzt werden und einer allgemeinen methodologischen Pragmatik folgen.

In der Beobachtung werden die *Forscher_innen selbst Teil jener Lebenswelt*, die sie untersuchen. Nach Hammersley und Atkinson (1983 in Lüders 2007) wird die Fähigkeit, das eigene Vorhaben, die eigenen Erfahrungen und Wahrnehmungen im Feld und die eigenen individuellen, kulturellen, sozialen und existenziellen Voraussetzungen reflexiv durchdringen zu können, deshalb auch zur entscheidenden Kompetenz der Ethnograph_innen (Lüders 2007, 384-401). Wegen der flexiblen Methoden und des offenen Zugangs wird der Beobachtung oft eine gewisse Subjektivität vorgeworfen und dabei außer Acht gelassen, dass es sich bei der Beobachtung nicht um eine objektive Exaktheit handelt, sondern um eine Sinnerfassung, für die Exaktheit nicht ausschlaggebend ist (Lamnek 2010, 498-581). D.h., um eine Sinnerfassung überhaupt generieren zu können, muss die Subjektivität in Kauf genommen werden. Entscheidend ist meines Erachtens der reflexive Umgang damit.

Ein wesentlicher Bestandteil der Beobachtung ist das *ethnographische Schreiben* und Protokollieren. Neben den diversen methodischen Zugängen und der aktiven Anteilnahme der Forscher_innen am Alltagsleben des Felds ist für die Ethnographie kennzeichnend, dass sie auf nachträglich erinnerten Beobachtungen und Wahrnehmungen basiert. Sie stellt eine rekonstruierte Konservierung dar. Beobachtungsprotokolle sind daher nicht als eine getreue Wiedergabe oder problemlose Zusammenfassung des Erfahrenen zu begreifen, sondern sind mit sprachlichen Mitteln nachträglich sinnhaft verdichtete, in Zusammenhänge eingeordnete und textförmig nachvollziehende Protokolle. Dafür stehen eine Vielfalt an unterschiedlichen Arten der Dokumentationen zur Verfügung, die sich dahingehend gleichen, dass es den Forscher_innen überlassen bleibt, ob sie in Abhängigkeit der Forschungsfrage größere Handlungsabläufe und -zusammenhänge, einzelne Ereignisse und Situationen, wörtliche Rede oder sinnhafte Zusammenfassungen notieren. Darüber hinaus muss auch im Voraus geklärt werden, ob bereits beim Protokollieren mit der Interpretation begonnen wird (Lüders 2007, 384-401).

Bei der Beobachtung werden Orte im Kontext ihres natürlichen Umfelds betrachtet und die Kultur, durch unmittelbar erlebte Beobachtung und direktem

Zugang zur Bedeutungswelt der „Insider", erforscht. Dabei gibt es *unterschiedliche Formen der Involviertheit* der Forscher_innen. Bei dem Beobachtungstyp der beobachtenden Teilnahme agieren Forscher_innen als beobachtendes Mitglied der zu untersuchenden Gruppe. Bei der teilnehmenden Beobachtung sind die Beobachter_innen nur am Rand an der jeweiligen Situation beteiligt und nicht in die praktischen Abläufe der beobachtenden Situation eingebunden (Lamnek 2010, 498-581).

Für die *Beobachtung zur Analyse der Ist-Situation der stationären kardiologischen Rehabilitation* wurde eine teilnehmende Beobachtung durchgeführt, d.h. die Rolle der Forscher_innen ist die einer außenstehenden Teilnehmer_in der Praxis. Dadurch können mehrere Herausforderungen für die Beobachtungsrolle entstehen. Beispielsweise kann durch die Beobachtung eine Beeinflussung des zu beobachtenden Objekts oder ein Distanzverlust aufgrund der sozialen Interaktion zwischen Beobachter_in und dem zu Beobachtendem, z.B. durch eine Identifizierung mit demselben, auftreten (Härder 2006, 301-319). Als Beobachtung für die vorliegende Forschungsarbeit wurde eine teilnehmende, sichtbare, direkte, teil-systematische, natürliche und fremde Feldbeobachtung (Dechmann 1978, 15-59) durchgeführt, welche nach Lamnek in einem relativ geschlossenen Beobachtungsfeld mit einer mittleren Komplexität stattfand (Lamnek 2010, 498-582). Die Beobachtung der stationären kardiologischen Rehabilitation bezog sich für die teilnehmende Beobachtung auf den stationären Ablauf und das Tätigkeitsprofil der Professionellen, insbesondere das der Pflegenden. Der zu beobachtende Fokus beschäftige sich mit folgenden Fragen: welche Personen sind woran beteiligt, welche Handlungen laufen wie ab, wo, wann und warum findet etwas statt? Alle Teilnehmenden des Felds wurden im Vorfeld über das Vorhaben in Kenntnis gesetzt. Die Praktiker_innen wurden durch die Pflegedienstleitung informiert und zusätzlich bei Beginn der Beobachtung darauf hingewiesen. Die Forscherin setzte die Patient_innen bei jeder Vorstellung und beim persönlichen Kontakt von der Beobachtung in Kenntnis. Es wurde im Vorfeld bei den Teilnehmer_innen des Feldes von dem Prinzip der „fehlenden Verweigerung"[38] ausgegangen. Alle informierten Teilnehmenden hätten im Falle einer Ablehnung die Möglichkeit eines mündlichen bzw. auch schriftlichen Widerspruchs in Anspruch nehmen können. Das Beobachtete wurde möglichst zügig und stichpunktartig während der Beobachtung oder in Form von Gedächtnisprotokollen aufgezeichnet und am gleichen Tag im Feldtagebuch festgehalten. Anlehnend an

38 Anm. d. Verf.: Das Prinzip der „fehlenden Verweigerung" besagt, dass die Untersuchung im Feld in groben Zügen zu erläutern ist und diejenigen, die nicht teilnehmen wollen, dazu aufgefordert werden, ihre Ablehnung zu offenbaren (Morse, Field 1998, 101).

Morse, Field (1998, 110) verwendete die Forscherin für jede Beobachtungsphase teilstandardisierte Feldprotokolle, in welchen standardisiert die objektiven Daten wie anwesende Personen, der Ort, das Datum und die Uhrzeit der Beobachtung und zugleich offen der Beobachtungsgegenstand und subjektive Daten bzw. Eindrücke chronologisch festgehalten wurden (Morse, Field 1998, 101-110). Kriterien der Beobachtung waren in diesem Fall die anwesenden Expert_innen und deren Tätigkeitsprofil, der Tagesablauf, Informationen zu den Patient_innen, Besonderheiten während der Beobachtung, die subjektiven Eindrücke der Forscherin und eine erste Analyse der Daten mit Vermutungen und Tendenzen.

2.1.2. Erhebung der fokussierten teilnehmenden Beobachtung

Anlehnend an die zuvor beschriebenen Grundlagen der Beobachtung erfolgte zusätzlich zu der teilnehmenden Beobachtung die Durchführung einer fokussierten teilnehmenden Beobachtung. Wie bei der teilnehmenden Beobachtung wurde diese teilstandardisiert durchgeführt und die während der Beobachtung angefertigten Protokolle nach der Beobachtung im Feldtagebuch verschriftlicht. Fokussiert bedeutet in diesem Sinne eine verdichtete thematisch, zeitlich, räumlich oder personell festgelegte Beobachtung (Scheffer 2002, 351-374). Die *thematische Fokussierung* bezog sich auf die Aufnahmen, Anamnesen, Übergaben bzw. auf die Gespräche der einzelnen Berufsgruppen mit den Patient_innen. Das Hauptaugenmerk der Beobachtung lag darauf, welche Probleme und Ressourcen die Rehabilitand_innen in den unterschiedlichen Anamnesen bzw. Gesprächen verbal äußerten. Im Gegensatz zu der Analyse der Pflegedokumentation ist bei der Beobachtung von dem Prinzip der Mündlichkeit ausgegangen worden. Bei diesem Prinzip wird begründet, dass Handlungen und/oder Entscheidungen nicht nur auf schriftlich Fixiertem, sondern auf mündlich Verhandeltem basieren (Wolff 2010, 503).

Mit dem Ziel der Analyse der Anamnese bzw. Gespräche wurden folgende Daten festgehalten: die zeitliche Datierung, objektive und subjektiven Daten bzw. Eindrücke, Beschreibung des Umfelds, anwesende Personen mit beruflichem Hintergrund, Inhalt der Anamnese bzw. Übergabe, nicht-verbales Verhalten, Besonderheiten, Eindrücke und eine erste Analyse.

2.1.3. Auswertung der Beobachtungen

Es gilt für die ethnographische Forschung nach wie vor als eine große Herausforderung, die Daten der Beobachtung auszuwerten, aufeinander zu beziehen oder zu verdichten. Es gibt momentan keinen allgemeingültigen Konsens über die geeignetste Form der Auswertung. Während beispielsweise einerseits dafür plädiert wird, Feldprotokolle ähnlich wie Interviewtranskripte als strukturierte Texte zu betrachten, die mit Hilfe von Sequenzanalysen ausgewertet werden können, wird andererseits argumentiert, dass die Darstellung von Ereignissen immer an ihre Form gebunden sei, sodass die Darstellungsform der Feldforscher_innen im Vordergrund stünde. Demnach sind Protokolle bereits schon interpretierte und verdichtete Dokumente der Erfahrungen der Forscher_innen (Lüders 2002, 384-401). Lamnek geht davon aus, dass die teilnehmende Beobachtung sich auf Verhalten bezieht und dieses sich meist kommunikativ vermittelt. Daher empfiehlt er Auswertungsmethoden, die sich Kommunikationsinhalten widmen, wie z.B. die qualitative Inhaltsanalyse (Lamnek 2010, 565f).

Ausgehend davon, dass es sich bei der Materialsammlung der teilnehmenden Beobachtung und der fokussierten teilnehmenden Beobachtung um interaktiv vermitteltes Datenmaterial handelt, wurde für die Auswertung der Beobachtungsdaten die zusammenfassende *Inhaltsanalyse nach Mayring* unter zu Hilfenahme von MAXqda2[39] herangezogen. Die Auswertungsmethode basiert, wie alle qualitativen Ansätze, auf den grundlegenden Merkmalen der Offenheit, der Kommunikativität, Naturalistizität und Interpretativität (Mayring 2010, 268-275).

Die Inhaltsanalyse nach Mayring ist offen für empirisch begründete Kategorien, die sich aus dem Material ergeben. Einzelfälle werden allerdings nicht in ihrer spezifischen Ganzheit durch theoretische Begriffe beschrieben, sondern durch zergliedernde Kategorien analytisch zusammengefasst. Der Einzelfall wird dadurch zu einer Sammlung von Merkmalsausprägungen. Ziel der Inhaltsanalyse ist im Allgemeinen der wissenschaftlich kontrollierte Nachvollzug der alltagsweltlichen Handlungsfiguren, die kommunikativ repräsentiert werden und die Systematisierung eines Musters aus diesen Figuren. Des Weiteren soll eine Analyse der latenten Sinnstrukturen erfolgen, deren Manifestation alltagsweltliche Handlungsfiguren sind (Lamnek 2010, 460-483). Die Inhaltsanalyse stammt aus den Kommunikationswissenschaften und arbeitet mit allen Arten von

39 Anm. d. Verf.: MAXqda ist eine computergestützte Datenanalyse, welche dabei nicht als qualitative Methode, sondern als Technik der Datenorganisation im Zusammenhang mit einer Auswertungsmethode, in diesem Fall der qualitativen Inhaltsanalyse, anzusehen ist (Kelle 2010, 485-502).

fixierten Texten, wie Bilder, Texte, Noten und symbolischen Materialien (Mayring 2003, 24f). Das zu analysierende Material wird in seinem Kommunikationszusammenhang eingebettet und nach den Autor_innen, dem Gegenstand, dem soziokulturellen Hintergrund, den Empfänger_innen, der Zielgruppe und den Merkmalen des Textes geordnet. Die Inhaltsanalyse basiert auf einer regel- und zielgeleiteten Systematik und einem Vorgehen, welches schrittweise den Text in einzelne Analyseeinheiten zergliedert und sich an Kategoriensystemen orientiert. Sie verschließt sich nicht den quantitativen Analyseschritten, sondern integriert diese in den Analyseablauf (Mayring 2010, 268-475). Dabei geht sie theoriegeleitet vor und analysiert unter einer theoretisch ausgewiesenen Fragestellung (Mayring 2003, 24f). Ein Grundgedanke der Inhaltsanalyse besteht darin, die Systematik, also die Regelgeleitetheit, der Kommunikationseinbettung und die Gütekriterien der Inhaltsanalyse für qualitative Analyseschritte beizubehalten, ohne vorschnelle Quantifizierungen vorzunehmen (Mayring 2010, 268-475). Nach dem allgemeinen inhaltsanalytischen Ablaufmodell wird nach der Bestimmung des Ausgangsmaterials, mit der Festlegung des Materials, die Analyse der Entstehungssituation und der Beschreibung der formalen Charakteristika des Materials in die Fragestellung der Analyse hinzugezogen, welche die Richtung der Analyse bestimmt. Zusätzlich zu einer theoretischen Differenzierung der Fragestellung erfolgen die Bestimmung der Analysetechnik, die Festlegung des konkreten Ablaufmodells und die Definition der Analyseeinheiten. Im Anschluss findet die tatsächliche Analyse mit einer Rücküberprüfung des Kategoriensystems an Theorie und Material, eine Interpretation der Ergebnisse im Hinblick auf die Hauptfragestellung und eine anschließende Anwendung der inhaltsanalytischen Gütekriterien statt. Mayring hat verschiedene Ausrichtungen der Inhaltsanalyse entwickelt. Er gibt Hinweise für eine zusammenfassende Inhaltsanalyse, eine induktive Kategorienbildung, eine explizierende Inhaltsanalyse und eine strukturierende Inhaltsanalyse vor.

Zur Analyse der Beobachtungen in dieser Forschungsarbeit wurde sich für eine zusammenfassende Inhaltsanalyse entschieden. Die *zusammenfassende Inhaltsanalyse* will das Material so reduzieren, dass die wesentlichen Inhalte erhalten bleiben und durch Abstraktion ein überschaubarer Kurztext entsteht, der immer noch ein Abbild des Grundmaterials darstellt (Mayring 2003, 42-59). Mayring greift dabei auf die Textverarbeitung in der Psychologie zurück, bei der einzelne zusammenfassende und reduktive Prozesse differenziert werden und mit Auslassungen, Generalisierungen, Konstruktionen, Integrationen, Selektionen und Bündelungen gearbeitet wird. Diese Art der Analyse bietet sich dann an, wenn nur die inhaltliche Ebene des Materials interessiert und eine Komprimierung zu einem überschaubaren Kurztext benötigt wird (Mayring 2010, 268-

475). Nach dem Vorgang des inhaltsanalytischen Ablaufmodells wird die Analyseeinheit bestimmt und die einzelnen Kodiereinheiten in eine knappe, nur auf den Inhalt beschränkte Form umgeschrieben (Paraphrasierung). Dabei werden bereits nicht inhaltstragende, also ausschmückende Textbestandteile, fallengelassen. Die Paraphrasen werden in einer einheitlichen und grammatikalischen Kurzform verfasst. Ist die Textform zu groß, kann der nächste Analyseschritt hinzugezogen werden. Dann wird aufgrund des vorliegenden Materials das Abstraktionsniveau der ersten Reduktion bestimmt. Alle Paraphrasen, welche unterhalb des Niveaus liegen, müssen nun verallgemeinert werden (Generalisation). An dieser Stelle, wie auch bei den weiteren Reduktionsschritten, müssen im Zweifelsfall theoretische Vorannahmen zu Hilfe genommen werden. Paraphrasen, die über dem Abstraktionsniveau liegen, werden zunächst belassen. Inhaltsgleiche Paraphrasen, wie auch unwichtige und nichtsagende Paraphrasen, können nun gestrichen werden (Reduktion durch Selektion). Im zweiten Reduktionsschritt werden nun mehrere, sich aufeinander beziehende und über das Material verstreute Paraphrasen zusammengefasst und durch eine neue Aussage wiedergegeben (Reduktion durch Bündelung). Am Ende der Reduktionsphasen muss genau überprüft werden, ob die als Kategoriensystem zusammengefassten neuen Aussagen das Ausgangsmaterial noch repräsentieren. Alle ursprünglichen Paraphrasen des ersten Materialdurchgangs müssen im Kategoriensystem aufgehen. Dieser Vorgang kann/muss bei Bedarf wiederholt werden (Mayring 2003, 59-76). Anlehnend an dieses Vorgehen wurden die Beobachtungen der Ist-Analyse ausgewertet.

2.1.4. Ergebnisse der teilnehmenden Beobachtungen

Im folgenden Kapitel werden die Ergebnisse der zusammenfassenden Inhaltsanalyse nach Mayring dargestellt. Die Ergebnisse beinhalten sowohl die Analyse der teilnehmenden Beobachtung als auch die der fokussierten teilnehmenden Beobachtung und dienen im Wesentlichen zur Beschreibung des Settings der stationären kardiologischen Rehabilitation mit seinen Besonderheiten und Anforderungen. Die Ergebnisse werden an dieser Stelle deskriptiv dargestellt und im Kapitel V.2.1.1. für die Konzeptentwicklung ausgewertet.

Die Daten der Auswertung stammen überwiegend aus den Notizen des Feldtagebuchs, in die zu der Beobachtung auch die Sichtung der Patient_innendokumentation und die Gespräche mit den Professionellen der Einrichtung einflossen. Da die Arbeitsabläufe der stationären kardiologischen Rehabilitation zum Großteil aus täglichen Routinen bestehen, entstand nach zwei

Wochen der Eindruck, keine nennenswerten Erkenntnisse durch weitere Beobachtungen einholen zu können.

Die Ergebnisse der Beobachtungen stellen nachfolgend, basierend auf den Kategorien der Inhaltsanalyse, die Rahmenbedingungen der Beobachtung, die Rehabilitand_innen, den allgemeinen pflegerischen Tagesablauf, das Tätigkeitsprofil der unterschiedlichen Berufsgruppen, die Arbeitsanforderungen und Zeitressourcen und die Informationssammlung und -weitergabe dar.

2.1.4.1. Rahmenbedingungen der Beobachtung

Die Rahmenbedingungen der Beobachtung umfassen die allgemeinen Rahmenbedingungen der Rehabilitationsklinik, die anwesenden Personen der Beobachtung und die Reaktion des Umfelds auf die Beobachtung. Die Beobachtungzeiten variierten, wobei sie sich an den Früh- und Spätdiensten der Pflegenden, an den zu beobachtenden Aufnahmen und den Interviews orientierten. Die Anwesenheit war minimal acht Stunden pro Tag.

Die Felderkundung erfolgte im September 2008 in einer stationären kardiologischen Rehabilitationsklinik einer norddeutschen Großstadt, die an ein Herzzentrum angeschlossen ist. Aufgrund der Anonymisierung wurden einige Details der Beschreibung leicht verändert. Die Rehabilitationsklinik war zu dem Zeitpunkt der Beobachtung erst seit ca. 2 Jahren eröffnet, daher wirkte die *Einrichtung der Klinik* neu, freundlich, hell und modern. Die Klinik ist mit Skulpturen, Bildern und Blumen versehen und alle Räumlichkeiten sind mit Teppichen ausgelegt. Die Klinik befindet sich auf einer Etage. Zur besseren Orientierung haben alle Zimmer und Gänge Kennzeichnungen und in den Gängen sind zusätzlich Metermarkierungen für Laufübungen angebracht. Das Zentrum der Klink ist als offener Hof gestaltet, in dem die Rezeption[40] verortet ist. Nahe dem Zentrum befinden sich der Speisesaal mit einer kleinen Küche und die Station für die Blutdruck- und Gewichtsmessung. Darüber hinaus ist die Klinik mit jeweils einem Zimmer für die Ergometrie, Gymnastik, das EKG, die Ärzt_innen, die Psycholog_innen, die Blutabnahme und einer Lehrküche, einem Gruppenraum, einem Personalaufenthaltsraum, einem Verwaltungsraum, einem Verbandszimmer, Toiletten, einem unreinen Pflegearbeitsraum und einer Personalumkleide ausgestattet. Die Rehabilitand_innenzimmer sind jeweils für eine Person ausgerichtet und mit lageverstellbaren Holzbetten und Sesseln, ausreichend Stauraum und Mobiliar und einem Fernseher, Telefon und Radio versehen. Die Zimmer, wie das separate Bad mit Dusche und WC, sind behindertengerecht gestaltet und

40 Anm. d. Verf.: Die Rezeption entspricht der offenen Form eines Stationszimmers.

verfügen über eine Notfallklingel. Die Umgebung wirkt hell und freundlich und ist mit Bildern versehen. Jedes Zimmer wird von einem Blumenstrauß geschmückt, den die Rehabilitand_innen zur Aufnahme überreicht bekommen. Im Vergleich zum Herzzentrum ähneln die Räumlichkeiten eher einem Hotel als einer Klinik.

Das Team der Rehabilitationsabteilung arbeitet überwiegend seit Eröffnung der Einrichtung zusammen, was von den Beteiligten als positiv bewertet wird. Dennoch ließ sich im Team eine leicht gedrückte Stimmung beobachten, die sich anfangs nicht explizieren ließ. Die Vermutungen sind dahingehend, dass die Unsicherheit über den Weiterbestand der Klinik sich auf die Stimmung der Mitarbeiter_innen niederschlug. In der Feldphase kündigten mehrere Teammitglieder, Ärzt_innen wie auch Pflegende und es wurden wiederholt Ängste geäußert, die Abteilung könne aufgrund der ungenügenden Auslastung und des Wechsels der/des Oberärztin/Obersatzes geschlossen werden.

Insgesamt machte das Personal der Einrichtung einen sehr offenen und interessierten Eindruck. Der Umgang mit den Rehabilitand_innen wirkte durchgehend freundlich. Die Zusammenarbeit im Pflegeteam ist als gut zu bewerten, dennoch wirkt sich deren Zusammensetzung auf den Stationsalltag aus. Bei einigen Konstellationen wirkte es, unabhängig des Arbeitsvorkommens, unruhiger als bei anderen. Auch schwankten die Pflegekompetenzen im Team. Allerdings schien es, dass fehlende Kompetenzen in einem Bereich, z.B. Wissensdefizite über die kardiologischen Krankheitsbilder, durch andere Kompetenzen, z.B. kommunikative, ausgeglichen wurden.

Während des Beobachtungszeitraums waren im Durchschnitt über den Tag verteilt ein pflegerischer Nachtdienst, zwei Frühdienste, zwei Spätdienste und teilweise zusätzlich noch eine Stationsleitung anwesend. Die Pflegenden arbeiteten dabei zeitversetzt und verkürzt, sodass z.B. der eine Frühdienst zwei Stunden später kam und nur bis zur Ende der Schicht blieb. Die ein bis zwei anwesenden Stationsärzt_innen, ein/e Oberärzt_in und die/der Chefärzt_in, die/der nur zur wöchentlichen Chefvisite anwesend war, arbeiteten in regulären acht Stunden-Tagesdiensten, beginnend um 8.00 morgens. Die zwei Personalverwalter_innen, zwei Reinigungshilfen und zwei Physiotherapeut_innen sind im selben Turnus beschäftigt. Nur die/der Psycholog_in und Diätassistent_in, welche halbtags angestellt sind, richteten ihre Anwesenheit nach ihren Terminen, im Zeitraum zwischen 8.00 und 16.00, aus. Die Küchenhilfen arbeiteten alle Teilzeit und deckten die Hauptessenszeiten des Frühstücks, Mittag- und Abendessen ab. In der Regel waren 29-40 Rehabilitand_innen, zum Teil mit aufgenommenen Angehörigen, anwesend.

Die Feldphase wurde von der/dem Chefärzt_in der Rehabilitationsklinik und der Pflegedienstleitung genehmigt. Nach Telefonaten mit der Pflegedienstleitung entstand der Eindruck, dass die Pflegenden der Untersuchung positiv gegenüber stehen und bereit waren, die Untersuchung zu unterstützen. Sie gaben sich beispielsweise große Mühe, einen geeigneten Zeitpunkt für die Beobachtung zu finden. In den ersten Tagen der Beobachtung traten Irritationen hinsichtlich der *Rolle der Forscherin in der Beobachtung*, überwiegend aufseiten der Pflegenden, auf. Obwohl bei der Teambesprechung wie auch bei jedem Schichtbeginn im Voraus erklärt wurde, welches Ziel mit der Methode verfolgt wird, reagierten die Pflegenden sehr unterschiedlich auf die Beobachtung und zeigten daran divergentes Interesse. Zum Beispiel entstand bei einigen Pflegenden der Eindruck, dass sie durch die Beobachtung irritiert wurden und sie äußerten die Befürchtung kontrolliert zu werden. Andere sahen in der Rolle der Forscherin eher eine Auszubildende oder Praktikantin und erklärten viele Details zu ihrer Arbeit. Auch wurde geäußert, dass die Beobachtung kein Problem sei, solange sie nicht mit Mehrarbeit verbunden wird. Die stellvertretende Stationsleitung merkte direkt an: „Ich kann Dich nicht so stehen sehen" und übertrug der Forscherin kleinere Aufgaben, wie z.B. Medikamentenstellen. Vor allem von ärztlicher Seite kamen häufig Fragen, ob die Beobachterin denn auf ihre „Kosten" käme. Dies ließ den Eindruck entstehen, dass die Beobachtung mit Passivität und Langeweile assoziiert wurde. Da der pflegerische Hintergrund der Forscherin bekannt war, ließ es sich nicht vermeiden, mal mehr oder weniger in die Pflege der Rehabilitand_innen einbezogen zu werden. Am ersten Beobachtungstag wurde der Forscherin beispielsweise nach der Übergabe, aufgrund eines krankheitsbedingten Ausfalls, die grundpflegerische Versorgung einer Rehabilitandin übertragen. Auch ließ es sich bei steigender Arbeitsbelastung nicht umgehen, weitere pflegerische Tätigkeiten zu übernehmen. Dies beinhaltete z.B. die Durchführung von Blutzuckertests oder dem Spritzen von Insulin, dem Medikamentenstellen, der Wundversorgung, die Aufnahme von Patient_innen, Botendienste und der EKG Diagnostik. Auf der einen Seite wurde die Mithilfe als eine Entschädigung für die beobachtende Anwesenheit und die Mitarbeit an dem Forschungsprojekt gesehen, auf der anderen Seite bestand die Gefahr, sich bei pflegerischen Engpässen zu sehr zu engagieren. Wenn die Rolle von der ausschließlichen Beobachterin in eine Akteurin des Feldes wechselte, wurde darauf geachtet, nicht in Situationen einzugreifen und nur auf Delegation zu arbeiten, um nicht grundlegend den Ablauf zu verändern. Dennoch ließ sich dies nicht ausschließen, denn Situationen veränderten sich bei der Beobachtung alleine durch die reine Anwesenheit der Beobachterin. Beispielsweise sahen viele Rehabilitand_innen die Beobachterin bestätigend an und wollten sich mit ihr gegen die Pflegenden verbünden. So bat eine Patientin mit arthritischen Händen, ihr die Schnürsenkel zuzubinden, was ihr die Pflegenden mit der Begründung, eine aktivierende Pflege durchzuführen, verweigerten. Eine andere Patientin ersuchte wegen erheblicher Angst, ihre Hand bei der Blutabnahme zu halten. Wieder ein anderer Patient beschwerte sich über das Verhalten der/des Psycholog_in.

2.1.4.2. Die Rehabilitand_innen

Die Rehabilitand_innen wurden zwischen 1918 und 1957 geboren und hatten einen Altersdurchschnitt von ca. 74 Jahren. Damit wird ersichtlich, dass es sich hierbei überwiegend um Rehabilitand_innen handelt, die nicht mehr erwerbsfähig sind. Als primäres Ziel wurde daher für die Rehabilitation, neben der körperlichen Wiederherstellung, die Vermeidung von Pflegeabhängigkeit der Rehabilitand_innen formuliert (s. Kapitel I.2.2.4.). Die Rehabilitand_innen sind aufgrund des Alters nicht repräsentativ für alle kardiologischen Rehabilitand_innen. Dennoch können für die Altersgruppe spezifischen Probleme und Ressourcen herausgearbeitet werden (s. Kapitel III.2.3.). Auch sind bei dieser Gruppe von Rehabilitand_innen anhand der Dokumentation vermehrte Komorbiditäten und kognitive Einschränkungen ersichtlich. Die Rehabilitation wurde bei den meisten Patient_innen in Form einer AHB durchgeführt. Die Hauptindikationen gleichen nach Selbstaussage der Rehabilitationsklinik denen im Kapitel I.2.2.5. dargestellten, sind aber überwiegend koronare Herzerkrankungen mit und ohne abgelaufenen Herzinfarkt. Der Männer- und Frauenanteil betrug jeweils ca. 50%, die Belegzahlen waren in der Beobachtungszeit nicht immer ausgelastet. Die tatsächliche Rehabilitationsfähigkeit war nicht bei allen Patient_innen gegeben. Im Durchschnitt konnten während des Beobachtungszeitraums immer mehrere Rehabilitand_innen als nur bedingt rehabilitationsfähig, d.h. eingeschränkt mobil und nicht in der Lage sich selbst zu versorgen, bezeichnet werden. Auf Nachfrage berichteten die Pflegenden, dass die Herzzentren die Rehabilitand_innen oft zu früh verlegen, die Rehabilitationsfähigkeit zwar bescheinigt wird, die Rehabilitand_innen diese aber nicht aufweisen und daher anfänglich unzureichend von den Rehabilitationsmaßnahmen profitieren können. Die weniger rehabilitationsfähigen oder älteren Rehabilitand_innen bekamen pflegerische Unterstützung, ansonsten ist die Rehabilitation so angelegt, dass die Versorgung selbstständig durchzuführen ist. Die Rehabilitand_innen haben an der Rezeption eigene Fächer, aus denen sie ihre Medikamente und Erinnerungszettel, z.B. für Blutabnahmen, holen können und sind angewiesen, selbstständig dreimal täglich Blutdruck und einmal täglich Gewicht zu messen und diese Daten zu dokumentieren. Auch sollen die Rehabilitand_innen selbstständig zu den Mahlzeiten erscheinen und werden daher insgesamt selten in ihren Zimmern aufgesucht. Dadurch soll die Selbstständigkeit der Patient_innen angeregt werden. Die Rehabilitand_innen erhalten Rehabilitationspläne, auf denen die Termine ihrer

Anwendungen, Sprechstunden und Schulungen eingetragen sind. Die Rehabilitationspläne sind meistens so gestaltet, dass zwischen den Essenszeiten mehrere Termine anfallen und daher die Rehabilitand_innen zeitlich gut ausgelastet sind.

Bei der Feldbeobachtung ließen sich einige *Besonderheiten bei den Rehabilitand_innen* aufzeigen. Aufgrund des operativen Eingriffes und den damit im Zusammenhang stehenden neurologischen Auswirkungen, wie Minderung der kognitiven Leistungsfähigkeit oder beginnende Demenzen (s. Kapitel I.2.1.), wirken viele Rehabilitand_innen bei der Aufnahme verwirrt und scheinen von der Selbstorganisation überfordert, z.B. von der Medikamentenverwaltung, oder sie vergessen ihre Termine. Zusätzlich macht es den Eindruck, dass einige Rehabilitand_innen sich kränker darstellen, um größere Zuwendung von den Professionellen zu erhalten. Das Austarieren zwischen Autonomie und Fürsorge erwies sich, wie auch das Beispiel mit den Schnürsenkeln zeigte, als Herausforderung.

Es entstand des Weiteren der Eindruck, dass bei den Rehabilitand_innen eine Ambivalenz zwischen Langeweile und Überforderung auftrat. Auf der einen Seite empfanden viele Rehabilitand_innen die Rehabilitationstermine als zu häufig und ließen Termine ausfallen, auf der anderen Seite klagten sie aber auch des Öfteren über Langeweile. Es entstand bei den Beobachtungen der Verdacht, dass die Anwendungen zwar anstrengend, aber nicht unbedingt anregend waren. Im Hinblick auf Freizeitaktivitäten fanden keine Veranstaltungen statt. Nach der Eröffnung der Rehabilitationsabteilung wurden noch des Öfteren Spiele- oder Liederabende durchgeführt oder Musikgruppen traten auf. Im Laufe der Zeit wurde von den Pflegenden bemerkt, dass viele Rehabilitand_innen es vorzogen, die Abende lieber alleine im eigenen Zimmer zu verbringen. Es gab aber auch Rehabilitand_innen, die im Beobachtungszeitraum aktiv ihre Freizeit gestalten. Es erweckte den Eindruck, dass diese auch verstärkt soziale Kontakte akquirierten, z.B. die Ehepartner_innen übernachten ließen oder gemeinsam mit den Partner_innen an einem Kochkurs teilnahmen.

Die Rehabilitation zeigte sich als psychische Herausforderung für die Rehabilitand_innen. Diese wollten zwar nach Hause, hatten aber Angst vor der Umstellung und Bewältigung im Lebensalltag, gerade wenn sie dort auf soziale Unterstützung verzichten mussten. Die Professionellen sprachen hier vom „Reha-Blues“[41]. In der Beobachtung gab es beispielsweise einen Rehabilitanden der weinte und sich von einer anderen Rehabilitandin trösten ließ. Diese äußerte dazu: „Jeden erwischt es hier früher oder später“.

---

41 Anm. d. Verf.: Der Begriff „Blues“ kann in diesem Zusammenhang als eine niedergedrückte Stimmung verstanden werden.

Vor allem die Umstellung der Lebensgewohnheiten war für viele Rehabilitand_innen schwierig. Hier wurden auch Widerstandspraktiken gegenüber den Ratschlägen der Professionellen beobachtet. Ein Patient äußerte, dass er auf dem Weg vom Herzzentrum mit dem Taxi erst einmal an der Imbissbude Halt machte, um eine Currywurst mit Pommes-Frites zu essen, da er wisse, dass er dies in der Rehabilitation nicht mehr bekommen würde. Viele Rehabilitand_innen gehen heimlich zum Rauchen oder besorgen sich Lebensmittel, die sie nicht ausreichend bei ihrem Aufenthalt bekommen, wie beispielweise eine extra Portion Butter. Nicht nur Widerstandspraktiken wurden beobachtet: Ein Patient erzählte im Sinne einer sozialen Erwünschtheit wiederholt, dass er nicht mehr Rauchen und Trinken wolle und sich mehr bewegen werde. Die im Anschluss fast schon lustvollen Erzählungen über seinen früheren Traum, einen Imbissstand zu eröffnen und die Wertigkeit der Currywurst in seinem Leben, stellten den radikal angekündigten Lebensstilwechsel zumindest in Frage. Andere Rehabilitand_innen wehrten sich gegen die Beratung der Professionellen. So erzählte ein Patient von einem Gespräch mit der/dem Psycholog_in die/der ihm den Genuss von alkoholischen Getränken, Butter und Nikotin untersagte. Er bezeichnete dies als ungerecht, da andere dies weiter konsumieren dürften.

Ein weiteres Problem zeigte sich, in dem die Angehörigen sowie die Pflegenden Informationen aus dem häuslichen Umfeld der Rehabilitand_innen bewusst mit der Begründung zurückhielten, diese in der Rehabilitationsphase nicht zusätzlich damit zu belasten. So ist beispielsweise einer Patientin, während sie nach der Herzoperation auf der Intensivstation lag, der Ehemann verstorben. Der Patientin wurde dies von ihren Angehörigen vorerst nicht mitgeteilt, da befürchtetet wurde, dass sich ihre Genesung dadurch verschlechtern könne. Dieses Vorgehen wurde im Rehabilitationsteam akzeptiert, aber kontrovers diskutiert und einige Professionelle distanzierten sich von diesem Vorgehen.

Der Mehrheit der Rehabilitand_innen gefiel die Rehabilitation gut. Mit dem Essen, einem zentralen Aufmerksamkeitspunkt in der Versorgung, waren die meisten Rehabilitand_innen zufrieden, obwohl die Mahlzeiten aufgrund der Diätetik ungewohnt mediterran ausfielen. In dem Fragebogen zur Patient_innenzufriedenheit äußerten die Rehabilitand_innen viel Lob und begrüßten vor allem die Nähe zum Herzzentrum und Wohnort, da bei letzterem die Sozialkontakte weiter gepflegt werden konnten.

2.1.4.3. Allgemeiner pflegerischer Tagesablauf

Der Tagesablauf der stationären kardiologischen Rehabilitation war mit vielen Routinen durchsetzt, die nur gelegentlich durchbrochen wurden. Z.B. konnten

Besonderheiten auftreten, wie akute Herzbeschwerden bei den Rehabilitand_innen, durch die eine zusätzliche Diagnostik oder Behandlung von Nöten war. Dadurch entstand ein Mehraufwand, da beispielsweise eine besondere Diagnostik erforderlich war, konsiliarisch ein/e Akutmediziner_in hinzugezogen oder spezielle Medikamente besorgt werden mussten.

Der pflegerische Arbeitstag auf der kardiologischen Rehabilitation begann um 6.15 mit der Übergabe des pflegerischen *Frühdienstes*. Ab 6.30 wurden die Rehabilitand_innen für Untersuchungen, wie dem Echokardiogramm, vorbereitet, d.h., bei Bedarf erhielten sie eine grundpflegerische Versorgung und/oder mussten an den bevorstehenden Termin erinnert werden. Um 7.00 oder 8.00, je nach Dienstverschiebung, erhielt der zweite Frühdienst bei Arbeitsbeginn eine Kurzübergabe. Im Anschluss daran wurde gewartet, bis die Rehabilitand_innen selbstständig zur Blutabnahme und Verabreichung der Insulinspritzen kamen, notfalls wurden sie daran erinnert. Die Rehabilitand_innen, die sich nicht selber versorgen konnten, erhielten die oralen Medikamente. Zusätzlich wurden Infusionen mit Antibiotika verabreicht und ggf. neue Rehabilitationspläne ausgeteilt. In der Dosis täglich variierende Medikamente, wie Kalium, wurden generell von den Pflegenden ausgegeben, da die Rehabilitand_innen nach Angabe der Pflegenden damit überfordert wären. Neu aufgenommene Rehabilitand_innen, die noch nicht mit dem Blutdruckmessgeräten oder der Waage zurechtkamen, wurde bei den Messungen geholfen. Die Rehabilitand_innen, die noch nicht fähig waren, alleine in den Speisesaal zu gehen, erhielten Unterstützung beim Gehen bzw. bekamen auch in Ausnahmefällen ihr Frühstück auf das Zimmer gebracht. Das Frühstück der Rehabilitand_innen fand von 7.30-8.00 statt. Daran anschließend wurde der Verbandswechsel der Operationsnaht und/oder Drainageeinstichstellen im Verbandszimmer durchgeführt. Ab 8.00 nahmen die Pflegeden ihr Frühstück ein. Währenddessen fand eine Kurzübergabe an die mit ihrem Dienst beginnenden Ärzt_innen und Therapeut_innen statt. Um 9.00 begann die ca. halb- bis einstündige interdisziplinäre Besprechung, in der alle Rehabilitand_innen thematisiert wurden, eine organisatorische Abstimmung stattfand und aktuelle Informationen, z.B. von der Betriebsratsversammlung, übermittelt wurden. Vor allem komplexere Probleme bei den Rehabilitand_innen wurden dabei intensiver besprochen. Währenddessen und teilweise auch schon vor der Besprechung konnten die Zugänge, meistens vier bis sechs pro Tag, abgeholt werden. Gleichzeitig wurden die nächsten Blutzuckertests durchgeführt, die neuen Rehabilitand_innen in die Administration übernommen und neu benötigte Materialien, wie Medikamente oder spezielle Hilfsmittel, für die neuen Rehabilitand_innen besorgt und die ärztlichen Anordnungen für diese ausgearbeitet. Das Mittagessen der Rehabilitand_innen erfolgte von 12.00-12.30. Die Rehabilitand_innen erhielten ihre Mittagsmedikationen und den unterstützungsbedürftigen Rehabilitand_innen wurde geholfen. Ab 12.30 begann die Mittagsessenszeit für das Personal. Während diesem ergaben sich im Gesamtteam häufig informelle Gespräche über die Rehabilitand_innen. Gegen 12.45 wurde nach den Rehabilitand_innen gesucht, die nicht selbstständig zum Mittagessen erschienen sind und nach den Ursachen der Abwesenheit geforscht. Danach wurde auf den Spätdienst gewartet und zwischen 13.30-14.00 die Übergabe für den pflegerischen Spätdienst durchgeführt.

Der *Spätdienst* begann mit einem Leerlauf, in dem keine Tätigkeiten anfielen, und der um 15.00 von der Kurzübergabe des zweiten Spätdienstes unterbrochen wurde. Im Anschluss konnten die Tabletten und Spritzen für die Abendmedikationen vorbereitet werden, Befunde eingeordnet, die neuen Therapie- und Medikamentenpläne in die Rehabilitand_innenfächer gelegt und Entlassungen vorbereitet werden. Rehabilitand_innen, die am Vormittag den Verbandswechsel oder andere Versorgungen verpasst haben, holten dies am Nachmittag nach. Vor allem die neu aufgenommenen Rehabilitand_innen kamen häufig zu den Pflegenden mit Fragen zu Änderungen der Medikation oder den Rehabilitationsplänen. Wenn nachmittags die Ergebnisse der Blutuntersuchungen eintrafen, wurden nach Anordnung der Ärzt_innen die Blutabnahmen für den nächsten Tag vorbereitet. Vor dem Abendessen von 17.00-17.30 kamen die Rehabilitand_innen zum Messen des Blutzuckers, den Insulingaben und/oder zum Verbandswechsel, bzw. mussten daran erinnert werden. Im Anschluss holten die Rehabilitand_innen die gestellten Medikamente ab und die Pflegenden räumten die angekommene Apothekenlieferung in die Medikamentenschränke ein. Vor allem am Nachmittag mussten die neuen Rehabilitand_innen oft daran erinnert werden, zu den ersten Therapiestunden zu gehen. Dahingehend gab es z.B. von den Physiotherapeut_innen eine Rückmeldung, wenn die Rehabilitand_innen nicht zu den Übungen kamen. Nach dem Abendessen holten die Rehabilitand_innen ihre Nachtmedikationen, wie beispielsweise Schlaf- oder Schmerztabletten, ab. Danach wurde es ab 19.00 sehr ruhig und nur vereinzelt kamen Rehabilitand_innen für Blutzuckerkontrollen aus ihren Zimmern. Der erste Spätdienst ging daher meist ab 20.00 nach Hause, da dann nur noch auf die Ankunft des pflegerischen Nachtdienstes um 21.00 gewartet wurde. Nach der Übergabe konnte der zweite Spätdienst nach Hause gehen.

Da die Phase des *Nachtdienstes* nicht in die Beobachtung einbezogen wurde, er erscheint für die Verortung der Pflegediagnostik irrelevant, beziehen sich die Schilderungen des Nachtdienstes auf die Beschreibungen der Pflegenden und einem Stationsleitfaden. Der Nachtdienst beginnt um 21.00 und endet um 6.30. Am Anfang des Dienstes müssen vereinzelt noch Blutzuckerwerte gemessen oder Medikationen ausgeteilt werden, ansonsten wurde der Dienst als eher ruhig bezeichnet. Da die Rehabilitand_innen meist schlafen, finden keine Rundgänge statt, sondern es wird gewartet, bis die Rehabilitand_innen bei Bedarf selber aus den Zimmern kommen. Nachts erfolgen viele Routinearbeiten, wie Tabletten und Heparinspritzen für den nächsten Tag stellen bzw. aufziehen, Medikationen für die Entlassungen vorbereiten, Dokumente abheften, die gerichteten Blutentnahmen für den nächsten Tag überprüfen, ggf. den Medikamentenschrank kontrollieren und Medikamente bestellen, Schränke und Schubladen mit Materialien etc. nachfüllen, kleinere Reinigungsarbeiten, wie z.B. die Elektroden am EKG Gerät oder den Kühlschrank reinigen, und Kaffee für den Frühdienst kochen.

Ebenso wurde der *Wochenenddienst* aus besagtem Grund von der Beobachtung ausgenommen. Daher bezieht sich dessen Darstellung auf die Schilderung der Pflegenden. Am Wochenende finden keine Aufnahmen statt. Am Samstag werden noch Rehabilitationsmaßnahmen angewendet, ansonsten steht das Wochenende den Rehabilitand_innen zur freien Verfügung. Sie können sich daher auch beurlauben lassen und nach Hause gehen. Am Wochenende sind keine Ärzt_innen in der Klinik anwesend, falls Bedarf an ärztlicher Hilfe besteht, z.B. bei einem Notfall, muss der Notdienst bestellt werden. Bei kurzen Nachfragen, z.B. zu Medikationen, werden die Ärzt_innen privat zu Hause angerufen. Die Besetzung ist auf ein Minimum reduziert, da keine Anordnungen, Aufnahmen oder Ausarbeitungen stattfinden.

2.1.4.4. Die unterschiedlichen Berufsgruppen mit ihrem Tätigkeitsprofil

Im Folgenden werden die beobachteten Tätigkeitsprofile der einzelnen Berufsgruppen, wie der Pflegenden, der Ärzt_innen, der Psycholog_innen, der Diätassisten_innen, der Physiotherapeut_innen, der Verwaltungsangestellten und der Küchenhilfen, vorgestellt.

Die *Pflegenden* setzen sich aus Altenpfleger_innen, Gesundheits- und (Kinder-) Krankenpfleger_innen und einer/m Auszubildenden zusammen. Bis auf eine Person sind alle Pflegenden Frauen.

Einige der Tätigkeiten wurden bereits im Tagesablauf deutlich. Wenn das Tätigkeitsprofil der Pflegenden chronologisch betrachtet wird, beginnt eine Schicht mit der Übergabe der vorigen Schicht. Aufgrund der zeitversetzten Schichtdienste wird meist nicht nur zu Schichtbeginn und -ende, sondern noch mindestens einmal dazwischen eine zusätzliche Übergabe abgehalten. Rehabilitand_innen, die sich nicht alleine grundpflegerisch versorgen können, werden bei der morgendlichen und abendlichen Grundpflege unterstützt. Den Rehabilitand_innen wird Blut abgenommen, es findet der Verbandswechsel der Operationsnaht und Drainageeinstichstellen statt, intravenöse Antibiosen oder Infusionen werden angehängt und EKG und Blutzuckertagesprofile durchgeführt. Die Rehabilitand_innen, die eingeschränkt mobil sind, oder sonstigen Unterstützungsbedarf haben werden zu diagnostischen Untersuchungen, wie einer Dialyse oder einem Echokardiogramm, begleitet bzw. rechtzeitig aufgefordert, alleine dorthin zu gehen. Für diese Patient_innen werden auch Medikamente gestellt, Insulin gespritzt und Hilfe bei den Gewichtskontrollen oder dem Blutdruckmessen geleistet. Die Pflegenden müssen sicherstellen, dass alle Rehabilitand_innen ihre Rehabilitationspläne erhalten und ausreichend Medikamente bestellt und auf die jeweiligen Patient_innen verteilt werden. Die pflegerische Anamnese, welche eher organisatorischer und informativer Art ist, gehört auch zu den pflegerischen Aufgaben. Administrativ sorgen die Pflegenden u.a. dafür, dass die Rehabilitand_innen in den Computer, Übergabeplan, Dokumentationssystem und auf der Stationsübersichtstafel aufgenommen werden, arbeiten die ärztlichen Anordnungen aus, schreiben Aufgabenzettel für die Rehabilitand_innen und heften Befunde ab. Einmal in der Woche findet die Chefärzt_innenvisite statt. Die bestehenden Anordnungen und Rehabilitationspläne können sich aufgrund dessen verschieben und es entstehen dadurch häufig Unsicherheiten der Pflegenden im Hinblick auf die Behandlung oder Medikation.

Viele der Tätigkeiten sind funktionsorientiert und so organisiert, dass eine Pflegende alle EKGs durchführt und eine andere den neuen Rehabilitand_innen die Station zeigt. Es gibt keine klare Aufgabenzuordnung oder ein Bezugspflegesystem. Zusätzlich macht es den Eindruck, dass personenferne Tätigkeiten, wie „Schönheitsreparaturen“ an den Kurvenmappen, vorrangig gegenüber den personennahen Tätigkeiten, wie z.B. Waschen, behandelt werden. Routinen nehmen einen dominanten Part in dem Tätigkeitsprofil der Pflegenden ein. Insgesamt orientiert sich die Pflege an den situativ anfallenden Arbeiten. Darüber hinaus werden kaum Tätigkeiten im Voraus geplant.

Da das wesentliche Prinzip der Rehabilitation auf Selbstständigkeit basiert, müssen alle Rehabilitand_innen rechtzeitig zu den Mahlzeiten oder Behandlungen erscheinen. Tun sie dies nicht, ist es Aufgabe der Pflege, zu ermitteln, warum sie abwesend sind. Beispielsweise dann, wenn sich der Gesundheitszustand verschlechtert hat, sie Mobilitätseinschränkungen haben oder aus sonstigen Gründen zum Erscheinen nicht motiviert. Ihnen wird dann pflegerische Unterstützung angeboten. Bei umfassenderen Schwierigkeiten oder Problemen der Rehabilitand_innen werden diese relativ schnell mit den anderen Teammitgliedern besprochen und nach Lösungen gesucht.

Ein weiterer großer Aufgabenbereich zeigte sich in der Beobachtung deutlich, auch wenn die Pflegenden diesen nicht formuliert haben: die Motivierung der Rehabilitand_innen. Es wird z.B. darauf geachtet, dass die Rehabilitand_innen gewaschen und angezogen zum Frühstück erscheinen und nicht wie im Krankenhaus im Morgenmantel, oder sie werden dazu ermutigt, sich auch zwischen den Mahlzeiten etwas mehr zu bewegen. Dahingehend nehmen auch die Gespräche und Orientierungshilfen, z.B. während einer pflegerischen Versorgung, wie dem Verbandswechsel oder das Beantworten von Fragen am Rezeptionsdesk, einen großen Teil der pflegerischen Zeit ein. Die Grenze zwischen Autonomie und (paternalistischer) Fürsorge scheint, wie bereits erwähnt, nicht immer klar formuliert zu sein. Die/Der Auszubildende hatte beispielsweise eine Patientin ohne deren Wissen bei der/dem Psycholog_in zur Nikotinentwöhnung angemeldet. Die Kolleg_innen reagierten mit Unverständnis, da sie der Ansicht waren, dass die Rehabilitandin selbst entscheiden müsse, ob sie die Angebote wahrnehmen wolle. Die Patientin bedankte sich im Nachhinein bei der/dem Auszubildenden und erzählte, wie froh sie darüber sei, dass sie mit der/dem Psycholog_in sprechen konnte. Die/Der Auszubildende deutete im Nachhinein an, dass die Patientin sich ernst genommen gefühlt habe, da er ihr zugehört und sie in ihrem Bestreben unterstützt habe.

Bis auf die/den Oberärzt_in arbeiten die beiden anderen *Ärzt_innen* halbtags. Die erste Aufgabe der Ärzt_innen besteht in der Festlegung der Rehabilitationspläne. Dafür führen sie am Aufnahmetag eine medizinische Anamnese durch. Anhand dieser, des Entlassungsberichts des Herzzentrums und aller Befunde der Patient_innen werden die wöchentlichen Rehabilitationspläne erstellt. Die Art der Therapien und deren Belastungsstufen werden je nach Zustand und Vorerkrankungen der Rehabilitand_innen mithilfe der Musterpläne ausgewählt. Grundsätzlich bekommen die Rehabilitand_innen eine fettarme Kost, Ernährungsberatung, Hockergymnastik, Ergometertraining und verschiedene Seminare oder Vorträge, welche anhand des Krankheitsbilds ermittelt werden. Die Beratungen der verschieden Therapeut_innen werden je nach Informationsbedarf der Rehabilitand_innen, z.B. nach dem Wissensstand über die Krankheit, abgestimmt. Nach Anordnung der Maßnahmen findet eine Weiterleitung des Plans an die verschiedenen Therapeut_innen statt. Zusätzlich wird eine wöchentliche ärztliche Sprechstunde durchgeführt, zu der die Rehabilitand_innen selbstständig erscheinen sollen. Die wöchentliche Chefärzt_innenvisite betrifft alle neuen und privaten Rehabilitand_innen und bezieht sich zusätzlich auf das Abschlussgespräch zwei Tage vor Entlassung. Hier zeigt sich in der Evaluation, dass die Rehabilitand_innen die Ziele der Rehabilitation zu unterschiedlichen Zeitpunkten erreichen und diese am Ende der Rehabilitation nicht immer verwirklicht haben.

Zu den Rehabilitationsplänen führen die Ärzt_innen die Medikationen der Rehabilitand_innen weiter und führen ggf. weitere diagnostische Tests durch. Für akute Notfälle werden aus dem Herzzentrum Kardiolog_innen einbestellt und für besondere Anforderungen konsiliarisch Fachärzt_innen, wie Psychiater_innen, Neurolog_innen oder Gefäßspezialist_innen, angefordert. Wie bereits dargestellt, sind die Rehabilitationsärzt_innen am Wochenende nicht anwesend, werden aber bei Nachfragen von den Pflegenden privat zu Hause angerufen.

Da die ärztliche Beratung der Rehabilitand_innen auf Sprechstundentermine festgelegt ist, kommt es gelegentlich zu einem Beratungsbedarf, der nicht immer gedeckt werden kann. Zwar können auch Termine außerhalb der Sprechstundenzeiten vereinbart werden, allerdings können dringende Fragen nicht immer gleich geklärt werden.

Zusätzlich zu den genannten Aufgaben führen die Mediziner_innen mehrere Seminare zur koronaren Herzkrankheit, Hypertonie sowie Herzinsuffizienz und Informationen zur Herzklappe wie auch zur Gerinnungshemmung durch.

Die/Der *Psycholog_in* ist halbtags beschäftigt und schafft es nach Selbstaussage nicht, alle Rehabilitand_innen zu betreuen. Die Ärzt_innen entscheiden nach der Anamnese und der dort ausgeteilten HADS-D, die eine Fremd- wie auch Selbsteinschätzung enthält, wer eine psychologische Betreuung braucht (s. Kapitel I.2.1.5.). Die/Der Psycholog_in entscheidet dann, wer zum Einzelgespräch eingeladen wird oder sonstige psychologische Angebote erhält. In den Einzelgesprächen können Themen, wie die psychische Symptomatik, subjektive Krankheitstheorien, Behandlungserwartungen, Kontrollüberzeugungen, psychosomatische Folgen, Wünsche zur Besserung des psychischen Befindens, Entwicklung eines angemessenen Krankheitsverhaltens und gesünderen Lebensstils, Unterstützung bei der Krankheitsverarbeitung und konkrete Wünsche der Rehabilitand_innen, fokussiert werden. Vor allem die Verleugnung von Krankheit oder Ängste und Einsamkeit werden häufig thematisiert. Bei ängstlichen und depressiven Rehabilitand_innen liegt es dann in der Entscheidung der Psycholog_innen, ob und wann Mediziner_innen in die Behandlung hinzugezogen werden, um beispielsweise Medikamente zu verordnen. Sie geben auch Empfehlungen für die weitere ambulante Behandlung an die Ärzt_innen weiter. Auf Wunsch oder nach Indikation werden auch die Partner_innen der Rehabilitand_innen beraten. Werden Einzeltermine für nicht notwendig erachtet, können die Rehabilitand_innen an Entspannungsgruppen, z.B. Autogenem Training, Herzgruppen, Nikotinentwöhnungstraining und Stressbewältigungsgruppen, teilnehmen. Zusätzlich führt die/der Psycholog_in Seminare zu den Themen Stress und Krankheit und Stressbewältigung durch. Bei der Beobachtung des Seminars Stressbewältigung wirkte dieses sehr rehabilitand_innenorientiert. Die Teilnehmer_innen engagierten sich aktiv und gerade bei der Thematik der Belastungen im Alter und es wurde die emotionale Bedeutsamkeit der Thematik ersichtlich, da einige Rehabilitand_innen weinten.

Während der Beobachtung bestand die Möglichkeit, an einem offenen Gespräch eines in der Einzelbetreuung befindlichen Rehabilitanden teilzunehmen, welcher wegen medizinischer Probleme in das Herzzentrum zurückverlegt wurde. Anhand der Schilderung des Verlegungsverlaufs durch den Rehabilitanden versuchte die/der Psycholog_in den Zusammenhang zwischen den körperlichen Symptomen und der emotionalen Verarbeitung herzustellen. Während des Gesprächs zeigte sich die Relevanz von Krankheitsbewältigungsprozessen. Der Patient äußerte beispielsweise, dass er zwar körperlich, aber noch nicht seelisch rehabilitationsfähig gewesen sei. Aus seiner Sicht war seine „Seele noch nicht angekommen" und er habe noch nicht „alles" verarbeiten können.

Durch die Besonderheit der älteren Rehabilitand_innen liegt nach Ansicht die/der Psycholog_in der Fokus der Rehabilitation weniger stark auf den Änderungen des Lebensstils, sondern darauf, die Anforderungen des Alters zu bewältigen. Darüber hinaus stellt sie/er in Frage, ob Einsichten bezüglich der Lebensstiländerung im Alter überhaupt noch möglich seien. Besonders Rehabilitand_innen mit kognitiven Defiziten sind nach ihrer/seiner Meinung nach nicht therapierbar. Die/Der Psycholog_in sieht in der Größe der Rehabilitationsklinik dahingehend einen Vorteil, dass individueller auf die Rehabilitand_innen eingegangen werden kann. Bemängelt wird von dieser Seite, dass viele Informationen informell und in beiläufigen Gesprächen weitergeleitet werden. Eine Systematisierung von Informationen wurde daher aus psychologischer Sicht als wünschenswert angesehen.

Auch die/der *Diätassistent_in* ist halbtags beschäftigt. Die Ärzt_innen kreuzen anhand der Diagnose die Soll-Ernährung der Rehabilitand_innen für die Rehabilitation an und geben dies an die Diätassistenz weiter. Jede/r neue Patient_in bekommt einen Termin in der Ernährungssprechstunde. In dieser werden die Patient_innen über die Notwendigkeit einer Diät, z.B. bei chronischen Herzkrankheiten, aufgeklärt und bekommen Informationsblätter zu den unterschiedlichen Kostformen, wie Diabetiker_innendiät, Ernährung bei Gerinnungshemmer, cholesterinreduzierte Kost oder Ernährung bei Adipositas. Alle Rehabilitand_innen sollen an einer Vortragsreihe über gesunde Ernährung anhand von fünf Bausteinen teilnehmen. Wenn die/der Diätassistent_in den Eindruck erlangt, ein/e Patient_in hat Wissensdefizite oder es bestehen besondere Anforderung an die Ernährung, so bekommt diese/r eine ausführlichere Beratung.

Einmal in der Woche findet eine Lehrküche zu fettfreiem Essen statt, an der freiwillig und zusammen mit Ehepartner_innen teilgenommen werden kann. In dieser wird nicht nur ein komplettes fettarmes Menü gekocht und anschließend gegessen, sondern auch fett- bzw. cholesterinarme Produkte und Rezepte vorgestellt. Um zu zeigen, dass eine fettreduzierte Küche auch schmackhaft ist, backt die/der Diätassistent_in gelegentlich fettreduziertes Gebäck. Sie/Er ist der Ansicht, dass sich jeder freiwillig gesund ernähren soll und sanktioniert weder die Teilnahme an den Ernährungsseminaren, noch die Ernährungsweisen während der Rehabilitation. Dennoch gab es bei einer Diätberatung aus Sicht der Beobachterin eine konfliktbehafte Situation zwischen Patient und Berater_in. Diese war dadurch gekennzeichnet, dass der Patient die Position vertrat, er wisse alles über Ernährung. Die/Der Diätassistent_in beharrte allerdings auf eine Aufklärung, ohne dabei auf den Rehabilitand_innen einzugehen. Dessen abschließende Beurteilung der Sprechstunde war, dass er erklärte, die Beratung hätte er sich „schenken" können. Beide fanden keine gemeinsame Kommunikationsbasis.

Die *Physiotherapeut_innen* bekommen von den Ärzt_innen die Anordnung, mit wie viel Belastung, angegeben z.B. in der Wattsteigerung des Ergometers, und in welcher Zeitspanne die Rehabilitand_innen körperlich trainiert werden sollen. Das Ergometertraining wird mit dem EKG überwacht. Die Rehabilitand_innen beginnen auf einer geringeren Leistungsstufe, die langsam nach den Herzbefunden gesteigert wird. Auch bei den anderen Anwendungen, wie der Hockergymnastik, werden Steigerungsübungen durchgeführt. Vor allem letzteres scheint den Rehabilitand_innen auch Spaß zu machen. Zusätzlich können noch Einzelgymnastik, Walking, Spaziergänge oder medizinische Trainingstherapie und physikalische Therapien, wie Massagen, angeboten werden, was allerdings im Beobachtungszeitraum nicht vorkam. Die Physiotherapeut_innen bieten den Vortrag Sporttherapie bei Herzerkrankungen an. Auch bei der Physiotherapie wird auf selbständiges Einhalten der Termine geachtet. Wenn Rehabilitand_innen nicht zu den Übungen erscheinen, erfolgt eine Rückmeldung an die Pflegenden, damit diese erörtern können, warum die Rehabilitand_innen nicht erschienen sind.

Die *Verwaltungsangestellten* bezeichnen sich selbst als Fallmanager_innen. Die Verwaltung ist die erste Anlaufstelle für die Überweisungen aus den unterschiedlichen Krankenhäusern, welche schriftlich im Anmeldebogen erfasst werden. Das Hauptaufnahmekriterium für die Rehabilitationsfähigkeit ist ein Barthel-Index[42] von mindestens 65 Punkten. Laut Aussage der Verwaltungsangestellten erreichen wenige Rehabilitand_innen diesen Wert, werden aber wegen der niedrigen Belegzahlen und der Angst vor dem Verlust von Kooperationen

42 Anm. d. Verf.: Der Barthel-Index stellt ein Assessmentinstrument zur Bewertung von alltäglichen Fähigkeiten dar und dient der systematischen Erfassung von Selbstständigkeit beziehungsweise Pflegebedürftigkeit im Hinblick auf die Aktivitäten des täglichen Lebens, die dem Bereich der Mobilität zugeordnet werden können (Bohls 2011, 156).

trotzdem aufgenommen. Die Kostenkalkulation für die Abteilung wird als eher knapp dargestellt, die tatsächliche Belegzahl liegt oft unterhalb des zu erreichenden Werts.

Die meisten Rehabilitand_innen erhalten die Maßnahme aufgrund ihrer Berentung von den Krankenkassen. Hervorzuheben ist, dass die Rehabilitation als kardiologische AHB dahingehend genutzt wird, dass die Patient_innen direkt vom Krankenhaus kommen und sich nicht erst für ein bis zwei Wochen nach Hause begeben. Es wird vermutet, dass die Rehabilitand_innen und deren Angehörige sich die häusliche Versorgung nicht zutrauen. Die reguläre Rehabilitation von 19 Tagen kann aus medizinischer Indikation durch einen Sonderantrag verlängert werden, bei privat Versicherten beträgt sie 21 Tage. Die Verwaltungsangestellten sind des Weiteren für die Zimmerbelegung zuständig, fertigen Akten, Anreise- und Abreiselisten, Belegstatistiken, Geburtstagslisten und Rehabilitationspläne an, drucken Etiketten, verwalten die Computereingaben der Rehabilitationsdaten und regeln viele organisatorische Dinge, wie Taxi bestellen, Rechnungen schreiben sowie den Kontakt mit den Versicherungsträgern.

Die *Küchenhilfen* sind in Teilzeit angestellt und arbeiten unter der Woche in kurzen Früh- und Spätschichten und am Wochenende in geteilten Diensten. Die Küche ist mit jeweils einer Küchenhilfe besetzt. Diese bekommt eine Liste mit allen Zu- und Abgängen und ist für die Essensbestellung zuständig. Mit einer Wahlmöglichkeit zwischen drei Essen, können die Rehabilitand_innen das Essen für eine Woche im Voraus bei den Küchenhilfen bestellen. Die/Der Diätassistent_in gibt spezifische Anforderungen an eine Diätkost vor, ansonsten ist das Essen an eine fettarme, mediterrane und frische Kost orientiert. Die Küchenhilfen bereiten darüber hinaus das Buffet für das Frühstück und Abendessen vor, decken die Tische auf und räumen sie ab, teilen den Sitzplan im Speisessaal ein und melden den Pflegenden, wenn die Rehabilitand_innen nicht zum Essen erscheinen. Ihr Zuständigkeitsbereich endet außerhalb des Essensbereichs.

2.1.4.5. Arbeitsanforderungen und Zeitressourcen

Insgesamt kann die Arbeitsbelastung der Pflegenden als gering- bis mittelmäßig beschrieben werden. Zwar tritt mitunter ein höheres Arbeitsvorkommen auf, aber es gibt überwiegend ruhige Phasen, auch solche, in denen mehr als eine Stunde gar kein Arbeitsvorkommen ersichtlich ist. Ein höheres Arbeitsvorkommen kann zu den Übergabezeiten, zu der interdisziplinären Fallbesprechung, zu den Blutabnahme- und Verbandszeiten und zu den Aufnahmezeiten vorkommen. Die meisten Tätigkeiten können jedoch als vorhersehbar bezeichnet werden. Vor allem ab dem frühen Abend und am Wochenende gibt es für die Pflegenden wenig zu tun. Dies spiegelt sich auch in der Besetzung des Dienstplans wider. Gerade, weil zu bestimmten Zeiten so wenig Arbeit anfällt, sind die verschobenen und verkürzten Schichtdienste eingesetzt worden, was u.a. dazu führte, dass die Pflegenden vermehrt Minusstunden auf ihrem Dienstplan zu verzeichnen haben.

Wenn mehr Arbeitsvorkommen als gewöhnlich auftreten, wirkt die Station sehr unruhig. Die Arbeitsstruktur macht dabei einen unkoordinierten Eindruck. Es lässt sich nicht immer erschließen, wer für welche Tätigkeiten zuständig ist. Oft werden Aufgaben vergessen, da sich ein/e Pflegende/r auf die/den andere/n Pflegende/n verlässt. Oder es wird im Gegenteil eine Arbeit von mehreren Pflegenden und damit doppelt erledigt.

In den Gesprächen mit den Pflegenden war oft eine Unzufriedenheit in Bezug auf den Anspruch der Pflegetätigkeiten und die weitere berufliche Zukunftsplanung ersichtlich und die Pflegenden sprachen von einer Unterforderung. Eine Pflegende äußerte, sie würde sich gerne für eine andere Anstellung bewerben, da sie sich unterfordert fühle, habe aber Bedenken, dass sie aufgrund ihrer längeren Berufstätigkeit in der Rehabilitation keine Chancen bei der Bewerbung in anderen Pflegebereichen habe. Bei einer Übergabe erzählte die Pflegende der Nachtschicht, dass sie gekündigt habe, weil sie in der Rehabilitation nicht gefordert werden würde und nicht „weiter komme". Bei diesen Pflegenden entstand der Eindruck, dass sie unzufrieden mit ihrer Tätigkeit und den Zukunftsperspektiven in der Rehabilitation sind. Andererseits berichteten auch einige wenige Pflegende, dass sie sich bewusst für die Rehabilitation als Arbeitsfeld entschieden haben, da sie dort weniger Stress befürchten und die Arbeitszeiten sich flexibler mit dem Privatleben vereinen lassen.

2.1.4.6. Informationssammlung und -weitergabe

Die *Informationssammlung* kann in eine gezielte und eine ungezielte Informationssammlung eingeteilt werden, wobei der ungezielten Informationssammlung aufgrund der Häufigkeit besondere Aufmerksamkeit geschenkt wird. Unter der gezielten Sammlung sind vor allem die Aufnahme der Pflegenden und die medizinische Anamnese zu verstehen. Zwar führen die/der Diätassistent_in und die/der Psycholog_in auch Gespräche durch, diese richten sich aber entweder nicht an alle Rehabilitand_innen und/oder sind nicht auf eine Informationssammlung ausgerichtet und greifen eher beiläufig und ungezielt Probleme und Ressourcen auf. In der Regel werden vier bis sechs Zugänge pro Tag aufgenommen. Die Aufnahme beginnt damit, dass die Patient_innen aus einem externen Herzzentrum eingeliefert oder von dem angegliederten Herzzentrum abgeholt werden. Bei letzterem erhalten die abholenden Pflegenden vor Ort eine Übergabe und können dort und während des Rückwegs erste Kontakte zu den Rehabilitand_innen knüpfen. Bevor die Patient_innen in ihr neues Zimmer eingewiesen werden, wird meist schon ein erstes EKG angefertigt und das Gewicht und der Blutdruck erfasst. Im Zimmer angelangt, erhält die/der Rehabilitand_in Informationen zum Zimmer, wie der Bedienung des Telefons und der Notfallklingel, aber auch zum Ablauf der Rehabilitation und zu krankheitsspezifischen Fragestellungen. Dadurch, dass bei dem Gespräch meistens die Rehabilitand_innen wie auch die Pflegenden sitzen, hat die Situation eine angenehme Atmosphäre. Im Anschluss daran werden die Räumlichkeiten der Klinik besichtigt. Die Aufnahme variiert je nach Unterbrechungen und nach der Mobilität der Rehabilitand_innen und dauert ca. 40 Minuten. Die medizinische Anamnese erfolgt gewöhnlich im Anschluss daran. Wenn viele Aufnahmen zur gleichen Zeit auftreten, wechseln die Pflegenden häufig in eine Funktionspflege, z.B. indem eine Person alle EKG durchführt. Zusätzlich wurden vermehrte Unterbrechungen der Aufnahme gesichtet. Des Öfteren konnte beobachtet werden, dass die Aufnahme abgebrochen werden musste, da viele Rehabilitand_innen aufgeregt und durch die Fülle an Informationen überfordert waren. Insgesamt fokussieren die Gespräche während der Aufnahme überwiegend organisatorische Fragen und erfassen nicht zielgerichtet pflegerische Probleme und Ressourcen. Relevante Probleme und Ressourcen können auch aufgrund der Aufnahmefähigkeit der Patient_innen und der Kommunikationsform eher im geringen Umfang geäußert werden. Im Hinblick auf den ersten Kontakt finden hier dennoch wichtige Interaktionen für den weiteren Verlauf statt.

Die medizinische Anamnese erfolgt in der Regel nach der pflegerischen Aufnahme und bezieht sich nicht nur auf den Untersuchungsstatus, sondern beinhaltet ein längeres Gespräch. Sie beginnt mit der Aufforderung der Ärzt_innen, etwa über das kardiale Ereignis, welches zur Krankenhauseinweisung geführt hatte, vorige Symptome, die Krankheitsgenese, den Komorbiditäten, dem aktuellen Befinden, der Lebenssituation und der Mobilität zu erzählen. Zusätzlich wird auch versucht, eine kurze psychosoziale Einschätzung vorzunehmen und es wird das Angebot unterbreitet, jederzeit psychologische Hilfe in Anspruch nehmen zu können. Nach den personalen Daten, wie den Kontaktdaten oder dem Namen der Hausärztin oder des Hausarztes, wird eine körperliche Untersuchung vorgenommen. Diese beinhaltet eine Lungen- und Herzauskultation, eine Wundinspektion und generelle Beurteilung des körperlichen Zustands. Darüber hinaus erläutern die Ärzt_innen den Rehabilitationsplan und weisen darauf hin, dass viel Wert auf Selbstständigkeit gelegt wird, aber immer die

Möglichkeit einer professionellen Unterstützung bestünde. Die ärztlichen Anamnesen werden sehr patient_innenfreundlich gestaltet und finden, wie auch die pflegerische Aufnahme, im Sitzen statt. Im Rahmen der vorformulierten Fragen haben die Patient_innen die Möglichkeiten, über das auslösende kardiale Ereignis zu berichten und wichtige Anforderungen im Alltag, wie Treppensteigen, soziale Unterstützungen oder psychische Befindlichkeit, zu äußern. Aufgrund der Erzählmöglichkeiten deckt sie daher im Vergleich zur pflegerischen Aufnahme wesentlich zielgerichteter Probleme und Ressourcen auf. Dennoch können die Patient_innen nur im Rahmen der vorgegeben Kategorien antworten. Individuelle Relevanzen, welche über funktionale und krankheitsbezogene Anforderungen im Alltag hinausgehen, werden dabei nicht verfasst. Die ärztliche Aufnahme dauert ca. 50 Minuten.

Die häufigste Art der Informationsgewinnung vollzieht sich in beiläufigen Gesprächen ohne spezifischen Fokus auf pflegerische Probleme und Ressourcen. Beispielsweise, wenn beim EKG oder der Medikamentenausgabe von der Trauer über den Tod des Ehepartners oder von der diamantenen Hochzeit erzählt wird. Oder wenn an der Rezeption nochmals nachgefragt wird, wenn bestimmte Inhalte der Aufnahme nicht verstanden wurden. Es zeichnete sich in den Wochen der teilnehmenden Beobachtung ab, dass die Rehabilitand_innen ein großes Bedürfnis nach Gesprächen haben. Sehr oft wurde die Beobachterin, wahrscheinlich aufgrund ihrer vermeintlichen Untätigkeit, angesprochen und in ein Gespräch verwickelt. Auch bei Problemen, z.B. wenn es Schwierigkeiten mit den Therapeut_innen gab oder sich die Rehabilitand_innen psychisch nicht wohl fühlten, wandten sie sich an die Beobachterin. Dies legt die Vermutung nahe, dass es einen Bedarf an Kommunikation gibt, der nur zum Teil von den Pflegenden gedeckt bzw. als pflegerische Tätigkeit aufgefasst wird. Bei den behandlungspflegerischen Tätigkeiten waren hingegen öfters auch zielgerichtete Gespräche zu beobachten. Beispielsweise bestand beim Verbandswechsel die Möglichkeit darüber zu sprechen, wie die Wundnaht aussieht und ab wann ein Duschbad empfehlenswert ist. Die Gespräche bei den Behandlungen wurden professionell geführt, vieles erklärt und rehabilitand_innenorientiert auf fachliche Fragen eingegangen. Probleme anderer Art, z.B. psychische, wurden in diesem Zusammenhang meist nicht angesprochen, sondern eher informell auf dem Flur geäußert.

Auch bei der *Informationsweitergabe* gab es eine gezielte und ungezielte Weitergabe. Eine Form der gezielten Informationsweitergabe zeigte sich in der mündlichen Patient_innenübergabe, welche mit einer Stationsübergabetafel und einem Übergabeplan bei den Hauptübergaben zwischen den pflegerischen Nacht-, Früh- und Spätdiensten erfolgte. Die pflegerische Übergabe bezog sich bei den neuen Rehabilitand_innen auf das Krankheitsbild, den Allgemeinzustand, die Mobilität und Selbstständigkeit der Rehabilitand_innen, die Frage, inwieweit der Rehabilitationsablauf bekannt ist und auf organisatorische Besonderheiten der Versorgung. Gibt es bei den anderen Patient_innen keine schwerwiegenden Probleme, behandelt die Übergabe überwiegend die Rehabilitationsfähigkeit der Patient_innen und den damit im Zusammenhang stehenden Unterstützungsbedarf. Allerdings finden viele Gespräche über die Probleme der Rehabilitand_innen zwischen „Tür und Angel" statt, sodass nicht auszuschließen ist, dass diese nicht schon vorher inoffiziell besprochen wurden. Die Übergabe für die gesamte Rehabilitationsabteilung dauert zwischen 15 bis 30 Minuten.

Des Weiteren erfolgen Kurzübergaben von den Pflegenden an die Ärzt_innen und anderen Therapeut_innen zu deren Dienstbeginn gegen 7.30. Diese blieben auf die Besonderheiten der Nacht reduziert. Die tägliche interdisziplinäre Besprechung dauert ca. 30 bis 60 Minuten. In dieser werden vor allem aktuelle Vorkommnisse wie Stürze oder vermehrt auftretende Wundprobleme und fallbezogene Gespräche über Probleme der Rehabilitand_innen erörtert. Beispielsweise wurde der Fall einer Patientin besprochen, die unter massiven psychischen Problemen litt. Darüber hinaus bezog sich die Fallbesprechung auch auf übergreifende Probleme, wie die Aufnahme pflegebedürftiger Angehöriger, das Arbeitsprogramm für den Tag, physiotherapeutische Steigerung der Belastung, den langfristigen Überlebenschancen der Rehabilitand_innen, Planung des Tags der offenen Tür, die Mängelliste bei der Zertifizierung oder organisatorische Fragen, wie z.B. bei der Abrechnung von rehabilitativen Leistungen. Einmal in der Woche wird anstelle der Fallbesprechung eine fachbezogene Fortbildung von den unterschiedlichen Therapeut_innen durchgeführt. Alle Mitglieder des Teams nehmen an der interdisziplinären Besprechung teil, allerdings sind die Mitarbeiter_innen aus der Verwaltung, Physiotherapie und Diätassistenz in der Regel nur für die sie betreffenden Fragen anwesend. Für die Besprechung wird überwiegend problemorientiert vorgegangen, Ressourcen werden kaum thematisiert. Die Atmosphäre wirkt angenehm, die Vorgehensweise jedoch kaum systematisch. Die Zusammenarbeit mit den unterschiedlichen Professionen scheint gleichberechtigt, alle Mitarbeiter_innen können sich in die Diskussion einbringen und es gibt keine ausgeprägte Ärzt_innendominanz. Obwohl die Ärzt_innen rein formal gesehen über die Anordnungsverantwortung verfügen, ist die Zusammenarbeit im Team als annähernd gleichberechtigt anzusehen.

Des Weiteren finden informelle Gespräche im Aufenthaltsraum oder während des Mittagessens zu akut auftretenden Problematiken statt. Hier können auch die Eindrücke und Beobachtungen der Küchenhilfen oder der anderen Berufsgruppen zusammenfließen.

Zu der mündlichen Informationsweitergabe kann grundsätzlich auch die schriftliche Dokumentation genutzt werden, um Informationen über die Rehabilitand_innen zu erfassen. Darauf wird im anschließenden Kapitel III.2.2. bei der Dokumentenanalyse eingegangen.

2.2. Dokumentenanalyse

Bei der Analyse der Dokumentation der stationären kardiologischen Rehabilitation sollten, zusätzlich zu der Beobachtung, weitere Informationen im Hinblick auf den Einfluss der verbal kommunizierten Probleme und Ressourcen auf das Dokumentationssystem erkundet werden. Dafür werden im Kapitel III.2.2.1. die Grundzüge der Analyse dokumentierter Daten dargelegt und deren Ergebnisse diskutiert (Kapitel III.2.2.2.).

2.2.1. Analyse der Dokumentation versus mündlicher Daten

Beobachtungen können durch eine Analyse der Dokumentation der Einrichtung ergänzt werden (Holloway, Wheeler 1997, 80f). Generell kann dann auf schriftliche Quellen zurückgegriffen werden, wenn diese Informationen über Situationen liefern, die nicht durch direkte Beobachtung oder Befragung erforscht werden können (Scheffer 2002, 365). Dokumente werden als schriftliche Texte, die als Aufzeichnung oder Belege für einen Vorgang oder Sachverhalt dienen, angesehen. Ein Großteil der relevanten Wirklichkeit einer Gesellschaft ist in Form von Dokumenten zugänglich. Ihren Bedeutungsgewinn verdanken sie vor allem dem säkularen Trend zur Verrechtlichung und Organisation aller Lebensbereiche und dies insbesondere im Verwaltungsbereich, welcher sich im Wesentlichen durch das Prinzip der Aktenförmigkeit auszeichnet. Die Schriftlichkeit erhöht die Reichweite der Kommunikation, indem sie diese unabhängig von Zeit und Ort zugänglich macht. Sie gefährdet aber zugleich deren Gelingen, weil situative Verständigungshinweise und unmittelbare Klärungsmöglichkeiten entfallen. Darüber hinaus sind Dokumente, z.B. Krankenakte, ein Mittel der Rechtssicherheit im Sinne von „was nicht in den Akten steht, ist nicht existent und damit faktisch nicht erfolgt.“ Im Gegensatz dazu steht das Prinzip der Mündlichkeit, das während der Handlung gilt. Demzufolge darf nur das mündlich Verhandelte der Entscheidung zugrunde gelegt werden. Dokumente sind standardisierte Artefakte und treten in Form von Aktennotizen, Fallberichten, Verträgen, Vermerken, Tagebüchern, Statistiken, Zeugnissen, Urteilen, Briefen oder Gutachten auf. Meistens sind diese für einen umschriebenen Kreis legitimer Rezipient_innen bestimmt. Amtliche Dokumente fungieren zusätzlich als institutionelle Spuren, d.h., dass aus ihnen Schlussfolgerungen über Aktivitäten, Absichten und Erwägungen ihrer Verfasser_innen bzw. der von ihnen repräsentierten Organisation gezogen werden können.

Eine Möglichkeit vorhandene Dokumente auszuwerten, ist die *Dokumentenanalyse*, welche, beispielsweise im Rahmen einer konversationsanalytischen Analyse, Dokumente nicht als Hintergrundfolie für z.B. verbale Daten der Interviews verwendet, sondern diese als eine spezifische Zugangsweise zu schriftlichen Aufzeichnungen versteht (Wolff 2010, 502-513). Diese Art der Analyse eignet sich für die vorliegende Fragestellung nur eingeschränkt. Es handelt sich bei diesem Verfahren um eine Analyse der dokumentarischen Wirklichkeit und ihrer Produziertheit und wird als eigenständige Datenebene angesehen. Daher können deren Aussagen mit anderen Analyseergebnissen, wie Interviews oder Beobachtungen, nur bedingt verbunden werden. Bei der Fragestellung an die Dokumente stehen weniger die feststehenden Fakten und Ereignisse im Vordergrund, um damit eine Vollerhebung zu sichern und verzerrende Einflüsse auszuschließen (Lamnek 2010), sondern durch die Dokumentenanalyse sollen ergänzende Informationen mit dem Fokus auf Probleme und Ressourcen der Rehabilitand_innen generiert werden. Zusätzlich zu den verbal kommunizierten Problemlagen und Ressourcen können handlungsleitende Prinzipien und deren Einfluss auf die Dokumentation analysiert werden. Daher erfolgte für die Analyse des dokumentarischen Materials die Entscheidung für eine kategoriengeleitete Sichtung der pflegerischen Anamnese-Dokumentation (Pflegeplanung und Pflegebericht). Die Auswertung soll sich deskriptiv und zusammenfassend vollziehen und dann im Anschluss auf die anderen Analyseergebnisse bezogen werden. Vorwegnehmend konnte eine systematische Analyse durch einen Mangel an entsprechender Dokumentation nur bedingt umgesetzt werden.

2.2.2. Diskussion der Ergebnisse der Dokumentenanalyse

Im Folgenden werden nur die *Dokumente zusammengefasst*, welche von den Pflegenden oder den anderen Berufsgruppen genutzt werden und pflegerische Probleme und Ressourcen enthalten könnten: Für die Dokumentation existieren die Listen der Rehabilitand_innen, welche von diesen selbstständig geführt werden und in denen Blutdruck, Puls und Gewicht verzeichnet sind wie auch die individuellen Rehabilitationspläne, die Medikamentenpläne und die Bedarfsmedikationsdokumentation. Zusätzlich gibt es die Unterlagen bzw. Akten der Rehabilitand_innen, die einen Arztbrief, ärztliche Anordnungen und diagnostische Befunde etc. beinhalten. Die jeweiligen Berufsgruppen haben ihre eigenen Dokumentationssysteme. Beispielsweise verfügen die Mediziner_innen über ein „Rehanet", in dem digital überwiegend medizinische Daten erfasst werden, das aber von den Pflegenden nicht genutzt wird. Eine weitere Dokumentation, wenn auch keine permanente, ist die von den Pflegenden geführte, aber von allen Berufsgruppen genutzte Rehabilitand_innentafel, in Form eines Whiteboards, im Aufenthaltszimmer der Rehabilitationsabteilung. Auf dieser werden der Name, das Geburtsdatum, das Geschlecht, die Diagnose, die zuständigen Ärzt_innen, anstehende Untersuchungen und Besonderheiten in Bezug auf Hilfsmittel, Mobilität und Medikationen aufgeführt. Die Tafel soll als grober Überblick dienen, auf dem Änderungen sofort angepasst werden können. Des Weiteren bedienen sich die Pflegenden eines sog. Übergabezettels, auf dem die Rehabilitand_innen mit Jahrgang, Rehabilitationsdauer und den restlichen Daten von der Tafel festgehalten werden und den die Pflegenden während der Schicht zur Orientierung in der Kitteltasche tragen. Zusätzlich werden „Vorkommenslisten" geführt, in denen Besonderheiten, wie z.B. Stürze, notiert werden. Pro Patient_in gibt es einen Verbandswechselplan auf dem ein Wundprotokoll enthalten ist und bei Bedarf ein Blutzuckerheft und eine Dokumentation für das Abzeichnen der Durchführung von Insulin- und Heparingaben. Für weitere pflegerische Beschreibungen oder psychosoziale Belange steht keine Dokumentation zur Verfügung. Das Dokumentationssystem besteht aus einem Konglomerat an diversen Zetteln und wirkt unübersichtlich.

Eine Analyse über eine deskriptive Darstellung der unterschiedlichen Unterlagen hinaus hat sich für dieses Setting dahingehend erübrigt, da sich bei Durchsicht der Dokumente herausstellte, dass keine Pflegeplanung oder -berichte in der Einrichtung erstellt werden. Die Probleme der Rehabilitand_innen sind nur im Hinblick auf die Wundeinschätzung oder objektiven Messdaten kenntlich gemacht. Da der Fokus der Arbeit allerdings auf individuellen und subjektiven Problemen und Ressourcen liegt, konnten die vorgefundenen Daten nicht für eine tiefergehende Dokumentenanalyse herangezogen werden. Mögliche Gründe für das Fehlen einer Pflegeplanung oder von Pflegeberichten liegen u.a. in der kurzen Existenz der Einrichtung, die eine Implementierung einer solchen Dokumentation aufgrund der Vorrangigkeit der Zertifizierung verzögerte. Darüber hinaus kann auch vermutet werden, dass Probleme und Ressourcen nicht als solche erkannt oder nicht als dokumentationswürdig angesehen werden. Da die Analyse der Dokumente unergiebig war, wurde der Schwerpunkt der Analyse auf die Beobachtung, das Prinzip der Mündlichkeit und den von den Patient_innen individuell formulierten Probleme und Ressourcen gelegt.

2.3. Narrative Interviews

Durch die Erhebung von fünf narrativen Interviews innerhalb der Ist-Analyse sollten einerseits die Perspektive der Patient_innen der stationären kardiologischen Rehabilitation einbezogen und deren spezifischen Probleme und Ressourcen analysiert werden, andererseits dienten die Interviews zur Erprobung des vorläufigen Konzepts, welches für diese Interviews erstellt und erstmals angewendet wurde. Im Kapitel III.2.3.1 wird die Erhebung der narrativen Interviews vorgestellt und die Auswertungsmethode in Anlehnung an die Biographische Fallrekonstruktion (Kapitel III.2.3.2.) erläutert. Zusätzlich wird auf die Darstellung der Biographieorientierung, insbesondere deren methodischen Grundlagen (s. Kapitel IV.3.), verwiesen. Die Ergebnisse lassen sich sowohl in die formale und inhaltliche Analyse der fünf durchgeführten Interviews unterteilen (Kapitel III.2.3.3.1.), die überwiegend zur Konzeptentwicklung genutzt werden soll, als auch in die Auswertung eines Interviews um exemplarisch die pflegerischen Probleme und Ressourcen eines kardiologischen Rehabilitand_innen zu rekonstruieren. Letzteres findet sich in der Fallgeschichte des Herrn HB (Kapitel III.2.3.3.2.) wieder.

2.3.1. Erhebungsmethode des narrativen Interviews

Die Biographie liegt immer nur als erzählte Lebensgeschichte vor und wird durch Erinnern, Rekonstruieren und Erzählen erst produziert. Um an biographische Erzählungen zu gelangen, wird methodisch das narrative Interview von Fritz Schütze (1983), aus der Biographieforschung verwendet (Hanses 2000). Das Wort „narrativ“ kommt vom lateinischen „narrare“ und bedeutet nichts anderes als erzählen. Der handlungstheoretische und methodologische Bezugsrahmen ist von den gemeinsamen Orientierungslinien der Biographieorientierung, insbesondere den phänomenologischen und interaktionistischen, beeinflusst (s. Kapitel IV.3.2.). Erzählungen sind dem Ansatz zufolge ein im Alltag vertrautes und gängiges Mittel, einer anderen Person ein sich selbst betreffendes Thema oder Erlebnis mitzuteilen. Sie sind als elementare Institution menschlicher Kommunikation zu verstehen. Da wir im Alltag bereits über eine intuitive Kompetenz verfügen, eine Erzählung so zu gestalten, dass sie von den Zuhörer_innen verstanden wird, geht es im narrativen Interview darum, diese Kompetenz möglichst unbeeinflusst von den Interviewer_innen zu entfalten. Die Erzähler_innen reproduzieren die Erfahrung, wie sie sie durch ihre lebensgeschichtliche Aufschichtung erlebt haben und in jener Relevanz und Fokussierung, wie sie sich für ihre Identität konstitutiv und somit auch handlungsleitend darstellte (Bohnsack 2010, 92).

Narrative Interviews sind für Schütze *autobiographische Stegreiferzählungen* des selbsterfahrenen Lebens (Schütz 1984, 78-114). Eine Besonderheit biographischer Selbstthematisierungen liegt darin, dass die Erzähler_innen ihre Geschichte in eine „sinnvolle Gestalt“ bringen, d.h. sie so zu erzählen, dass sie dem Gegenüber plausibel erscheint. Zusätzlich erfolgen im Erzählen eine unbewusste Auswahl der relevanten Themen und die Gestaltung der Ausführlichkeit der Erzählung (Rosenthal 2011). Schütze formuliert dahingehend für das Erzählen drei sog. Zugzwänge.[43] Erstens den Gestaltschließungszwang, bei dem es um die Kompetenz geht, zu entscheiden, ob eine Erzählung abgeschlossen ist oder nicht und diese kontextuell einbettet, zweitens den Relevanzfestlegungs- und Kondensierungszwang, bei dem sich die Erzähler_innen in der Gesamterzählung auf das Wesentliche begrenzen, ohne die Gestaltschließung zu gefährden und zuletzt den Detaillierungszwang, der zum Zwecke der Plausibilisierung das Geschehen detailliert auf den Kontext der angesprochenen Ereignisse führt (Bohnsack 2010, 94). Die Zugzwänge des Stegreiferzählens prägen im Interview nicht nur die Darstellungsinhalte, sondern auch die Art der Darstellung. Insbesondere die Zurückhaltung der Interviewer_innen in der Erzählsituation ermöglicht den Erzähler_innen, sich beim Präzisieren von Erfahrungszusammenhängen im Erzählablauf auf die eigene Lebensgeschichte und deren identitätskonstituierende Interaktionsgeflechte zu erinnern und den Zuhörer_innen die wichtigsten Interaktions- und Beziehungsinstanzen der eigenen Vergangenheit und des eigenen Selbst zu entfalten. Schütze geht davon aus, dass sich Stegreiferzählungen an

---

43 Anm. d. Verf.: Die Zugzwänge werden in einigen Publikationen aufgrund ihrer Begrifflichkeit kritisiert, da sie vorgeben, dass die Erzähler_innen gar nicht „anders können“, als von ihrer Biographie zu erzählen. Nassehi ist der Ansicht, dass die Generalisierung dieser Zugzwänge einen normativen Maßstab impliziert, der von Biographien eine integrierbare Gesamtgestalt erwartet. Er sieht sie daher nur als eine mögliche, keinesfalls notwendige Form der Gestaltung von Erzählungen. Er plädiert eher für den Begriff der Basisregeln. Wenn man allerdings berücksichtigt, dass trotz aller prinzipiellen Offenheit ein narratives Interview eine methodisch angeleitete und nicht spontane Erzählsituation ist und damit ein Eingriff in die Normalität des Erzählens stattfindet, würde der Begriff des Zugzwangs dazu dienen, die Unnatürlichkeit der Situation zu unterstreichen (Nassehi 1994, 55).

den grundlegenden kognitiven Figuren als Ordnungsprinzipien der Erfahrungsrekapitulation ausrichten und in der kommunikativen Darstellung Anwendung finden. Anhand der Prinzipien werden Ereignisse und Erfahrungen aus der Sicht persönlichen Erlebens präsentiert und in Form von Kommunikationsmerkmalen, wie dem Beschreiben, Argumentieren und Erzählen, vermittelt (Schütze 1984, 78-117). Der Hauptfokus der Methode beschäftigt sich primär mit dem Verstehen der Wirklichkeit des anderen in einem Fremdverstehensprozess, welcher durch ein narratives Interview angeregt werden soll (Rosenthal, Fischer-Rosenthal 2005, 456-468). Die sehr offene Interviewform ermöglicht den Erzählenden Freiräume, Geschichten und Erzählungen auf ihre Art und Weise zu gestalten. Dadurch kommt die Relevanzstruktur der Erzählenden maximal zum Ausdruck. Darüber hinaus konnte in der Dialogischen Biographiearbeit in der rekonstruktiven Fallarbeit mit Jugendlichen, einem Zweig der Biographieorientierung, mit einer konsequent angewandten narrativen Gesprächsführung aufgezeigt werden, dass bei deren Klient_innen auch Prozesse des Selbstverstehens initiiert wurden (Rätz-Heinisch, Köttig 2007).

Narrative Erzählungen gehen über das objektive Wissen einer Erkrankung hinaus und spiegeln das Erleben der Krankheit durch den Betroffenen und die von ihm gezogenen Konsequenzen hinsichtlich der Lebensgestaltung, welche entscheidend für den Bewältigungsprozess sind, wider. Die Erfahrungen und Erlebnisse in Worte zu fassen, kann sich für den Betroffenen als heilsam erweisen bzw. entlastend wirken (Rosenthal 1995). Dies gilt *eingeschränkt* für Menschen, die sich noch in einer akuten Belastungssituation befinden und durch ein narratives Interview zu Erinnerungsprozessen angeregt werden. Hier entspannt sich eine Ambivalenz der Bedrohlichkeit eines Rückblicks in die Vergangenheit. Denn auf der einen Seite mangelt es noch an stabilisierenden Erinnerungen, auf der anderen Seite bedarf es einer Entlastung des Erlittenen und noch gegenwärtigen Leides durch hilfreiche Gespräche. Die Interviewer_innen stehen in diesem Zusammenhang vor besonderen methodischen Herausforderungen und sie müssen mit empathischem und selbstreflexivem Geschick erkennen, wie der Schutz der Patient_innen gewährleistet wird und wann eigene Kompetenzgrenzen erreicht werden (Loch 2002, 233-246; Rosenthal 2002, 204-227). Zu nennen sind zusätzlich Grenzen der narrativen Gesprächsführung für Personengruppen bei denen eine biographische Selbstthematisierung aufgrund eingeschränkter kognitiver Fähigkeiten noch nicht oder nicht mehr möglich ist. Zu dieser Personengruppe zählen etwa Menschen mit Demenz oder Personen, die aus anderen Gründen nicht oder nur eingeschränkt kommunizieren können. Für diesen Personenkreis kann die Einbindung der leiblichen Ebene eine alternative Zugangsform für die Biographieorientierung bieten (s. Kapitel IV.3.3.1.). Weitere Möglichkeiten stellen narrative Gespräche stellvertretend mit Angehörigen dar (Richter 2009, 37-43).

Darüber hinaus ist es für das pflegerische Handlungsfeld von besonderer Bedeutung, dass *Institutionen Auswirkungen* auf Erzählungen haben. So ist empirisch belegt, dass Narrationen im institutionellen Setting wesentlich kürzer sind, geringere Erzählanteile beinhalten und häufiger von Symbolisierungen durchwirkt sind als in anderen Settings (Goblirsch et al. 2007, 138-227; Hanses 2000). Dies wird auf verschiedene Faktoren, wie einer taktischen Vorsicht aufgrund der Abhängigkeit von den Mitarbeiter_innen des Gesundheitswesens oder auf soziale Erwünschtheit, zurückgeführt (Hanses 2000, 357-397).

Methodisch gesehen orientiert sich das narrative Interview an drei Phasen, einer Eingangsphase mit der Haupterzählung, einer Nachfrage- und einer Abschlussphase. In der Biographieforschung wird eine durch die Forschungsfrage vorgegebene, offene, halboffene oder thematisch und/oder zeitlich fokussierte erzählgenerierende Eingangsfrage angewendet. Eine offene Eingangsfrage lässt den Erzählenden viel Raum für eine Fülle von lebensgeschichtlichen Erzählungen, demgegenüber richtet sich ein thematisch lebensgeschichtlicher Fokus beispielsweise auf die für eine Erkrankung relevanten Probleme und Ressourcen (Rosenthal 2011, 145ff). Die narrativen Interviews im Setting der stationären kardiologischen Rehabilitation orientierten sich neben Schütze an den Ausführungen von Rosenthal (2011), Köttig-Rätz-Heinisch (2007), Küsters (2009) und Glinka (2003). Für die Interviews während der Feldphase wurde folgende fokussierte *Eingangsfragestellung* verwendet:

> *„Wir interessieren uns für Menschen nach einer schweren Herzoperation. Ich möchte Sie nun bitten uns Ihre Lebensgeschichte zu erzählen, also nicht nur von der Herzerkrankung, sondern auch über die Zeit davor. Sie können sich dafür so viel Zeit lassen, wie Sie möchten. Ich werde Sie erst einmal nicht unterbrechen, mir nur einige Notizen machen und später noch etwas genauer nachfragen.“*

Durch diese erzählauffordernde Eingangsfrage wird eine Haupterzählung ausgelöst, die den größten Teil der Erzählung einnimmt. Die jeweiligen Phasen des Interviews werden mit bestimmten Impulsen und Äußerungen der Akteur_innen begleitet. Beispielsweise wird die Haupterzählung von den Erzähler_innen durch sog. Erzählkoda ausgeleitet *(„Ja. Das war's eigentlich soweit ... “).* Die Erzähler_innen geben dabei zu verstehen, dass ihre Lebensgeschichte erst einmal abgeschlossen ist und die Interviewer_innen ihre Nachfragen anschließen können.

Die Nachfragen bestehen aus zwei Teilen. Die Nachfragen des ersten Teils (interne Nachfragen) knüpfen an die Haupterzählung an. Es werden beispielsweise Verständnisprobleme im Hinblick auf bestimmte Lebensphasen, Situationen, Beispiele und Argumente erörtert und/oder Informationslücken gefüllt. Voraussetzung ist es dabei weiterhin, bei der Relevanz der Erzähler_innen zu bleiben und sich an dem bereits Erzählten zu orientieren. Da diese Fragen aufgrund der Unvorhersehbarkeit der Erzählungen nicht vorbereitet werden können, dienen Formulierungsorientierungen zur Unterstützung. Folgende Fragen können z.B. dazu herangezogen werden:

- *„Können Sie mir darüber noch mehr erzählen?“*
- *„Sie erwähnten ... wie ging es dann weiter?“*
- *„Können Sie sich an eine Situation erinnern, die genauso war?“*
- *„Wenn Sie darüber nachdenken, fallen Ihnen dazu Bilder ein?“*

Im zweiten Nachfrageteil (externe Nachfrageteil) werden anhand vorab konzipierter Notizen, z.B. in Bezug auf pflegerische Probleme und Ressourcen, vertiefende Fragen gestellt. Beispielsweise können Fragen zu sozialen Unterstützungsressourcen, nach der aktuellen Alltagsituation und krankheitsbezogenen Aspekten gestellt werden, welche die objektiven Daten der Patient_innen mit deren Bedeutsamkeit anreichern. Für die narrativen Interviews in der stationären kardiologischen Rehabilitation sind nachfolgende Leifragen zu den Themenbereichen soziale Kontakte, Alltagsbewältigung, Selbsterkennungsprozesse bezüglich eines Zusammenhangs zwischen Lebensführung und der Erkrankung und den Erwartungen hinsichtlich der Rehabilitation ausgearbeitet worden, die im Kapitel V.1.2. theoretisch begründet werden:

Soziale Kontakte

- *„Können Sie mir mehr über (Partner_in/ Freunde/ Kinder) erzählen?“*
- *„Können Sie mir Erlebnisse mit (Partner_in/ Freunde/ Kinder) erzählen?“*

Alltagsbewältigung

- *„Beschreiben Sie mir Ihren Alltag daheim!“*
- *„Können Sie mir mehr über Ihr tägliches Leben (vor der Erkrankung) erzählen?“*

Zusammenhang Erkrankung

- *„Wenn Sie jetzt an Ihre Erkrankung denken, was würden Sie darüber sagen, wie es dazu kam?“*

- *„Haben Sie eine Phantasie darüber, wie dies passiert sein könnte?"*

Erwartungen Rehabilitation

- *„Wenn Sie an die Rehabilitation denken, erzählen Sie doch mal was Sie sich jetzt wünschen?"*

Für beide Nachfragteile gilt, dass sie an das damalige Erleben anknüpfen und nicht heutige Bewertungen abrufen sollen. Dazu ist es hilfreich, die Fragen so zu formulieren, dass sie Erzählungen und tatsächliche Erfahrungen hervorbringen und keine Bewertungen oder Begründungen. Dies wird durch eine konsequente narrative Gesprächsführung (s. Kapitel IV.3.5.2.), welche Erzählungen über Ereignisse anregt, erreicht.

Ein narratives Gespräch endet mit einer Abschlussfrage, die relativ offen gehalten wird, vor allem wenn der Eindruck entsteht, dass wichtige Erfahrungen noch nicht angesprochen wurden oder werden konnten. Zum Beispiel:

- *„Gibt es noch etwas, das Sie mir heute noch gerne erzählen möchten?"*

Diese Abschlussfrage eignet sich nicht für Personen, die zuvor schon ausführlich über ihr Leben gesprochen haben. Zusätzlich finden Abschlussfragen Anwendung, welche bilanzierend bzw. evaluierend auf das Leben hin formuliert werden. Dazu ist anzumerken, dass die Frage nach negativen Erfahrungen auch gleichzeitig mit einer Frage nach positiven Ereignissen kombiniert werden sollte, damit der Rückblick auf das Leben nicht mit einem schwierigen oder belastenden Aspekt des Lebens endet und bei den Erzählenden ein negativer Eindruck der eigenen Geschichte zurückbleibt. Ferner kommt die Ansicht von Hanses (2000) zum Tragen, dass jedem problematischen Erlebnis letztendlich auch eine tragende Ressource zur Seite steht. Die weiteren Abschlussfragen für die narrativen Interviews lauteten:

- *„Wenn Sie jetzt an die Zukunft denken, können Sie mir da von Bedenken erzählen?"*
- *„Wenn Sie jetzt an die Zukunft denken, auf was freuen Sie sich da?"*

Die Biograph_innen können durch das Resümee ihres Lebens nochmals Schwerpunkte des Lebens aufzeigen und eigene Bewertungen vornehmen.

Die Interviewer_innen müssen für diese Art der Gesprächsführung über ausreichende *kommunikative Methodenkompetenzen* verfügen. Neben der Zuwendung zu den Erzähler_innen sollten die Interviewer_innen Methoden des Aktiven Zuhörens beherrschen, wie etwa das empathische, interessierte und möglichst genaue Zuhören (Rogers 2007). Die Interviewer_innen nehmen primär eine zurückhaltende Rolle ein und kommentieren das Gesagte nur mit unterstützenden Signalen. Das eigene Interesse muss zugunsten der von den Erzähler_innen eingebrachten Themen und deren Relevanzstrukturierungen zurückgestellt werden. Damit im Nachfrageteil adäquat auf die Themen der Patient_innen abgezielt werden kann, sollen die Interviewer_innen den Gesprächsverlauf aufmerksam verfolgen und sich mögliche Nachfragen notieren. Gezieltes und konsequentes erzählgenerierendes Nachfragen bedeutet, dass geschlossene Fragen wie auch das Hervorbringen argumentativer Äußerungen, z.B. die Rechtfertigung einer Handlung, vermieden werden sollten. Diese Art der Kommunikation würde die Erzählungen behindern und die Bedeutsamkeit der Erlebnisse im Verborgenen lassen. Auch sollten weder explizit Gefühle erfragt noch die eigenen Gefühle genannt werden, um emotionale Überforderungen auf beiden Seiten zu vermeiden. Förderlich für Erinnerungsprozesse sind Detaillierungsfragen nach Handlungsabläufen, denn sie führen zur Produktion ausführlicherer Ereignisdarstellungen. Dabei wird nach dem Trichterprinzip von offenen zu konkreten Fragen vorgegangen (Rosenthal 2011, 166ff).

Für die Felderkundung in der stationären kardiologischen Rehabilitation erfolgte die Durchführung von insgesamt fünf Interviews. Alle Interviewpartner_innen wurden mündlich und mit Hilfe eines Informationsschreibens aufgeklärt und willigten in das Interview schriftlich ein. Wie bereits bei der forschungsethischen Reflexion erläutert (s. Kapitel II.2.), wurde bei der Auswahl der Interviewpartner_innen darauf geachtet, dass diese sich nicht in einem akuten Krankheitsprozess befinden. Nach drei Interviews, welche allesamt kurz nach der Aufnahme durchgeführt wurden, ergaben sich Besonderheiten, z.B. in Bezug auf die Länge der Interviews und den geringen Selbsterkenntnisprozessen der Interviewpartner_innen. Daher wurde entschieden, zusätzlich Interviews zu einem späteren Zeitpunkt der Rehabilitation durchzuführen, sodass zwei der Interviews kurz vor der Entlassung der Rehabilitand_innen stattfanden.

2.3.2. Auswertung als Biographische Fallrekonstruktion

Die strukturellen und inhaltlichen Aspekte der Interviews wurde in Anlehnung an die zusammenfassende Inhaltsanalyse nach Mayring (s. Kapitel III.2.1.3.) ausgewertet. Die Globalhypothesen sind an den Auswertungsmethoden der Biographieforschung orientiert.

In der Biographieforschung werden verschiedene Auswertungsmethoden verwendet, welche vom zu untersuchenden Gegenstand abhängig sind und im Kapitel IV.3.4.3. ausführlicher beschrieben werden. Für die Auswertung des exemplarischen Interviews in der Rehabilitation wurde die Auswertungsmethode von Rosenthal verwendet. Rosenthal (2011) hat die von Schütze (1983) ausgearbeitete narrative Analyse zu dem Verfahren der „Biographischen Fallrekonstruktion" weiterentwickelt. Dafür hat sie die Methode der Objektiven Hermeneutik mit der auf den Gestalttheoretiker Gurwitsch (1979) zurückgehende und von Fischer (1982) modifizierte thematische Feldanalyse, kombiniert. Rosenthals Auswertung zielt auf die vielfältigen Zusammenhänge zwischen erzählter und erlebter Lebensgeschichte ab. Neben der Frage, in welcher Reihenfolge und in welcher Textsorte in Biographien relevante Erlebnisse präsentiert werden, wird auch untersucht, wie die einzelnen biographischen Erfahrungen in der Lebensgeschichte chronologisch erzählt werden. Ziel der Rekonstruktion ist es, die Bedeutung des in der Vergangenheit erlebten Faktischen in der aktuellen Selbstrepräsentation aufzudecken. Die Ebenen des Erzählten und des Erlebten werden erst einmal getrennt rekonstruiert. Aus dem Vergleich des gelebten und erzählten Lebens werden Schlüsse hinsichtlich der Bedeutung der Ereignisse für die Biograph_innen gezogen.

Die praktischen Auswertungsschritte in Anlehnung an Rosenthal gliedern sich erstens in die Analyse der biographischen Daten, zweitens in die Textanalyse und thematische Feldanalyse und drittens wird eine Rekonstruktion der Fallgeschichte vorgenommen. Zusätzlich werden in einem vierten Schritt einzelne Teile des Interviews der Feinanalyse unterzogen. Daran schließt sich fünftens eine Kontrastierung der erzählten mit der erlebten Lebensgeschichte an und letztendlich erfolgt im sechsten Schritt eine Typenbildung (Rosenthal 2011, 186ff; Rosenthal, Fischer-Rosenthal 2005; Fischer-Rosenthal, Rosenthal 1997).

Bei dem *ersten Schritt der Auswertung* werden die objektiven Daten in der Chronologie des Lebensverlaufs erstellt. Bei objektiven Daten kann es sich z.B. um die Geburt, Anzahl der Geschwister, Ausbildungsdaten, Familienkonstellation, Wohnortwechsel, Krankheitsereignisse und gesellschaftliche Rahmenbedingungen handeln. In diesem ersten Analyseschritt geht es darum, im Sinne der Objektiven Hermeneutik von Oevermann (2002), anhand von Leitfragen den Kontext für ein Ereignis zu rekonstruieren. Die Leitfragen für die Auswertung der objektiven Daten können beispielsweise lauten:

- *Welche Auswirkungen hat das Datum auf die Biograph_innen und welche Handlungsmöglichkeiten, -probleme, -alternativen und -lösungen ergeben sich?*

- *Welche zeitlichen Phasen, Ereignisse und Personen werden nicht erwähnt?*
- *Welche objektiven Schwerpunktsetzungen oder Auslassungen der Erzählungen finden statt?*
- *Wie ist die Lebensgeschichte sozio-historisch einzuordnen?*

Unter Einbezug anderer objektiver Quellen, wie der Krankengeschichte der Patient_innen, historischer und gesellschaftspolitischer Daten, können unterschiedliche Ideen zur Entwicklungsgeschichte der Biograph_innen formuliert werden.

Für den *zweiten Schritt der Analyse* werden sowohl die Themen als auch die Textsorten aus den Erzählungen herausgefiltert und einer thematischen sowie textanalytischen Auswertung unterzogen. Als Leitfragen für die Analyse der sequenziellen Abfolge angesprochener Themen können folgende Fragen hinzugezogen werden:

- *In welchem Kontext wurde das Gespräch geführt, was war der Ausgangspunkt, wie verlief das Gespräch und wie endete es?*
- *Weshalb wird dieser Inhalt an dieser Stelle eingeführt?*
- *Weshalb wird dieser Inhalt in dieser Textsorte präsentiert?*
- *Weshalb wird dieser Inhalt in dieser Ausführlichkeit oder Kürze dargestellt?*
- *Was könnte das Thema dieses Inhalts sein bzw. was sind die möglichen thematischen Felder, in die sich dieses Thema einfügt?*
- *Welche Lebensbereiche und -phasen werden angesprochen und welche nicht?*
- *Über welche Lebensbereiche und Lebensphasen wird erst im Nachfrageteil erfahren und weshalb wurden diese nicht während der Haupterzählung eingeführt?*
- *Weshalb stellen die Biograph_innen ihr Gesagtes so und nicht anders dar?*

Im *dritten Schritt* werden die objektiven Daten und ihre Hypothesen an den Interviewtext zurückgebunden und die Spuren der Perspektiven in der Vergangenheit der Erlebnisse gesucht. Es findet eine Kontrastierung der biographischen Daten anhand der erzählten Selbstaussage statt. Die vorhandenen Hypothesen werden überprüft und neue generiert. Ziel dieses Schrittes ist es, die biographische Bedeutung einzelner Erlebnisse in der Vergangenheit in ihrer temporalen Gestalt zu rekonstruieren. Die in den vorherigen Schritten gewonnenen Hypothesen können somit falsifiziert oder verifiziert sowie ggf. neue Lesarten gewonnen werden.

Der Schritt der *sequenziellen Feinanalyse* einzelner Textsequenzen kann jederzeit erfolgen und orientiert sich ebenfalls am Vorgehen der Objektiven Hermeneutik nach Oevermann. Dafür werden einzelne Textstellen einer detaillierten sequenziellen Analyse unterzogen. Ziel ist es dabei, insbesondere die latenten Sinnstrukturen des Textes zu entschlüsseln. Ein wesentliches Kriterium für die Auswahl der Textstellen sind parasprachliche Auffälligkeiten, hinter denen mehr Sinn vermutet wird, als dies beim ersten Lesen ersichtlich ist. Dieser Schritt dient der Überprüfung und Erweiterung der aus den vorigen Auswertungsschritten gewonnenen Hypothesen.

Beim *kontrastierenden Vergleich der erzählten mit der erlebten Lebensgeschichte* handelt es sich um Erklärungen für eine mögliche Differenz zwischen den beiden Ebenen, die sich auf einen Unterschied in der Temporalität der Vergangenheits- und Gegenwartsperspektive und den thematischen Relevanzen von erzählter und erlebter Lebensgeschichte zurückführen lässt. Es gilt dabei vor allem zu erkunden, welche biographischen Erfahrungen zu einer bestimmten Präsentation in der Gegenwart geführt haben.

Nach abgeschlossener Fallrekonstruktion wird die Forschungsfrage hinzugezogen. Damit besteht nach dem Abschluss der Analyse die Möglichkeit, auf der Basis dieses einen Falls bereits einen Typus zu formulieren, welcher nicht nur Oberflächenphänomene, sondern auch den biographischen Verlauf aufzeigt, der zu dieser Darstellung führte. Die einzelnen Auswertungsschritte fließen abschließend in eine *Fallgeschichte* ein.

Nach Oevermann können Fallrekonstruktionen auch auf die Fallstruktur anderer sozialer Einheiten verweisen und damit aus einem Fall strukturbildende Merkmale abgeleitet werden, die auch in weiteren Fällen zu beobachten sind. Mit Hilfe eines *Vergleichs* können fallübergreifende wie auch fallkontrastierende Merkmale zu weiteren Hypothesen im Hinblick auf die Forschungsfrage führen (Rosenthal 2011, 186-211).

Für die Auswertung biographischen Materials wird als *generelle Herangehensweise* eine methodische Fremdhaltung (s. Kapitel III.2.1.1.) und eine zunächst kontextunabhängige Auswertung gefordert. Kontextunabhängig meint in diesem Zusammenhang nicht nur das Zurückstellen der Ausgangsfragestellung, möglicher Vorerfahrungen im Feld, eigener Einstellungen und Emotionen, sondern auch eine, bei einigen Auswertungsschritten geforderte, anfängliche Ausblendung aller mit dem Interview im Zusammenhang stehenden Eindrücke und Informationen. Da dies nur bedingt möglich ist und für die Auswertung möglichst viele Lesarten gebildet werden sollen, um eine Perspektivenvielfalt zu erreichen, sind gemeinschaftliche Auswertungen, wie etwa in Forschungswerkstätten, angezeigt.

Im Hinblick auf die *Gütekriterien qualitativer Interviews* nimmt Helfferich Abstand von quantitativen Kriterien. Da Erzählungen immer kontextabhängig und nie identisch sind, können standardisierte Verfahren der Überprüfung nicht greifen. Objektivität, so Helfferich, sei nicht ein Mangel, sondern Ausgangspunkt qualitativer Interviews. Daher fordert sie statt Objektivität einen angemessenen Umgang mit der Subjektivität anzustreben. Drei Wege der methodischen Kontrolle befindet sie dahingehend hilfreich: zum einen eine methodische Kontrolle über die Offenheit des Erhebungsverfahrens, zum anderen eine methodische Kontrolle über die Reflexivität und schlussendlich methodische Kontrolle über intersubjektive Nachvollziehbarkeit (Helfferich 2011, 154-157). Diese Kriterien sollen für diese Arbeit Anwendung finden.

2.3.3. Ergebnisse der narrativen Interviews

Für die Auswertung der narrativen Interviews im Rahmen der Ist-Analyse der kardiologischen Rehabilitation und die Erprobung des vorläufigen Konzepts wurden alle Interviews im Hinblick auf ihre formalen und inhaltlichen Bestandteile und in Bezug auf Globalhypothesen analysiert. Dies bedeutet, dass alle Rahmendaten, Fragestellungen, biographischen Daten, Textsorten und Themen aus dem Text herausgefiltert, zusammengefasst und auf ihre formalen und strukturellen Aspekte für die Konzeptionsentwicklung bewertet wurden (Kapitel III.2.3.3.1.). Die Ergebnisse sollen vor allem für die Konzeptentwicklung genutzt werden (s. Kapitel V.). Eines der Interviews ist im Sinne Rosenthals vollständig ausgewertet worden (Kapitel III.2.3.3.2.) und dient als exemplarische Perspektive der Probleme und Ressourcen der Rehabilitand_innen. Für alle Interviews stand die patient_innenbezogenen Dokumentation der Rehabilitationsklinik, wie die Krankengeschichte, der Verlegungsbericht und die Rehabilitationspläne, zur Verfügung.

2.3.3.1. Formale, strukturelle und inhaltliche Ergebnisse

Die Ergebnisse der formalen, strukturellen und inhaltlichen Analyse beziehen sich auf fünf Interviews, von denen drei nach der Aufnahme und zwei vor Entlassung durchgeführt wurden. Die Ergebnisse werden in diesem Kapitel deskriptiv dargestellt, anschließend reflektiert und vornehmlich im Konzeptionsteil

(s. Kapitel V.2.1.2.) für die Konzeptentwicklung ausgewertet. Die Analyse erfolgte in Anlehnung an die zusammenfassende Inhaltsanalyse nach Mayring (s. Kapitel III.2.1.3.). Die Daten wurden anhand der Oberkategorien, Hintergrunddaten der Patient_innen, der Ablauf der Interviews und die formalen Ergebnisse der Interviews, strukturiert.

Die Interviews fanden im September 2008 in einer stationären kardiologischen Rehabilitation statt. Die interviewten Patient_innen waren zu dem Interviewzeitpunkt zwischen 68 und 79 Jahre alt. Es wurden drei Männer und zwei Frauen interviewt, welche aus unterschiedlichen mittelständigen Berufen kamen. Allerdings waren alle Interviewpartner_innen zum Zeitpunkt der Interviews bereits berentet. Die Interviews wurden zwischen dem 7. und dem 62. Tag nach dem operativen Eingriff durchgeführt. Diese Diskrepanz ist durch den unterschiedlichen Genesungs- und Komplikationsverlauf der Patient_innen bedingt. Der Grund für den Aufenthalt in der stationären kardiologischen Rehabilitation variierte zwischen Bypassoperationen nach Herzinfarkt, Herzklappenoperation und/oder einer leichten bis schweren koronaren Herzkrankheit. Alle Patient_innen hatten zusätzlich verschiedene Komorbiditäten wie Schwerhörigkeit, Augenerkrankungen, Nierenschäden, Schlaganfall, Diabetes mellitus, mehr oder weniger starke Symptome einer KHK wie Dyspnoe, körperliche Erschöpfung, eine Angina Pectoris oder überstandene Tumorerkrankungen. Nur eine/r der Patient_innen zeigte erhöhte Werte auf der HADS-D Skala (s. Kapitel I.2.1.5.; 2.1.6.). Die drei Patienten leben mit ihren Ehepartnerinnen zusammen, die beiden Patient_innen wohnten aufgrund der Verwitwung alleine, verfügten aber über soziale Unterstützung. Jeweils drei der fünf Interviewpartner_innen haben vor dem operativen Eingriff regelmäßig geraucht und Alkohol in mäßigen bis übermäßigen Dosen konsumiert. Nur bei einem Patienten war der BMI (38 kg/m²) erhöht, eine der Patient_innen betätigte sich regelmäßig sportlich und einer war aufgrund seiner KHK in der Mobilität stark eingeschränkt.

Die Interviewpartner_innen willigten nach umfassender Information in das Gespräch ein. Die Zeitpunkte für die Interviews waren unterschiedlich und wurden an die individuellen Wünsche der Rehabilitand_innen und den Rehabilitationsplan angepasst. Sie fanden überwiegend am Nachmittag statt. Die Herausforderung bei der zeitlichen Festlegung war es, die Interviews entweder vor oder nach den Rehabilitationsmaßnahmen zu platzieren. Meist mussten die Rehabilitand_innen nach den Interviews entweder zum Essen oder zu einer Rehabilitationsmaßnahme, sodass während der Interviews häufig Zeitdruck entstand. Die Interviewatmosphäre war überwiegend angenehm. Bei zwei Interviews war die Atmosphäre anfangs etwas angespannt, lockerte sich aber im Laufe des Interviews auf. Die Interviews wurden alle in sitzender Haltung in den Patient_innenzimmern durchgeführt.

Die Interviewerin stellte die Eingangsfrage bei allen Patient_innen in annähernd gleicher Weise. Bei den internen Nachfragen variierten die Themen, da sich diese an dem bereits Erzählten orientierten. So wurden dort Fragen nach erwähnten sozialen Kontakten, Beschwerden, Hobbys, dem Beruf, besonderen Ereignissen im Leben oder Erlebnisse innerhalb des Gesundheitssystems vertieft. Bei einem der Interviews trat eine emotional bedeutsame Situation in der Erzählung auf und die Erzählerin musste weinen. Daher wurden für diese Phase des Interviews von Detaillierungsfragen abgesehen. Die externen Fragen wurden anhand der vorformulierten Fragen der unterschiedlichen Themenbereiche gestellt, wenn diese nicht bereits in der Haupterzählung thematisiert wurden. Im Nachhinein entstand bei der Analyse der Interviews der Eindruck, dass allerdings ein gezieltes Nachfragen an einigen Stellen mehr bzw. gezieltere Erzählungen generiert hätten. Die Abschlussfragen wurden mithilfe der vorformulierten Fragen gestellt (s. Kapitel III.2.3.1.).

Die auftretenden *Besonderheiten* während des Interviews können in vier Bereiche eingeteilt werden: die Aushandlungs- und Ratifizierungsphase[44], der Rollenwechsel, die Zeitnot und Unsicherheiten während des Erzählens. Drei von fünf Interviewpartner_innen hatten eine längere Ratifizierungsphase und wussten nicht, wie und wann sie mit der Erzählung anfangen sollten. Bei zwei Interviews kam es zu einem Rollenwechsel, die Interviewten haben der Interviewerin dabei Fragen zur eigenen Person gestellt. Ein Patient äußerte Unsicherheiten dahingehend, nicht genug erzählt zu haben und wirkte unsicher und nervös zu Beginn des Interviews. Die Interviews dauerten zwischen 30 und 60 Minuten. Hier fällt vor allem auf, dass die Interviews zu Beginn der Rehabilitation zeitlich nur zwischen 30 bis 40 Minuten lagen und die Interviews vor Entlassung um die 60 Minuten dauerten. Wie bereits erwähnt, traten während der Interviews zeitliche Probleme auf. In drei Interviews äußerten die Interviewpartner_innen selbst, dass sie unter Zeitdruck stünden.

Die aus den Interviews zusammengefassten *biographischen Daten und Themen* bezogen sich auf die Herkunft, den Wohnortwechsel, die sozialen Kontakte und Familiengeschichte, die Berufslaufbahn, die Alltagsgewohnheiten, die häusliche Umgebung, die Krankengeschichte, die Wünsche bezüglich der Rehabilitation, Hobbies, die Ängste und Sorgen hinsichtlich des weiteren Verlaufs der Krankheit und die Zukunftserwartungen oder -pläne. Bei den biographischen Daten fällt auf, dass die Lebensgeschichte bis zur Erkrankung vielmals gerafft ausgeführt wurde und in Bezug auf die Textsorten im geringeren Maße Erzäh-

44 Anm. d. Verf.: Die Ratifizierungs- und Aushandlungsphase beginnt nach dem Erzählstimulus. Die Erzähler_innen können das im Stimulus erfragte Thema der Erzählung ratifizieren oder durch Nachfragen aushandeln (Küsters 2006; Glinka 2003).

lungen auftauchten. So ließen die Biograph_innen zum Teil den Verbleib der Eltern, Geschwister, Kriegs- bzw. Nachkriegszeit und zum Teil auch Vorerkrankungen im Interview unerwähnt. Dies ist mitunter auf die fokussierte Eingangsfrage zurückzuführen. Auch Selbsterkennungsprozesse bezüglich der Erkrankung wurden vor allem bei den Interviews kurz nach der Aufnahme nur minimal ersichtlich.

Die zeitliche Diskrepanz der Interviews nach der Aufnahme und vor der Entlassung wie auch die generelle Kürze der Interviews, der Haupterzählung und den wenigen Erzählpassagen lassen sich anhand der empirischen Ergebnisse von Hanses (2000) und Goblirsch (2007) erklären, die darauf hinweisen, dass die *institutionellen Rahmenbedingungen* Auswirkungen auf Erzählungen haben (s. Kapitel III.2.3.1.; IV.3.4.1.). Zusätzlich zu einer Reflexion der Interviewführung der Forscherin während der Feldphase konnte durch die Forschungserfahrungen von beispielsweise Hanses begründet werden, dass biographische Interviews nicht notgedrungen in einer „offenen" biographischen Selbstpräsentation münden müssen. Dies führt er nicht ausschließlich auf die Interaktion zwischen Interviewer_in und Interviewten zurück. Aufgrund der Nähe der Interviewsituation zu einer institutionellen Rahmung und/oder zu einer akuten Lebenskrise können narrative Selbstthematisierungen über die Gesamtbiographie stark erschwert oder sogar unmöglich gemacht werden. Dies zeigt sich auch daran, dass viele Interviewte innerhalb einer Gesundheitsinstitution nach der offenen Erzählinitiierung ihre biographische Selbstpräsentation mit der Inszenierung ihrer Krankheitsgeschichte beginnen. Durch die aktuelle Lebenssituation wie auch die institutionelle Rahmung kommt es zu einer stark vorstrukturierten narrativen Selbstthematisierung. In diesem Kontext, so Hanses, kann daher nicht von Scheitern der narrativen Interviewführung oder gar von einer Nicht-Eignung der biographischen Methode gesprochen werden, sondern die kontextuellen Besonderheiten sollten stärker in der Auswertung berücksichtigt werden (Hanses 2003, 265f). Einen Hinweis auf die vielen Argumentationen und Berichte können die empirischen Erfahrungen von Köttig (2007) liefern. Sie sieht in der Sozialen Arbeit in der Jugendhilfe als wesentliche Voraussetzung für Erzählungen ein Vertrauensverhältnis. Ihr Vorschlag ist daher, die institutionellen Vorerfahrungen durch mehrere narrative Gespräche zu durchbrechen, beispielsweise durch ein zweites Interview, um Vertrauen zu fördern und damit vermehrt Erzählungen anzuregen.

Der *Mangel an Selbstverstehensprozessen* kann anhand der Literatur durch zweierlei erklärt werden: Durch die berichtartigen und argumentativen Passagen gelangten die Patient_innen weniger in Detaillierungen, welche den Selbstverstehensprozess fördern. Zusätzlich befanden sich vor allem die Patient_innen kurz nach der Aufnahme noch zu nah am Geschehen des akuten Ereignisses, ohne sagen zu können, wie sich dieses auf die weitere Lebensgeschichte auswirkt (Rosenthal 2011, 179ff). Die Erzählungen nach der Aufnahme waren dominiert von den situativen Anforderungen, wie dem Ablauf der Rehabilitation oder die Wiedererlangung früherer Fähigkeiten. Es existierte aber noch kein Wissen darüber, inwieweit die Erkrankung das Leben verändern wird. Erst vor der Entlassung tauchten vermehrt Themen bezüglich der Alltagsbewältigung, Freude auf die häusliche Umgebung, aber auch Trauer und Resignation hinsichtlich der Lebensveränderungen auf.

Quantitativ standen in der Erzählung unterschiedliche Themen der Interviewpartner_innen im Vordergrund. Die Interviewpartner_innen präsentierten entweder die Krankengeschichte, bedeutsame Erlebnisse aus der Lebensgeschichte und die Vorbereitung auf das zukünftige Alltagsleben am längsten. Bei einer formalen Analyse der Textsortenbestimmung fällt auf, dass die Sequenzen durchschnittlich 52,6% Argumentationen enthielten, dagegen wurden im Durchschnitt nur 24% Beschreibungen und 23,8% Erzählungen präsentiert.

In einer oberflächlichen *Analyse der Themen* konnten Anhaltspunkte zu Problemen und Ressourcen der Patient_innen herausgearbeitet werden. So wurden u.a. Ressourcen, wie Alltagsbewältigungsstrategien, soziale Kontakte oder Hobbys, erwähnt. Ebenso konnten individuelle Probleme, wie Überforderungstendenzen, ein erhöhtes Ruhebedürfnis, Abhängigkeitsängste, Wunsch nach Selbstständigkeit im Alltag und einer schnellen Rekonvaleszenz, Ungeduld bezüglich der Genesung, soziale Erwünschtheit hinsichtlich der Lebensänderungen und wenig Selbstreflexion in Bezug auf die Genese der Erkrankung, generiert werden. Auch die Zukunft betreffend gab es unterschiedliche Perspektiven. Einige Interviewpartner_innen äußerten Freude auf die Alltagsumgebung und die sozialen Kontakte, andere gaben Ängste im Hinblick auf die Bewältigung des Alltags an. Auch konnte Trauer über den Verzicht von Möglichkeiten im Alltagsleben und die potenzielle Möglichkeit eines baldigen Todes ersichtlich werden.

Auszugsweise werden die anhand der transkribierten Interviews und der Interviewprotokollen erstellten *Globalhypothesen* dargestellt:

In vielen Interviews zeigte sich, dass die meisten Patient_innen die Notwendigkeit der Herzoperation als einen plötzlichen Vorfall beschrieben, der ohne vorige Anzeichen notwendig wurde:

- *„... ne' alles immer noch selbst gemacht ... und jetzt mit einmal ... kippst da um ..." (Frau A 12/35-36)*

- *„... lecht'n Katheter ... auf einmal bricht er ab und dann sacht er: ‚sie müssen sofort operiert werden und das heute noch' ... und das ... will in mein Hirn nicht rein, wieso ist von Null auf jetzt alles dicht ...“ (Herr HB 2/42-44; 3/23-24)*

Dabei zeigt sich in den meisten Interviews, dass der Eingriff sich ankündigte, da vorher Symptome vorhanden waren, welche entweder nicht wahrgenommen oder auf die nicht reagiert wurde:

- *„... ich hatte wahrscheinlich auch nicht genügend auf die Symptome geachtet, das heißt also Atmungsprobleme ... beim Treppensteigen, beim Laufen und so weiter und so weiter ...“ (Herr B 3/11-20)*

- *„... ich hab ja gedacht mit dem Alter wird man ja wird man ja schwächer, also, dass mich das so trifft hätte ich ja nie gedacht und auch jetzt zuletzt noch, ... wenn ich nicht so ... nach Luft geschnappt hätte, denn wäre ich noch nicht gegangen ...“ (Frau C 10/5-7)*

Bei den neu aufgenommenen Patient_innen war der Ablauf der Rehabilitation, der Wunsch möglichst schnell „fit“ zu werden:

- *„... dass ich das alles so einigermaßen ... noch sich selber versorgen kann ... meine Waschmaschine, da kann ich Wäsche reinschmeißen ...“ (Frau A 21/6-12)*

- *„... am Dienstag wurd' ich operiert ... das war also ärztlich gesehen wirklich großartige Leistung, ich hab das prima überstanden und keine Schmerzen gehabt nichts ...“ (Herr B 4/9-15)*

Im Hinblick auf die Lebensveränderung traten Prozesse der sozialen Erwünschtheit hervor:

- *„... ich werde versuchen Rad zu fahr'n und weniger mit dem Auto, nich' zu Rauchen ... und ... mit den Getränken wird es genauso ... und dass ich fettärmer essen muss, das weiß ich auch...“ (Herr D 4/1-12)*

Bei den Erzählungen zu dem weiteren Lebensverlauf wurden Freude, aber auch Trauer ersichtlich:

- *„... ich freue mich auf die Zukunft, weil ich ein geordnetes Leben hab, ich hab' alles was ich brauche, ... also ich bin von niemanden abhängig, ... ich muss keine Sorgen haben...“ (Frau C 13/27-42; 14/25-26)*

- *„... das Blöde ist ja, man muss ja vieles aufgeben und alles was ich an Sport gemacht habe, muss ich aufgeben, ich wüsste auch nich' mehr wo ich mich noch drüber freuen sollte, das ist weg, das ist als wenn da oben einer was abgedreht hat, man glaubt es nicht ... " (Herr HB 4/4-5; 27/43-44)*

Auch Ängste und Sorgen, hier in Bezug auf eine implantierte Herzklappe, sind geäußert worden:

- *„... ein körperfremder Teil eingepflanzt worden, muss ich sehn wie sich das bewährt, na dann hab ich schon Bedenken, ob der Körper das annimmt und damit fertig wird ... " (Herr B 6/42-7/5)*

Zusätzlich konnten Ressourcen und Probleme im Hinblick auf soziale Kontakte verdeutlicht werden:

- *„... die Jungs sagen wenn was ist, wir sind da, du brauchst ... dir keine Sorgen machen, ... wir helfen Dir immer ... " (Frau A 22/27-28)*

- *„... (die beiden Mädels, d. Verf.) da will da ich gar nichts darüber sagen, ne absolut nicht, da hilft nur eins, Fenster auf und raus und ganz schnell, die hab ich total abgehakt ... " (Herr HB 14/18-19)*

Anhand der formalen und strukturellen Analyse der biographischen Daten und Themen konnten die Patient_innen im Vergleich zur herkömmlichen Anamnese und der Dokumentation vielfältigere Themen ansprechen. Auch lässt sich die besondere Qualität der Informationen aufzeigen. Zwar konnten durch die Interviews nicht quantitativ große Mengen an Informationen generiert werden, aber diese konnten stärker in den lebensgeschichtlichen Gesamtzusammenhang eingebettet werden. So lassen sich beispielsweise die objektiven sozialen Kontakte auf ihre tatsächliche Unterstützungsqualität zurückführen. Mobilität ist hier nicht funktional erfasst, sondern z.B. mit Selbstständigkeit und einer „ordentlichen" Wohnung verbunden. Schon mit der Einschränkung der Auswertung der formalen Aspekte zeigt sich der Mehrwert eines narrativen Gesprächs im Vergleich zur traditionellen Anamnese, welcher im Kapitel V. erneut zum Gegenstand wird.

2.3.3.2. *Fall Herr HB: „... ich mach keine halben Sachen, auch bei solchen Sachen nich′ ...“*

Dieses exemplarische und vollständig ausgewertete Interview soll dazu dienen, die Ist-Situation durch die Perspektive der Rehabilitand_innen zu ergänzen, aber auch weitere Anhaltspunkte für die Konzeptentwicklung zu erhalten. Die Ergebnisse des ausgewählten Interviews können nicht für alle kardiologischen Rehabilitand_innen generalisiert werden, dennoch lassen sich einige Rückschlüsse auf die stationäre kardiologische Rehabilitation ziehen und *einen* möglichen Typus oder Fall darstellen, anhand dessen sich pflegerische Ressourcen und Probleme ableiten lassen. Die Auswahl des Interviews von Herrn HB gründete sich darauf, dass sich das Interview im Vergleich zu den anderen Interviews inhaltlich ausführlicher und komplexer darstellte.

Die folgende Falldarstellung gliedert sich in die Auswahl des Interviewpartners und den Besonderheiten der Interviewführung und -auswertung (Kapitel III.2.3.3.2.1.). Den größten Teil der Fallgeschichte nimmt allerdings die Lebensgeschichte von Herrn HB ein, die sich wiederum in die Kindheit und Jugend, die berufliche Tätigkeit und den familiären Kontext, die „Krankheitsgeschichte“, den Verlusten und Neuorientierung im Leben, in die weiteren Rückschläge und in die Gegenwart, antizipierte Zukunft und Evaluation des Lebens unterteilen lässt. Zusätzlich wird ein Exkurs bezüglich des Präsentationsinteresses von Herrn HB eingefügt (Kapitel III.2.3.3.2.2.). Abschließend soll anhand des Typus: „Der Macher“ die Ergebnisse der Fallgeschichte auf die Fragestellung bezogen werden (Kapitel III.2.3.3.2.3.). Dort wird auch die Namenswahl „Herr HB“ durch den Interviewpartner thematisiert.

2.3.3.2.1. Auswahl des Interviewpartners und Besonderheiten der Interviewführung und -auswertung

Herr HB[45] war zum Zeitpunkt des Interviews annähernd 70 Jahre alt und befand sich aufgrund einer wiederholten Bypassoperation in der stationären kardiologischen Rehabilitation. Laut Dokumentation hat er einen BMI von über 38 kg/m^2

45 Anm. d. Verf.: Die personenbezogenen Daten von Herrn HB wurden für die Falldarstellung überwiegend maskiert bzw. anonymisiert. Bei der Darstellung einiger biographischer Daten erwies sich diese Vorgehensweise als problematisch, da auf die Darstellung von bedeutungsähnlichen Daten zurückgegriffen werden musste, welche die Nachvollziehbarkeit gefährden könnten. Dies wird durch eine forschungsethische Reflexion (s. Kapitel II.2.) zugunsten des Nicht-Schadensprinzips gerechtfertigt. Daten und Orte, welche nicht maskiert werden konnten, wurden durch ungefähre Angaben verzerrt.

und weist zu seiner schweren koronaren Herzerkrankung verschiedene Komorbiditäten auf. Beruflich war Herr HB über 40 Jahre lang als Landwirt tätig und ist nun seit über 10 Jahren berentet. Er ist verheiratet und hat drei Kinder.

Während seiner Rehabilitation hat Herr HB ein übliches, seiner Erkrankung entsprechendes Rehabilitationsprogramm genossen. So nahm er am Bewegungsprogramm, an der Diätberatung, an psychologischen Einzelterminen und verschiedenen Vorträgen zur KHK, Diätetik, Stressreduktion usw. teil. Der Patient war der Forscherin durch die teilnehmende Beobachtung schon ca. zehn Tage vor dem Interview bekannt und der Kontakt zu ihm gestaltete sich freundlich. So hat Herr HB in Gesprächen während des Beobachtungszeitraums schon einige Informationen über sein Leben gegeben.

Das Interview wurde wenige Tage vor der Entlassung und ca. 28 Tage nach dem operativen Eingriff durchgeführt. Herr HB war zu diesem Zeitpunkt schon wieder soweit mobil, dass er sich mit Unterstützung eines Rollators fortbewegen konnte. Am Morgen des Interviews wurde mit Herrn HB ein Informationsgespräch geführt und ihm das Informationsblatt ausgehändigt. Der Patient hat sofort der Teilnahme am Interview zugestimmt und einen Termin für den frühen Nachmittag vereinbart. Das Interview fand im Zimmer von Herrn HB statt. Er saß auf einem Stuhl am Bett, während die Interviewerin mit dem Stuhl in seine Richtung positioniert am Tisch saß. Herrn HB wurde das Informationsblatt nochmals detailliert erklärt und zusätzlich erläutert, dass alle personenbezogenen Daten, wie z.B. der Name, anonymisiert werden. Bei der Unterzeichnung der Einverständniserklärung bat mich Herr HB, ihm den hier verwendeten Namen zu geben. Diese Besonderheit wird in der Falldarstellung noch analysiert. Vor dem eigentlichen Interview erzählte Herr HB ca. eine halbe Stunde lang über die verschiedenen Ratschläge der Ärzt_innen während der Rehabilitation.

Die Eingangsfrage und die externen Fragen konnten wie geplant gestellt werden (s. Kapitel III.2.3.1.). Als interne Nachfragen wurden die Themen Landwirtschaft, Aufgabe des Bauernhofes, Ehefrau und Töchter, die Aufgabe des Reitens und der momentane Alltag in der häuslichen Umgebung vertieft. Während des Gesprächs entstand der Eindruck, dass Herr HB sehr gerne erzähle. Allerdings versuchte Herr HB die Interviewerin mehrere Male in ein Gespräch zu verwickeln, was einen kurzen Rollentausch der Interviewpositionen erwirkte. Während des Interviews gab es keine Unterbrechungen, einige der Fragen mussten wiederholt werden, da Herr HB schwerhörig ist und häufig die Fragen akustisch nicht verstand. Er sprach flüssig, zügig und mit wenigen Pausen. Herr HB verwendete in den Erzählungen einige plattdeutsche Wörter und viele Metaphern[46] und gestaltete insgesamt durch häufige Betonungen das Interview. Er lachte des Öfteren bei seinen Erzählungen und unterstütze diese mit einer lebhaften Gestik und Mimik. Herr HB musste leider nach ca. 60 Minuten zur Hockergymnastik, sodass am Schluss vor allem der Ausklang des Interviews sehr kurz war und im Anschluss an die Gymnastik nachbesprochen werden musste.

Die Auswertung wurde in Anlehnung an die Biographische Fallrekonstruktion von Rosenthal (2011) durchgeführt (s. Kapitel III.2.3.2.). Demzufolge wurde für den ersten Schritt eine Analyse der biographischen Daten vorgenommen. Hierfür verwendete die Forscherin die gesamte Dokumentation, z.B. die Aufnahmedokumentation, frühere Arztbriefe, die OP-Berichte und die HADS-D Skala. Darüber hinaus fand der Einbezug des Interviewprotokolls und der recherchierten historischen und kontextuellen Daten statt. Für den zweiten Schritt wurde eine Textanalyse und thematische Feldanalyse erstellt, hier war insbesondere auch das Präsentationsinteresse von Herrn HB im Fokus. Im dritten Schritt erfolgte die Rekonstruktion der erlebten Lebensgeschichte von Herrn HB. Im Laufe der Auswertung haben sich einige symbolisch verdichtete Stellen herauskristallisiert, die einen latenten Sinn vermuten ließen. Daher wurde die Eingangspassage sowie weitere verdichtete Stellen einer Feinanalyse unterzogen. Die Feinanalyse wurde entsprechend der Biographischen Fallrekonstruktion nach der Objektiven Hermeneutik Oevermanns (2002) durchgeführt und ergänzend der integralen, texthermeneutischen Analyse nach Kruse (2011) unterzogen. Diese Abweichung wird in einem gesonderten Exkurs begründet. Im fünften Schritt erfolgte eine Kontrastierung mit der erzählten und erlebten Lebensgeschichte. Der sich aus dem Material herauskristallisierende Typus wurde im sechsten Schritt formuliert und die Ergebnisse auf die Fragestellung bezogen, hier auf die sich darstellenden pflegerischen Probleme und Ressourcen von Herrn HB. Eine fallübergreifende Darstellung ergab sich aufgrund fehlender weiterer Fälle nicht.

Zusätzlich zu der eigenen Analyse wurde das Auswertungsmaterial jeweils einmal im Rahmen des HBS Promotionskollegs „Nutzer_innenorientierte Gesundheitssicherung“, einem textanalytischen Auswertungsworkshop, dreimal in der IPP Forschungswerkstatt der Universität Bremen und viermal in der Forschungswerkstatt des ehemaligen Instituts für angewandte Biographie- und Lebensweltforschung (IBL) der Universität Bremen eingebracht. Dieses Vorgehen sollte dazu dienen, neue Lesarten außerhalb des eigenen Referenzsystems und

---

46 Anm. d. Verf.: Für die Analyse der Metaphern wurde neben der tiefenhermeneutische Textanalyse von Kruse (2009) auch die Grundlagen der Metaphernanalyse nach Lakoff, Johnson (2003) herangezogen.

Kontextwissens zu generieren. Die fertiggestellte Fallgeschichte wurde darüber hinaus mit der Leiterin und den Kollegiat_innen des Promotionskollegs im Rahmen einer Sitzung diskutiert.

2.3.3.2.2. Die Lebensgeschichte von Herrn HB

Im Folgenden wird nun die Lebensgeschichte in ihrer kontextuellen Einbettung vorgestellt und der Versuch unternommen, diese weitgehend chronologisch zu strukturieren. Hierbei fließen die Ergebnisse der Analyse der objektiven Daten, die Textanalyse und thematische Feldanalyse, die Rekonstruktion der Fallgeschichte, die Kontrastierung der erzählten mit der erlebten Lebensgeschichte und die Feinanalyse mit ein. Aufgrund der besseren Lesbarkeit wird im Folgenden von den *biographischen Daten* für die Hypothesen des ersten Schrittes gesprochen. Bei der Text- und thematischen Feldanalyse wird der Begriff des *„erzählten Lebens"* verwendet und für die Rekonstruktion der Fallgeschichte von der Analyse des *„erlebten Lebens"* gesprochen. Alle dargestellten Strukturhypothesen werden auszugsweise anhand empirischer Indikatoren[47] aufgezeigt und die Auswertung an einigen Stellen aufgrund der besseren Nachvollziehbarkeit ausführlicher dargestellt.

Kindheit und Jugend

Von seiner vorberuflichen Sozialisation erzählt Herr HB relativ wenig. Er eröffnet das Interview nach der Frage zu seiner Lebensgeschichte mit: „*... na gut (.) fang' wir an (.) als Säugling brauch' mir nicht anfangen (.) dann fang wir mal an wie wir angefangen sind (..) zu arbeiten ...* " (1/21-22). In der Analyse des erlebten Lebens kann das Personalpronomen „wir" darauf hinweisen, dass von einem üblichen Werdegang ausgegangen wird. Herr HB unterstellt, dass die Kindheit keine Rolle spiele, da sie den üblichen Verlauf genommen habe, und setzt somit den Beginn der Lebensgeschichte mit dem Beginn der Ausbildung bzw. der beruflichen Laufbahn gleich. Damit könnte sich ein Hauptbezugspunkt in seinem Leben ankündigen. Nach der Einführung verwendet er in Bezug auf seinen beruflichen Werdegang nicht mehr das „wir", sondern er wird durch das „ich" zum Subjekt seiner Handlungen. Schon in der Anfangsphase des Interviews zeigt sich bei der Analyse des erzählten Lebens eine deutliche Selbstpositionierung. Er präsentiert sich im Interview als selbstbewusst und selbstbestimmt, macht seine Schwerhörigkeit kenntlich und fordert entsprechend eine

---

47 Anm. d. Verf.: Nur die Betonungen (fettgedruckt) und Pausen (in Klammer steht ein Punkt für eine Sekunde Pause) wurden als Textbesonderheiten für die Falldarstellung belassen.

höhere Lautstärke der Interviewerin ein. Auch die Eigensetzung des Beginns der Lebensgeschichte durch die Verwendung einer argumentativen Textsorte stärkt diese Hypothese, denn Argumentationen dienen im Sinne Schützes (1984) dazu, das Deutungsmuster der Interviewpartner_innen, also die eigene Sichtweise, kenntlich zu machen. In der Erzählung beginnt Herr HB seine Lebensgeschichte mit einer kurzen beruflichen Einrahmung und geht dann zu seiner Krankheitsgeschichte über. Er weist damit auf den zweiten grundlegenden Bezugspunkt in seinem Leben hin. Im ersten Teil des Interviews spart Herr HB kontextuelle Bezüge komplett aus. Lange Zeit bleibt unklar, ob er verheiratet ist oder Kinder hat.

Um den *Geburtskontext* nachvollziehen zu können, werden einige objektive historische Daten herangezogen. Aus der Krankengeschichte und eigenen Aussagen ist bekannt, dass Herr HB im Frühjahr 1940 in Mecklenburg-Vorpommern geboren wurde. Im Vorgespräch informiert Herr HB über die Besonderheit einer Bundeslandverschiebung seines Heimathauses von Mecklenburg-Vorpommern nach Schleswig-Holstein. Durch die Recherche von historischen Daten[48] konnte rekonstruiert werden, dass sich die Geburtsregion auf einige wenige Gebiete im Kreis Lauenburg begrenzt.[49] Die Region, in der Herr HB aufwuchs, konnte durch historische Quellen als eine Region verzeichnet werden, welche um die Jahrhundertwende von einem landwirtschaftlichen Gefälle, bei dem 3,6% der Landwirt_innen über 62% des Bodens bewirtschafteten, geprägt war. Die Landwirtschaft der damaligen Zeit florierte und diente als inländischer Produktlieferant. Vor der Geburt von Herrn HB wandelte sich die Region erst in den „goldenen" 20er Jahren durch einen kulturellen und industriellen Aufschwung und dem Bruch mit der großbürgerlichen Gesellschaft (Karge et al. 2004, 132ff) und durch die daran anschließende Weltwirtschaftskrise Ende der 20er Jahre. Danach wurde die Region durch die Vorzeichen des Nationalsozialismus geprägt (Reimann 2004, 30-38). Mit der Machtübernahme Hitlers 1933 begann die Umbildung Deutschlands zu einem Führerstaat, welche mit der Kriegsproduktion, einer nationalsozialistischen Erziehung, der allgemeinen Nazifizierung (Chroniknet o.J.) und der Diskriminierung, Vertreibung und Vernichtung u.a. von Juden, Sinti und Roma, politischen Gegner_innen, Homosexuellen, psychiatrisch Kranken und behinderten Menschen einherging (bpb o.J.).

48 Anm. d. Verf.: Die historischen Daten sollen lediglich die Lebensgeschichte von Herrn HB mit Hintergrundinformationen einrahmen und keinesfalls umfassende politische, ökonomische oder gesellschaftliche Sachverhalte wiedergeben.

49 Anm. d. Verf.: Im Wesentlichen geht die Grenzverschiebung nach dem Zweiten Weltkrieg auf das Barber Ljaschtschenko Abkommen von 1945 zurück (Köbler 2007, 420-421).

Während des Zweiten Weltkriegs war in der Geburtsregion von Herrn HB eine militärische Infrastruktur, wie Rüstungsindustrie und Versuchsanstalten, angesiedelt. Als Arbeitskräfte wurden KZ-Häftlinge oder russische Gefangene aus den dort angesiedelten Arbeitslagern verwendet (North 2008, 81ff). Die Region blieb im Krieg weitestgehend von Luftangriffen verschont (Heitz, Rischer 1995, 132ff; bpb o.J.), dennoch wirkten sich die Bombardements auf die der Region angrenzenden Großstädte auch auf das Landleben aus, beispielsweise durch die Kinderlandverschickungen oder die späteren Evakuierungen der Großstädte (Karge et al. 2004, 132ff). Auch andere Kriegsauswirkungen, wie z.B. der Einzug von Soldat_innen, insbesondere gegen Ende des Zweiten Weltkriegs[50], und die wirtschaftliche und menschliche Erschöpfung, hatten einen Effekt auf die Menschen der Region (Müller 2004, 65; bpb o.J.). 1945 erreichten die ersten Flüchtlinge und elternlosen Kinder aus Ostpreußen die Region und berichteten von dem Vordringen der Roten Armee, die mit Plünderungen, Vergewaltigungen und Todesfällen assoziiert war. Nach der Kapitulation Deutschlands fiel die Geburtsregion von Herrn HB an den britischen Sektor (Karge et al. 2004, 132ff). Die Nachkriegszeit wurde durch die Abhängigkeit von den Siegermächten, dem Aufbau des zerstörten Landes, der politischen und identitätsbezogenen „Neuerfindung" Deutschlands (Roesler 2006, 19-160), der Entnazifizierung der Institutionen, z.B. der Schulen (bpb o.J.) und der Entmilitarisierung (Roesler 2006, 19-160) geprägt. Ab 1946 kehrten 2,6-3,5 Millionen Kriegsheimkehrer_innen zurück, die zusammen mit Flüchtlingen und Vertriebenen vor allem auf dem Land aufgenommen werden mussten (Nehring 2006, 755-776). In dieser Zeit war jede/r zweite Schleswig-Holsteiner_in zugewandert und musste zusätzlich versorgt und untergebracht werden (bpb o.J.). Durch die Randlage und schlechte Infrastruktur Schleswig-Holsteins und naturbedingte Ernteeinbußen musste das Land durch die alliierten Mächte notversorgt werden (GSHG o.J.). Zusätzlich kam es im Winter 1946 zu einer deutschlandweiten Ernährungs- und Kohlenkrise. Zusammen mit der inflationären wirtschaftlichen Situation wurde Deutschland auf eine Naturalwirtschaft zurückgeworfen (bpb o.J.). Allerdings entstammt Herr HB einer Region, die heute zum Naturpark „Lauenburgische Seenplatte" gehört und sehr wald- und seenreich ist. 60% der Wirtschaft werden durch die Land- und Forstwirtschaft bestimmt (Naturpark Lauenburgische Seenplatte o.J.). Die Landwirtschaft wurde vor dem Zweiten Weltkrieg über eine Gutsherrschaft geregelt. Die früheren Gutsherren und -frauen mussten sich nun einer gestaffelten und unvollständigen Landabgabe unterziehen und wurden dafür entschädigt

50 Anm. d. Verf.: Die „Operation Werwolf" löste den Einzug von Jugendlichen, alten Männern und Frauen in den Krieg und die Errichtung von Standesgerichten mit Massenhinrichtungen von Deserteur_innen aus (bpb o.J.).

(bpb o.J.). 1947 trat die Höferegelung in Kraft, welche heute noch Gültigkeit besitzt und beispielsweise das Erbschaftsrecht bei Landwirt_innen regelt. Im Normalfall tritt das Ältestenrecht der Söhne in Kraft. Zweit- und drittgeborene Söhne aus der Familie müssen entweder als Knechte auf dem Elternhof arbeiten oder den Hof mit ihrem Erbteil verlassen (Lange, Wulff 1948, 7ff).

Auch die Nähe zum sowjetischen Sektor könnte für die Kindheit und Jugend von Herrn HB eine Rolle gespielt haben. Vor allem die sowjetische Blockade, die Gründung der DDR und der „Kalte Krieg" haben sich Ende der 40er Jahre auch auf die Lauenburger Region ausgewirkt. Die 50er Jahre waren dann gekennzeichnet durch den Wirtschaftszuwachs, der Zunahme der Industrialisierung und dem wachsenden Wohlstand (bpb o.J.). Anfang bis Mitte der 50er Jahre wurde durch das „Programm Nord" in Schleswig-Holstein eine landwirtschaftliche Strukturverbesserung erwirkt (GSHG o.J.). Die Nutztierhaltung für Ernährungszwecke wurde ausgeweitet, Höfe modernisiert, die Flurbereinigung begonnen und dadurch die Erträge im Pflanzenanbau und in der Tierhaltung immens erweitert (Nehrig 2006, 755-776). Die Heimatregion von Herrn HB ist zu zwei Dritteln protestantisch geprägt, die Bevölkerungsdichte war als gering anzusehen. Die Scheidungsraten liegen unter dem Durchschnitt, das Bildungsniveau ist unterhalb der städtischen Regionen einzuordnen (Bertram, Dannenbeck 1991, 80ff).

Von der *Familie* des Herrn HB ist nur bekannt, dass es eine fast hundertjährige Großmutter gibt, die als „Chefin" auf dem Hof bis ins hohe Alter mitgearbeitet hatte. Herr HB erzählt in dem Interview, dass die Großmutter ihm nach der letzten Herzoperation im Traum erschienen sei. In der Begegnung sagt ihm diese, sie sei auch dreiundachtzig Jahre alt geworden. Herr HB unterstellt seiner Großmutter daraufhin eine Lüge, da sie ja wesentlich älter wurde. In der Analyse des erlebten Lebens wird deutlich, dass Herr HB eine Polarität der Realität und Unwirklichkeit in dieser Sequenz aufbaut. Er äußert, dass sie ihn nachdenklich mache und er nicht so recht wisse, was er von diesem Traum halten solle. Er deutet dies als einen Hinweis seiner Großmutter, dass er auch älter werden könne. Ob er dies als Überlebensstrategie oder Hoffnungsschimmer sieht, ist an dieser Stelle noch nicht erkenntlich. In der Präsentation lässt sich rekonstruieren, dass er stolz auf eine bis ins hohe Alter aktive Frau ist, vor deren Erfahrung er Respekt hat. Sie scheint ihm dabei als Vorbild zu dienen. In der Analyse des erzählten Lebens wird die szenisch-episodische Erzählung über die Großmutter von Herrn HB am Ende des Interviews auf die Nachfrage zu seiner Zukunftsperspektive eingebracht, überleitend von der Äußerung, er wolle gar nicht wissen, was die Zukunft bringt und er vielleicht ja Glück habe. Gerade die Verbindung zwischen der Äußerung der Großmutter über ihr Alter und der Blick auf die

Zukunft legt die Hypothese nahe, dass hier implizit die Zukunftshoffnung nach einem langen Leben besteht, die sich nicht nur auf ein langes Leben beschränkt, sondern auch Aktivität beinhaltet. Aber auch das Alter als Überlebensstrategie lässt sich in Form einer angenommenen Naturgesetzlichkeit bzw. Erwartung der eigenen Langlebigkeit von Herrn HB interpretieren.

Aufgrund der fehlenden Erwähnung weiterer Familienmitglieder, wie Eltern, Geschwister oder sonstiger Verwandter können verschiedene Hypothesen aufgestellt werden. Angenommen wird dabei, dass die Großmutter eine zentrale Person im Leben von Herrn HB darstellt, da sie sonst nicht explizit hervorgehoben worden wäre. Schätzungsweise wurde die Großmutter zwischen 1880 und 1900, also noch zu Zeiten des alten Kaiserreiches (Reimann 2004, 30-38) geboren. Ca. zwischen 1900 und 1920 muss sie mindestens ein Kind zur Welt gebracht haben. Ob sie verheiratet war, ist aufgrund der gesellschaftlichen Bedingungen wahrscheinlich, aber nicht belegt. Vorstellbar ist, dass sie aufgrund des Ersten Weltkriegs nur ein Kind bekam, da der Mann im Krieg gefallen oder verwundet worden war. Diese Hypothese wird auch dadurch gestärkt, dass sie die „Chefin" auf dem Hof war, also eine Führungsposition übernommen hatte, die normalerweise der Ehemann oder dessen Stelle der Sohn innehat. Ihr Kind oder ihre Kinder war/en höchstwahrscheinlich auch in der Landwirtschaft tätig, da es/sie als Erbberechtigte/r den Hof übernehmen musste/n. Es wurde nicht erwähnt, ob sie die Großmutter mütterlicher- oder väterlicherseits war. Wäre es die Mutter des Vaters von Herrn HB, so ist der Verbleib des Vaters als Erbfolger ungeklärt. Dieser könnte allerdings im Zweiten Weltkrieg gefallen sein. Ist sie die Großmutter mütterlicherseits, so stellt sich die Frage, ob und inwieweit der Mann der Mutter, also der Vater von Herrn HB, den Hof übernahm. Die Hypothesen lassen den Schluss zu, dass, falls es weitere lebende Verwandte gegeben hätte, diese nicht sehr lange lebten oder im Leben von Herrn HB nicht bedeutsam waren. Es wird davon ausgegangen, dass die Großmutter eine wichtige Rolle in der Kindheit von Herrn HB spielte. Dabei ist es als ungewöhnlich anzusehen, dass eine Frau auf dem Hof die „Chefin" darstellte, da laut der erwähnten Höferegelung an Frauen kein Besitz vererbt wurde. Daher ist anzunehmen, dass ihr der Hof durch ihren Mann und in Ermangelung anderer männlicher Nachkommen überlassen wurde, was eine damals nicht unübliche Notwendigkeit in Anbetracht der Kriegsverluste zu sein schien. Die Bezeichnung „Bäuerin" im Interview verweist eher auf einen Bauernhof als auf einen Gutshof. Um diesen zu übernehmen, musste die Großmutter schon längere Zeit Erfahrung in der Landwirtschaft gesammelt haben oder selbst aus der Landwirtschaft stammen. Aufgrund ihres Alters hat die Großmutter zwei verlorene Kriege überlebt und mindestens die Hälfte ihres Lebens in Zeiten der Kriegsvorbereitung, Kriegs- und Nachkriegsjahre verbracht und wurde daher von vielen Entbehrungen, Unsicherheiten und Neuaufbau geprägt. Daraus kann geschlossen werden, dass die Großmutter als „Chefin" eine durchsetzungsstarke und zähe Frau war, die sich nicht nur in ihrer Stellung auf dem Hof behauptete, sondern auch den Kontextbedingungen trotzte. Zu der politischen, humanistischen oder religiösen Orientierung der Familie gibt es keinerlei Hinweise.

Zusammenfassend wurde Herr HB während des Zweiten Weltkriegs geboren und wuchs in einer landwirtschaftlich und provinziell geprägten Region auf. Inwieweit er die Kriegsphase und die politischen Umbrüche bewusst miterlebte, ist aufgrund seines Alters fraglich. Auch wenn direkte Kriegsauswirkungen ausblieben, so wächst Herr HB als Teil einer Generation auf, die sich weniger mit der eigenen Mitschuld beschäftigte, aber von Auswirkungen wie den allgemeinen Kollektivschuldzuweisungen und den Auseinandersetzungen oder dem Schweigen der älteren Generation betroffen war.[51]

Zumindest in der ersten *Nachkriegszeit* hatte die Familie von Herrn HB mehr oder weniger ausgeprägten Kontakt zu Flüchtlingen (Karge et al. 2004, 132ff) oder haben diese evtl. auch auf dem Bauernhof beherbergt. Auch die Auswirkungen des Kriegs z.B. durch Hungersnöte müssen allgemein präsent gewesen sein. Dennoch verfügt die Geburtsregion über reichhaltige Wälder mit Wildbestand und Brennholz und ferner Seen für den Fischfang, die als Lebensgrundlagen dienen konnten. So dürfte die Hungersnot im Vergleich zu anderen Regionen weitaus geringer gewesen sein. Aus diesem Umstand könnte Herr HB in früherer Kindheit schon das Gefühl entwickelt haben, dass sich schlechte Umstände auch ins positive wandeln lassen, was später bei dem Umgang mit seinem Schicksal eine Rolle spielen wird. Die Geburt von Herrn HB war hinsichtlich der damaligen Zeit und der Entfernung des nächsten Krankenhauses höchstwahrscheinlich eine Hausgeburt. Aufgrund des anzunehmenden Alters, anhand des Geburtsjahres von Herrn HB, musste dessen Vater für den Kriegsdienst eingezogen worden sein (bpb o.J.). Ob und wie er davon zurückgekehrt ist, bleibt unerwähnt. Es ist denkbar, dass die Mutter von Herrn HB nicht lange nach dessen Geburt gelebt hat und die Großmutter ihre Stelle eingenommen hat und Herrn HB daher maßgeblich beeinflusste. Wird der Hypothese gefolgt, dass

51 Anm. d. Verf.: Gerade durch Radebold ist belegt, dass in der Nachkriegsgeneration eine Verschiebung der Kriegsauswirkungen auf somatischer Ebene markant war (Radebold 2005). Auswirkungen zwischen koronaren Herzkrankheiten durch den Krieg als sog. „passive Kriegsteilnehmer_innen" konnte durch eine Studie von Greb et al. dargelegt werden. Hier wirkten sich Faktoren wie Heimatverlust, Trennung, Flucht, Bombenangriffe, materielle Not, Traumata sowie das Sehen und Erleben von Tod und menschlicher Gewaltbereitschaft in der Kindheit und Jugend auf Herzerkrankungen und insbesondere auf den Bedarf von kardialen Bypässen aus (Greb et al. 101-110).

es sich bei der Landwirtschaft nicht um einen Gutsbesitz handelt, kann vermutet werden, dass Herr HB aus einfachen, aber nicht mittellosen Verhältnissen stammt. Ob er noch weitere Geschwister hat, ist ungewiss. Wenn ja, wäre ein älterer Bruder aufgrund des späteren Fremdhofkaufs von Herrn HB plausibler.

Herr HB ist in seiner Jugend, wie viele Nachkriegskinder, höchstwahrscheinlich hauptsächlich von Frauen umgeben, die durch körperliche Arbeit das Alltagsleben wieder aufbauen mussten. Die Nachkriegszeit galt allgemein als ein Hoffnungsträger auf ein besseres Leben. Gerade auch aufgrund der von ihm erwähnten Grenzverschiebung und der unklaren Grenzen und Sektoren der Nachkriegszeit können Auswirkungen auf Identitäts- und/oder Zugehörigkeitsfragen bei Herrn HB vermutet werden.

Herr HB wohnt auf der einen Seite auf einem Bauernhof, auf dem das Leben durch die Arbeitskraft und Produktion geregelt wurde. Auf der anderen Seite ermöglichten die landwirtschaftlichen Erzeugnisse eine gewisse Machtposition innerhalb des Tauschhandels. Zwar war dieser verboten, dennoch boten sich aufgrund der Nahrungsknappheit auf dem schwarzen oder grauen Markt Gelegenheiten, landwirtschaftliche Produkte zu tauschen (bpb o.J.). Solch eine Aktion verlangt aufgrund der Illegalität eine gewisse Findigkeit und Vorsicht. Ob Herr HB daran beteiligt war und ob er als Kind oder in der Jugend Machtpotenzial durch den Handel besaß, wird nicht erwähnt. Seine spätere Vorliebe für das Handeln lässt dies vermuten. Es ist zusätzlich anzunehmen, dass Herr HB in der Jugend auf dem Hof mitgearbeitet hat. Dieser diente einerseits vor allem in der Nachkriegszeit als wirtschaftliche Sicherheit, andererseits lernte er dort auch die Härte der körperlichen Arbeit auf dem Land kennen. Der Bauernhof spielt eine zentrale Rolle im Leben von Herrn HB. In seiner Kindheit ermöglicht ihm dieser eine abgesicherte Kindheit, im späteren Leben wird er zu seinem Lebensinhalt. Schon in der Kindheit und Jugend könnte sich der Traum von einem eigenen Hof entwickelt haben. Da er später einen solchen Hof übernimmt, wird nicht ganz klar, was mit dem Familienhof geschehen ist. Aufgrund der Höferegelung ist es wahrscheinlich, dass ein älterer Bruder oder ein Cousin diesen übernommen hat und Herr HB ausbezahlt wurde. Er bleibt nicht als Knecht unter Vorherrschaft eines Verwandten, sondern entschließt sich mit dem Erbe etwas Eigenes aufzubauen. Es kann davon ausgegangen werden, dass die Großmutter aufgrund ihrer Erfahrung bis ins hohe Alter die „Chefin“ auf dem Heimathof blieb.

Die Tatsache, dass Herr HB eine aktive Sprachkompetenz in *Plattdeutsch* aufweist und dies zusätzlich im Erzählen hervorhebt, spricht für eine starke Verbundenheit mit seiner Heimatregion. Herr HB spricht ein nordniederdeutsches Platt, welches in weiten Teilen Schleswig-Holsteins und Mecklenburgs üblich ist (Schröder 2004, 35-98). Anfang des 19. Jahrhunderts fand in der Bevölkerung der sog. Sprechsprachenwechsel statt. Von der Gesamtbevölkerung, die bis dahin Plattdeutsch sprach, kristallisierte sich das Bildungsbürgertum als diejenigen heraus, die sich von der Sprache des „gemeinen Volkes“ distanzierten. Der soziale Aufstieg wurde an den Erwerb des Hochdeutschen gekoppelt (Menge 2004, 9-29). Nach dem Sprechsprachenwechsel wurde Plattdeutsch überwiegend in den Familien, mit Nachbar_innen und Arbeitskolleg_innen, vor allem in der Landwirtschaft, im Handwerk und auf den Werften gesprochen. Zu der Geburtszeit von Herrn HB sprachen zwischen 80-90% aller Menschen dieser Region Plattdeutsch. Daher ist zu vermuten, dass Plattdeutsch seine Primärsprache darstellt. Die Zahlen des aktiven Spracherwerbs nahmen in den darauffolgenden Jahren bis in die 80er Jahre des 20. Jahrhunderts rapide ab. Seit 1990 ist Plattdeutsch als eigenständige Sprache anerkannt und erfuhr in den letzten Jahrzehnten eine zunehmende Anerkennung, auch im höheren Bildungsbereich (Föllner 2004, 99-148). Mit der Aussage, „Platt zu sprechen“, deutet Herrn HB auf einen gewissen Stolz auf seine Herkunft und eine Identifikation mit einer regionalen wie auch sozialen Herkunft hin.

Im Interview erzählt Herr HB, dass er mit ca. 15 Jahren die *Schulzeit* beendet habe. Auch über diese Zeit gibt er keine Details an. Herr HB wurde kurz nach Kriegsende eingeschult, also zu Zeiten, in denen sich die nationalsozialistische Erziehung wandelte. Durch den Krieg, das baldige Kriegsende und die Entnazifizierung wurden Schulen kurzzeitig geschlossen und der Unterricht fand nur sporadisch statt. Herr HB könnte auch nach dem Krieg phasenweise von Hilfslehrer_innen unterrichtet worden sein, bis geeignete Lehrer_innen gefunden waren. Dies ging zusätzlich mit einem politischen Wechsel des Bildungssystems einher (bpb o.J.). Auch könnte die Arbeit auf dem Hof Vorrang vor der schulischen Bildung gehabt haben. Dass Herr HB allerdings im Interview explizit die Schule erwähnte, wird in der Analyse des erlebten Lebens dahingehend gedeutet, dass diese für ihn keine Selbstverständlichkeit ist und ein wichtiger Eckpunkt für seine berufliche Zukunft darstellt. Aus dem Vorausgegangenen kann geschlossen werden, dass Herr HB eine diskontinuierliche und ideologisch heterogene Schulbildung genossen hat. Die Altersangabe bei Lehrbeginn zeigt, dass er den üblichen Volksschulabschluss erwarb und keine höhere Schulbildung genossen hat. Die Schulzeit war zusätzlich geprägt vom Wiederaufbau Deutschlands und der Arbeit auf dem familiären Hof. Seit der Gründung der DDR 1949 wurde die Geburtsregion von Herrn HB nicht mehr nur Sektorengrenze, sondern auch Zonenrandgebiet. Damit änderte sich auch die wirtschaftliche Bedeutung der Region, welche einerseits benachteiligt, andererseits aber auch subventioniert wurde (bpb o.J.).

Berufliche Tätigkeit und familiärer Kontext

Die Zeit nach Schulbeendigung fiel mit einer weiteren geschichtlichen Besonderheit zusammen, denn 1954 wurde als die „wahre“ Geburtsstunde der BRD bezeichnet. Der wirtschaftliche Aufschwung sowie der Erfolg bei der Fußballweltmeisterschaft wurden mit dem Gefühl von „Wir sind wieder wer“ und einer neuen deutschen Identifikation in Verbindung gebracht (bpb o.J.). Beruflich stehen Herrn HB in dieser Zeit viele Möglichkeiten offen. Er entscheidet sich, eine *Lehre in der Landwirtschaft* zu beginnen. Diese Möglichkeit war am ehesten zu erwarten und kann daher als eine vorgezeichnete berufliche Biographie charakterisiert werden. Im erlebten Leben wird deutlich, dass er seinen Beruf im Interview nicht als „Bauer“, sondern als „Landwirt“ bezeichnet und damit deutlich seine Berufsausbildung in den Vordergrund stellt, um sich von der angelernten und tradiert weitergegeben Bauernschaft abzugrenzen. Gerade zu Beginn der 50er Jahre strengten die Landwirtschaftskammern an, dass Bäuer_innen eine Ausbildung absolvierten, die es davor nicht gab (BA 1995; Verordnung über die Berufsausbildung zum Landwirt/ zur Landwirtin 1995). Zusätzlich wurden vermehrt Landwirt_innen gesucht und staatlich subventionierte und zinsverbilligte Darlehen für den Neu- oder Umbau von landwirtschaftlichen Betrieben angeboten. Um den agrarischen Fortschritt zu sichern, achteten die Behörden bei der Landvergabe darauf, dass nur ausgebildete Landwirt_innen Agrarflächen erhielten (Albers 1999, 50-57). Herr HB sucht sich daher einen zukunftsträchtigen und geförderten Beruf aus. Durch die Formulierung im Interview wird deutlich, *„... Landwirtschaft erlernt ...“* (1/24), dass Herr HB nicht auf dem familiären Hof gelernt hat. Seine traditionelle regionale Verwurzelung lässt allerdings auf eine Ausbildung im näheren Umkreis schließen. Aufgrund der Berufswahl bleibt Herr HB ländlich verwurzelt. Er führt die familiäre Berufstradition weiter, trennt sich aber räumlich von seiner Familie. So gesehen kann die Ausbildung als ein Initiationsschritt ins Erwachsenenalter betrachtet werden. In einem jungen Alter ist Herr HB vom familiären Umfeld getrennt. Hier könnten schon Unabhängigkeitstendenzen begründet liegen, die sich durch das weitere Leben bestätigen.

Zwischen der Ausbildung und dem Kauf seines eigenen Hofs liegt eine *Zeitspanne von sieben Jahren*, die in der Erzählung unerwähnt bleiben. Nach der Ausbildung hat er mit großer Wahrscheinlichkeit als Knecht auf einem Hof, beispielsweise dem Ausbildungshof, weitergearbeitet, um Erfahrungen sammeln zu können. 1956 wurde das Wehrpflichtheer wieder eingeführt und alle Männer, die nach dem Stichtag 30. Juni 1937 geboren wurden, konnten eingezogen werden. Somit zählt Herr HB nicht mehr zu den „weißen Jahrgängen“ (Bundeswehrportal o.J.; Wehrpflichtgesetz 1995). Da er aufgrund seines Alters vor der

Ausbildung noch nicht seinen Wehrdienst abgeleistet hatte, absolvierte er ihn höchstwahrscheinlich in der nicht benannten Zeitspanne. In welcher Region und Truppengattung er seinen Wehrdienst durchführte, ist ungewiss, aufgrund seiner regionalen Verbundenheit ist eine heimatnahe Stationierung wahrscheinlich, die seit 1956 in den Bundeswehreinheiten Schleswig-Holsteins auch wieder möglich ist (bpb o.J.).

Im Interview erzählt Herr HB, er habe sich mit 23 Jahren, Anfang der 60er Jahre, einen *eigenen Hof* gekauft. Dieser liegt im Süd-Osten von Niedersachsen und wurde nach einer Provinz in Südafrika zu Zeiten der Burenkriege benannt. Die Ortswahl des Hofs richtete sich sicher auch nach der Finanzierbarkeit und Eignung. Dieser Aspekt könnte Herrn HB dazu bewogen haben, einen Hof, der über 200 km von seiner Heimat entfernt war, zu kaufen. Vorstellbar ist, dass dieser über eine Anzeige in einer landwirtschaftlich orientierten Zeitung ausgeschrieben wurde. Die Entfernung des Hofs zeigt eine gewisse Verbundenheit zur Herkunft, da die Heimatregion in einigen Stunden zu erreichen ist, dennoch ist er weit genug entfernt, um dort unabhängig von der Ursprungsfamilie zu leben. Es kann davon ausgegangen werden, dass ein Teil des Gelds für den Hof aus dem Erbe von Herrn HB stammt und der andere Teil ihm zinsgünstig vom Staat geliehen wurde, da er im Interview erwähnte, dass der Hof anfangs verschuldet war. Aus historischen Quellen ist bekannt, dass sich die wirtschaftliche Situation in Deutschland zu dem Zeitpunkt des Kaufs einem Wandel unterzog. Das Wirtschaftswachstum sank und trotz erheblicher Sparmaßnahmen konnte die Rezession nicht aufgehalten werden (Kupper 2006, 683-729). Zusätzlich waren die 60er Jahre von gesellschaftlichen, politischen und allgemeinen Umbrüchen begleitet. Der Hof wurde also in wirtschaftlich unsicheren Zeiten gekauft. Für diese Entscheidung brauchte es Mut und der Hof wurde wahrscheinlich mit erheblichem Arbeitsaufwand bewirtschaftet, um einem finanziellen Bankrott vorzubeugen. Hier zeigt sich schon die Tendenz einer Bewältigungsnot in unsicheren Zeiten. Er übernimmt ein weiteres Mal schon früh Verantwortung, diesmal für den eigenen Betrieb. Regional zog er wieder in ein ländliches Grenzland, diesmal zwischen Niedersachsen und der ehemaligen DDR bzw. nach der Wende zu Sachsen-Anhalt. Auch hier ist die plattdeutsche Sprache, in diesem Fall das ostfälische Platt (Schröder 2004, 35-98), mit einer aktiven Sprachkompetenz von ungefähr 60% weit verbreitet (Föllner 2004, 99-148). Inwieweit er in die Arbeiter_innenproteste oder die Unruhen der 68er Bewegung (bpb O.J.) integriert war, ist ungewiss. Vermutet werden kann, aufgrund seines Lebenslaufs und auch der ländlichen Region, dass er sich auf seine Existenzgründung beschränkte und politisch eher inaktiv bis konservativ war.

Im Interviewtext bestätigt sich in der Analyse des erlebten Lebens *„... selbst nen Hof geführt ... “*, dass es sich um den eigenen Hof von Herrn HB handelt. Gleichzeitig setzte er die Erzählung damit fort: *„... in der **Landwirtschaft** auch reichlich ... **Rückschläge** gekriegt ... “* (1/31-32). Im letzten Satz fallen vor allem die Passivkonstruktion und der Plural in der Schicksalsdarstellung auf. Es waren mehrere passiv zu erleidende Rückschläge, die Herr HB aktiv bewältigen musste. Auch in einer späteren Nachfrage deutet sich an, dass er sehr früh Verantwortung übernommen hat und stolz auf seine Leistung ist. Vor allem durch die Ich-Betonung im Interview wird erklärt, dass er sich selbst den Erfolg zuschreibt. Er hebt das Eigentum hervor, was darauf hinweist, dass er sich den Hof nicht ausschließlich durch sein Erbe, sondern auch durch seine Arbeit erwirtschaftet hat. Durch die Rückschläge ließ er sich nicht beeinflussen. Der Hinweis im Interview, dass der Hof heute noch auf der Landkarte zu finden ist, macht deutlich, dass Herr HB stolz darauf ist, dass seine Arbeit bis zum heutigen Tag sichtbare Spuren hinterlassen hat.

Die *Namensgebung* nach einer südafrikanischen Provinz ist insbesondere hervorzuheben: *„... ja ... **und** ... da hab ich nich mal nen **Hof** gehabt **mein Hof** heißt zwar auch **XX** aber ist nach **dem** benannt worden ... “* (16/45-17/1). Entliehen ist der Name einer ehemaligen unabhängigen Burenrepublik und späteren Provinz der südafrikanischen Union bzw. der Republik Südafrika im Zeitraum von ca. 1850-1994, die Herr HB nach eigener Schilderung einmal besucht hatte. Mittlerweile gehört die Region den verschiedenen Homelands Südafrikas an (Hagemann 2003). Die Republik entstand nach dem großen Treck der Buren, welche aus der britischen Kap Kolonie austraten, um dort ihre eigene unabhängige Republik zu gründen. Die Buren, das Wort ist aus dem niederländischen „Bauer“ abgeleitet, waren meist niederländische, aber auch deutsche und französische Siedler_innen, die sich in der Kolonie der Niederländischen Ostindien Kompanie niederließen. Ohne die politischen Verwicklungen vertiefen und bewerten zu wollen, führten die Siedler_innen der damaligen Burenrepublik zwei Kriege gegen die Briten. Auch Kämpfe gegen die dort ansässigen und ihres Landes vertriebenen Zulus fanden statt. Die territorialen Grenzen der Burenrepublik wurden dadurch immer wieder in Frage gestellt ([52]).

Nach der Nennung des Hofnamens fragt Herr HB, ob die Interviewerin den Ort in Afrika kenne, da sie ja „afrikanisches Blut“ hätte. Daraus entspannt sich eine kurze Rollenverschiebung, auf die Herr HB aufbauend die Geschichte der Namensgebung erläutert. Hier deutet sich in der Analyse des erlebten Lebens schon an, was im Exkurs noch einmal tiefer gehend analysiert wird, nämlich

52 Anm. d. Verf.: Die Quelle muss aus Gründen der Anonymisierung weggelassen werden.

dass hier in der Präsentation die Überlegenheit von Herrn HB in den Vordergrund gestellt werden soll. Dies lässt sich auch durch die Analyse des erzählten Lebens bestätigen. In der Erzählung wird eine Machtdemonstration deutlich: Er hebt seine Eigenleistung in Zusammenhang mit der Namensgebung hervor und präsentiert sein Durchsetzungsvermögen gegenüber den Behörden. Aus der Lebensgeschichte von Herrn HB lässt sich schließen, dass der Name des Hofs mit Aufbruch, Neuanfang, Abenteuer, Besiedlung und Krieg assoziiert wird. Er schafft sich unter widrigen Bedingungen in einer kargen Landschaft ein zu Hause und muss mit eigenen Händen das Land erschließen, um seine Lebensexistenz zu schützen. Der Name kann daher als ein Synonym für Siedler_innenstolz und Unabhängigkeit, aber auch als eine Aufbruchs- und Kampfmetapher betrachtet werden. Zusätzlich kann ein Befreiungsaspekt vor dem Hintergrund der Loslösung vom Elternhaus rekonstruiert werden. Dies bestätigt sich im erlebten Leben. Er betont durch die Personalpronomen seine aktive Leistung an der Namensgebung und begründet die lebensgeschichtliche Bedeutung des Hofs und seine aktive „Verteidigung" gegenüber Schicksalsschlägen. Der Name ist ein Ausdruck für den Neuaufbau, den es an allen Fronten zu verteidigen gilt und der trotzdem Bestand hat. Hervorzuheben ist dabei, dass durch die Recherche zum Namen des Hofs eine andere Geschichte zur Namensgebung erwähnt wird. Dort wird diese nicht auf Herrn HB, sondern schon mehrere Jahrzehnte früher auf einen ehemaligen Burenveteranen zurückgeführt. In der Eigenlogik von Herrn HB scheint er sich selbst als der Initiator des Namens zu sehen, um damit implizit oder auch explizit sein Handlungs- und Wirkungsvermögen zu demonstrieren.

Der Hof ist trotz der landwirtschaftlichen Krisenzeit innerhalb von zehn Jahren *schuldenfrei.* Um sich dies zu erwirtschaften, musste Herr HB in den zehn Jahren nicht nur viel gearbeitet, sondern auch ein Geschick für die landwirtschaftlichen Entwicklungen gehabt haben. Herr HB präsentiert jenes als einen Beweis seiner Fähigkeiten. Im Hinblick auf die Besitzverhältnisse ist der Hof auch finanziell „sein Hof". Inwieweit er den Hof danach erweiterte und ggf. dafür neue Schulden gemacht hat, ist nicht bekannt. Herr HB gibt an, auf seinem Hof sowohl Ackerbau als auch Viehzucht betrieben zu haben. Zu den ca. 30 Milchkühen unterhielt er ca. 50 Zuchtpferde, die auch von Herrn HB selbst zugeritten wurden. Die Entscheidung für eine Milchproduktion hängt sicherlich mit der 1968 in Kraft getretenen Milchmarktordnung zusammen, die den Milchbäuer_innen einen überproportionalen Garantiepreis und eine unbegrenzte Mengenabnahme zusicherte und daher als ein rentables Geschäft galt (Klohn, Windhorst 2001, 54). Auch der Reitsport erlebte ab den 60er Jahren eine Renaissance für die breite Bevölkerung (Hennig 2005) und sowohl der Turniersport sowie Freizeitsport als auch die Pferdezucht wurden sehr populär (Klohn, Windhorst

2001, 16). In den 70er Jahren herrschte daher ein erheblicher Mangel an guten Reitpferden, wie auch an Zureiter_innen (Hennig 2005). Niedersachsen ist bezüglich der Pferdezucht ein marktführendes Bundesland. In diesem Zusammenhang wird deutlich, dass Herr HB die Entwicklungen in seinem Beruf genau verfolgte. Im Gegensatz zur einfachen Pferdehaltung braucht es für die Pferdezucht ein umfangreicheres Wissen über Pferderassen und Zuchtverfahren. Als Zureiter muss Herr HB sowohl über ausgezeichnete Reitfähigkeiten als auch über Reitsport-Kenntnisse verfügt haben. Die Anzahl der Zuchtpferde lässt darüber hinaus auf einen erheblichen Geldwert schließen. Um Pferde und Kühe halten zu können, brauchte Herr HB viel Weideplatz und Ställe, sein Hof kann nunmehr nicht nur als ein Bauernhof, sondern als ein Pferdehof mit Milchwirtschaft bezeichnet werden. Zwar erfordert der Umgang mit Pferden harte Arbeit, dennoch wird den Pferden und dem Umgang mit ihnen, im Vergleich zu Kühen, eine gewisse Ästhetik zugesprochen. Es ist auch anzunehmen, dass Herr HB durch das Zureiten und die damit einhergehende Verbindung zum Reitsport im Vergleich zu den Milchbäuer_innen eine höhere soziale Stellung einnahm. Reiten ist als ein klassischer Landherrensport anzusehen. Dass die Pferdezucht bei Herrn HB mehr als nur ein Beruf ist, wird in der Äußerung deutlich, dass sie in seinen Augen ein Hobby darstellt. Darüber hinaus gibt er an, selbst auf Reitturnieren geritten und auch Hunde ausgebildet zu haben. Daher ist anzunehmen, dass Herr HB die Kühe nur aus wirtschaftlichen Gründen hält. Das Turnierreiten in Kombination mit der Ausbildung der Hunde legt nahe, dass Herr HB Jagdreiten betrieben haben könnte. Die Größe des Betriebs lässt vermuten, dass mehrere Landarbeiter_innen auf dem Hof gearbeitet haben, um auch den zeitlichen Freiraum für das eigene Training und die Turniere zu schaffen. Diese finden in der Erzählung jedoch kaum Erwähnung. Hier zeigt sich, dass Herr HB Arbeiter_innen vorsteht und Tiere bereitet oder trainiert. Er nimmt somit eine große Machtposition innerhalb seines Umfeldes ein.

Aus dem *familiären Kontext* erzählt Herr HB, dass er verheiratet ist und drei Töchter hat. Seine familiären Bezugspunkte sind somit wieder Frauen. Zeitlich lässt sich die Familiengründung nur vage zuordnen, da er sie unerwähnt lässt. Aufgrund der weiteren Lebensgeschichte muss die Heirat um die Zeit der Schuldentilgung gewesen sein. Dies deckt sich auch mit den statistischen Zahlen hinsichtlich der Familienstruktur von Landwirt_innen, die eher gegen Ende des 20. Lebensjahres heiraten, wenn die Sicherung der materiellen Basis abgeschlossen ist, und die Kinder werden dann in der Regel im Jahr nach der Heirat geboren. Traditionell sind die männlichen ländlichen Landwirte in den 70er Jahren für die Absicherung der materiellen Existenz der Familie zuständig und leiten daraus ihre Autorität ab. Der Mann ist Herr auf dem Hof, während die Frau die Verantwortung im Haus trägt. Frauen und Kinder werden zur Mithilfe auf dem Hof verpflichtet (Knirim et al. 1974, 48ff). Diese traditionelle Rollenverteilung ist bei dem Ehepaar HB wahrscheinlich und wird auch in den weiteren Erzählungen ersichtlich. Wie er seine Frau kennengelernt hat, wird nicht erwähnt. Ob er sie vom eigenen Hof her kannte, sie z.B. eine seiner Arbeiterinnen war oder er die erste Zeit auf dem Hof ohne Frau gelebt hat, ist nicht rekonstruierbar. Anzunehmen ist, dass die Frau aus einer landwirtschaftlich geprägten Familie stammt, da sie ihren Mann bei der Arbeit auf dem Hof unterstützte und zeitweise auch vertrat. Die Ehefrau von Herrn HB wird erst relativ spät im Interview im Zusammenhang mit der Zeit nach der Rehabilitation eingeführt: *„... nur müss´ mer sehn, dass wir wieder nach* ***Haus*** *komm und dass* ***da*** *alles wieder in Lot kommt äh, denn wenn ich das so* ***höre*** *von meiner Frau nu dies muss und das und das und das sind ...“* (5/33-35). In der Rekonstruktion der Fallgeschichte wird ersichtlich, dass die Frau in der Erzählung von Herrn HB oft als Zustimmung, Rückversicherung oder Kontrapunkt und vor allem als Kontakt zur Außenwelt dient. Schon an dieser Stelle wird deutlich, dass aus der Sicht von Herrn HB ohne ihn zu Hause nichts *„ins Lot kommt“*. Hier muss er sich aber auf die Aussagen seiner Frau verlassen, denn er kann sich erst einmal nicht selbst davon überzeugen.

Im Hinblick auf seine Frau trennt er die Besitzverhältnisse. Es ist *ihr* Pferd, das er ihr nach dem Verkauf der Tiere lässt, es ist *ihre* Katze, aber es ist *sein* Hof. Die Frau und die Töchter werden als einzige soziale Kontakte oder Beziehungen erwähnt. Er ist zudem auf die Frau angewiesen. Sie hat den Überblick über den Hof und weiß, was gemacht werden muss. Sie ist daher unabdingbar und übernimmt die Verantwortung während der Krankheitsphasen ihres Mannes. Mit der Aussage: *„... näh aber wir ham auch* ***geochst*** *wir ham* ***geochst*** *wie die* ***Tiere*** *näh ...“* (12/17) wird deutlich, dass er seine Frau in die Arbeit mit einbezieht und auch ihr einen Anteil der Leistung wertschätzend zuspricht. Trotz der offensichtlichen Machtdominanz von Herrn HB hat sie durchaus aktive Entscheidungsbereiche, was sich später in der Erzählung über die Katze zeigen wird. Er bringt ihr eine gewisse Wertschätzung entgegen und er hört mitunter auch auf ihren Rat, auch wenn letztendlich er der Entscheider ist. Es macht den Eindruck, dass sie ihn durch ihre Aussagen auch bewusst im Hinblick auf seine Entscheidungen beeinflusst, dies wird beispielsweise bei den späteren Reisen deutlich.

Die Tatsache, dass er drei Töchter hat, ist wirtschaftlich gesehen erst einmal ungünstig. Denn damit hat er nach der Höfeordnung keinen Erben für den Hof. Er muss die Töchter zwar nicht ausbezahlen, aber traditionell ist es üblich, ihnen eine Mitgift für die Heirat zu ermöglichen (Knirim et al. 1974). Auch will keine der Töchter einen Landwirt heiraten. Bei der Analyse des erlebten Lebens stellt dies Herr HB so dar: „... *tja* ***das*** *hätt ich* ***geseh'n,*** *dass die Mädels irgendwie n' Bauern* ***geheiratet*** *hätten, aber aber die hatten ja keine* ***Lust*** *nich die ham ja keine Lust* ***dazu*** *heute das ist ja das* ***Schlimme*** *...* " (9/26-30). Wie die Beziehung zwischen Herrn HB und den Töchtern in der Kindheit war, lässt sich nicht erschließen. Allerdings lassen spätere Äußerungen von Herrn HB die Vermutung zu, dass diese nicht ganz ohne Spannungen war. Dass die Töchter keinen Bauern heiraten, stellt er nicht als eine Schicksalsfügung dar, sondern führt es auf die fehlende Leidenschaft oder Willen der Töchter zurück. Hätten sie nur gewollt, hätten sie einen Bauern heiraten können. Er ist enttäuscht von seinen Töchtern, die ihn ohne Nachfolge lassen und er den erwirtschafteten Hof nicht weitergeben kann. Auffällig ist, dass Herr HB insgesamt sehr wenig über seine Familie erzählt. Dies kann auf ein generationales Verständnis des Lebenslaufs hinweisen. Es ist als ein Zeichen der Moderne anzusehen, dass Lebensläufe sich durch eine Multioptionalität auszeichnen und daher erzählerisch auch eine größere Kontexteinbettung vonnöten ist, um die Erzählung nachzuvollziehen (Hanses 2000, 357-397). Es ist vorstellbar, dass in Zeiten, in denen viele Lebensläufe vorgezeichnet waren, die Kontexte von den Erzähler_innen nicht dargestellt werden, da sie für sie als selbstverständlich galten. In diesem Zusammenhang ist es dann nicht mehr erwähnenswert, dass der Vater im Krieg fiel oder man den familiären Beruf wählte, heiratete und Kinder bekam.

Krankheitsgeschichte

Mit der Krankheitsgeschichte ist ein weiterer Schwerpunkt im Leben von Herrn HB zu verzeichnen: die Genese seiner Unfälle und Erkrankungen. Der Begriff „Krankheitsgeschichte" wurde hierbei bewusst gewählt, da Herr HB die Vorkommnisse als eine solche mit vielen Stilmitteln, wie Spannungsbögen und Betonungen, innerhalb kürzester Zeit am Anfang des Interviews präsentierte. Der Prozess der Krankheitsgeschichte begann drei Jahre nach der Schuldenfreiheit des Hofs, also Ende der 70er Jahre. Herr HB erlitt damals einen *Apoplex* (Schlaganfall).[53] Von dem Ausmaß des Apoplexes ist weder aus der Erzählung noch aus der Dokumentation der Rehabilitation Näheres zu entnehmen. Im Hinblick auf Risikofaktoren ist aus der ärztlichen Anamnese ersichtlich, dass Herr

53 Anm. d. Verf.: Ein Apoplex kann mit Lähmungserscheinungen einer oder mehrerer Gliedmaßen, meist auf einer, aber zum Teil auch auf beiden Körperhälften, einhergehen. Häufig treten Sprachverständnis- und Sprechstörungen, Einschränkungen des Gesichtsfeldes, Gefühls- und Schluckstörungen, Schwindel, kognitive Störungen, Inkontinenz und andere neurologische Ausfälle auf. Das Ausmaß der Symptome hängt von der Art des Apoplexes und dem Sitz der Hirnschädigung ab. Selbst nach langer Akutbehandlung und Rehabilitation gibt es keine Garantie einer vollständigen Behebung der Ausfallerscheinungen (Mehrholz 2008; s. Kapitel I.2.1.4.).

HB früher geraucht hat. Zudem gibt er im Interview ein hohes Stresspotenzial für die Phase der Schuldentilgung an. Er musste viel arbeiten, um den Hof zu erhalten („... *geochst wie die Tiere* ...“). Durch Schilderungen von Herrn HB im Interview deutet sich auch ein aufbrausendes Temperament (s. späterer Konflikt mit Tochter) an. Somit sind einige Risikofaktoren aus dem Leben von Herrn HB erkenntlich, müssen dennoch nicht ausschlaggebend für den Apoplex gewesen sein. In der Rekonstruktion der Fallgeschichte im erlebten Leben leitet er seine Krankheitsgeschichte folgendermaßen ein: *„... in der **Landwirtschaft** auch **reichlich** (.) **Rück**schläge gekriegt (.) **Schlaganfall** mit (.) mit **achtund**dreißig schon hat ich schon meinen ersten Schlaganfall weg bums ...“* (1/31-37). Hier wird von Herrn HB das erste Krankheitsereignis als Rückschlag formuliert. Etwas, was ihn auf dem Weg nach vorne zurückhält. Er hebt dabei das junge Alter von 38 Jahren hervor und scheint von diesem überrascht, aber nicht von der Tatsache des Ereignisses selbst. Rückschläge im Leben scheinen für ihn daher zwangsläufig. Er überwindet den Rückschlag um den Preis, die Verantwortung auf dem Hof abgeben zu müssen. Die Formulierung *„weg bums“* deutet darauf hin, dass er durch die Bewusstlosigkeit während des Ereignisses, aber auch bezogen auf sein Arbeitsvermögen, „ausfiel“. In beiden Fällen wird ihm seine Handlungskompetenz entzogen. Das Leben, das er geführt hat, wird durch passive Einflüsse gestört, die ihn davon abhalten, seine Ziele weiter zu verfolgen. Das Wort *„reichlich“* und die Betonung auf das erste Ereignis verweisen darauf, dass noch weitere Rückschläge folgen werden. Für Herrn HB kann gedeutet werden, dass die Erkrankung einen Schicksalsschlag darstellt, den er überwinden muss. Während er die vorigen Hindernisse auf dem Hof aktiv beeinflussen konnte, ist er nun der Erkrankung ausgeliefert. Er kann nicht mehr agieren, hat keine Kontrolle mehr über die Ereignisse und muss die Situation erdulden. Motorische und/oder neurologische Folgeschäden sind wahrscheinlich, daher wird er seiner Arbeit und Hobbys vorerst nur eingeschränkt nachgekommen sein. Herr HB kann in dieser Zeit den Hof nicht alleine bewirtschaften. Wer in der Zwischenzeit den Hof weiterführt, ist nicht ersichtlich. Anzunehmen ist, dass sowohl seine Frau als auch die Landarbeiter_innen den Hof vorübergehend versorgen.

Im Anschluss daran, zeitlich nicht präzisiert, erzählt Herr HB von einem *Sturz vom Silo* aus sechs Metern Höhe. Dieses Ereignis führt Herr HB ein mit: *„... dann ging's gut, dann wurde ich (.), ich mach keine **halben** Sachen, auch bei solchen Sachen nich, ich mach **ganze** Sachen, da bin ich oben vom Silo runter von (.) **sechs** Meter Höhe ...“* (1/37-39). Hier stellt er in der Analyse des erlebten Lebens eine Unfallsituation als etwas aktiv Beeinflusstes: *„ich mach ganze Sachen“* dar. Er präsentiert sich stolz als jemand, der auch die schlimmsten

Unfälle überlebt und selbst in Gefahr perfektionistisch alles „gibt". Der Ich-Bezug kann so gedeutet werden, dass er über der Sache steht, sie beeinflussen kann. Hier deutet sich eine Agentivierung[54] an, die passiv Erleidendes in aktiv Beeinflussbares umwandelt und sich durch das ganze Interview durchzieht. Auch kommt es bei diesem Ereignis zu einer Situation, in der die Möglichkeit des Todes inbegriffen war. Es ist anzunehmen, dass Herr HB aufgrund der Folgeschäden des Apoplexes, z.B. durch Schwindelanfälle oder motorische Störungen, für Unfälle solcher Art prädestiniert war, er aber ungeachtet dessen weitergearbeitet hatte. Inwieweit der Sturz langfristige Folgen mit sich brachte und wie sich diese auf die Weiterführung des Hofs auswirkten, wird von ihm nicht erwähnt. Anzunehmen ist, dass Herr HB nach dem Sturz eine gewisse Zeit von der Hilfe anderer, vermutlich seiner Frau und den Landarbeiter_innen, abhängig war.

Darauf folgend führt Herr HB einen *Unfall mit einem Bullen* an, aufgrund dessen er 1 ½ Jahre im Krankenhaus lag. Er musste 14 Monate einen Gips tragen, da er verschiedene Frakturen (Knochenbrüche) des Beckenrings und des linken Unterschenkels erlitt: *„... näh dann bin ich vom* ***Bullen*** *kaputtgemacht worden ...*" (1/41). Auch dies ist zeitlich nicht zu rekonstruieren. Da normalerweise nach einer Fraktur der Knochen nach drei bis vier Monaten verheilt und seine physiologische Belastbarkeit intakt ist (Reuter 2004, 718-721), muss es sich bei Herrn HB um äußerst komplizierte Brüche gehandelt haben. Spätestens nach diesem zweiten Vorkommnis verfestigt sich die Hypothese, dass er weiterhin den Einschränkungen durch den Apoplex ausgesetzt war. Gerade die Situation mit dem Bullen lässt aber auch den Verdacht zu, dass hier eigenes Verschulden im Sinne einer Unvorsichtigkeit oder eines Übereifers hinzukommen. Die Folgen für Herrn HB waren diesmal schwerwiegender. Er musste einige Zeit ins Krankenhaus, er war räumlich von seinem Hof getrennt und musste über einen längeren Zeitraum seine Handlungsmacht in Bezug auf diesen abgegeben. Durch den Gips war er zusätzlich abhängig von der pflegerischen Versorgung anderer. Den Gips bezeichnet er als *„Gipspanzer"* was dafür sprechen würde, dass es sich hier um ein Gipskorsett, beispielsweise aufgrund einer Wirbelsäulenfraktur, handelt (Reuter 2004, 718-721). Diese Art des Bruches würde auch die Dauer der Behandlung erklären. Der *„Gipspanzer"* als Metapher spricht für ein „außer Gefecht setzen" und kann nicht nur als körperlicher Schutzpanzer,

---

54 Anm. d. Verf.: Die Begrifflichkeit der Deagentivierung bzw. Agentivierung geht auf die in der texthermeneutischen Analyse von Kruse verwendete Agency Analyse zurück. In der Aufmerksamkeitsebene der Syntaktik werden dabei sprachlich-grammatikalische Besonderheiten als Ausdruck kognitiv-syntaktischer Strukturen untersucht und insbesondere die subjektive Handlungs- und Wirkmächtigkeit analysiert (Kruse 2009).

sondern auch als Einschränkung seiner Handlungsfähigkeit gedeutet werden. Im erlebten Leben wird analysiert, dass Herr HB davon erzählt, vom Bullen „*kaputtgemacht*" worden zu sein. Dies deutet auf die Schwere des Unfalls hin, der ihn nicht nur verletzt, sondern zerschmettert und fast tötet. Was kaputt ging, könnte dabei nicht nur der Körper, sondern auch das Gefühl der eigenen Stärke und der Macht sein. Auch hier wird die Situation als passiv erlittenes Schicksal präsentiert („*gemacht worden*"). Er erzählt das Ereignis als Humoreske und spielt die Schwere des Unfalls dadurch herunter. Es besteht weiterhin der Eindruck, dass die Unfälle infolge von Unachtsamkeit oder der Einschränkungen der vorigen Ereignisse entstanden sind. Die Erzählung wird dabei von einer rhetorischen Dramatik begleitet, die erwarten lässt, dass Herr HB auf einen Klimax der Krankheitsereignisse zusteuert. Für einen Menschen, der vorher aktiv und tatkräftig an den Geschehnissen beteiligt war, ist die Genesung von Herrn HB eine Zeit der Abhängigkeit und Verringerung des Machtpotenzials. Aufgrund der vermuteten Unvorsichtigkeit hinsichtlich seiner vorigen Genesung ist vorauszusehen, dass Herr HB ungeduldig auf die Zwangspassivität reagiert. Da er „nur" körperlich eingeschränkt ist, ist es möglich, dass er die Geschicke des Hofs vom Bett aus weiter leitete. Wer ihn auf dem Hof über diese lange Zeit vertrat, erwähnt er nicht. Die Vermutung liegt nahe, dass der Wegfall von Herrn HB von der Frau und seinen Arbeiter_innen kompensiert oder aufgrund des längeren Ausfalls eine Vertretung eingestellt wurde. Auch bei diesem schwerwiegenden Unfall hätte Herr HB sterben können und die Frage nach einer vollständigen Genesung steht hypothetisch im Raum.

Nach diesen drei Ereignissen kristallisiert sich eine Biographie von Herrn HB heraus, die von Rückschlägen geprägt ist und von denen er sich immer wieder erholt. Er widersetzt sich dem Leben und trotzt den Widerständen. Sprachlich fällt in der Rekonstruktion der Fallgeschichte des erlebten Lebens auf, dass seine Erzählung so reduziert ausfällt, dass die Darstellung einer Aufzählung gleichkommt. Daher liegt die Vermutung nahe, dass Herr HB kein Mitleid erzeugen will, sondern sich als jemand präsentiert, der Bewunderung für die überstandenen bzw. bewältigten Unfälle und Erkrankungen erhofft. Die Feinanalyse der Eingangssequenz unterstützt diese Hypothese. Herr HB stellt sich als jemand dar, zu dessen Leben Probleme dazugehören. Krankheiten und Unfälle sind Tatsachen, denen er sich stellt. Die Abhandlung wird als lustige Geschichte präsentiert, in der klar wird, egal was Herrn HB widerfährt, er kann es bewältigen.

Dies verändert sich mit dem nächsten Datum. Herr HB erleidet Mitte der 90er Jahre innerhalb von einem halben Jahr *fünf Herzinfarkte*. Die Häufigkeit der Infarkte und die Art der Erkrankung zeigen, dass sich seine Gefäßsituation nicht akut, sondern chronisch entwickelt haben muss (s. Kapitel I.2.1.). Hier stellt sich die Frage, ob Herr HB die Beschwerden oder auch ggf. den ärztlichen Rat ignoriert hat. Erneut war er mit einem lebensbedrohlichen Ereignis längere Zeit im Krankenhaus und wird somit nochmals aus seinem Leben gerissen. Wieder muss der Hof längere Zeit ohne ihn bewirtschaftet werden. Herr HB äußert hier im Interview das erste Mal Unverständnis über seine gesundheitliche Situation. In der Rekonstruktion der Fallgeschichte zeigt sich: Er kann es bis heute nicht begreifen, warum er so viele Herzinfarkte in kürzester Zeit hatte. Die Feinanalyse weist darauf hin, dass seine lebensweltliche Idealisierung durchbrochen wurde, denn nicht immer gelingt es ihm, alles zu bewältigen und: Es zeigen sich Probleme des Lebens, die nicht so schnell zu lösen sind. Die Herzerkrankung stellt dabei eine stille Gefahr dar. Sie ist nicht wie ein Unfall mit seinen Auswirkungen direkt ersichtlich, sondern läuft eher verdeckt ab.

In der Analyse des erzählten Lebens deutet Herr HB zu Beginn des Interviews auf zwei wesentlichen Hauptthemen seines Lebens hin. Zum einen seine beruflichen Verortung und zum anderen stellt er eine Krankheitsgeschichte vor, in der er sich als Opfer der Umstände sieht. Beide Hauptthemen präsentiert er in einer berichtenden Textsorte. Nach Schütze weist diese Art der Darstellung auf eine zusammenfassende Retrospektive und eine gewisse Distanz zum Erlebten hin und soll die Hörer_innen an den Ereignissen teilhaben lassen. Für die Fülle dieser Ereignisse verwendet Herr HB im Interview keine zwei Minuten, führt nur die Fakten an und unterlässt Detaillierungen. Aufgrund der schnellen Abfolge der präsentierten Ereignisse entwickelt sich eine Dramaturgie. Zwei wesentliche thematische Details fallen vor allem auf: Zum einen das Hauptthema seines Lebens, hier vorerst „Aufbau und Rückschläge“ genannt und die Auslassung jeglicher kontextuellen Einbettung. Weder erwähnt er familiäre Bezüge im Detail noch freundschaftliche Kontakte oder gesellschaftliche, politische und regionale Kontexte. Eine mögliche Lesart wäre die Voraussetzung einer „Normalität“ des Werdegangs. Eine weitere ist die, und beide Lesarten müssen sich nicht ausschließen, dass ein zusätzliches Thema seines Lebens sich auf ihn selbst bezieht. Er inszeniert sich in seinen Erzählungen als eine „One-Man-Show“.

Zusammenfassend fanden bei Herrn HB in 17 Jahren vier schwerwiegende Ereignisse statt, die eine schwere und langwierige Regenerierung erforderlich machten und massive Auswirkungen mit sich brachten. Somit können diese Ereignisse als biographische Brüche und Leidensprozesse bezeichnet werden, die sich durch sein bisheriges Leben ziehen. Alle Ereignisse gehen mit einer Einschränkung seiner Machtposition einher. Er ist auf die Hilfe von medizinischen Expert_innen, von seiner Frau und den Landarbeiter_innen auf dem Hof angewiesen und kann nur geringen Einfluss nehmen. Er wird immer wieder in seiner eigenen Handlungsentscheidung eingeschränkt, dennoch erhält er erneut seine Machtposition und Unabhängigkeit wieder zurück. Dies lässt die Hypothese zu, dass Rückschläge für Herrn HB zum Leben dazugehören und gemeistert werden müssen. Aufgrund seiner hundertjährigen Großmutter erhärtet sich die Vermutung, dass er ein langes und hartes Leben mit Rückschlägen erwartet und dies implizit als eine Art Lebenskonzept versteht. Dabei bewältigt er die an ihn gestellten Aufgaben des Lebens, ohne sein Leben an sich in Frage zu stellen.

Nach den Herzinfarkten fragt Herr HB einen Arzt nach der *Prognose seiner Erkrankung*: *„... wie lange habe ich mit meiner alten Schrottlaube noch zu leben ...“* (2/8-9). Er verwendet dabei die Metapher der *„Schrottlaube“*, um sein Herz zu verdinglichen. Dies erweckt den Eindruck, er rede über etwas Ersetzbares, nicht zu ihm Gehörendes und zieht dafür einen qualitativ abwertenden Begriff heran. In dem Gespräch mit dem Arzt gab dieser ihm eine Überlebenschance von zweieinhalb bis fünf Jahren. Damit wird er das erste Mal unabdinglich mit der Endlichkeit seines Lebens konfrontiert, und zwar im Alter von Mitte 50. Bei der Rekonstruktion der Fallgeschichte des erlebten Lebens (s. 2/12-33) konnte analysiert werden, dass das ein Schock für ihn war. Die Verwendung des Verbs *„schluckste“* im Zusammenhang mit dem Umgang mit der Prognose weist auf einen passiven Umgang hin. Auf ein anfängliches Verdrängen oder Hinnehmen. Er wendet das Passive aber wieder ins Aktive, indem er anschließend die Notwendigkeit sieht, sich mit der Diagnose *„auseinanderzusetzen“*, was auf eine aktive und bewusste Verarbeitung hinweist, deren Ergebnis er zu akzeptieren sucht. Diese thematische Passage wird wieder von Argumentationen begleitet, welche die strittigen Aspekte selbst zum Thema haben. Er sucht nach Erklärungen. Bei den früheren Ereignissen präsentiert er sich als Opfer der Umstände, stellt diese aber nicht in Frage. Die Prognose ist ein echter Rückschlag, den er nicht versteht. Des Weiteren fällt in der Analyse des erzählten Lebens auf, dass er diese Wende in der Lebensgeschichte nicht emotional belegt, sondern er die Situation kognitiv verstehen will. Was auf der einen Seite in der Präsentation als Selbstschutz ausgelegt werden kann, könnte aber vor dem Hintergrund seiner Nachkriegssozialisation als generelle Härte der Generation gegenüber Schicksalsschlägen gedeutet werden. Auch thematisch ist die Lebensprognose ein Wendepunkt im Leben von Herrn HB. Es ist zu vermuten, dass das Konzept des langen Lebens mit Hindernissen deutlich in Frage gestellt wird. Es kommt zu einem gravierenden Einschnitt in seinem Leben, der biographisch als Lebenswende bezeichnet werden kann. Die Prognose stellt sein voriges Leben in Frage und er muss sich nun entscheiden, wie er es weiter gestalten möchte. Ersichtlich wird, dass er aufgrund der Schwere der Erkrankung nicht mehr im gewohnten Maße körperlich auf dem Hof mitarbeiten kann, denn die Herzerkrankung scheint bei der Prognose als weit fortgeschritten und irreversibel. Es ist bis zu diesem Zeitpunkt noch nicht klar, ob ihm die Prognose alle Hoffnungen nimmt oder er insgeheim die Hoffnung hat, wieder zu gesunden. Stellt er sich auf den Tod ein oder ignoriert er ihn? Verwirklicht er neue Träume, führt er sein Leben wie gehabt weiter oder schränkt er es ein?

Verluste und Neuorientierung im Leben

Mit der Prognose gehen viele Entscheidungen und Veränderungen im Leben von Herrn HB einher. Was zuerst entschieden wurde, lässt sich chronologisch nicht nachvollziehen. Nach den Herzinfarkten hört Herr HB mit dem Rauchen auf. Da er an dieser Stelle dem Rat der Ärzt_innen folgt, könnte dies auf eine Krankheitseinsicht hinweisen. Er bricht mit seiner Vorstellung der schicksalhaften Ereignisse und sucht in seinem Leben nach den Bedingungsfaktoren für seine Krankheit. Ob dies eine nachhaltige Einsicht ist, wird sich im Laufe seines weiteren Lebens zeigen. Der *Nikotinverzicht* kann als eine Bestärkung seiner Machtposition gedeutet werden. Arbeitete er sonst gegen das Schicksal oder die Umstände an, arbeitet er nun gegen sich selbst. Damit bewahrt er implizit seine eigene Machtposition, denn selbst vor den eigenen Widerständen macht er nicht halt.

Des Weiteren bricht er den Kontakt zu seinen Töchtern ab. Dieser Schritt nährt zunehmend den Eindruck, dass Herr HB sein Leben bilanziert und anfängt, es aktiv umzugestalten. In der Rekonstruktion der Fallgeschichte des erlebten Lebens wird der *Kontaktabbruch* erst auf Nachfrage nach seinen *Töchtern* und seiner Frau erwähnt und beginnt mit: *„... **NE** da **will** da ich **gar nichts** darüber sagen (.), die Mädels absolut nich (...), da hilft nur eins, **Fenster** auf und **raus** (.) und ganz **schnell** (.), die hab ich **total abge**hakt ... ((spricht schnell und verärgert))* (15/35-36). Er eröffnet die Geschichte damit, dass er nichts erzählen möchte, aber dennoch erzählt er dann einiges. Der Konflikt ist für ihn zwar eigentlich *„total abgehakt"* und damit endgültig erledigt, dennoch ruft er immer noch Verärgerung bei ihm hervor. Er führt hier als Beispiel eine Geschichte mit *einer* der Töchter an, welche er als exemplarisch für das Verhältnis mit allen Töchtern darstellt. Er erzählt von einem Ereignis nach den Herzinfarkten, bei dem die Tochter im Krankenhaus von ihm forderte, er solle ihr den Hof überschreiben, da er ja eh bald sterben würde. Durch die resolut dargestellte Einforderung des Erbes im Krankenhaus, da der Vater ja eh *„verrecke"*, wirkt die Tochter in der Erzählung respektlos und geldgierig. Aber auch die anschließende Reaktion des Vaters ist eindrücklich. Herr HB gibt seiner Tochter nach ihrer Forderung vom Krankenbett aus so kräftig eine Ohrfeige, dass sie auf das Bett eines anderen Patienten fällt. Seine Tochter nennt er dabei *„Else"* was einerseits auf einen Namen oder aber auch auf die (diebische) Elster rekurrieren könnte. Nach diesem Ereignis ist für Herrn HB eine Grenze überschritten worden, und nachdem er seinen Ärger in körperlicher Gewalt ausgedrückt hat, bricht er radikal den Kontakt zu seiner Tochter unter Androhung erneuter Gewalt ab und schmeißt sie mit den Worten raus: *„... zieh, lass dich nie wieder sehn sonst* ***erschlag'*** *ich dich ...* " (16/5-6). Hier präsentiert Herr HB eine verbale und körperliche Gewalt, die einerseits auf eine extreme Verletzung durch das Verhalten der Tochter zurückzuführen ist, aber auch auf ein generell aufbrausendes und gewaltbereites Verhalten von Herrn HB. Die Vermutung liegt nahe, dass dies nicht die erste Auseinandersetzung zwischen Vater und Tochter bzw. Töchtern war und hier ein aufgestauter Ärger eruptiert. Insgesamt könnte Herr HB nicht nur sehr verärgert, sondern auch enttäuscht über das Verhalten der Tochter sein. Wenn davon ausgegangen wird, dass die erste Tochter um den Zeitpunkt der Schuldenfreiheit geboren wurde, müsste diese bei dem Kontaktabbruch Anfang bis Mitte 20 Jahre alt gewesen sein. Die Töchter haben entweder schon Männer geheiratet, die nicht aus der Landwirtschaft stammen oder deutlich geäußert, keine solchen heiraten zu wollen. Die Konflikte müssen dabei alle Töchter gleichermaßen betroffen haben. Es kann gedeutet werden, dass es jahrelange Konflikte um die Frage der Vererbung des Hofs gab und er mit dem Kontaktabbruch Klarheiten schaffen und/oder psychosoziales Konfliktpotenzial abbauen wollte. Nach der Herzerkrankung wird erkennbar, dass Herr HB nicht alleine den Hof weiterführen kann. Er bräuchte weitere Hilfe, die ihm von seinen Töchtern versagt wird. Sie haben aus seiner Sicht keine *„Lust"* sich des Hofs anzunehmen und verweigern sich. Neben der Enttäuschung kommt durch dieses Ereignis auch Wut hinzu. Die Kinder sind schuld am Verkauf, hätten diese nur gewollt, hätte er den Hof halten können. Nun hat er vieles geleistet und etwas erschaffen, aber die Kinder zeigen kein Interesse es weiterzuführen und er muss sich ihrer Entscheidung passiv ergeben. Der Kontaktabbruch ist für Herrn HB ein schmerzlicher Bruch. Die Verletzungen können als so massiv gedeutet werden, dass er nichts mehr von all seinen Töchtern hören und sehen möchte. Er formuliert den Bruch als ein passiv geschehenes Ereignis, denn von seiner Seite hätte er nichts daran ändern können. Er beendet die Geschichte mit *„... näh (4)* ***Schade aber*** *was soll man* ***machen*** *...* " (16/15). Was er daran bedauert, wird nicht ganz klar. Bezieht sich dies auf den Kontaktabbruch oder das Verhalten der Töchter? Diese Passage kann in der Analyse des erzählten Lebens als besonders emotional hervorgehoben werden. Zwar ist die Erzählung nur kurz, sie wird dennoch sehr laut, schnell und verärgert vorgetragen. Obwohl nach der Frau *und* den Töchtern gefragt wird, entscheidet er sich, nur von einer Tochter zu erzählen. Dass diese deutlich den Unwillen des Vaters hervorruft, lässt sich daraus schließen, dass die Beziehung zur Ehefrau nicht konfliktbehaftet ist. Herr HB präsentiert sich hier als jemand, der bei Konflikten nicht lange abwartet, sondern konsequent eine Lösung herbeiführt. Wie sich der Kontakt zu seinen Töchtern bis zu diesen Ereignissen gestaltet hat, bleibt offen. Es gibt keine weiteren Erzählungen über sie, daher liegt nahe, dass sich das Verhältnis schon vor dem Ereignis problematisch gestaltete. Es wird nicht deutlich, wie sich der Kontaktabbruch auf die Beziehung von Mann und Frau oder auch von der Frau und den Töchtern ausgewirkt hat und wie sich seine Frau zu diesem Konflikt verhalten hat. Nach der Geschichte mit der Tochter bricht Herr HB das Thema ab und beginnt ein für ihn unverfänglicheres Thema, indem er auf eine Wissensfrage an die Interviewerin und dem Thema der Namensgebung seines Hofs überleitet (s. Exkurs). Aufgrund der Positionierung von Herrn HB zu den in seiner Umgebung befindlichen Lebewesen wird eine latente Polarisierung deutlich: Die Pferde und Hunde von Herrn HB sind trainierbar und gehorchen ihm. Daher sind sie für ihn mit positivem Wert besetzt. Die Töchter folgen nicht seinem Willen und sind daher mit negativen Attributen behaftet. Auch hier spielt wieder die Frage der Macht eine entscheidende Rolle, was sich im Folgenden noch an weiteren Stellen belegen lässt und im Exkurs thematisiert wird.

Ein weiteres einschneidendes Ereignis wird von Herrn HB aktiv veranlasst und er entscheidet sich noch im Krankenhaus, den *Hof zu verkaufen*. Er veräußert seinen kompletten Hof mitsamt den Kühen und Pferden und geht mit Mitte 50 in den vorzeitigen Ruhestand. Der Verkauf fand zu Zeiten des Strukturwandels in der Landwirtschaft statt, in dem sich die wirtschaftliche Lage der Landwirt_innen deutlich verschlechterte (Nehring 2006, 755-776). Dennoch präsentiert er den Verkauf des Grundstücks und vor allem der Pferde als ein lukratives Geschäft. Zwar steht Herrn HB durch seine Erkrankung auch schon vor der Vollendung des 65. Lebensjahres eine Rente aus der landwirtschaftlichen Sozialversicherung zu, dennoch ist diese nicht als Vollrente angelegt. Er ist daher auf die Einnahmen durch den Verkauf angewiesen (SVLSV o.J.). Der Verkauf ist eine eindeutige und endgültige Entscheidung. Mit diesem radikalen Schnitt gibt er sein Grundeigentum und seine Handlungsmacht in der Arbeitswelt vorerst auf. Was als eine Entscheidung hinsichtlich einer Stressentlastung und eines ruhigeren Lebens oder auch als Resignation gedeutet werden könnte, entwickelt sich später zu einem Neuanfang und einer Verlagerung der Macht auf eine andere Handlungsebene. Den Verkauf des Hofs führt er mit folgenden Worten ein: *„... tja und wie das denn nachher der* ***Knall*** *kam (.) der* ***Urknall*** *wie man so schön sagt, musste ich* ***aufgeben,*** *so was mach'ste jetzt (...) die* ***Kinder*** *ham keine Lust dazu ...* “ (8/36-37). Schicksalsschläge werden im weiteren Verlauf von Herrn HB immer wieder als Knall oder Urknall bezeichnet. Diese Metaphorik ist an ein Naturereignis angelehnt und legt die Schicksalshaftigkeit und die Bedeutung der Ereignisse dar. Das, was er aus eigener Kraft aufgebaut hat, wird nun von äußeren Umständen niedergerissen. Der Knall wird begleitet von Unverständnis: *„... heute ham'ses noch nicht **geglaubt** (.) und **gestern** auch nich aber **morgen** wissen Sie, Sie müssen **verkaufen** ... “* (11/10-12). Er fragt sich, ob er dies glauben kann, ob die Situation Traum oder Wirklichkeit ist. Es passiert also etwas Unvorstellbares, was dem Verstand nicht oder noch nicht zugänglich ist. Die Aufgabe des Hofs wird als etwas Passives eingeführt, denn der Begriff „*aufgeben*“ steht dafür, etwas beenden zu müssen, obwohl der Sinn im Weitermachen besteht. Es bleibt ihm nichts anderes übrig als zu verkaufen, da die Kinder ihn dabei nicht unterstützen wollen und er es selbst nicht kann. Den Verkauf des Hofs schildert er als eine aktive, selbstgewählte Entscheidung. Eine andere Option, nämlich den Hof zu verpachten, kommt für ihn nicht in Frage. Bevor er tatenlos zusehen muss, sagt er, wie andere seinen Hof bearbeiten und er dabei „*durchdreht*“, zieht er lieber einen konsequenten Schlussstrich. Somit ist der Verkauf, wie zuvor schon angedeutet, auch als Stressreduktion zu verstehen, denn die aufreibenden Sorgen, z.B. materieller Art, sind mit dem Hofverkauf beendet. Die selbstgewählte Entscheidung wird dennoch in der Erzählung emotional präsentiert. Der Entschluss hat ihm nach seinen Aussagen „*wehgetan*“, es war eine schmerzvolle Entscheidung, die aber aus seiner Sicht unvermeidlich war. In der Analyse der erzählten Geschichte ist der Verkauf des Hofs mit dem Urknall und der „*Lustlosigkeit*“ der Töchter das Erste, was er überhaupt von seinem Hof erzählt hat. Er führt den Hof dabei nicht über seine Aufgaben auf demselben ein, sondern über den Besitz, der dann durch die Erkrankung aufgegeben werden musste. Es wird dadurch deutlich, dass der Hof eine besondere Bedeutung hat. Auf spätere Nachfragen folgt eine längere Passage der Argumentation über die Entscheidung der Hofaufgabe und es lässt sich die Bedeutung bzw. Funktion des Hofs deutlicher rekonstruieren. Er präsentiert dies als eine schwierige, aber selbst gewählte Entscheidung und protestiert mit erhobener Stimme gegen den schicksalhaften und nicht selbstverschuldeten Verlust. Feinanalytisch gesehen zerbricht mit dem Knall, also der Aufgabe des Hofs, sein Lebensprojekt. Es ist ein plötzlicher, abrupter, erschreckender und lauter (Knall) Einschnitt in sein Leben, der mit einer deutlichen Deagentivierung („*verkaufen müssen*“) einhergeht. Er wird durch seine Entscheidung gezwungen, sich passiv zu verhalten. Erneut taucht bei Herrn HB die Frage auf, ob „*man*“ diesem Verlauf wirklich glauben kann. In Ergänzung zu seinen häufigen Fragen nach der kognitiven Zugänglichkeit der Ereignisse kommen hier die Kategorie des Glaubens und eine zeitliche Dimension hinzu. Im Gegensatz zum Wissen, ob etwas wahr ist, geht es bei dem Glauben um eine Wahrscheinlichkeitsvermutung, also etwas für hypothetisch wahr zu halten. In der Verwendung: *„... ist dat nu' alles **Traum** oder ist das **Wirklichkeit** ... “* (11/45) wird die Differenzierung der beiden Ebenen deutlich. Dies lässt die Möglichkeit der Widerlegung offen, was in diesem Kontext deutlich für Unsicherheit der lebensgeschichtlichen Bedeutung spricht.

In der Distanzierung durch die Verwendung des Indefinitpronomens „*man*" wird dies noch einmal deutlich. Der Entscheidungsprozess ist für Herrn HB zwar „*aufreibend*" und mit Zweifeln besetzt, da er im Krankenhaus nicht vor Ort die Lage einschätzen konnte und sich auf die Meinung anderer verlassen musste. Dennoch war die Entscheidung ein Schlussstrich und eine wichtige Hürde im Umgang mit der Krankheit. Er wird dadurch von einer Last befreit. Präsentiert wird der Hofverkauf in der Rekonstruktion der Fallgeschichte folgendermaßen: „*... man man hat's erlebt näh tja (.) ((lauter)) dann brauchst de* ***hundert Jahre,*** *um was aufzubau'n und denn in* ***fünf*** *Minuten ist alles weg (.) so* ***schnell*** *geht's dann ...*" (12/ 6-7). Bei dem fast als Naturkatastrophe präsentierten Ereignis spielt auch wieder die Frage, ob dies glaubenswert ist oder nicht, eine Rolle. Mit dem Verweis auf das Erleben versucht er sich selbst zu überzeugen und stellt somit das Reale in den Vordergrund. Weiterhin steht erneut die Diskrepanz zwischen dem aktiv über längeren Zeitraum Aufgebauten und dem passiv in Kürze Verlorenen im Vordergrund.

Mit dem Verkauf des Hofs geht auch der *Verkauf der Tiere* einher. Hier fällt es Herrn HB insbesondere schwer, sich von seinen Pferden zu trennen. Durch die Organisation des Verkaufs hat Herr HB die Möglichkeit, den Verkauf zu kontrollieren und über den Verbleib der Pferde zu bestimmen. Er verkauft die Pferde nur an Privatleute und nicht an Pferdehändler_innen, um sich der guten Versorgung der Tiere zu vergewissern. Der Verkauf ist eine weitere emotionale Belastung für Herrn HB, denn die Pferde nehmen einen besonderen Stellenwert in seinem Leben ein. Mit ihnen verliert er Stück für Stück den eigentlichen Hof. Mit Stolz äußert er, dass die Pferde in kürzester Zeit verkauft waren, was für die Begehrtheit, die Qualität der Tiere und damit für seine Leistung sprechen könnte. Mit dem Verkauf der Pferde gibt er auch das Hobby des Reitens auf, was ihn zusätzlich belastete. Auf der Ebene der Analyse des erzählten Lebens ist dabei bemerkenswert, dass Herr HB von dem Verkauf der Pferde erst dann spricht, als eine Nachfrage zu der Aufgabe des Reitens gestellt wird. Er schließt an die Frage, wie zuvor auch bei dem Hof, nicht eine Erzählung über sein Hobby an, sondern erzählt sehr anekdotisch (szenisch-episodisch) und mit ausgeprägter Gestik und Mimik, wie er seine Pferde verkauft hat. Er stellt also nicht die Bedeutung des Reitens an sich dar, sondern er präsentiert wieder den konsequenten Umgang mit einer Situation. Er kann nicht mehr reiten, er will keine Bereiter_innen einstellen, also verkauft er. Entweder „*alles oder gar nichts*" entscheidet er hier wieder im Alleingang, denn es erfolgt keine Erwähnung sozialer Kontexte. Im Vordergrund stehen dabei die Qualität seiner Pferde und deren rascher Verkauf und er präsentiert sich damit als eine Person, die selbst noch in der Not ein gutes Geschäft abschließt. Die Bedeutung der Aufgabe seiner Pferde wird später noch in der Summe seiner Verluste deutlicher. Diese Passage wird argumentativ präsentiert, die Plausibilisierung des Entscheidungsprozesses ist dabei zentral. Er zeigt die Selbstdeutung seiner Entscheidung auf bzw. rechtfertigt diese. Nur das Pferd seiner Frau wird nicht verkauft: *„... das ist ihre Stute und das soll sie auch bleiben ...“* (8/19). Dies kann als eine Wertschätzung gegenüber seiner Frau gesehen werden. Im Vergleich zu sich selbst gesteht er ihr ein Stück Hof zu, das er sich selber verwehrt. In der Rekonstruktion der Fallgeschichte im erlebten Leben kann allerdings aufgrund des hohen Alters der Stute auch die Deutung aufkommen, dass das Tier Herrn HB beim Verkauf wenig Gewinn einbringen und ihm nicht lange zur Last fallen würde. In beiden Auswertungsschritten wird deutlich, dass es aus Sicht von Herrn HB trotzdem als ein großzügiger Akt gedacht ist.

Der *vorzeitige Ruhestand* ist für Herrn HB ein Statuspassagenwechsel, denn der „Chef“ hat auf einmal kein Refugium mehr. Für den Ruhestand galt in der Generation von Herrn HB die Vorstellung, dass nach einer harten Arbeitszeit die Rente in Form eines legitimierten Nichtstuns genossen werden sollte. Ob dieser Ruhestand sich wirklich in diesem Sinne gestalten wird oder eher zu einem „Unruhestand“ wird, zeigt sich im weiteren Verlauf. Denn wie das Wort Urknall schon impliziert, befindet er sich nicht am Ende, sondern am Anfang eines neuen Lebens.

Alle Ereignisse zeigen, dass Herr HB nach der Prognose sein Leben verändert. Er trifft innerhalb kürzester Zeit wichtige Entscheidungen und schafft Ordnung in seinem Leben. Es deutet sich an, dass er trotz Krankheit das restliche Leben ausschöpfen möchte. Wieder kämpft er aktiv, nun für die Bedingungen seines restlichen Lebens. Alle Veränderungen weisen auf ein bedingungsloses Vorgehen hin. Wenn er sich entscheidet, dann auch mit allen Konsequenzen und setzt seine Entscheidung kompromisslos um. Nach der Aufgabe des Rauchens, dem Kontaktabbruch zu den Töchtern und dem Verkauf des Bauernhofs beginnt er, sein Leben mit neuem Inhalt zu füllen und neue Prioritäten zu setzen. Er kauft sich ein *Grundstück mit Haus* in einer ländlichen Kleinstadt in der weiteren Umgebung seiner Geburtsregion. Das Grundstück erweist sich mit 2500 m² als weitläufig und das Haus mit 250 m² für zwei Personen als großzügig. Somit könnte man den Besitz als einen Resthof[55] bezeichnen. In der Analyse des erlebten Lebens wird deutlich, dass sich Herr HB weiter über Besitz definiert. Er stellt diesen als beträchtlich dar und grenzt sich von der Normalbevölkerung ab. Durch die Formulierung: *„... näh sind andere **ganze Wohnungen** die sechzig dreiundsechzig Quadratmeter näh **hier** muss das eine **Stube** sein (.) aber **naja***

55 Anm. d. Verf.: Ein Resthof stellt einen Hof ohne landwirtschaftlichen Betrieb dar (Klohn et al. 2001).

(...) ***meinetwegen*** *...* " (6/19-24) wird nicht ganz deutlich, ob die Größe des Hauses sein bzw. den Wunsch oder das Bedürfnis („*muss*") z.B. der Frau darstellt. Es zeigt sich, dass Herr HB genug Geld für seinen Lebensabend zur Verfügung hat und ein umfangreicher Besitz eine bedeutende Rolle in seinem Leben spielt. Er bleibt somit zum Teil seinem alten Leben verhaftet, lediglich in Kleinformat. Wie sich im Weiteren zeigen wird, läuft der zukünftige Lebensplan nicht darauf hinaus, sich ruhig zurückzuziehen.

Auch sonstige Vermutungen, er bliebe dem Reitsport treu, wenn nicht als Reiter so zumindest als Berater im Reitsport, bewahrheiten sich nicht. Herr HB erfüllt sich nach seiner Aussage einen alten Traum: Er fängt mit dem *Reisen* an. Als Erstes besucht er osteuropäische Länder, dann Südamerika und Südafrika und er nimmt an verschiedenen Schiffsreisen teil. Besonders die Reise mit der Transsibirischen Eisenbahn hebt er hervor. Sein körperlicher Zustand muss soweit wieder hergestellt sein, dass er die Belastungen der Reise übersteht. Und er muss dabei über so viel Geld verfügen, dass er sich das auch Reisen leisten kann. Der von ihm dabei vorgenommene Verweis auf die Dicke seiner Brieftasche wirkt in der Feinanalyse sehr prahlerisch. Es entsteht das Bild eines Abenteurers, der auf Expeditionen geht, um neue bzw. zu dem damaligen Zeitpunkt unbekanntere Länder zu entdecken. In der Feinanalyse setzt Herr HB anfangs dem früheren Arbeitsmotiv ein „sich etwas gönnen" entgegen. Nach anfänglichem „*was soll ich da*" sieht er vorerst keinen Sinn im Reisen, lässt sich aber von seiner Frau davon überzeugen. In der Analyse des erlebten Lebens am Interview wird deutlich, dass Herr HB durch die Bestärkung seiner Frau: „ *... was willst du irgendwie zu Hause sitzen* ***reis'*** *doch (...)* ***fahr*** *in der* ***Welt*** *umher (.) ...* ***du*** *schwärmst doch immer vom* ***Ostblock*** *...* " (12/ 19-21) auf das Thema der Reisen gebracht wird. Eine alte Wunschphantasie, die er vergessen, nicht zugelassen hat oder einfach aufgrund des Hofs nicht verwirklichen konnte und an die ihn seine Frau erinnern musste. Seine Frau legitimiert seine Reisen bzw. dient als Rückversicherung und bestätigt damit seine Agenz. Es wird deutlich, dass seine Frau ihn gut kennt und durch die Formulierung: „*Was willst Du zu Hause sitzen*" von ihrer Seite die Reise veranlasst. Ob die Frau auch ein eigenes Interesse hatte, den Mann auf Reisen zu schicken, kann vermutet, aber nicht bestätigt werden. Darüber hinaus wird deutlich, dass es sich hierbei nicht um ein gemeinsames Hobby der beiden Eheleute handelt, denn die Frau bleibt zu Hause. Wie sich das Leben der Ehefrau neu ausfüllt, bleibt offen.

„ *... und so fing es dann an dann bist mal hierhin gefahrn' ...* „ (12/25). In der Feinanalyse zeigt sich eine Prozesshaftigkeit, die auf eine Abfolge von Ländern schließen lässt, welche einer Zwangsläufigkeit unterliegen. Erst wird in das nähere Polen „*geschnuppert*", dann das etwas weiter entfernte Russland bereist, so als teste er die Länder oder vielleicht auch das eigene körperliche Durchhaltevermögen. Das Wort „*mitgemacht*“ könnte auf eine Gruppenreise hindeuten (mit anderen zusammen gemacht). Aufgrund der Präsentation von Herrn HB ist eher wahrscheinlich, dass „*mitgemacht*“ im Sinne von *„ich habe alles von A-Z mitgemacht“* bedeutet. Denn die Reisen waren, wie die sechswöchige Reise mit der Transsibirischen Eisenbahn zeigt, auch zeitlich sehr umfangreich. Es beginnt für Herrn HB etwas Neues und er erobert sich Stück für Stück ein Land der Erde und sammelt dadurch neue Erfahrungen. Er stellt den Bezug zu Osteuropa und Russland, obwohl er auch andere Länder besucht hat, deutlich in den Vordergrund. Dies könnte auf die frühere Wohnortnähe zur osteuropäischen Grenze zurückzuführen sein, verbunden mit dem Wunsch, die Länder hinter der Mauer zu erkunden. Die Reisen fanden zu einem Zeitpunkt statt, an dem sich vor allem die östlichen Reiseländer im Umbruch befanden und daher etwas Neues oder Aufregendes boten. Bei den Erzählungen fällt auf, dass er nicht von den bereisten Landschaften erzählt, sondern über Menschen und von dem Ablauf der Reise spricht. Auch hier macht Herr HB keine halben Sachen, denn er kürzt die Reisen nicht wie andere Reisende ab. In der Analyse des erzählten Lebens gehört diese Passage über die Reisen zu der zweitlängsten im ganzen Interview. Die szenisch-episodische Darstellung präsentiert er ausführlich und mit viel wörtlicher Rede. Deutlich steht die Selbstpräsentation im Vordergrund. Er setzt dem Verlust des Hofs etwas Positives entgegen und präsentiert sich als aktiver Eroberer und Abenteurer. Sein Leben wird durch die Reisen neu bestimmt. Hat er sich vorher über den Beruf definiert, sind nun die Reisen sein Lebensmittelpunkt. Des Weiteren präsentiert er, wie auch schon an anderen Stellen, deutlich seine Überlegenheit. Darüber wird im Exkurs noch näher eingegangen. Vorwegzunehmen ist Folgendes: Was sich hier vorerst als eine Überlegenheit auf der Wissensebene über fremde Länder präsentiert, wird implizit auf andere Machtebenen ausgedehnt. Es entsteht der Eindruck, dass sich Herr HB im Hinblick auf seine Handlungsmacht treu bleibt: *„... hat man wenigstens* ***etwas*** *vom Leben gehabt ... wenn nich auf der* ***einen*** *Seite eben auf der* ***and'ren*** *Seite ... “* (15/9-14). Er verlagert seine Handlungsmacht nur auf ein anderes, diesmal nicht arbeitsbezogenes, Gebiet. Zusätzlich präsentiert er sich als besonders geeignet für die Reisen: *„... ist natürlich auch* ***stressig*** *näh (.) man muss da aber auch zu* ***geboren*** *sein nich' ... “* (14/27-28). Herr HB stellt sich in seinem neuen Leben als der geborene Abenteurer dar, der sich in der Welt auskennt. Dies wird unterstützt durch die Aussage seiner Frau: *„... und meine* ***Frau*** *sagt, du das ist doch* ***Abenteuer*** *(.)* ***genau*** *und das ist doch dein* ***Metier*** *und ich sach',* ***eben*** *und deswegen mach ich's auch ... “* (15/ 3-4). Der Begriff „*Metier*“ ist dahingehend interessant, dass er eher auf fachbezogene Kompetenzen hinweist. Dies lässt die Deutung zu, dass Herr HB sein Hobby zum Beruf macht. Das Abenteurerimage unterstützt Herr HB mit den Äußerungen, dass die Reisen nichts für Leute seien, die sich „*die Lippen oder Augenbrauen nachziehen*“ müssen oder auf „*Schlips und Kragen*“ bestehen. Trotzdem kommt Herr HB aber auch nicht ohne Service aus, denn die meisten seiner Reisen, beispielsweise auf den Schiffen oder der Transsibirischen Eisenbahn, werden von Personal begleitet: *„... hat **zwei** Gäste unter sich und die müssen se **betreu'n** die müssen seh'n, dass die Heizung immer stimmt im Abteil, dass nich kalt ist, dass die Betten gemacht sind, das Essen regelmäßig, die **müssen** für **alles** sorgen ja ... “* (13/36-39). Diese abschließende Passage über seine Reisen verläuft im argumentativen Passus. In der Analyse des erzählten Lebens präsentiert er sich als Reisender, der sich von anderen Reisenden abhebt und von seiner Frau bestätigt wird. Damit setzt er dem Bild des chronisch und progressiv herzkranken Patienten das Bild eines kraft- und machtvollen, überlegenen und unabhängigen Mannes entgegen. Beim Reisen kann Herr HB seine Handlungsmacht erhalten, ohne sich den Rückschlägen und dem Stress auszusetzen, denen er auf dem Hof ausgesetzt war. Des Weiteren haben die Reisen für Herrn HB den Vorteil, dass sich im Anschluss daran interessante Geschichten erzählen lassen und er durch inszenierte Selbstdarstellungen Bestätigung erhält. Damit gelingt es Herrn HB, seinen passiv erlittenen Verlust in eine aktive neue Handlungssituation zu wandeln. Die Reisen sind eine deutliche Reagentivierung von Herrn HB. Allerdings lässt sich dabei ein Kontrast zu seinem vorigen heimatverbundenen Leben erkennen. Wurde mit dem Hof ein deutlicher regionaler Bezug präsentiert, öffnet sich dieser durch Reisen in eine Weltgewandtheit.

Zur gleichen Zeit nimmt Herr HB auf seinem Grundstück viele verschiedene Tiere auf, sodass er selbst, in Anlehnung an den Tierpark in Hamburg, von *„Klein Hagenbeck“* spricht. Zu den Tieren, wie Pfauen, Fasanen und Strauße, gesellen sich vier Hunde und eine afrikanische Schleichkatze. Nach dem Tierschutzgesetz braucht es für das Halten einiger Tiere eine spezielle Genehmigung (Tierschutzgesetz 2006). Ob es sich bei dem Hobby alleine um die Freude an den Tieren und/oder auch der damit einhergehenden Bewunderung Dritter handelt, lässt sich nur vermuten. Während er bei seinen Reisen hinaus in die Fremde geht, bringt er mit den Tieren die Fremde zu sich nach Hause. Nach der Schilderung von Herrn HB ist die Unterbringung der vielen Tiere arbeits- und zeitaufwändig. Dabei stellt sich die Frage, ob ihn ausschließlich die Frau bei der Versorgung unterstützt oder noch zusätzlich Personal angestellt ist. Auch hier präsentiert sich Herr HB als aktiv Handelnder, der Verantwortung übernimmt. Er stellt in der Rekonstruktion der Fallgeschichte des erlebten Lebens einen deutlichen Ich- und Handlungsbezug her. Er hat sich wieder etwas Eigenes aufgebaut und drückt seinen Stolz darüber aus, dass nur noch wenige Tiere fehlen (Giraffen, Elefanten, Nashörner), um aus seinem Hof einen richtigen Tierpark zu machen. Auch die namentliche Orientierung an einen der größten privaten Tierparks Deutschlands weist darauf hin. Aufgrund des Kaufs des großen Grundstücks kann davon ausgegangen werden, dass Herr HB von Anfang an weiterführende Ziele mit dem Grundstück hatte. Dies wird durch die Aussage der Ehefrau untermauert: „... *und da sagt meine Frau, sach' mal willst du ... den Hof* ***langsam*** *umsanieren auf* ***Park****?*" (20/ 21-22). Dabei wird wiederum ersichtlich, wie gut seine Frau ihn kennt, denn sie ahnt die Intention ihres Mannes und wird für ihn dadurch zu einer reflexiven bzw. legitimierenden Instanz. Herr HB versucht, wieder ein großes Projekt aufzubauen. Der Begriff „*Sanieren*" deutet darauf hin, dass etwas erneuert oder wiederhergestellt werden soll, wie z.B. der alte Hof.

In der Präsentation des Tierparks wechseln sich im erzählten Leben die Textsorten der Beschreibung und Erzählung ab. In der Erzählung verwendet er wieder eine szenisch-episodische Darstellung und setzt zur dramaturgischen Unterstützung Gestik und Pausen ein. Herr HB erzählt von den Tieren erst im Nachfrageteil, als es um die Aufforderung geht, seinen Alltag zu Hause zu beschreiben. In Erinnerung an seinen Alltag fällt ihm ein, dass sich dieser ja verändert hat und er eigentlich nicht weiß, wie sich sein Alltag weiter gestalten wird. Denn die Tiere mussten im Zusammenhang mit einem späteren Ereignis verkauft werden. Er beginnt dann, von seinem früheren Alltag mit den Tieren zu erzählen. Es scheint, als habe er dessen Verlust noch gar nicht so richtig realisieren bzw. verarbeiten können. Auch hier präsentiert er sich als großer Chef, dem letztendlich schuldlos wieder alles weggenommen wurde.

Die vier Hunde werden von Herrn HB so präsentiert, dass sie zwar zum Haus und Leben von Herrn HB gehören, aber nicht zu dem Tierpark. Ihre Bedeutung wird im weiteren Verlauf noch einmal aufgegriffen. Die *afrikanische Schleichkatze* ist dem Ehepaar vor kurzer Zeit trächtig zugelaufen und Herr HB hat sie auf Wunsch der Frau behalten. Anzumerken ist hierbei, dass ein scheinbarer Zufall Herrn HB zu einem exotischen afrikanischen Tier verholfen hat. Man könnte auch sagen, Herr HB hat dem Schicksal wieder etwas abgerungen. Im erlebten Leben schmückt Herr HB die Geschichte um das Finden und die Unterbringung der Katze sehr weitläufig aus. Er habe nie geglaubt, dass eine Katze bei ihm zu Hause wohnen würde und es wird in der Analyse deutlich, dass hier die Frau den aktiveren Part übernommen hat. Ein Blick der Frau genügte, um ein: „... *mein Gott dann nimm se mit* ... " (22/31) von Herrn HB zu erwirken. Es wird ersichtlich, dass die Frau Spielräume in der Ehe hat und durchaus eine aktive Rolle im Leben von Herrn HB einnimmt, er dennoch derjenige ist, der letztendlich seine Einwilligung zu den Geschehnissen gibt. Es stellt sich dann allerdings heraus, dass Herr HB der Frau nur die Katze überlassen hat, da er insgeheim hoffte, dass sich das Problem schicksalhaft löse und das

Tier entweder davon laufe oder das zuständige Amt die Genehmigung zur Unterbringung verweigere. Herr HB klärt die Besitzverhältnisse, indem die Katze der Frau und nicht ihm gehört. Allerdings hat er sich mit deren Anwesenheit und die Unterbringung auf dem Grundstück abgefunden. Dies kennzeichnet auch das gemeinsame: *„... die ham wir mitgenommen ...“* (21/ 24-25). Das Mitnehmen der Katze rechtfertigt er auch mit der Bedürftigkeit der Katze, die sehr jung, halb verhungert und verdurstet ausgesetzt wurde. Zusätzlich beleuchtet er auch die Vorteile der Katze, da sie die Nachbarskatzen verscheuche. Einige Arten von afrikanischen Schleichkatzen (Viverridae) sind nach dem internationalen Artenschutzgesetz vom Aussterben bedroht und werden in den Kategorien I und II als schützenswert ausgewiesen (CITES 2011). Die Unterbringung der Schleichkatze und deren Jungen musste daher von den Behörden genehmigt werden. Stolz ist Herr HB insbesondere darauf, dass ihm das Veterinäramt eine überdurchschnittlich gute Unterbringung für die Katze attestierte und sie aufgrund der Tierschutzbestimmungen auch nicht mehr hergegeben werden darf. Durch die Beschreibung der Katze: *„... wie n Waschbär ...“* (21/20) und deren markantes Maunzen: *„... wie der **DEUFEL** im Lodenmantel ...“* (23/40) stellt Herr HB zusätzlich deren Besonderheit heraus. Dennoch entspannt sich eine deutliche Ambivalenz, denn er traut der Katze nicht ganz. Der Teufel im Lodenmantel ist jemand Gefährliches, der sich hinter dem Unscheinbaren verbirgt. Er wird als Verderber, Verführer oder Widersacher assoziiert. Die Geschichte beendet er mit: *„... da muss mal vorstellen darfst kein Menschen erzählen nich ...“* (23/16-17). Und wieder stellt er die Frage nach dem, was man sich vorstellen oder glauben kann und was nicht. Es ist nicht in seinem Vorstellungsvermögen, denn er hat es nicht glauben wollen (negativ) oder zu träumen gewagt (positiv). Da er sich dies an so vielen Stellen im Interview immer wieder fragt, präsentiert er sich als jemand, dessen Leben im Negativen (bedauernswert) wie Positiven (bewundernswert) *„unglaublich“* ist, er also viele Bereiche seines Lebens bis heute nicht verstehen kann.

Zusätzlich formuliert Herr HB in der Erzählung über die Katzen eine Wertung von Katzenmutter und Katzenkinder (22/37-23/8). Während die Mutter als *„reinrassig“* und *„echte Afrikanerin“* bezeichnet wird, sind ihre Jungen *„Mischlinge“*, *„nicht mehr sauber“*, *„halbwild“* und *„Scheiß“*, den man nicht mehr los wird. Hier kommt es zu einer rassischen Polarisierung, bei der die reine Rasse an sich gut, der Mischling aber schlecht ist. Blut wird hier zum Qualitätsmerkmal. Diese Polarisierung soll im Exkurs vertieft werden. Die Passage über das Finden der Schleichkatze ist quantitativ die längste thematische Sequenz im ganzen Interview und erstreckt sich über fünf Minuten. Auch hier arbeitet er mit szenisch-episodischen Stilmitteln und setzt Gesten, aber auch Laute zur Untermalung der Geschichte ein. Die Länge der Geschichte und die Bedeutung der

Schleichkatze wie auch der Hunde können sich einerseits aus der aktuellen Bedeutung erschließen, da die Schleichkatze mit ihren Jungen und die Hunde ihm letztendlich noch geblieben sind. Alle anderen Tiere und Hobbys hat er zum Zeitpunkt des Interviews verloren. Andererseits kann er sich als Retter und Beschützer der Katze präsentieren und seine Expertise in Bezug auf die Zucht von Rassen zur Geltung bringen. Die Geschichte kann somit als Kontrapunkt zu den Verlusten in anderen Lebensbereichen von Herrn HB dienen.

Weitere Rückschläge

Elf Jahre nach der Prognosestellung wird 2006 bei Herrn HB ein *Prostatakarzinom*[56] mit fraglicher Metastasierung entdeckt und per Strahlentherapie behandelt. Er beginnt die Erzählung in der Analyse des gelebten Lebens mit: *„... ja kuck mal und dann hat ich ja jetzt im Sommer (.) ...“* (2/ 35) und bricht ab. Die Erkrankung wurde dann aus den Krankenhausunterlagen ersichtlich. Auch im neu aufgebauten Leben geht das Muster weiter. Herr HB baut sich etwas auf und es kommt der nächste Rückschlag, wieder in Form einer körperlichen Einschränkung. Es wird zur Struktur seines Lebens, dass der Körper ihn immer wieder einschränkt und er ein Leben gegen körperliche Widerstände führen muss. Nachdem er die kurze Prognose seiner Lebenszeit so lange überlebt hat, kommt ein weiterer Rückschlag, der sich allerdings nicht auf seine Grunderkrankung bezieht. Die Erkrankung trifft ihn in einem Alter von 66 Jahren und die Frage nach dem Überleben steht erneut im Raum. Und wieder bedeutet dies einen Verzicht in Bezug auf seine Handlungsfähigkeit und seinen Lebensalltag. Bei der Art der Erkrankung kommt hinzu, dass zusätzlich zu der Lebensbedrohung auch eine Impotenz auftreten. Dies könnte auch der Grund sein, warum er der Interviewerin die Erkrankung vorenthielt.

Die Bestrahlung des Tumors hinterlässt Nebenwirkungen. Herr HB muss sich zwei Jahre später aufgrund einer *chronischen Strahlenkolitis*[57] ins Krankenhaus begeben, was er ebenfalls im Interview unerwähnt lässt. Herr HB äußert allerdings, vier Wochen im Krankenhaus gelegen zu haben, wobei viele Untersuchungen durchgeführt wurden. Der Begriff *„... auf den Kopf gestellt ...“* (2/37) zeigt auf, dass umfangreiche Untersuchungen notwendig wurden. Auch

---

56 Anm. d. Verf.: Ein Prostatakarzinom ist der häufigste bösartige Tumor des Urogenitaltraktes des Mannes, welcher vor allem im höheren Lebensalter auftritt. Da Herr HB bestrahlt wurde und es nicht zu einer radikalen Prostataektomie kam, ist anzunehmen, dass der Tumor früh entdeckt wurde bzw. die Prognose günstig war. Ein wesentliches Problem bei Prostataerkrankungen ist, dass diese zusätzlich zu einer Lebensbedrohung auch eine Inkontinenz und Impotenz nach sich ziehen können (Reuter 2004, 1757f).

57 Anm. d. Verf.: Eine Strahlenkolitis ist eine Dickdarmentzündung aufgrund einer vorigen Bestrahlungstherapie (Reuter 2004, 2044).

die Länge des Aufenthalts weist auf massive Beschwerden hin. In der Analyse des gelebten Lebens fallen in dieser Darstellung viele Passivkonstruktionen auf (2/35-40), wie z.B. er „*wurde untersucht*". Die Beschwerden der Kolitis könnten für Herrn HB in Zusammenhang mit einer eingeschränkten Nahrungsaufnahme, massiven Verdauungsbeschwerden und der Angst vor erneuten Tumorerkrankungen gestanden haben. Aufgrund eines Befunds am Herzen wird Herrn HB nach der Entlassung zu einer Herzkatheteruntersuchung geraten. 13 Jahre nach der Prognosestellung muss Herr HB nun befürchten, dass sich das diagnostizierte Lebensende nähert. Er präsentiert den Rat, einen Herzkatheter vornehmen zu lassen, mit der ärztlichen Aussage: *„... irgendwas gefällt mir an ihrem Herzen nicht ..."* (2/39). Es klingt als etwas Unbestimmtes, Ungewisses, was seinem Herzen passiert sein könnte, ohne dass er eine Idee hätte, was dies sei. Wird die Situation im Krankenhaus passiv beschrieben, ändert sich dies nach dem Rat des Arztes. Hier verwendet er wieder Ich-Konstruktionen: *„... kann ich ich machen ... wann denn (.) ja machen wir gleich so fest ..."* (2/39-44). Dies kann als Reagentivierung, aber auch als Antrieb aus der Ungewissheit und/oder Angst gedeutet werden.

Zu diesem Zeitraum fängt Herr HB an, seine *Tiere* bis auf die Hunde und Katzen zu *verkaufen*. Auch hier wird wieder eine aktive Handlung präsentiert, die mit Verlusten einhergeht. Im Hinblick auf die drohende Endlichkeit regelt er seinen Besitz und reduziert seine Belastungen. Allerdings kann auch gedeutet werden, dass er jedes Mal auch ein Stück seines Lebensinhalts mit verkauft. Anfangs veräußert er die Tiere noch selbst, als ihm das nicht mehr möglich ist, übernimmt seine Frau den Verkauf. Hier fällt in der Analyse des erlebten Lebens auf, dass dies einen herben Verlust für ihn darstellt, den er mit: *„...**Alles** weg ..."* (21/5) bezeichnet. Dieses „*Alles*" wird in der Passage dreimal wiederholt, sodass die Vermutung naheliegt, dass damit nicht nur alle Tiere gemeint sind, sondern auch das, was für ihn mit den Tieren einherging, nämlich der Verlust seiner Handlungsmacht und die Hoffnung auf ein längeres Leben. Er verliert wieder etwas selbst Erschaffenes und Aufgebautes. Und wieder entscheidet er sich durch den Verkauf der Tiere, den passiven Umständen aktiv zu begegnen. Sein Leben ist erneut geprägt von Aufbau und Verzicht. Mittlerweile kann die aktive Begegnung der passiven Umstände als eine wesentliche Strukturhypothese und Ressource im Leben von Herrn HB bezeichnet werden.

Herr HB geht kurze Zeit nach dem Klinikaufenthalt zur *Herzkatheteruntersuchung* und zeigt dadurch einen aktiven Umgang mit der Bedrohung. In der Katheteruntersuchung zeigt sich, dass die Herzkranzgefäße nur noch ein Minimalvolumen aufweisen und eine akute Lebensgefahr droht. Der Herzkatheter wird sofort abgebrochen und Herr HB soll in einem Herzzentrum umgehend operiert werden. In der Rekonstruktion des erlebten Lebens wird analysiert, dass sich Herr HB über die Dringlichkeit der Situation rückversicherte, da er davon überrascht ist: *„... sie müssen* ***sofort*** *operiert werden und dass heute noch ...“* (2/46-47). Herr HB äußert den Wunsch, als der Arzt ihm sagt, sein Zustand sei sehr ernst, dass er in ein wohnortnahes Herzzentrum verlegt werden möchte.

Dort wird eine *Notoperation* erforderlich und erhält mehrere Bypässe. Zusammen mit denen der ersten Herzinfarkte bekommt er nunmehr seinen neunten Bypass. In der Analyse des erlebten Lebens wird ausgewertet, dass Herr HB häufig *„und“* verwendet, dies aber nicht weiter ausführt. Das *„und“* könnte für die Dichte der Ereignisse stehen. Er erzählt, er werde die Situation nie vergessen, so eindrücklich sei sie ihm gewesen. Wieder musste er sich passiv ergeben und wird zusätzlich überrumpelt: *„... und dann kricht ich die Spritze und dann ging's* ***gleich*** *los ...“* (3/17-18). Immer wieder präsentiert Herr HB Ereignisse, die ihn in seiner Handlungsfähigkeit einschränken und denen er ausgesetzt ist als etwas Beunruhigendes oder für ihn Unverständliches. In der Analyse des erzählten Lebens zeigt sich, dass die Sequenzen von der Untersuchung in der Klinik bis zur Herzoperation im Vergleich zu vorigen Sequenzen detaillierter erzählt werden. Dies erklärt sich zum einen dadurch, dass die Erlebnisse noch keinen Monat zurückliegen und daher noch stärker in Erinnerung sind und zum anderen immer noch Unverständnis über die plötzliche Dramatik der Situation besteht. In der Analyse des erlebten Lebens wird rekonstruiert, dass sich Herr HB als geheilt ansah. Daher ist er umso verwunderter, dass sich die Gefäßsituation so plötzlich verschlechtert und er reagiert darauf mit Ungläubigkeit und Unverständnis: *„... es sind jetzt aber schon dreizehn Jahre her und jetzt auf einmal ist alles verstopft dass begreif' ich nich ...“. „... und dass dass will in mein* ***Hirn*** *nicht rein wieso ist (.) von* ***Null*** *auf jetzt alles* ***dicht*** *auf einmal ...“* (2/24-25; 3/26-27). Hier weist der Begriff *„verstopft“* auf eine Rohrmetapher und damit auf eine eher funktionalistische Sicht auf die Erkrankung des Herzens hin. Ihm ist diese Tatsache nicht verständlich, da er aus seiner Sicht vorher nie Probleme hatte. Die Zahl *„Null“* bedeutet in diesem Zusammenhang, dass er in seiner Wahrnehmung von Anfang an keine Probleme gehabt hätte, was sich anhand seiner Krankengeschichte nicht bewahrheitet. Und plötzlich aus dem Nichts überfällt ihn die Diagnose. Die Tatsache der schlechten Herzsituation, die den Eingriff notwendig macht, sagt aus, dass sich das Herz schon seit längerer Zeit verschlechtert haben muss. Herr HB könnte Angst vor einer neuen Prognose gehabt und die Herzprobleme daher verdrängt haben. Aus diesem Grund stellt er seine Herzerkrankung als ein Ereignis und nicht als einen Krankheitsprozess dar. Zusätzlich kann der schleichende Verlauf der chronischen Erkrankung das Krankheitserleben verdeckt haben. In der Erzählung wird deutlich, dass Herr HB davon ausging, dass sich sein Herz in der Zwischenzeit wieder regeneriert hat: *„ ...* ***so*** *da hab ich gedacht naja gut denn hat sich* ***das*** *wieder regeneriert ...“*

(3/37). Das Wort „*Regenerieren*“ ist in seiner reflexiven (etwas stellt sich aus eigener Kraft wieder her) sowie intransitiven (nach Anstrengung erholen) Bedeutung eine Passivkonstruktion, zu der kein eigenes Zutun notwendig ist. Daher kann angenommen werden, dass Herr HB glaubte, es müsse nur genug Zeit vergehen, bis das Herz wieder von alleine „*gesund*“ wird. Dies wird in der Erzählung durch die von ihm geschilderte Zustimmung der Rehabilitationsärzt_innen gestützt. Auch in der Analyse des erzählten Lebens und vor allem durch die Selbstinszenierung von Herrn HB können Hypothesen im Kontrast zur Realität hinsichtlich eines Einbruchs seiner Selbstdeutung (Regenerierung) und ein Unverständnis über den Krankheitsprozess generiert werden. Es scheint, dass Herr HB nicht nur Krankheitszeichen verleugnet, wie es sich auch im weiteren Verlauf bestätigen wird, sondern auch ein geringes Wissen über die Krankheitsverläufe hat. Dies wird auch durch die im Folgenden dargestellte Metaphorik in Bezug auf fachspezifische Ausdrücke deutlich. In der Feinanalyse zeigen sich dahingehend Hinweise, dass Herr HB eine lebensweltliche Idealisierung in Bezug auf seine Krankheit gelebt hat. In seinem Alltagsverständnis war er wieder gesund, daher ist er jetzt extrem bedroht und zutiefst verunsichert. Seine eigene Wahrnehmung kollidiert in massivster Weise mit den diagnostischen Befunden. Daher ist er umso überraschter: *„... auf einmal **Peng** ... „* (3/41) über die Situation. Und nun macht er sich Gedanken. Dass die Situation im wahrsten Sinne für ihn unglaublich ist, wird an folgender Formulierung deutlich: *„... **denn** ich hab hier **keinen** Patienten gefunden der ... **sofort** auf **Schlachttisch** gekommen is' (.) bin ich der **Einzige** ... die sind alle vorher angemeldet ... ich komme hier und werde gleich **geschlachtet** ... “* (3/46-4/4). Hier präsentiert er sich in seinem passiv erlittenen Schicksal, das darüber hinaus für ihn einzigartig ist. Zu der Dringlichkeit wird auch die zeitliche Unmittelbarkeit von Herrn HB hervorgehoben. Bedeutsam ist in dieser Sequenz auch die Metaphorik. Der Operationstisch wird zum Schlachttisch und die Operation zur Schlachtung. Der Quellbereich der Metaphern verdeutlicht, dass diese für das Töten und Zerlegen von Nutztieren steht. Aus seiner Sicht wird Herr HB durch die Operation auseinandergenommen und dies nicht nur körperlich, was aus seinem Unverständnis zu entnehmen ist. Die helfende und lebensrettende Operation wird als brutales, zerstörendes Ereignis umgedeutet, dem er sich wie ein willen- und ahnungsloses Tier ergeben muss. Es unterstreicht das Gefühl der Plötzlichkeit und des Ausgeliefertseins, dem sich Herr HB in dieser Situation ergeben muss.

Die Analyse des erzählten Lebens stellt die von ihm präsentierte Sonderstellung in seinem Schicksalsweg heraus. Dies kann als ein Teilaspekt der Selbstdarstellung gesehen werden. Die Passage wird argumentiert und weist somit auf eine Selbstpositionierung in diesem Kontext hin. Implizit präsentiert Herr HB argumentativ, dass er der Ansicht war, er habe sich mit der Prognose auseinandergesetzt. Dies würde in erster Linie annehmen lassen, dass er die Diagnose akzeptiert hat. Dennoch weist das anschließende Unverständnis darauf hin, dass er dachte bzw. auch hoffte, dem Schicksal des baldigen Todes entgangen zu sein. Diese aufgebaute Wunschvorstellung wird dann im weiteren Verlauf durch die Rückschläge wieder in Frage gestellt. Das von Herrn HB präsentierte Schicksal folgt einer willkürlichen und keiner formalen Logik. Deutlich ist auch, dass nicht die Freude, überlebt zu haben, im Vordergrund steht, sondern der Einbruch seiner Eigentheorie. Obwohl Herr HB sein Leben änderte und auf Vieles verzichtete, kommt es zu einem Rückschlag. Die Unberechenbarkeit der Krankheitsereignisse beschäftigt Herrn HB, er kommt im Laufe des Interviews mehrmals wieder darauf zurück und bezieht die Perspektive einer ungewissen Zukunft ein. Es kristallisiert sich heraus, dass der wesentliche Grund, weshalb ihn diese Thematik beschäftigt, der ist, dass er im Hinblick auf seine Erkrankung der Handlungsmacht beraubt wird und er keinen Einfluss auf die Entwicklung zu haben scheint. In der Perspektive des erzählten Lebens präsentiert er sich als vom Leben überrumpelt, dem Schicksal ausgesetzt. Gerade die Unvorhersehbarkeit der Ereignisse, die sich durch die Vergangenheit und Gegenwart ziehen, haben Auswirkungen auf seine antizipierte Zukunft. Denn das würde bedeuten, dass er auch zukünftig keine Macht über die Erkrankung haben wird.

Auf die konkrete Frage, was ihm dazu einfällt, wie es zu seiner Krankheit gekommen ist, äußert er wieder völliges Unverständnis. Es seien zwar die Schmerzen da gewesen, aber es sei: *„ ... wie aus dem **Himmel** gefallen ne ... Peng du bist dran näh ... “* (26/23). Hier steckt in der Präsentation des erzählten Lebens, unabhängig der Symptomlage, nicht nur eine Machtlosigkeit etwas gegen die Erkrankung tun zu können, sondern auch wieder Unverständnis. Im Hinblick auf Selbstverstehensprozesse lässt sich hier mit seinen Worten zusammenfassen, dass die Erkrankungen *„böhmische Wälder“*[58] sind, die er immer noch nicht fassen kann.

Mit dem letzten Ereignis war Herr HB in der Chronologie seiner Leidens- bzw. Krankheitsgeschichte in der Haupterzählung am Ende angelangt. Bis zu diesem Zeitpunkt erzählt er kaum etwas über seinen Hof oder seine Familie. Alle Menschen, die er bis dahin einführte, hatten eher die Funktion von Statisten, die er als Beleg für seine Erzählungen brauchte. Auch thematisch präsentiert er sich durch die Abfolge der Erkrankungen und Unfälle primär als Erleider der Situation.

58 Anm. d. Verf.: Herr HB spricht tatsächlich von böhmischen „Wäldern“ anstelle böhmischer „Dörfer“.

Bei der *Analyse der Dokumentation* der Rehabilitationsklinik stellt sich heraus, dass Herr HB zusätzlich zu der koronaren Herzkrankheit, der Angina Pectoris, der Kardiomyopathie, dem Vorhofflimmern[59] und der Hypertonie noch weitere Begleiterkrankungen, beispielsweise einen Diabetes mellitus Typ II mit einem metabolischen Syndrom[60], im Laufe seines Lebens entwickelt hatte. Auf der HADS-D wird er als leicht depressiv eingestuft (s. Kapitel I.2.1.). Er raucht und trinkt nicht (mehr), betreibt seit dem Verbot des Reitsports keine sportlichen Aktivitäten und hat einem BMI von 38 kg/m² und eine ausgeprägte abdominale Adipositas. Die Diagnosen belegen, dass schon vor der Notoperation deutliche Hinweise auf eine desolate Herzsituation vorhanden waren und er unter körperlichen Beschwerden litt. Dies stärkt die Hypothese, dass Herr HB die Symptome entweder ignoriert hat oder nicht wahrhaben wollte. Insgesamt entsteht der Eindruck eines körperlich stark eingeschränkten Menschen mit Luftnot und Schmerzen bei Belastung, mit Ernährungsproblemen, Herzangst und depressiven Tendenzen aufgrund der prognostizierten Hoffnungslosigkeit seiner Situation oder den Einschränkungen im Lebensalltag. Der postoperative Verlauf gestaltet sich bei Herrn HB unproblematisch. Er überlebt den Eingriff und regeneriert sich schnell. Er wird zügig von der Intensivstation verlegt, bekommt unterstützende Herzmedikamente, hat ein leichtes Vorhofflimmern und eine eingeschränkte Lungenfunktion. Für die Unterstützung seiner Mobilität verwendet er einen Rollator. Ca. elf Tage nach der Operation wurde Herr HB in die Rehabilitationsklinik aufgenommen. Der Zeitraum zeigt nicht nur eine schnelle und unkomplizierte Genesung, sondern auch eine kurze Zeitspanne für die Verarbeitung der Ereignisse. Herr HB wird rehabilitiert und körperlich trainiert und gewinnt langsam seine Selbstkontrolle zurück. Zwar hat er überlebt, aber es bleibt ungewiss, wie sich sein Alltag in Zukunft weiter gestalten wird. Präsentiert er sich bei den vorigen Krankheitsereignissen als aktiv handelnd und verwendet viele Aktivkonstruktionen wie: *„... ich mach ganze Sachen ...“* (1/38), be-

59 Anm. d. Verf.: Das Vorhofflimmern ist eine Herzrhythmusstörung, bei der die Vorhöfe ungeordnet flimmern. Dies ist häufig bei einer Herzinsuffizienz, arterieller Hypertonie oder einer KHK anzutreffen. Durch das Flimmern geht die Pumpfunktion des Vorhofs des Herzes verloren und es kommt zu einer unregelmäßigen Überleitung auf die Herzkammern und zu Arrhythmien (Reuter 2004, 2292).

60 Anm. d. Verf.: Der Diabetes mellitus ist ein Sammelbegriff für chronische Krankheiten des Kohlenhydratstoffwechsels, bei der sich eine Hyperglykämie zeigt. Der Diabetes mellitus Typ II, auch Altersdiabetes genannt, manifestiert sich erst nach dem 40. Lebensjahr. Es besteht einerseits eine Insulinresistenz und andererseits eine Störung der Insulinresektion und tritt häufig mit dem Metabolischen Syndrom auf. Letzteres ist u.a. gekennzeichnet durch Insulinresistenz, Hyperinsulinämie, Glukoseintoleranz, Hyperglykämie, arterielle Hypertonie, Dyslipoproteinämie, Adipositas mit androider Fettverteilung und Gerinnungsstörungen (Reuter 2004, 481f).

schreibt er sich nach den erneuten Herzinfarkten als eher passiv: *„... so hänge ich am **Rad** näh ... ma muss ja vieles aufgeben ...“* (2/5-5). Dennoch wird mittlerweile das Muster bestätigt, dass er sich aus allen Situationen der Fremdbestimmung aktiv befreien konnte. Wenn er der zuvor beschriebenen Struktur weiter folgt, wird er wieder aktiv werden und sich neue Ziele suchen. Alles andere würde einen Bruch mit dem vorigen Muster bedeuten.

Gegenwart, antizipierte Zukunft und Evaluation des Lebens

Auf die Nachfrage, wie sich sein früherer *Alltag im häuslichen Umfeld* gestaltet hat, antwortet HB: *„ ... **ganz** normal, da ist er **ganz normal** abgelaufen, da hat doch **kein** Men- Mensch mit gerechnet, dass **ich hier lande,** dass ich hier **operiert** werde, näh ...“* (22/12-13). Die Argumentation zeigt noch mal auf, dass aus seiner Sicht nichts auf die Erkrankung hingewiesen hat und er daher auch nicht ahnen konnte, dass es Gründe für die Zuspitzung der gesundheitsbezogenen Situation gab. Ob Herr HB die Schuld von sich weisen und sein Alltagsleben nicht als Ursache für die Erkrankung präsentieren möchte, bleibt unklar. Deutlich wird aber im Folgenden, dass es Vorwarnungen gab. In der Beschreibung des Alltags äußert er: *„... das ist n' **ganz** normaler **Werdegang morgens** um **fünf** Uhr **auf**steh'n ... **Kaffee** kochen ... **Viecher** füttern ... und **dann** weil ich ja dann so allmählich weg wie ich ja auch **hier** manchmal noch und dann schnell **halbe** Stunde hinlegen auf de Couch ... und dann war's **vorbei** und denn hab ich weiter gemacht nich ...“*. Hier werden von ihm selbst Symptome beschrieben, die auf einen eingeschränkten körperlichen Allgemeinzustand hinweisen. Durch die vorigen Beschreibungen über seinen Besitz und nun über seinen Alltag stellt er sich im erzählten Leben als der Chef dar, der über Wissen und Besitz verfügt. Er führt erzählerisch eine weitere bedeutende Tätigkeit in seinem Alltag ein, die er als Chef besitzt: das Handeln. Über eine Äußerung seiner Frau, er würde selbst sie verkaufen, wenn der Preis stimme, erzählt er anekdotenhaft, wie viel Spaß es ihm macht zu handeln. Er präsentiert sich halbironisch als weltgewandter Mann, der für den richtigen Preis alles verkaufen würde, und stärkt damit seine Handlungsmacht. Im Sinne von „ich könnte alles, wenn ich wollte“ wird sogar die Frau zum Handelsobjekt. Seine Frau scheint zwar wertvoll, ist aber nicht über jeden Preis erhaben. Argumentativ führt er seine Ansichten weiter aus und gibt zu erkennen, dass er die Deutungsmacht über das, was wichtig auf dem Hof sei, innehabe. Eine weitere von ihm angeführte Äußerung seiner Frau, er würde selbst Mäuse in Ketten legen und melken, untermauert seine Vorherrschaft. Er stellt sich als ein Mann dar, der die Macht hat, andere zu binden (Ketten legen) und einen Nutzen daraus zu ziehen (Melken). Was Herr HB lachend wiedergibt ist im Grunde die Präsentation einer Omnipotenz, einer generellen Macht über alle Dinge auf seinem Hof. Diese stehen implizit in Kontrast mit der fehlenden Macht über seine gesundheitlichen Belange.

Zusätzlich beschäftigen ihn erzählerisch die *Äußerungen der/des Ärztin/Arztes*, die/der ihm sagte, nach der Rehabilitation wieder alles wie früher machen zu können. In einer argumentativen Passage ist er sich nicht sicher, ob dies auch das Reiten mit einschließt. Auf der einen Seite präsentiert er hier deutliche Skepsis, da die Äußerung mit seiner Selbstdeutung, er dürfe gar nichts mehr machen, kollidiert, auf der anderen Seite keimt in ihm neue Hoffnung auf. Da er diese Hoffnung anzweifelt, versucht er hier die Meinung der Interviewerin einzuholen. Als diese sich einer Meinung enthält, äußert er, demjenigen viel Geld anzubieten, der ihm diese Hoffnung zusichern kann. Auch hier lassen sich in der Analyse der erzählten Lebensgeschichte Hypothesen auf zwei Ebenen generieren. Zum einen präsentiert er sich in der Selbstpositionierung wieder als Macher, der seine Zukunft bzw. eine positive Bestätigung möglicherweise auch unabhängig der Wahrheit kaufen oder beeinflussen kann. Zum anderen hofft er darauf, sein früheres Leben wieder aufnehmen zu können.

Im Anschluss daran berichtet Herr HB von einem Gespräch mit einer/einem anderen Ärzt_in, in dem ihm diese/r rät, seine *Hunde abzuschaffen*, da sich durch die Aufprallkraft der Hunde ein Thrombus lösen könne und damit eine Emboliegefahr bestehe.[61] Auf diesen Rat reagiert Herr HB aufgebracht. Die Hunde sind im Grunde noch das Letzte, was ihm übrig geblieben ist und nun soll er diese aufgeben. Die Erzählung leitet Herr HB mit folgenden Worten ein: „... *so das Blöde ist ja (.) ma muss ja vieles aufgeben (...) und alles, was ich an Sport gemacht habe, muss ich aufgeben* ***Reiten (.) vorbei*** ... “ (4/6-7). Hier zeigt die Analyse des erlebten Lebens, dass Herr HB erneut „*gezwungen*“ wird, alles aufzugeben. Dieses „*Alles*“ bezieht er nicht nur auf den Hof, sondern auch auf seine Freizeitaktivitäten und die Tiere, die er durch die Erkrankung verliert. An dieser Stelle präsentiert er sich wieder als fremdbestimmt und er beugt sich vorerst der Expert_innenmeinung. Im Folgenden erläutert er, dass er die gesundheitliche Gefährdung durch das Reiten nachvollziehen könne und das Aufgeben des Reitens eine richtige Entscheidung war. Dennoch haben der Verlust des Reitens und der anderer Beschäftigungen auch ihren Preis, denn er wird dadurch zur Untätigkeit verdammt: „... *das Einzige, was ich jetzt darf (.) mit dem* ***abgebro-***

61 Anm. d. Verf.: Eine Embolie stellt einen plötzlichen Verschluss eines Gefäßes durch einen Embolus durch Luftblasen, Fremdkörper oder Fettanhäufungen dar. Insbesondere im Gehirn, am Herzen oder der Lunge kann eine Embolie erhebliche Schädigungen bewirken und auch zum Tode führen (Reuter 2004, 583).

***chenen** ((zeigt kleinen Finger)) in der **Nase** bohren ...* " (4/17-18). Auch hier bleibt Herr HB in der Darstellung im argumentativen Modus. Er präsentiert das Gesagte lachend und mit ironischer Untermalung, als wäre der Rat ein Witz und es wird nicht nur in der thematischen Analyse, sondern auch im Hinblick auf seine Zukunftswünsche deutlich, dass er sich diesem Rat nicht anschließen will. Er denkt darüber nach und möchte sich mit der Problematik auseinandersetzen und die *„... Tatsachen ins Auge fassen ...* " (4/23). Als Hundeexperte kann er die ärztlichen Befürchtungen nachvollziehen, was er anhand der unterschiedlichen Druckkraft der Hunde erläutert. Aber die Hunde haben schon immer zu seinem Leben dazugehört, weshalb ein Verzicht für ihn zu groß wäre. Er wehrt sich: *„... ich sach', sie glauben doch wohl nicht, ... Doktor, dass ich deswegen jetzt meine **Hunde** abschaffe, *das **mach** ich nich, sach' ich, das **mach** ich nich* ((flüstert von * bis *))* (4/30-32). Bedeutsam ist, dass diese Sequenz eine der wenigen emotional und mit sichtlicher Betroffenheit erzählten Sequenzen im Interview darstellt. Er beschließt, sich die Hunde nicht auch noch wegnehmen zu lassen, sondern das Problem anders zu lösen. Dann muss er halt notgedrungen Vorsicht walten lassen und aufpassen, dass ihn die Hunde nicht anspringen. Auch hier wandelt er den passiv auferlegten Rat in eine aktive Reaktion um. War es bei den vorigen Entscheidungen so, dass er die Agentivierung auf einen anderen Bereich verlegte und sich neue Herausforderungen gesucht hat, stellt er sich hier gegen den ärztlichen Rat. Seine aktive Lösung findet er in der Aufmerksamkeitssteigerung für das Problem. Das Wissen und nicht die Handlung wird hier zur wirksamen Strategie. Er endet damit, dass er sich sagt: *„... **na ja** gut sach' ich ich **weiss** es jetzt und dann muss ich natürlich **aufpassen** ...* " (4/ 32-33) und ist der Ansicht: *„... **Naja,** aber **das** kriegen wir auch irgendwie in **Griff** ...* " (5/ 31-32). Allerdings wird diese Strategie dahingehend eingeschränkt, dass er zwar aufpassen will, er es dennoch im Rahmen des Möglichen sieht, dass die Gefahrensituation jederzeit eintreffen kann. Er nimmt damit die Gefahr wissend in Kauf. Das Thema der Aufgabe der Hunde wird von Herrn HB wieder erzählerisch präsentiert. Und zwar in einer überwiegend szenisch-episodischen Darstellung, die deutlich auf eine emotionale Beteiligung hinweist und in der die Verarbeitung mit dem Thema deutlich wird. Er zieht einen Schlussstrich unter den Leidensweg und widersetzt sich. Insbesondere die Bedeutung der Hunde, die er zuvor noch nicht angedeutet hatte, kommt hier zum Tragen. Auch dieses deutlich emotional aufgeladene Thema wird nicht lange vertieft. An der vorläufigen Klimax seiner Leidensgeschichte beginnt wieder eine Reagentivierung.

Der Blick in die *Zukunft* muss vor dem Hintergrund seiner momentanen Lebensverhältnisse getätigt werden. In einer Erzählung, die sich auf die Erfordernisse seines Grundstücks bezieht, präsentiert Herr HB dessen Größe. Hier zeigen sich in der Analyse des erzählten Lebens zwei Perspektiven. Zum einen im Hinblick auf die Selbstpräsentation von Herrn HB und zum anderen im Hinblick auf die Zukunftsperspektive. Er präsentiert sich als jemand, der einen gewissen finanziellen Status innehat. Nicht seine Tätigkeit, sondern sein Besitz definiert ihn in dieser Sequenz und dieser Besitz bringt gewisse Anforderungen mit sich. Mit Blick auf die Zukunft wird durch die Art der Erwähnung seiner Frau deutlich, z.B. was auf dem Hof zu tun sei, dass diese eine wichtige Rolle in der Vergangenheit spielte und auch in der Zukunft spielen wird. Und es wird ersichtlich, dass er Sorgen im Hinblick auf die Anforderungen des Alltags hat. Durch die Beschreibung seines jetzigen Hauses werden biographische Erfahrungsräume von Herrn HB identifiziert und der Zuhörerin präsentiert. Dies kann als ein Beleg für die Begründetheit seiner Sorgen angesehen werden. In der weiteren Präsentation fügt er argumentativ hinzu, dass sein Leben ein offenes Ende habe und er nicht wisse, was auf ihn zukomme. Auch hier zeigt sich eine Ungewissheit, wenn nicht gar Angst, vor der Zukunft: *„... woll'n wir seh'n, wies weitergeht, näh, kann keiner voraussehen (.) und sagen das* ***woll'n*** *wir auch gar nicht .. näh (.) das woll'n wir auch gar nich ...* “ (6/26-32). Das auf der erlebten Ebene gesprochene „*wir*“ deutet auf eine Distanzierung von der Zukunftsprognose hin. Und es deutet sich wieder die Frage nach dem Wissen und Nichtwissen an. Wissen erscheint hier als ambivalent, denn es ist nicht klar, ob Wissen mehr Sicherheit oder eher Unsicherheit mit sich bringt. Obwohl Herr HB nichts weiß, hat er dennoch Pläne für die Zukunft. Es setzt dem Ungewissen, Angstmachenden ein positives Zeichen entgegen. Er wandelt wieder das Lähmende und Passive in das Aktive um und plant die nähere Zukunft: Herr HB erzählt von einer zwei-drei Monate langen Schiffsreise durch das Nordmeer, die er gerne nach der Entlassung durchführen möchte. Diese Reise kann als Motivator oder positiver Ausblick angesehen werden. Auch hier positioniert er sich allein, denn es wird nicht erwähnt, dass seine Frau ihn auf der Reise begleiten wird. Das Zukunftsthema wird von Herrn HB in den Nachfragen noch einmal aufgegriffen. In einer argumentativen Passage erwähnt er ein Gespräch mit seiner Frau in der Rehabilitationsklinik, die ihm erzählt, was im Haus alles noch gemacht werden muss. Daraufhin äußert er, dass er noch nicht wisse, was die Zukunft mit sich bringe und man erst einmal abwarten müsse, was er so alles noch machen könne. Hier wehrt sich Herr HB deutlich gegenüber einer Vereinnahmung seiner Frau und auch implizit der Interviewerin gegenüber. Er präsentiert sich als jemand, der es erst einmal langsam angehen lassen möchte, und widerspricht dabei seinem bisherigen Entscheidungs- und Aktionsdrang. In dieser Ambivalenz spiegelt sich aber auch die Ungewissheit bzw. die Unvorhersehbarkeit seiner Zukunft wider. Im weiteren Nachfrageteil argumentiert Herr HB wiederholt Sorgen im Hinblick auf die Zukunft, da es sein Hauptproblem sei, alles „*tausendprozentig*“ zu machen: „*... das is' **Gefahr** Nummer eins bei mir bei mir gibs' will ich nich und kann ich nich und halbe Sachen gibt's nich ...*" (26/40-41). Er sei jemand, der Tag und Nacht gearbeitet habe. Hier zeigt Herr HB das erste Mal eine Reflexion im Hinblick auf das eigene Verhalten. Zwar präsentiert er sich hier auch als Perfektionist und Macher, aber er weiß, dass ihm dieses Verhalten gefährlich werden kann: „*... da denk oftmals dran oh oh das kann n **Knack** geben und dann **war's** das, naja gut, dann hab ich **Pech** gehabt, dann ... war's das ne ...*" (27/17-18). Er relativiert sein eigenes Machtpotenzial, denn er wird zum Opfer seines eigenen Antriebs.

Hinsichtlich der Abschlussfrage, auf was sich Herr HB in der Zukunft freue, äußert er: „*... **NE** das ist vorbei ... das sag ich ganz **klipp** und **klar,** also ich wüsste nich, wo wo über **was** ich mich noch **freu'n** sollte, das is das is **weg,** das ist alles **weg** ...*" (28/3-5). Er stellt demgegenüber die Vergangenheit und beschreibt mit leiser Stimme und mehreren Pausen, wie fröhlich er mal war und dass er früher pfeifend aufgestanden sei. Es wird deutlich, dass der Verlust der Freude ein schwieriges Thema für ihn ist. Als Grund für den Verlust der Freude gibt er an: „*... das ist **weg,** das ist, als wenn da **oben** einer was **abgedreht** hat (.) man **glaubt** es nich, es is **so** ((leiser)), es is so (6), abgedreht, **finito, existiert** nich mehr (4) tja ((leise))*" (28/28-33). Er evaluiert alle Verluste, die ihm widerfahren sind und sich daher auf die antizipierte Zukunft auswirken. Es ist nichts mehr geblieben, was für ihn mit Freude behaftet ist. Auch hier entspannen sich wieder Fragen nach dem Glauben oder Nicht-Glauben. Nach dieser Erzählung leitet er zu der zuvor erwähnten Passage über die verstorbene Großmutter über, welche für die Hoffnung auf ein langes aktives Leben steht.

Gerade die letzte Phase vor Ende des Interviews ist erzählerisch durch die Hoffnung auf eine bessere Zukunft geprägt, ob diese nun durch die familiäre Langlebigkeit oder die durchgeführte Operation genährt wird. Die Hoffnung ist dabei ambivalent, denn mit ihr geht auch immer die Angst oder Sorge einher, dass sich die Zukunft negativ auswirken könne. Dennoch birgt eine Zukunftsoffenheit immer auch Gestaltungsmöglichkeiten. Welche Möglichkeiten wird er haben, welchen Abhängigkeiten ausgesetzt sein? Behält er seine Handlungsmacht und wie lange wird er am Leben bleiben? Zu vermuten ist, dass er aufgrund seines bisherigen Lebens dieses aktiv weitergestalten und sich neue Aufgaben suchen wird. Mit diesem ungewissen und offenen Ende beendet Herr HB selbst das Interview.

Exkurs: "What the hell is going on here?"[62]

Wie schon mehrfach im Text angedeutet, haben sich im Interview einige symbolisch verdichtete Stellen herauskristallisiert, die Ähnlichkeiten aufweisen. Um es für die Leser_innen besser nachvollziehbar zu machen, werden die Textstellen inhaltlich und vom Ablauf her kurz beschrieben und dann anhand einer exemplarisch ausgewählten Textstelle, welche in der Feinanalyse bearbeitet wurde, im Exkurs erläutert.

Insgesamt handelt es sich um fünf unterschiedliche Sequenzen, die thematisch die Hunde von Herrn HB, die afrikanischen Wurzeln der Interviewerin, die Verwendung der Interviewergebnisse, die Transsibirische Eisenbahn und die Burenrepublik behandeln. Im Vorfeld werden die Sequenzen von Herrn HB mit einer Beschreibung, z.B. von den Hunden im Allgemeinen, eingeleitet und mit einer Frage, z.B. ob die Interviewerin eine bestimmte Hunderasse kenne, weitergeführt. Die Antworten, beispielsweise als Verneinung, Bejahung oder eine korrekte Antwort, werden durch eine Belehrung erwidert, ignoriert oder als Bildungslücke oder Unwahrheit kommentiert. In allen Situationen kommt es zu mehreren Gegenfragen und einer Reziprozitätsherstellung.

Für die Auswahl der Textpassagen für die Feinanalyse haben generell die Eingangspassage und/oder weitere Passagen, in welchen sich verschiedene Symbolgestalten sprachlich verdichten, eine besondere Bedeutung (Kruse 2009, 29; 2011, 55-56). Für den Exkurs wurde aus genannten Gründen der Auffälligkeiten in der Interaktion mit dem Interviewpartner eine exemplarische Stelle herangezogen. Hierfür erfolgte die Auswahl einer symbolisch verdichteten Passage, welche nicht nur auf der inhaltlichen Ebene, sondern auch auf der Ebene der Interaktion und der Positionierung symbolisch verdichtet ist. Es entstand der Eindruck, dass der Text mehr latenten Sinn enthält, als bei der ersten Analyse ersichtlich war. Im Sinne der Auswertung nach Rosenthal (2011) wurde der Text erst einer Analyse nach der Objektiven Hermeneutik von Oevermann unterzogen und insbesondere die latenten Sinnstrukturen des Textes fokussiert. Nach der Auswertung gewann die Forscherin den Eindruck, dass der Sinn noch nicht endgültig entschlüsselt werden konnte. Daher zog sie zusätzlich eine weitere Auswertungsmethode, die integrative, texthermeneutische Analysemethode nach Kruse (2011), hinzu. Anlehnend an diese Methode stehen insbesondere vier Aufmerksamkeitsebenen im Vordergrund: die Interaktion bzw. allgemeine Pragmatik, also die Interviewdynamik mit ihrer inszenierten Rollenverteilung und der Selbst- und Fremdpositionierung; die Syntax, mit den sprachlich-grammatikalischen Auffälligkeiten; die Semantik, in der Besonderheit der

62 Anm. d. Verf.: Diese Aussage geht im Sinne eines grundsätzlichen Erkenntnisinteresses der Forschung auf den Ethnologen Geertz (2007) zurück.

Wortwahl und der Metaphorik; und den Erzählfiguren und -gestalten, also dem Aufbau und der Organisation der Rede. Im Rahmen der Interaktion zieht Kruse (2011, 54) darüber hinaus eine Verbindung zwischen der Sprache und dem Tanz, welche etwas über die Interviewdynamik aussagen soll. Ein Vergleich der dahingehend gewinnbringend erscheint, da Tanzen nicht nur eine körperliche oder geistige Dimension beinhaltet, sondern vor allem auch Leiblichkeit integriert. Wenn Sprechen auf Tanzen verweist, stellt sich bei der Analyse insbesondere die Frage, welche Gestalten und Figuren Herr HB hier metaphorisch mit der Interviewerin tanzt.

Die für den Exkurs ausgewählte Sequenz (11/1-15/21) wurde kontextuell eingebettet, um die thematischen Anschlüsse genauer beleuchten zu können und beginnt mit der Frage nach dem erwähnten „*Knall*" und der Bitte, darüber mehr zu erzählen. Der Knall mit der Aufgabe des Bauernhofs wurde bereits dargestellt. Über die Geschichte des Aufbaus und des Verlusts des Bauernhofs und wie hart sie damals gearbeitet hatten, beginnt Herr HB von der Empfehlung seiner Frau zu erzählen, auf Reisen zu gehen, da dies ja schon immer sein Wunsch gewesen sei. Als das Schönste seiner Reisen präsentiert er die Fahrt mit der Transsibirischen Eisenbahn. An dieser Stelle kommt es zu einer Wende in der Erzählung. Mit der Frage: „*Wohin?*" möchte Herr HB von der Interviewerin wissen, wohin die Transsibirische Eisenbahn fährt. Ihre Antwort wird von ihm überhört und er äußert sehr vehement, dass das vermeintliche Nichtwissen der Interviewerin eine Bildungslücke sei. Danach erzählt er von der Reise und den Zugbegleiter_innen, die er als „Russenfrauen" und „Russenmänner" bezeichnet und welche die Reisenden gut versorgen würden. Auch berichtet er von den mongolischen Zugbegleiter_innen, den „Mongolenfrauen" und „Mongolenmännern", die zwar „*tolle*" Körper, aber „*hässliche*" Köpfe hätten. Auf der Reise sieht er handeltreibende Menschen, die, sobald der Zug hält, wie „*Würmer*" aus der Erde kriechen. Und er geht davon aus, dass nicht jeder für solch eine Reise geeignet sei, dies aber insbesondere für ihn sein Element darstelle. Er schließt die Erzählung damit ab, dass er durch die Reisen noch etwas vom „*Leben habe*".

Diese längere Sequenz soll nun vor allem vor dem Hintergrund der Selbst- und Fremdpositionierung und weniger auf der inhaltlichen Ebene betrachtet werden. Die ausschlaggebende Wende in der Passage ist die Frage nach dem Endpunkt der Transsibirischen Eisenbahn. Anfänglich wurde die Frage dahingehend interpretiert, dass ein Spannungsbogen aufgebaut werden sollte und sie daher rhetorisch inszeniert war oder einen gemeinsamen Erwartungshorizont demonstrieren sollte. In der Feinanalyse tritt hervor, dass es sich hierbei um eine Machtdemonstration handelt. Die Reaktion der Interviewerin, an dieser Stelle mit einer leise gesprochenen Erwiderung zu antworten und sich nicht an die restriktive Interviewer_innenposition zu halten, muss im Zusammenhang mit den vorigen und sich wiederholenden Rollenwechseln betrachtet werden. Es könnte sich hier um eine implizite Entgegensetzung der Machtdominanz von Herrn HB handeln, die als unbewusstes Kommunikationsmittel nicht laut vorgetragen wurde, da sich sonst ein Positionswechsel vollzogen hätte. Die implizite Reaktion setzt den wiederholten Wissensdemonstrationen von Herrn HB das eigene Wissen entgegen. Herr HB registriert die Antwort nicht oder kann sie aufgrund akustischer Probleme nicht hören. Darüber hinaus wäre es möglich, dass er die Antwort ignoriert oder davon ausgeht, die Interviewerin wisse die Antwort nicht. Ohne nochmals nachzufragen, äußert er im schnellen Anschluss: *„... **wo** fährt die **Transsibirische** Eisenbahn hin **Mädel** das ist eine Bildungslücke ...“* (12/36). Der Begriff *„Mädel“* hat zwei wichtige Bedeutungen. Er wird für ein weibliches Kind oder Jugendliche und als Abkürzung für eine Dienstmagd verwendet, sodass der Begriff als eine implizite Abwertung zu deuten ist. Dass Herr HB auch seine Frau mit *„Mädel“* im Interview bezeichnet, muss dieser Hypothese nicht widersprechen, denn es könnte sich auch um eine allgemeine Abwertung von Frauen handeln. Hier wäre eine geschlechtsbezogene Diskriminierung denkbar. Diese Hypothese lässt sich durch die weitere Darstellung validieren. Herr HB schafft an dieser Stelle eine Polarisierung von ihm als Wissenden und dem *„Mädel“* als Unwissende. Im Hinblick auf die Wissensmacht steht Herrn HB zwar kein akademisches Wissen, wie der Interviewerin, zur Verfügung, aber er setzt diesem sein Erfahrungswissen entgegen. Damit konkurrieren zwei Wissensebenen miteinander. Auch der zusätzliche Altersunterschied von über 30 Jahren könnte sich auf eine Konstruktion der Überlegenheit von Herrn HB auswirken. In der fortführenden Erzählung tauchen weitere Polarisierungen auf. Er betont die *„Russen“* mit ihrer guten Versorgungsleistung und die *„Mongolen“* mit ihren *„hässlichen Köpfen“*. Die versorgenden Frauen werden von ihm, unabhängig der ethnischen Zuordnung, vor den Männern erwähnt. Damit verteilt er die jeweiligen Positionen: Russen können andere Menschen besser versorgen als Mongolen. Frauen versorgen generell besser als Männer. Sie werden in dieser Polarisierung in ihrer Funktion betrachtet und gewertet. Die Betonung der Hässlichkeit der Mongolenköpfe kann als weitere Diskriminierung angesehen werden. Hier verbergen sich sowohl ethnische als auch geschlechtsspezifische Diskriminierungen. Auch sein Anspruch auf Versorgung schafft einen Gegensatz zu denjenigen, die ein Anrecht darauf haben und denjenigen, die in der Dienstleistung stehen. Dies deutet auf ein herrschaftliches Denken hin. Mit der Abgrenzung von schlipstragenden Männern und sich schminkenden Frauen, die für solche Reisen nicht geeignet seien, bedient er sich ferner Gesellschaftsstereotype. Anzumerken ist darüber hinaus, dass Herr HB im Interview mehrmals die Ebene der „Sie“-Anrede verlässt und die Interviewpartnerin „duzt“. Dies kann auf ein altersspezifisches Codeswitching, auf ein Involvement oder aber auch auf mangelnden Respekt zurückzuführen sein. Auch die Abschweifung in persönliche Fragen im Hinblick auf die Herkunft der Interviewerin kann als eine Machtdemonstration bezeichnet werden. Helfferich (2011, 136f) geht davon aus, dass die Erzählpersonen in unterschiedlicher Weise Macht im Interview demonstrieren können. Zum Beispiel auch durch den Versuch, die Interviewer_innen dazu zu zwingen, ihr Konzept durch das Verlassen der Frage-Antwort-Rollen zu verändern, in dem Rückfragen persönlicher Art gestellt werden.

In Bezug auf die Gegenwart lassen sich folgende Hypothesen generieren: Herr HB befindet sich im Krankenhaus in der Rehabilitation in einer weniger machtbesetzten Position. Er muss sich operieren und pflegen lassen und wird über seine weitere Lebensführung aufgeklärt. Der Positionswechsel kann somit die Funktion einer Reagentivierung haben. Vor dem Hintergrund wird auch die Präsentation seines Reisewissens und der Demonstration des ökonomischen Status plausibel. Auf der Ebene der Interaktion übernimmt Herr HB die Führung und schafft sich eine soziale Positionierung gegenüber den narrativen Figuren und der Interviewerin. Stilistisch arbeitet er in diesen Passagen mit direkter und erlebter Rede. Insbesondere sticht seine Metaphorik aus dem Bereich der Tierwelt hervor. Durch seine Erzählfiguren und Stilistik fordert er die Zuhörerin auf, ihn zu bewundern und schafft gleichzeitig eine Konstruktion von Hegemonie im Hinblick auf Ethnien, Alter, Geschlecht, Einkommensstatus und Wissen. Er präsentiert rhetorische Macht, was sich damit deutlich auf die Arbeitsbeziehung und die Interaktion der Interviewbeteiligten auswirkt.

2.3.3.2.3. Typenbildung: Der „Macher"

In der Formulierung des Typus können, über Oberflächenphänomene hinaus, die Aussagen im Kontext des gesamten Lebenszusammenhangs gebündelt und biographische Verläufe dargestellt werden. Der Typus wird auf Basis eines Falls formuliert (Rosenthal 2011, 206f). Zusammenfassend aus seiner Lebensgeschichte ergibt sich für Herrn HB der Typus des „Machers":

Im Interview treten kaum längere Pausen auf und Herr HB spricht schnell und flüssig. In der Darstellung werden viele direkte Reden verwendet und es finden häufige erzählerische Einschübe statt. Dabei ist der Text wiederholt von umgangssprachlichen Wort- und Satzverkürzungen durchzogen. Öfters wird ein Wort auf Platt gesprochen. Die Erzählungen sind durchsetzt mit vielen Aufmerksamkeitsmarkern wie: *„kuck mal", „kenn sie ja", „gut sach ich"*. Besonders auffällig ist dabei die gewählte Metaphorik. Beispielsweise verwendet Herr HB den Begriff *„Rückschläge"* für Krankheitsereignisse, eine Metapher, die aus dem Sport oder der Technik stammt und eine allgemeine Rückwärtsbewegung meint. Oder Herr HB benutzt den Begriff „*kaputtgemacht worden*“ für den Unfall mit Bullen. Einen Begriff, der in der Technik für einen schadhaften oder nutzlosen Zustand steht. *„Schrottlaube“* wird für das kaputte Herz verwendet, *„Gipspanzer“* für Gips, *„Schlachttisch“* für Operationstisch usw. Ohne eine ausführliche Metaphernanalyse vorzunehmen, zeigen die Metaphern in ihren Quellbereichen eine Nähe zur Technik, dem Kriegswesen oder der Landwirtschaft auf. Die Metaphorik bezieht sich dabei im überwiegenden Maße auf Begriffe, die im Zusammenhang mit seiner Krankheitsgeschichte stehen. Dies gibt Hinweise auf ein eher technisches und funktionales Verständnis vom eigenen Körper, welches Auswirkungen auf den Krankheitsverarbeitungsprozess und die Integration der Krankheit in den Alltag haben kann.[63] Die Wahl der Metaphern ist darüber hinaus sehr kraftvoll und gewaltsam. Die Erzählgestalt ergibt sich zusätzlich durch die vielen Wortbetonungen, die meist rhetorischer Art sind.

Die Bewegungen im Text sind abrupt, kurz, kompakt und werden meist mit einem Hinweis für die Zuhörerin begonnen, z.B. durch Aufmerksamkeitsmarkierungen oder Gegenfragen. Die Erzählungen sind meist distanziert und nur wenige Textstellen sind emotional unterlegt. Deutliche emotionale Reaktionen, in Form von Wiederholungen und deutlichem Senken oder der Erhöhung der Lautstärke, treten bei den Erzählungen über den Ratschlag der/des Ärztin/Arztes die Hunde wegzugeben und bei dem Kontaktabbruch mit den Töchtern auf.

Ein weiteres Thema, welches sich deutlich zeigt, ist die Frage nach dem, was verstanden und was nicht verstanden wird. Unverständnis wird vor allem in den beiden Situationen geäußert, die Herr HB als passiv erduldend oder erlitten darstellte und die sich auf seine letzten Erkrankungen beziehen. Des Weiteren wurden Reagentivierung im Hinblick auf die Krankheitsgeschehnisse an vielen Stellen im Interview prominent. Er wandelt die erzwungene Passivität durch die Unfälle und Erkrankungen immer wieder in neue Aktivitäten und die Zurückerlangung seiner Handlungsmacht um.

Hinsichtlich der Interaktion im Interview und der Verbindung zwischen Tanz und Erzählen hat die Interviewdarstellung die Erzählgestalt einer Polka.

---

63 Anm. d. Verf.: Aus funktionalistischen Körperkonzepten, in denen Krankheiten nur „Funktionsstörungen“ darstellen, können sich negative Folgen in Bezug auf die Handlungsmöglichkeiten und Krankheitsbewältigung der Erkrankten ergeben. Die gesundheitliche Beeinträchtigung kann überproportional hoch bewertet werden und der Zustand der „Gesundheit“ kann aus einer solchen Perspektive nicht mehr erreicht werden. Die Patient_innen verfügen über nur wenig eigentheoretische Möglichkeiten zur Integration der Beschwerden und Beeinträchtigungen in ihren Lebensalltag und haben Probleme, Lebensqualität zu empfinden, da der Alltag und die biographische Perspektive durch die Krankheit als zentralem Lebensmittelpunkt dominiert werden (Detka 2007, 15).

Eines ländlichen Rundtanzes, der im Interview eines dynamischen, ausgelassenen, bäurisch-ungestümen Ritts durch die Lebensgeschichte gleichkommt, bei dem Herr HB eindeutig die Führung übernimmt und die Interviewerin ausschließlich zur Festigung seiner Position benötigt.

Vor allem aus der Analyse der Interaktion in der Selbst- und Fremdpositionierung lassen sich für den *Typus einige Charakteristika* formulieren. Der „Macher" ist ein aktiver Mensch, der seine Bestätigung vorerst über die berufliche Identität als Hofbesitzer erlangt. Sein Werkzeug ist die Stärke, die sich auch sprachlich in seinen Erzählungen niederschlägt. Vor allem die Möglichkeit, sich aus eigener Kraft etwas zu schaffen, fordert ihm Bewunderung ab und ist Teil seiner Identität. In dieser Rolle stellt er sich als Patriarch dar, dem soziale Kontakte nur peripher, beispielsweise zur Arbeitsunterstützung, dienen. In seiner Selbstbezogenheit fungieren soziale Kontakte eher zur Bestätigung seines hohen Selbstwertgefühls. Vor allem die geringe kontextuelle Einbettung im Hinblick auf soziale Kontakte unterstützt diese Annahme. Er präsentiert sich in seiner Position entweder als unentbehrlich oder grenzt sich durch Besonderheiten von anderen Personen ab. Er ist extrovertiert, setzt sich gerne in Szene und ist ein guter Alleinunterhalter. Emotionale soziale Bezüge werden von ihm kaum und wenn, in Bezug auf die Pferde und Hunde präsentiert. Er demonstriert sich in seinem Leben wie auch im Interview als die führende Person. Dabei stellt er sowohl seine Handlungsmacht als auch sein Erfahrungswissen und seinen ökonomischen Besitz in den Vordergrund. Aktivität, Wohlstand und Erfahrungswissen generieren sich als seine drei zentralen Kapitalsorten. Aus der daraus gegründeten Macht formiert sich seine Sonderstellung und Dominanz über die Tiere und Menschen in seinem Umfeld. Vor diesem Hintergrund ist Macht bestimmend für sein Leben, welche durch mehrere Ereignisse eingeschränkt wird. Damit einhergehend bricht seine Logik zusammen. Hier wird Unverständnis oder Verwunderung präsentiert. In diesen Situationen geben sich die gegensätzlichen Pole der Stärke und Schwäche, der Macht und Ohnmacht, des Verstehens und Nichtverstehens, dem Glauben und der Ungläubigkeit zu erkennen. Dennoch unterbricht er die erzwungene Passivität und stellt sich als „*Bullennatur*" heraus. Er lässt sich nicht „*kaputt*" machen, sondern erkämpft sich, auch wenn er Verluste einstecken muss, seine Handlungsmacht wieder zurück. Hier zeigt sich eine weitere Facette, die eines „Steh-auf-Männchens", einer Person, die sich nicht unterkriegen lässt und die konträr zu der Logik des Aufgebens steht. Allerdings ist der Kampf auch immer wieder von Verlusten gezeichnet, welche verarbeitet werden müssen. Das Erreichen der neuen Aktivität gestaltet sich nicht durch die Optimierung bzw. Reduzierung seines bisherigen Lebensalltags, sondern durch die Neugestaltung seines Lebens. Aus Sicht der Expert_innen kann einerseits eine fehlende Umgestaltung an ein der Erkrankung angepasstes Leben moniert werden. Anderseits kann diese Charakteristik als eine wertvolle Ressource aufgegriffen werden, sein Leben im Hinblick auf ihre individuelle Bedeutsamkeit immer wieder neu zu gestalten und zu entwerfen.

Hervorzuheben ist die von Herrn HB *selbst gewählte Maskierung* seines Namens in Anlehnung an das HB-Männchen in der Werbung des Tabakherstellers BAT (British American Tobacco) von 1957-1984. Um dies zu verdeutlichen, wird der damit im Zusammenhang stehende Werbefilm, der immer nach dem gleichen Schema ablief, kurz visualisiert. Bei den im Film dargestellten Alltagssituationen, z.B. einen Nagel in die Wand schlagen, lief immer etwas schief, worüber sich das HB-Männchen außerordentlich aufregte, mit unverständlicher Sprache tobte und buchstäblich „in die Luft ging". Der daraufhin folgende Werbeslogan lautete: *„Halt, mein Freund! Wer wird denn gleich in die Luft gehen? Greife lieber zur HB!"* und das Männchen schwebte als „HB-König" gutgelaunt und entspannt zum Boden zurück, begleitet von der Stimme: *„Dann geht alles wie von selbst."* Die Zigarette wurde damit als Problemlöser und Entspannungsmittel beworben. Das Aufbrausen des cholerischen HB-Männchens ging mit dem Ausdruck „in die Luft gehen wie ein HB-Männchen" als Sprichwort einher (Paul 2007). Mit dieser Selbstbezeichnung kommen weitere Facetten seiner Persönlichkeit hinzu, die des Cholerikers und einer Person, bei der alles „schief läuft". Eine cholerische Ader lässt sich vor allem aus der Geschichte um den Kontaktabbruch mit seinen Töchtern und aus einer Schilderung vom Umgang mit seinen Angestellten auf dem Hof bestätigen. Er präsentiert sich dort als jemand, der sehr ungehalten reagiert, wenn nicht nach seinen Vorgaben gehandelt wird. Das „Schief laufen" bzw. seine von ihm erwähnten Rückschläge ziehen sich durch seine ganze Lebensgeschichte. Nichts, was er sich aufgebaut hat, bleibt erhalten, alles muss er aufgeben. Das HB-Männchen reagiert darauf cholerisch. Herr HB dagegen präsentiert eher Unverständnis in den Situationen, was nicht ausschließt, dass es in ihm innerlich tobt. Die Entspannung durch die Zigaretten lässt sich für Herrn HB eher mit der Problemlösung durch eine Reagentivierung erklären.

Die hier skizzierten Facetten von Herrn HB lassen im Rückbezug auf die Fragestellung, welche pflegerischen Probleme und Ressourcen sich bei Herrn HB zeigen, folgende Erkenntnisse zu: Als allgemeine Probleme für die Versorgung in der kardiologischen Rehabilitation können aufgrund der Multimorbidität von Herrn HB, seiner Einschränkung in der Mobilität und Ernährung wichtige Anhaltpunkte geschaffen werden. Aufgrund seiner Selbstbezogenheit und seines Unverständnisses bezüglich seiner Erkrankung ist davon auszugehen, dass die allgemeinen Schulungen nicht zu einer risikominimierenden Lebensweise führen werden. Dennoch wird im Interview deutlich, dass Herr HB durchaus die Expert_innenmeinungen, in dem Fall die der Ärzt_innen, reflektiert und auf eine Umsetzung in seinen Lebensalltag hin überprüft. Daher wären Maßnahmen hilfreich, die sich stärker an der Realität von Herrn HB und seinem Lebensalltag orientieren. Informationen zu einer kardioprotektiven und diabetisverträglichen Ernährung, zur Mobilisierung und zum Aufbau einer moderaten körperlichen Betätigung sollten dabei verstärkt den Handlungswillen von Herrn HB berücksichtigen und stärken. Empfehlenswert wären in diesem Fall Beratungsgespräche der Expert_innen, die nicht nur allgemeine Orientierungen zur Lebensführung geben, sondern zusammen mit Herrn HB individuelle Überlegungen zu der Integration in den Alltag anstrengen.

Da Herr HB ein eher instrumentelles Verständnis von seinem Körper hat, reicht eine alleinige körperliche Mobilitätsherstellung nicht aus. Es sollte vielmehr beratend nachgedacht werden, welche körperlichen Tätigkeiten sich in welchem Umfang in den Alltag von Herrn HB einbeziehen lassen. Gerade da Herr HB ein Perfektionist ist, der von sich und seiner Umgebung nur *„ganze Sachen"* erwartet, besteht insbesondere die Gefahr der Überforderung. Hier wäre die Kunst, ein Konzept mit ihm zu erstellen, das auf der einen Seite die Handlungsmacht von Herrn HB erhält, aber auf der anderen Seite Stress und Überforderungstendenzen reduziert.

Der Wunsch nach Zurückerlangung seiner Handlungskompetenz kann sehr wohl als hohe Motivation angesehen werden, schnell zu genesen. Diese Ressource wie auch sein Erfahrungswissen und sein ökonomischer Status können für die Umgestaltung des Lebensalltags nutzbar gemacht werden.

Bei den sozialen Kontakten erweist sich neben dem faktischen Vorhandensein der drei Töchter nur die Ehefrau von Herrn HB als eine tragfähige Ressource, die sich schon in früheren Phasen bewährt hat. Sie sollte in die Entscheidungen hinsichtlich der Lebensänderungen einbezogen werden, da sie über Einfluss auf Herrn HB verfügt und dessen Lebensalltag mitgestaltet. Darüber hinaus hat die emotionale Beziehung zu seinen Hunden für ihn eine hervorgehobene Bedeutung. Die Hunde sollten ihm daher gelassen und eher eine sinnvolle Gefahrenreduktion durch die Hunde erkundet werden.

Insgesamt sollte die Planung der Rehabilitationsmaßnahmen den aktuellen Alltag stärker berücksichtigen. Darüber hinaus wäre es im Hinblick auf die kumulierenden Verluste sinnvoll, nicht einfach bedeutsame Lebensinhalte zu restringieren, sondern gemeinsam mit Herrn HB zu entscheiden, wie Lebensthemen. erhalten bleiben, aber dennoch Gefährdungen eingeschränkt werden können. Falls dies in Ausnahmefällen nicht möglich ist, sollte gemeinsam überlegt werden, inwieweit gefährdende Hobbys durch andere interessensbezogene Tätigkeiten ersetzt werden können. Sonst besteht das Problem, dass der Lebensinhalt von Herrn HB sich auf etwas reduziert, was für ihn als nicht mehr lebenswert erachtet wird. Dies ist insbesondere vor dem Hintergrund seiner Depressionswerte zu beachten.

Zusammenfassend dient die Lebensgeschichte von Herrn HB vor allem dazu, ein biographisch entwickeltes Kontextwissen zu generieren, das bei situativen Anforderungen dafür genutzt werden kann, Probleme und Ressourcen zu erkennen und im Anschluss daran mögliche Interventionen abzuleiten. Da Herr HB am Ende seiner Rehabilitation angelangt ist, konnten für die Rehabilitation selbst nur vereinzelte Probleme und Ressourcen einbezogen werden. Das Leben von Herrn HB zeigt deutlich, dass er eigene Relevanzsetzungen in seinem Leben vornimmt, die nicht unbedingt mit der gesundheitlichen Norm übereinstimmen müssen. Da er die Konsequenzen kennt und ein mit Lebenssinn besetztes Leben vorzieht, kann dies als ein Eigensinn gewertet werden, der eine wertvolle Ressource in Bezug auf seine Handlungsmacht darstellt.

3. Zusammenfassende Bewertung der Ergebnisse

In den vorangegangenen Kapiteln wurde die empirische Felderkundung der stationären kardiologischen Rehabilitation dargelegt, deren Ergebnisse zum einen als empirische Grundlagen für die Konzeptentwicklung genutzt werden sollen und zum anderen im Rahmen der Aktionsforschung die Ist-Situation des pflegerischen Handlungsfelds abbilden. Im Kapitel III.1. wurden die Vorüberlegungen zum Feldzugang sowie der Feldzugang selbst und die Feldphase aufgeführt. Des Weiteren erfolgte die Begründung der Entscheidung für die stationäre kardiologische Rehabilitation und des Vorzugs von DGPR zertifizierten Kliniken für die Zusammenarbeit. Es konnte eine stationäre Rehabilitationsklinik im norddeutschen Raum gewonnen und die Unterstützung der pflegerischen wie auch ärztlichen Leitungsebene gesichert werden, die nach der Schulung zur narrativen Gesprächsführung und biographischen Diagnostik aufgrund mangelnder Zeitressourcen der Praktiker_innen beendet wurde.

Durch die Ist-Analyse der stationären kardiologischen Rehabilitation hat sich bestätigt, dass die subjektiven Bedingungen der Rehabilitand_innen vernachlässigt und in der Anamnese unberücksichtigt bleiben. Dies verstärkt die empirisch belegte Vernachlässigung individueller, psychischer, sozialer und geschlechtsbedingter Faktoren. Um die allgemeinen und übergeordneten Ziele der kardiologischen Rehabilitation, wie die Wiederherstellung, Verbesserung und/oder Gewährleistung der Teilhabe der Rehabilitand_innen am privaten, gesellschaftlichen und beruflichen Leben und der damit im Zusammenhang stehenden Stärkung der Autonomie und Partizipation zu erreichen, braucht es eine deutlichere Orientierung am Subjekt. Mit Blick auf die Ist-Situation der stationären kardiologischen Rehabilitation zeigt sich, dass dies durch krankheitsbezogene Anamnesen oder gar durch die Einführung der traditionellen Pflegediagnostik nur eingeschränkt möglich ist. Dafür braucht es eine phänomenologisch-hermeneutisch Herangehensweise, mit welcher die Komplexität der Pflegephänomene wie auch die kontextuellen Bedingungen der kardiologischen Rehabilitation aufgedeckt werden können. Eine narrative Anamnese und biographische Diagnostik wäre für dieses pflegerische Handlungsfeld nicht nur gewinnbringend, sondern kann aufgrund der zeitlichen Ressourcen, bei entsprechender Förderung der dafür benötigten pflegerischen Kompetenzen, auch praktisch umgesetzt werden.

Aufbauend auf den empirischen Grundlagen der Konzeptentwicklung durch die Ist-Analyse des kardiologischen Settings (Kapitel III.) sollen im Folgenden die theoretischen Grundlagen der Konzeptentwicklung, welche thematisch das

Handlungsfeld der Pflege, die Nutzer_innenorientierung und vor allem die mit der Biographieorientierung im Zusammenhang stehenden Annahmen und Methoden umfassen (Kapitel IV.), erörtert werden. Die beiden Hauptkapitel fließen im Kapitel V. in die Konzeption der narrativen Pflegeanamnese und biographischen Pflegediagnostik ein.

IV. Theoretische Grundlagen der Konzeptentwicklung

Der erste Schritt nach der Aktionsforschung diente dazu, eine Ist-Analyse des exemplarischen Settings der stationären kardiologischen Rehabilitation durchzuführen, welche als empirische Grundlage (s. Kapitel III.) in die Konzeptentwicklung (s. Kapitel V.) einfließen soll. Der zweite Schritt der Aktionsforschung befasst sich nun mit dem Planen, Handeln, Beobachten und Reflektieren als Prozess der Konzeptionsphase. In dieser Phase erfolgt an erster Stelle der Einbezug theoretischer Grundlagen für die Konzeptentwicklung. Daher wird zu Beginn das Handlungsfeld der Pflege mit seinen Anforderungen theoretisch abgesteckt (Kapitel IV.1.1.). Insbesondere wird der Kern pflegerischen Handelns, welcher Fürsorge, individuelles Fallverstehen und den Einbezug der Leiblichkeit beinhaltet, herausgearbeitet (Kapitel IV.1.2.) und die normative Voraussetzung der Anerkennung als Grundlage für die Pflege aufgezeigt (Kapitel IV.1.3.). Als Basis für die Interaktion zwischen Patient_innen und Pflegenden wird der Begriff der Nutzer_innenorientierung diskutiert. Die Erörterung grundlegender Aspekte und Voraussetzungen des Nutzungshandelns zeigen, dass der Begriff für die Gesundheitssicherung sowohl Potenziale als auch Grenzen mit sich bringt. Diese werden dargelegt und Begriffe wie Autonomie und Partizipation geschärft und auf das Handlungsfeld der Pflege bezogen. Mit diesem Rückbezug werden weitere theoretische Ansätze integriert und anstelle des Begriffs der Nutzer_innenorientierung der Begriff der Stärkung der Nutzer_innenposition vorgezogen (Kapitel IV.2.). Darauffolgend werden geeignete Methoden für die Konzeptentwicklung reflektiert. Insbesondere steht hierbei die Biographieorientierung im Vordergrund (Kapitel IV.3.). Nach Begriffsbestimmungen (Kapitel IV.3.1.) und den methodologischen Grundlagen der Biographieorientierung (Kapitel IV.3.2.), erfolgt die Darstellung verschiedener Perspektiven des Biographischen (Kapitel IV.3.3.). Im Anschluss daran werden die methodischen Grundlagen für die Konzeptentwicklung analysiert (Kapitel IV.3.4.). Aufbauend auf Ausführungen zu Erzählungen im Kontext des Gesundheitswesens (Kapitel IV.3.4.1.) werden im Anschluss die Erhebungs- und Auswertungsmethoden der Biographieforschung beschrieben (Kapitel IV.3.4.2.; 3.4.3.). Da sich in dem Konzept nach der narrativen Anamnese auch eine biographische Diagnostik anschließen soll, werden vor allem die unterschiedlichen Konzepte der biographischen Diagnostik der verschiedenen Handlungsfelder in Bezug auf das pflegerische Handlungsfeld ausgewertet (Kapitel IV.3.5.). Die Reflexion der Biographieorientierung für den Anwendungsbezug in der Pflege soll abschließend deren Potenziale und Grenzen aufzeigen (Kapitel IV.3.6.).

Sowohl die empirischen (s. Kapitel III.) als auch die theoretischen Grundlagen (Kapitel IV.) werden in Kapitel V. ausgewertet und für die Konzeptentwicklung einer narrativen Anamnese und biographischen Diagnostik herangezogen.

1. Das Handlungsfeld der Pflege

Mit der Darstellung des Handlungsfelds der Pflege sollen die Anforderungen der beruflichen Handlungspraxis ermittelt werden, um diese in die Konzeptionsentwicklung einzubeziehen. Das Handlungsfeld „Pflege“ wird zunächst wissenschaftstheoretisch beschrieben und es werden im Anschluss die unterschiedlichen Handlungsebenen, die Herausforderungen des Handlungsfelds, vor allem auch im Hinblick auf neue Aufgaben und seine wesentlichen Charakteristika, erörtert (Kapitel IV.1.1.). Darüber hinaus fokussiert das Kapitel IV.1.2. den Kern pflegerischen Handelns, welcher sich in der Fürsorge, im individuellen Fallverstehen und der Integration der Leiblichkeit begründet. Um den emanzipatorischen Gehalt pflegerischen Handelns theoretisch fundieren zu können, wird die Theorie der Anerkennung als normative Grundlage pflegerischen Handelns analysiert (Kapitel IV.1.3.).

1.1. Charakteristika des Handlungsfelds der Pflege

Aus *wissenschaftstheoretischer Perspektive* lässt sich die Pflegewissenschaft als eine praktische Wissenschaft bzw. eine Handlungswissenschaft kennzeichnen (Dornheim et al. 1999, 73-79). Ein wesentliches Merkmal von Handlungswissenschaften ist eine phänomenreiche und weitgehend theoriearme Erfahrungswelt. In der Pflege existiert ein umfangreiches, auf Alltagsbeobachtungen gestütztes, durch praktischen Umgang erworbenes und durch implizite Schlussfolgerungen weiterentwickeltes Erfahrungswissen, das jedoch in seiner Situationsgebundenheit unzusammenhängend und begrifflich weitgehend undifferenziert bleibt (Robert Bosch Stiftung 1996, 9). Daher kommen nach der aristotelischen Wissenschaftslehre zwei wesentliche Wissensbereiche für die Pflege zur Geltung: Das theoretische Wissen, durch das allgemeingültige, raumzeitlich unabhängige, erklärungsfähige, intersubjektiv nachprüfbare und daher jederzeit reproduzierbare Aussagen über Sachverhalte gewonnen werden. Demgegenüber steht das empirisch-analytische (praktische) Wissen, welches sich durch Erfahrungstatsachen leiten lässt. Bei diesem wird vielmehr der Frage nach dem vernünftigen Umgang mit Erkenntnissen und Regeln eines begründeten und gerechtfertigten Gebrauchs theoretisch verfügbarer Sachverhalte nachgegangen, d.h., was unter bestimmten Umständen zu tun ist. Es ist, wie die Praxis auch, von Vieldeutigkeit, Veränderbarkeit und der Singularität individueller Fälle gekennzeichnet. In praktischen Wissenschaften geht es vorrangig nicht um

Erklärungen von Handlungen nach allgemeinen Gesetzen, sondern um Begründungen und Rechtfertigungen von Handlungen unter besonderen Voraussetzungen. Dies verlangt die Ausbildung eines spezifischen Beurteilungsvermögens bzw. einer interpretatorischen Deutungskompetenz. Im Zentrum stehen somit Fragen eines dem jeweiligen Handlungsfeld angemessenen praktischen Erkenntnisstils (Know-how), weil zur Begründung und Rechtfertigung von Handlungen des kognitiven Erkenntnisstils die Antworten der Wissenschaft (Know-that) begrenzt sind. Beide Wissensarten stehen in einer widersprüchlichen Einheit. Jedes professionelle Handeln ist durch die Inanspruchnahme eines theoretisch allgemeingültigen, wissenschaftlichen Erklärungswissens charakterisiert. Mit diesem korrespondieren operationelle Einstellungen der Optimierung von Regelabläufen mit entsprechenden technisch-therapeutischen Empfehlungen. Dieses Bezugssystem stellt gewissermaßen das Allgemeine eines professionellen Problemlösungstypus dar. Das Besondere ist demgegenüber im strikten Personenbezug zu sehen, für den individualisierendes Fallverstehen kennzeichnend ist (Remmers 1999, 367-376). Dieses verlangt eine hermeneutische Kompetenz der Beurteilung eines Einzelfalls in der „Sprache des Falls selbst" (Oevermann 1996, 70-182). Beide Wissenstypen sind praktisch untrennbar, jedoch logisch unvereinbar und sollten nicht vereinseitigt werden. Die Besonderheit des pflegerischen Handlungsfelds äußert sich in der Begrifflichkeit der doppelten Handlungslogik (Remmers 1999, 367-376). Zusätzlich gründen sich die Wissensformen und die Könnerschaft der Pflege auf implizite Grundlagen. Professionelles Handeln ist nicht ausschließlich regelhaft, rezeptartig oder durch kausale Zusammenhänge (Nehrheim 2001), sondern auch durch „stillschweigendes" Wissen gekennzeichnet (Neuweg 2000a; b; Polanyi 1985). In Form von Ahnungen, Metaphern und Intuition bildet es ein konstitutives Element der Expertenpflege und Könnerschaft (Friesacher 2008; 2001). Dieses aus Alltags- und Berufsintuition entstandene Wissen wird durch biographisch geprägte Deutungen der Pflegenden beeinflusst, welche sich sowohl auf die zu Pflegenden als auch auf die institutionellen Rahmenbedingungen auswirkt (Darmann-Finck, Richter 2011).

Das Verhältnis der Pflegewissenschaft wird primär durch ihren *Bezug zur Praxis* begründet, da sie sich vordergründig durch diese legitimiert und danach sucht, praktische Probleme zu lösen und aus der Praxis heraus Theorien zu begründen. Darauf basiert die Notwendigkeit der Forschung, pflegerisches Handeln auf seine Wirksamkeit hin zu überprüfen, die Pflegequalität zu verbessern und neue Erkenntnisse über subjektive Sichtweisen zu generieren. Nach Popper (1979) stellt Forschung ein konstituierendes Element einer wissenschaftlichen Disziplin und Kennzeichen der Weiterentwicklung einer fortschrittsfähigen Wissenschaft dar. Die Aufgabe der Pflegewissenschaft besteht in der Sammlung, Ordnung, Überprüfung und Generierung pflegerischen Wissens (Panfil

2007, 70-182). Zusätzlich zu dem Erfahrungswissen bedeutet die Professionalisierung der Pflege, dass auch eine qualitative und quantitative Vermehrung von Wissen mit dem Ziel einer praktischen Urteils- und Handlungskompetenz erzielt werden soll (Robert Bosch Stiftung 1996, 9).

Die Spannung zwischen den objektiven und klassifizierbaren und den subjektiven und rekonstruierbaren Anteilen der Pflege spiegelt sich im gesamten Handlungsfeld wider. Auf der einen Seite wird der beste gesicherte Kenntnisstand eingefordert, auf der anderen Seite enthält Pflege eine intersubjektive und fürsorgende Dimension, die sich einer Klassifizierung und Standardisierung verschließt. Gerade für den Ansatz des EBN (Evidence-based Nursing) haben wissenschaftliche Erkenntnisse, meist aus der quantitativen Forschung, einen hohen Stellenwert (Behrens, Langer 2010). Befürchtet wird durch den Fokus auf die wissenschaftliche Evidenz, dass sowohl eine pflegetheoretische als auch eine individuelle und subjektive Dimension der Pflege ausgegrenzt wird. Meiner Ansicht nach sollten beide Anforderungen in die Pflege integriert werden. Meyer und Köpke formulieren dahingehend die Feststellung:

> „Die Chance der Pflegewissenschaft liegt gerade darin, dass sie die Komplexität versteht, in der die pflegepraktische Bezugsdisziplin agiert, und die Fragen aus der Praxis mit den geeigneten Methoden beantwortet." (Meyer, Köpke 2012, 37)

Selbst innerhalb des Ansatzes des EBN lassen sich beide Pole vereinen, da es neben der externen Evidenz, jenes objektiven und strukturierten Wissens, auch eine interne Evidenz, welche die individuelle Situation der Patient_innen sowie deren Überzeugungen, Ziele, Werte, Praxiswissen und Erfahrungen enthält, eingefordert wird. Es sind eben auch jene kommunizierten persönlichen Erfahrungen und individuell-biographischen Zielsetzungen mit zu berücksichtigen. Dennoch besteht aufgrund der fortschreitenden Etablierung von Pflegeforschung, Akademisierung der Pflegebildung und Professionalisierung die Gefahr, dass die externe Evidenz künftig dazu führen kann, Pflege stärker zu institutionalisieren. Wie auch bei der Pflegediagnostik ersichtlich, werden hauptsächlich kognitiv-rationale Aushandlungsprozesse fokussiert. Dass intersubjektive Aushandlungsprozesse nicht alleine auf dieser Ebene begründet werden können, sondern im Prozess der Situationsdefinition ebenso körperliche Expressionen, Mimik und Gestik relevant sind, wird unzureichend thematisiert. Leibliche oder präreflexive Formen des Verstehens werden den anderen Wissens- und Verstehensformen untergeordnet. Die Notwendigkeit beider Evidenzen wird zusätzlich durch die methodologische Doppelseitigkeit pflegerischen Handelns begründet. Nämlich, dass es gerade zu dem verallgemeinerungsfähigen und wissenschaftlichen Regelwissen auch einem individualisierten Fallverstehen und einer Kontextualisierung bedarf. Jegliche Klassifizierungen oder Standardisierungen des

Pflegerischen sollten daher nicht unhinterfragt übernommen werden, da sich subjektiv relevante Aspekte des Krankseins eindeutiger Zuordnungen entziehen und sich vielschichtig, diffus und damit begrifflich uneindeutig darstellen (Remmers, Hülsken-Giesler 2012, 79-83).

Als relativ junge Disziplin greift die Pflegewissenschaft in Deutschland durch die Mehrschichtigkeit der pflegerischen Aufgaben und die Mehrdimensionalität der Handlungen auf *vielfältige Wissensbezüge* einiger Bezugswissenschaften, wie der Medizin, den Gesundheitswissenschaften, der Soziologie, der Sozialpädagogik, der Behindertenpädagogik und der Psychologie, zurück. Darüber hinaus muss sie aber auch die originären pflegerischen Belange und Probleme bestimmen (Remmers 1999, 367-376). Kritiker_innen weisen daher aktuell darauf hin, dass eine vertiefende Fundierung pflegerischen Wissens in Form von Theoriebildung in den deutschsprachigen Ländern zurzeit noch ausbleibt. Auch bedingt durch die pflegewissenschaftliche Praxisnähe könnte dies auf einen Mangel innerhalb der Disziplin hinweisen und dadurch Überformungen anderer Wissenschaftsdisziplinen entgegenkommen (Moers, Schaeffer 2011, 349-360). Im Rahmen einer Theoriebildung für pflegerisches Handeln sollten die Fragen: „Was ist Pflege?“, „In welchem Rahmen findet diese statt?“ und „Welches Bild hat Pflege von sich selbst?“ von den Pflegenden definiert werden. Vor allem Friesacher (2008) ist der Ansicht, dass pflegerisches Handeln einer theoretischen Grundlage bedarf und Theorien zum Kernbestand der Pflegewissenschaft gehören. Sie ermöglichen die Bestimmung des Gegenstandsbereichs und die Entwicklung der Domäne der Pflege. Je nach Theorie haben sie sowohl eine handlungsleitende als auch eine orientierende und kritische Funktion. Darüber hinaus dienen sie zur Begründung und Legitimation pflegewissenschaftlichen Wissens (Friesacher 2011, 373).

Wie bereits angeklungen, zeichnet sich die Pflege durch eine hochgradige Verschiedenheit und *Komplexität von Aufgaben* aus, die sich auf der Mikro-, Meso- und der Makroebene differenzieren lassen. Die Mikroebene ist durch interpersonale Handlungs- und Gestaltungsprozesse gekennzeichnet. Das pflegerische Handeln stützt sich hier auf eine kommunikative, taktile und rehabilitative Dimension. Auf der Mesoebene handelt es sich eher um Fragen der Organisationsrationalität und Strukturqualität der zugeordneten betrieblich-arbeitsteiligen Aufgabenzuschnitte und Versorgungsabläufe. Im Vordergrund stehen arbeitsorganisatorische Gestaltungsfragen, deren analytische Bearbeitung dem Zweck dient, Pflegende in die Lage zu versetzen, die ihnen obliegenden Aufgaben und zugeschriebene Vernetzung zielgerecht, partnerschaftlich und effizient wahrzunehmen. Es handelt sich dabei um Fragen der Qualitätssicherung, der Wirtschaftlichkeit, des Verhältnisses von Arbeitsteilung und Kompetenzen innerhalb der betrieblichen Hierarchie und der Verfügbarkeit von Ressourcen bzw. der

Ressourcengewinnung. Zur Makroebene gehören die politischen bzw. sozialrechtlichen Rahmenbedingungen sowie die demographischen und sozialepidemiologischen Szenarien, innerhalb derer das Gesundheitssystem gestaltet wird. Die hier auftretenden Fragen lassen sich nur interdisziplinär bearbeiten und fordern eine enge Kooperation mit anderen Berufen sowie den kommunalen Versorgungsstrukturen und der Vertretung von Interessensverbänden. Zu den makrostrukturellen Fragen gehören auch die Anforderungen der beruflichen Aus-, Fort- und Weiterbildung, der Curriculumforschung, Entwicklung von Qualifikationsprofilen und der gesamten bildungspolitischen Verortung von Pflege. Daraus ergeben sich zusammenfassend wesentliche Entwicklungsziele der Pflege: die Entwicklung theoretischer Grundlagen, die Etablierung der angewandten Forschung mit dem Ziel einer Neudefinition beruflicher Rollen und institutioneller Handlungsprogramm, eine Orientierung an der Wirtschaftlichkeit und Wirksamkeit, eine Entwicklung strategischer Konzepte zur Vernetzung bedarfs- und bedürfnisadäquater Angebote, um einen Zuwachs an Lebensqualität und/oder Wohlbefinden aufseiten der Patient_innen zu erreichen (Remmers, Friesacher 2000, 10-23).

Die Ebenen pflegerischen Handelns können in Konflikt geraten, da berücksichtigt werden muss, dass Pflege in einem *gesellschaftspolitischen und ökonomischen Zusammenhang* stattfindet. Vor allem neoliberale Tendenzen wirken sich auf das pflegerische Handeln aus. Die Analyse der Ökonomisierung des Pflegerischen wurde von Friesacher (2008; 2004) in Anlehnung an das Konzept der Gouvernementalität von Foucault (2000) in die Pflege übertragen und thematisiert den Aspekt der Macht als eine wesentliche Gefährdung pflegerischen Handelns. Die Ökonomie definiert das Verhältnis zum Staat dabei neu und überformt die Gesellschaft. Dies wirkt sich in der Gouvernementalität nicht nur auf sog. Sozial-, sondern auch auf sog. Selbsttechnologien aus. In der Pflege wird dies nicht nur bei den Management- und Qualitätssicherungsprogrammen deutlich, es werden auch Bedürfnisinterpretationen, z.B. durch standardisierte Pflegediagnosen und -klassifikationen, ökonomisch überformt. Pflegende und Patient_innen werden durch diese Strategien zu neoliberalen Subjekten. Es ergibt sich das Spannungsfeld zwischen den scheinbar feststellbaren, legitimierten und von gesellschaftlichen Handlungsträgern ermittelten Bedarfen an pflegerischen Interventionen und den individuellen, damit subjektiven Bedürfnissen nach Hilfe, Unterstützung und Zuwendung (Friesacher 2004; Powers 1999). Machtstrukturen wirken sich auch auf die Interaktion zwischen Pflegenden und zu Pflegenden aus und können als konstituierend für die Pflege bezeichnet werden. Den Rahmen für das pflegerische Handeln bildet das Gesundheitssystem, welches der Pflege das gesellschaftliche Ziel der Beseitigung sichtbarer (pflegerischer) Problemfälle überantwortet. Die weitgehend rechtlich und ökonomisch geregelte pflegerische Arbeit in Form eines beruflichen Hilfehandelns basiert auf einer unauflösbaren asymmetrischen Beziehung zwischen Hilfeempfänger_innen und Hilfeleistenden:

> „Die unterstützungs- und pflegebedürftigen Menschen sind in ihrer lebenspraktischen Autonomie eingeschränkt. Sie werden von außen diagnostiziert und therapiert und ihrer eigene Definitionsmacht enthoben, d.h. mehr oder weniger offen oder subtil entmündigt. Die bereitgestellte Hilfe in Form pflegerischer Arbeit ist deshalb in hohem Maße legitimationsbedürftig, um nicht unhinterfragt Kontroll-, Disziplinierungs-, Normalisierungs- und Selektionsaufgaben zu übernehmen.“ (Friesacher 2008, 17-18)

Pflege muss daher bestehende ökonomische und gesellschaftliche Verhältnisse und vor allem die Machtbedingungen pflegerischen Handelns kritisch reflektieren. Um sich diesen Gefahren entgegenzustellen, formuliert Friesacher einen kritisch-emanzipatorischen Begriff pflegerischen Handelns, der eine kritische Analyse der Ökonomisierung und normativen Orientierung beinhaltet (Friesacher 2008). Die unterschiedlichen Begrifflichkeiten und Sichtweisen auf die Rezipient_innen der Pflege werden im Kapitel IV.2. noch eigens bei dem Begriff der Nutzer_innenorientierung diskutiert. Festzuhalten ist vorerst, dass die asymmetrische Beziehung zwischen Pflegenden und zu Pflegenden einer Entgegensetzung bedarf. Um die konstitutive Asymmetrie auszugleichen, braucht es ein fürsorgendes Verhältnis zwischen den beteiligten Akteur_innen, welches von Anerkennung und Achtsamkeit gekennzeichnet ist und durch Autonomie und Partizipation seitens der Hilfeempfänger_innen oder durch ein advokatorisches und nicht-paternalistisches, fürsorgendes pflegerisches Handeln charakterisiert sein sollte.

Eine weitere Gefahr der pflegerischen Handlungspraxis besteht durch die *traditionelle Abhängigkeit von der Medizin* und dem damit einhergehenden naturwissenschaftlichen und biomedizinischen Paradigma. Eines der dadurch entstehenden Probleme ist eine einseitige Verrichtungs-, Krankheits- und Medizinorientierung. Wie Friesacher beispielhaft an der Intensivpflege aufzeigt, führt dieses zur Vernachlässigung der Personalität der Patient_innen (Friesacher 2006, 23-32). Auch Remmers (2006, 185) verdeutlicht die Wichtigkeit des „originär Pflegerischen“ gegenüber dem naturwissenschaftlichen und biomedizinischen Paradigma. Eine einseitige, reduzierte Orientierung der Pflege kann aufgrund der Komplexität pflegerischen Handelns als deprofessionalisierend bewertet werden (Hartmann, Hartmann 1982, 193-223). Daher ist eine umfassende und verstehende Herangehensweise und das Anknüpfen an die existenzielle Not der Patient_innen eine wesentliche Voraussetzung für ein professionelles Pflegeverständnis. Friesacher plädiert in Anlehnung an Wettreck (2001) für eine professionell-personalisierte Expert_innenpflege, welche u.a. einen individuellen Fallbezug einfordert, durch den die Patient_innen je nach Situation und Verlauf gefördert, unterstützt und begleitet werden können (Friesacher 2008). Dies ist meines Erachtens nur möglich, wenn die existenziellen Krankheitserfahrungen eingebettet in ihre lebensgeschichtliche Gewordenheit also im Kontext der Biographie der Patient_innen, betrachtet werden.

Vor dem Hintergrund neuer pflegerischer Problemlagen seit Anfang des 20. Jahrhunderts, wie dem demographischen Wandel, der Zunahme chronisch-degenerativer und psychosomatischer Erkrankungen, dem medizinischen Fortschritt, der Entwicklung und Differenzierung neuer Versorgungsbereiche der Pflege, einem stärkeren Fokus auf Beratung und Schulung von Patient_innen und Laien und verstärkten interprofessionellen Koordinations- und Kooperationsleistungen, stellen sich *neue Herausforderungen für die Pflege*. Sowohl eine (Neu-)Definition als auch eine neue Zuordnung der pflegerischen Aufgaben sind erforderlich (Remmers, Friesacher 2000, 10-23; Remmers 1999). Vor allem aufgrund des Wandels weg von einem traditionell krankheits- und medizinorientiert geprägten Pflegeverständnis hin zu einer subjektorientierteren und originären Pflege müssen sich die Begründungsbasis und Kompetenzprofile wandeln, um den strukturellen Veränderungen im Gesundheitswesen gerecht zu werden (Friesacher 2008; Friebe 2006; Remmers 2000). Diese Forderungen und Entwicklungen setzen auch eine neue Rolle der Hilfeempfänger_innen voraus (s. Kapitel IV.2.).

1.2. Der Kern professionellen pflegerischen Handelns

Das pflegerische Handeln hat zentrale Bedeutung für das pflegerische Arbeitsfeld. In einer vereinfachten Einteilung kann Pflege von ihrem handwerklich-technischen Aspekt, dem kommunikativen Aspekt und dem organisatorischen und institutionellen Aspekt her beschrieben werden (Brandenburg, Dorschner 2003, 39f). In diesem Kapitel soll nun konkretisiert werden, was professionstheoretisch und übergeordnet als *das* „Pflegerische“ bezeichnet werden kann und wie sich der originäre Kern pflegerischen Handelns darstellt.

Friesacher zählt die Beziehungsarbeit, das hermeneutische Fallverstehen und die Deutung körperlich-leiblicher Expressionen zum Kernbestand einer an Interaktion und Aushandlungsprozessen orientierten Pflege. Der originär pflegerische Kern ist:

> „... die an den Grundbedürfnissen ansetzende Beziehungsarbeit in existentiellen, die Integrität bedrohenden Lebenssituationen“ (Friesacher 2008, 333).

Pflege ist daher eine:

> „... umfassende, heilende, anteil-nehmende, für-sorgende, für-sprechende Hilfe in der Lebenssituation des Kranken. Es (das Pflegerische, d. Verf.) versteht sich als eine solidarische, mit-menschliche, eigenständige therapeutische Antwort auf die Konfrontation mit menschlicher Krankheit, Behinderung, Sterben und Tod; es vermittelt an dieser Grenze der Alltagsnormalität Hoffnung und Halt, Verbindlichkeit, Sinn und Bedeutung für den Gepflegten und den Pflegenden." (Wettreck 2001, 260)

Expert_innenschaft in der Pflege kennzeichnet sich gerade dadurch, dass diese ein klinisches Verständnis und eine situative Praxis fokussiert und somit das Gesamtbild erfasst und das Unerwartete erkennt. Das typisch „Pflegerische" ist charakterisiert durch eine spezifische Zugangsweise zu den Patient_innen und die dadurch typischen Handlungsbögen der Pflegenden. Das Ansetzen an der Leiblichkeit der Betroffenen und nicht nur an deren Körpern und die fürsorgende und fürsprechende Anteilnahme sind die pflegerischen Domänen und begründen in Abgrenzung zu anderen Professionen einen eigenen „pflegerischen Blick" (Friesacher 2008, 199ff).

Der Kern pflegerischen Handelns wird, wie es auch bei dem pflegerischen Handlungsfeld ersichtlich wurde, durch ökonomische und biomedizinischen Interessen und einer Orientierung an „objektiven" Bedarfen gefährdet und muss daher „verteidigt" werden. In den unterschiedlichen Handlungsfeldern der Pflege realisiert sich dieser Kern situationsspezifisch und in einer kommunikativen, dialogisch-empathischen Form. Pflege ist aufgrund dessen eine äußerst komplexe und an der Lebenswelt der zu Pflegenden anknüpfende Praxis, welche sich unterschiedlicher Wissensformen bedient (Friesacher 2008, 49ff).

Aus dem zuvor skizzierten Handlungsfeld der Pflege und den wesentlichen Kernbestandteilen pflegerischen Handelns werden für die Konzeption der narrativen Anamnese und biographischen Diagnostik das fürsorgende Element der Pflege (Kapitel IV.1.2.1.), das individuelle Fallverstehen (Kapitel IV.1.2.2.) und das Aufgreifen der Leiblichkeit (Kapitel IV.1.2.3.) als Kernelemente herauskristallisiert. Die Ansätze werden vor dem Hintergrund der Theorie der Anerkennung als normativer Grundlage pflegerischen Handelns (Kapitel IV.1.3.) gesehen und in Verbindung mit der Interaktion mit den Patient_innen, die im Kapitel IV.2. thematisiert wird, herangezogen.

1.2.1. Der fürsorgende Aspekt pflegerischen Handelns

Der Begriff des „Caring“ oder der Fürsorge wird häufig als etwas verstanden, das über die pflegerische Arbeit hinausgeht: In Form eines Bonus an Zuwendung und Sympathie, welcher dann zur Geltung kommt, wenn das Eigentliche der Arbeit getan ist und noch zeitliche Ressourcen zu erübrigen sind. Im Zusammenhang mit dem originär Pflegerischen wird nun herausgearbeitet, dass Fürsorge als eine wesentliche Dimension des Kerns pflegerischen Handelns in Erscheinung tritt.

Eine Untersuchung von Wettreck (2001) verdeutlicht, dass der Grund, weshalb viele Pflegende ihren Beruf zwar gerne ausüben, sich aber nicht vorstellen können, ihm bis zur Rente nachzugehen, ist, dass „wirkliche“ Pflege verhindert wird. In der Pflegepraxis wird häufig eine Unterscheidung zwischen routiniertem Pflegehandeln und der „wirklichen“ Pflege getroffen, welche mit individuellem Eingehen auf die einzelnen Patient_innen und der Wahrnehmung ihrer Bedürfnisse, kommunikativem Austausch und der Zufriedenheit der Patient_innen einhergeht. Diese „wirkliche“ Pflege gründet sich in der Anteilnahme am Leid der Patient_innen (Wettreck 2001, 217-220).

Empirische Studien belegen, dass Patient_innen sich dann fürsorglich gepflegt fühlen, wenn auf ihr Befinden, ihre Bedürfnisse und Lebenssituation Rücksicht genommen wird, sie als Individuum behandelt werden, ihre Autonomie gefördert und ihre Integrität in Pflegesituation gewahrt und die Präsenz der Pflegenden als ermutigend oder beruhigend erlebt wird. Als „Non-Caring“ dagegen schildern Patient_innen, wenn Pflegende zwar effizient ihren „Job“ erledigen, aber das menschliche Element fehlt, den Pflegenden nichts „nahe“ zu gehen scheint, Patient_innen grob und geringschätzig behandelt werden und ihnen keine Beachtung geschenkt wird (Schmied-Büchi 2001, 152-160). Patient_innen haben allerdings abhängig von ihren Kontexten unterschiedliche Erwartungen an das „Caring“ der Pflegenden. „Caring“ wird sowohl an sachlich-fachliche Inhalte gekoppelt als auch an emotionale Zuwendung (Stemmer 2003, 43-62).

Das *„Care“-Konzept* entwickelte sich in den 80er Jahren aus der feministischen Ethik heraus. Dem empirischen Entwurf des auf der höchsten Stufe angesiedelten männlichen, moralischen Urteilens von Kohlberg (1974), welches sich eher rational, rigide, abstrakt und gerecht äußert, wurde von Gilligan „In a Different Voice“ (1982) das Konzept einer fürsorglichen, individuellen und vermeintlich frauenspezifischen Haltung entgegengesetzt, die sich stärker an Beziehungen, Anteilnahme, Berücksichtigung der Einzigartigkeit und Vermeidung von Verletzungen in komplexen Situationen orientiert. Trotz der unterschiedlichen Kritik an Gilligans Arbeit[64] ist es ihr Verdienst, dass dadurch nicht nur das kontextspezifische moralische Urteilen aufgewertet, sondern dieses auch in das moralische Handeln, also in die moralische Praxis, verlagert wurde (Conradi 2001, 34).

Der Begriff „Care“ wird im Deutschen abweichend übersetzt. Begriffe wie „Sorge“, „Fürsorge“, „menschliche Zuwendung“ oder „pflegekundige Sorge“ verweisen dabei auf unterschiedliche Einflüsse und implizieren zusätzliche Bedeutungen (Stemmer 2003, 44).

Eines der bekanntesten *„Care“-Konzepte* ist das der „Sorge“ von den amerikanischen Pflegewissenschaftlerinnen Patricia Benner und Judith Wrubel (1997), welches sich auf den philosophischen Ansatz Heideggers (1993) und seinen Begriff des „In-der-Welt-Seins“ gründet. In ihrer Konzeption weisen sie der „Sorge“ eine primäre Rolle in der pflegerischen Praxis zu. Eine sorgende Haltung lässt erkennen, welche Lösungsstrategien es im Sinne der Patient_innen gibt und dient als Unterscheidungskriterium für die Auswahl hilfreicher Interventionen. Durch eine sorgende Zuwendung kann Vertrauen erwachsen und damit auch die Bereitschaft, sich auf Hilfsangebote einzulassen. Zusätzlich führt „Sorge“ zu einem Beziehungsaspekt, welcher durch das Ernstnehmen der Besonderheit der Patient_innen, einer sorgenden Zuwendung und einer Orientierung an den bedeutsamen Bedürfnissen der Patient_innen gekennzeichnet ist. Sorge wird dadurch zum tragenden Element der Pflegepraxis, welche sich nicht in spezifischen Tätigkeiten, sondern in einer bestimmten Haltung niederschlägt. Diese Grundhaltung kommt genauso im technischen Sachverstand zum Ausdruck wie auch in kommunikativen Beziehungsprozessen. „Sorge“ ist in diesem Sinne eine grundsätzliche Bereitschaft, „etwas“ für die Patient_innen zu tun und Anteil an deren persönlichem Leid zu nehmen (Benner, Wrubel 1997, 21-47). Trotz der Kritik Friesachers an dem Ansatz der beiden Pflegewissenschaftlerinnen im Hinblick auf die der Theorie zugrunde liegenden Grundbegriffe und philosophischen Perspektiven und die mangelnde Reflexion traditioneller Normen und Werte (Friesacher 2008, 65ff), kann mit ihrem Ansatz Fürsorge als eine grundlegende Bedingung der pflegerischen Praxis herausgestellt werden.

In der Pflegewissenschaft wird noch eine Vielzahl unterschiedlicher „Care“-Konzepte benannt, denen allen eine Beziehungsebene als zentrales Element eigen ist. Mal wird „Care“ als moralisches Ideal angesehen, mit dem Ziel, menschliche Würde zu schützen und zu bewahren (Stemmer 2003, 44-48), mal eher als ein unterstützender, informierender und wachstumsfördernder Lernpro-

---

64 Anm. d. Verf.: Die methodische sowie theoretische Kritik an Gilligans These von zwei Moralen, der männlichen und der weiblichen, kann z.B. bei Nunner-Winkler (1991) eingesehen werden.

zess oder die kulturelle Perspektive des „Caring“ wird hervorgehoben (Schmid-Büchi 2001, 152-160).

Trotz der Bedeutung von „Care“ in Theorie und Praxis werden einige Aspekte im pflegewissenschaftlichen Diskurs kritisch diskutiert. Vor allem bei dem Merkmal der Zuwendung und des persönlichen Engagements wird ein Verschwimmen der Grenzen zwischen beruflichem und privatem Zuständigkeitsbereich befürchtet. Es wird dabei angenommen, dass eine asymmetrische „Care“-Leistung zu einer Überforderung der Pflegenden führen kann (Stemmer 2003, 51-60). Zudem könnte die Autonomie der Patient_innen in einer solchen Beziehung in Frage gestellt werden (s. Kapitel IV.2.2.3.). Eine weitere Schwierigkeit besteht durch die Kopplung von „Care“ an die Sympathie zu den Patient_innen, da diese sich nicht künstlich herstellen lässt und somit Fragen nach einer gerechten und allen Personen in gleichem Maße zukommenden Leistung auftreten. Zusätzlich wird die Abgrenzung zu anderen Professionen, wie z.B. zur Seelsorge, Psychologie, Sozialpädagogik und der Laienpflege, welche ebenso Anteile des „Caring“ praktizieren, nicht klar ersichtlich. Untersucht auf die unterschiedlichen Professionalisierungsmerkmale wird „Care“ auf der einen Seite im Hinblick auf das Verstehen von praktischen Fällen (individuelles Fallverstehen), indem gerade nicht nur regelförmiges Wissen dazu führen soll, die Lage der Patient_innen situationsspezifisch zu deuten, hervorgehoben. Auf der anderen Seite wird aber die Frage nach der Ausbildung des in der professionellen Arbeit benötigten spezialisierten Wissens und die wegen ihrer diffusen Anteile erschwerten Lehr- und Lernbarkeit von „Care“ eher kritisch bewertet (Stemmer 2003, 51-60).

Auch aus ethischer Sicht wird das „Care“-Konzept breit erörtert und ergänzende Aspekte beigetragen. Vor allem Elisabeth Conradi (2001) untersuchte systematisch verschiedene ethische Ansätze und Betrachtungsweisen. Dabei konkurrieren Ansätze, welche auf normativen Prinzipien, wie dem der Autonomie, Gleichbehandlung und der symmetrischen Kommunikation, beruhen mit dem Ansatz des „Care“-Konzepts, das sich als asymmetrisch, individuell, kontextgebunden und fürsorglich versteht. Eine wesentliche Frage ist dabei, ob „Care“ erst dann in Kraft tritt, wenn z.B. in einer besonderen Hilfesituation eine Gleichbehandlung aller Menschen nicht mehr greift. Die ethische Diskussion kann hier nur angerissen werden, da sie sich durch eine Vielzahl philosophischer Ansätze zieht. Conradi selbst sucht nach Alternativen zur traditionellen Ethik und entwickelt ein neues theoretisches Umfeld, welches sie in der feministischen „Care“-Ethik verortet.[65] In ihrem Ansatz ist „Care“ eine interaktive

---

65 Anm. d. Verf.: Von Conradi wird insbesondere Joan Tronto als ergiebig für ihren Ansatz angesehen (Tronto 1993).

menschliche Praxis, welche sich in Beziehungen gestaltet. Diese umfasst Aspekte der Bezogenheit (Haltung), ebenso wie sorgende (praktische) Tätigkeiten, welche sowohl verbal als auch non-verbal, wie z.B. durch Berührung, ausgedrückt werden können. „Care“ geht aus einer grundlegenden Bedürftigkeit aller Menschen hervor, sollte als eine gesellschaftliche Praxis begriffen werden und umfasst das Zuwenden sowie das Annehmen von Zuwendung. Wobei Zuwendung nur den emotionalen Aspekt von „Care“ darstellt. Aus diesem Grund verwendet Conradi den *Begriff der Achtsamkeit*, welcher gleichermaßen rational wie auch emotional veranlagt ist und sich im Handeln ausdrückt. Die Asymmetrie von „Care“-Interaktionen ist durch ein ungleiches Machtverhältnis gefährdet, weshalb Pflegende stets gefordert sind, diese Machtdifferenzen wahrzunehmen und zu begrenzen. Des Weiteren sind die an „Care“ beteiligten Personen unterschiedlich autonom, denn sie divergieren aufgrund ihrer Situation in ihren Fähigkeiten und Kompetenzen. „Care“ gründet sich daher nicht ausschließlich auf Autonomie, sondern eher auf Bezogenheit und Differenz (Conradi 2001, 24-82; 234-239). Gesellschaftskritisch wird der Fürsorgekonzeption eine Transformation weiblicher Machtlosigkeit in der Sorge um den Anderen vorgeworfen, welche mit der Gefahr der Selbstentmündigung und Entmündigung anderer einhergeht. Hierbei wird die Aufopferung von Fürsorgenden in der beruflichen Praxis befürchtet (Remmers 2000, 202). Mit Conradis Ansatz wird diese Gefahr dadurch umgangen, dass es in ihrer Konzeption ja gerade um ein wechselseitiges „Voneinander lernen“ in der „Care“-Beziehung geht und sowohl die Bedürfnisse desjenigen, der auf „Care“ situativ angewiesen ist, berücksichtigt, ebenso wie auch die Bedürfnisse der „Care“-Geber_innen geschützt werden (Conradi 2001, 234-239). Der Ansatz von Conradi kann als eine sinnvolle Erweiterung des Ansatzes der „Sorge“ verstanden werden.

Friesacher differenziert für die Pflegepraxis zwischen einer *„schweren“ Fürsorge* und einer *„leichten“ Fürsorge*. Die schwere „Fürsorge“ ist eine einseitige und bedingungslose Fürsorge, die nur in bestimmten Situationen und zeitlich befristet zur Anwendung kommen sollte, da sie die Gefahr des wohlgemeinten Paternalismus birgt. Die „leichte“ Fürsorge stellt eher eine grundlegende Haltung und Einstellung dar, die von dem Bewusstsein der „Nicht-Identität“ und der Andersheit des Gegenübers geprägt ist. Sie ist die Verpflichtung zur Kultivierung einer Sensibilisierung gegenüber der Zuwendung zur Welt im Ganzen, nicht nur zum Individuum an sich. Sie ist weniger als bedingungslose Verpflichtung, sondern als eine gesteigerte Aufmerksamkeit zu verstehen. Achtsamkeit für den Anderen im Sinne Conradis und eine gesteigerte Aufmerksamkeit sind für Friesacher „leichte“ Fürsorge. Insbesondere vor dem Hintergrund asymmetrischer und nicht reziproker Interaktionen, also in Situationen, in denen zu Pflegende nicht (mehr oder noch nicht) autonom, Beziehungen nicht reziprok und Situationen nicht von Gleichheit geprägt sind, bezeichnet er „leichte“ Fürsorge als konstitutiv für die Pflegepraxis (Friesacher 2008, 301).

Für die *Pflegepraxis* ist „Care“ eine Haltung, welche sich zwar im Handeln, aber nicht durch eine spezifische Tätigkeit ausdrückt. In Anlehnung an die zuvor erwähnten Ansätze stehen aber die Interaktion und eine fürsorgende Anteilnahme an den Bedürfnissen der Patient_innen im Vordergrund. Eine kompetente Pflegekraft sollte meines Erachtens situativ erkennen, welche Interventionen in diesem Sinne hilfreich sind. Wenn Pflegende einen engen Kontakt zu den Patient_innen und ihren Angehörigen aufnehmen und fürsorgend auf diese eingehen, werden sie die Wünsche und Bedürfnisse der Patient_innen wesentlich besser verstehen können. „Care“ kann sich dann in unterschiedlichen Tätigkeiten widerspiegeln. Geht es bei der Begleitung eines sterbenden Menschen in einem Fall um ein würdiges Sterben oder darum, den Trauerprozess zu unterstützen, können in einem anderen Fall aufmunternde Worte als „Caring“ verstanden werden. Einerseits kann die Beruhigung von ängstlichen Patient_innen, andererseits aber auch die informative Aufklärung vor einem diagnostischen Eingriff als fürsorglich empfunden werden. „Care“ kann sich dabei sowohl in „passiven“ Handlungen, wie dem Hinauszögern einer unangenehmen pflegerischen Maßnahme, ausdrücken, sich aber auch in „aktiven“ Tätigkeiten äußern, etwa, wenn sich Pflegende anderen Berufsgruppen oder Angehörigen gegenüber im Sinne eines advokatorischen Handelns für den Wunsch einer/eines Patient_in einsetzen, z.B. lebensverlängernde Maßnahmen zu unterlassen. Aber auch der Einsatz von fachlich-technischen Fertigkeiten kann für Patient_innen „Caring“ bedeuten. Ein tragendes Element in einer „Care“-Beziehung ist ein „Sich-einlassen“ auf Patient_innen und ihre situativen Kontexte (Richter 2010, 161-163). Ausgehend davon wäre „Care“ keine Option oder etwas Zusätzliches, sondern als grundlegende Haltung und notwendige Voraussetzung pflegerischen Handelns in einer verantwortungsvollen Pflegebeziehung anzusehen.

1.2.2. Individuelles Fallverstehen in der Pflege

Wie bereits erwähnt, lässt sich die Pflege als eine praktische Wissenschaft bzw. eine Handlungswissenschaft darstellen, welche einer doppelten Handlungslogik folgt und daher sowohl handlungstheoretische als auch wissenstheoretische Grundlagen erfordert (Friesacher 2001a, 1999; Remmers 2000, 1999). Sie zeichnet sich dadurch aus, dass sowohl theoretisches Wissen als auch Handlungswissen der Praxis nicht ausreichen, um Patient_innen adäquate Hilfe in existenziellen Lebenssituationen anzubieten. Vielmehr wird dafür zusätzlich eine verstehende Einzelfalldeutung (Fallverstehen) benötigt. Um die Struktur pflegerischen Handelns zu ergründen, kann die *strukturtheoretische Handlungstheorie* Oevermanns herangezogen werden. Mit seiner Theorie des professionalisierten Handelns versucht Oevermann die handlungstheoretischen Grundlagen von Professionen zu ergründen (s. Kapitel I.1.3.2.5.). Zum wichtigsten Kennzeichen einer professionellen Tätigkeit gehören Handlungen, die auf die Wiederherstellung oder die Ermöglichung bedrohter, gefährdeter oder zerstörter Zentralwerte der Gesellschaft, wie beispielsweise der Gesundheit, ausgerichtet sind (Oevermann 1996, 88ff; Kraimer 2007). Die Aufgaben von Professionen bestehen darin, stellvertretend für Laien deren „manifeste" Krisen zu bewältigen. Im Vergleich dazu gehören „normale" Krisen zur Lebenspraxis dazu, da ständig Entscheidungen hinsichtlich zukünftiger Schritte aus einer Vielzahl an Möglichkeiten getroffen werden müssen. Die Krisenhaftigkeit besteht in der widersprüchlichen Einheit von Entscheidungszwang und Begründungsverpflichtung in der Lebenspraxis. In der Regel haben Handelnde für wiederkehrende Situationen bestimmte Standardlösungen bzw. Routinen. Wenn bei neuen Herausforderungen Routinen fehlen oder die vorhandenen sich nicht bewähren, entstehen „manifeste" Krisen.

Der *Begriff Fallverstehen* bezeichnet die zentrale methodische Operation der Hermeneutik, die „Kunst des Auslegens", die darauf ausgerichtet ist, den Sinn bzw. die Bedeutung des äußerlich Wahrgenommenen zu erfassen. Dabei wird davon ausgegangen, dass sich Sinn- und Bedeutungsstrukturen nicht direkt und unmittelbar, sondern nur indirekt über das Verhalten und die Reaktion in sozialen Praxen erschließen. Pflegerisches Fallverstehen bezieht sich nach Darmann-Finck (2009) darauf, wie die zu Pflegenden Selbstpflegeerfordernisse und Pflegesituationen wahrnehmen, einschätzen und bewältigen, welche Probleme und Ressourcen erkennbar sind und welche professionelle Unterstützung dabei benötigt wird. Das Fallverstehen basiert hierfür auf einem Kommunikations- und Aushandlungsprozess und ist auf eine Verständigung zwischen Pflegenden und zu Pflegenden ausgerichtet, bei der jedes Urteil erst einmal hypothetisch betrachtet und durch die Interaktion mit den Patient_innen überprüft und verändert werden soll. Anlehnend an die sequenzanalytische Methode der Objektiven Hermeneutik sollen die spezifischen Auswahl- und Handlungsprinzipien der Patient_innen erforscht werden (Darmann-Finck 2009, 11-36). Dies wird in einem Arbeitsbündnis ermöglicht, indem eine Rekonstruktion der konkreten Fallstrukturgesetzlichkeit eines Problems erfolgt und es zur Bildung einer Diagnose sowie zur Ableitung einer standardisierten, aber auf den Fall anzupassenden Problemlösung kommt (Friesacher 2008, 259ff). Im Gegensatz zu der Praxis der psychoanalytischen Psychotherapeut_innen, an der sich Oevermann bei seiner Theorieentwicklung orientierte, erfolgt das pflegerische Fallverstehen aufgrund der kürzeren und flüchtigeren Kontakte stärker intuitiv und implizit und bewegt sich auf der körperlich-leiblichen Ebene. Dies ist in einem Beruf, der nicht nur „face-to-face"-, sondern auch „body-to-body"-Interaktion beinhaltet und Pflegende mit Patient_innen interagieren, welche nicht in der Lage sind verbal zu kommunizieren, von besonderer Bedeutung. Daher ist Fallverstehen weniger auf kognitiv-analytische, als auf ganzheitliche wahrnehmungs- und verhaltensnahe Denkprozesse ausgerichtet. Als Voraussetzung für Fallverstehen benötigt es neben einer individuellen Kenntnis über die Patient_innen, eine emotionale bzw. empathische Basis für die Interaktionen, welche einerseits Nähe und Distanz sinnvoll austariert und andererseits ermöglicht, dass Patient_innen ihre individuellen handlungsleitenden Sinnkonstruktionen äußern (Darmann-Finck 2009, 11-36).

Wird davon ausgegangen, dass jeder Mensch ein Individuum mit einer eigenen Lebensgeschichte, subjektiven Erfahrungen und einer spezifischen Umwelt ist, müssen Professionelle im Einzelfall prüfen und abwägen, was diesem konkreten Menschen in seiner spezifischen Situation helfen kann. Bei der Lösung der individuellen Probleme braucht es einen *Interaktionsprozess* von Professionellen und Betroffenen, bei dem Letztere autonom an der Problemlösung beteiligt sind. Solange die Betroffenen im Vollbesitz ihrer geistigen Fähigkeiten sind, orientieren sich Professionelle an deren Perspektive, auch wenn diese nicht ihren fachlichen Empfehlungen oder Ratschlägen entspricht. Wenn die Patient_innen nicht mehr in der Lage sind, ihre Probleme alleine zu bewältigen, braucht es zu der Patient_innenperspektive nach Oevermann eine „stellvertretende Deutung", in der Professionelle stellvertretend für die Betroffenen das Problem deuten und dabei verschiedene Handlungsalternativen überprüfen. Professionelles Handeln ist damit immer eine Gratwanderung zwischen der Übernahme von Verantwortung für Patient_innen in einem bestimmten Lebensbereich und dem Erhalt von ihrer Autonomie (Veit 2004, 31-66). Fallverstehen folgt meines Erachtens in der Vernunft des Alltags und des Individuums, welche beide eben von Fall zu Fall verschieden sind. Professionelles Handeln in der Pflegewissenschaft besteht darin, auf gesundheits- und pflegebezogene Fragen, deren Sinn aus der Perspektive des Individuums heraus zu verstehen ist, eine Antwort zu geben. In der Verknüpfung eines situationsbezogenen Handlungswissens, welches Fallverstehen ermöglicht und eines universalistischen Regeln folgenden Theoriewissens, welches das Handeln theoretisch begründet, ist professionelles Handeln zu verstehen. Zusätzlich wird das Aufgreifen von Problemen durch Problemlösungspotenziale ergänzt. Oevermann sieht Probleme und Chancen in einem Komplementärverhältnis, denn aus jedem Problem geht auch eine Chance für dessen Bewältigung hervor. Das Berücksichtigen von Chancen bzw. Ressourcen ist die Suche nach den Stärken und Kompetenzen der Menschen (Oevermann 2009).

Individuelles Fallverstehen wird durch die *Verschränkung unterschiedlicher Wissensarten* ermöglicht. Auf der einen Seite durch das Verständnis von Theorien sowie der Logik ihrer strikten Anwendung und auf der anderen Seite durch eine hermeneutische Kompetenz und das Verstehen des einzelnen „Falls“ selbst. Dies stellt sich in dem abstrakt Allgemeinen und im strikten Personenbezug eines professionellen Problemlösungstypus dar. Bei Letzterem handelt es sich um jeweils individuelle Deutungssysteme und Ansprüche von Patient_innen im Fallverstehen und verlangt ein hermeneutisches Vorverständnis und Kompetenzen der Beurteilung eines Einzelfalls (Oevermann 1981, 1996, 2002).

Insbesondere die *Anforderungen des praktischen Handelns* charakterisiert das Fallverstehen. Während die Anwendung theoretischen Wissens durch die in einer handlungsentlastenden Situation gegebene Distanz möglich ist, die von den situationsspezifischen Besonderheiten der Praxis absehen lässt und allgemeine Erkenntnisse möglich macht, ist professionelle Hilfeleistung oft nicht aufzuschieben. Diese müssen auch, ohne zureichend über die Handlungsbedingungen und -folgen informiert zu sein, also frei von theoretischen Zwängen, zu einer angemessenen situativen Entscheidung führen. Sie folgen der Vernunft des Alltags, die eben von Fall zu Fall verschieden sein muss. Würde immer erst nach Gründen gesucht werden, ehe über das weitere Vorgehen entschieden werden kann, wäre die professionelle Handlungsfähigkeit in Frage gestellt (Kade 1990, 37-57). Für dieses Handeln bedarf es einer Art von Wissen, welches direkt abrufbar und umfassend ist und auf Erfahrungen beruht: das implizite Wissen (Neuweg 2000b, 197-217). Das Erfahrungswissen birgt aber auch Gefahren. Durch die in Handlungsdruck angewendeten Strategien, wie Versuch und Irrtum, Routine, nicht reflektiertes Regelwissen aber auch intuitives Handeln, werden Problemlösungsstrategien angewendet, über deren Erfolg noch keine Aussage getroffen werden kann. Erst die nachträgliche Reflexion des bereits abgelaufenen Handelns vermag unter Distanz zum Berufsalltag Klarheit über die Qualität einer Handlung bringen. Mit zunehmender Professionalität muss also eine Reflexion und Begründung des bereits erfolgten Handelns im Nachhinein den Patient_innen gegenüber legitimiert werden (Kade 1990, 37-57).

Darmann-Finck sieht in dem Modell des professionalisierten Handelns nach Oevermann Potenziale für einen Ansatz professionalisierten Handelns in der Pflege. Dennoch kritisiert sie in der Rezeption der Professionstheorie von Oevermann die ungenügende Prüfung der *Übertragbarkeit* dieser auf die *Pflege*. So setzt sie entgegen, dass für das Arbeitsbündnis beispielsweise bestimmte Strukturmerkmale wesentlich sind, die in der Pflege nicht gegeben sind, wie die Freiwilligkeit der Entscheidung der Patient_innen, sich in Behandlung und damit in das Arbeitsbündnis zu begeben oder die Geltung der sog. „Grundregel“ (Oevermann 1996, 115ff), wonach die psychotherapeutischen Klient_innen bei

Oevermann alles thematisieren müssen, was ihnen durch den Kopf geht (Darmann-Finck 2009, 11-36). Die Interaktion zwischen Pflegenden und Patient_innen wird in einer widersprüchlichen Einheit von diffusen und rollenförmigen So-zialbeziehungen realisiert. Diese widersprüchliche Beziehungsgestaltung resultiert daraus, dass Pflegende, um die Besonderheiten des Einzelfalls ergründen zu können, nicht umhinkommen, sich gedanklich in die Position der Patient_innen zu begeben und an ihren Leiden Anteil zu nehmen, während sie zugleich aber auch gewährleisten müssen, dass sie ihre Handlungen pflegewissenschaftlich begründen können und alle Patient_innen gleich behandeln (Darmann-Finck 2010, 165f). Darüber hinaus fordert sie, den Begriff des pflegerischen Fallverstehens nicht nur auf die zu Pflegenden zu beziehen, sondern auch auf die Professionellen mit ihren Motiven, die Angehörigen der Patient_innen, andere Professionelle im Team, die Institution und das Gesundheitssystem auszuweiten (Darmann-Finck 2009, 11-36). Meines Erachtens ist eine weitere grundlegende Voraussetzung des individuellen Fallverstehens ungeklärt. Nämlich, wie eine emotionale bzw. empathische Basis sowie auch die leibliche Ebene gerade im Hinblick auf das bereits eingeforderte Austarieren von Nähe und Distanz methodisch gelingen können. In Ermangelung pflegespezifischer Ansätze zum individuellen Fallverstehen bietet Oevermann trotz seiner Kritikwürdigkeit wertvolle Ansatzpunkte, um den Kern pflegerischen Handelns im Hinblick auf die Notwendigkeit individuellen Fallverstehens zu begründen.

1.2.3. Die Integration der Leiblichkeit in pflegerisches Handeln

Die Leiblichkeit grenzt sich vom mechanistischen Modell ab, dessen Ursprung in dem dualistischen Menschenbild von Descartes liegt und im 20. Jahrhundert zum amerikanischen Behaviorismus führte. Nach Benner und Wrubel basiert das mechanistische Menschenbild auf den Annahmen eines Primats der effizienten Kausalität in der wissenschaftlichen Untersuchung eines Menschen als reaktiver Organismus, der Notwendigkeit des Reduktionismus von Menschen und des Wissens als Repräsentant der Realität. Dadurch wird der Mensch zu einem kontextfreien und entkörperlichten Selbst, bei dem wichtige Aspekte menschlichen Lebens, wie Emotionen, Erfahrungen, soziale Beziehungen und komplexe Sinnzusammenhänge, nicht berücksichtigt werden (Benner, Wrubel 1997, 51ff). Beispielsweise wirkt sich das mechanistische Körpermodell in Verbindung mit Diagnosen dahingehend aus, dass einfache Aussagen zur Kausalität diagnostiziert werden. Oft werden die Aussagen der Patient_innen als subjektive Daten bewertet und die Beobachtung der Pflegenden als objektive Daten bezeichnet.

Folgt den subjektiven Beschwerden keine diagnostische Zuschreibung, dann entstehen zwei Wirklichkeiten. Diese Sichtweise durchdringt die Pflegepraxis dort, wo zwischen dem „Kranksein" einer Person im Kontext ihrer persönlichen und pflegerischen Geschichte im Sinne der Bedeutung und des subjektiven Fühlens und der „Krankheit", der Manifestation bestimmter Anomalien auf der geweblichen, zellulären oder organischen Ebene im Sinne der objektiven Diagnose, unterschieden wird (Benner, Wrubel 1997, 12; 162ff). Auf diese Differenzierung wurde bereits im Kapitel I.1.3.4. in Bezug auf die Diagnostik hingewiesen und hervorgehoben, dass die Erweiterung von einer rein biomedizinischen Betrachtungsweise hin zu einer leiblichen Perspektive auf den Menschen zu komplexeren Interventionsansätzen führen kann. Benner und Wrubel plädieren für ein phänomenologisches Körperbild, mit dem sie die naturwissenschaftliche Betrachtungsweise nicht prinzipiell in Frage stellen, sondern das Erleben des Körpers rehabilitieren wollen. In Anlehnung an Schütz (1974) und seinen Ausführungen in „Der sinnhafte Aufbau der sozialen Welt" ordnen sie dem Alltag eine erlebende und der Wissenschaft eine ordnende Funktion zu. Zentrales Moment für die Sinnzuschreibung ist die räumliche, zeitliche und soziale Verortung. Schütz bezeichnet den Körper als Träger aller Wahrnehmungsorgane und als Vehikel aller kinästhetischen Bewegungen und verweist zugleich auf die Gefahr, den Körper in dieser dinghaften, instrumentalisierten Weise zu beschreiben. Denn es ist nicht der Körper, der wahrnimmt, sondern die Person, die der Körper ist (Benner, Wrubel 1997, 110).

Körper und Leib stellen keine materiell trennbaren Systeme dar, sondern sind verschiedene Aspekte ein und desselben Phänomens. Die Unterscheidung von Körper und Leib, wie sie nur in der deutschen Sprache erfolgt, vollzieht sich aus theoretisch-analytischen Gründen, denn im alltäglichen Leben verschränken sich Körper und Leib zu einer Einheit (Böhme 2003, 11ff). Genau zu bestimmen, was der Körper und was der Leib *ist*, grenzt an ein nahezu aussichtsloses Unterfangen, vor allem, da es sich um ein Phänomen handelt, welches über Sprache nur bedingt zugänglich ist. Da kein unmittelbarer Zugang zur Leiblichkeit besteht, lässt sich diese nur reflexiv vermitteln (Abraham 2002, 34).

Der Leib wird in der Philosophie als ein Konzept verwendet, welches durch die Kritik an dem dualistischen Menschenbild Descartes entstanden ist.[66] Die deutlichste Unterscheidung von Körperhaben (Körper) und Körpersein (Leib) basiert auf der Grundlage, dass ein Körper auch unbelebt sein kann, wohingegen

66 Anm. d. Verf.: Das moderne Menschenbild von René Descartes unterteilt den Menschen in die Dualität von „res extensa" (Körper) und „res cognitans" (Seele, Geist, Bewusstsein), wobei „res cognitans" die Vorherrschaft über den Körper übernimmt (Böhme 2003).

Leib immer den ge- oder belebten Körper meint. Die Differenz kann durch die Selbst- und Fremderfahrung erlebt werden. Der Ausdruck Körper soll demzufolge jenen Gegenstand bezeichnen, den wir lebensweltlich als unseren Körper kennen, jedoch in der Perspektive der Fremderfahrung, d.h., wie er naturwissenschaftlich erforscht wird und wie er durch Eingriffe von außen manipuliert wird. Demgegenüber bezeichnet der Leib den Gegenstand, den wir als unseren Körper in der Selbsterfahrung kennen. Der Unterschied liegt in dem leiblichen Spüren der Betroffenheit der Existenz, die in der Tatsache liegt, dass der Leib mein Leib ist und ich deshalb unausweichlich mit dem, was mir von ihm widerfährt, verbunden bin:

> „Qua Leib ist der Mensch je in einer bestimmten Zeit, an einem bestimmten Ort und er ist von der Unausweichlichkeit seines Daseins, das er in radikaler Besonderung als diesen Leib erfährt, unausweichlich betroffen." (Böhme 2003, 61)

In der Fremderfahrung sieht sich der Mensch als Objekt, in der Selbsterfahrung als reflektierendes Selbst. Die Kritik des Begriffs des Körpers ist somit eine Kritik an der Entfremdung, Instrumentalisierung und Manipulation des Menschen. Böhme sieht es daher als ständige Lebensaufgabe an, den Körper und den Leib trotz dieser Differenzen zu integrieren. Er versteht Leibsein als Aufgabe, welche beinhaltet, aus der naturwissenschaftlichen Dominanz heraus das leibliche Spüren einzuführen und den Leib als die Natur, die wir sind, zu leben (Böhme 2003, 11-14). Die verschiedenen Leibtheorien, hier auszugsweise, fokussieren dabei jeweils unterschiedliche Aspekte der Leiblichkeit (Gugutzer 2002).

Plessner (1982) kritisiert Descartes Dualismus und fordert eine Überbrückung zwischen Körper und Leib. Daraus ergibt sich ein Spannungsverhältnis zwischen Leibsein und Körperhaben, sodass das Individuum gezwungen ist, beide Daseinsweisen auszugleichen. Dies nennt er die sog. Doppelaspektivität. Im Gegensatz zum Tier ist der Mensch nicht nur zentrisch, sondern auch exzentrisch positioniert, d.h., dass er zwar durch seinen Leib in sein gegenwärtiges Dasein eingebunden ist, sich aber von diesem Mittelpunkt aus immer wieder durch Reflexion auf sein Selbst beziehen kann und in diesem Wechselspiel seine Identität entwickelt. Der Mensch hat seinen Körper als einen Gegenstand, den er objektiv betrachten und behandeln lassen und den er als Instrument zu bestimmten Zwecken einsetzen kann. Gleichwohl identifiziert er sich mit ihm, lebt durch ihn als Medium seiner Handlungen und seiner Wahrnehmungen. Der Körper als dieses Medium der Existenz wird deshalb unterschieden und Leib genannt. Plessner hat einen alternativen Zugang zur leiblich-körperlichen Verfasstheit des Menschen geschaffen. Er geht davon aus, dass der lebendige Mensch als leibliches Wesen die Aufgabe hat, zur Bildung seiner eigenen Identität einen Ausgleich zwischen dem Leib, der er ist und dem Körper, den er hat, zu schaffen. Er sieht in seiner philosophischen Anthropologie die Einheit von Leib und Körper als Kerndimension der personalen Identität (Plessner 1982).

Mit der *Leibphänomenologie* von beispielsweise Merleau-Ponty, Bourdieu und Schmitz soll der Nachweis erbracht werden, dass Erfahrungen immer leiblich sind.

Merleau-Pontys (1966) Leib ist in die Phänomenologie der Wahrnehmung eingebettet. In der Verbindung mit der Gestaltpsychologie und der Philosophie Heideggers bezeichnet er Wahrnehmung als ein „Zur Welt sein". Der Leib wird zum Medium menschlicher Existenz. Seine Leibtheorie dient vor allem dazu, die mediale Funktion des Leibs zu bestimmen, da der Leib hier in einem Selbst- und Weltverhältnis auftritt. Es ist der Leib mit seinen Wahrnehmungsorganen, der dem Menschen seinen Zugang zur Welt (Zur-Welt-Sein) und damit auch zu sich selbst vermittelt. Die Wahrnehmung ist das Grundphänomen, welches sich mit dem Motiv der Leiblichkeit verbindet. Daher steht bei Merleau-Ponty die visuelle und taktile Wahrnehmung im Vordergrund. Empfindend steht der Leib in unmittelbarem Einklang oder Missklang mit den Rhythmen des weltlichen Geschehens, wahrnehmend erkundet er die Vielfalt der Dinge. Für diese Empfindung oder Wahrnehmung braucht es einen bewussten Leib. Bewusstsein bedeutet, sich selbst im Verhältnis zur sozialen Welt als wahrnehmender, handelnder, denkender und fühlender Leib zu erkennen. Für Merleau-Ponty ist der Leib die vermittelnde Instanz zwischen Geist und Körper, daher nennt er ihn auch den dritten Weg (Merleau-Ponty 1966).

Bei *Bourdieu* (2005) soll mit Hilfe der Habitustheorie ein Aspekt des Körperhabens aufgegriffen werden, nämlich, wie der Leib als materielles und symbolisches Kapital sowie als Medium für personelle Identität fungieren kann. Diese Theorie dient dazu, die sozialen und kulturellen Prägungen leiblicher Selbsterfahrung aufzuzeigen. Bourdieu erläutert, wie der Leib sozial geprägt wird, indem der Leib in einer sozial strukturierten Welt durch Nachahmen und ständigem Gebrauch, die konzeptuellen Klassifikationsschemata seiner Kultur erlernt. Auf diese Weise generiert er die Schemata, die ihn geprägt haben. Das kulturelle Wissen wird also von Leib zu Leib weitergegeben. Der Habitus bietet überindividuelle Dispositionen, die der Leib verwendet, um sich seiner selbst bewusst zu werden, sich in der sozialen Welt zurecht zu finden und zu wissen, wie er sinnvoll an die soziale Ordnung angepasst handeln kann (Bourdieu 2005).

Schmitz geht vor allem von der eigenleiblichen Erfahrung, d.h., das „Sich-selbst-Spüren" aus. Mit dieser Theorie kann zudem das für die Personalität so wichtige Kriterium des Identitätsgefühls auf seine leiblich-affektive Basis zurückgeführt werden. Der Leib kann unmittelbar gespürt werden. Während die

Grenze des Körpers die Haut darstellt, ist die Grenze des Leibes das Spürbare. Schmitz setzt somit an der Erfahrung des Spürens an, welche für jeden Menschen zugänglich ist. Mit dem Alphabet der Leiblichkeit, welches neun zentrale Gegensatzpaare enthält, wie z.B. die Enge und die Weite, können Phänomene wie Schmerz, Angst, Ekel, Hunger und Freude aus der Leiblichkeit erschlossen und zueinander in Beziehung gebracht werden (Schmitz 1992):

> „Leiblich spüren wir uns stets eng oder weit in wechselnden Graden und Mischverhältnissen, zwischen Enge und Weite durch Engung (zur Enge hin) und Weitung (zur Weite hin) pendelnd. Die Engung überwiegt z.B. bei Schreck, Angst, Schmerz, gespannter Aufmerksamkeit, Beklommenheit, Hunger, dumpfem Zumute sein, die Weitung etwa dann, wenn es uns weit ums Herz wird, in tiefer Entspannung, bei Freude, die hüpfen lässt, in Stimmungen schwereloser Schwebens, beim Einschlafen, beim Dösen in der Sonne, in der Wollust und wohligen Müdigkeit." (Schmitz 1985, 82)

Hervorzuheben ist bei dem Ansatz von Herrmann Schmitz seine Erläuterung zur innerleiblichen Kommunikation, beispielsweise durch die Pole der Enge und Weite und die Einleibung, die einer nonverbalen „außerleiblichen" Kommunikation zwischen mindestens zwei Akteur_innen gleichkommt. Die soziale Relevanz dieses Ansatzes ist, dass durch eine wechselseitige symmetrische Einleibung der Andere leiblich spürbar wird und das leibliche Spüren in sein Handeln mit aufnimmt und dieses somit als ein Sensor für Verhaltensabstimmungen fungiert (Schmitz 1985, 71-106; Gugutzer 2002).

Im Begriff des Leibkörpers werden die Leib- und Körperperspektive miteinander verschränkt. Im Sinne einer kritischen Theorie der *Pflegewissenschaft* ist die *Leibphänomenologie* dahingehend als ein emanzipatorischer Ansatz zu betrachten, da sie durch den Leibkörper eine Dominanz zweckrationaler, körperorientierter Verrichtungen mit gleichzeitiger Ausblendung des Subjekts sowohl der Patient_innen als auch der Pflegenden aufdeckt. In der Vermittlung zwischen Leib- und Körperperspektive unterscheidet sich der Pflegeberuf von anderen Gesundheitsberufen (Friesacher 2008, 320ff). Die Perspektive des Leibkörper ist, wie bereits anklang, daher „Kern des Pflegerischen" (Friesacher 2008, Wettreck 2001). Pflegende haben nun die Möglichkeit, aber auch die Verpflichtung, diese Perspektive in ihr professionelles Handeln aufzunehmen und eine integrierende Sicht auf Patient_innen einzunehmen (Friesacher 2008, 322f; Uzarewicz, Uzarewicz 2005). Vor allem im Bereich des Gesundheitswesens führt die Erweiterung von einer rein biomedizinischen Betrachtungsweise hin zu einer leiblichen Perspektive des Menschen zu komplexeren Interventionsansätzen. Der theoretische Forschungsstand zum Leib, auch im Kontext der Pflegewissenschaft, nimmt in den letzten Jahren zu und es liegen mittlerweile mehrere theoretische Erörterungen, hier auszugsweise, vor:

Friesacher (2008) sieht in der auf Basis der Anthropologie und Leibphänomenologie entstandenen Thematisierung des Körpers und Leibs einige Anknüpfungspunkte für die Pflegewissenschaft. So spielt die verkörperlichte Intelligenz, durch die erst Bedeutung und Sinnzuschreibung in der Welt wahrgenommen werden, in Anknüpfung an Merleau-Ponty bei Benner und Wrubel (1997) eine große Rolle. *Remmers* (2000) greift auf Überlegungen von Plessner und Schmitz zurück, um eine phänomenologische Theorie der Subjektivität, die den Körper als Grundlage des Handelns einbezieht, zu entwickeln. *Hülsken-Giesler* (2009) schließt sich ebenfalls Plessner und Schmitz an und geht von der These aus, dass ein ausschließlich verbaler Zugang zum Erkranktsein in eine Verobjektivierung der Sinnkonstruktionen des Gegenübers mündet. Dieser Verobjektivierung ist durch die Berücksichtigung eines körper-leiblichen Zugangs in Form einer mimetischen Annäherung zu begegnen. *Uzarewicz und Uzarewicz* (2005) greifen auf Schmitz Theorie der Leiblichkeit zurück und eröffnen damit neue Zugänge zum Menschen in Pflegetheorie und -praxis. Sie verbinden die Schmitzsche Leibphänomenologie mit pflegerischen Konzepten, wie u.a. mit der Basalen Stimulation und dem Dialogaufbau. Im Anschluss an Merleau-Ponty, der die Wahrnehmungsfähigkeit des Leibkörpers betont, und Bourdieu, der soziale Praktiken des Leibes in seinem Habituskonzept in den Vordergrund rückt, konzipiert *Böhnke* (2010) den Leibkörper als Grundlage für mimetische Deutungsprozesse im Sinne des „Spurenlesens" in der Begegnung zwischen Pflegenden und eingeschränkt artikulationsfähigen Patient_innen. Der Leibkörper stellt eine Grundlage für Fallverstehen und Urteilsbildung als Komponente von reflexiver Könnerschaft in der Pflege dar.

Wenn im Folgenden von Leib gesprochen wird, ist damit eine Einheit aus Leib und Körper, sozusagen der Leibkörper, gemeint. Für die Pflegewissenschaft erscheint meiner Ansicht nach die Leibphänomenologie von Schmitz am geeignetsten, um pflegerischen Phänomenen gerecht zu werden. Da der institutionelle und gesellschaftliche Zusammenhang der Pflege zentrale Auswirkungen auf die pflegerischen Interaktionen hat, ist eine Erweiterung des Spürens um die gesellschaftskritische Betrachtungsweise, wie z.B. die von Bourdieu, als sinnvoll zu erachten.

Wissenschaftstheoretisch werden der Leibphänomenologie einige *Schwächen* vorgeworfen, die im Folgenden skizziert werden. Eine allgemeine Hauptkritik an der Phänomenologie ist: *„Man suche nur nichts hinter den Phänomenen; sie selbst sind die Lehre"* (Goethe o.J. zitiert in Böhme 2003, 42). Dadurch werden Leiberfahrungen häufig als gesellschaftliche, geschichtslose, soziale

(Böhme 2003, 48f) und m.E. auch als geschlechtsneutrale Phänomene gesehen. Eine Ausnahme stellt aus meiner Sicht der sozial orientierte Leibansatz von Bourdieu dar.

Ein weiterer zentraler Punkt für die Pflegewissenschaft ist der, dass vor allem bei Schmitz der Körper, den er mit dem Leib zu integrieren sucht, ignoriert wird und eine naturwissenschaftliche Betrachtungsweise ausgeblendet wird. Damit rehabilitiert er zwar den Leib, vernachlässigt aber den Körper. Böhme bezeichnet dies als eine *„Blindheit der Leibphänomenologie gegenüber dem Thema Natur“* (Böhme 2003, 26).

Eine zusätzliche Kritik ist nach meinem Dafürhalten die Frage, inwieweit sich Professionelle auf die Leiblichkeit der Patient_innen einlassen können. Eine Technisierung und rigide Objektivierung des Leibs kann einerseits eine Dehumanisierung der Patient_innen zur Folge haben, denn diese werden gleich eines unpersönlichen Aggregats. Eine strikte Subjektivierung von Bedürfnissen andererseits, beispielsweise in Form der Einleibung, könnte allerdings auch Auswirkungen auf Pflegende haben. Die Bedürfnisse, Wünsche, Gefühle der Patient_innen könnten nicht mehr von den eigenen unterschieden werden. Dies kann meiner Meinung nach zu einer emotionalen Überforderung führen und die Fähigkeit zu authentischen (eigenen) Gefühlen im professionellen Kontext daher eingebüßt werden (Strauss et al. 1980, 629-651). Aber auch Auswirkungen, wie das Helfersyndrom, das eine Überidentifikation mit den zu Pflegenden mit sich bringen kann oder das Abkühlen der Gefühle im Sinne eines „Coolout“, wären denkbar (Kersting 1999, 53-60; Schmidbauer 2002).

Im Rahmen der Leibphänomenologie wird dem Verstehensprozess m.E. bei der Integration der Leiblichkeit zu wenig Beachtung geschenkt. Wie gelingt es, beispielsweise die Angst von Patient_innen leiblich zu erspüren, ohne diese aus den eigenen Vorstellungen zu antizipieren oder als das eigene leibliche Spüren zu empfinden? Oder anders formuliert: Wie erreichen Pflegende eine Subjekt-Objekt-Differenzierung? Hier sollten sowohl die methodischen als auch reflexiven Kompetenzen Pflegender bei dem Einbezug der Leiblichkeit stärker diskutiert werden.

Zusammenfassend wurde in den letzten Kapiteln der Kern pflegerischen Handelns herausgearbeitet, der als eine an der Leiblichkeit des Betroffenen und nicht nur an dessen Körper ansetzende fürsorgende und fürsprechende Anteilnahme dargestellt wird, welche individuelles Fallverstehen voraussetzt.

1.3. Die Theorie der Anerkennung als normative Grundlage pflegerischen Handelns

In den vorigen Kapiteln konnten die Charakteristika des Handlungsfelds der Pflege wie auch deren Kerndimensionen dargelegt werden. Mit dem folgenden Kapitel soll ein leitendes Prinzip für die Pflege vorgestellt werden, das sowohl auf den unterschiedlichen Handlungsebenen als eine normative Voraussetzung in der Verständigung mit den Patient_innen dienen kann als auch korrigierendes und emanzipatorisches Gehalt besitzt.

Hierfür wird auf die Theorie der Anerkennung von Honneth zurückgegriffen, die insbesondere Friesacher für die Pflegewissenschaft fruchtbar gemacht hat (Friesacher 2010a; 2008). Die Anerkennung kann als grundlegende Haltung sowohl auf der Mikro- als auch auf der Meso- und Makroebene ein leitendes Prinzip für das pflegerische Handlungsfeld darstellen. Bestehende Prinzipien, z.B. das der Fürsorge wie sie Conradi in ihrem Ansatz beschreibt, sind ein wichtiger Bestandteil der pflegerischen Verantwortung, allerdings sind Konfliktlösungen, die Bearbeitung von verschiedenen Fürsorgeansprüchen und Fragen der gerechten Verteilung von Mitteln bei knappen Ressourcen nicht im Rahmen einer kontextuellen und situativen Perspektive zu lösen, sondern es bedarf einer Erweiterung durch die Anerkennungsformen der Achtung und Solidarität. Im Sinne der Theorie des kommunikativen Handelns von Habermas (1988) handelt es sich dabei um ein emanzipatorisches Interesse. Im Unterschied zu Habermas, der wechselseitige Verständigung als kognitive und sprachlich vermittelte Vorgänge ansieht, liegt der Hauptfokus bei der Theorie von Honneth auf den intersubjektiven und normativen Voraussetzungen der Verständigung, die er in der wechselseitigen Anerkennung sieht. In Anlehnung an die Kritik an einer neutralen Welt propagiert Honneth, wie viele andere Philosophen auch, die grundlegende existenzielle Involviertheit und aktive Anteilnahme, die er in Form der Anerkennung dargestellt. Die Anerkennung geht dabei dem Erkennen voraus. Individuelle Identitätsbildung, moralische Sozialisation und soziale Integration sind an verschiedene Formen der intersubjektiven Anerkennung gebunden, die Honneth drei Interaktionssphären zuordnet (Friesacher 2010a, 79-90): Die *Fürsorge*, welche emotionale Zuwendung und Bindung beinhaltet, die *Rechte*, welche sich in der kognitiven Achtung ausdrücken und die *Solidarität*, welche sich in der sozialen Wertschätzung widerspiegelt. Die Fürsorge ist auf eine einseitige und nicht unbedingt reziproke Zuwendung zu Personen mit extremer Bedürftigkeit beschränkt und wird mit dem Anerkennungsmuster der Liebe beschrieben. Das Prinzip der Gerechtigkeit bestimmt, dass alle Subjekte die gleichen Chancen haben, ihre Interessen und Bedürfnisse zu artikulieren und drückt sich im

Anerkennungsmuster der Rechte aus. Wohingegen die Solidarität eine wechselseitige und affektive Anerkennung der Beteiligten als unverwechselbare Individuen formuliert und als Anerkennungsmuster die Solidarität fokussiert (Honneth 1992, 148ff; 1994).

Das Vorenthalten der Anerkennung stellt eine moralische Verletzung dar und ist Akt der persönlichen Beschädigung. Je nach Stufe der Selbstbeziehung sind die *Missachtungen* und deren Folgen unterschiedlicher Natur. Auf der basalen und elementaren Stufe sind es Verletzungen der grundlegenden Bedürfnisse, z.B. durch körperliche Misshandlungen, die das psychophysische Wohlergehen und damit das Selbstvertrauen beeinträchtigen. Werden Personen oder Gruppen benachteiligt und ihnen Rechte vorenthalten, lassen sich diese als Verletzung der Autonomie qualifizieren. Diese Missachtungen betreffen die Selbstachtung und sind mit dem Gefühl der mangelnden Anerkennung als moralisch gleichberechtigte Interaktionspartner_innen verbunden. Auf der dritten Ebene folgt das Selbstwertgefühl, d.h., die Anerkennung der Fähigkeiten und Lebensweisen von Einzelnen und Gruppen. Akte der Missachtung reichen auf dieser Ebene von harmlosen Respektlosigkeiten bis hin zur Entwürdigung und Stigmatisierung. Primäres Ziel der Pflege sollte sein, jegliche Form mangelnder Anerkennung zu vermeiden. Verantwortung für andere zu tragen setzt Hinwendung, Anteilnahme und Betroffenheit voraus (Friesacher 2010a, 79-90).

Alle drei Anerkennungsformen (Fürsorge, Rechte, Solidarität) bilden den normativen *Kern einer Gerechtigkeitskonzeption* und Vorrang genießt dabei jeweils das Prinzip, welches nach Art der Sozialbeziehung im Vordergrund steht. Im Falle eines moralischen Konflikts, bei dem mehrere Ansprüche kollidieren, plädiert Honneth dafür, dem Respekt vor der individuellen Autonomie der Subjekte absoluten Vorrang gegenüber den anderen Anerkennungsformen zukommen zu lassen (Honneth 2000, 190). Als Maßstab kann zum einen die Zunahme an Inklusion sowie die Beseitigung von Exklusion genommen werden. Vor allem scheinen Prozesse der rechtlichen Gleichbehandlung besonders dazu geeignet zu sein, in andere Anerkennungssphären korrigierend einzugreifen, um minimale Identitätsbedingungen aufrechtzuerhalten oder überhaupt erst zu ermöglichen (Friesacher 2010a, 86-88).

Die Theorie der Anerkennung liefert einen *kritischen Maßstab* für die Betrachtung einer Gesellschaft oder von Handlungsfeldern, wie dem der Pflege, welche sich am Grad der wechselseitigen Anerkennung messen lassen muss. An ihr lässt sich zeigen, dass sich die Kategorien des um die Anerkennungstheorie erweiterten kommunikationstheoretischen Rahmens, nämlich Misshandlung und Vergewaltigung, Entrechtung und Ausschließung sowie Entwürdigung und Beleidigung, eignen, um in kritisch-emanzipatorischer Absicht Ungerechtigkeit im Handlungsfeld Pflege aufzudecken (Darmann-Finck 2010, 168). Dies wird insbesondere auch für die weiteren Ausführungen im Hinblick auf die Nutzer_innenorientierung von Bedeutung sein (s. Kapitel IV.2.).

Im Kapitel IV.1.1. konnte das Handlungsfeld der Pflege mit seinen wesentlichen Charakteristika skizziert werden. Insbesondere wurde der Kern pflegerischen Handelns, der auf einer fürsorgenden Beziehung, aus hermeneutischem Fallverstehen und dem Einbezug der körperlich-leiblichen Ebene besteht, dargelegt (Kapitel IV.1.2.) und im Anschluss die Theorie der Anerkennung als normative und emanzipatorische Grundlage pflegerischen Handelns beschrieben (Kapitel IV.1.3.). Um die interaktive und kommunikative Aushandlungsebene der Beziehung zu den Patient_innen abzubilden, wird der Begriff der Nutzer_innenorientierung eingeführt, auf Basis dessen im Folgenden die Orientierung an den Nutzer_innen pflegerischer Leistungen thematisiert wird (Kapitel IV.2.).

2. Nutzer_innenorientierung in der pflegerischen Gesundheitssicherung

Während dem vorigen Kapitel im Wesentlichen das Handlungsfeld der Pflege und die Kernelemente pflegerischen Handelns zugrunde lag, soll in diesem Kapitel die konstitutive Orientierung zu den Adressat_innen pflegerischer Leistungen betrachtet werden. Hierfür wird ein Begriff eingeführt, der in den Gesundheitswissenschaften seit Längerem propagiert wird: die Nutzer_innenorientierung.

Nach Bauer und Büscher (2008) gewinnt dieser Begriff zunehmend an Bedeutung, wird aber unterschiedlich besetzt und birgt Herausforderungen für seine Anwendung. Die Orientierung an den Nutzer_innen kann zu einer substanziellen Verbesserung des Versorgungsgeschehens beitragen, denn es sollen:

> „... die Kompetenzen der Nutzer selbst – im Sinne der subjektiven Befähigung zur rechtzeitiger und sinnvoller Nutzung von Versorgungsangeboten – gefördert werden.“ (Bauer et al. 2006, 1)

Nach einer Analyse der begrifflichen Entwicklung, in der deutlich wird, dass der Nutzer_innenbegriff sowohl politisch-ökonomisch eingefordert als auch kritisch-theoretisch hinterfragt wird, erfolgt die Betrachtung der unterschiedlichen Rollen der Nutzer_innen, wie die Patient_innen, Kund_innen oder Konsument_innen (Kapitel IV.2.1.). Die Ebenen der Nutzer_innenorientierung bergen unterschiedliche Anforderungen an das Nutzungshandeln und der daran beteiligten Akteur_innen (Kapitel IV.2.2.). Als Rahmenelemente des Konzepts der Nutzer_innenorientierung tauchen u.a. Begriffe wie Autonomie, Verantwortung, Partizipation und Empowerment auf und werden als Voraussetzung, aber auch als Chance für eine Nutzer_innenorientierung angesehen. Die Begrifflichkeiten werden im Kapitel IV.2.3. im Hinblick auf die Nutzer_innen in dieser Arbeit theoretisch konkretisiert. In diesem Zusammenhang werden Hemmnisse bzw. einschränkende Bedingungen des Konzepts, wie die Gefahr der Verstärkung gesellschaftlicher Ungleichheit und weitere Risiken, diskutiert (Kapitel IV.2.4.). Aus diesem Grund wird der Begriff der Nutzer_innenorientierung für die vorliegende Arbeit, in Anlehnung an Bauer et al. (2006), von dem Begriff der Stärkung der Nutzer_innenposition abgelöst. Die Diskussion des Nutzer_innenbegriffs findet überwiegend in den Gesundheitswissenschaften statt, daher soll zum Abschluss die Stärkung der Nutzer_innenposition auf das Handlungsfeld der Pflege bezogen und zusammenfassend um weitere Ansätze ergänzt werden (Kapitel IV.2.5.).

Für die vorliegende Arbeit richtet sich der Fokus insbesondere auf die Mikro- und damit auf die Interaktionsebene der Nutzer_innenorientierung. Dafür werden chronisch herzkranke Patient_innen als Nutzer_innen betrachtet und deren Interaktionsbedingungen fokussiert. Der Gegenpart der Nutzer_innen auf der Mikroebene, die Pflegenden, werden überwiegend in den Kapiteln IV.1., V.4.1.3., V.4.2.3. thematisiert. In den nächsten Kapiteln soll der Versuch unternommen werden, einen kritischen, aber dennoch positiv besetzten Nutzer_innenbegriff zu entwerfen.

2.1. Der Begriff der Nutzer_innenorientierung in der Gesundheitssicherung

Der Begriff der Nutzer_innen ist vor allem seit der Gesundheitsreform im Jahr 2000 aufgekommen und wurde vorerst als weitgehend neutral bezeichnet (Schaeffer 2004, 15-20). Heute wird er eher als abstrakter Kunstbegriff kritisiert (Ewert 2012, 169-178) und auf zwei wesentliche Stränge zurückgeführt. Zum einen wird er gesundheitspolitisch eingefordert, zum anderen ist er in der Kritik an eine paternalistische Medizin entstanden.

Erstmals sind im Zusammenhang mit dem SVR (Sachverständigenrat) Sondergutachten 2000/2001 und der GKV (Gesetzliche Krankenversicherungen) Gesundheitsreform im Jahre 2000 wissenschaftliche Auseinandersetzungen entstanden, die unter dem Nutzer_innenbegriff zusammengefasst wurden (Gerlinger 2009, 17-29; SVR 2000/2001). Aufgrund von Qualitätsdefiziten in der medizinischen und gesundheitlichen Versorgung und mangelnder Berücksichtigung vorhandener Ressourcen bestand die Notwendigkeit, die Ergebnisorientierung im Gesundheitswesen zu erhöhen. Eine Möglichkeit dies zu gewährleisten, ist die stärkere Beteiligung der Nutzer_innen am gesundheitlichen Leistungsgeschehen (Rehm, Zündel 2009, 65-71). Dazu zählen u.a. die institutionalisierte Partizipation von Nutzer_innen und die Unterstützung von Nutzer_inneninteressen, z.B. durch die Förderung von Selbsthilfegruppen oder die Verankerung der Patient_innenberatung. Auch die Modernisierung und Differenzierung von Versorgungsformen, wie die hausärzt_innenzentrierte Versorgung, die Integrierte Versorgung oder „Disease Management Programme“, mit dem Ziel, den spezifischen Versorgungsbedarfen unterschiedlicher Nutzer_innengruppen Rechnung zu tragen, werden darunter gefasst. Des Weiteren zählen zur Nutzer_innenorientierung die Maßnahmen zur Qualitätssicherung und -transparenz, z.B. den Auflagen zur Einrichtung von Qualitätsmanagements, Zertifizierungsverfahren, Instrumente der Berücksichtigung von Patient_inneninteressen und eine stärkere Bürger_innenbeteiligung bei der Gestaltung des Gesundheitswesens zur Nutzerorientierung (Gerlinger 2009, 17-29). Im Wesentlichen werden davon auf Leistungsebene der Nutzer_innenorientierung eine erhöhte Gesundheitskompetenz und ökonomische Verantwortung und eine stärkere individuelle Investition in die Gesundheit erwartet (Ewert 2012, 169-178).

Der zweite Strang des Nutzer_innenbegriffs ist aus einer *kritischen Haltung* gegenüber der bevormundenden Medizin entstanden (Bauer et al. 2006, 1-15). Nach Schaeffer (2004) wurde der Begriff der Patient_innen und andere Begriffe im Gesundheitssystem gerade deshalb vom Nutzer_innenbegriff abgegrenzt, da mit ihnen Entmündigungstendenzen einhergingen. Daher wurde ein Begriff entworfen, der die subjektive Situation und die Bedürfnisse der Patient_innen zum Vorschein bringt und diese von ihrem Status als Objekt der Versorgung befreit. Es sollte ein Gegenentwurf zu den entmündigenden und passiven Elementen der Patient_innenrolle und dem im Versorgungsalltag zu beobachtenden Paternalismus in der Interaktion mit Erkrankten geschaffen werden (Schaeffer 2004). In dem Konzept der Nutzer_innenorientierung soll der Mensch im Mittelpunkt stehen und die Versorgungsqualität aus Sicht der Nutzer_innen definiert werden. Die Nutzer_innen sollen Ko-Produzent_innen bzw. Produzent_innen ihrer eigenen Gesundheit werden (Bauer et al. 2006, 1-15). Das Bild der Nutzer_innen ist mit der Stärkung ihrer Autonomie verbunden, die Beziehung zu den Professionellen als partnerschaftlich und als gemeinsamer Aushandlungsprozess konzipiert (z.B. „Shared-decision-making“) und einer informierten Entscheidung über Therapieoptionen und Pflegeinterventionen (z.B. „Informed Consent“) verbunden (Friesacher 2010b, 55-72).

Nutzer_in ist jede/r, die/der *„... Zugang zum gesundheitlichen Versorgungssystem hat, ungeachtet dessen, ob dieser Zugang aktuell genutzt wird oder nur fakultativ besteht ...“* (SVR 2002/01, I, 148 zitiert in Rehm, Zündel 2009, 67). Schaeffer konkretisiert die Definition der Nutzer_innen, in dem sie diese auf die Inanspruchnahme von Angeboten und Leistungen bezieht und als Nutzer_innen diejenigen bezeichnet, die Leistungen einer Organisation oder Berufsgruppe in Anspruch nehmen bzw. an die Leistungen adressiert werden. Daher finden sich die Nutzer_innen sowohl in der Rolle der Patient_in und Klient_in als auch als Kund_in wieder, denn alle sind Nutzer_innen von Leistungen. Allerdings unterliegt die Art ihrer Nutzung unterschiedlichen Bedingungen und Regeln (Schaeffer 2004, 15-20). Nach Ewert fügen sich die unterschiedlichen Nutzungsarten wie ein Kaleidoskop aus multiplen Nutzer_innenidentitäten, z.B., Bürger_innen,

Versicherten, Kund_innen, Patient_innen, Konsument_innen, „User_innen"[67] und Angehörigen, die sich aus unterschiedlichen Facetten, z.B. aus jungen und alten Menschen, Migrant_innen, Frauen, Männern, Gesunden, chronisch Kranken, akut Kranken, bildungsnahen und -fernen Menschen, privat und gesetzlich Versicherten, hilfs- und schutzbedürftigen Patient_innen, kompetent und partnerschaftlich agierenden Ko-Produzent_innen, zusammensetzen (Ewert 2012, 169-178).

Im Folgenden werden ausgewählte Nutzer_innenrollen erläutert und im Hinblick auf ihre Autonomitätsanteile und Machtpotenziale innerhalb der Nutzer_innenrolle bewertet und die Nutzer_innen, die dieser Arbeit zugrunde liegen, fokussiert.

Der von der lateinischen Wurzel „pati" hergeleitete Begriff *„Patient_in"* bezeichnet einen leidenden Menschen, welcher in seiner Lebensqualität eingeschränkt ist. Der aus gesundheitlichen Gründen Leidende muss daher Dienstleistungen der Gesundheitsversorgung in Anspruch nehmen. Nach Käppeli (2008) ist der Begriff vorerst deskriptiv und impliziert weder ein passives, untergeordnetes oder unmündiges Dasein der Kranken noch eine paternalistische Haltung der Expert_innen. Obwohl die unterschiedlichen Rollen der Patient_innen im Laufe der Jahre zunehmend eine machtvollere Position in der Interaktion mit den Expert_innen des Gesundheitswesens erlangten, widerlegt die tatsächliche Rolle der Patient_innen im Gesundheitssystem die geforderte Mündigkeit. Mit der Patient_innenrolle wird nicht nur etwas über das Verhältnis der Patient_innen zu den Expert_innen und zur Institution des Gesundheitswesens ausgesagt, sondern auch über ihr Verhältnis zu sich selbst und der Krankheit (Käppeli 2008, 1-20). Die immer stärker emanzipierende Sicht auf die Patient_innenrolle in der Pflege sollte, ähnlich wie bei dem Nutzer_innenbegriff, der Dominanz der Expert_innen und dem naturwissenschaftlichen Paradigma der Schulmedizin entgegengesetzt werden. Damit einhergehend wurde ein Wandel von einer funktionalistischen und zweckrationalisierten Versorgung zu einer patient_innenorientierten oder ganzheitlichen Pflege eingeläutet und gesundheitliche Demokratisierungstendenzen mit einer größeren Selbstbestimmung und Einflussnahme der Patient_innen propagiert (Friesacher 2010b, 55-72). Der Patient_innenbegriff zielt allerdings, und dies unterscheidet ihn deutlich von den anderen Nutzer_innenrollen, auf die besondere Situation der Krankheit und das dadurch entstandene Leid ab. Die Situation der Patient_innen ist dadurch charakterisiert, dass sie sich in einer individuellen krankheitsbedingten Not- bzw.

67 Anm. d. Verf.: Der englische Begriff „User" ist in internetbasierten Portalen, Foren und Diensten etabliert (Ewert 2012, 169-178).

Leidenssituation befinden, die ihre alltägliche Lebenspraxis existenziell irritiert und die sie mit den ihnen zur Verfügung stehenden Mitteln autonom nicht zu bewältigen vermögen. Sie sind daher in ihrer Autonomie, Kompetenz und Souveränität eingeschränkt und bedürfen der Unterstützung und Hilfestellung durch die Gesundheitsprofessionen, die als gesellschaftlich legitimierte Instanz stellvertretend und unter Beachtung der Autonomie der Patient_innen die von ihnen nicht eigenständig lösbaren Probleme bearbeiten. Der Patient_innenstatus ist ein gesellschaftlich sanktionierter Sonderstatus, der auf individueller Ebene mit bestimmten Rechten und Pflichten, aber auch an eine asymmetrische Beziehungsstruktur gebunden ist. Sie dient idealerweise dem Schutz der Patient_innen, weil diese durch die Kombination von Autonomiebeeinträchtigung, der daraus erwachsenen Hilflosigkeit und emotionalen Beteiligung in ihrer rationalen Urteilsfähigkeit einschränkt und daher in besonderem Maße der Gefahr der Ausnutzung ausgesetzt sind (Schaeffer 2004, 15-20). Hier zeigt sich für Patient_innen eine deutliche Ambivalenz zwischen einer besonders vulnerablen Situation im Gesundheitssystem und den Autonomiemöglichkeiten innerhalb des Gefüges.

Der Begriff der *Klient_innen* wird vorrangig im sozialpädagogischen und psychologischen Dienstleistungssektor verwendet. Die Situation der Klient_innen ist dadurch gekennzeichnet, dass sie sich in einer Situation befinden, die in der Regel einem Mangel an materiellen oder auch immateriellen Ressourcen entspricht. Ihr Bedarf besteht aus der Behebung des Ressourcenmangels, der sich etwa durch materielle Hilfe oder durch unterstützende immaterielle Hilfe vollziehen kann, etwa in Form von Beratung, Behebung von Wissensdefiziten, Anregung von Lernprozessen, Empowerment oder sonstigen Strategien zur Verbesserung der Situation. Zwar haben auch Klient_innen eine Problemsituation in ihrer alltäglichen Lebenspraxis, diese irritiert sie aber nicht substanziell. Ihre Handlungs- und Urteilsfähigkeit ist weitgehend erhalten, aber nicht ausreichend, um die eingetretene Situation zu lösen. In der Klient_innenbeziehung geht es um die Optimierung des subjektiven Handlungsvermögens mit dem Ziel, die Befähigung zu einer selbstbestimmten Lebenspraxis zu erweitern und bessere Handlungsoptionen für ein Handeln in künftigen Situationen bereitzustellen. Die Beziehung zu den Professionellen ist nur latent asymmetrisch (Schaeffer 2004, 20ff).

Anders werden die Begriffe *„Kund_in“*, *„Konsument_in“* und *„Verbraucher_in“* definiert, denn sie entstammen einer ökonomischen Genese. Die Situation beispielsweise der Kund_innen unterscheidet sich von den Patient_innen vor allem dadurch, dass sie sich nicht in einer für sie subjektiv unlösbaren Not bzw. Problemsituation befinden und keinesfalls in ihrer Autonomie und Souveränität eingeschränkt sind. Auch ihr Nutzungshandeln ist unterschiedlich, denn sie erwerben ein Gut und kaufen eine Ware oder Dienstleistung zum Zweck der

Bedürfnisbefriedigung bzw. Nutzenmaximierung. Folglich ist die Beziehung denjenigen gegenüber, die das Bedürfnis befriedigen, eine andere. Sie ist symmetrischer Natur und kann durch die Kund_innen gelenkt werden, wohingegen bei den Patient_innen die Gesundheitsprofessionen einen stärker steuernden Part im Hinblick auf das Behandlungs- und Versorgungsgeschehen übernehmen. Und sie ist nicht, wie die Kund_innenbeziehung vorrangig durch Geld, durch individuelle Vorstellungen und eigennützige Interessen, sondern gemeinwohlorientiert durch den Wert der Gesundheit reguliert (Schaeffer 2004, 15-20). Im Gesundheitssystem sind die Kund_innen, Verbraucher_innen oder Konsument_innen an die ökonomischen Kriterien der Leistungsvorgaben und Versorgungsqualität gekoppelt (Bauer et al. 2006, 2). Im Unterschied dazu können beispielsweise kranke Menschen im Gesundheitswesen häufig nicht auf ihre Leistungen warten, sie haben nicht immer die Freiheit, sich für oder gegen Leistungen zu entscheiden und verfügen oft über eine geringe Zahlungskräftigkeit (Gerlinger 2009, 17f). Des Weiteren müssen für die Rollen der Kund_innen, Verbraucher_innen oder Konsument_innen nicht in dem Maße auf die Lebensbedingungen oder die subjektive Sicht innerhalb des Leistungsgeschehens zurückgegriffen werden (Wingenfeld, Schaeffer 2001, 143). Es ist zwar nicht auszuschließen, dass auch kranke Menschen in bestimmter Hinsicht Kund_innen oder Konsument_innen sind, dennoch passen diese Begrifflichkeiten in weiten Teilen nicht auf ihre Rolle, da ihnen in der Regel die Ressourcen fehlen, um als autonome und selbstbestimmte Kund_innen agieren zu können. Sie bedürfen aufgrund ihrer Situation eines besonderen Schutzes (Düver 2009, 83-92).

Alle Begrifflichkeiten sind *unterschiedlichen Situationen und gesellschaftlichen Rollen* unterworfen, die an verschiedene Rechten und Pflichten gebunden und an ungleiche Beziehungsstrukturen geknüpft sind (Schaeffer 2004, 20ff). Die pflegebedürftigen Patient_innen sind in der Regel andere, als der Nutzer_innenbegriff suggerieren möchte. Die Vorstellung, dass Patient_innen souverän und autonom, informiert und mobilisiert, kommunikativ und rational sind, kann ein Großteil der Bevölkerung auch in gesunden Zeiten kaum verwirklichen. Pflegebedürftige sind in einer völlig anderen Situation, da sie beispielsweise wahrnehmungseingeschränkt sind, im Wachkoma liegen, an Demenz erkrankt sind, sich in einer physischen Extremsituation befinden, schwerst- mehrfachbehindert oder Kinder sind oder unter einer extremen psychischen Situationen leiden. Dies sind keine souveränen Konsument_innen und aktive Nutzer_innen von Gesundheitsleistungen. Zwar lassen sich vielleicht Verbindungen der Patient_innen als Kund_innen im Hinblick auf die „Hotelleistungen" des Krankenhauses ziehen, wie bei der Unterkunft oder Verpflegung, aber Patient_innen nehmen nicht freiwillig die Dienstleistungen des Krankenhauses in

Anspruch, wenn sie sich nach einer schwerwiegenden Diagnose therapieren lassen. Sie haben kaum eine Wahl, ob sie behandelt werden oder das Produkt kaufen bzw. die Dienstleistungen annehmen möchten. Beim Kauf eines Kleidungsstücks wird man in keiner vergleichbaren psychischen Verfassung gewesen sein (Friesacher 2010b, 64).

Chronische kranke Patient_innen, die den Hauptfokus dieser Arbeit darstellen, nehmen in diesem Gefüge eine Zwischenrolle ein. Im Gegensatz beispielsweise zu Intensivpatient_innen sind chronische Patient_innen „bedingt krank", wie auch „bedingt gesund", sind streckenweise in ihrer Autonomie, Eigenkompetenz und Souveränität eingeschränkt und bisweilen nicht. Partiell ist ihre Situation durch den Status als Kranke oder Patient_innen determiniert, gleichzeitig ermöglicht die „bedingte" Gesundheit ihnen über etliche Strecken des Krankheitsverlaufs, wenngleich mit Einschränkungen, ein „normales" Leben. Sowohl für die Erkrankten als auch für die Expert_innen im Gesundheitssystem ist dies eine ambivalente Situation, da sie sich mit ihren Hilfeleistungen an die Unterschiedlichkeit anpassen müssen (Schaeffer 2004, 20ff).

Der Begriff der Nutzer_innenorientierung geht mit einer Reihe an Vorstellungen einher. Sie zielt auf einen Ausgleich der Informationsasymmetrie und auf eine Demokratisierung im *Interaktionsverhältnis* zwischen Leistungsanbieter_innen und Leistungsempfänger_innen ab. Dabei soll nicht nur Wissen, sondern auch Verantwortung geteilt werden und ein gemeinsam ausgehandelter Entscheidungsprozess stattfinden. Hurrelmann (2001) bezeichnet dies als einen Übergang von der Fremd- zur Selbstverantwortung. Der Einbezug des Subjekts steht im Vordergrund und damit wird die Position der Nutzer_innen neu bewertet. Sie sollen aktiv in das Versorgungsgeschehen einbezogen und je nach Präferenz zum selbstständigen Eingreifen befähigt werden. Im Sinne der Vorstellung von mündigen Patient_innen sind die Nutzer_innen zur autonomen Entscheidungsfindung fähig und werden im Sinne der Strategien von „Empowerment" oder „Enabling" ermächtigt (Bauer et al. 2006, 1-15). Wurde zu Beginn der Kritik am Paternalismuskonzept noch davon ausgegangen, dass die Nutzer_innen ihre Ko-Präsenz im Dienstleistungsprozess einfordern und dadurch zu Ko-Produzent_innen werden, während die Professionellen als die eigentlichen Produzent_innen bezeichnet wurden, drehen die neuen Dienstleistungstheorien durch die Kritik an verdinglichend-passivierenden Konstruktionen der Nutzer_innen die Bezeichnungen um. In diesem Sinne sind die Nutzer_innen die Produzent_innen, die ihr Leben, ihr Verhalten, ihre Gesundheit, ihre Bildung unhinterfragt aktiv produzieren, d.h. aneignen müssen. Während die Professionellen, die in diesem Aneignungsprozess lediglich ko-produktive Hilfestellung und Anregung geben, Lernarrangements bereitstellen, Alternativen aufzeigen, kritische Begleitung geben, die Ko-Produzent_innen darstellen. Der Nutzer_innenbegriff gehört einem professionellen Handlungskonzept an, das von der Perspektive des nachfragenden Subjekts als aktive Produzent_innen ihres Lebens und steuernde Konsument_innen von Dienstleistungen zugleich ausgeht (Schaarschuch, Oelerich 2005, 9-25), die ihre eigene Gesundheit und Krankheits- oder Gesundungsprozesse selbst gestalten (Bauer et al. 2006, 1-15). Zusätzlich wird der Begriff der „Prosument_innen" diskutiert. Nach Toffler (1980) ist der Begriff eine Wortverschmelzung aus Konsument_in und Produzent_in. In Anlehnung an die Marktproduktion werden, ähnlich wie in der früheren Landwirtschaft, die Produzent_innen ihre eigenen Konsument_innen. Sie geben Informationen über ihre Präferenzen preis, die dann als Grundlage zur Erstellung des Guts verwendet werden. Sie sind somit auch Produzent_innen dessen, was sie selbst konsumieren (Toffler 1980, 282ff).

Von diesen Begrifflichkeiten, Produzent_in und Prosument_in, nehme ich für die hier fokussierten chronischen Patient_innen als Nutzer_innen Abstand, da sie eine Autonomie und Souveränität voraussetzen, die nicht unbedingt gegeben ist und damit Vulnerabilitäten ignorieren. Die Nutzer_innen befinden sich in dieser Begrifflichkeit entweder in einer aktiv produzierenden Rolle oder lassen passiv produzieren. Es muss „etwas" hergestellt werden, das dann zu einem implizit normativ bestimmten Gut wird. Dies gründet sich auf ein simplifizierendes Verständnis von Gesundheit und Krankheit und dem Nutzungshandeln im Speziellen. Darüber hinaus wird der darin enthaltene Interaktionsprozess zwischen Expert_innen und Patient_innen, der essenziell für das Nutzungshandeln ist, dem asymmetrischen Verhältnis in der Hilfesituation nicht gerecht. Des Weiteren weisen die Begriffe eine Nähe zu ökonomischen Interessen auf und negieren sowohl gesellschaftliche als auch individuelle Kontexte. Zusätzlich implizieren sie ein Verständnis von Gesundheit, das in einem direkten Verhältnis zu den Nutzer_innen steht und durch diese unmittelbar beeinflusst bzw. „produziert" werden kann. Im Kapitel IV.2.5. wird ein Vorschlag unterbreitet, wie sich der Interaktionsprozess im Sinne des geforderten Einbezugs der Nutzer_innen interaktionistisch gestalten lässt.

2.2. Die Ebenen der Nutzer_innenorientierung

Die Nutzer_innen sind keine homogene Gruppe, sondern treten, wie bereits erwähnt, in unterschiedlichen Rollen im Gesundheitssystem auf. Der Begriff der Nutzer_innenorientierung kann auf verschiedenen Handlungsebenen angewendet werden. Auf der *Mikroebene,* der Beziehung zwischen Patient_innen und professionellen Helfer_innen, geht es darum, die Autonomie der Patient_innen im Prozess der Krankheitsbewältigung zu stärken. Die Patient_innen sollen als selbstbewusste Nachfrager_innen nach Gesundheitsleistungen im Zusammenwirken mit den professionellen Helfer_innen Entscheidungen über die eigene Versorgung treffen. „Shared-decision-making" und „Informed Consent" fungieren hier als Leitmotiv. Die Kompetenzerweiterung soll zum einen durch die Bereitstellung unabhängiger Informationen und Beratung herbeigeführt werden. Zum anderen sollen individuelle Erwartungen, Bedürfnisse, Wünsche, psychosoziale Aspekte des Krankseins und subjektive Krankheitskonzepte in der Versorgung berücksichtigt werden. Eine „ganzheitliche" Auffassung vom Menschen soll einer biomedizinischen Sichtweise gegenüberstehen. Damit ist nicht nur die Erwartung verbunden, die Lebensqualität der Patient_innen und ihre Zufriedenheit zu erhöhen, sondern auch die Behandlungsergebnisse zu verbessern. Zusätzlich zählt zu dieser Ebene auch die Orientierung an evidenzbasierter Versorgung in Medizin und Pflege, denn es sollen nur Leistungen erbracht werden, deren Nutzen nach dem aktuellen Stand der Wissenschaft bewiesen sind (Gerlinger 2009, 17-29). Auf der Mikroebene treffen das Expert_innenwissen und die subjektiven Hilfebedarfe aufeinander. Die Interaktion auf dieser Ebene ist durch Asymmetrie gekennzeichnet, die zwar nicht behoben, jedoch gemildert werden kann. Dies setzt eine Interaktionsgestaltung von Seiten der Expert_innen voraus, die situativ die Hilfebedarfe zusammen mit den Nutzer_innen aushandelt. In diesem Sinne ist von der traditionellen Folgebereitschaft (Compliance) Abstand zu nehmen und stattdessen eine individuelle Bereitschaft zur Zusammenarbeit und Verantwortungsübernahme zu sprechen (Ewert 2012, 174).

Auf der *Mesoebene* steht die bedarfsgerechte Gestaltung des Versorgungssystems durch die Akteur_innen der gemeinsamen Selbstverwaltung im Mittelpunkt. Versorgungsstrukturen sind so zu differenzieren, dass sie auf die spezifischen Bedarfe unterschiedlicher Patient_innengruppen eingehen. Im Zentrum steht dabei die Notwendigkeit einer stärkeren Integration der Versorgungsstrukturen und Versorgungsabläufe. Vereinbarungen über entsprechende Modelle werden in Konkretisierung staatlicher Rahmenvorgaben in erster Linie durch die gemeinsame Selbstverwaltung von Finanzierungsträgern und Leistungserbringern getroffen. Darüber hinaus ist an die Krankenkassen die Erwartung gerichtet, ihre Versicherten durch sachgerechte Information und Beratung bei der Inanspruchnahme zu unterstützen und Mitbestimmung und Mitentscheidung zu ermöglichen.

Auf der *Makroebene* handelt es sich um die Partizipation bei der Gestaltung der Rahmenbedingungen für die gesundheitliche Versorgung. Im Mittelpunkt steht die Definition von Gesundheitszielen sowie die Mitentscheidung über die von der Krankenversicherung finanzierten Leistungen und über den Bedarf an vorgehaltenen Versorgungskapazitäten. Partizipation soll hier auf die Gestaltung des Gesundheitssystems ausgerichtet sein und einen Beitrag zur Demokratisierung des Gesundheitswesens leisten. Mit dieser Unterscheidung richtet sich die Nutzer_innenorientierung an die unterschiedlichen Eigenschaften der Nutzer_innen. Zwar stehen Autonomie und Partizipation im Mittelpunkt, aber auch die Vorstellung, dass die anderen Akteur_innen im Gesundheitswesen für die Nutzer_innen und in ihrem Sinne tätig werden (Gerlinger 2009, 17-29).

Für die Konzeptentwicklung wird insbesondere die Mikroebene der Nutzer_innenorientierung, im Sinne der Interaktion zwischen chronisch herzkranken Patient_innen und den Pflegenden, fokussiert. Hier spielt vor allem für die fokussierte Zielgruppe die Autonomie der Entscheidungen, die Berücksichtigung der Individualität innerhalb der bedarfsgerechten Versorgung und die Unterstützung bei Krankheitsbewältigungsprozessen eine wichtige Rolle. Dennoch müssen auf der Mesoebene Fragen der Partizipation an einer bedarfsgerechten Gestaltung, besonders vor dem Hintergrund der vielfältigen Benachteiligungen in der kardiologischen Rehabilitation, betrachtet werden.

Wie bereits erwähnt, dient der Nutzer_innenbegriff dazu, die Subjektstellung von Patient_innen zu stärken. Es kann davon ausgegangen werden, dass im Versorgungssystem eine Perspektivenungleichheit vorhanden ist, da die Relevanzkriterien von Nutzer_innen und professionellen Akeur_innen nicht identisch sind. Daher muss die *Perspektive der handelnden Nutzer_innen* näher betrachtet werden. Ein wesentliches Zeichen der Nutzer_innenorientierung ist daher, die Autonomie der Patient_innen zu stärken. Allerdings sollte das Bild der rational handelnden Patient_innen, die in ihrer Situation immer kompetent agieren und über das notwenige Wissen verfügen, um Versorgungsangebote zu nutzen, revidiert werden. Mit Krankheit geht oft eine eingeschränkte Autonomie mit eingeschränkter Souveränität in der Versorgungsnutzung einher. Die Vorstellung individueller Nutzer_innenautonomie ist unterkomplex und sollte in Verbindung mit Kontextfaktoren und der lebensweltlichen Einbindung der Handelnden betrachtet werden. Nutzer_innenhandeln entsteht im Bedarfsfall neu, es ist mit der personalen Identität verbunden und damit in einen biographischen Entwicklungskontext eingebettet. Nutzer_innen unterscheiden sich in der Praxis und brauchen daher unterschiedliche Formen der Nutzer_innenorientierung (Bauer et al. 2006, 4f).

Viele der dargestellten Begrifflichkeiten wurden innerhalb politischer Forderungen instrumentalisiert, bevor sie wissenschaftlich bzw. theoretisch fundiert und eine Auseinandersetzung über deren Tragfähigkeit stattfinden konnte. Die Vorstellung, die Nutzer_innenorientierung sei universal ausgerichtet und könne daher auch universelle Wirkungen erzielen, ist zu kurz gefasst und lässt die unterschiedlichen Nutzer_innengruppen außer Acht (Bauer, Büscher 2008, 7-45). Insgesamt wird bei den Vorstellungen über die Nutzer_innen kritisch hinterfragt, ob die Nutzer_innenorientierung unter den gesellschaftlichen Vorbedingungen überhaupt implementiert werden könne und ob die Dominanz des Versorgungssystems eine solche nicht unmöglich mache. Es erfolgt immer noch eine unzureichende Bedarfs- und Bedürfnisgerechtigkeit und die Innensicht der aus dieser Perspektive aufgezeigten Probleme, Wünsche und Bedürfnisse zeigt im Versorgungsalltag gravierende Konsequenzen, wie Fehl-, Unter- und Überversorgung (Bauer et al. 2006, 1-4). Im Folgenden werden die voraussetzenden Bedingungen des Nutzungshandelns (Kapitel IV.2.3.), die Kritik am Nutzer_innenbegriff und die einschränkenden Bedingungen des Nutzungshandelns (Kapitel IV.2.4.) aufgezeigt. In der Erörterung der Nutzer_innenorientierung stehen weniger die Konzepte, die unter dem Begriff der Nutzer_innenorientierung implementiert wurden, oder das Versorgungssystem im Vordergrund, sondern die Ausgestaltung der Beziehung zwischen den Nutzer_innen als chronische Herzpatient_innen und den pflegerischen Akteur_innen im Gesundheitssystem.

2.3. Voraussetzende Bedingungen des Nutzungshandelns

Die voraussetzenden Bedingungen des Nutzungshandelns der Nutzer_innen auf der Mikro-, Meso- und Makroebene werden mit einer Reihe von Begriffen assoziiert. Vor allem die Begriffe Autonomie, Partizipation und Empowerment werden als wesentliche Bedingungen der Nutzer_innenorientierung angesehen. In der Genealogie ist meines Erachtens die Berücksichtigung der Autonomie in der Interaktion als eine Grundhaltung zu den Patient_innen anzusehen, die, wie es im Folgenden noch verdeutlicht wird, von der Anerkennung der Würde des Menschen und dem Bedürfnis der Patient_innen nach Fürsorge abhängt. Damit Patient_innen und andere Nutzer_innen am Gesundheitssystem oder der Gesellschaft, also eher auf der strukturellen Ebene, teilhaben können, ist eine wesentliche Voraussetzung, dass diese zur Partizipation befähigt, also empowert, und Bedingungen der Teilhabe institutionell geschaffen werden. Somit bedingen sich diese drei Aspekte der Nutzer_innenorientierung und beeinflussen das Nutzungshandeln maßgeblich. In diesem Kapitel wird vorerst das Nutzungshandeln im Allgemeinen und darauffolgend im Besonderen in Bezug auf chronisch kranke Patient_innen betrachtet. Im Anschluss werden die voraussetzenden Bedingungen des Nutzungshandelns anhand der unterschiedlichen Begriffe Autonomie, Eigenverantwortung, Partizipation und Empowerment, welche in der Nutzer_innenorientierung meist nur eingefordert, aber nicht inhaltlich konkretisiert werden, theoretisch erörtert.

Schaeffer (2004) geht davon aus, dass *Nutzungshandeln* ein untrennbarer Part der Krankheitsbewältigung ist und nicht nur für die Perspektive des Nutzungshandelns von Bedeutung, sondern auch für die Beurteilung der Versorgungsqualität. Nutzungshandeln ist nicht einzig und auch nicht vorrangig von dem direkten Krankheitsgeschehen und den aus ihnen erwachsenen Erfordernissen der Versorgungsnutzung abhängig, sondern auch von der Biographie und Identität der Nutzer_innen. Die Suche nach Möglichkeiten, das durch die Krankheit irritierte und „beschädigte" Leben zu „reparieren", es trotz Krankheit unter Kontrolle zu halten und ihm Kontinuität und Sinn zu verleihen, ist ein wichtiger Bestandteil der Krankheitsbewältigung. Die dahingehenden impliziten und expliziten Antworten für die biographischen Bewältigungsherausforderungen beeinflussen das Nutzungshandeln maßgeblich. Auch die dem Nutzungshandeln unterliegende Prioritätensetzung und Relevanzen haben eine biographische Quelle. Gerade bei chronischen Erkrankungen stellt sich die Frage, wie der Alltag, als Ort der Krankheitsbewältigung, mit einer chronischen Krankheit gelebt und gestaltet werden kann und gerade hier braucht es biographische Bewältigungsstrategien. Im Versorgungsalltag konkurrieren oft die Sichtweisen der Erkrankten mit denen der Expert_innen. Denn aus der Sicht der Erkrankten ist Krankheit kein isolierbarer und auf somatische Prozesse reduzierbarer Vorgang, sondern betrifft alle Dimensionen des Lebens. Das Nutzungshandeln ist nicht gleichförmig, sondern wechselt vielfach im Verlauf des Krankheitsgeschehens. Dies beinhaltet nicht nur das „Auf" und „Ab" der Krankheit, sondern auch die bedingte Ungleichförmigkeit und Wechselhaftigkeit der Nutzungserfordernisse und das den Erkrankten durch die Krankheit abgenötigte Ringen um die eigene Identität und die Entwicklung eines situationsangemessenen Selbstbilds als Kranke. Oftmals verändern sich, bedingt durch die Modifikation der Selbstdefinition, nicht nur Art und Charakter des Nutzungshandelns im Verlauf der Krankheit, vielmehr variieren auch Art und Umfang der Nutzung. Gerade bei chronisch kranken Patient_innen braucht es eine Balance zwischen Krankheitsanpassung und Ausschöpfung des verbliebenen Lebens. Aufgrund des Problems der Ambiguität des Krankheitsverlaufs werden hergestellte Balancen immer wieder zerstört und unternommene Bewältigungsbemühungen irritiert. Sie befinden sich damit in einer dilemmatorischen und andauernden Handlungssituation und sind permanent neu von Kontrollverlust und damit einhergehenden Krisen und Erleidenszuständen betroffen. Für die Erkrankten bedeutet dies, dass sie immer wieder Kraft für ein Leben mit der Krankheit aufbringen müssen. Am Beispiel von Patient_innen mit AIDS konnte Schaeffer die Einnahme unterschiedlicher Patient_innenrollen im Nutzungshandeln aufzeigen. Je nach Krankheitsphase zeigten diese eine wechselnde Aktivität bzw. Passivität in der Patient_innenrolle, es wandelte sich ihre Autonomie- und Handlungsfähigkeit und es veränderte sich ihr Bedarf an Hilfe. Da sich im Verlauf des Krankheitsgeschehens die Mitgestaltungsmöglichkeiten variierten, wurden deren Grenzen übersehen und dadurch auch die Gefahr der Überforderung und der Unterversorgung der Patient_innen begünstigt. Weil die Erfordernisse der Versorgungsnutzung bei chronisch kranken Nutzer_innen von einer Vielzahl von Bewältigungsherausforderungen abhängen und daher einen wechselnden Verlauf darstellen, sollten Expert_innen deren Besonderheiten kennen.

Zusätzlich ist Nutzungshandeln durch soziale Merkmale geprägt, besonders durch Schicht- und Bildungsaspekte. Als entscheidende Voraussetzung spielen dabei vor allem die Kommunikations- und Artikulationsfähigkeiten und das Selbstbehauptungs- und Kontaktvermögen eine Rolle. Diese Fähigkeiten entscheiden über die Erschließung von Versorgungsressourcen, den Zugang zum Versorgungswesen und auch die Akzeptanz der Patient_innen von den professionellen Akteur_innen. Allein die Beschaffung von Informationen und Kenntnissen, z.B. über die Behandlungsmöglichkeiten im Versorgungswesen, setzt ein beträchtliches Maß an sozialen, kommunikativen und intellektuellen Kompetenzen voraus. Auch beim Zugang zu den Diensten ist dieser nicht nur von der objektiven Problemlage der Patient_innen abhängig, sondern ebenfalls von der Fähigkeit der Nutzer_innen, dem jeweiligen „Gate Keeper" ihre Lage plausibel darzustellen und Hilfehandeln einzufordern. Ebenso sind die Herstellung einer tragfähigen Beziehung zu den Expert_innen und die Erreichung einer sozialen Akzeptanz durch diese erschwert. Die dafür erforderlichen Kompetenzen für das Beziehungsmanagement stehen ebenfalls in Abhängigkeit von Faktoren wie Schichtzugehörigkeit und Bildungsgrad. Daher bedürfen Nutzer_innen aus niedrigen Bildungsschichten einer besonderen Unterstützung.

Ferner spielen soziale Unterstützungsressourcen im Versorgungsalltag eine bedeutende Rolle, vor allem wenn es um die Versorgung im häuslichen Umfeld geht. Fehlen solche Unterstützungs- und Hilferessourcen oder ist das soziale Beziehungsnetz der Erkrankten eingeschränkt, so muss das Versorgungswesen diese Mangellage kompensieren und es kann eine Unterversorgung und Labilität der Versorgungssituation entstehen. Dabei spielt nicht nur die Existenz der Beziehung, sondern auch deren Qualität eine entscheidende Rolle. Hier ist zu bedenken, dass sich Beziehungs- und Hilfenetze im Verlauf des Krankheitsgeschehens oft in ihrer Konstanz und Belastbarkeit verändern. Steht zu Beginn des Krankheitsverlaufs meist ein relativ großes Beziehungs- und Hilfenetz zur Verfügung, so zeichnen sich mit zunehmender Dauer des Krankheitsgeschehens Erosionstendenzen ab, da sich Unterstützungspotenziale erschöpfen oder Überforderungstendenzen abzeichnen. Für die Erkrankten besteht daher die Notwendigkeit, die Unterstützungsressourcen immer wieder neu auszutarieren. Die Expert_innen müssen die soziale Unterstützung im Blick haben, um rechtzeitig Ressourcendefizite auszugleichen und zusätzlich zum Ressourcenerhalt beizutragen (Schaeffer 2004, 244-260).

Darüber hinaus werden für das Nutzungshandeln voraussetzende Bedingungen diskutiert, die im Folgenden dargestellt werden.Auf der Mikroebene wird vor allem in der Interaktion die *Autonomie* der Nutzer_innen hervorgehoben. Im Zusammenhang mit den Nutzer_innen und vor dem Hintergrund der modernen paternalistische Medizin ist die Gefahr der Missachtung der Autonomie begünstigt. Das Autonomieprinzip ist daher nicht nur als Emanzipationsbewegung und Betonung der Patient_innenrechte zu verstehen, sondern auch als *„... notwendige Korrekturmaßnahme zur Begrenzung des allmählichen Machtverlusts des Kranken in der modernen Medizin ...“* (Wiesemann 1997, 69 in Rehbock 2002, 135). Daraufhin sollten nicht nur die Beziehungen zwischen Professionellen und Patient_innen, sondern auch die institutionellen Rahmenbedingungen kritisch überprüft werden (Rehbock 2005, 330). Die Wurzeln der Autonomie reichen von Kant bis in die Antike und zur Stoa zurück. Im Standardwerk der Medizinethik bei Beauchamp und Childress (1983) wird die Achtung der Autonomie, neben der Fürsorge, dem Prinzip des Nicht-Schadens und der Gerechtigkeit, als eines der vier Hauptprinzipien angesehen. Rehbock thematisiert dabei die Konkurrenz der Fürsorge gegenüber autonomen Entscheidungen. Sie ist der Ansicht, dass das Paternalismusproblem sich dann am ehesten zeigt, wenn Menschen nicht in der Lage sind, einen eigenen Willen zu artikulieren, eigenständige Entscheidungen zu treffen und für ihre Interessen einzutreten. Solche asymmetrischen Situationen der Schwäche und Unterlegenheit begünstigen die Gefahr paternalistischen Handelns, da sie dieses scheinbar rechtfertigen und zugleich den Betroffenen hindern, sich dagegen zur Wehr zu setzen. Und dies vor allem dann, wenn Paternalismus ohne Rücksicht auf den Willen der Patient_innen als eine Form der Fürsorge verstanden wird. Ihrer Ansicht nach hat die Fürsorge das Wohl sowie den Willen eines Menschen zu achten. Dies mag im Einzelfall schwierig sein, z.B. dann, wenn eine Willensäußerung nicht möglich ist. Gleichwohl ist auch der Willen von beispielsweise schwer psychisch oder geistig kranken, komatösen und toten Menschen zu achten. Paternalistisches Handeln ist nur unter den Umständen moralisch zu rechtfertigen, wenn mit gutem Grund unterstellt werden kann, dass der Betreffende dem Handeln zustimmen würde, wenn er sich nur äußern könnte, also die Entscheidung im Grunde seinem (mutmaßlichen) Willen entspricht.

Rehbock kritisiert am Beispiel des „Informed Consent“ die Verknüpfung der Autonomie an eine kompetente Entscheidung, denn dies suggeriere, dass das

Autonomieprinzip nur dann gültig und anwendbar sei, wenn bestimmte Minimalbedingungen der Kompetenz erfüllt sind. Zusätzlich zu der Frage, wie und in welchem Sinne die Messbarkeit dieser Kompetenz vonstattengehen soll und wer dafür zuständig ist, sieht Rehbock darin eine Aufspaltung der Moral: Achtung und Autonomie gelten für autonome Personen und Paternalismus für nicht-autonome Menschen, damit auch gesichert werden kann, dass die Entscheidung entweder über Vernunft oder über Bevormundung dem Wohl dient. Nicht der Wille, sondern das von den Expert_innen definierte Wohl steht im Mittelpunkt (Rehbock 2002, 131-150). Dies bedingt zwei komplementäre Haltungen: die paternalistische und eine autonomistische Haltung. Rehbock bezeichnet dies als einen paternalistischen Fehlschluss, denn solange die Patient_innen krankheitsbedingt nicht-autonom seien, solange sei auch die Verpflichtung zur Achtung der Autonomie aufgehoben und dies insbesondere bei Menschen, die nicht mehr in der Lage sind, diese einzufordern. Die Verpflichtung zur Achtung der Autonomie sollte unabhängig von der Kompetenz betrachtet werden. Von dieser hängt zwar ab, *wie* die Autonomie zu achten, aber nicht *ob* sie zu achten sei (Rehbock 2005, 312-337).

Rehbock sieht eine unbedingte Geltung der moralischen Verpflichtung zur Achtung der Autonomie und der Fürsorge gegenüber jedem Menschen und setzt diese in engen Zusammenhang zur Würde des Menschen. Fürsorge wird als Gegensatz der Selbstsorge, im Sinne einer Sorge für sich selbst, formuliert. Aufgrund einer leiblich-natürlich bedingten Endlichkeit, Bedürftigkeit, Verletzlichkeit und Sterblichkeit unserer Existenz sind Menschen ihr Leben lang auf die Fürsorge anderer angewiesen (Rehbock 2002, 131-150). Diese wechselseitige Angewiesenheit auf Fürsorge[68] beschränkt und bedroht nicht das eigene, selbstbestimmte Leben, sie ermöglicht es vielmehr erst und stellt damit die Grundform menschlicher Praxis dar (Rehbock 2005, 323-325). Im Sinne Heideggers ist das Leben ein autonomes Selbst-Sein und zugleich Mit-Sein mit anderen, für das Fürsorge konstitutiv ist. Würde und Autonomie stehen in einem engen Verhältnis, denn die Menschen sind nicht nur vernünftige und autonome Subjekte, sondern zugleich auch bedürftige, verletzliche und sterbliche Wesen, dessen autonome Existenz auf wechselseitige Fürsorge angewiesen ist. Die Achtung der Würde besteht darin, dass Autonomie nicht als Selbsthilfeimperativ verstanden wird, sondern sowohl deren Bedingungen als auch der Bedarf an Fürsorge anerkannt werden. Das Autonomieprinzip impliziert die Verpflichtung zur Fürsorge.

68 Anm. d. Verf.: Hier stellen sich Parallelen zu dem Ansatz der Achtsamkeit von Conradi heraus (s. Kapitel IV.1.2.1.)

Für die Berücksichtigung der Autonomie formuliert Rehbock den Begriff der nicht-paternalistischen Fürsorge, die eine aufmerksame Wahrnehmung des Anderen beinhaltet:

> „... von den eigenen einseitigen und dogmatischen Vorstellungen des Richtigen Abstand zu nehmen und den Anderen in seinem Anderssein auch dann zu respektieren, wenn wir sein Verhalten für unverständlich, falsch oder irrational halten. Sie setzt somit auch die Grundhaltung der Gelassenheit voraus." (Rehbock 2005, 328)

Eine nicht-paternalistische Fürsorge bietet den Kranken Möglichkeiten der autonomen Selbstsorge. Zwar treffen die Patient_innen ihre Entscheidungen letztendlich selbst, die Entscheidungsfindung erfolgt aber nicht alleine, sondern intersubjektiv in einem Dialog. Je mehr Patient_innen in ihrer Denk- und Urteilsfähigkeit krankheitsbedingt oder aus anderen Gründen beeinträchtigt sind, desto ausgeprägter muss eine nicht-paternalistische Fürsorge auf deren mutmaßlichen Willen rekurrieren, um deren Autonomie achten zu können (Rehbock 2002, 131-150). Der Wille des Menschen ist dabei nicht mit einem innerpsychischen Akt zu verwechseln, wenngleich psychische Prozesse für die explizite Willensbildung und -äußerung notwendig sind. Auch von einem bewusstlosen Menschen, der sich in Not befindet, kann sinnvoll gesagt werden, dass er unter gewöhnlichen Umständen will, – wenn kein besonderer Anlass zum Zweifel besteht – dass ihm von anderen geholfen wird und dieser Wille zu respektieren sei (Rehbock 2005, 325). Für die mutmaßliche Willensbekundung nimmt Rehbock die ethische Reflexion zu Hilfe, um konkret die möglichen Anhaltspunkte und Kriterien zu klären, die für eine begründete Mutmaßung über den zu achtenden Willen der Patient_innen maßgebend sein können. Dies wird dadurch erreicht, indem sich die Expert_innen von Fall zu Fall auf die verschiedenen Denk- und Lebenssituationen anderer einlassen. Hierfür schlägt sie u.a. vor, zu überprüfen, ob die Betroffenen in absehbarer Zeit dem Zuwiderhandeln der Autonomie zustimmen würde und das nonverbale Verhalten als Ausdrucksmedium des Willens wie auch die individuelle Lebenssituation und Lebensgeschichte zu berücksichtigen (Rehbock 2002, 131-150).

Ausnahmen formuliert Rehbock anlehnend an Patzig für Entscheidungen, die gemäß der formellen Mindestanforderungen kompetent sind, inhaltlich aber irrtumsbehaftet, irrational und selbstschädigend sein können. Hier wäre zu fragen, ob nicht ein „milder Paternalismus" moralisch gerechtfertigt sein könnte, mit dem zwar kein Zwang ausgeübt, aber der durch Überzeugungsarbeit mit einem gewissen Nachdruck versucht, die Patient_innen, auch gegen etwaige aktuelle und vorübergehende Widerstände, von einer gravierenden selbstschädigenden Entscheidung abzubringen (Rosenbock 2005, 330). Im Rahmen des „Nudge"-Begriffs wird ein ähnliches Vorgehen von Thaler und Sunstein (2009) propagiert. Sie nennen Ihre Haltung „Libertarian Paternalism“ und suchen nach Möglichkeiten, Menschen dazu „anzustoßen“, bessere Entscheidungen zu treffen, ohne zugleich deren Freiheit einzuschränken. Indem z.B. gesunde Ernährung in ansprechender Verpackung angeboten oder Rolltreppen in Kaufhäusern in weiter Entfernung vom Eingang gebaut werden, sollen Menschen dazu angehalten werden, sich gesünder zu ernähren oder mehr zu bewegen. Vor allem Personen, vornehmlich aus sozial niedrigen Schichten, die sich in der Gesellschaft als aufklärungsresistent zeigen, sollen einen „Nudge“ bekommen (Thaler, Sunstein 2009). Dies ist insbesondere für die Zielgruppe der chronisch herzkranken Rehabilitand_innen relevant. Inwieweit sollten diese mit entsprechendem Nachdruck dazu geleitet werden, ein risikominimiertes Leben zu führen? Dies ist aus meiner Sicht höchst problematisch, da der freie Wille und damit auch die Autonomie umgangen werden. Im Sinne von: „Man stößt Menschen so lange an, bis sie «umfallen»“ wird ein impliziter Druck ausgeübt, der jeglichem freien Willen entbehrt.

Insgesamt besteht ein Balanceakt zwischen der Wahrung der Autonomie einerseits und der Unterstützung und Übernahme von Stellvertreter_innenfunktionen andererseits, der aufgrund des wechselhaften Krankheitsprozesses insbesondere bei chronisch kranken Patient_innen zum Tragen kommt und der für mein Dafürhalten immer wieder neu ausgehandelt werden muss. Zu bedenken ist darüber hinaus, dass eine autonome Zustimmung immer wieder neu legitimiert werden muss, da sie situativ und nicht auf Dauer gegeben werden kann. Solche erneute Legitimation sollte auch, wie es Rehm und Zündel fordern (2009), systemisch verankert sein.

Im Zusammenhang mit der Autonomie steht der Begriff der *Eigenverantwortung*, welcher im Rahmen der Gesundheitswissenschaften thematisiert wird. Ausgangspunkt dieses Begriffs ist, die Gesundheit zu fördern, die Leistungen des Gesundheitssystems zu optimieren und die Gesundheitsausgaben vom Staat auf den Einzelnen umzuschichten. Die autonomen Einzelnen sollen künftig mehr Eigenverantwortung zeigen und die individuellen Lebensrisiken präventiv vorbeugen. Eigenverantwortung wird einerseits als Recht konzipiert, das ein besseres Gesundheits- und Nutzer_innenverhalten ermöglicht, andererseits ist sie an eine überwiegend finanzielle Pflicht gekoppelt. Wer eigenverantwortlich fühlt, denkt und handelt, ist scheinbar optimal an den ökonomischen Markt angepasst. Dies trifft zumindest theoretisch zu, denn empirische Belege über den Nutzen und die Risiken der Eigenverantwortung stehen noch aus.

Die Verantwortung ist theoretisch als ein klassisches Dreiecksverhältnis aus einem Ereignis, dem handelnden Subjekt und dem Verantwortungsobjekt gedacht. In der Vorstellung des Gesundheitssystems wird allerdings das handelnde

Subjekt betont. Eigenverantwortung beschränkt sich in diesem Sinne nicht auf die eigene Person, sondern beinhaltet auch eine soziale Verpflichtung, vor allem gegenüber der Solidargemeinschaft. Die eigenverantwortlichen Menschen sind weder selbstbestimmt noch autonom, sie sollen nicht frei wählen zwischen Gesundheit und Lebensqualität, sondern sie sollen die aktuell gültigen Gesundheitsempfehlungen erfüllen:

> „... wer heute krank wird, dem wird unterstellt, er habe sich nicht konsequent an die Regeln gesunden Lebens gehalten; wer arbeitslos ist, von dem nimmt man an, er habe es versäumt, sich richtig auf das Vorstellungsgespräch vorzubereiten, habe sich nicht ausreichend um Arbeit bemüht oder sei einfach arbeitsscheu ...“ (Baumann 2000, 5 in Schmidt 2009, 3)

Schmidt geht davon aus, dass die Herausforderung der Eigenverantwortlichkeit und des Gesundheitsbewusstseins damit beginnt, dass Menschen in der Regel zwischen mehreren verfügbaren Alternativen entscheiden müssen. Die Eigenverantwortungskampagnen erreichen viele Menschen dabei nicht wirksam. Der Widerspruch zwischen Gesundsein-Wollen, Gesundsein-Sollen und dem Gesundsein-Können wird zu einer politischen und persönlichen Niederlage. Kranke werden in diesem Sinne moralisch disqualifiziert und sozial marginalisiert, da es ihnen offenbar an Willenskraft und Weitsicht fehlt. Da Krankheiten vor allem in den niedrigen sozialen Schichten besonders häufig verbreitet sind, trifft diese Konzipierung insbesondere benachteiligte Bevölkerungsgruppen.

Schmidt fordert daher, statt einer individuellen, eine systemische Verantwortung. Denn:

> „... jeder Mensch hat die erste und die letzte Verantwortung für seine Gesundheit, aber nicht die volle ...“ (Wallner 2004, 148 in Schmidt 2009, 2).

Politik, Gesundheitswesen, Wirtschaft, Gesellschaft und das Individuum sollen die Verantwortung zusammen tragen, wobei nach Schmidts Ansicht an erster Stelle die Politik stehen sollte (Schmidt 2008). Die neue Verantwortungskultur im Gesundheitswesen sollte dadurch gekennzeichnet sein, dass die Handlungsverantwortung beim Einzelnen verbleibt, die Folgenverantwortung jedoch von jenen getragen wird, die die besten Möglichkeiten zur Linderung des Schadens haben. Dies verhindert einerseits die Überforderung des Einzelnen und andererseits die Korrumpierung des allgemeinen Rechtsempfindens. Zwar ist es unbestritten sinnvoll, Individuen zu maßvoller Ernährung und ausreichender Bewegung anzuregen, im systemischen Risikomanagement werden jedoch der begrenzte Verantwortungsspielraum des Einzelnen sowie die ungenutzten Verantwortungsfelder sonstiger Akteur_innen nicht länger ignoriert. Den autonomen Menschen muss die Freiheit gelassen werden, das eigene Leben und Gesundheit mit subjektivem Sinn zu versehen und entsprechend einer subjektiven

Logik zu handeln, statt als „krankheitsuneinsichtig“ etikettiert und zur Verhaltensänderung diszipliniert zu werden. Eigenverantwortung muss auch das Recht einschließen, ein „Nein“ zur Therapie, zur Krankheitsverarbeitung und zur Selbstverantwortung zu sagen (Schmidt 2009, 1-6). Dies gilt insbesondere für die kardiologischen Rehabilitand_innen, die implizit und explizit dazu aufgefordert werden, gesundheitliche Verantwortung zu übernehmen. Meiner Ansicht nach sollte die Achtung der Autonomie, als moralisches Prinzip, höher bewertet werden als ökonomische Interessen. Daher befürworte ich für diese Zielgruppe den Erhalt autonomer Entscheidungen und eine systemischen Verantwortungsübernahme im Sinne Schmidts. Die Kritik an einer Ausnutzung der Autonomie zu ökonomischen Zwecken wird im Kapitel IV.2.4. bei den einschränkenden Bedingungen des Nutzungshandelns konkretisiert.

Das primär für die Meso- als auch für die Makroebene der Nutzer_innenorientierung angedachte Konzept der *Partizipation* konstituiert ebenso die voraussetzenden Bedingungen des Nutzungshandelns. In Anlehnung an Arnstein formuliert Wright et al. (2010) Partizipation folgendermaßen:

> „Partizipation ist nicht nur Teilnahme, sondern auch Teilhabe, also Entscheidungsmacht bei allen wesentlichen Fragen der Lebensgestaltung. Dazu gehört die Definitionsmacht, d.h. die Möglichkeit, die (Gesundheits-)Probleme (mit-)bestimmen zu können, die von (gesundheitsfördernden bzw. präventiven) Maßnahmen angegangen werden sollen. Nach diesem Verständnis ist der Grad der realisierten Partizipation daran zu messen, wie sehr jemand Einfluss auf einen Entscheidungsprozess nehmen kann.“ (Wright et al. 2010, 39)

Mit dem partizipativen Ansatz sollen das Wohlbefinden und die Gesundheit subjektiv definiert und Interventionen entwickelt werden, die stärker an der Lebensrealität der Bürger_innen orientiert und deshalb wirksameren und nachhaltigeren Einfluss sowohl auf das Gesundheitsverhalten als auch auf das Lebensumfeld der Beteiligten haben. Insbesondere sollen dabei sozial Benachteiligte fokussiert werden.

Anhand früherer Modelle entwickelten Wright et al. für die Gesundheitspraxis ein Instrument, bei dem die Qualität der Partizipation ein zentrales Merkmal darstellt. In diesem reichen die Ebenen der Partizipation von Nicht-Partizipation (wie Instrumentalisierung und Anweisung), über die Vorstufen der Partizipation (wie Information, Anhörung und Einbeziehung), bis hin zur Partizipation selbst (wie Mitbestimmung, teilweise Entscheidungskompetenz und Entscheidungsmacht). Die letzte Stufe des Instruments geht über die Partizipation hinaus und umfasst alle Formen selbst organisierter Maßnahmen, welche von Anfang an von den Bürger_innen selbst initiiert werden. Welche Stufe für welche Bürger_innen in Frage kommt, soll situationsspezifisch bestimmt werden (Wright et al. 2010, 35-52). Der reflexiven Praxis ordnet Wright einen besonderen Wert innerhalb der Partizipation zu. Eine kritische Reflexion wird daher insbesondere hervorgehoben, da Praktiker_innen ihre eigene Rolle in Bezug auf Prozesse der sozialen Benachteiligung zu reflektieren haben. Durch die Reflexion können Praktiker_innen neue Handlungsformen finden, Menschen in die Lage zu versetzen, mehr Einfluss über ihre Lebenssituation zu erhalten. Dies trifft aus meiner Sicht auch auf die vielfältigen Benachteiligungen in der kardiologischen Rehabilitation zu, in der eine Reflexion der bestehenden Verhältnisse neue Partizipationsmöglichkeiten aufdecken könnte.

Verknüpft mit den Stufen der Gesundheitskompetenz nach Nutbeam (2000), also der Fähigkeit des Einzelnen, im täglichen Leben Entscheidungen zu treffen, die sich positiv auf die Gesundheit auswirken, ist es das Ziel, dass Bürger_innen die letzte Stufe der Gesundheitskompetenz, eine kritische Gesundheitskompetenz, erreichen. Während die funktionale Gesundheitskompetenz durch Aufklärung und Vermittlung von gesundheitsbezogenen Inhalten erreicht wird, können bei der zweiten Stufe der Gesundheitskompetenz, der interaktiven Gesundheitskompetenz, Patient_innen Informationen über Gesundheit oder Krankheit selbst akquirieren und zugunsten ihrer Gesundheit einsetzen. Die dritte Stufe, die kritische Gesundheitskompetenz, setzt Menschen in die Lage, individuell und vor allem kollektiv ihre Lebensbedingungen zu ändern und ihre Gesundheit positiv zu beeinflussen (Wright 2012, 91-101).

In diesem Zusammenhang müsste aus meiner Sicht der zugrunde liegende Gesundheitsbegriff betrachtet werden und ebenfalls die Frage, wer definiert, was eine positive Beeinflussung der Gesundheit darstellt, um die Gefahr einer Festlegung von Gesundheit zu analysieren. Meines Erachtens verbirgt sich hier eine normative Festschreibung gesundheitlicher Ziele, denn was ist, wenn sich die Bürger_innen autonom und kompetent gegen gesundheitliche Werte entscheiden möchten? Darüber hinaus liegt hierbei die Verantwortung für die gesundheitliche Beeinflussung alleine bei den Subjekten, ohne darauf zu rekurrieren, ob diese in ihrer Situation überhaupt in der Lage sind, ihre Gesundheit kompetent und kritisch zu gestalten. Anhand der Begrifflichkeit „Bürger_in" zeigt sich die Zuordnung zu den Nutzer_innen. Hier sollte für die Patient_innen als Nutzer_innen, insbesondere mit Blick auf deren Vulnerabilität, erläutert werden, inwieweit sie die partizipativen Ansprüche verwirklichen können bzw. welche Vorbedingungen erfüllt sein müssen, um zur Partizipation zu gelangen.

Ein weiterer in der Nutzer_innenorientierung eingeforderter Begriff auf der Meso- und Makroebene bezieht sich auf das *Empowerment*. Dieser Ansatz wird aus den nun folgenden Erörterungen für diese Arbeit eine marginale Rolle spielen. Im Gegensatz zu den Konzepten der Autonomie und der Partizipation, in denen die Forderung nach der Berücksichtigung der Aspekte durch die Expert_innen, die Institution oder Gesellschaft ermöglicht werden soll, setzt das Empowerment bei den Nutzer_innen selbst an. Der Begriff Empowerment entwickelte sich aus der afro-amerikanischen Bürgerrechtsbewegung und fand als politische Widerstandsmetapher Anwendung (Bröckling 2008, 2-6). Eine der Definitionen besagt: „*... empowerment is a process in which efforts to exert control are central ...*“ (Zimmermann 2000, 44). Empowerment wird als ein gesellschaftlicher Prozess dargestellt, in dem benachteiligte Gruppen sich aus der „selbstverschuldeten Unmündigkeit“ befreien sollen (Bröckling 2008, 2-6). Empowerte Personen gelten als Voraussetzung für die Entwicklung von Verantwortlichkeit und Partizipation in der Gesellschaft. Die Theorie des Empowerments bezieht sich stärker auf einen Prozess als auf das Ergebnis und fokussiert auf der Mikroebene die Individuen und ihre situationsspezifische Kontrollwahrnehmung. Auf der Mesoebene der Organisationen und deren Strukturen handelt es sich um die Akquirierung wirksamer Ressourcen und die Zunahme an politischem Einfluss. Die Ziele der gesellschaftlichen Makroebene beziehen sich auf die Integration der vielfältigen gesellschaftlichen Interessen, der organisatorischen Koalitionen und dem Zugang zu gesellschaftlichen Ressourcen.

Die dahinterliegenden theoretischen Ansätze des Empowerments gründen sich in psychologisch-behavioristischen Annahmen in der Verbindung von Kontrollüberzeugung und Selbstwirksamkeit. Empowerment: „*... includes about one's competence, efforts to exert control, and an understanding of the sociopolitical environment*” (Zimmerman 2000, 46). Demzufolge bezieht sich die intrapersonelle Komponente des Empowerments auf die wahrgenommene Kontrollwirksamkeit, die Verhaltenskomponente, auf die Entscheidungsfindung und die interaktionistische Komponente auf ein Verständnis der Verursachungsprozesse und -Akteur_innen. Empowerment zielt darauf ab, dass Menschen Fähigkeiten entwickeln, um unabhängig Probleme lösen und Entscheidungen treffen zu können. Dies hängt allerdings nicht notgedrungen von der tatsächlichen „Power“ ab, sondern es handelt sich um die angenommene Wirksamkeit des eigenen Machtpotenzials (Zimmerman 2000, 43-63). In der Vorstellung des Empowerments ist Macht eine soziale Ressource, die grundsätzlich jedem zugänglich ist. Dabei werden nicht die Machtverhältnisse oder die Verteilung von Macht an sich in den Vordergrund gestellt, sondern das Gefühl der Ohnmacht, welches dazu führt, dass Autonomie- und Partizipationspotenziale ungenutzt bleiben. Daher sollen in erste Linie die Ohnmachtsgefühle überwunden werden. Nicht die tatsächliche Macht oder die Lösung von Problemen werden fokussiert, sondern die Förderung der Selbstwirksamkeits- und Kontrollüberzeugung, die als Voraussetzung dafür gilt, Machtverhältnisse oder Probleme tatsächlich zu lösen. Während Partizipation das „Wie“ gesellschaftlicher Teilhabe bestimmt, soll Empowerment soziale Ausschlussmechanismen abbauen und marginalisierte Gruppen inkludieren (Bröckling 2008, 2-6).

Durch die Kurzdarstellung des Ansatzes können vielerlei Grenzen für die vorliegende Zielgruppe herausgearbeitet werden. Als Erstes stelle ich die Übertragbarkeit eines auf US-amerikanische Bürger_innengruppen bezogenen Ansatzes auf Nutzer_innen in Frage, die als Patient_innen einer existenziell bedrohlichen oder chronisch erleidenden Situation ausgesetzt sind. Ob diese sich dazu eignet, die wahrgenommene Selbstwirksamkeit gesellschaftlicher Macht zu erweitern, sehe ich als kritisch an. Darüber hinaus werden nicht die Individuen an sich, sondern benachteiligte Gruppen fokussiert. Ein Ausgangspunkt, der sich im Hinblick auf die Fragestellung der Arbeit nur bedingt eignet und eher z.B. für den Bereich der Selbsthilfegruppen zu nutzen wäre. Ferner ist der Begriff „selbstverschuldete Unmündigkeit" meines Erachtens hoch problematisch, da er die gesellschaftlichen Rahmenbedingungen verschleiert und die Verantwortung für Machtverhältnisse auf das Individuum zurückführt. In diesem Zusammenhang bewerte ich die theoretischen Grundlagen des Begriffs als zu reduktionistisch. Diese beziehen sich auf die Einstellungs- und Verhaltensebene, sind ausschließlich kognitiv orientiert und daher zu eingeschränkt, um die Komplexität der Krankheitssituation von kardiologischen Rehabilitand_innen aufzugreifen. Des Weiteren werden durch den Fokus auf die wahrgenommenen Machtpotenziale die faktischen Machtverhältnisse ignoriert und ungenügend reflektiert. Und letztendlich verstärkt Empowerment den im Nutzer_innenbegriff enthaltenen Aktivierungsimperativ (s. Kapitel IV.2.4.), der eine Passivität der Nutzer_innen unterstellt und die Vulnerabilität der von Krankheit betroffenen Patient_innen nicht berücksichtigt. In der Gesamtheit der Kritik wird der Wert des Konzepts, der nicht auch mit den Begriffen der Partizipation oder Autonomie zu verwirklichen ist, für die dargelegte Zielgruppe der Arbeit meines Erachtens nicht ersichtlich.

Zusammenfassend stellen sich insbesondere die Ansätze der Autonomie, hier wurde die nicht-partizipative Fürsorge herangezogen, eine systemische Verantwortung anstelle der Selbstverantwortung und die Reflexion partizipativer Möglichkeiten in der Nutzer_innenorientierung als wesentliche Bedingungen des Nutzungshandelns heraus. Im nächsten Kapitel (IV.2.4.) zeigt sich allerdings, dass diese Bedingungen überwiegend durch die gesellschaftlichen Ungleichheiten gefährdet sind.

2.4. Einschränkende Bedingungen des Nutzungshandelns

„... fair is foul, and foul is fair .... " (Shakespeare 1970, 922)

Was die Hexen Macbeth ins Ohr flüstern, zeigt sich im Hinblick auf die Nutzer_innenorientierung dahingehend, dass die gesellschaftlichen Bedingungen diese als äußerst ambivalent erscheinen lassen. Insgesamt ist noch nicht ausreichend geklärt, unter welchen gesellschaftlichen Vorbedingungen eine Nutzer_innenorientierung überhaupt stattfinden kann und ob die Dominanz des Versorgungssystems eine solche nicht erheblich einschränkt. Es zeigt sich immer noch eine unzureichende Bedarfs- und Bedürfnisgerechtigkeit und mangelnde Integration der Subjektperspektive, welche gravierende Konsequenzen, wie eine Fehl-, Unter- und Überversorgung, mit sich bringt (Bauer et al. 2006, 1-15). Im Folgenden sollen die einschränkenden Bedingungen des Nutzungshandelns analysiert werden. Es wird dabei ersichtlich, wie vor allem die Ökonomie des Gesundheitssystems den Nutzer_innenbegriff für ihre Zwecke missbraucht und eine Orientierung an der Subjektperspektive der Nutzer_innen dadurch zur Farce wird. Darüber hinaus zeigt sich, dass gesellschaftliche Ungleichheiten und ökonomische Interessen Ungerechtigkeiten im Gesundheitssystem schaffen. Diese Machtinteressen und ungleichen Machtverhältnisse wirken sich auf die unterschiedlichen Handlungsebenen des Nutzungshandelns aus und führen zu einer doppelten Asymmetrie. Darüber hinaus kommt es zu einer unzulässigen Unterstellung von Passivität und Verantwortungsabgabe und der Einforderung von Autonomie, Verantwortung und Partizipation in Bezug auf die Nutzer_innen, welche unreflektiert auf die Zielgruppe höchst vulnerabler Patient_innen im Gesundheitssystem übertragen werden, ohne deren individuelle Situation zu berücksichtigen. Im Wesentlichen zeigt sich, dass ökonomische Sachzwänge und gesellschaftliche Ungleichheiten die Ziele des kritischen Begriffs der Nutzer_innenorientierung in erheblichem Maße einschränken.

Der Nutzer_innenbegriff enthält zwei Perspektiven, die mit heterogenen und zum Teil konträren Aufgaben einhergehen. Auf der einen Seite wird den Nutzer_innen mehr Teilhabe an Entscheidungsprozessen zugebilligt und versucht, ihre Lebenserfahrungen und Perspektiven in den Versorgungsprozess einzubeziehen. Auf der anderen Seite entsteht durch die Veränderungen im Gesundheitssystem eine neue Hegemonie, durch die Nutzer_innen verpflichtet werden, Ressourcen einzusparen. Professionelle Arbeit wird dadurch von ökonomischen Interessen und Ungleichheiten dominiert. Unter diesen Bedingungen werden Begriffe wie die Autonomie, Partizipation oder Empowerment bedeutungslos und haben weiterhin die Funktion einer ökonomischen Legitimationsdevise

(Cowden, Singh 2007, 5-23). Neue Freiheiten stehen dabei neuen Zwängen gegenüber (Friesacher 2010b, 58). In dieser Ambivalenz werden die Patient_innen als Konsument_innen von Gesundheitsleistungen und nicht als Hilfebedürftige angesehen (Düver 2009, 87) und damit ihre Vulnerabilität verkannt.

Nach Friesacher vollzieht sich hier eine *zielorientierte Lenkung* und Beeinflussung, Förderung, Schwächung und Modifizierung des individuellen Handelns der Patient_innen und kann daher in Anlehnung an die Theorie der Gouvernementalität von Foucault (2000) als eine Machtausübung angesehen werden, die vor allem auf die Handlungsmöglichkeiten anderer Individuen einwirkt und das Feld eventuellen Handelns strukturiert. Diese gezielte Lenkung, die nur durch ein scheinbar freies Subjekt möglich ist, kann auf den verschiedenen Ebenen des Gesundheitssystems beobachtet werden. Die Patient_innen werden in diesem Konzept zwar als aktive, partizipative Nutzer_innen benötigt, aber ihr Handeln ist dabei stark an ärztlichen Leitlinien und einem biomedizinischen Paradigma orientiert. Von Seiten der Institutionen dient Autonomie und Partizipation in der Nutzer_innenorientierung häufig nur der formalen Absicherung und einer freiwilligen Risikoübernahme der Nutzer_innen, beispielsweise im Rahmen der Aufklärung und Information (Friesacher 2010b, 66). Die individuelle Nutzer_innensichtweise wird weitgehend ausgeblendet und alltagsbezogene und biographische Perspektiven bleiben unberücksichtigt. Die Pflege steht hierbei in einem Spannungsverhältnis zwischen individuellem Fallverstehen und technisch-ökonomischen Aspekten. Eine emanzipatorische und individuenorientierte Perspektive auf die Nutzer_innen bleibt ungenutzt. Die ökonomischen Steuerungsmechanismen stellen im Sinne Habermas (1972) zweckrationale Handlungsimperative dar und werden als Kontroll- und Steuerungsinstrumente im Sinne einer neoliberalen Subjektbildung gebraucht. Im pflegerischen Handlungsfeld wird dies konkret an Steuerungsansätzen, wie beispielsweise Disease-Management-Programmen (DMP), Clinical Pathways oder Pflegediagnosen, sichtbar. Der „Unternehmer seiner Selbst" ist ein rationales Subjekt, welches sich handlungslogisch und nutzenmaximierend verhalten soll. Die scheinbaren Freiheiten, wie informiert sein, Optionsvielfalt, Wahlfreiheit, die zum Kernbestand eines autonomen Subjekts und zur Konstruktion der Nutzer_innen gehören, sind in diesem Sinne nichts als Fiktion. Die permanenten Wettbewerbs- und Steigerungszwänge haben zu neuen Steuerungsinstrumenten und prozessoptimierten Verfahrensweisen geführt, die der Logik der Beschleunigung folgen und alle Subjekte, die Professionellen eingeschlossen, unter andauernden Druck setzen und gleichzeitig eine erhöhte individuelle Verantwortung und Risikoübernahme einfordern (Friesacher 2010b, 55-72). Dies ist auch daran ersichtlich, dass das Gesundheitssystem entsolidarisiert wird, und finanzielle Lasten sich immer mehr auf die Nutzer_innen verlagern. Zusätzlich wird durch den verschärfen Wettbewerb das Angebot für die Nutzer_innen immer unübersichtlicher und unkontrollierbarer. Dabei entsprechen deren Entscheidungserfordernisse nicht immer den Entscheidungsmöglichkeiten (Braun 2009, 33-39). Aufgrund der geringen Einflussmöglichkeiten auf die Entwicklungen des ökonomischen Markts, der aktuellen Krankheitssituation und den Anforderungen innerhalb des Nutzungshandelns fühlen sich die Betroffenen überfordert (Düver 2009, 85; Braun 2009).

Weitere Einschränkungen des Nutzungshandelns sind durch *Ungleichheiten* auf verschiedenen Ebenen ersichtlich. Vor allem die ungleiche Verteilung gesundheitlicher Chancen, verbunden mit Ressourcenungleichheit, ungleichen Teilhabechancen und Versorgungsangeboten, wirken sich nachhaltig auf das Nutzungshandeln aus und führen zu Fragen gesellschaftlicher Gerechtigkeit. Hier greift als theoretischer Bezugsrahmen der Sozialstrukturansatz von Bourdieu (1982), da dieser von dem einzelnen Handelnden und seinen verfügbaren Ressourcen ausgeht und handlungsermöglichende und -blockierende gesellschaftliche Strukturen benennt. In der Studie „Die feinen Unterschiede" analysiert Bourdieu sozialstrukturell umfassend die Reproduktionsmechanismen ungleicher Lebenschancen. Im sozialen Raum werden nach Bourdieu soziale Positionen primär durch die Verteilung materieller und immaterieller Ressourcen strukturiert, die damit auch die Handlungsmöglichkeiten innerhalb der Gesellschaft beeinflussen:

> „Und jeder spielt entsprechend der Höhe seiner Chips. Wer einen großen Stapel hat, ... kann gewagter spielen." (Bourdieu 1992, 38)

Diese Chips bzw. Ressourcen werden von Bourdieu als Kapitalsorten bezeichnet und in das ökonomische, kulturelle und soziale Kapital aufgeteilt (Bourdieu 1982). Zusätzlich bestimmt er eine weitere Ressource, die quer zu der Ebene der anderen Kapitalsorten liegt und als das symbolische Kapital bezeichnet wird. Dieses ist die: *„... wahrgenommene und als legitim anerkannte Form der drei vorgenannten Kapitalien ..."* (Bourdieu 1985, 11). Das symbolische Kapital spiegelt die soziale und gesellschaftliche, implizit akzeptierte Anerkennung und alltägliche Legitimation gesellschaftlicher Herrschaftsverhältnisse wider (Bourdieu 1985). Bauer und Büscher (2008) arbeiten detailliert heraus, wie sich die unterschiedlichen sozialen Milieus auf die gesundheitlichen Ressourcen auswirken und sich in einer ungleichen gesundheitlichen Versorgung weitertragen. Es stellt sich heraus, dass die Zuweisung gesundheitlicher Lebenschancen, also das Risiko zu erkranken oder frühzeitig zu versterben, sozial ungleich verteilt ist. Die „Health Inequality"-Forschung kam zu dem Ergebnis, dass niedriges Einkommen und geringer Bildungsstatus oder ein unzureichendes Netz an sozialen Beziehungen mit einem erhöhten Krankheits- und Sterberisiko verbunden sind. Auch von schweren und chronischen Erkrankungen, die einen erhöhten Versorgungsbedarf erforderlich machen, sind sozial benachteiligte Gruppen überproportional häufig betroffen. Mit der ungleichen Verteilung von gesundheitlichen Chancen verbunden ist eine Ressourcenungleichheit, die wiederum zu Ungleichheiten in der Versorgungsnutzung führt (Bauer, Büscher 2007, 304-317). Die Versorgungsungleichheit findet auf verschiedenen Ebenen statt. Die wichtigsten Zugangsbarrieren, wie Geld, versorgungsbezogenes Wissen und Kommunikationsfähigkeit, schaffen Unterschiede zwischen den Nutzer_innen. Die Praxisgebühr, aber auch die mangelnde Fähigkeit, eine Problemlage angemessen zu kommunizieren, in ärztliches Handeln zu intervenieren oder gegen Zwänge der Budgetierung wichtige Leistungen durchzusetzen, wird zu einem Versorgungsproblem. Das Problem korrespondiert hierbei aber mit einer niedrigen Angebotsstruktur, die zwar die zahlungskräftigen Nutzer_innen tragen können, aber nicht die mittellosen. Auch die Forderung nach mehr Teilhabe kann von den Nutzer_innen als Form symbolischer Gewalt erlebt werden. Wenn eigene Kompetenzen und Ressourcen nicht ausreichen, um das zu leisten, was institutionell erwartet wird, sind „soziale Scham", der Verzicht auf eigentlich obligatorische Leistungen und der Rückzug aus dem formalisierten Angebotssystem eine wahrscheinliche Folge (Bauer et al. 2006, 1-15). Die soziale Selektion funktioniert hier über Barrieren, die zum einen explizit, zum anderen implizit sind. Zu den expliziten Barrieren gehören z.B. Vorzugsbehandlungen von Privatpatient_innen und die generell steigende finanzielle Selbstbeteiligung. Implizit zählen beispielsweise Formen der impliziten Rationierung, die als Homogamie der Praktiker_innen, also der Bevorzugung sozialstrukturell gleich oder ähnlich gestellter Personen, wirksam werden. Die soziale Selektion bedingt also zusätzlich ungleiche Teilhabechancen. Auf der einen Seite durch milieuspezifische Muster des Nutzungsverhaltens, aber auch durch Formen der institutionellen Diskriminierung von Angehörigen sozial unterprivilegierter Gruppen. Dies führt zu sozial selektiven Effekten bei der Vergabe von Versorgungsleistungen. Soziale Unterschiede, die bereits vor dem Versorgungseintritt bestanden und somit das Versorgungsgeschehen beeinflussten, wirken sich im Versorgungsgeschehen weiter fort (Bauer, Büscher 2007, 304-317). Hieran schließt sich meines Erachtens die Frage nach den Bedingungen der Teilhabe an, die zuvor in Bezug auf die Autonomie diskutiert wurde. Was nützen erweiterte Patient_innenautonomie und Potenziale der Übernahme von Eigenverantwortung, wenn diese faktisch nicht gleichermaßen von allen genutzt werden können und es dadurch zu einer Verschärfung der gesundheitlichen Ungleichheit kommt.

Grundsätzlich besteht eine soziale Benachteiligung der Nutzer_innen in der Gesundheitsversorgung in mehrfacher Hinsicht. Dieselbe Gruppe, die das größte Risiko trägt, zu erkranken, behindert zu sein oder frühzeitig zu sterben, verfügt zugleich über eingeschränkte Möglichkeiten zur Kontrolle ihrer Lebensumstände. Sie hat das geringste Einkommen und den niedrigsten Bildungsgrad. Sie verfügt kaum über Gestaltungsmöglichkeiten und erfährt am wenigsten eine soziale Unterstützung. Gesundheitsverhalten ist somit nicht Ursache, sondern bereits Wirkung ungleicher Existenzbedingungen. Hierfür entsteht für die Nutzer_innenorientierung ein Dilemma. Das neue Gesundheitswesen bietet den Nutzer_innen eine Vielzahl an Auswahlmöglichkeiten und Therapievarianten und mehr Informationen über Diagnosen, Krankheitsbilder, Handlungs- und Behandlungsalternativen. Den Nutzer_innen werden große Handlungs- und Autonomiespielräume zugebilligt, die sie für ihr Selbstmanagement und die Wahrnehmung von Eigenverantwortung benötigen. Fehlen ihnen die nötigen Fähigkeiten und die ihnen abgeforderten Nutzer_innenkompetenzen, werden sie damit überfordert. Es entsteht dadurch eine Schieflage, denn je höher das Anforderungsniveau an die Nutzer_innen steigt, desto wahrscheinlicher entstehen hieraus Nutzungsbarrieren für diejenigen, die nicht über die erforderlichen individuellen und sozialen Ressourcen verfügen. Verdeutlicht werden kann dies beispielsweise an dem Bereich der Kompetenzsteigerung, die sich auf die drei Bereiche Information, Beratung und Aufklärung stützt und eine deutliche mittel- und oberschichtspezifische Prägung aufweist. Bauer et al. sprechen hier von einem Selektionsmechanismus der Selbstselektion, der einen informellen Ausschluss durch mangelnde Ressourcen bedeutet. Hier kann ein Rückbezug zu der neoliberalen Ausnutzung des aktiven Subjekts gezogen werden, bei dem das Individuum selbst für seine Gesundheit verantwortlich gemacht wird (Bauer et al. 2006, 1-15).

Anzumerken ist hierbei, dass sich die soziale Ungleichheit nicht ausschließlich auf sozial niedrige Bildungsschichten bezieht. Auch das Geschlecht, die nationale Herkunft und Sprachkenntnisse spielen eine bedeutende exkludierende Rolle (Rehm, Zündel 2009, 65-71; Bauer et al. 2006). Im Alter setzt sich die soziale Ungleichheit nicht nur fort, sondern entfaltet bei der Pflegebedürftigkeit partiell eine kumulative Wirkung (Heusinger 2008, 301-314). Diese Ungleichheiten zeigen sich auch am Beispiel der Autonomie, die im Gesundheitssystem verschiedenen Patient_innenpopulationen von vornherein abgesprochen wird. Zu ihnen gehören Personengruppen wie Hochbetagte, Demente, geistig Behinderte und Obdachlose. Hier muss stärker berücksichtigt werden, wie diese Personen mehr Einfluss erhalten und eine Bevormundung reduziert werden kann. Umgekehrt gelten Patient_innen aus den höheren Bildungsschichten von vornherein als kompetent, obwohl sich die generelle Kompetenz nicht unbedingt auf den Bereich von Gesundheitsproblemen beziehen muss (Käppeli 2008, 1-20). Eine weitere Problematik stellt die Schwachstelle der Fehl-, Unter- und Überversorgung mit einer Fehl- und Vielnutzung von Menschen mit chronischen Krankheiten dar, die im Versorgungssystem ungenügend aufgegriffen wird. Das Versorgungssystem ist eher auf Akuterkrankungen als auf langfristig und umfassende Behandlungs- und Versorgungskonzepte ausgerichtet, was dazu führt, dass eine unzureichende Anpassung an chronische Krankheiten stattfindet. Dies bezieht sich beispielsweise auf mangelnde infrastrukturelle Voraussetzungen, Schnittstellenprobleme und unzureichende Patient_innenedukation, die ursächlich für Desintegrations- und Diskontinuitätserscheinungen sind. Zusätzlich werden individuelle Bewältigungserfordernisse, Patient_innenbedürfnisse und insbesondere der für chronische Krankheiten charakteristischen Ambiguität nicht entsprochen. Verbunden mit einer Abhängigkeit von einem intransparenten und durch die Nutzer_innen gering beeinflussbaren Gesundheitssystem wirkt sich dies additiv auf die Bewältigungsaufgaben aus (Schaeffer 2004). Insgesamt kann die Nutzer_innenorientierung daher als ein Minderheitenkonzept bezeichnet werden, das bestimmte Nutzer_innen fokussiert und andere vom Nutzungshandeln exkludiert.

Die ökonomischen und gesellschaftlichen Machtmechanismen zeichnen sich auch auf der Mikroebene ab. Die bereits bestehende asymmetrische Beziehung zwischen den Akteur_innen im Gesundheitssystem ist dadurch geprägt, dass Patient_innen in der Regel abhängig und auf Hilfe angewiesen sind, während das Personal wesentlich mehr Handlungsfreiheit besitzt. Diese bestehende Asymmetrie ist per se unumgänglich und kann nur durch Aushandlungsprozesse der Akteur_innen angeglichen werden. Allerdings wirken sich die zuvor genannten Interessenkonflikte der Makro- und Mesoebene ungünstig auf diese Konstellation aus. Da Pflegende und Ärzt_innen die Ordnung der Institution und damit auch die ökonomischen Interessen des Gesundheitssystems aufrechterhalten und diese repräsentieren, übernehmen sie diese explizit und implizit in ihr Handeln. Beispielsweise braucht es, um die institutionelle Ordnung in Bezug auf Arbeitsabläufe aufrechtzuerhalten, eine gewisse Distanz zu den Bedürfnissen der Patient_innen. Verstärkt durch die institutionellen Arbeitsbedingungen, beispielsweise im Krankenhaus, kann dies dazu führen, dass die gesundheitliche und soziale Situation oder Bedürfnisse nach Zuwendung aufgrund der ungünstigen Bedingungen nicht wahrgenommen werden und sich dadurch Asymmetrien verstärken (Dreißig 2008, 363-374). Friesacher nennt dies eine *doppelte Asymmetrie*. Sie existiert auf der einen Seite zwischen der Pflege und den Patient_innen im Arbeitsbündnis, auf der anderen Seite im Verhältnis der Pflegenden zum System und den damit verbundenen Programmen, welche durch zunehmende Formalisierung, Technisierung und Ökonomisierung pflegerisches Handeln bis in seine Kerndimensionen durchdringt (Friesacher 2010a, 83).

Der Begriff der Nutzer_innenorientierung verschleiert in diesem Sinne ökonomischen Druck, soziale Ungleichheiten, mangelnde gesellschaftliche Anerkennung individueller Bedürfnisse und Machtasymmetrien und wird daher von Kelle als ein „Potemkinsches Dorf" bezeichnet (Kelle 2007, 113-128).

Zusätzlich zu den gesellschaftlichen Ungleichheiten und den Machtasymmetrien wird von Seiten der Protagonist_innen der Nutzer_innenorientierung unterstellt, dass das Gesundheitswesen durch *passive, verantwortungslose und bevormundete Patient_innen* geprägt sei und durch souveräne, autonome, kommunikationsfähige, rational handelnde, kompetente, aktive und informierte Nutzer_innen zu ersetzen ist. Patient_innen können aufgrund ihrer Situation nicht immer diesen Verhaltensweisen gerecht werden. Ferner wird vorausgesetzt, dass Nutzer_innen das Wissen, das Selbstbewusstsein und die Durchsetzungskraft haben, ihre Interessen zu formulieren und zu vertreten (Wright et al. 2010, 35-52; Braun 2009). Des Weiteren unterstellt der Aktivierungsimperativ, der mit den Begriffen Empowerment und Partizipation einhergeht, den Betroffenen Passivität, die überwunden werden soll. Die aktiven Nutzer_innen werden zur Übernahme von Verantwortung verpflichtet, auch wenn diese oftmals nicht dazu in der Lage sind oder, was empirische Studien andeuten, mit der Rolle als passive Rezipient_innen zufrieden sind (Friesacher 2010b, 55-72). Ferner wird die emotionale Bewältigung von Krankheiten vernachlässigt. Patient_innen sind als Nutzer_innen durch Bedingungen wie Schmerzen, Risiken dauerhafter Behinderung oder Chronizität, Tod, Angst, Bedrohung des Selbstwertgefühls, Erlebnisse der Stigmatisierung und soziale Ausgrenzung, tatsächlichen oder drohenden sozialen Abstieg und Sorge um berufliche oder familiäre Entwicklungen belastet. Sie sollen nun trotz dieser lähmenden Bedingungen aktiv handeln (Braun 2009, 31-39). Diese Eigenverantwortung kann als Last oder Überforderung empfunden werden, die nicht alle Patient_innen tragen können oder wollen. Studien weisen darauf hin, dass Patient_innen sich einerseits eine Abgabe von Verantwortung an Expert_innen aufgrund ihrer Situation wünschen, andererseits aber auch sich selbstbestimmt gegen die Expert_innenmeinungen stellen (Käppeli 2008, 3-15; Friesacher 2010b). Nutzer_innenverhalten ist also situativ, kontextgebunden und individuell. Wenn sich Nutzer_innenverhalten zu einer „Bringschuld" entwickelt, ist die Befreiung aus dem Paternalismus nutzlos, denn es entsteht eine generalisierte und unzulässige Zuweisung von Verantwortung an das kranke Individuum (Wright et al. 2010, 35-52; Braun 2009).

Zusammenfassend kann der Nutzer_innenbegriff nicht ohne eine systematische Reflexion und empirische Überprüfung als Leitbild übernommen werden. Vor allem, da die Nutzer_innenrolle für eine Mehrheit der Erkrankten Grenzen und Risiken hat, muss zumindest eine pointierte Re-Formulierung der Bedürfnisse, Interessen und Ressourcen von Patient_innen erfolgen und der sozial realistischen Verteilung von Aufgaben und der Verantwortung zwischen ihnen und den anderen individuellen und kollektiven Akteur_innen entsprochen werden (Braun 2009, 33-39).

2.5. Fazit: Stärkung der Nutzer_innenposition im Handlungsfeld der Pflege

In den vorangestellten Kapiteln wurden die Ansätze der im Gesundheitswesen propagierten Nutzer_innenorientierung dargelegt. Diese zeigen zwar grundlegende Bedingungen einer gelingenden Nutzer_innenorientierung auf, aber auch erhebliche Einschränkungen des Konzepts. Aufgrund der Begrenzungen der Nutzer_innenorientierung in vorigen Kapiteln, die im Wesentlichen auf den ökonomischen und gesellschaftlichen Bedingungen beruhen, wird von dem Begriff der Nutzer_innenorientierung für die Zielgruppe der chronisch herzkranken Patient_innen Abstand genommen. Vielmehr soll in Anlehnung an Bauer, Rosenbrock und Schaeffer (2006) *der Begriff der Stärkung der Nutzer_innenposition* verwendet werden, der deutlicher die individuellen, situativen und kontextuellen Anforderungen einbezieht und sowohl der Vulnerabilität der Patient_innen als auch der gesellschaftlichen Ungleichheit Rechnung trägt.

Die Frage ist nun, wie die Stärkung der Nutzer_innenposition so umgesetzt werden kann, dass nicht nur eine bestimmte soziale Schicht davon angesprochen wird. Dies braucht zum einen strukturelle Voraussetzungen, da das soziale Dilemma der Lebenslagen verändert werden müsste. Des Weiteren sollten ökonomische Prinzipien die Bedürfnisse der Nutzer_innen nicht überformen und Handlungsmöglichkeiten eröffnet werden. Dafür bedarf es einer neuen Ausgestaltung der pflegerischen Interaktion und einer stärkere Integration der Subjektivität der zu Pflegenden. Die folgenden alternativ hinzugezogen Ansätze auf der Makro-, Meso- und Mikroebene sollen im Speziellen an der Autonomie sowie an den Machtpotenzialen der Nutzer_innen innerhalb der Interaktion gemessen werden.

Als ein ergänzender Ansatz kann der „*Capability Approach*" von Martha Nussbaum Anwendung finden, welcher sich mit den Verwirklichungschancen und der Auswahlmenge an Entfaltungsmöglichkeiten in Bezug auf gesellschaftliche Institutionen im Gesundheitswesen auseinandersetzt. Diese werden einerseits von den Fähigkeiten, Kompetenzen und Potenzialen eines Menschen bestimmt, andererseits von den gesamtgesellschaftlichen Möglichkeiten (Bittlingmayer 2011, 61-64):

> „«What is each person able to do and to be?» … asking not just about the total or average well-being but about the opportunities available to each person" (Nussbaum 2011, 18).

Die Aufgabe von gesellschaftlichen Institutionen ist es, den Bürger_innen die materiellen, institutionellen sowie pädagogischen Bedingungen zur Verfügung zu stellen, um sie in die Lage zu versetzen, sich für ein gesundheitsförderliches Leben zu entscheiden. Dies ist auf die Annahme zurückzuführen, dass Entfaltungsmöglichkeiten stärker von der gesellschaftlichen und institutionellen Realität determiniert werden als durch eigene individuelle Kompetenzen (Bittlingmayer 2011, 61-64). Nussbaum sieht ihren Ansatz daher als ein Konzept sozialer Gerechtigkeit an (Nussbaum 2011, 18f). Wie bei der Kritik Rehbocks im Hinblick auf die Anerkennung der Bedingungen der Autonomie (s. Kapitel IV.2.3.) werden in diesem Ansatz die Bedingungen der Gesundheit fokussiert. Die Gesundheit ist hierbei keine Norm, bei der Menschen sich gesund verhalten müssen. Aber um autonome gesundheitliche Entscheidungen treffen zu können, müssen bestimmte Ressourcen und Teilhabemöglichkeiten vorhanden sein (Bittlingmayer 2011, 61-64). D.h. der Fokus des Capability Ansatzes ist, Menschen mit Kompetenzen zu versorgen bzw. sie zu stärken, ob diese sich am Ende wirklich gesundheitsförderlicher verhalten, liegt dann in der Entscheidung der Nutzer_innen. Folglich stehen Autonomie und Selbstbestimmung im Vordergrund. Nussbaum hält fest:

> „it is **focused on choice or freedom** … the choice is theirs. It thus commits itself to respect for people´s powers of self-definition" (Nussbaum 2011, 18, herv. i. Original).

Des Weiteren zielt die soziale Ungleichverteilung in der Gesundheitsversorgung auf konkrete *politische Forderungen* ab. Die Auswirkungen der Ressourcenungleichheit müssen thematisiert und sozial benachteiligte Lebensbedingungen verringert werden. Und dies, indem explizit die Gesundheitspolitik den Notwendigkeiten und Bedürfnissen unterschiedlicher Nutzer_innengruppen entspricht, beispielsweise durch zielgruppenspezifische Informations-, Aufklärungs- und Beratungsangebote, settingorientierte Ansätze, die Überwindung von Zugangsbarrieren sowie durch niederschwellige Angebote. Eine implizite

Gesundheitspolitik sollte basaler ansetzen und die Ursachen gesundheitlicher Ungleichheit aufgreifen, die eng mit gesellschaftlicher Ungleichheit und Macht in Zusammenhang stehen. Hier wären kompensatorische Versuche zu nennen, die auf eine Verringerung der absoluten und relativen Armut einer Gesellschaft, der Vermeidung sozialer Segregation sowie die Anhebung des allgemeinen gesellschaftlichen Bildungsniveaus und eine Verringerung sozialer Hierarchien abzielen (Bauer et al. 2006, 1-15).

Diese dargestellten Erläuterungen zu der strukturellen und gesellschaftspolitischen Ebene lassen sich mit der Ansicht Friesachers verbinden, der davon ausgeht, dass die Idee der Gerechtigkeit grundsätzlich zunächst auf die Emanzipation benachteiligter Menschen, bzw. in Anlehnung an die kritische Theorie, und auf die Herbeiführung „vernünftiger" Zustände abhebt (Friesacher 2010a, 84). Eine Stärkung der Nutzer_innenposition sollte daher auch auf der Mikroebene die Anstrengung noch stärker auf diejenigen richten, die der Unterstützung in besondere Weise bedürfen. Hierfür sind bislang noch unzureichende Ansätze entwickelt worden. Gerlinger schlägt dafür z.B. eine Orientierung an den Nutzer_innen mit sozial niedrigen Status mit dem Fokus auf Informationsübermittlung und Beratung vor, welche zu einer Verringerung der sozialen Ungleichheit beitragen könnte (Gerlinger 2009, 17-29). Braun sieht dies allerdings kritisch, da gerade in dem Konzept der „Health Iliteracy" thematisiert wird, dass der Bildungs- und Wissensmangel sozial niedriger Schichten zu komplex sei und sich die Frage dabei stellt, ob eine krankheitsbedingte Situation dazu geeignet sei, diesen auszugleichen. Dafür müssten zusätzlich die emotionalen und mentalen Umstände von krankheitsbezogenem Lernen analysiert werden. Es zeichnet sich des Weiteren ab, dass sich der Nutzer_innenbegriff nicht nur mittelschichtzentriert, sondern auch wissenszentriert darstellt, allerdings ohne zu formulieren, welches Wissen sowohl Nutzer_innen als auch Expert_innen für eine Stärkung der Nutzer_innenposition brauchen (Braun 2009, 31-39). Dahingehend besteht meines Erachtens noch Forschungs- und Konkretisierungsbedarf.

Im weiteren Verlauf werden zwei Ansätze vorgestellt, die aus meiner Sicht dazu beitragen können, die Stärkung der Nutzer_innenposition auf der Mikroebene zu verwirklichen. Zum einen das Aufgreifen des biographischen Wissens der Nutzer_innen und zum anderen eine Orientierung an den Patient_innen, die interaktionistisch angelegt ist und auf Aushandlungsprozessen beruht:

Der Ansatz des *biographischen Wissens* als Kerndimension einer Stärkung der Nutzer_innenposition geht auf Hanses (2008) zurück und beschäftigt sich mit den Aneignungsleistungen der Nutzer_innen als Subjekt. Auf den Ebenen des Nutzungshandelns zeigt sich, dass sich Institutionen stärker als die biographische Orientierung der Nutzer_innen erweisen. Das Modell der Nutzer_innenorientierung birgt dabei nicht nur Freiräume in der Behandlung, sondern kann bei den Professionellen zu einer Bedrohung tradierter Wissenshegemonien führen und es entsteht eine Definitionsgewalt darüber, wer über das richtige Wissen verfügt. Hanses geht hierbei von vier zum Teil konvergierenden Wissensanordnungen aus: die der Nutzer_innen, der Organisation, der Professionellen und der Diskurs an sich. Die ersten drei Wissensanordnungen sind als Machtstrukturen allen bisherigen thematisierten Wissensordnungen innewohnend und entfalten dort ihre Wirksamkeit. Die Diskurse beeinflussen die Wissensanordnungen, fungieren als Wissensgeneratoren und legen fest, was als Realität und damit als machtvoll gelten kann (Hanses 2008, 563-577). Innerhalb dieser sind es vor allem biographische Selbstbeschreibungen, die dokumentieren, dass sich die Praxen der Sozialisation, der Normierung und der Zuweisung nicht folgenlos gestalten, sondern eine eigenwillige Brechung und Selbstsetzung der Biograph_innen herausfordern. Dieser subjektive „Eigensinn“ in der Dualität mit der sozialen Strukturiertheit ist in dem Ansatz zentraler Gegenstand. In Bezug auf die Gouvernementalität Foucaults hält biographisches Wissen ein kritisches Potenzial gegenüber anderen Wissensansprüchen bereit. Das biographische Wissen ist eine der lokalen Wissensarten, die an die konkreten Lebenszusammenhänge der Akteur_innen gebunden sind und sich durch die Rekonstruktion biographischer (Sinn-)Konstruktionen generieren lassen.

Anhand eines Forschungsprojekts von Petra Richter zeigt Hanses auf (Richter, Hanses 2009), dass die „Eigensetzung“ von brustkrebskranken Frauen im Behandlungsprozess über lokales Wissen zu kategorisieren ist. Dieses ist nicht über einen hohen sozialen Status, Bildungskapital oder eine informierte Patientin begründet, sondern in ihrem biographisch bewährten Erfahrungskapital verortet. Hier ist Biographie nicht nur als Gesamtressource zu begreifen, sondern zeichnet sich gerade durch die Widerständigkeit des Subjekts aus, die in ihrer politischen Bedeutsamkeit reflektiert werden kann (Hanses 2010, 251-269). Der Ansatz stützt die Forderung nach Subjektivität in der Nutzer_innenorientierung, die als biographisches Wissen dazu dienen kann, die Nutzer_innen zu empowern und ihre Position zu stärken.

Ein weiterer Ansatz auf der Mikroebene setzt sich mit der *Patient_innenorientierung* auseinander und stammt aus der Pflegewissenschaft. Er wird in dieser Arbeit für die Interaktion mit den Patient_innen als Nutzer_innen herangezogen. Der Ansatz basiert auf dem Modell der multidimensionalen Patient_innenorientierung von Wittneben (1993), welches auf Grundlage der kritisch-konstruktiven Didaktik von Klafki (1977) entwickelt wurde. Das Modell ist als Referenzrahmen für pflegedidaktische Konzepte entstanden und beschäftigt sich mit der bildungstheoretischen Frage, inwiefern Inhalte der Pflegeausbildung bildungsrelevant und einerseits geeignet sind, die Selbstbestimmungs-, Mitbestimmungs- und Solidaritätsfähigkeit, z.B. Kritikfähigkeit oder verständigungsorientierte Kommunikationsfähigkeit, der Auszubildenden zu steigern und andererseits eine patient_innenenorientierte Ausübung der Pflege zu fördern (Darmann-Finck 2010, 16-19). Das Modell ist als ein heuristisches Stufenmodell angelegt, in dem unterschiedliche Pflegekonzepte integriert und nach ihrem Grad an Patient_innenorientierung unterschieden werden. Wittneben formuliert fünf Stufen der Patient_innenorientierung, in denen qualitativ aufsteigend der Fokus immer stärker auf die Perspektive der Patient_innen gelenkt wird. In den Stufen der Verrichtungs-, Symptom-, Krankheits-, Verhaltens- und Handlungsorientierung werden die Patient_innen eher einem expertokratischen Verständnis untergeordnet. Erst in der Verständigungsorientierung findet eine Patient_innenorientierung statt, die interaktionistisch angelegt ist (Wittneben 1993, 203-209). In der Ergänzung der letztgenannten Stufe durch Remmers tritt eine advokatorische Patient_innenorientierung ein. Bei dieser geht es darum, als kompetente und beratende Pflegende stellvertretend für die Patient_innen zu agieren, wobei die Pflegenden immer an deren Interessen und Willen gebunden sind. Auch bei divergierenden Positionen oder Werten in der Interaktion und im Falle einer Nichteinigung ist die Patient_innenperspektive vorrangig. Wenn die Patient_innen nicht in der Lage sind, ihre eigenen Interessen zu wahren, tritt ein vormundschaftliches Vertretungsverhältnis ein (Remmers 2000, 367-376). Sowohl Wittneben als auch Remmers sehen das kommunikative und interaktionistische Handeln in der Pflege als vordergründig an.

Darmann-Finck bewertet das pflegedidaktische Modell von Wittneben in dem Sinne, dass mit diesem erstmals ein pflege- und bildungstheoretisch begründetes Modell vorlag, welches wegweisende Impulse für die Pflegedidaktik leistete. Sie kritisiert es aber dahingehend, dass die zugrunde liegenden theoretischen Ansätze, wie die Pflegetheorie von Orem und die Theorie des kommunikativen Handelns von Habermas, relativ unkritisch übernommen und zum Teil veraltet bzw. begrenzt seien. Vor allem eine Gesellschafts- und Institutionskritik käme dabei zu kurz (Darmann-Finck 2010, 16-19). Zwar bezieht sich das multidimensionale Modell der Patient_innenorientierung auf die fachdidaktische Rahmung der Pflegebildung, dennoch konstituiert Wittneben wesentliche Gestaltungshinweise für die Interaktion zwischen Pflegenden und Patient_innen. Das ebenfalls fachdidaktische Modell der Interaktionistischen Pflegedidaktik von Darmann-Finck kann zur Konkretisierung der Patient_innenorientierung herangezogen werden. Wie in der Interaktion zwischen Lehrenden und Lernenden können kommunikative Aushandlungsprozesse, im Sinne des Aushandelns von Bedeutungen und Perspektiven, im Mittelpunkt der Interaktion zwischen Pflegenden und zu Pflegenden herangezogen werden. Bezogen auf das pflegerische Handeln wären in den Aushandlungsprozessen sowohl die Pflegenden als auch die Patient_innen als Gestalter_innen und zugleich Rezipient_innen berücksichtigt und beide Perspektiven werden durch die Betrachtung der den Institutionen des Gesundheitswesens und ebenso dem Gesundheitssystem zugrunde liegende Sinnhorizonte ergänzt (Darmann-Finck 2010; s. Kapitel V.2.1.1.). Diese dargestellten Ansätze bieten aus meiner Sicht für eine Stärkung der Nutzer_innenposition Potenziale. Denn es wird verdeutlicht, dass für eine Subjektorientierung in der Gesundheitssicherung nicht nur die Fähigkeit der Verständigung in der Interaktion vorausgesetzt werden muss, sondern auch die expertokratische Orientierung hinter der Perspektive der Patient_innen zurücktreten sollte. Bedürfnisinterpretation wird dadurch zu einem interaktionistischen Aushandlungsprozess, der die individuelle Bedeutung der Handelnden wie auch die gesellschaftliche und institutionelle Rahmung berücksichtigt und somit unabdingliche Grundlage einer jeglichen Stärkung der Nutzer_innenposition darstellen sollte. Das Verhältnis zwischen Expert_innen und Nutzer_innen bleibt somit nicht nur auf die Produktion eines nicht näher bezeichneten Guts reduziert, sondern wird in einer kontrafaktisch unterstellten, gleichberechtigten Interaktion[69], in der alle Beteiligten gleichermaßen Gestalter_innen und Rezipient_innen sind, verwirklicht. Interaktion ist in diesem Sinne ein Beziehungsprozess, deren gemeinsames Ziel auf Verständigung beruht. Die Aushandlung ist in der Pflege dadurch erschwert, dass nicht alle Patient_innen ihre Bedürfnisse gleichermaßen explizit zum Ausdruck bringen können. Dies setzt daher eine besondere Aufmerksamkeit und Zugewandtheit gegenüber den Patient_innen voraus, um deren Bedürfnisse zu interpretieren und mit ihnen gemeinsam aushandeln zu können. An dieser Stelle soll noch einmal auf das Verhältnis von Autonomie und Fürsorge hingewiesen werden. Denn, wenn die Vulnerabilität von Patient_innen bedacht wird, erschöpft sich Pflege nicht nur in autonomen Entscheidungen:

> „Ein Kranker, Pflegebedürftiger oder Sterbender ist, anders als ein Kunde oder Nutzer, in aller Regel auch leidend, benötigt Begleitung, oftmals Nähe und Anwesenheit. Dazu ist eine affektive Anteilnahme im Sinne einer gesteigerten Aufmerksamkeit als anerkennende Haltung gegenüber dem anderen notwendig.“ (Friesacher 2010b, 65)

---

69 Anm. d. Verf.: Die kontrafaktische Unterstellung der Gleichheit in der Interaktion geht auf die Theorie des kommunikativen Handelns von Habermas (1972) zurück. Auf die Pflege bezogen sollen die Pflegenden trotz der vorhandenen Machtstrukturen kontrafaktisch von einer symmetrischen Beziehung ausgehen, wenn sie ihre Unterstützungsleistung tatsächlich so anlegen wollen, dass die Autonomie der zu Pflegenden gewahrt bleibt bzw. wiederhergestellt wird (Darmann-Finck 2010a, 186; Darmann 2000b).

Patient_innen benötigen eine sorgende, begleitende und anerkennende Pflege. Und sie müssen sich auch krank und schwach fühlen, sich zurückziehen, passiv sein und einen „verengten" Horizont haben dürfen (Friesacher 2010b, 66). Dies schließt das Bestreben um Partizipation und Autonomie nicht aus, dennoch muss die Art der pflegerischen Unterstützungsleistung im Einzelfall interaktionistisch ausgehandelt werden.

Zusammenfassend kann festgehalten werden, dass die kritische Nutzer_innenorientierung primär dazu dienen soll, eine Subjektsicht in das Versorgungsgeschehen zu integrieren und eine aktivere Beteiligung der Nutzer_innen an der Gesundheitsversorgung zu erreichen. Dabei haben die Nutzer_innen unterschiedliche Rollen im Nutzungsgeschehen. Im Zusammenhang mit dem Setting der kardiologischen Rehabilitation stehen in dieser Arbeit die chronisch kranken Patient_innen in ihrer Nutzer_innenrolle auf der Mikroebene im Vordergrund. Diese Ebene ist durch Autonomie, Individualität, Krankheitsbewältigung und vor allem der Interaktion mit den Expert_innen im Gesundheitswesen geprägt. Im Allgemeinen nehmen die Patient_innen aufgrund ihrer existenziellen Situation eine besonders vulnerable Stellung unter den Nutzer_innen ein. Die chronischen Patient_innen erhalten in diesem Gefüge eine Zwischenposition, da sie durch eine bedingte Krankheit und bedingte Gesundheit einer ambivalenten und fragilen Position ausgesetzt sind, die häufig von kompetenten Phasen überstrahlt wird und dadurch Überforderungstendenzen und konkreter Unterstützungsbedarf übersehen werden.

Die Autonomie als eine der Grundbedingungen für die Nutzer_innenorientierung ist vor allem an Fürsorge gekoppelt. Beide Aspekte bedingen sich gegenseitig, denn Fürsorge ermöglicht erst die Autonomie. Darüber hinaus müssen die Nutzer_innen sowohl an den Entscheidungen und am Gesundheitssystem partizipieren als auch die Verantwortung systemisch getragen werden. Daher sollten die Expert_innen die Ebenen der Nutzer_innenorientierungen dahingehend untersuchen, ob Bedingungen der Partizipation vorhanden sind.

Als ein Risiko für das Nutzungshandeln müssen die ökonomischen Interessen gesehen werden, die gleichzeitig eine Unfreiheit bei scheinbarer Freiheit der Nutzer_innen produzieren, denn die Nutzer_innen haben meist implizit die Bringschuld, sich im ökonomisch guten Sinne zu verhalten. Des Weiteren wird zu wenig berücksichtigt, dass sich die ungleichen gesundheitlichen Lebenschancen durch ungleiche Ressourcen (soziales, kulturelles und ökonomisches Kapital) und ungleiche Teilhabechancen akkumulieren. Dies trifft nicht nur auf die soziale Schicht zu, sondern auch auf das Geschlecht, die nationale Herkunft, das Alter und spezifische Patient_innengruppen. Gesellschaftliche und ökonomische

Macht wirkt sich darüber hinaus auch auf das Verhältnis bzw. die Interaktion zwischen Nutzer_innen und Professionellen des Gesundheitssystems aus. Zusätzlich werden die autonomen und aktiven Nutzer_innen vorausgesetzt und ihnen implizit Passivität und Unverantwortlichkeit unterstellt. Dabei werden häufig die emotionale Perspektive der Krankheitsbewältigung und die Tatsache, dass Autonomie in existenziellen Situationen als Last empfunden werden kann, vernachlässigt. Des Weiteren gibt es Nutzer_innengruppen, denen per se Autonomie unterstellt wird (z.B. chronischen Patient_innen) oder denen Autonomie abgesprochen wird (z.B. dementen Patient_innen). Daher kann vermerkt werden:

> „Die Rollen des Nutzers im Gesundheitswesen bewegen sich im Spannungsfeld zwischen Paternalismus und Autonomie, zwischen Sozialstaat und freiem Markt, zwischen Ausschluss und Partizipation, zwischen Passivität und Engagement, zwischen Nicht-Wissen und Expertenschaft, zwischen Verschleierung und Transparenz und nicht zuletzt zwischen Ignoranz und Unterstützung." (Dierks, Schwartz 2003, 320 zitiert in Rehm, Zündel 2009, 68)

Das Nutzer_innenkonzept wird daher als ein Minderheitenkonzept angesehen und statt des Begriffs der Nutzer_innenorientierung in dieser Arbeit der Begriff der Stärkung der Nutzer_innenposition zugrunde gelegt.

Um die strukturellen und gesellschaftspolitischen Einschränkungen auszugleichen, wurden explizite und implizite politische Forderungen vorgetragen. Alternativ ist ein „Capability Approach" vorgeschlagen worden, der von der Gesellschaft fordert, die Bedingungen für ein gesundheitsförderndes Leben zur Verfügung zu stellen und den Nutzer_innen die freie Entscheidungsmöglichkeit für ihr Nutzungshandeln zu überlassen. Gerechtigkeit in diesem Sinne ist die Emanzipation benachteiligter Menschen und die Vermeidung der Missachtung von Autonomie und Entwürdigung der Individuen.

Die erheblichen individuellen und gesellschaftlich geprägten Unterschiede im Nutzungshandeln hängen darüber hinaus vom biographischen und vor allem verborgenen Wissen ab. Dieses biographische Wissen ist als eine machtvolle Ressource der Nutzer_innen zu begreifen, der Expert_innenmeinung einen eigenen Sinn im Nutzungshandeln entgegenzusetzen. Darüber hinaus braucht es eine befähigende und stärkende Beziehung zwischen den Patient_innen und den Expert_innen des Gesundheitssystems, um die Asymmetrie auf der Mikroebene auszugleichen. Ausgehend von der besonderen Situation chronischer Patient_innen als Nutzer_innen wurde daher der Fokus auf das Rollenverständnis bzw. die Orientierung in der Interaktion gelegt und eine verständigungsorientierte Interaktion mit dem Ziel, Aushandlungsprozesse zu gestalten, eingefordert.

Die Stärkung der Nutzer_innenposition, wie sie hier dargelegt wurde, gründet sich weniger in konkreten Konzepten oder Instrumenten, sondern fokussiert das pflegebedürftige Individuum in seiner kontextuellen Situation und blendet ökonomische, gesellschaftliche und soziale Beschränkung der Nutzer_innen nicht aus. Insbesondere sollten für die vorliegende Arbeit die Bedingungen der Autonomie sowie die Partizipation als entscheidende Grundlage einer auf Aushandlungsprozessen beruhenden Interaktion zwischen Nutzer_innen und Expert_innen im Vordergrund stehen.

In dem weiteren Kapitel (Kapitel IV.3.) soll die Frage nach dem „Wie" des Aufgreifens der individuellen und subjektiven Bedeutung des Krankseins chronisch herzkranker Patient_innen beantwortet werden. Hierfür wird ein Zugang gewählt, der entlang der Lebensgeschichte subjektive Bedeutungen rekonstruiert: die Biographieorientierung. Diese bietet in der vorliegenden Arbeit für das Konzept der narrativen Anamnese und biographischen Diagnostik den methodischen Rahmen.

3. Die Biographieorientierung

> „It is important that we know where we come from, because if you do not know where you come from, then you don´t know where you are, and if you don´t know where you are, then you don´ t know where you´re going. And if you don´t know where you´re going, you´re probably going wrong." (Pratchett 2011, 423)

Das Konzept der Biographieorientierung hat in den letzten Jahren geradezu Konjunktur. In vielen Forschungsbereichen und Berufsfeldern soll nun das Biographische aufgedeckt, und damit neue Perspektiven und Sichtweisen auf das Individuum gewonnen werden. Es ist zu einem spezifischen Kennzeichen der Moderne geworden, die Biographie bewusst einzusetzen und zu fordern, sei es von den Biograph_innen selbst oder ihrem gesellschaftlichen Umfeld. Dabei ist die Ansicht zentral, dass alles, was das Individuum tangiert, durch eine biographische Genese geprägt ist. *Was* wir sind und *wie* wir sind und vor allem, weshalb wir *wie handeln,* wird von vergangenen Erfahrungen geprägt. Nicht nur in der Forschung, auch in der professionellen Praxis sozialer Berufe wird die Bedeutung der Biographie in den unterschiedlichsten Kontexten erkannt. Es ist als professionelles Handeln anzusehen, wenn die Biographie von Patient_innen oder Klient_innen mitberücksichtigt wird, da damit eine „ganzheitliche" Sichtweise auf den Menschen verbunden ist. Diese erweiterte Perspektive kann meines Erachtens das Handlungsfeld der Pflege ergänzen und dadurch die Möglichkeit gewonnen werden, komplexere und stärker an das Individuum orientierte Interventionen zu planen und umzusetzen.

Angesichts der Tatsache, dass der Ansatz der Biographieorientierung in dieser Promotionsarbeit ein zentraler ist, da die Methoden der Konzeptentwicklung maßgeblich auf diese zurückgehen, wird er in den folgenden Kapiteln detailliert ausgebreitet. In den Handlungsfeldern der beruflichen Praxis hat sich eine Vielzahl von Methoden und Begrifflichkeiten gebildet, bei denen allerdings nicht immer konkretisiert ist, was *methodologisch* vorausgesetzt und wie *methodisch* vorgegangen wird. Daher werden zu Beginn sowohl die „Biographie" und deren Begrifflichkeiten erörtert (Kapitel IV.3.1.) als auch die Entwicklung und methodologische Begründung der Biographieorientierung, die im weiteren Verlauf als Überbegriff für alle biographieorientierten Ansätze verwendet wird, dargelegt (Kapitel IV.3.2.). Daran schließen sich einige elementare Perspektiven des Biographischen, wie die Leiblichkeit, das ungelebte Leben und das Fremdwerden der eigenen Biographie, vertiefend an (Kapitel IV.3.3.). Das Kapitel IV.3.4. greift über die Bedeutung von Erzählungen im Gesundheitswesen die Erhebungs- wie auch die Auswertungsmethoden der Biographieforschung auf. Diese nehmen zusammen mit den Ansätzen der biographischen Diagnostik, die daraufolgend in deren unterschiedlichen Ausrichtungen analysiert wird und der Dialogischen Biographiearbeit eine relevante Rolle innerhalb der Konzeptentwicklung ein (Kapitel IV.3.5.). Abschließend soll die Relevanz der Biographieorientierung für das Handlungsfeld der Pflege erörtert werden (Kapitel IV.3.6.).

3.1. Die „Biographie“ und deren professioneller Einbezug

Im professionellen Kontext findet seit einigen Jahren eine Anwendung der Methoden der Biographieorientierung statt. Sprachlich werden viele Begriffe synonym verwendet, obwohl damit unterschiedliche Intentionen einhergehen (Dausien 2004, 6-11). Im Folgenden werden die Biographie und die verschiedenen Begrifflichkeiten zur Biographieorientierung, wie Biographiearbeit, biographische Diagnostik, biographisches Lernen und Biographieforschung, konkretisiert.

Der aus dem Griechischen stammende *Begriff „Biographie“* bedeutet die Beschreibung (graphia) des Lebens (bios) eines Einzelnen. Dies kann durch diesen selbst (auto), aber auch durch andere erfolgen (Griese, Griesehop 2007, 81-92). Zu unterscheiden ist die Orientierung an der Biographie eines Menschen oder an dessen Lebenslauf. Bei der Orientierung am Lebenslauf stehen die Abfolge gesellschaftlich objektivierter Verläufe und die damit verbundenen Statuspassagen im Vordergrund. Gegenstand einer Lebenslaufforschung sind die formalisierten Verlaufsstrukturen von Individuen vor dem Hintergrund einer sich ständig ändernden Gesellschaft (Hanses, Richter 2009, 63-82). Es werden beispielsweise Menschen in bestimmten Lebensphasen, zugehörig zu differenten Generationen sowie hinsichtlich ihrer Statuspassagen, betrachtet. Eine Lebenslaufforschung beschäftigt sich u.a. mit der Frage, wie sich z.B. Kindheit durch die Scheidung der Eltern verändert (Sackmann 2007). Eine Subjektperspektive wird dabei nicht explizit gewonnen und das Erzählen des Menschen ist als Datenbasis nicht immer notwendig. Informationen können quantitativ anhand der Daten des Lebenslaufs und gesellschaftlicher Ereignisse generiert werden (Hanses, Richter 2009, 63-82). Während der Lebenslauf eine Gesamtheit von Ereignissen und Erfahrungen vermittelt, macht die Biographie den Lebenslauf aus Sicht des Individuums zum Thema (Hahn 1988, 91-105). Die Biographie zielt auf eine autobiographische Selbstthematisierung ab und nutzt etwa die narrativen Selbstkonstruktionen (Erzählungen) als zentralen Verweis zwischen gesellschaftlichem Erfahrungsraum und subjektivem Aneignungsprozess (Hanses, Richter 2009, 63-82). Im Gegensatz zum Lebenslauf wird in der Biographieorientierung die Subjektperspektive in den Mittelpunkt gestellt. Eine Biographie ist aber nicht nur als eine individuelle, sondern auch als eine soziale Konstruktion zu verstehen, denn sie wird von gesellschaftlichen und sozialen Einflüssen tangiert. Menschen können sich nicht der Tatsache entziehen, dass sie ihre Biographie als Frau oder Mann, als Zugehörige einer sozialen Schicht, eines bestimmten historisch-kulturellen Kontextes oder einer spezifischen Generation gestalten. Auf der anderen Seite können sie auch nicht auf diese Gegebenheit reduziert werden, denn gleichermaßen ist ein Leben immer auch mit biographischem Eigensinn durchsetzt (Hanses 2000, 364). Eine Biographie ist darüber hinaus eine narrative Konstruktion, d.h., eine darstellende und bewertende Leistung der Biograph_innen und bildet nicht eine allgemeine Wirklichkeit ab (Hanses, Richter 2009, 65).

In der modernen Welt verfügen Menschen nicht mehr über die Freiheit eine Biographie zu haben. Sie wird in der komplexen Welt zu einer Basisstrategie, sich in der Gesellschaft zu positionieren. Sie ist nicht nur Lebensgeschichte, sondern auch biographisch erworbenes Wissen und damit Ressource, um in der Komplexität moderner sozialer Welten eine innere Kohärenz zu gewährleisten (Hanses 2004, 1). Je nach individueller Erfahrungsaufschichtung erzeugt die Biographie ein eigensinniges, kreatives und gelegentlich widerständiges Potenzial, das Alheit als „Biographizität" bezeichnet (Alheit 1995, 276-307). Biographizität ist keine Leistung, die professionell vermittelt, sondern ein Potenzial des Subjekts, welches im Alltag wirksam und gerade in professionellen Kontexten produktiv genutzt, aber auch ignoriert werden kann.

In den Begrifflichkeiten unterscheidet Dausien für die Soziale Arbeit zwischen Biographieorientierung und Biographiearbeit. Die *Biographieorientierung* wird als Überbegriff der professionellen Arbeit am Biographischen gesehen. Sie ist zusammenfassend die grundlegende konzeptuelle Ausrichtung des professionellen Handelns in sozialen Berufsfeldern in Hinsicht auf die Planung, Durchführung und Reflexion im institutionellen und gesellschaftlichen Kontext. Eine biographieorientierte professionelle Arbeit erschöpft sich nicht nur in der Anwendung interaktiver Methoden, sondern betrifft auch die systematische Reflexion und Gestaltung von Interaktionen, institutionellen Rahmenbedingungen bis hin zum gesellschaftlichen Kontext, die es den Klient_innen ermöglichen, sich als biographisches Subjekt zu artikulieren.

Die Bezeichnung *Biographiearbeit* bezieht sich auf diejenige Praxis, die im Kern eine interaktive Dimension der Arbeit Professioneller mit ihren Adressat_innen umschließt. Sie bezeichnet eine methodisch-reflektierte und fall- und situationsangemessene Unterstützung der biographischen Alltagsarbeit von Lernenden, Rat- und Hilfesuchenden in einem professionellen Rahmen. Biographiearbeit kann in unterschiedlichen Phasen erfolgen und unterschiedliche Funktionen im Gesamtprozess der Begleitung von Klient_innen haben (Dausien 2004, 6-11; Miethe 2011).

Im Sinne dieser Definition gehört meines Erachtens die *biographische Diagnostik* zu dem Bereich der Biographiearbeit bzw. kann als deren initialer Schritt angesehen werden. Biographische Diagnostik fokussiert die Rekonstruktion und Bedeutung der Lebensgeschichte von Klient_innen und wird als ein bewusstes, nachvollziehendes und besonnenes Fremdverstehen aufgefasst, welches einen verstehenden Zugang zu den biographischen Selbstthematisierungen, in besonderen Fällen auch Fremdthematisierungen, voraussetzt. Auf dieser Basis gestaltet sich ein interaktiver Prozess, infolge dessen eine Hilfeplanung entlang der biographischen Sinnsetzung der Klient_innen erarbeitet und Lösungspotenziale freigelegt werden können. Damit eröffnet sich die Chance, persönliche Sinnsetzung und Ressourcen in die Entscheidungsprozesse einzubeziehen (Hanses 2000, 359). Anstelle einer subsumptionslogischen Unterordnung des Falles unter das Professionswissen gilt es, eine verstehende Perspektive gegenüber dem Fall zu entwickeln (Hanses 2004, 1-4). Voraussetzung für die professionelle Arbeit an den Biographien anderer ist, neben einem kritisch-reflexiven Methoden- und Fachwissen, das Einüben einer fallrekonstruktiven Praxis und die Reflexion der eigenen Biographie (Dausien 2004, 10).

Eine Möglichkeit, die Reflexion der eigenen Biographie, aber auch die Biographie anderer innerhalb von beruflichen Bildungsprozessen anzuleiten, ist das *Biographische Lernen*. Es ist als Oberbegriff für Lernprozesse zu fassen, die in irgendeiner Form lebensgeschichtliche Aspekte oder Fragestellungen in die Lernprozesse einbeziehen (Miethe 2011, 27). Der Gedanke, dass die Erfahrungs- und Sinnwelten der Lernenden als entscheidende Ressourcen und Kontexte für Bildungsprozesse fungieren, ist die grundlegende Einsicht biographischen Lernens. Lernende bringen in eine Bildungssituation bereits einen biographisch artikulierten Wissensvorrat mit, d.h. eine in der zeitlichen Aufschichtung einzigartige Erfahrungsgeschichte und eine je individuelle Konfiguration von Wahrnehmungs-, Handlungs- und Bewertungsdispositionen. Dieses biographische Wissen wird für Bildungsprozesse nutzbar gemacht. Damit verschiebt sich auch die Verantwortung für den Bildungsprozess, denn Lernende werden in der Rolle als Expert_innen ihrer eigenen Lebensgeschichte anerkannt und als aktiv Mitgestaltende des Bildungsprozesses betrachtet (Alheit, Herzberger 2011, 15-36). Gerade das Verhältnis von Institution und Biographie macht den Nutzen der Biographieorientierung für die berufliche Bildung deutlich. Einfache Wissensvermittlung reicht in dieser nicht aus, es müssen Prozesse der Professionalisierung gerade durch die Einbeziehung biographischer Wissensbestände stattfinden (Hanses 2003, 259-277).

Weiterführend kann die *Biographieforschung* als die Forschung der Biographieorientierung bezeichnet werden. Die methodologischen Begründungen der Biographieorientierung finden hier Einzug. Gleichwohl spielt die Biographieforschung eine übergeordnete Rolle, da sie den Ausgangspunkt der Biographieorientierung in der Entwicklung darstellt und ihre Methoden in den interaktiven Bereichen angewendet werden. Die Biographieforschung ist an das interpretative Paradigma der qualitativen Sozialforschung angelehnt (Bohnsack 2010). Sie analysiert die Genese sozialer und psychischer Phänomene, den Prozess ihrer Entstehung, Aufrechterhaltung und Veränderung. Sowohl die Perspektive der Handelnden als auch ihre Handlungsabläufe in ihrem biographisch konstituierten Sinnzusammenhang, werden rekonstruiert. Um Erlebnisse der Vergangenheit verstehen und erklären zu können, ist es notwendig, diese eingebettet in den Gesamtzusammenhang des gegenwärtigen Lebens zu betrachten und die daraus resultierende Gegenwarts- und Zukunftsbedeutung zu rekonstruieren (Rosenthal 2011, 174ff). Gerade für die professionelle Arbeit mit Menschen bietet die Biographieforschung reichhaltige Perspektiven. Sie zeigt Verlaufsprozesse von Problemlagen, Bewältigungsstrukturen und Ressourcen, deren soziale Einbettung und generative Tradierung sowie Inanspruchnahme und den Zugriff durch Dienstleistungssysteme auf. Nicht nur im Hinblick auf die Klient_innen, sondern auch auf Institutionen, kann diese als Professions- und Evaluationsforschung dienen (Hanses 2003, 259-277).

Zusammenführend handelt es bei der Biographieorientierung um die Betrachtung der „lebensgeschichtlichen Gewordenheit" von Ereignissen. Es wird hierbei die Wechselwirkung zwischen Biographien und gesellschaftlichen Einflüssen, Geschlechterverhältnissen, sozialen Milieus, Institutionen etc. betrachtet und wie diese durch die Biograph_innen strukturiert, aktiv genutzt, gestaltet und verändert werden (Hanses, Richter 2009, 63-82). Die Grundlagen der Biographieorientierung bilden überwiegend schriftlich fixierte oder verbale Erzählungen, welche immer auf eine zeitliche Perspektive hinweisen, denn sie sind über die Vergangenheit an die Gegenwart und Zukunft des Erzählten geknüpft. Wird man z.B. von seinen behandelnden Ärzt_innen mit der Diagnose einer malignen Erkrankung konfrontiert, verändert sich nicht nur die gegenwärtige Lebenssituation, sondern auch die Art und Weise, wie man auf die Vergangenheit blickt. Unter dem Wissen der Krankheit bewerten Menschen Erlebnisse und Erinnerungen aus der Zeit vor der Diagnose anders. Zurückliegende Alltagssituationen werden dann als erste Anzeichen einer Krankheit angesehen oder nicht wahrgenommene und nun nicht mehr zu verwirklichende Möglichkeiten betrauert. Die Erlebnisse werden durch die Diagnose in einen anderen Sinnzusammenhang gesetzt. Durch eine verkürzte Lebenszeit oder Einschränkung von Gestaltungsmöglichkeiten aufgrund einer Erkrankung verändert sich auch der Blick in die

Zukunft. Somit geben biographische Erzählungen sowohl Auskunft über die Bedeutung in der Gegenwart der Erzählenden als auch über deren Vergangenheits- und Zukunftsperspektive und dies unter den gesellschaftlichen Bedingungen, denen sie ausgesetzt sind (Rosenthal 2011, 179f).

Die Ausgangsfrage der Biographieorientierung beschäftigt sich in erster Linie mit dem Verstehen der Wirklichkeit des Anderen, also mit Fremdverstehensprozessen (Rosenthal, Fischer-Rosenthal 2005). Allerdings sollen für die sozialpädagogische Arbeit sowohl die Selbstverstehensprozesse der Klient_innen (Köttig, Rätz-Heinisch 2005) als auch die der Professionellen angeregt werden, um eine Reflexion der eigenen Lebens- und Handlungswelt zu erreichen (Darmann-Finck, Richter 2011).

Die Ansätze der Biographieorientierung entwickelten sich überwiegend in der Soziologie, der Erziehungswissenschaft und im Feld der Sozialen Arbeit und nahmen in den letzten Jahren Einfluss auf die Gesundheits- und Pflegewissenschaft. In dem nächsten Kapitel wird zunächst die methodologische Begründung der Biographieorientierung herausgearbeitet.

3.2. Entwicklung und methodologische Grundlagen der Biographieorientierung

Von *der* „Methodologie" der Biographieorientierung kann nicht gesprochen werden. Schon in den Anfängen einer theoretischen Fundierung der Biographieforschung gingen Kohli und Robert (1984) davon aus, dass zwar gemeinsame Grundlagen vorhanden sind, sich aber vielfältige theoretische und methodologische Zugänge ausgeprägt haben. Aufgrund von Forschungserfahrungen und theoretischen Nachfundierungsbestrebungen haben sich im Laufe der letzten Jahre neue methodologische Stränge und Methoden herausgebildet. Im nächsten Kapitel werden hauptsächlich deren Gemeinsamkeiten thematisiert. Die Darstellung konzentriert sich auf jene methodologischen Grundlagen als auch Methoden, welche im gesundheits- und pflegewissenschaftlichen Feld bevorzugt Anwendung finden oder methodologisches Potenzial für die Konzeptionsentwicklung bieten.

Die Biographieorientierung hat in den letzten Jahren in der deutschen sozialwissenschaftlichen Diskussion Bekanntheit erlangt. Sie steht für die Thematisierung einer umfassenden Eigenperspektive der handelnden Subjekte und soll gleichzeitig die historische, soziale und gesellschaftliche Dimension berücksichtigen. Wenn die geschichtliche *Entwicklung der Biographieorientierung* betrachtet wird, kann festgestellt werden, dass diese sich aus unterschiedlichen Bezügen zusammensetzt. Unter dem Titel der „Biographischen Methode“ erhielt sie Anfang des 20. Jahrhunderts Einzug in die Wissenschaft (Kohli 1981, 273-293). Damals entwickelten sich mehrere Stränge in der methodologischen Ausrichtung. Zum einen gab es Anleihen aus der Psychoanalyse Sigmund Freuds und den psychologischen Ansätzen Karl und Charlotte Bühlers, wobei hier mehr die Erlebnisse oder Entwicklungen in Kindheit und Jugend im Vordergrund standen. Zum anderen prägte die Migrationsarbeit von Thomas und Znaniecki „The Polish Peasant in Europe and America“, welche in den 20er Jahren erschien und sich mit den kulturellen Lebensbedingungen der polnischen Agrarbevölkerung beschäftigte, nachhaltig die Biographieorientierung (Rosenthal 2011, 161f). Das zentrale Merkmal dieser Studie ist der Versuch der Integration von subjektiven und objektiven Faktoren und damit die Hervorhebung der Bedeutung von Subjektivität in sozialen Prozessen (Kohli 1981, 273-293). Gerade der Zugang zu den subjektiven Erfahrungen durch autobiographische Quellen beeinflusste die damals aufblühende Chicagoer Schule, insbesondere den Symbolischen Interaktionismus und wurde als Gegenposition zu einer objektivistischen Wissenschaft gesehen (Rosenthal 2011, 175). Die phänomenologische Tradition und die Anleihen am Symbolischen Interaktionismus der Biographieorientierung stammen aus jener Zeit der Biographischen Methode. Allerdings wurde die subjekttheoretische Sicht anfangs so radikalisiert, dass sie sich darauf beschränkte, die Subjekte zum Sprechen zu bringen und eine theoretisch geleitete Interpretation ausblieb (Kohli 1981, 273-293). Durch den Wandel des Wissenschaftsparadigmas jener Zeit geriet die Biographische Methode in Deutschland annähernd in Vergessenheit und wurde erst in den 70er Jahren in der Biographieorientierung neu belebt.[70]

Die deutsche Biographieorientierung richtet sich am interpretativen Paradigma der Sozialwissenschaften aus und bildet das qualitative Gegenstück zur überwiegend quantitativ ausgerichteten Lebenslaufforschung. Von den verschiedenen methodologischen Ansätzen werden im Folgenden die zentralen Annahmen, welche im Symbolischen Interaktionismus nach Blumer, in dem hermeneutischen Ansatz der verstehenden Psychologie nach Dilthey und der wissenssoziologischen und phänomenologischen Position nach Schütze liegen,

70 Anm. d. Verf.: Die Biographieorientierung entwickelte sich weltweit sehr unterschiedlich und hat vor allem in Deutschland seine Blüte. Es gibt nur wenige internationale Ansätze, wie z.B. der amerikanische und israelische (Rosenthal 2011), polnische (Kaźmierska 2009), italienische (Mangione 2009), französische (Pape 2010) und englische Zweig (Roberts 2010). Die Ansätze haben sich relativ getrennt und aus unterschiedlichen Traditionen entwickelt. Ihre Wurzeln liegen überwiegend in der Soziologie, aber auch in den Geschichts- und Literaturwissenschaften.

dargelegt (Marotzki 2007, 175-186). Darauf erfolgt die Erörterung der zentralen theoretischen Auswirkungen auf generelle Vorgehensweisen in der Biographieorientierung.

Gesellschaftliche Tatsachen werden über die Sinn- und Bedeutungszuschreibungen der Handelnden erschlossen. Hier gilt die Prämisse von der Interaktionsbedingtheit individueller Bedeutungszuschreibungen, die im *Symbolischen Interaktionismus* nach Mead, welcher von Blumer in der 60er Jahren herausgearbeitet wurde, dargelegt ist. Das Wechselspiel des einzelnen Menschen in der Gesellschaft ist als ein interpretativer Prozess anzusehen, der sich im Medium signifikanter Symbole abspielt. Menschen lernen die Welt und sich selbst grundsätzlich in interaktionsvermittelten und -gebundenen Deutungen kennen, die sie wiederum individuell interpretieren und verarbeiten (Blumer 2004, 321-385). Durch diese individuelle Variation und Neuerzeugung von Strukturen der Erfahrungsverarbeitung werden „Normalbiographien" seltener. Die gesteigerte Ausdifferenzierung gesellschaftlicher Sinnwelten geht einher mit einer sich ausbildenden Vielfältigkeit individueller Lebensführung und Werthaltung. Aus diesem Grund sind auch die Reaktions- und Verarbeitungsformen der Menschen in der heutigen Gesellschaft vielfältiger geworden (Marotzki 2007, 175-186). Vor allem führen die immer komplexer werdenden Bedingungen der Gesellschaft dazu, dass für die Erfahrungsverarbeitung auch komplexere und subjektive Identitäten vorausgesetzt werden. Identitäten werden nicht mehr nur in Sach- und Sozialdimensionen, im Sinne von *„Wer bin ich und zu wem gehöre ich?"*, sondern auch in der Zeitdimension, *„Wer bin ich geworden und wer werde ich sein?"*, formuliert. Biographien von Individuen in der modernen gesellschaftlichen Welt bewegen sich zwischen autonomer Lebensführung und heteronomer Standardisierung und verweisen zur Ausbildung der Identität auf einen Austarierungsprozess dieser beiden Pole (Nassehi 1994, 46f).

Bei dem Prozess der Bedeutungs- und Sinnerzeugung wird nach Dilthey von einem *hermeneutischen Verstehenskonzept* ausgegangen, welches sich auf die innere Erfahrung der Realität bezieht. Methodisch gesehen sind menschliche Objektivationen und Manifestationen im weitesten Sinne als Texte aufzufassen, die es im Verstehensprozess aufzudecken gilt. Um die gesellschaftlich aufeinander bezogenen individuellen Lebensformen zu verstehen, werden als Ausdrucksformen Worte und Handlungen von Einzelpersonen betrachtet. Die zentrale Kategorie des Lebens ist nicht das begriffliche Denken, sondern die durch Herstellung eines Zusammenhangs hervorgebrachte Sinnbildung. Damit erweist sich Lebensgeschichte als ein vom Subjekt hervorgebrachtes Konstrukt, das die Fülle von Erfahrungen und Ereignissen des gelebten Lebens zu einem Gesamtzusammenhang organisiert. Die Herstellung eines solchen Zusammenhangs erfolgt über Bedeutungszuschreibungen, welche von der Gegenwart aus vergangenen Ereignissen verliehen wird und sie dazu nutzt, das Leben zu strukturieren und einen Bezugs- und Orientierungsrahmen herzustellen (Dilthey 2004, 21-42). Gerade die Perspektive der individuellen Sinn- und Bedeutungserzeugung beeinflusst den Ansatz der modernen Biographieforschung. In dieser Sichtweise ist der Mensch ein interpretierendes, Welt entwerfendes und Wirklichkeit erst erzeugendes Wesen (Marotzki 2007, 175-186).

Für den Prozess der Selbst- und Welterzeugung wird auf die wissenssoziologische Position von Alfred Schütz (1974) verwiesen. Diese *phänomenologisch* orientierte Theorie geht auf Husserl zurück, der eine Klärung der Sinnkonstitutionsprozesse in der Lebenswelt einfordert. Schütz ergründet, wie die soziale Welt sinnhaft konstruiert wird. Der zentrale Kern seines Ansatzes liegt in der Frage begründet, wie der subjektive Sinn fremden Verhaltens methodisch verstanden werden kann. Er geht davon aus, dass der Mensch verschiedene und vielfältige innere Haltungen gegenüber sich selbst und der Welt aufbauen kann. In seiner Arbeit setzt er Sinnkonstitutionen mit sozialem Handeln und dessen Sozialität in eine wesentliche Beziehung. In der Auseinandersetzung mit der Pluralität von Wirklichkeitsbereichen schafft der Mensch seine Lebenswelt, indem er diese sinnhaft auslegt. Menschliches Leben ist aus diesem Blickwinkel ein ständiger Prozess der Erzeugung und Aufrechterhaltung der Welten. Die Biographieorientierung setzt an der großen Vielzahl von Formen des Zugangs des Menschen zur Konstruktion seiner gesellschaftlichen Realität an. Durch dieses phänomenologische Wissen wird über das *„Was?"* und dem *„Warum?"* vor allem das *„Wie?"* von Biographisierungsprozessen erfragt. Die Lebenswelt ist dabei nicht vorgegeben, sondern muss handelnd, kommunizierend und biographisierend erzeugt und aufrechterhalten werden (Marotzki 2007, 175-186).

Biographien stiften Zusammenhänge, die es vorher nicht gab. Was in der Vergangenheit eines Lebenslaufs erfahren wird, ist keine Reproduktion von Vergangenem, sondern stets eine Neuproduktion bzw. -konstruktion einer operativen Gegenwart aus der Perspektive der Biograph_innen (Nassehi 1994, 53). Die Regeln, welche in der Lebenskonstruktion vorausgesetzt werden, sind nicht notgedrungen einem objektiven Sinn zugeordnet. Vielmehr erzeugt der:

> „... Handelnde ... in seinen Handlungsvollzügen stets mehr Sinn als er subjektiv vermeint. Er kann zwar im Nachhinein versuchen, sein Handeln besser zu verstehen als er es im aktuellen Vollzug konnte ..., d.h. er erweitert den Horizont seiner subjektiven Intentionen, aber auch das vollzieht sich handelnd, d.h. er produziert wieder Sinn, den er subjektiv nicht überschaut. Den Grenzfall der aktuellen Übereinstimmung von Sinn und Intention – gleichsam den subjektiv vollbrachten «Zustand der Bedeutung» – kann es prinzipiell nicht geben – es sei denn, der Handelnde handelt nicht mehr." (Bude 1984, 11)

Lebenskonstruktionen sind somit nur mit handelnden Subjekten zu denken. Und sie sind nicht direkt abfragbar, sie müssen aus den Lebensäußerungen einer Person „irgendwie“ erschlossen bzw. rekonstruiert werden. Dabei können alle Lebensäußerungen – hier sind nicht nur gesprochene Worte, sondern vielfältige Informationsquellen gemeint – einer Person Aufschluss über die verborgenen Regeln seines Lebens geben.

Im Gegensatz zu anderen Bereichen der interpretativen Sozialforschung, welche zeitlich und räumlich begrenzte Bereiche oder Situationen fokussieren, wird in der Biographieorientierung das Subjekt mit einem eigenen Leben und einer eigenen Geschichte, bezogen auf das „ganze Leben“, betrachtet. Und zwar auch dort, wo ein Teilabschnitt davon, etwa eine Krankheitsphase, untersucht wird. Subjektive Erfahrungen und subjektives Handeln rücken damit ins Zentrum der Aufmerksamkeit. Mit der Thematisierung des Subjekts ist aber nicht die Auflösung der sozialen Perspektive gemeint, vielmehr handelt es sich sowohl um die gesellschaftliche Bedeutung von Individualität als auch um Individualität als Vergesellschaftungsform (Kohli, Robert 1984, 1-5). Diese Verschränkung muss bei der Rekonstruktion biographischen Materials beachtet werden, damit Erzählungen nicht, wie Bourdieu es befürchtet, nur eine biographische Illusion darstellen und gesellschaftliche Normen und soziale Strukturen verschleiern (Bourdieu 1990, 75).

Der phänomenologische Begriff der Lebensweltkonstruktion entspricht dem methodischen Verfahren einer *strukturellen Rekonstruktion.* Dem liegt die Annahme zugrunde, dass es eine prinzipielle Struktur des Lebens gibt. Für die Rekonstruktion dieser Struktur wird einerseits eine hermeneutische Perspektive, also ein sinnverstehender Zugang zum subjektiven Leben benötigt, andererseits entziffert eine sozial-strukturalistische Perspektive die soziale Struktur der verborgenen Sinnmuster des subjektiven Lebens. Gegenstand der Rekonstruktion ist der einzelne Fall. Ein einzelner Fall beinhaltet das Leben eines einzelnen Menschen. Dieses Leben würde eine Fülle an Material geben, dennoch wird bei der Rekonstruktion nur auf wenige Daten zurückgegriffen, denn im Sinne des Modells der Lebenskonstruktionen müssen die Kohärenzregeln subjektiven Lebens in jeder für die Lebenskonstruktion relevanten Situation erkennbar sein. Ziel der Rekonstruktion ist die Entschlüsselung der Logik der Relationierung zwischen den einzelnen Äußerungen der Erzählung, welche die Erzeugungsweise dieses individuellen Falls aufdeckt. Durch das Ergründen der Relationen zwischen den Äußerungen greift der Interpret gleichsam in die Ebene der bewussten Intentionen des Redenden ein und legt den verborgenen Sinn der Rede frei (Bude 1984, 7-28). Aus diesem Grund werden biographische Analysen als Fallrekonstruktionen vorgenommen. Die Rekonstruktion des einzelnen Falls führt zur Erkenntnis einer sozialen Struktur. Nicht die Anzahl der untersuchten Fälle bemisst, ob eine Strukturaussage als typisch gelten kann, sondern die Schlüssigkeit der Rekonstruktion eines einzelnen Falls. Diese Begründung geht auf die Annahmen Lewins (1931) zurück, der von zwei Begriffen der Gesetzlichkeit ausgeht: dem Begriff der Gesetzlichkeit als Häufigkeit, für den durchschnittliche Häufigkeit als Kriterium für Gesetzmäßigkeit reicht und dem strengen Begriff des Gesetzes, das ausnahmslos Geltung fordert. Den beiden Gesetzesbegriffen entsprechen jeweils unterschiedliche Stellungen zum individuellen Fall. Im Verständnis der Gesetzmäßigkeit als Häufigkeit ist der individuelle Fall einmalig und zufällig. Erst die Häufung gleichartig erscheinender individueller Fälle berührt die Gesetzmäßigkeit im Sinne durchschnittlicher Häufigkeit. Der strenge Begriff des Gesetzes dagegen behauptet auch die strenge Gesetzlichkeit des individuellen Falls. Ein einziger widersinniger Fall bringt die Geltung des Gesetzes zum Einsturz. Lewin argumentiert, dass die Häufigkeitsannahme den Anspruch aufgegeben hat, die Hintergründe der Erzeugung von Gesetzmäßigkeiten zu ergründen. Dem Anspruch des strengen Begriffs des Gesetzes zufolge ist ein soziales Gesetz erst dann entdeckt, wenn die innere Struktur des untersuchten Gebildes oder Geschehensverlaufs entschlüsselt wird:

> „Auch ein «Einzelfall» also ist dann ohne Weiteres als gesetzlich aufzufassen. Historische Seltenheit ist kein Gegenargument, historische Regelmäßigkeit kein Beweis für Gesetzlichkeit, weil der Begriff der Gesetzlichkeit streng von dem der Regelmäßigkeit, der Begriff der Ausnahmslosigkeit des Gesetzes streng von dem Begriff der historischen Konstanz (des «Immer») getrennt wird." (Lewin 1931, 450)

Daher wird in der Biographieorientierung von keiner numerischen, sondern von einer theoretischen Verallgemeinerung ausgegangen (Rosenthal 2001, 266-275). Für die Aufdeckung von Gesetzlichkeiten schlägt Lewin Fallstudien vor, in denen die „volle Konkretheit" des Falls und dessen typische Struktur erfasst werden (Lewin 1931, 432). Auf Basis des Ansatzes von Lewin, der bei der methodischen Umsetzung selbst vage bleibt, gründet sich der Vorschlag Budes, als Ergänzung eine strukturale Sinnrekonstruktion durchzuführen. Diese enthält als weiteren Kernpunkt den strukturellen Falsifikationismus. Danach muss die an einer Stelle des Materials erschlossene Deutungsregel die Totalität des Falls komplett erfassen können. Findet man eine Stelle bzw. Relation, die der Deutungsregel widerspricht, ist sie falsifiziert. Die Schlüssigkeit einer strukturellen Rekonstruktion legt die soziale Typik des Falls offen und präsentiert in der typischen Struktur eines Falls die Gesetzmäßigkeit des sozialen Sachverhalts (Bude 1984, 24f). Bei der „vollen Konkretheit" wird davon ausgegangen: *„... daß sich die allgemeine Struktur sequentiell im Einzelfall ausbildet, das Allgemeine im Besonderen"* (Fischer, Kohli 1987, 44). Unter Sequenzialität wird verstanden, dass die zeitlichen Bezüge von Erfahrung und Handeln einen prozesshaften Charakter beinhalten. Handlungsanalysen sind daher immer Sequenzanalysen. Es geht nicht um eine lineare Abfolge, sondern vielmehr verbinden sich Irreversibilität und Reversibilität im Entstehen biographischer Strukturen. Die Sequenzialität manifestiert sich in der Textförmigkeit der sozialen Realität von sozialen Handlungsprozessen und den aus ihnen hervorgehenden sozialen Gebilden. Aus der Gegenwartsperspektive ist Vergangenheit nicht nur kontingent, sondern wird variabel ausgelegt und interpretiert. Darauf aufbauend wird ein spezifisches biographisches Konzept konstituiert.

Als Datenmaterial werden die verschriftlichte Form eines narrativen Interviews und je nach methodischer Ausrichtung Dokumente, Interaktionen, Beobachtungen oder biographisches Material, wie Tagebücher etc., herangezogen. Es ist allerdings in Rechnung zu stellen, dass es Erfahrungen geben könnte, die sich nicht in diesen Darstellungsformen abbilden lassen. Auf die Problematik der Abbildung *aller* Erfahrungen hat bereits Bude (1984) hingewiesen, sie wird darüber hinaus in der Auseinandersetzung um andere Darstellungsformen der Biographie, beispielsweise bei Bohnsack (2010), ersichtlich. Pflegewissenschaftlich relevant ist insbesondere die Frage, ob und inwiefern sich leibliche Erfahrungen von Patient_innen mit den Methoden der Biographieorientierung abbilden lassen. Dies soll im anschließenden Kapitel bei den biographischen Perspektiven im Zusammenhang von Leib und Biographie diskutiert werden.

3.3. Biographische Perspektiven

In den folgenden Kapiteln sind drei ausgewählte Perspektiven des Biographischen mit Hinblick auf die Konzeptentwicklung ausgewählt worden. Wie im Kapitel IV.1.2.3. dargestellt, ist das Aufgreifen der Leiblichkeit eine Kerndimension des Pflegerischen. Daher soll die Verschränkung des Leibs mit der Biographie betrachtet und sowohl deren methodologische Stärken als auch methodische Schwächen herausgearbeitet werden (Kapitel IV.3.3.1.). In Verbindung mit Krankheitsprozessen wird deutlich, dass die durch eine Krankheit entstandenen Einschränkungen im Leben, wie der Verzicht von Möglichkeiten, pathologische Auswirkungen auf die Betroffenen haben kann. Der anthropologische Ansatz des „ungelebten Lebens“ verdeutlicht dies (Kapitel IV.3.3.2.). Schlussendlich wird eine Perspektive aufgegriffen, die das Fremdwerden der eigenen Biographie durch institutionelle Überformungen thematisiert (Kapitel IV.3.3.3.). Alle drei Perspektiven sind für ein institutionelles Setting, in dem ein biographisches Konzept für chronisch kranke Menschen entwickelt werden soll, welches nicht nur deren Krankheit, sondern auch das Kranksein fokussiert, von zentraler Bedeutung.

3.3.1. Der Leib und die Biographie

In der Biographieorientierung ist der Leib schon frühzeitig zum Gegenstand theoretischer Betrachtungen geworden. In dieser Sichtweise gehören der Leib und die Biographie zusammen, sie entstehen aneinander und durcheinander. Sie haben zwar jeweils unterschiedliche Strukturen, stehen aber dennoch in oszillierender Verbindung (Alheit et al. 1999b, 1-14). Die erste Anbindung an eine Leibkonzeption in der Biographieorientierung erfolgte durch Alfred Schütz, der die Strukturierung der Lebenswelt in einer geschichtlichen, biographischen und räumlichen Orientierung am Leib sieht:

> „Der durch die Vermittlung des Leibes erfahrene Raum ist zuallererst ein Orientierungsraum. Mein Leib ist sozusagen der Nullpunkt des Koordinatensystems, mit Hilfe dessen ich die mich umgebenden Gegenstände in rechts und links, oben und unten, vorne und hinten einteile. Wo ich bin – da heißt der Platz meines Leibes im äußeren Raum – ist «hier»; alles andere ist «dort»." (Schütz 1971, 215)

Mit der biographischen Dimension erweitert er die Lebenswelt, welche sich in der intersubjektiven Wahrnehmung des anderen im Schema des Leibes konstituiert. Der andere wird in dieser Leiblichkeit wahrgenommen (Fischer-Rosenthal 1999, 15-43).

Nach Annelie Keil ist der Leib *die* „Bühne", auf der die Biographie eines Menschen aufgeführt wird. Das Verhältnis von Leib und Biographie stellt sich über eine Inszenierung dar, in welcher der Mensch über sein Leben eine Art Protokoll führt (Keil 1999; 2004). Diese Inszenierung ist nicht nur als ein rein verbaler Akt anzusehen, sondern als ein allgemein kommunikativer Prozess. Denn biographische Erzählungen stellen eine Kommunikation dar und die Kommunizierenden sind leibliche Akteur_innen. Die Präsentation des Selbst und seiner Geschichte in einer Erzählung und deren Rezeption lässt sich von der Tatsache der Verkörperung der Beteiligten nicht ablösen (Lindemann 1999, 44-72). Fischer-Rosenthal unterscheidet zwei Hauptfelder einer sozialen, kommunikativen Sphäre des kommunizierten Lebens und einer vorkommunizierten Sphäre des Bewusstseins und gelebten Bereichs. Beide Bereiche können systemisch autonom gedacht werden, sind aber strukturell gekoppelt und beeinflussen bzw. irritieren sich. D.h. zunächst generell: Ob etwas über das gelebte Leben kommuniziert wird, „entscheidet" die Kommunikation, die Auswahl und Gestaltung hängt von ihr und nicht vom Leben ab. Und umgekehrt: Ob im Leibkörper die kommunikative biographische Sphäre vorkommt, also zum „Thema" wird, „entscheiden" die individuellen Bewusstseins- bzw. Körperprozesse und nicht die Kommunikation. Allerdings bezieht sich das Bewusstsein auf Kommunikationsstrukturen der Kognition, z.B. wäre es ohne Sprache weit weniger komplex. Das individuelle Bewusstsein ist, wenn überhaupt, nur sich selbst zugänglich. Eine intentionale Steuerung ist daher nur bedingt möglich, es kann nicht bestimmt werden, was und wann wahrgenommen wird. Die Materialität der Kommunikation kann sehr verschieden sein und sich auch neben Sprache an der bildenden und darstellenden Kunst, dem Körperausdruck oder am symbolisch-rituellen Ausdruck bedienen. Diese sind als Transfermedien des Bewusstseins für die Kommunikation zu nennen, bei denen das Bewusstsein nicht wirklich „mitgenommen" werden kann. Soweit es plausibel erscheint, dass der Leibkörper in biographischer Kommunikation zur Sprache kommt, kann auch umgekehrt eine Integrationsfunktion biographischer Kommunikation für den Leibkörper angenommen werden. Mit diesen Ausführungen kann ergänzend zu einer auf kognitive Prozesse gestützten biographischen Kommunikation eine Verbindung zur leiblichen Kommunikation hinzugefügt werden, welche die vorkommunikativen Sphären des Bewusstseins berücksichtigen soll. Hierdurch kann es etwa im Bereich von Gesundheit und Krankheit zur biographischen Thematisierung von Leiberfahrungen kommen, die eine vornehmlich körperbezogene Perspektive um die Erfahrung von Leiblichkeit erweitert. Chronische Erkrankungen könnten als Artikulation des Körpers im Ausdrucksfeld des Leibes aufgefasst werden und Krankheiten somit als Sprache bzw. Spuren des Leibes biographisch-rekonstruktiv entschlüsselt werden (Fischer-Rosenthal 1999, 15-43). Krankheiten sind nicht nur mehr manipulierbare Symptome, sondern individuelle Erfahrungen am eigenen Leib, welche als eine unveräußerliche, ureigene Dimension unserer Existenz begriffen werden können:

> „Denn die Erfahrung des «Leibes, der ich bin» ist immer eine zutiefst biographische Erfahrung; das Erlebnis der Krankheit, die ich vorgeblich nur «habe», ist in erster Linie mein sehr individuelles Kranksein." (Alheit et al. 1999b, 9)

Bei Erkrankungen bildet die Biographieorientierung nicht nur das Leiberleben ab (Kütemeyer 1999, 91-110), sondern sie kann auch zusätzlich als biographische Ressource für Krankheitsbewältigung genutzt werden (Hanses 1999, 111-132).

Das Konzept der Biographieorientierung stellt eine Erweiterung der Leiblichkeit dar, denn die Lebensgeschichte ist an die erfahrende und handelnde Präsenz eines einzelnen „leibhaftigen" Menschen geknüpft. Der Leib ist als Erfahrungs- und Handlungszentrum rezeptiv und aktiv, steht für eine passive und aktive Strukturierung und Konstituierung seines Erfahrungsfelds. Wenn der Leib in eine temporale Dimension gefasst wird, drückt sich in ihm die konkrete, singuläre Verarbeitung präformierter biographischer Schemata der Lebensgeschichte aus (Fischer, Kohli 1987, 28f). Vor allem die leibphilosophischen Ansätze von Merleau-Ponty, Plessner, Bourdieu, Lindemann[71] und Schmitz fanden Einzug in die Biographieorientierung (Alheit et al. 1999a).

Zwischen der Biographie als theoretisches Konzept und den leibphilosophischen Ansätzen gibt es zwar vielfältige Bezüge, die Methoden der Biographieorientierung sind bis jetzt m.E. allerdings nur bedingt geeignet, um leibliches Erleben zu erfassen. Fischer-Rosenthal sieht das Zusammenwirken der Dimensionen als eine Erweiterung, der auf die rein verbale Kommunikation bezogenen Biographieorientierung (Fischer-Rosenthal 1999, 15-43) an. Wird davon ausgegangen, dass Narrationen kognitiv bewertete lebensgeschichtliche Erfahrungen darstellen, kann die Leiblichkeit nur in ihrer rationalisierten Übertragung und damit nur eingeschränkt aufgespürt werden. Schließt man sich Budes (1984) Argumentation an, wonach es gilt, den latenten, also den nicht objektiv und rationalisierten Sinn von Lebensäußerungen zu ergründen, schließt dies leibliche Erfahrungen meines Erachtens ausdrücklich mit ein. Allerdings ist damit noch nicht die methodische Frage geklärt, wie sich die Leiblichkeit aus dem verschriftlichten Text oder auch anderen Daten rekonstruieren lässt. Hier ist für die Biographieorientierung ein weiterer Beitrag zu leisten. Methodisch sind vor allem die „anderen" Erfahrungen, die sich beispielsweise durch Interaktionen ausdrücken (z.B. durch leibliche Kommunikation), aufzugreifen. Möglich ist aber auch, dass es Erfahrungen gibt, welche weder der bewussten Fremd- noch der Selbstdeutung zugänglich sind.

3.3.2. Das ungelebte Leben

Mit diesem Ansatz wird in der Biographieorientierung vorausgesetzt, dass nicht nur das Faktische im Leben, sondern auch das nicht Stattgefundene eine höchst biographische, wenn nicht gar pathogenetische Wirkung, aufzeigt. In der Vergangenheit des Lebens steht eine Vielzahl an Möglichkeiten den tatsächlich gelebten gegenüber, die in der anthropologischen Krankheitslehre von Weizsäcker als das „ungelebte Leben" bezeichnet werden.

Dieser Ansatz lässt sich nur vor dem Hintergrund der historischen Entwicklung der Moderne begreifen. Was als Multioptionsgesellschaft bezeichnet wird,

71 Anm. d. Verf.: Die Leibphilosophie von Gesa Lindemann stellt eine Erweiterung des leibphilosophischen Ansatzes von Plessner dar und wird als reflexive Anthropologie bezeichnet (Lindemann 1999, 44-72).

charakterisiert eine ungebremste Wachstums- und Steigerungsdynamik, die das Leben kontinuierlich bestimmt und vorwärtstreibt. Um aus der Vielzahl an Möglichkeiten auszuwählen, wird Verzicht zu einer zwingend notwenigen Kategorie (Griese, Griesehop 2007, 81-92). Von Weizsäcker geht in seinem Ansatz davon aus, dass der Mensch sich ständig im Prozess des Werdens befindet, sowohl durch die Gegebenheit als auch durch Entscheidungsfreiheit. Für von Weizsäcker ist das ungelebte Leben durch das Eingrenzen der Vielfalt von Lebensmöglichkeiten wirksam. Diese steht in der individuellen Lebensgeschichte für Verzicht, Verwerfung, Versäumnis, für verpasste Gelegenheiten und nicht verwirklichte Möglichkeiten, Hoffnungen, Wünsche und Phantasien, also einen fiktiven Lebensentwurf, der zwar niemals Faktizität erlangen wird, aber dennoch eine biographische und nicht selten pathogenetische Wirkung besitzt. In diesem Sinne übertrifft die Fülle der ungelebten Möglichkeiten das wirklich Gelebte und Erlebte. Und beides besitzt eine biographische Wirkung:

> „Daß ungeborene Kinder, früh verstorbene Söhne und Töchter wirksamer sind als das, was erlebt, gesehen und getan wurde, ist nicht schwer zu verstehen.“ (Weizsäcker 1956, 296)

Diesem ungelebten Leben spricht von Weizsäcker eine schöpferische Potenz zu, da dieses, neben dem Destruktiven, auch verborgene existenzielle Sinnmomente enthält (Keil 2004, 111-126).

In der Biographieorientierung verweist der Begriff des ungelebten Lebens für gewöhnlich auf Handlungsentwürfe, die aufgrund äußerer oder innerer Bedingungen nicht realisiert wurden. Synonym verwendet Schütze Umschreibungen wie „Sinnleere“, „thematische Ungesättigtheit“ eines Lebens und „Verhinderung von Entfaltungsmöglichkeiten“, wenngleich er dies nicht anthropologisch begründet (Schütze 1993, 207). Griese, Griesehop fassen verschiedene handlungs- und ereignisbezogene Bestimmungen des ungelebten Lebens zusammen: Bei dem Verzichten bzw. Verwerfen entscheidet sich der Mensch bewusst, z.B. aufgrund persönlicher, finanzieller oder sonstiger Gründe. Er wägt Verhältnisse ab und steht zu seiner Entscheidung, blickt auf sein Leben und weiß um das Ungelebte, denn er hat diese Entscheidung bewusst getroffen. Bei den verpassten bzw. versäumten Gelegenheiten handelt es sich eher um ein passives Geschehen ohne innere Entscheidung, beispielsweise durch zu langes Zögern. Dies stellt eine nicht genutzte Chance oder eine verpasste Gelegenheit dar. Bei den verhinderten bzw. versagten Möglichkeiten hat der Mensch weder die Gelegenheit noch die Möglichkeit, etwas ihm Angemessenes zu verwirklichen. Die Gelegenheit hat sich nicht ergeben, Möglichkeiten haben sich nicht eröffnet oder sind verstellt worden. Bei diesen Versagungen, unerfüllten Hoffnungen, Aussichtslosigkeiten und Unwiderruflichkeiten wird in der Biographieorientierung gefragt, auf welche Weise das ungelebte Leben in der Lebensgeschichte zum Tragen kommt, wie und welche Entscheidungen im Leben getroffen bzw. verworfen wurden. Zusätzlich wird erkundet, wie Handlungsspielräume aussehen bzw. gestaltet worden sind, um sich dem Leben oder dem ungelebten Leben mit Sinn zu überlassen (Griese, Griesehop 2007, 110ff). Das ungelebte Leben kann in den Strukturen der Lebensgeschichte entdeckt werden und ist eng mit der generellen Problematik verbunden, aufgrund dessen keine Handlungs- und Orientierungsmuster entwickelt wurden bzw. werden können und ein selbstbestimmtes Leben daher eingeschränkt ist (Hanses 1996). Es ist eine Perspektive, die es in der Rekonstruktion des Lebens, insbesondere im Kontext von Problemanalysen, zu berücksichtigen gilt.

3.3.3. Das Fremdwerden der eigenen Biographie

In dem Ansatz des Fremdwerdens der eigenen Biographie geht es um Ausführungen Riemanns (1987), der eine Überformung der Biographie vor allem durch institutionelle Zusammenhänge befürchtet. Er geht von der grundlegenden Erkenntnis aus, dass Identität auch im Feld der (Fremd-)Zuschreibung an Form und Gestalt gewinnen kann:

> „Gesellschaftsmitglieder können unter bestimmten biographischen Bedingungen mit ihnen fremden, versachlichten, institutionalisierten und moralischen Zwang ausgestatteten Theoriebeständen konfrontiert werden, gegenüber denen sie nicht indifferent bleiben können, weil sie auf ihr eigenes Selbst abzielen; d.h., mit ihnen ist der Anspruch verbunden, den Betroffenen total identifizieren, sein Verhalten umfassend erklären und u.U. anhand absolut moralischer Standards evaluieren zu können – und damit seinen Ort in der Welt neu zu bestimmen. Ihre Fremdheit wird von ihm in einschneidender Weise erfahren ...“ (Riemann 1987, 118)

Bei dem Ansatz handelt es sich um die soziale Konstruktion der Zuschreibung als „Fall“ durch die institutionsgegebenen Professionen. Professionelles Handeln hat immer auch die Funktion, Interpretationen bezüglich der Lebenswelt, der Problemlagen und der Ressourcen der Klient_innen zu realisieren, damit zielgerichtetes Handeln stattfinden kann. Das bekannteste Strukturmuster des Erkenntnis- und Handlungsprozesses in Form von Zuschreibungsmacht ist das medizinische Konzept von Anamnese, Diagnose und Intervention. Klient_innen oder Patient_innen können dabei aus ihrer Lebenswelt entbunden werden und durch professionelle (Identitäts-)Zuweisungen oder Diagnosen zu einem „Fall von ...“ werden. Die Patient_innen, die in den Gestaltungsbereich einer solchen Handlungspraxis geraten, können entsprechend kategorisiert werden und sind mit professionellen Identitäts- und Wirklichkeitsbestimmungen konfrontiert (Riemann 1987, 118f; Griese, Griesehop 2007; Hanses 2007). Riemann untersucht dabei Aneignungsprozesse jener Betroffenen, die durch professionelle Kategorisierung im Hilfeprozess oder Krankheitsverlauf im institutionellen Kontext tangiert sind, wie z.B. in der Psychiatrie. In Lebensgeschichten finden sich dann Hinweise, dass Patient_innen eigene Erklärungsmodelle zugunsten fremder, angebotener oder zugewiesener nahezu unfreiwillig aufgeben. Nicht in jedem Fall werden neue Identitäts- und Wirklichkeitskonstruktionen übernommen, aber es kann zum Verlust der zuvor konstitutiven Sinngrundlagen kommen (Riemann 1987, 120; Griese, Griesehop 2007). Die Kategorisierung, z.B. psychisch krank zu sein, wird dann zum dominanten Deutungsprinzip für das eigene Verhalten, für einschneidende Ereignisse, für Alltags- und Handlungsroutinen oder den Zukunftsentwurf. Handlungsspielräume, Wahrnehmungen und Identitätskonzepte werden „überschrieben". Riemann konnte des Weiteren ein „Resignatives-sich-Abfinden" beobachten, welches sich darin auswirkte, dass Betroffene sich nicht mehr für sich selbst zuständig sahen, weder für die Weichenstellung der Zukunft noch für Identitätszuschreibung und Problemdefinition (Griese, Griesehop 2007, 99ff). Darüber hinaus kann das Fremdwerden zu einer eigentümlichen Gleichgültigkeit in biographischen Erzählungen führen. Die Betroffenen erzählen ihre Lebensgeschichte, als wäre sie nicht ihre eigene, und wesentliche Teile des Lebens bleiben unthematisiert. Dies gilt insbesondere für Erzählungen vom Alltag in stationären Einrichtungen, der unter dem Vorzeichen der Logik und Zeitabläufe in der jeweiligen Institution rekapituliert wird. Auch Deutungen der Betroffenen können ausbleiben und Erklärungen oder Übergänge zwischen Ereignissen nicht plausibilisiert oder als etwas fragwürdig Erlebtes eingeordnet werden. Vor allem durch eine langfristige Institutionalisierung kann es zu einem Verlust der eigenen Lebensgeschichte kommen (Riemann 1987, 438). Der Ansatz Riemanns soll für zugeschriebene institutionelle Identitäten, welche mit einem Potenzial zur Kohärenzbildung ausgestattet sind, sensibilisieren. Er soll aufmerksam machen, dass fremde Deutungs- und Erklärungsmuster mit wirkungsmächtigen Relevanzen für die Ich-Konstruktion „aufgeladen" sind und dass Fremddefinitionen Erzählmuster dominieren und mit Gegenentwürfen in Kollision geraten können. In der Rekonstruktion von biographischen Erzählungen sind diese daher grundsätzlich dahingehend zu untersuchen, ob sie sich als „Fremdverordnetes" oder „Selbstgewähltes" zu erkennen geben und in welchem Textsortenmodus sie sich präsentieren (Griese, Griesehop 2007, 99ff). Zusätzlich sollten die Wissensbestände der Professionellen und gesellschaftspolitische Diskurse des eigenen Handlungsfelds reflektiert werden und ein sensibilisierendes Hintergrundwissen mit einer abduktiven Haltung zum Einsatz kommen (Hanses 2000, 357-397; Griese, Griesehop 2007).

Dieser Ansatz weist auf wichtige Gefahren von Einflüssen institutioneller und professioneller Macht im Hinblick auf biographische Verläufe hin, die es zu berücksichtigen und zu reflektieren gilt. Auf unterdrückte Wissensarten und Machtasymmetrien zwischen den Expert_innen und Patient_innen innerhalb des Hilfesystems wurde schon an anderer Stelle hingewiesen (s. Kapitel IV.1.1; 2.4.). Hier soll nochmals ausdrücklich auf das wechselseitige Konstitutionsverhältnis zwischen Biographie und Institution aufmerksam gemacht werden, welches eine gegenseitige Formung von biographischen Prozessverläufen und institutionellen Arrangements und ihren interaktiven Aushandlungsprozessen aufzeigt (Schiebel 2003). Alheit und Hanses setzen voraus, dass geringe Grade professioneller Institutionalisierung, wie sie es in der Sozialen Arbeit sehen, eine größere Fragilität und geringe Macht professioneller Felder nach sich zieht. Jenes könnte aus meiner Sicht auch auf die Pflege zutreffen. Dies beinhaltet die Chance, die institutionalisierte Praxis über Aushandlungsprozesse zu organisieren und biographisches Wissen als produktive Ressource in die Prozesse der Institutionalisierung mit einzubeziehen. Institutionen sollten daher nicht nur als etablierte Ordnungen, sondern auch als lebendige Interaktions- und Aushandlungsprozesse gleichberechtigter Akteur_innen verstanden werden, welche selbstreflexives Potenzial besitzen. Dies wird als eine Chance, aber auch gleichzeitig als Herausforderung angesehen, da die Prozesse neue Kompetenzen und insbesondere ein vertieftes Verständnis von „Biographizität" erfordern (Alheit, Hanses 2004, 8-28).

3.4. Methodische Grundlagen der Biographieorientierung

Um die methodologisch eingeforderten Ansprüche zu realisieren, wird in der Biographieorientierung auf die Methoden der Biographieforschung zurückgegriffen. Gemäß dem Forschungsprozess sind die Erhebungs- und Auswertungsmethoden von der konkreten Fragestellung und dem thematischen Kontext der Forschungsarbeit bestimmt. Die Bandbreite vorliegender Forschungsthemen reicht von der (geschichts-)politischen Biographieforschung, über die Rekonstruktion berufsbiographischer Verläufe und Migrationsverläufe, bis zu dem Zusammenhang von Biographie und Geschlecht. Entsprechend entwickelten sich eine soziologische, erziehungswissenschaftliche und geschichtswissenschaftliche Forschungsrichtung (Rosenthal 2011, 161ff).

Auch in Bezug auf gesundheits- und pflegewissenschaftliche Themen fand in den letzten Jahren eine Annäherung an die Biographieorientierung statt. Folglich werden die Methoden der Biographieforschung nicht nur mehr im Forschungsbereich (Wachtlin 2011; Richter, P. 2009; Giebeler et al. 2007; Miethe et al. 2007; Hanses 1996) eingesetzt. Inzwischen existieren auch anwendungsbezogene Ansätze, wie das biographische Fallverstehen in sozialen Handlungsfeldern (Hohn, Hanses 2008; Fesenfeld 2006b; Schulze 2006; Sander 2005), die Biographiearbeit in der Altenpflege (Sander 2006; Friebe 2004; Kollak 2004; Blimlinger et al. 1994) oder das biographieorientierte Lernen (Darmann-Finck, Richter 2011; Gieseke 2008; Koppermann, Schuster 2007; Oelke, Ruwe 2007) sowie biographische Beratung bei chronischen Erkrankungen (Darmann-Finck, Sahm 2006) und schließlich auch die biographische Diagnostik (Richter 2011a).

In diesem Kapitel soll von der grundlegenden Bedeutungen von narrativen Erzählungen im Gesundheitswesen der Zusammenhang zur Biographieorientierung hergestellt (Kapitel IV.3.4.1.) und deren Methoden dargelegt werden. Diese beziehen sich zum einen auf die Erhebungsmethode des narrativen Interviews (Kapitel IV.3.4.2.) und zum anderen auf die unterschiedlichen Auswertungsmethoden der Biographieforschung (Kapitel IV.3.4.3.).

3.4.1. Erzählungen von Krankheit, Gesundheit und Behinderung im institutionellen Kontext

Im Kapitel IV.2.5. wurde das biographische Wissen der Nutzer_innen als ein Ausdruck von Wissen und der Evidenz des eigenen Lebens verstanden, das in der Interaktion des Erzählens mittelbar wird (Hanses 2010, 251-269). Nun soll dieses Wissen der Nutzer_innen als Erkenntnispotenzial und der Wert von Erzählungen in Zusammenhang mit Krankheit, Gesundheit und Behinderung vorgestellt werden, um somit eine Verbindung zu der Biographieorientierung im Setting des Gesundheitswesens herzustellen.

Ein Ansatz, der bereits frühzeitig Erzählungen von Patient_innen aufgriff, ist der Ansatz der *„Narrativen Medizin“* aus Großbritannien, der sich als Gegenposition zu der objektiven Diagnostik entwickelte. Zwar bleibt der Ansatz, meiner Ansicht nach, ausschließlich auf „Krankheit“ fokussiert, die methodische Umsetzung ist vage, und es fehlen u.a. Ressourcen, Alltagsbedingungen, soziale und gesellschaftliche Kontexte. Dennoch zeigt er grundlegende Vorzüge einer narrativen Herangehensweise auf. Greenhalgh, eine der Hauptakteur_innen im Bereich der narrativen Medizin, formuliert für die Objektivität der klinischen Methode (Evidence-based) Grenzen, da aus den generalisierbaren Fakten nicht die individuelle Geschichte der Patient_innen (Narrative-based) hervorgeht (Greenhalgh 2005, 295-318). Das Erzählte wird nicht unter den Kategorien der ärztlichen Krankheitskonzeptionen subsumiert, sondern als eigenständige und gleichberechtigte Erfahrungswelt betrachtet. Somit steht die Patient_innenorientierung im Zentrum der narrativ basierten Medizin. „Illness Narratives“ im Rahmen der narrativen Medizin sind Erfahrungsberichte über subjektive Krankheitsvorstelllungen, Lebenswelt und Selbsterfahrung von Betroffenen. Sie sind keine objektive Liste aller Tätigkeiten oder Erfahrungen, sondern es geht um deren Bedeutungseinbettung (Greenhalgh, Hurwitz 2005, 19-35). Krankheitsnarrative von Betroffenen haben in den letzten Jahrzehnten zugenommen. Neben der Funktion als erweiterte und subjektive Perspektive für die Professionellen und für die Krankheitsbewältigung von Patient_innen können diese auch als ein Identifikationsangebot für andere Betroffene genutzt werden. Es besteht das Bedürfnis vieler Patient_innen, das persönliche Erleben der Krankheit den medizinischen Instanzen entgegenzusetzen (Greenhalgh, Hurwitz 2005, 19-35):

> „Many ill people find they cannot live the story .... that biomedicine tells of their illnesses .... They (the doctors and nurses) were telling a story of my illness, but this story was not my experience, and if I was not to lose the experience that was mine, and lose part of myself with it, I needed to tell my own story. This need to tell was not so much my problem as it was my potential. Storytelling was not another task I had to perform at a time when I was already overburdened; it was the possibility of turning that burden into creativity." (Frank 1997, 31-32 zitiert in Lucius-Hoene 2008, 93).

Auch innerhalb der Biographieorientierung werden *Erzählungen im Zusammenhang mit Krankheiten, Gesundheit und Behinderung* thematisiert. Keil geht beispielsweise davon aus, dass Krankheiten nicht mit der Diagnose beginnen, sondern bereits vorher bestehen und dass das Leben über die Krankheiten eine biographische Ausdrucksform findet. Gesundheit und Krankheit sind im biographischen Dialog komplementär aufeinander bezogen, ergänzen sich und fordern sich heraus. Auf Grundlage der biographischen und anthropologischen Medizin von Weizsäcker fordert Keil ein neues Verständnis für die biographische Dimension des Krankheitsgeschehens, da in der medizinischen Therapie das subjektive Krankheitsgeschehen in den Hintergrund tritt (Keil 2004, 111-126):

> „Weil das Wesen der Krankheit ein biographisches ist, darum kann auch die Erkenntnis der Krankheit immer nur eine biographische sein.“ (Weizsäcker 1956, 259 zitiert in Keil 2004, 124)

Auch Lucius-Hoene (1998) widmet sich der Relevanz von Erzählungen und hebt einen autobiographisch-narrativen Zugang zur subjektiven Erfahrung von Krankheit und Behinderung hervor, welcher zur Bewältigung dieser Anforderungen genutzt werden kann. Die Autorin setzt voraus, dass der Schlüssel der Herstellung von Identität und biographischem Sinn, von Wirklichkeit und Intersubjektivität, neben der Analyse der Inhalte auch in der Rekonstruktion der Herstellungsprozesse liegt, die den Handlungscharakter des Erzählens offenbaren. Besonders geeignet scheint für sie der erzählerische Zugang zu den Erfahrungen von Krankheit und Behinderung zu sein, denn:

> „... im Erzählen der Betroffenen thematisiert sich das Erleben der Leiblichkeit in ihrer physischen und sozialen Komponente, die Erfahrung des «Nicht-mehr-Könnens», der Hilfebedürftigkeit, der Abhängigkeit, der Verluste im Alltag und in den Lebensplänen. Hier lässt sich auch ablesen, welche Haltung die Betroffenen zu der Krankheit oder Behinderung einnehmen: wann sie sich als Opfer eines schicksalhaften Geschehens, und wann als Mitgestalter ihres Lebens fühlen; wie sie die Beeinträchtigungen in ihrer Identität und Wirklichkeitserfahrung verarbeiten und in welche Sinnzusammenhänge sie sie einordnen." (Lucius-Hoene 1998, 111)

Lucius-Hoene geht davon aus, dass für eine Interpretation die Deutung in der Interaktion nicht ausreicht und Missverständnisse auftreten können. Daher bezieht sie sich für die Analyse der Erzählungen auf die Auswertungsmethoden der Biographieforschung, insbesondere auf konversationsanalytische Verfahren (Lucius-Hoene 1998, 108-113; Lucius-Hoene 2010; s. Kapitel IV.3.4.3).

Mit diesen Ansätzen zeigen sich Krankheit, Gesundheit und Behinderung als höchst biographisch geprägt und weisen auf die Bedeutung und Herausforderung im Leben hin, aus welchem Grund sie für die Interventionsplanung im Gesundheitswesen gewinnbringend wären. Allerdings treten in diesem Setting *institutionelle Einflüsse* auf biographische Erzählungen zutage, auf die im Folgenden hingewiesen werden soll. Das Individuum in der Institution ist von anderen Rahmenbedingungen beeinflusst als in der alltagsweltlichen Umgebung. Diesen Aspekt greifen u.a. Alheit und Hanses (2003) auf, indem sie in Anlehnung an Mead davon ausgehen, dass es kein isoliertes Selbst gibt und Menschen in ihrer Individualität immer kontextualisiert sind. Wie bei dem Ansatz des Fremdwerdens der eigenen Biographie und des Biographischen Wissens bereits aufgezeigt (s. Kapitel IV.2.5.; IV.3.3.3.), haben sie Auswirkungen auf die Biographie. Auf der anderen Seite sind aber auch Institutionen von dieser Entwicklung nicht unberührt und auf die Kooperation der sozialen Akteur_innen angewiesen, welche die institutionalisierenden Anforderungen mit biographischen Präferenzen versehen und jeweils individuell verarbeiten und deuten. Die Autoren plädieren daher dafür, dass die Professionen sich nicht nur auf den kranken Körper begrenzen, sondern auch die Komplexität sozialer Lebenslagen, basierend auf einem ganzheitlichen Ansatz, der auf Fallverstehen beruht und mit Aushandlungsprozessen arbeitet, aufzugreifen. Die etablierten Institutionen müssen lernen, ihre fest gefügten Wissensordnungen durch biographisches Wissen anzureichern und zu verändern. Dies setzt eine Verringerung der Machtdifferenz, eine Informalisierung und Selbstreflexivität der Institutionen voraus (Alheit, Hanses 2004, 8-28).

Mit diesen Ansätzen konnte aufgezeigt werden, dass nicht nur im Zusammenhang mit Krankheit, Gesundheit und Behinderung der Einbezug von biographischen Erzählungen notwendig ist, sondern gerade in Institutionen erforderlich ist, um Nutzer_innen zu befähigen und biographische Lernprozesse zu initiieren. Darüber hinaus müssen die institutionellen Bedingungen dahingehend reflektiert werden, inwieweit diese biographischen Erzählungen überformt werden. Um die methodische Umsetzung des Einbezugs der Biographie zu garantieren, wird in den weiteren Kapiteln sowohl die Erhebung (Kapitel IV.3.4.2.) als auch die Auswertung (Kapitel IV.3.4.3.) biographischer Erzählungen erläutert.

3.4.2. Die Erhebungsmethode des narrativen Interviews

Als *die* Erhebungsmethode der Biographieforschung wird das von Fritz Schütze in die Biographieforschung eingebrachte narrative Interview angesehen, welches im Kapitel III.2.3.1. detailliert dargelegt wurde. Auf die Phasen und Zugzwänge des Erzählens, die kommunikativen Signale und Kompetenzen seitens der Interviewer_innen, die dem Erzählen zugrunde liegende Verstehensprozesse wie auch auf die methodischen Grenzen des narrativen Interviews, insbesondere im institutionellen Setting, wurde daher bereits hingewiesen. Nach Schütze sind narrative Interviews autobiographische Stegreiferzählungen des selbsterfahrenen Lebens (Schütze 1984, 78-117). Der Vorteil des Interviews liegt in seiner sehr offenen Interviewform, die den Erzählenden entsprechende Freiräume gibt, Geschichten und Erzählungen auf ihre Art und Weise zu gestalten. Dadurch kommt die Relevanzstruktur der Biograph_innen maximal zum Ausdruck. Die Möglichkeit, im Kontext professioneller Hilfesysteme erzählen zu können, beinhaltet darüber hinaus auch die Chance, den Zugriffen von Expert_innensystemen eigene Geschichten und damit auch eigene Erfahrungs- und Handlungsräume entgegenzusetzen (Lucius-Hoene 1998, 108-113; s. Kapitel IV.3.4.1.). Zu dem Datenmaterial der verschriftlichten Form des narrativen Interviews können allerdings, je nach methodischer Ausrichtung für die Auswertung, Dokumente, Interaktionen, Beobachtungen etc., zusätzlich herangezogen werden. Auf die Problematik der Abbildung aller biographischen Erfahrungen, insbesondere der leiblichen, wurde bereits aufmerksam gemacht (s. Kapitel IV.3.3.1.).

Noch nicht verwiesen wurde auf eine methodologische Kritik des narrativen Verfahrens, welche in Anlehnung an die Zusammenfassung von Küsters (2009) auszugsweise erfolgen wird und sich auf die erzähltheoretischen Grundlagen des Verfahrens richtet. An erster Stelle bezieht sich die Kritik auf die sog. *Homologie-Annahme*, d.h. der Korrespondenz zwischen Erzählgestalt und Erfahrungsaufschichtung. Hier wird kritisiert, dass willkürlich ein Zusammenhang zwischen Handeln und Text vorausgesetzt wird, der sich nicht belegen lässt. Die Kritik der Homologie-Annahme von Nassehi (1994) basiert auf der Prämisse der Kontingenz von Kommunikation. Dies bedeutet für die biographische Kommunikation, dass ihre inhaltliche Ausformung keine Zwangsläufigkeit besitzt, die aus den ihr zugrunde liegenden lebensgeschichtlichen Erfahrungen resultiert. Die Erzählgestalt ist nicht vom Erzählgegenstand, sondern von der Kommunikationsform selbst und ihrer kontextuellen Einbettung abhängig, daher ist es nicht möglich vom Text auf dasjenige zu schließen, auf das er verweist. Es sollte vielmehr nicht die Biographie, sondern die biographische Kommunikation als Gegenstand der Forschung herangezogen werden. Dieser Kritik wird z.B. von Rosenthal (1995) entgegnet, dass nicht vergangene Ereignisse oder vergangenes Handeln aus dem Text erschlossen werden soll, sondern die Erfahrungsaufschichtung des Handelnden, die das damalige Erleben begleitet hat. Somit kann keinesfalls von einer Homologie von Erzähltem und Erlebtem ausgegangen werden.

Ein weiterer Kritikpunkt bietet die *zwangsläufige Retrospektive des Erzählvorgangs*, da die Erzähler_innen die vergangenen Erfahrungen vielfach reflektiert haben und nur ein veränderter Blick auf die Vergangenheit sichtbar wird. Auch Schütze (1983), der dieser Kritik widerspricht, geht davon aus, dass zwischen den aktuellen Erzählungen und der vergangenen Erfahrungsaufschichtung Reflexions- oder Verdrängungsprozesse liegen, aber die Perspektive des damals Handelnden anhand der heutigen Erzählungen zu rekonstruieren sei. Beispielweise können die aktuellen Argumentationen von den Erzählungen des vergangenen Geschehens von den eingelagerten Argumentationen desselben unterschieden werden. Vielmehr seien Erzählungen umso näher an dem damaligen Erleben, je intensiver sie durch Reflexionen immer wieder aktualisiert worden seien.

Eine zusätzliche Kritik bezieht sich auf die Frage der *Authentizität von Erzählungen*. Erzählungen könnten ähnlich einer literarischen Fiktion auf nicht authentischen Vorgängen beruhen, ohne dass dies in der Erzählstruktur zu identifizieren sei. Diese Vorgänge können auf erfundene, bewusst oder unbewusst manipulierte oder verzerrte Erfahrungen zurückzuführen sein. Dem wird dagegengehalten, dass diese „verfälschten" Erzählungen im Interviewtext anhand ihrer formalen Gestalt identifiziert und in ihrem Funktionszusammenhang zur Gesamterzählung analysiert werden können. Küsters weist insbesondere darauf hin, dass die Frage der Authentizität ein generelles Problem jeder sozialwissenschaftlichen Befragungsform darstelle, aber mit biographischen Methoden überhaupt erst die Möglichkeit bestehe, diese zu analysieren (Küsters 2009, 29-38).

Meines Erachtens schränken die vorgestellten Kritikpunkte nicht die Bedeutung des narrativen Verfahrens ein, sondern verweisen auf die Notwendigkeit, einer dem Untersuchungsgegenstand und dem Kontext der Erhebung angepassten Wahl der biographischen Auswertungsmethode sowie einem (selbst-) reflexiven methodischen Vorgehen.

3.4.3. Biographische Auswertungsmethoden

In der Biographieforschung werden verschiedene Auswertungsmethoden verwendet. Primär ist in diesem Zusammenhang die Narrationsanalyse nach Schütze (1983) zu nennen, welche sich aus dem narrativen Interview heraus entwickelt hat. Seit Ende der 80er Jahre wird das narrative Interview mit verschiedenen Methoden kombiniert. Von Rosenthal (2011) wurden Elemente der Narrationsanalyse nach Schütze mit der Objektiven Hermeneutik und der thematischen Gestaltanalyse (Fischer 1982; Gurwitsch 1979) verbunden (s. Kapitel III.2.3.2.). Von Riemann (2000) und Schütze (1993) wurde die Interaktions- oder Gesprächsanalyse mit der teilnehmenden Beobachtung verknüpft und Lucius-Hoene und Deppermann (2004) haben vermehrt konversationsanalytische Verfahren einbezogen. In jüngster Zeit gibt es immer neue Kombinationen von Auswertungsverfahren und Ansätzen, die jeweils spezifische Foki auf die Auswertung legen. Im Bereich der Sozialen Arbeit werden Ansätze verwendet, welche sich aus praktischen Handlungsfeldern heraus entwickelt haben und eine rekonstruktive Fallarbeit und/oder biographische Diagnostik anwenden. Die Wahl der geeigneten Auswertungsmethoden ist vom zu untersuchenden Gegenstand abhängig. Im Folgenden sollen im Hinblick auf die Konzeptentwicklung die Ansätze von Schütze, Rosenthal und Hanses vorgestellt werden, da sie sich meines Erachtens vor allem für den pflegewissenschaftlichen Kontext als gewinnbringend erweisen.

Schützes besonderes Auswertungsinteresse gilt der Aufdeckung der individuellen Prozessstrukturen im Lebenslauf. Er geht davon aus, dass die Identität der Biographieträger_innen trotz gemeinsamer sozialer Merkmale oder Ereignisverkettungen angegriffen und gerade unter dem Aspekt des persönlichen Schicksals wirksam wird. Er versucht insbesondere, den Zusammenhang zwischen Lebensgeschichte und den Deutungsmustern der Betroffenen aufzudecken und interpretiert faktische Prozessabläufe in ihrer Bedeutung für die Biograph_innen. Um dies durchzuführen, wird die Lebensgeschichte in ihrer zeitlichen Struktur betrachtet. Sie ist demnach als eine Aufschichtung größerer und kleinerer in sich sequenziell geordneter Prozessstrukturen zu verstehen. Mit dem Wechsel der dominanten Prozessstrukturen im Fortschreiten der Lebenszeit ändert sich auch die jeweilige Gesamtdeutung der Lebensgeschichte durch die Träger_innen. Dadurch sollen die aufgeschichteten Prozessstrukturen in ihren wechselnden Deutungen erfasst werden. Hier sind für ihn insbesondere jene Prozesse von Interesse, welche durch sozio-strukturelle und äußerlich-schicksalhafte Bedingungen die Existenz erschüttern. Die Prozesse werden durch eine konsequente Suche nach den damit im Zusammenhang stehenden Heteronomitäts- bzw. Autonomitätsanteilen in der Lebensgeschichte aufgedeckt (Schütze 1984, 78-117). Schütze untersucht des Weiteren in seiner Analyse die formale Struktur des Textes, wie Erzählträger oder -ketten, thematische Gesamtgestalt etc., und er rekonstruiert das jeweilige Präsentationsinteresse der Biograph_innen aus der Wahl der Textsorten. Die Wahl einer bestimmten Textsorte für die kommunikative Darstellung ist nicht zufällig, sondern sie bietet eine bestimmte Erkenntnismöglichkeit. Während beim Erzählen die Ereignisbeteiligung und Verarbeitung des Erzählten verdeutlicht werden und eine kommunikative Funktion der Darstellung und Einbindung der Zuhörer_innen enthalten ist, sind die wichtigsten Erkenntnismöglichkeiten der Argumentation die Rekonstruktion von Deutungsmustern, die moralische und kognitive Auseinandersetzung der Erzähler_innen mit ihrer Lebensgeschichte und die Selbst- und Fremdpositionierung in sozialen Diskursen. Beim Beschreiben werden biographische Erfahrungsräumen, wie Lebensformen und soziale Welten, identifiziert. Alle Textsorten haben ihre Berechtigung und stehen in einer Wechselbeziehung zueinander. Argumentationen und Berichte sind in allen Interviewtexten automatisch enthalten. Was insbesondere in narrativen Interviews gefördert werden soll, sind gerade wegen ihren Erkenntnismöglichkeiten die Erzählungen (Lucius-Hoene, Deppermann 2000). Zusätzlich werden manifeste, d.h. den Biograph_innen bewusste sowie latente, d.h. den Biograph_innen nicht bewusste, aber dennoch handlungsleitende, Erfahrungsaufschichtungen rekonstruiert (Schütze 1983; 1984).

Meines Erachtens liegt das besondere Augenmerk Schützes auf der Verbindung der formalen (textanalytischen) und der inhaltlichen Besonderheiten, also dem Verhältnis zwischen den dargestellten Inhalten und der Art und Weise ihrer Darstellung. Hinter der Analyse der Prozessstrukturen des Lebenslaufs verbergen sich biographische Handlungsschemata, welche insbesondere im Bereich der pflegerischen Unterstützung Potenziale aufzeigen können. Warum jeweilige Krankheitsbewältigungsstrategien ergriffen oder verweigert werden, kann z.B. aufgrund der Prozessstrukturen verdeutlicht werden. Durch die Rekonstruktion der Darstellung wird auf das präsentative Interesse der Erzähler_innen Bezug genommen, in dem die Frage gestellt wird, warum sich ein/e Erzähler_in (im latenten Sinne) als leidend oder unverwundbar präsentiert und welche Implikationen sich z.B. daraus für die Hilfeplanung ergeben.

Rosenthal hat, wie bereits dargestellt (s. Kapitel III.2.3.2.), das von Schütze entwickelte Analyseverfahren zu dem sog. Ansatz der Biographischen Fallrekonstruktion weiterentwickelt. Sie hat die Methode mit Prinzipien der Objektiven Hermeneutik und die auf den Gestalttheoretiker Gurwitsch zurückgehende thematische Feldanalyse kombiniert. Rosenthals Auswertung zielt auf die vielfältigen Zusammenhänge zwischen erzählter und erlebter Lebensgeschichte ab. Neben der Reihenfolge und der Textart der Präsentation von biographisch relevanten Erlebnissen in Biographien wird auch untersucht, wie die einzelnen biographischen Erfahrungen in der Lebensgeschichte chronologisch erzählt werden. Ziel der Rekonstruktion ist es, die Bedeutung des in der Vergangenheit erlebten Faktischen in der aktuellen Selbstrepräsentation aufzudecken.

In Feldern, in denen objektive Daten, wie etwa die objektiven Krankheitsdaten, eine besondere Rolle einnehmen, kann nach meiner Ansicht eine getrennte Auswertung der Ebenen dazu beitragen, die objektiven Bedingungen und Bewältigungsstrategien im institutionellen Feld und ihren Einfluss auf das biographisch Bedeutsame aufzudecken.

Hanses legt in seiner Analyse großen Wert auf einen forschungsökologischen Umgang mit biographischen Interviews. Zum einen verwendet er narrative Interviews mit einer fokussierten Eingangsfragestellung, zum anderen kondensiert er einzelne Analyseschritte im Auswertungsprozess, um das zeitlich aufwändige Verfahren der Analyse ohne Qualitätseinbußen zu optimieren. Schon bei der Auswahl der Fälle konzentriert sich Hanses auf den „besonderen Fall", der aus einer themenbezogenen Perspektive, einer besonderen Position im Sample oder wegen der formalen Qualität des Interviews hervorsticht. Des Weiteren beschränkt sich Hanses bei der Auswertung auf sog. Kernstellen. Als besondere Kernstellen gelten immer die Interviewanfangssegmente. Darüber hinaus kann eine Auswahl anhand thematischer Kriterien, z.B. bedeutsame Umbrüche und Übergänge, der Position der Textstelle, in denen beispielsweise biographische Gegenerfahrungen deutlich werden, der Struktur des Falls, in der die Eigenlogik besonders hervor tritt und/oder anhand der Struktur der Erzählung, bei der eine hohe Indexikalisierung auf wichtige biographische Passagen hindeutet, erfolgen (Hanses 2003, 272-274). Hanses verwendet den narrationsanalytischen Ansatz Schützes bei der Auswertung mit dem Ziel, zu den Orientierungsstrukturen vergangenen Handelns und Erleidens vorzudringen. Er legt den Fokus in der Analyse stärker auf die Rekonstruktion der leitenden biographischen Themen, um bei der Hilfeplanung die biographischen und lebensweltlichen Sinnhorizonte sowie die Ressourcen der Klient_innen aufgreifen zu können. In seinem Ansatz wird mit Blick auf die Praxis betont, dass es zweckmäßig ist, die (psycho-)sozialen Problemlagen nicht losgelöst von deren Lebensweltbezügen, biographischen Erfahrungen und Sinnkonstruktionen zu betrachten (Hanses 2000, 361). Er setzt seine Methode in der Biographieforschung wie auch im Sinne einer biographischen Diagnostik um.

Bei Hanses ist insbesondere die Ressourcenorientierung hervorzuheben. Ressourcen schlagen sich ihm zufolge in „Empowermentgeschichten“ nieder, also in Erzählungen, in denen sich gelungene Lebensstrategien und Erfahrungen finden lassen, welche als „Gegenerfahrungen“ zu problematischen Situationen betrachtet werden können. Er vertritt die These, dass die Kompetenz, sich selbst und die eigene Welt zu deuten und erzählend in einen biographischen Zusammenhang zu stellen, die wesentliche Ressource darstellt. Allerdings, und dies ist generell zu berücksichtigen, liegen die Risiken und Chancen, also das Kritische und die Potenzialität oder auch die Ambiguität, nahe beieinander. So weist die Analyse in einem rekonstruierten Fall auf Probleme hin und stellt gleichzeitig die Ressource im Hinblick auf eine sinnvolle Identitäts- und Weltkonstruktion dar. Für das methodische Vorgehen bedeutet dies, dass bei der Analyse des Erzähltextes eine doppelte Perspektive einzunehmen ist. Zum einen erfolgt eine Problemanalyse und zum anderen eine Suche nach Bewältigungsressourcen, da sich beide Perspektiven in den Erzählungen auf derselben Ebene verschränken (Hanses 2000, 357ff; Griese, Griesehop 2007). Zusätzlich wird die Analyse bei Hanses durch ihren praxis- und lebensweltorientierten Blick und den Fokus auf die Bedingungen des institutionellen Felds erweitert (Hanses 2000, 359).

Die rekonstruktiven Methoden der Biographieforschung erfordern vor allem bei der Auswertung eine Perspektivenvielfällt unterschiedlicher Lesarten. Auf die Bedeutung der methodischen Fremdhaltung und der gemeinschaftlichen Auswertung, wie etwa in Forschungswerkstätten, wurde bereits im Kapitel III.2.3.2. verwiesen.

Mit dem Ansatz von Hanses wurde bereits ein Konzept vorgestellt, welches sich stärker an den Alltagsbedingungen der institutionellen Praxis orientiert. Im Kapitel IV.3.5. sollen nun die Anwendung der Biographieorientierung und deren Methoden im Bereich der biographischen Diagnostik in den unterschiedlichen Handlungsfeldern betrachtet und deren Vorteile für eine narrative Anamnese und biographische Diagnostik im Handlungsfeld der Pflege herausgearbeitet werden.

3.5. Biographische Diagnostik

Ausgehend von einer spezifischen Haltung und einer kontinuierlichen Aufmerksamkeit gegenüber der biographischen Geschichte wird die Fülle von Erinnerungen und Lebenserfahrungen genutzt, um daran die Art der Begegnung und die Gestaltung der Hilfsangebote anzupassen (Blimlinger et al. 1994, 77). Unter dieser allgemeinen Grundhaltung können die unterschiedlichen disziplinären Ansätze der biographischen Diagnostik vereint werden, die methodisch auf der Biographieforschung beruhen. Im Folgenden werden Ansätze biographischer Diagnostik aus den verschiedenen Handlungsfeldern, wie der Psychologie, der Behindertenpädagogik und der Sozialen Arbeit, vorgestellt (Kapitel IV.3.5.1.). Insbesondere scheint die biographische Diagnostik aus der Sozialen Arbeit geeignet, um die Pflegediagnostik im Hinblick auf eine narrative Anamnese und biographische Diagnostik zu bereichern. Im daran anschließenden Kapitel (Kapitel IV.3.5.2.) wird der Ansatz der Dialogischen Biographiearbeit vorgestellt, weil gerade in dieser die Verbindung zu der praktischen Arbeit mit den Klient_innen und die an eine Diagnostik anschließende Intervention im Vordergrund steht. Die Ansätze werden darauffolgend im Hinblick auf deren Potenzial für das Handlungsfeld der Pflege reflektiert.

3.5.1. Ansätze biographischer Diagnostik unterschiedlicher Handlungsfelder

Diagnosen im Allgemeinen bestehen im Wesentlichen, wie bereits im Kapitel I.1.3. geschildert, aus der Einschätzung einer Sachlage oder Person, welche eine differenzierte, quantitativ wie qualitativ bewertende Beschreibung von Prozessen darstellt. Es soll dabei ein Ist-Zustand erhoben werden, aus dem Maßnahmen zur Erreichung bestimmter Ziele abgeleitet werden können. Die bekannteste Diagnostik ist dabei die medizinische. Da die biographische Diagnostik als professionelle Ausrichtung noch relativ jung ist, ist eine allgemeine Definition erschwert zu finden. Nach Hanses kann zusammenfassend formuliert werden, dass die biographische Diagnostik als ein bewusstes, nachvollziehendes und besonnenes Fremdverstehen aufgefasst werden kann, welches einen verstehenden Zugang zu den biographischen Selbstthematisierungen voraussetzt. Diese Diagnostik gestaltet sich interaktiv und erarbeitet eine Hilfeplanung entlang der biographischen Sinnsetzung der Klient_innen, deren Lösungspotenziale freigelegt werden. Sie eröffnet damit die Chance, persönliche Sinnsetzung und

Ressourcen in die Entscheidungsprozesse einzubeziehen (Hanses 2000, 357-397). Biographische Diagnostik wird in verschiedenen Ausrichtungen in (sozialen) Handlungsfeldern, wie etwa der Psychologie, der Behindertenpädagogik und der Sozialen Arbeit, angewendet, die für die Konzeptentwicklung exemplarisch im Folgenden analysiert werden.

Die biographische Diagnostik ist ursprünglich in der *Psychologie* entwickelt worden und fokussiert nunmehr überwiegend einzelne Lebensereignisse anstelle des gesamten Lebens oder rangiert als (diffuser) Sammelbegriff für verschiedene biographieorientierte Verfahren (Hanses 2000, 365). Die Anfänge der biographischen Diagnostik in der Psychologie gehen auf berufliche Einstellungsprozeduren von Versicherungsvertreter_innen im 19. Jahrhundert zurück, die aufgrund ihrer biographischen Daten ausgewählt wurden (Jäger, Kaiser 1987, 178-202). In der Psychologie wird die biographische Diagnostik vornehmlich im Bereich der Integrativen Diagnostik aufgegriffen. Diese bezeichnet ein diagnostisches Urteil, das auf Informationen beruht, die mit unterschiedlichen Verfahrensklassen, wie Leistungs- und Persönlichkeitstests, mit Exploration oder projektiven Verfahren, gewonnen werden und im Wesentlichen die psychologische Begutachtung ausmacht. Die biographische Diagnostik wird dabei dem Teilbereich der diachronen Verhaltensbetrachtung zugeordnet. Eine synchrone Beobachtung zielt auf die aktuelle Situation von Proband_innen ab, während die diachrone Betrachtung die aktuellen Fähigkeiten in ihre Entstehungsgeschichte eingebettet und die biographische Entwicklung der Proband_innen fokussiert (Fisseni 2004, 335-359). In der Psychologie wird eher von einer biographischen Analyse als von einer biographischen Diagnostik gesprochen. Die biographische Analyse:

> „... wird als der methodische Ansatz aufgefasst, biographische Daten zu erfassen. Als biographische Daten werden dementsprechend Informationen bezeichnet, die über die Lebensgeschichte eines Individuums, die Entstehungsgeschichte eines Objektes bzw. der Umgang mit Ausschnitten oder insgesamt Auskunft geben." (Jäger, Kaiser 1987, 179)

Diese anhand einer spezifischen Methode, Fragestellung und Zielsetzung mittels eines ausgewählten Instrumentariums erhobene Datenmenge soll nach der Analyse Entscheidungshilfen, wie z.B. personelle Entscheidungen in der Arbeitswelt, den Übergang von der Grundschule zum Gymnasium etc., anbieten (Jäger, Kaiser 1987, 178-202; Jäger 2003). Die Lebensgeschichte entspricht von der Datenmenge her den Ereignissen, biographischen Hintergründen bzw. den in aggregierten Daten zum Ausdruck kommenden Indikatoren für Sozialisations- und Entstehungsprozesse, die als das Verhalten und Erleben in der Ist-Situation und der Zukunft als determinierend angesehen werden, da: *„... das vergangene*

Erleben und Verhalten (der, d. Verf.) beste Prädikator künftigen Erlebens und Verhaltens ....“ (Jäger, Kaiser 1987, 179) ist.

Für die Datensammlung werden Methoden, wie die Anamnese, Life-Event-Inventories und biographische Fragebögen, verwendet. Anamnesen werden als Sammlungen von Fragen oder als Anleitungen zur Erschließung einer Thematik verstanden, die der schriftlichen oder mündlichen Befragung der zu diagnostizierenden Personen zugedacht sind (z.B. Eigenanamnese) oder die der Befragung von deren Angehörigen im Rahmen einer Fremdanamnese dienen. Die Anamnese soll dabei als hypothesengenerierendes Instrumentarium, als Stützung von Testbefunden und als Datensammlungsinstrument verwendet werden.

Im Unterschied zur Anamnese, die nur einen Ausschnitt aus dem Spektrum biographischer Daten liefert, nämlich solche, die aufgrund ihrer objektiven Person-Umwelt-Veränderungen und/oder der im Erleben eines Individuums widergespiegelten positiven oder negativen emotionalen Reaktionen eine Rolle spielen, wird bei den Life-Event-Inventories die Besonderheit des Lebenslaufs als eine Zäsur oder Problemverdichtung beschrieben. Das Erleben und die Reaktion eines Individuums werden durch das zum Zeitpunkt auftretende kritische Lebensereignis retrospektiv erklärt, welches sich aus Personenmerkmalen, Situations- und Kontextmerkmalen und dem Lebensereignis selbst zusammenfassen lässt. Kritische Lebensereignisse können als raumzeitliche, punktuelle Verdichtungen eines Geschehensablaufs innerhalb und/oder außerhalb einer Person aufgefasst, aber auch als Stadien des relativen Ungleichgewichts eines sonst durch interne Kongruenz gekennzeichneten Person-Umwelt-Systems bezeichnet werden. Darüber hinaus führen kritische Lebensereignisse zu einem für die betroffene Person erlebbaren Ungleichgewichts des Person-Umwelt-Gefüges d.h. die Destabilisierung ist mittel- und unmittelbar erlebbar und führt zu affektiven Reaktionen, die ihrerseits psychologisch und physiologisch nachzuweisen sind.

Im Gegensatz zu den Life-Event-Inventories, die bestimmte Lebensereignisse als Bestandsaufnahme fokussieren, haben die biographischen Fragebögen im deutschsprachigen Raum eine etwas größere Verbreitung gefunden. Sie sind als schriftliche Befragung in Form von Antwort-Auswahl-Verfahren zu kennzeichnen. Die Items sind auf die Erfassung von Merkmalen und/oder Verhaltensweisen der zu befragten Personen selbst bzw. auf Merkmale und/oder Verhaltensweisen einer Person, über die eine andere Person Auskünfte gibt, ausgerichtet. Die erfassten Merkmale beziehen sich auf die Vergangenheit, Gegenwart und Zukunft.

Am ehesten wird mit der biographischen Analyse der Versuch unternommen zu inventarisieren. Dies beinhaltet, dass jene Stimuli und Ereignisse aufgelistet werden, die ein Verhalten verursachen, es begleiten oder aufrechterhalten. Zusätzlich sollen sie aus dem Gesamten der Vergangenheit diejenigen Sachverhalte vollständig auflisten, die in einem spezifischen Sachzusammenhang bedeutsam sind. Da gleichzeitig Individuen bzw. Organisationen vor dem Hintergrund der eigenen Geschichte retrospektiv bewertet werden, generieren die Diagnostiker_innen eine eher singuläre Aussage, die als zustandsbezogen zu bewerten ist. Besonders bei Life-Event-Inventories wird deutlich, dass die aktuelle Situation dominiert und Eigenschaften, und damit die Personen als Merkmalsträger_innen, in den Hintergrund treten (Jäger, Kaiser 1987,193). Die Fokussierung auf singuläre, z.B. kritische Lebensereignisse, wie eine dramatisch erlebte Partner_innentrennung oder die Diagnose einer chronischen Krankheit, kritisiert Alheit, da:

> „... nicht das Ereignis selbst ist das Entscheidende, sondern die Biographie, auf die es trifft“ (Alheit 1995, 281)

Darüber hinaus wird bei der dargestellten biographischen Diagnostik bemängelt, dass die inhaltliche Seite des Psychischen zu kurz käme und das Bestreben einer radikalen Verallgemeinerung des zu erforschenden Gegenstands bestünde (Jüttemann 2011, 13-21).

Mittlerweile haben die diagnostischen Ansätze in der Psychologie an Breite gewonnen. Der Fokus auf die alleinigen Lebenslaufdaten wurde mit den jeweiligen unterschiedlichen theoretischen Hintergründen ergänzt und z.B. durch die Orientierung an einer individuelleren Lebenslauforientierung durch autobiographische Daten (Jüttemann 2011), das Verstehen von Individualität (Johach 2011; Wolfradt 2011), biographische Narrationen in der Psychoanalyse (Rath 2011) oder im Sinne der Persönlichkeitsentwicklung in der beruflichen Beratung (Hohner 2011) erweitert. Auch interdisziplinäre biographische Ansätze und die Methoden der Biographieorientierung werden verstärkt in die psychologische Diagnostik einbezogen (Jüttemann 2011), wie beispielsweise auch der Ansatz der biographischen Diagnostik von Goblirsch (2011) oder Hanses (2011) aus der Sozialen Arbeit.

In der *Behindertenpädagogik* wird der Ansatz der „rehistorisierenden Diagnostik“ von Jantzen (1996) aufgegriffen. Dieser Ansatz ist nicht direkt als biographische Methode zu bezeichnen, strebt aber dennoch im hohen Grade eine rekonstruktive Diagnostik an. Die Kritik an der Selektionsdiagnostik, welche anhand einer Populationsnormalität misst und etikettiert, führte zu einem Paradigmenwechsel in der Behindertenpädagogik. Der Ansatz von Jantzen entstand innerhalb der Behindertenpädagogik durch eine Orientierung an einer stärkeren Subjektlogik und der Suche nach alternativen diagnostischen Ansätzen. Sein besonderes Interesse gilt der Vermeidung der klassischen Etikettierung von geistig behinderten Menschen wie der „Bildungsunfähigkeit“ (Idiotie), „Unverständlichkeit“ (Psychosen) und „Unerziehbarkeit“ (Psychopathien), welche mit den Prozessen von extremen Ausschluss und Isolation einhergehen. Die früheren diagnostischen Verfahren galten seiner Ansicht nach eher dazu, eine extreme Abnormität zu bestimmen, als dass sie unmittelbar die Problematik einer Anerkennung des anderen als entwicklungsfähiges Subjekt im Sinne des Verstehens seiner Entwicklungslogik zu lösen vermochten. Dabei kritisiert er die diagnostischen Methoden der Psychologie, Medizin und Pädagogik mit ihren Verhaltensbeschreibungen dahingehend, dass sie überwiegend auf Störungen des peripheren und zentralen Nervensystems und psychiatrische Störungen bezogen werden. Er ist der Ansicht, dass eine ausschließliche Anwendung dieser Methoden zu reduktionistischen Fehleinschätzungen führen kann. Mit einer Diagnose, wie z.B. „Autismus“ oder „Idiotie“, wird unhinterfragt eine institutionelle Behandlungsstruktur eingefordert (Jantzen 1996, 9-31). Behinderung wird von Jantzen als ein soziales Faktum verstanden, das durch gesellschaftliche Arbeits- und Verwertungsprozesse und historisch-kulturelle Normen seinen gesellschaftlichen Bestimmungsort findet. Im Prädikat „Behinderung“ spiegeln sich demzufolge immer auch Prozesse der Ausgrenzung und des sozialen Ausschlusses wider, was Auswirkungen auf den Aufbau der Persönlichkeit und des „Ichs“ der Betroffenen haben kann. Nicht der körperliche „Defekt“ ist in dieser Hinsicht das entscheidende und grundlegende Ereignis, sondern die durch diesen „Defekt“ radikal veränderte soziale Entwicklungssituation (Jantzen 1996, 9-31; 2005).

Da empirische Resultate nicht alleine aussagekräftig sind, braucht es nach Jantzen für eine verstehende Diagnostik eine gemeinsame Kommunikation, welche eine wechselseitige Resonanzbildung verlangt, als deren Resultat die Ergebnisse der jeweiligen Verfahren verstanden werden können. Interpretationen der Verfahrenswerte erfordern jedoch eine Theorie der Selbstorganisation des Gegenstandsbereichs. Um die ganze Komplexität erfassen zu können, braucht es nichtlineare Übergänge, Instabilitäten und Resonanzen, jenseits derer unterschiedliche Entwicklungspfade beschritten werden, ohne dass dies aus den Anfangsbedingungen vor Eintreten der zur Resonanz führenden koevolutiven Komplexität vorhergesagt werden kann:

> „Wir haben demnach in einer ganzheitlichen Theorie des Subjekts und des diagnostischen Prozesses nicht nur die koevolutiven Verbindungen zwischen Subjekt und Welt zu betrachten, sondern ebenso die in seiner Lebensgeschichte entstandenen koevolutiven Verknüpfungen der verschiedenen Ebenen und Systeme des Organismus, die in synergetischen Zusammenhängen stehen.“ (Jantzen 1996, 16)

Um Menschen aus ihrem Objektstatus zu befreien, sieht Jantzen in Anlehnung an Spinonza, Levinas und Vygotzkij die grundsätzliche theoretische und praktische Anerkennung des Menschen als Voraussetzung jeglichen diagnostischen Prozesses an. Da Behinderung als ein soziales Faktum verstanden wird, fordert Jantzen eine rehistorische Entschlüsselung aller reduktionistisch gedachten Krankheitseinheiten. Diese Entschlüsselung setzt am Verhältnis von Isolation und Entwicklung an und begreift die Symptome jeweils als Ausdruck verschiedener möglicher Pfade der Selbstorganisation. Durch das Aufdecken des Verhältnisses von Symptomen und dem zugrunde liegenden Syndrom verfügt die rehistorisierende Diagnostik über Möglichkeiten der Rekonstruktion auch über die Anwendung von Testverfahren hinaus. Neben der Nutzung vorhandenen Beschreibungswissens (z.B. Akten) findet die Entschlüsselung in einem gemeinsamen, nicht bevormundenden Dialog mit den Betroffenen und ihren Angehörigen statt, indem es zu einer Neubewertung der Situation kommen kann. Methodisch verwendet Jantzen eine Vorgehensweise, mit deren Hilfe der Übergang vom Erklären zum Verstehen im Sinne von „Spurenlesen" ermöglicht wird. Ein emotionales Einlassen auf den anderen, welches Empathie und moralische Verantwortung beinhaltet sowie eine reflektierte Haltung aufseiten der Professionellen sind wesentliche Voraussetzungen der rehistorisierenden Diagnostik (Jantzen 1996, 9-31).

Die Ansätze aus der Psychologie und Behindertenpädagogik können nur bedingt für eine pflegerische Diagnostik verwendet werden. In der Psychologie werden eher Lebenslaufdaten als die tatsächliche Bedeutung der Ereignisse fokussiert und im Ansatz von Jantzen wird zwar die Anerkennung des anderen, die Reflexion der gesellschaftlichen Bedingungen und die Selbstreflexion der Professionellen in den Vordergrund gestellt, aber nicht auf die individuelle biographische Bedeutung in der Selbstdarstellung der Biograph_innen eingegangen. Beiden Ansätzen fehlt auch eine Ausrichtung auf anschließende Interventionen, die in jedem praktischen Handlungsfeld unabdingbar sind. Aus diesen Gründen wird im weiteren Verlauf ein Ansatz der biographischen Diagnostik in der Sozialen Arbeit hinzugezogen, welcher in vielen Aspekten besonders geeignet für das Handlungsfeld der Pflege erscheint.

Durch fortschreitende Beobachtungen im beruflichen Alltag der *Sozialen Arbeit* wurde deutlich, dass die früheren Diagnosen wenig dazu beigetragen haben, sinnvolle Hilfepläne und Interventionen abzuleiten und eher zu sozialen Etikettierungen und gesellschaftlicher Machtausübung führten. Angesichts dieser Kritik und den seit langem bestehenden Abgrenzungsversuchen von einer naturwissenschaftlich geprägten Diagnostik forderten Alice Salomon und Mary Richmond bereits Anfang des 20. Jahrhunderts die Begründung einer „sozialen

Diagnose“ (Hanses 2000, 357f) und konkretisierten diese gegenüber anderen Diagnosen:

> „Der Ausdruck «Diagnose» ist bisher hauptsächlich in den Naturwissenschaften – in der Medizin, Zoologie, Botanik – angewendet worden. Er bezeichnet eine kurze, genaue und absolut zutreffende Erklärung. Die soziale Diagnose, die Ermittlung, bezweckt dasselbe; den Versuch, eine möglichst genaue Darstellung einer sozialen Schwierigkeit und ein möglichst genaues, zutreffendes Bild von der Person eines Hilfebedürftigen zu geben.“ (Salomon 2004, 261 zitiert in Griese, Griesehop 2007,82)

Im Unterschied zu anderen Diagnosen fokussieren sozialpädagogische Diagnosen nicht somatische Ursachen oder die in früher Kindheit liegenden Gründe für Fehlverhalten und Störungen, sondern sie fokussieren die gegenwärtigen Sorgen und Themen und deren Lokalisierung im biographischen Kontext. Das Erkennen und Bewältigen von aktuellen Lebensaufgaben und die Entwicklungsmöglichkeiten des Subjekts stehen im Vordergrund (Griese, Griesehop 2007, 81-92). Zugleich ist aber die Verwendung des Begriffs „Diagnose“ umstritten, denn dieser wird dem medizinischen und naturwissenschaftlichen Paradigma zugerechnet und scheint damit der geistes- und sozialwissenschaftlichen Ausrichtung der Sozialen Arbeit und der Tradition des hermeneutischen Fallverstehens diametral entgegengesetzt. Merchel kritisiert dahingehend, dass zwar ein entsprechend beigefügtes Adjektiv eine *sozialpädagogische* Diagnose gegenüber Diagnosen anderer Handlungsfelder spezifizieren kann, aber der Begriff an sich mit der Vorstellung technischen Denkens verbunden wird. Für ihn sei es fraglich, ob mit dem Diagnosebegriff der Sozialpädagogik eigene fallbezogene Erkennens- und Verstehensprozesse angemessen erfasst werden (Merchel 2003, 528; Griese, Griesehop 2007). Der Begriff Diagnose wurde trotzdem, wie in den meisten anderen Handlungsfelder auch, beibehalten. In der Kritik an einer reduzierten Diagnostik definierte die Soziale Arbeit ihre Diagnostik inhaltlich abweichend. Durch die Professionalisierung der Sozialen Arbeit wurde deutlich, dass sich eine inhaltlich neue Diagnostik nur mit rekonstruktiven und hermeneutischen Verfahren umsetzen lässt, da sich universelles Regelwissen für den Einzelfall als ungenügend erwiesen hat. Trotz verschiedener diagnostischer Ausrichtungen der sozialen Felder bleibt diese Basis allen Ansätzen gemein (Griese, Griesehop 2007, 81-85). Hanses ist der Ansicht, dass sich der Begriff der *biographischen* Diagnostik als sinnvoll erweist, da er über den Begriff der Diagnose eine Anschlussfähigkeit an geltende professionelle Strategien gewährleisten kann. Zudem konterkariert die Biographieorientierung tradierte Formen subsumptionslogischen Vorgehens in der Diagnostik und eröffnet so die Perspektive auf eine fallrekonstruktive und in ihrem Zuschnitt genuine Kompetenz der Sozialen Arbeit (Hanses 2000, 357-397).

Diagnostik im Kontext rekonstruktiver Fallanalysen im Allgemeinen und biographischer Methoden im Besonderen wird wie folgt bestimmt:

> „... (Problem-)Sichten der Klientinnen spielen hier eine besondere Rolle, Ziel ist es, die (Re-)Konstruktion von Ich und Welt aus biographischer Warte in den Blick zu nehmen, vorhandene Ressourcen aufzudecken und zum Ausgangspunkt einer professionellen Unterstützung zu bestimmen." (Griese, Griesehop 2007, 85)

Den reproduzierbaren (z.B. medizinischen) Erhebungen wird das Einmalige von Erzählungen gegenübergestellt (Dern, Hanses 2001, 292). Im Mittelpunkt steht dabei die

> „... Lebensgeschichte der Adressaten der Sozialen Arbeit, ihre erzählten Rekonstruktionen und die Bedeutung des biographischen Erzählens." (Hanses 2000, 359).

In der Sozialen Arbeit wird davon ausgegangen, dass in der professionellen Interaktion unterschiedliche lebensweltliche Sinnhorizonte aufeinandertreffen, die sich aus vielfältigen Lebenslagen und biographischen Erfahrungen entwickelt haben und sich keineswegs gegenseitig erschließen, sondern verstanden werden wollen. Dabei wird konstatiert, dass gerade die psychosozialen Problemlagen eng mit der komplexen Lebenswelt und mit den Erfahrungen, den handlungsleitenden Sinnhorizonten und widersprüchlichen Verstrickungen der Protagonist_innen verbunden sind. Es entsteht die Schwierigkeit, die Konkretheit und Komplexität des „Falls" zu erfassen und zudem eine konturierte Problemdefinition zu entwickeln, damit ein Hilfeplan sinnvoll erstellt werden kann. Ein direktes Abfragen einer Problematik erweist sich nur bedingt als sinnvoll, da dem Betreffenden eine reflexive Problemerfassung nur im begrenzten Maße möglich ist. Der Anspruch einer professionellen Sozialen Arbeit ist es nun, trotz der Fremdheit des anderen, Sinnhorizonte zu erschließen, die Komplexität der Problemlage zu erfassen, die Selbstverborgenheit der Klient_innen zu rekonstruieren und dennoch als Professionelle handlungsfähig zu bleiben. Aufgrund der konkreten Arbeitssituation wird den Klient_innen häufig das Expert_innenwissen übergestülpt und Problemsituationen dadurch vereinfacht oder verallgemeinert. Die professionelle Praxis droht somit kontraproduktiv an den Problemen und Ressourcen der Betroffenen vorbei zu operieren. Im Gegensatz dazu geht es in der biographischen Diagnostik in der Begegnung zwischen den beiden Parteien darum, gemeinsam zu bestimmen, was die Probleme, die Bedarfe und mögliche Hilfestellungen sein könnten. So kann sich eine expertokratische Zuweisungssituation zu einer „verstehenden" Diagnostik entwickeln (Hanses 2000, 360-362).

Die Frage, welche Konzepte in der biographischen Diagnostik der Sozialen Arbeit verwendet werden, hängt vom Problemkontext und den dazugehörigen

Hilfsangeboten des jeweiligen Felds ab (Griese, Griesehop 2007, 81-85; Fischer, Goblirsch 2004). Hanses (2000), welcher exemplarisch ausgewählt wurde, stellt ein Konzept der biographischen Diagnostik vor, welches sich von den klassisch-medizinischen Modellen abgrenzt und als gewinnbringender Ansatz für eine biographische Pflegediagnostik genutzt werden kann. Bei ihm wird vor allem der Vorgang der Diagnosebildung zum Gegenstand der Reflexion. Die zugrunde liegenden gesellschaftlichen und theoretischen Betrachtungen finden in der zuvor beschriebenen Biographieorientierung ihre theoretische Begründung (Griese, Griesehop 2007, 85f). In dem Ansatz wird davon ausgegangen, dass die gesellschaftliche Moderne eine besondere Art der biographischen Strukturierung hervorbringt. Sie verlangt eine Aneignungsleistung des Subjekts, ein Wissen über sich selbst. Biographisches Wissen wird somit zur notwendigen Ressource bei der Bewältigung von Lebenswelten in komplexen Gesellschaften (Hanses, Richter 2009, 66f). Bei Hanses handelt es sich um ein Diagnoseverfahren mit der Notwendigkeit einer „verstehenden" Diagnostik, die auf dem Ansatz eines kontrollierten Fremdverstehens basiert. Ziel ist es, bei der Hilfeplanung die biographischen und lebensweltlichen Sinnhorizonte sowie die Ressourcen der Klient_innen zu berücksichtigen. Ebenfalls wird auf diese Weise den Erfordernissen einer ressourcenorientierten professionellen Praxis Genüge getan – vorausgesetzt der Zugang zu den handlungsleitenden, lebensweltlichen und biographischen Sinnkonstruktionen der Klient_innen gelingt (Hanses 2000, 361). Biographieorientierung wird von ihm als ein kommunikativer Prozess begriffen, der neben den biographischen Erfahrungen auch Aussagen trifft:

> „... über die Prozesse des Erleidens, deren Ereignisverkettungen und Lösungen ... sowie über das «ungelebte Leben», ... also über die Teile in der Lebensgeschichte, die nie Wirklichkeit werden konnten. ... Für die professionelle Praxis (werden, d. Verf.) ... wichtige Kategorien wie Handlung, Erleiden, Erfahrung, Eigentheorie, Selbstevaluation und soziale Rahmung zugänglich." (Hanses 2000, 365)

Hanses verwendet methodisch einen narrationsanalytischen Ansatz in der Auswertung der Erzählstrukturen mit dem Ziel, zu den Orientierungsstrukturen vergangenen Handelns und Erleidens vorzudringen. Er legt den Fokus in der Analyse stärker auf die Rekonstruktion der leitenden biographischen Themen, um bei der Hilfeplanung die biographischen und lebensweltlichen Sinnhorizonte sowie die Ressourcen der Klient_innen aufgreifen zu können. In seinem Ansatz wird mit Blick auf die Praxis betont, dass es sinnvoll ist die (psycho)sozialen Problemlagen der Klient_innen nicht losgelöst von deren Lebensweltbezügen, biographischen Erfahrungen und Sinnkonstruktionen zu betrachten. Wie in seiner Auswertungsmethode hebt Hanses bei der biographischen Diagnostik eine Ressourcenorientierung hervor (s. Kapitel IV.3.4.3.).

Zusätzlich wird die Diagnostik von Hanses durch ihre praxisorientierte Ausrichtung sowie den Fokus auf die Bedingungen der institutionellen Alltagswelt und lebensweltliche Bedingungen erweitert (Hanses 2000, 359-361). Insbesondere sind im Hinblick auf die Auswirkungen der institutionellen Praxis die Erkenntnisse eines Projekts der biographischen Diagnostik von Hanses in der Rehabilitation hervorzuheben. Die pragmatische Umsetzung, unter Berücksichtigung der zeitökonomischen Bedingungen der Institutionsabläufe, brachte eine eigene Form von Erzählungen zu Tage. Wie bereits erwähnt, waren die Erzählungen dort kürzer und die Nennungen von Lebensdaten an die Institutionalisierungserfahrungen gebunden. Es traten Raffungen und Verdichtungen der Erzählstruktur auf, es dominierte eine eher argumentative und beschreibende Darstellungsform und symbolische Verdichtungen konnten rekonstruiert werden (s. Kapitel III.2.3.1.). Insgesamt wurde dadurch deutlich, dass der institutionelle Kontext im Hinblick auf biographische Erzählungen reflektiert werden sollte. Zusätzlich konnte gerade bei der biographischen Diagnostik aufgezeigt werden, wie diese den Empowermentgedanken aufgreift. Im diesem Sinne ist die „Eigensinnigkeit“ der Rehabilitand_innen nicht als „Schrulligkeit“ oder persönliche „Macke“, sondern ist als konstitutive Leistung und somit als Ressource des Gegenübers anzusehen, sich in der sozialen Welt zu behaupten. Besonders dort, wo rekonstruktive diagnostische Verfahren in einem Gruppenprozess bearbeitet werden, kann professionelle Phantasie freigesetzt werden. Die gemeinsame interpretative und fallbezogene Arbeit weitet die Erkenntnisräume für Perspektiven und notwendige Veränderungen eigener professioneller Praxis. Sie gestattet auch eine Sensibilität für das Leiden und die konstruktiven Leistungen der Protagonist_innen und relativiert eigene rekonstruktive Analyseergebnisse hinsichtlich des Falls. Die Produktivität gemeinsamer hermeneutischer Arbeit und der damit verbundene reflexive Umgang mit dem eigenen beruflichen Handeln im Rahmen der biographischen Diagnostik werden von Hanses als wesentlicher Zugewinn für die professionelle Praxis gewertet (Hanses 2000, 357-397).

3.5.2. Die Dialogische Biographiearbeit

Als Ergänzung zu dem Ansatz von Hanses kann das Verfahren der Dialogischen Biographiearbeit nach Köttig und Rätz-Heinisch angesehen werden, welches sich an der Biographischen Fallrekonstruktion von Rosenthal orientiert und im Rahmen der Sozialen Arbeit mit Jugendlichen entwickelt wurde. In diesem Ansatz werden nicht nur Fremdverstehensprozesse initiiert, sondern auch Selbstverstehensprozesse der Klient_innen und damit verbunden die Erweiterung innerer Autonomie, welche Ausgangspunkt für die Veränderung der eigenen Lebensführung ist, angeregt (Köttig, Rosenthal 2006, 189-221). Die Interventionen der sozialen Praxis stützen sich auf eine besonders sensible und konsequente narrative Gesprächsführung und orientieren sich an den eingebrachten Themen der Klient_innen. Die Jugendlichen werden als Expert_innen ihrer Lebensgeschichte angesehen und dadurch vormalige negative institutionelle Erfahrungen durchbrochen. Ziel der Dialogischen Biographiearbeit ist die Entwicklung eines „gelingenderen Alltags"[72]. Die Konzeption basiert nicht nur auf den narrativen Gesprächen und deren Auswertung, sondern zieht ausdrücklich Interaktionen und Beobachtungen als weitere Perspektiven für die Auswertung hinzu.

Das Konzept der Dialogischen Biographiearbeit gehört zu dem Bereich der Einzelfallhilfe in der Sozialen Arbeit, welche auf Salomon und Richmond zurückgeht und im Wesentlichen auf drei Bausteinen basiert: die Anamnese oder Fallstudie, die soziale Diagnose und die Intervention. Die biographische Einzelfallhilfe wird zu den verschiedenen Ansätzen der Einzelfallhilfe gerechnet und setzt einen theoretisch fundierten Umgang mit der Biographie voraus, der sich in einer praktischen Übersetzung wiederfindet. Hierfür ist ein biographieorientiertes Fallverstehen notwendig, welches den Gesamtzusammenhang der Lebensgeschichte im Blick behält und auf biographischen Erzählungen beruht. Im Rahmen der Fallarbeit ist das Konzept von Köttig und Rätz-Heinisch der biographisch-dialogischen Fallarbeit im Prozess der Einzelfallhilfe zuzuordnen und unterstreicht durch die Begrifflichkeit einen Verstehensprozess zwischen Professionellen und Adressat_innen (Völter 2012, 12-43). Das Konzept der Dialogischen Biographiearbeit berücksichtigt hierbei insbesondere die Entwicklung der Jugendlichen. Vor allem in der Phase der Adoleszenz sind Jugendliche gefordert, ihre biographischen Selbstkonstruktionen in ihr gegenwärtiges Leben zu integrieren, um ihre Zukunft planen und bewältigen zu können. Gerade bei Jugendlichen mit vielen Brüchen in ihrer Vergangenheit, wie z.B. Trennung der Eltern oder Traumatisierungen, ist dieser Prozess blockiert und sie werden bei der Bewältigung der Anforderungen des Alltags mit Ereignissen aus ihrem bisherigen Leben konfrontiert. Sie benötigen daher professionelle Unterstützung zur Bewältigung des Alltags. Dafür kann es hilfreich sein, wenn die Jugendlichen sich früheren Erfahrungen und Erlebnissen annähern, um diese besser zu verstehen und um auch schwierige Erlebnisse in die eigene Biographie zu inte-

---

72 Anm. d. Verf.: Hier wird von dem Anliegen der Lebensweltorientierung der Kinder- und Jugendhilfe ausgegangen, an deren Ende eine Verbesserung der Bewältigung des Alltags mit all seinen Anforderungen steht. Den potenziell ausgegrenzten Menschen soll zur Teilhabe, Recht und Emanzipation verholfen und vor allem auf die Stärken und Ressourcen der Menschen bei der alltäglichen Lebensbewältigung gesetzt werden, um diese zu ermutigen und zu unterstützen (Köttig, Rätz-Heinisch 2005, 16-20).

grieren (Köttig, Rätz-Heinisch 2005, 16-20). Die Voraussetzung dafür sind Selbstverstehensprozesse im Hinblick auf Erkenntnisse über die Genese der gegenwärtigen Situation (Köttig 2007, 79-92). Das „so-geworden-sein" der gegenwärtigen Perspektive der Jugendlichen auf ihr Leben wird zum Kriterium gelingender Hilfe. Die Professionellen sind dabei Begleiter_innen eines Entwicklungs- und Lernprozesses, an dessen Ende sich die Bewältigung der Anforderungen des Lebensalltags verbessert hat. Der Beitrag der Professionellen besteht vor allem darin, vorhandene Kompetenzen der Jugendlichen zum Handeln im Kontext gegebener Alltagssituationen aufzugreifen. Gleichzeitig können Hilfsangebote nur dann greifen, wenn sie von den Jugendlichen als sinnvoll und zu bewältigen angenommen werden (Köttig, Rätz-Heinisch 2005, 16-20). Der angebahnte interaktive Lernprozess, bei dem die Jugendlichen und die Sozialpädagog_innen zusammenarbeiten und zu neuen Erkenntnissen gelangen, verweist auf ein spezielles Herangehen bei der Gestaltung der Interaktion. Die Voraussetzung für das Verstehen ist eine grundsätzliche Offenheit, sich auf die Jugendlichen und ihre Lebensgeschichte einzulassen und setzt eine sensible und umfassende Wahrnehmung der Jugendlichen voraus. Die Basis dafür bildet das biographische Erzählen, da dieses Geschichten darüber eröffnet, wie die Jugendlichen zu einer konkreten Äußerung, Handlung oder Sichtweise gekommen sind. Es dekonstruiert Argumentationen, Erklärungen und Rechtfertigungen, indem die ursprüngliche Geschichte der Entstehung thematisiert wird. Um die Geschichte zu erschließen, bedarf es Raum zum Erzählen und vor allem die Möglichkeit Erinnerungen zuzulassen. Damit zeigt sich, dass nicht nur das Fremdverstehen, sondern auch das Selbstverstehen und die Selbstreflexion vonnöten sind, um eine Emanzipation zur aktiven Gestaltung des Lebensalltags zu entwickeln. Mögliche Vorinformationen werden zwar für die Hilfeplanung verwendet, im Sinne einer methodischen Fremdheitshaltung aber erst einmal zurückgestellt, da sie das offene Zugehen auf die Jugendlichen gefährden könnten.

Für die Dialogische Biographiearbeit werden fünf *Haltungen bzw. Vorgehensweisen* herangezogen: die Falldefinition, das methodische Befremden, das Beobachten, Zuhören und Fragen, die Reflexion und die aus dem dialogischen Prozess stammenden Angebote. Die beiden ersten Prinzipien sind bereits in der Biographieorientierung bzw. -forschung thematisiert worden (s. Kapitel III.2.1.1., IV.3.2.).

Methodisch wird bei dem Beobachten, Zuhören und Fragen in Anlehnung an das biographisch-narrative Interview vorgegangen und Erzählungen werden aktiv gefördert. Zu Beginn der gemeinsamen Interaktionsgeschichte unterstützt eine offene Erzählaufforderung und gezielte erzählgenerierende Nachfragen zu erwähnten Erlebnissen die Jugendlichen darin, sich den Handlungsabläufen und Erlebnissen gedanklich zu nähern und sie detaillierter zu erzählen. Durch Aktives Zuhören wird Interesse an der Geschichte verdeutlicht und das Erzählen und damit auch Erinnerungsprozesse unterstützt. Ohne das Gehörte vorschnell bekannten Erklärungen und Diagnosen unterzuordnen, geht biographisches Verstehen davon aus, dass gleiche Phänomene durchaus unterschiedliche Entstehungsgeschichten haben können. Dialogische Biographiearbeit verlangt deshalb das Einlassen auf einen längeren Verstehens- und Verständigungsprozess. Vor dem Hintergrund der institutionellen Erfahrungen ist die Freiwilligkeit des Erzählens von großer Bedeutung (Köttig, Rätz-Heinisch 2005, 16-20). Den Zuhörenden eröffnet eine solche Gesprächstechnik eine nicht durch institutionelle Vorgaben fokussierte Wahrnehmung der Jugendlichen und ermöglicht eine „ganzheitliche" Wahrnehmung. Durch die Initiierung von Gesprächen, die darauf abzielen, mehr über die einzelnen Jugendlichen zu erfahren, gerät die Lebenssituation und -geschichte der Jugendlichen in den Fokus und Erklärungen für einzelne Ereignisse, aber auch deren gesamtlebensgeschichtliche Einbettung werden deutlich. Die Jugendlichen können erkennen, dass sie nicht mehr nur fragmentarisch im Sinne ihrer problematischen Anteile wahrgenommen, sondern in ihrer Eigenkompetenz für ihr Leben anerkannt werden. Die Orientierung der Nachfragen am bereits Erwähnten reduziert das Gefühl des „ausgehorcht werden" durch die Pädagog_innen, wie sie es aus vielen Kontexten kennen. Die narrative Gesprächstechnik kann darüber hinaus Selbstverstehensprozesse in Gang setzen. Durch narrative Erzählaufforderungen werden Klient_innen dazu motiviert, sich Erinnerungsprozessen zu überlassen und gelangen so in Kontakt mit dem Erlebten. Gedanken, Bilder und/oder Erlebnisse, die durch den Eindruck der Gegenwart in den Hintergrund getreten sind, werden durch den Erinnerungsfluss hervorgebracht. Dadurch entsteht eine zunehmende Nähe zur Vergangenheit und das Vergegenwärtigen bisher zurückgehaltener Erlebnisse wird den Erzähler_innen in der biographischen Relevanz derselben deutlich, die sie zur Reinterpretation veranlasst. In diesem Prozess entwickeln die Jugendlichen aufgrund der Verbalisierung des Erlebten ein Bewusstsein für die Entwicklung der gegenwärtigen sozialen Situation (Köttig 2007, 79-92). Vor allem durch die konsequent narrative Gesprächsführung[73] können zusätzlich noch weitere

---

73 Anm. d. Verf.: Eine konsequent narrative Gesprächsführung setzt eine Haltung der Interviewer_innen voraus, sich konzentriert und unzensiert auf die angesprochenen Themen einzulassen und die Jugendlichen in dem Erzähl- und Erinnerungsprozess zu unterstützen. Die eigenen Interpretationen werden bewusst zurückgestellt und die lebensgeschichtlichen Präsentationen nicht unterbrochen. Bei den Nachfragen werden nur solche Themen angesprochen, die bereits erwähnt worden waren. Bei allen Nachfragen sollte sich bemüht werden, die Jugendlichen darin zu unterstützen, sich auf ihre Erinnerungen einzulassen, indem sie konsequent aufgefordert werden, detaillierte Handlungssequenzen zu erzählen (Rätz-Heinisch, Köttig 2007, 239-257).

Effekte aufgezeigt werden. Beispielsweise stellte sich heraus, dass viele der Jugendlichen die Erfahrungen machten, dass ihre Erlebnisse von anderen nicht für interessant erachtet wurden. Daher reagierten sie anfänglich auf die Gespräche hilflos und mit knappen Präsentationen und Berichten. Wahrscheinlich, weil sie bisher kaum Gelegenheit hatten, über sich und noch weniger über ihren Lebensverlauf zu sprechen. Ihnen wurde im institutionellen Kontext häufig die Gesprächsbereitschaft abgesprochen oder eine mangelnde Gesprächskompetenz unterstellt (Rosenthal, Köttig 2006, 189-221). Mit der konsequent angewendeten narrativen Gesprächsführung konnten viele positive Erfahrungen gemacht werden. So konnten die Jugendlichen im Gesprächsverlauf erfahren, dass die Interviewer_innen tatsächlich an ihren persönlichen Erlebnissen interessiert waren, ohne dabei das Erzählte negativ zu bewerten. Vor allem aber machten die Jugendlichen die Erfahrung der eigenen Gesprächskompetenz und wurden als Expert_innen ihrer eigenen Biographie anerkannt. Eine Erfahrung, die ihnen in den meisten Institutionen verwehrt blieb und ihre Erwartungen dadurch positiv durchbrach. Insgesamt war die Gesprächsführung durch das Interesse an ihren subjektiven Erfahrungen so ermutigend, dass sie motiviert waren, sich auf weitere Gespräche einzulassen (Rätz-Heinisch, Köttig 2007, 239-257).

Das aufwändige Vorgehen bei der Auswertung qualitativer Interviews in der Biographieforschung eignet sich für die Praxis der Sozialen Arbeit weniger, da sie einerseits zu viel Zeit in Anspruch nimmt und andererseits zu Erkenntnissen führt, die nur schwer in einen Prozess des gemeinsamen Verstehens einmünden können. Köttig geht diesbezüglich davon aus, dass sich Memos für die Analyse anbieten. Diese dienen der genauen Aufzeichnung von Handlungsabläufen oder dem Verlauf von Gesprächen in Gruppen oder mit einzelnen Jugendlichen. Beobachtungen und Gespräche können in der sequenziellen Abfolge unter dem Gesichtspunkt, „was geschah“ und „wie es geschah“, notiert werden. Die Pädagog_innen halten die Gespräche dahingehend fest, welche Themen in welcher Abfolge angesprochen und wie diese inhaltlich ausgestaltet wurden (Köttig 2007, 79-92). Um das Interaktionsgeschehen und die Gesprächsinhalte der Memos zu reflektieren, können Fragestellungen zum Kontext der Gespräche, z.B. zu deren Ausgangspunkt und zu dem weiteren Verlauf, notiert werden. Diese Notizen helfen, für weitere Gespräche an das Vorangegangene anzuknüpfen und dahingehend Nachfragen zu stellen. Zusätzlich handelt es sich darum, die Präsentation der Jugendlichen zu reflektieren, d.h., Ideen zu entwickeln, weshalb die Jugendlichen bestimmte Themen sehr ausführlich erzählen und andere kaum erwähnen. Dafür kann es von Bedeutung sein, nicht nur eine Idee zur Erklärung zu formulieren, sondern möglichst mehrere, um das Gesprächsverhalten der Jugendlichen nicht vorschnell auf eine Erklärung festzuschreiben. Neben der Reflexion des Gesprächs sollte die lebensgeschichtliche Entwicklung genauer betrachtet werden. Dazu können im Memo die Lebensdaten in der chronologischen Reihenfolge aufgeschrieben werden. Auch hier bietet es sich an, unterschiedliche Ideen zur Entwicklungsgeschichte der Jugendlichen zu formulieren. In diesem Prozess des Ideenentwickelns kann auch das unterschiedliche Fachwissen einfließen. Die Ergebnisse bilden den Ausgangspunkt für nachfolgende Gespräche, in denen zu Beginn zunächst nach den Ereignissen zwischen den Gesprächsterminen gefragt werden kann. Dies ermöglicht, die weitere Entwicklung der Jugendlichen nachzuvollziehen und sie mit einer neuen Erzählaufforderung ins Gespräch zu bringen. Danach können erzählgenerierende Nachfragen zu den Themen gestellt werden, die beim letzten Mal versäumt wurden oder für weitere Detaillierungen wichtig erscheinen. Darüber hinaus kann angeregt werden, darüber zu sprechen, was den Jugendlichen das letzte Mal in Bezug auf ihre Lebensgeschichte durch den Kopf ging. Davon ausgehend, dass Jugendlich oft implizit wissen, was für sie hilfreich ist, sollte dies in der Interaktion herausgefunden und Ideen und geeignete Angebote entwickelt werden. Auch die Sozialpädagog_innen können Gedanken in das Gespräch mit einbringen, die sich allerdings auf die Ideen der Jugendlichen oder auf Ereignisse beziehen und im Konjunktiv formuliert werden sollten. Die Memos können in der oben skizzierten Weise weitergeführt und bezüglich der Ideen der Jugendlichen ergänzt werden. Auf der Basis dieser Überlegungen können dann die weiteren Interaktionen gestaltet werden (Köttig, Rätz-Heinisch 2005, 189-221). Dieses Vorgehen setzt eine Anerkennung gleichberechtigter Perspektiven voraus. Dabei stellt sich nicht die Frage nach der „richtigen" Interpretation oder Meinung oder gar nach der Schuld für das Nichtgelingen von Situationen. Eine grundsätzliche Offenheit, sowohl der Wahrnehmung der Perspektiven des Gegenübers als auch der Verbalisierung der eigenen Gedanken und Sichtweisen, ist dabei leitendes Prinzip (Rätz-Heinisch, Köttig 2007, 239-257).

Der Verstehensprozess, welcher der Analyse zugrunde liegt, umfasst nicht nur allein das Beobachten und die Kommunikation innerhalb der Situation, sondern auch deren Reflexion. Dazu ist es notwendig, aus dem konkreten Interaktionsgeschehen herauszutreten, um die Möglichkeit zu haben, ohne Handlungsdruck über das Beobachtete und Gehörte nachzudenken. Eine Reflexion über das Wahrgenommene unterliegt anderen Anforderungskriterien als genaues Beobachten und Zuhören. Daher ist es für die konkrete Interaktionssituation sinnvoll, sich auf die genaue Wahrnehmung des Handlungsablaufs zu konzentrieren und Überlegungen zum Erlebten auf die Zeit nach der Begegnung zu verschieben. Eine Reflexion des Festgehaltenen erfolgt, indem verschiedene Möglichkeiten des Verstehens und der Erklärung von Verhaltensweisen und Aussagen entworfen werden, d.h., anhand eines Ereignisses oder eines Verhaltens im Gruppenkontext können verschiedene Hypothesen zu dessen Bedeutung generiert werden. Ein solches Vorgehen eröffnet die Möglichkeit, ein Phänomen aus ganz unterschiedlichen Perspektiven zu betrachten und eben nicht eine Version zu schnell als die einzig mögliche anzusehen. Entsprechend eines sequenziellen Vorgehens in Anlehnung an die Biographieforschung kann auch in der sozialpädagogischen Praxis zu den entwickelten Hypothesen überlegt werden, wie es nach dem Gespräch oder nach dem auftretenden Verhalten in der Gruppe weitergehen müsste, damit diese Hypothesen widerlegt werden oder an Plausibilität gewinnen. Ein solches Vorgehen hilft dabei, Interaktionen grundlegend zu verstehen und das Interaktionsgeschehen nicht zu schnell unter Problemdefinitionskategorien zu subsumieren. Reflexion wird in diesem Sinne als eine systematische Zuwendung und ein verstehender Nachvollzug der erlebten Interaktionsverläufe im Arbeitsalltag der Offenen Jugendarbeit gesehen (Köttig 2007, 79-92).

Das Vorgehen nach der Dialogischen Biographiearbeit kann im Sinne Richmonds zu einem *systemischen Fallverstehen* führen. Da unterschiedliche Einflüsse in ihrer wechselseitigen Verflechtung betrachtet und interpretiert werden, findet eine Vermeidung monokausaler und einseitiger Erklärungen statt. Die Reflexion der Gespräche dient dazu, die Entscheidungsgeschichte, die interaktiven Regeln und das Selbstverständnis von Jugendlichen in ihren Zusammenhängen und ihrer Entwicklung zu verstehen und mündet dann in einen dialogischen Aushandlungsprozess mit den Jugendlichen. Dies setzt auf ein hohes Maß an Mitbestimmung und -gestaltung des eigenen Lebenswegs und ist daher als höchst partizipativ anzuerkennen. Insbesondere die dialogische Aushandlung und die Selbstverstehensprozesse können in der häufig zutiefst verunsichernden Phase der Adoleszenz ein hohes Anregungs- und Lernpotenzial für Jugendliche bieten, um sich als autonome und verantwortungsbewusste Erwachsene zu entwickeln (Köttig 2007, 79-92). Eine Herausforderung für die Praxis, jedoch auch ein Vorteil für die Nutzer_innen, ist aus meiner Sicht, dass bei dieser Konzeption auf eine vermeintliche Sicherheit in der Hilfeplanung verzichtet wird. Es kann sich durch den Aushandlungsprozess der Dialogischen Biographiearbeit herausstellen, dass der geplante Prozess anders verläuft. Daher lassen sich die Beteiligten mit diesem Konzept auf Phasen der Ungewissheit im Prozess der Begleitung und dem Ergebnis des Hilfeprozesses ein. Dennoch gehen die Autorinnen davon aus, und dieser Ansicht schließe ich mich an, dass gerade dieser Zugang der intensiven Beschäftigung, Jugendlichen langfristig dabei hilft, selbst zu aktiven Gestalter_innen ihres Lebens zu werden (Rätz-Heinisch, Köttig 2007, 239-257).

In der professionellen Ausrichtung gibt es vielfältige *Parallelen* zwischen dem Handlungsfeld der *Sozialen Arbeit und der Pflege*. Beide Felder zielen auf eine gemeinsame, in einem interaktiven Beziehungsprozess entwickelte Problemlösung ab, beide bewegen sich im institutionellen Feld und fordern eine Subjekt- und Lebensweltorientierung. Während der Fokus der Sozialen Arbeit auf den psychosozialen Problemlagen und ihren lebensweltlichen Bezügen liegt (Hanses 2000), kommt im pflegerischen Kontext eine krankheits- und körperbezogene wie auch eine fürsorgende Perspektive in existenziell belasteten und die Integrität bedrohenden Lebenssituationen hinzu, welche sich gleichermaßen auf körperliche, geistige, soziale, seelische und emotionale Belange bezieht. Diese komplexe Perspektive kann, wie bereits erwähnt, mit einer Orientierung an der Leiblichkeit der Patient_innen gleichgesetzt und als eine an den Grundbedürfnissen ansetzende Beziehungsarbeit bezeichnet werden (Friesacher 2008; Wettreck 2001; s. Kapitel IV.1.2.).

Zusammenfassend sind für eine narrative Pflegeanamnese und biographische Pflegediagnostik zwei Ansätze im Besonderen geeignet: die biographische Diagnostik von Hanses und der Ansatz der Dialogischen Biographiearbeit. Der Ansatz von Hanses wird aufgrund seines forschungsökonomischen Potenzials, des ressourcenorientierten Fokus und der institutionellen Thematisierung herangezogen. Die Dialogische Biographiearbeit wird wegen der Ausrichtung auf eine praxisorientierte, konsequente und methodische Gesprächsführung und den dadurch ausgelösten Fremd- und Selbstverstehensprozessen, der praxisorientierten und auf Interaktion bezogene Aushandlungsgestaltung und der daran anschließenden Einbettung der Interventionen für die Konzeptentwicklung verwendet (s. Kapitel V.).

3.6. Biographieorientierung und ihr Anwendungsbezug im Handlungsfeld der Pflege

Sander (2005) diskutiert für die Anwendung der Biographieorientierung im Pflegekontext folgende drei biographische Dimensionen in Forschung und Praxis: Erstens das Aufgreifen der Biographie im Erkrankungs- und Gesundungsprozess, zweitens der Einbezug der Biographie im institutionellen Rahmen sowie drittens in der Interaktion und Beziehung. Der Zusammenhang von Biographie und Erkrankungs- und Gesundungsprozess hat sich durch mehrere empirische Forschungsarbeiten bestätigt.[74] Krankheitsverläufe folgen, wie bereits erwähnt, nicht nur einer Symptomlogik, sondern auch einer inneren biographischen Logik (Alheit, Hanses 2004, 8-28). Sie sind somit als biographische Rekonstruktion zu bezeichnen, welche sich zusätzlich „machtvoll" auf die Institution als auch den darin tätigen Mitarbeiter_innen auswirken können. Um die zu Pflegenden bei der Bewältigung ihrer Probleme zu unterstützen, haben die Professionellen die biographischen Konstruktionen der Patient_innen zu erkunden. Ein Verstehen von biographisch beeinflussten Krankheits- und Gesundungsprozessen kann als Fach- und Methodenwissen in die pflegerische Tätigkeit eingebettet und entsprechende spezifische Interventionen daraus abgeleitet werden. Das Expert_innenwissen wird durch biographisches Wissen sinnvoll ergänzt. In Anbetracht dessen, dass in jeder pflegerischen Interaktion biographische Konstruktionen von Pflegenden und zu Pflegenden und ihren Angehörigen aufeinander treffen, ist davon auszugehen, dass auch die pflegerische Beziehung biographisch beeinflusst ist. Pflegebeziehungen werden durch aktuelle und durch frühere Erfahrungen geprägt, sie werden von biographisch erfahrener Unterstützung, Kränkung, Abhängigkeits- und Autonomiebestrebungen tangiert. In der Analyse pflegerischer Interaktionssituationen können folglich beide Erfahrungsdimensionen des Biographischen aufgedeckt werden. Bei Beratungsgesprächen, aber auch in anderen pflegerischen Situationen, dient eine solche Analyse dazu, pflegerische Beziehungen zu stärken und Machtverhältnisse aufzudecken (Sander 2006, 2-7). Im Folgenden werden Beispiele aus der Pflegeforschung, -bildung und -praxis dargestellt.

3.6.1. Beispiele für einen Anwendungsbezug aus der Pflegeforschung und -bildung

In diesem Kapitel sollen anhand zweier Beispiele die Potenziale der Biographieorientierung für die Pflegewissenschaft dargelegt werden. Das erste Beispiel geht auf den Forschungsbereich ein und beschäftigt sich mit dem Thema des Leib-Erlebens von brustamputierten Frauen. Ein Projektbeispiel des biographischen Lernens im Bereich der Pflegebildung schließt sich daran an.

74 Anm. d. Verf.: Hervorzuheben sind hier die Arbeiten zu Wissenskonstruktionen im Kontext biographischer Krankheitsdeutungen (Richter, P. 2009; Hohn, Hanses 2008), zum Thema Migration und Krankwerden (Schulze 2006), zur Lebensqualität darmkrebserkrankter Frauen und Männer (Wachtlin 2011) und zum Leiberleben nach Brustverlust (Fesenfeld 2006a).

Die *Forschungsarbeit* von Anke Fesenfeld (2006a) mit dem Titel „Brustverlust. Zum Leiberleben von Frauen mit einer Brustamputation“ exploriert Betroffene als Expert_innen ihrer eigenen Biographie. Gerade bei chronischen Patient_innen bedarf es ihrer Ansicht nach zur Unterstützung von Alltagskompetenzen einerseits eine Integration der Einschränkungen in den Alltag und andererseits eine Verbindung zwischen den Bedürfnissen und Problemen der Betroffenen und den darauf bezogenen Angeboten. Hierfür wird eine Annäherung an die Perspektive und Lebenswelt der Betroffenen benötigt. Zu diesem Zweck führte Fesenfeld narrative Interviews mit betroffenen Frauen durch und wertete sie mit der Methode nach Rosenthal aus. In der Darstellung der Analyse können weiterführende Ergebnisse anhand von Fremd- als auch Selbsterfahrungsprozessen für die Pflegepraxis genutzt werden. Krankheitsprozesse wurden in dieser Arbeit nicht nur auf ein normatives Krankheitskonzept bezogen, sondern durch ein Verständnis für den biographischen Werdegang ergänzt. So konnten u.a. Bedürfnisse und Ressourcen der Krankheitsbewältigungsprozesse in ihrer biographischen Struktur aufgezeigt werden. Beispielweise wurden Bedürfnisse aufgrund von Scham, eines krankheitsbedingt geschwächten Selbstwertgefühls oder der Vorstellung, diese könnten eine Zumutung für die Professionellen darstellen, nicht geäußert. Das narrative Erzählen während des Interviews half den Betroffenen, die eigenen Bedürfnisse deutlicher wahrzunehmen und zu äußern. Es zeigte sich des Weiteren, dass die Professionellen gegenüber den Patient_innen viele alltagsrelevante Aspekte nicht thematisierten, wie beispielsweise das Umziehen in Sammelumkleiden im Schwimmbad. Dadurch blieben Alltagsprobleme unhinterfragt und wurden als gegeben hingenommen. Für die psychische Betreuung nach der Brustamputation konnte z.B. dargestellt werden, dass sich die Trauer über den Verlust der Brust erst nach Jahren zeigte. In den Ergebnissen ist eine deutliche Verschränkung des Biographischen mit gesellschaftlichen Werten ersichtlich. Es erfolgte eine Übernahme des gesellschaftlichen Bild von Weiblichkeit in die medizinische und pflegerische Versorgung beispielsweise dadurch, dass das Herstellen der „normalen“ Weiblichkeit durch Prothesen oder Brustaufbau ohne Erkundung des Wunschs der Betroffenen vorausgesetzt wurde. Frauen mit nur einer Brust sind implizit von den Professionellen als eine gesellschaftliche Zumutung ausgewiesen worden. Weiterführend fand älteren Frauen gegenüber die Unterstellung statt, dass diese nach der Menopause ein geringeres Interesse an Sexualität und dem eigenen Körperbild und damit z.B. an einem Brustaufbau hätten. Jüngere Patient_innen hingegen wurden sehr früh zu einer Entscheidung zum Brustaufbau gedrängt. Einer frei gewählten Entscheidung wurde dadurch vorgegriffen und die Entwicklung eines eigenen Leiberlebens gehemmt (Fesenfeld 2006a).

Diese Erkenntnisse aus der biographischen Forschung lassen eindrücklich Rückschlüsse hinsichtlich des Fremdverstehens der Professionellen zu. Sie sind nutzbar für zukünftige Pflegeplanungsprozesse, für die Entwicklung von patient_innenorientierten Versorgungskonzepten sowie für den Einsatz von gezielten biographieorientierten Beratungsansätzen. Die Selbstverstehensprozesse der betroffenen Frauen zeigen darüber hinaus Strategien für die Entwicklung autonomer Bewältigungskompetenzen auf.

Das anschließende Beispiel beschäftigt sich mit dem Thema des *biographischen Lernens* in der Pflegebildung. Sowohl private als auch berufliche Erfahrungen prägen berufliches Handeln. Aus diesem Grund werden in der Pflegebildung berufliche Handlungsmuster anhand des biographieorientierten Lernens unter der lebensgeschichtlichen Perspektive der Lernenden untersucht und reflektiert. Im Rahmen der Tagung „Lernwelten 2007", die unter dem Motto „Bildung und Biographie" stand, regte das Team der Abteilung Qualifikations- und Curriculumforschung am Institut für Public Health und Pflegeforschung der Universität Bremen die in Bremen und Bremerhaven angesiedelten Altenpflege-, Kinderkranken- und Krankenpflegeschulen sowie eine Hebammenschule an, jeweils eine Unterrichtseinheit zu entwickeln und durchzuführen, in der biographieorientiertes Lernen im Mittelpunkt steht. Insgesamt nahmen acht Schulen an dem Vorhaben teil und wurden bei der Konzeption ihrer Unterrichtseinheiten seitens der Universität Bremen begleitet. Im Vorfeld handelten die beteiligten Lehrer_innen ein gemeinsames Verständnis des Konzepts anhand eines dreiphasigen Artikulationsschemas biographischen Lernens[75] aus, welches den methodischen Aufbau der Unterrichtseinheiten strukturierte. Die Schulen widmeten sich in ihren biographieorientierten Unterrichtsprojekten unterschiedlichen Themen, wie dem Thema „Nähe und Distanz", „Gesundheit und Wohlbefinden", „Umgang mit Schmerz im Pflegealltag", „Der frühe Tod" (Hebammenschule) und „Ekel in der Pflege". Dies beschränkte sich nicht nur auf das Arbeiten an der eigenen Biographie, sondern schloss – unter Berücksichtigung gesellschaftlicher sowie institutioneller Dimensionen – das Lernen an den Biographien anderer mit ein (z.B. von Mitschüler_innen oder Patient_innen). Biographieorientiertes Lernen wird in Bezug auf das Selbstverstehen und das Fremdverstehen Pflegender durchgeführt. Im Sinne der Förderung des Selbstverstehens werden methodisch das autobiographische und erfahrungsbezogene Ler-

---

75 Anm. d. Verf.: Das Artikulationsschema biographischen Lernens bezieht sich auf drei Phasen: Phase I - Verstehen und Nachvollziehen der eigenen Erfahrungen; Phase II - Analytisches Verstehen und Reflexion; Phase III - Entwicklung von Veränderungsmöglichkeiten und Handlungsperspektiven (Luther, Richter 2011, 131-151).

nen, wie z.B. das Szenische Spiel als Arbeit an eigenen Haltungen und bilanzierende oder antizipierende Methoden, angewendet. Im Hinblick auf das Fremdverstehen können biographieorientierte oder erfahrungsbezogene Methoden, wie z.B. die Analyse narrativer Interviews, Tagebuchaufzeichnungen oder dem Szenischen Spiel als Einfühlung in die Welten anderer, hinzugezogen werden (Darmann-Finck 2011, 67-81). So wurden beispielsweise beim Thema „Umgang mit Schmerz im Pflegealltag" eigene Schmerzerfahrungen anhand eines gemalten Körperbilds reflektiert. Dem Umgang mit beruflichen Schmerzsituationen und dem Schmerzerleben von Patient_innen konnte sich im szenischen Spiel und anderen erfahrungsbezogenen Methoden angenähert werden. Im Anschluss an die Durchführung der Unterrichtseinheiten wurden die Vorhaben hinsichtlich ihrer Durchführung und ihrer Wirkungen durch leitfadengestützte Interviews sowohl mit Lehrer_innen als auch mit Schüler_innen evaluiert. Trotz der methodischen Umsetzungsschwierigkeiten und emotionalen Herausforderungen in der biographischen Auseinandersetzung zeigten sich viele positive Effekte. Bezogen auf den Erkenntnisgewinn wurde von den Auszubildenden u.a. als besonders gewinnbringend die Auseinandersetzung mit der Selbst- und der Fremdwahrnehmung, dem Perspektivenwechsel und einem einfühlsamen und rücksichtvollen Austausch mit den Kurskolleg_innen gewertet. Bezogen auf das Arbeiten im Projekt wurde positiv gewichtet, dass das Lern- und Arbeitstempo weitestgehend selbst bestimmt werden konnte und die eigene Kreativität durch das selbstständige Arbeiten gefördert wurde. Die Lehrkräfte bewerteten als besonderes Highlight die hohe Motivation und die Zufriedenheit der Auszubildenden. Positiv überrascht waren sie darüber, mit welch hoher Sensibilität und Zugewandtheit die Lernenden auf unvorhergesehene Ereignisse (z.B. emotionale Reaktionen) reagierten. Besonders einträglich empfanden die Lehrenden die biographieorientierte Projektarbeit, weil institutionelle Einflüsse sowie gesellschaftliche Grenzen diskutiert werden konnten (Luther, Richter 2011, 131-151).[76]

Die Pflegenden und Auszubildenden treten mit diesem Konzept in Kontakt mit eigenen Ängsten, Gefühlen und biographischen Erfahrungen und nehmen die eigene Hilflosigkeit gegenüber den Patient_innen wahr. Damit solche Situationen nicht als belastend erfahren werden und nachwirkend negative Auswirkungen auf das pflegerische Handeln haben, ist eine Auseinandersetzung und Reflexion mit der eigenen Biographie in Bezug auf das Selbstverstehen Voraussetzung (Luther, Richter 2011, 131-151; Tolle, Zündel 2011). Durch das Projekt wurde ersichtlich, dass die Biographie nicht nur bei der Berücksichtigung der

76 Anm. d. Verf.: Aus den Interviews wurde allerdings nicht deutlich, ob sich dieser Effekt ausschließlich auf den Einsatz des biographieorientierten Lernens bezog.

Biographie von Menschen in gesundheitlichen Krisensituationen eine entscheidende Rolle spielt, sondern auch bei den professionellen Akteur_innen selbst. Biographisches Lernen bietet damit eine Möglichkeit, den anderen in seinem Anderssein anzuerkennen und sich selbst zu reflektieren. Beides sind Kernkompetenzen, die es in allen Gesundheitsfachberufen zu erlernen gilt und über die sich professionelles Handlungsvermögen herstellen lässt (Luther, Richter 2011, 131-151; Richter 2009).

Mit der Promotionsarbeit und der Entwicklung einer narrativen Anamnese und *biographischen Diagnostik* für das exemplarische Setting der kardiologischen Rehabilitation soll für den Bereich der biographischen Diagnostik im Handlungsfeld der Pflege eine Lücke geschlossen werden. Die damit einhergehenden Ziele und Relevanzen sind bereits in mehreren Kapiteln, z.B. 0. und V., abgebildet.

Obwohl die Biographieorientierung im pflegerischen Feld noch sehr jung ist, zeigt sich anhand der Beispiele im Bereich der Biographieforschung, dem biographischen Lernen und durch die Promotionsarbeit in der biographischen Diagnostik, dass vielfältige Effekte sowohl für das Fremd- als auch Selbstverstehen der Professionellen und das Selbstverstehen der zu Pflegenden durch diesen Ansatz generiert werden können.

3.6.2. Abschließende Bewertung der Biographieorientierung im Handlungsfeld der Pflege

Die Biographieorientierung hält aus pflegewissenschaftlicher, -praktischer und -didaktischer Sicht einige Potenziale bereit. Remmers (2006) formuliert diesbezüglich drei Gesichtspunkte: Seiner Ansicht nach ist die Biographieorientierung in der praktischen Pflege angezeigt, da sie von Pflegenden verwendet werden kann, um den Unterstützungsbedarf des zu Pflegenden herauszuarbeiten, welcher stets in seiner lebensgeschichtlichen Bedeutsamkeit zu betrachten ist sowie Möglichkeiten zur Bewältigung seines Erleidens zu erkennen. Des Weiteren dient sie dazu, wissenschaftlich fundierte Kenntnisse über die durch Veränderungen im gesundheitlichen Status ausgelösten Ablaufgestalten eines Erlebens- und Erleidensprozesses zu generieren und um allgemeine Schlussfolgerungen hinsichtlich der Unterstützungsangebote ziehen zu können. Und letztendlich kann die Biographieorientierung dazu genutzt werden, das Subjekt der Erkrankten zu rehabilitieren (Remmers 2006, 186f).

Wie bereits dargestellt, wird in der Pflege eine verstehende Einzelfalldeutung benötigt, um Patient_innen adäquate Hilfe in existenziellen Lebenssituationen anzubieten (s. Kapitel IV.1.2.2.). Die Biographieorientierung kann eine Möglichkeit darstellen, um zu einer solchen Falldeutung zu gelangen. In dieser geht es beispielsweise um das Verstehen der Verbindung zwischen einer Erkrankung und dem lebensgeschichtlichen Gesamtzusammenhang der Patient_innen. Ziel der professionellen Hilfeleistung in der Pflege ist es daher, für diese kritischen Lebenssituationen und krisenhaften Erfahrungen eine einzelfallspezifische Unterstützungsarbeit mit dem Zweck einer Rückgewinnung der Autonomie der Patient_innen zu erreichen. Krisenhafte Situationen bergen dabei nicht nur gesundheitliche Risiken, sondern enthalten je nach Bewältigungserfolg auch entwicklungsfördernde Potenziale. Solche Verarbeitungsleistungen sind nur erfolgreich zu bewältigen, wenn die kritischen Lebensereignisse, welche in die Lebensgeschichte der Betroffenen eingebettet sind, von den Patient_innen und den professionellen Helfer_innen sinngeladen verstanden werden (Remmers 2006, 183-191). Die Biographieorientierung strebt danach, neue Perspektiven und Sinnzusammenhänge zu erfahren, etwa die durch unterschiedliche Menschen differente Wahrnehmung scheinbar eindeutiger Tatsachen, ihre Verarbeitung und jeweilige Bedeutungszuschreibung. Um den Fall verstehen zu können, gibt es keine wahre oder falsche Zuschreibung, vielmehr muss die konkrete Erfahrungswelt der Menschen als eigenständiger Bedeutungs- und Sinnzusammenhang für Kreativitäts- und Problemlösungsprozesse systematisch berücksichtigt werden (Marotzki 2007, 175-186). Eine professionelle Ausrichtung der Pflege muss diesen Bedeutungs- und Sinnzusammenhang aufgreifen, um Patient_innen adäquate Hilfe in ihren spezifischen Situationen anbieten zu können.

Im vorangegangenen Kapitel wurden die Grundlagen der Biographieorientierung dargelegt und auf das pflegerische Handlungsfeld bezogen. Diese knüpfen an eine interaktionistische, phänomenologische und hermeneutische Tradition an. Die Intention der Biographieorientierung nach Berücksichtigung des Subjekts in seinen lebensweltlichen Bezügen weist Entsprechungen im Sinne des handlungstheoretischen Ansatzes und dem Grundkern pflegerischen Handelns auf, daher bietet sie eine ergänzende theoretische Basis, vor allem hinsichtlich der Subjektorientierung. Der Ansatz der Biographieorientierung stellt Methoden bereit, anhand derer Einzelfalldeutungen und Fallverstehen durch die Fremd- sowie Selbstverstehensprozesse der Patient_innen und Pflegenden angeregt werden können. Gerade durch diese Verstehensprozesse können Potenziale für ein Fallverstehen entwickelt und somit pflegerische Konzepte oder Interventionspläne stärker an dem betroffenen Individuum orientiert werden. Hierdurch wird ein wertvoller Beitrag in professionstheoretischer Hinsicht für die Pflege geleistet. Dabei ist zu berücksichtigen, dass sich Biographie nicht nur handelnd, sondern auch interaktiv produziert. Interaktionen finden nicht nur auf der Mikroebene statt, sondern sind auch institutionell und gesellschaftlich beeinflusst. Diese Facetten können durch eine biographische Sicht reflektiert werden.

In der Interaktion ist der Leib der performative „Gegenstand", an dem sich die Biographie sichtbar zeigt. Allerdings ist das systematische Aufgreifen der Leibperspektive bislang durch methodische Herausforderungen begrenzt. Gleichwohl bieten sowohl die Erhebungs- als auch Auswertungsmethoden der Biographieforschung Möglichkeiten, die geforderten theoretischen Leibansätze je nach methodologischer Einbettung in modifizierter praktischer Anwendung umzusetzen. Für die professionelle Pflegepraxis sind folglich noch kontextspezifische Methoden zu entwickeln bzw. zu modifizieren. Dennoch ist gerade durch die zeitliche Verschränkung der vergangenen, gegenwärtigen und antizipierten biographischen Perspektiven eine bedeutende inhaltliche Ergänzung zur Leiblichkeit und damit zum Kern pflegerischen Handelns erfolgt.

Die Bedeutung des biographischen Zugangs für die Pflege lässt sich bereits an den bestehenden Projekten aufzeigen. Erste Umsetzungen innerhalb der Biographieforschung, des biographischen Lernens und der biographischen Diagnostik, welche in diesem Beitrag exemplarisch herangezogen wurden, konnten dies verdeutlichen. Daran schließt die Forderung an, dass die Biographieorientierung nun auch in eine pflegepraktische Regelversorgung integriert werden sollte. Insgesamt ist die Biographieorientierung, wenn auch mit geringen Einschränkungen, ein Konzept, welches vielfältige Anknüpfungspunkte für das Handlungsfeld der Pflege enthält. Biographieorientierung ermöglicht maßgeblich, eine erweiterte Perspektive auf Patient_innen zu entfalten. Die Potenziale der Biographieorientierung werden in den nächsten Jahren durch weitere methodologische und methodische Entwicklungen auch für die Pflege erweitert und gefestigt werden.

4. Zusammenfassung

Im Kapitel IV.1. konnte das Handlungsfeld der Pflege mit seinen wesentlichen Charakteristika skizziert werden. Die Pflege definiert sich als eine noch junge Handlungswissenschaft, die auf vielfältige Bezugswissenschaften angewiesen ist und deren Wissensgrundlagen auf theoretischen und empirischen Wissensbeständen beruhen, die sich in einer widersprüchlichen Einheit befinden und die doppelte Handlungslogik der Pflege begründen. Daher wird Pflege durch ein Spannungsfeld von objektiven und klassifizierbaren sowie subjektiven und rekonstruierbaren Anteilen konstituiert. Zwar drückt sich Pflege auf den verschiedenen Gegenstandbereichen auf der Mikro-, Meso- und Makroeben aus, basiert aber überwiegend auf einem strikten Personen- und Praxisbezug in der direkten Interaktion „am Bett". Sowohl gesellschaftliche und ökonomische Bedingungen als auch ein naturwissenschaftlich-medizinisches Paradigma gefährden pflegerisches Handeln. Infolge dieser Bedingungen wie auch in der konstitutiven Abhängigkeitssituation der Hilfeleistung besteht eine doppelte Asymmetrie pflegerischen Handelns. Aus diesem Grund wird als pflegerische Aufgabe nicht nur ein kritischer und emanzipatorischer Auftrag gesehen, sondern auch eine theoretische und genuine Bestimmung der Pflege eingefordert. Diese kann durch die Definition des originären Kern pflegerischen Handelns erfolgen (Kapitel IV.1.2.). Der Kern pflegerischen Handelns gründet sich in der Anerkennung der wechselseitigen Fürsorge aller Menschen und drückt sich durch eine achtsame Haltung in der Interaktion aus. Darüber hinaus wird für die Problemanalyse der Patient_innen eine individuelle und situative Einzelfalldeutung in der Sprache des Falls, das individuelle Fallverstehen, eingefordert. Und schlussendlich ist der Einbezug körperlich-leiblicher Expressionen als Bestandteil des pflegerischen Kerns anzusehen. Um der Kritik an der gesellschaftlichen und ökonomischen Überformung zu entgegnen, kann der Pflege die Theorie der Anerkennung als normative und emanzipatorische Grundlage pflegerischen Handelns zugeordnet werden (Kapitel IV.1.3.).

Um die interaktive und kommunikative Aushandlungsebene der Beziehung zu den Patient_innen abzubilden, erfolgte die Einführung des Begriffs der Nutzer_innenorientierung, auf Basis dessen die Orientierung an den Nutzer_innen pflegerischer Leistungen thematisiert wird (Kapitel IV.2.). Eine kritische Nutzer_innenorientierung soll primär dazu dienen, eine Subjektsicht in das Versorgungsgeschehen zu integrieren und eine aktivere Beteiligung der Nutzer_innen an der Gesundheitsversorgung zu erreichen (Kapitel IV.2.1.). Darauffolgend wurden die Ebenen der Nutzer_innenorientierung dargestellt. Im Zusammenhang mit dem Setting der kardiologischen Rehabilitation stehen in dieser Arbeit die chronisch kranken Patient_innen in ihrer Nutzer_innenrolle auf der Mikroebene im Vordergrund. Diese Ebene ist durch Autonomie, Individualität, Krankheitsbewältigung und vor allem durch die Interaktion mit den Expert_innen im Gesundheitswesen geprägt. Die Patient_innen im Allgemeinen, und insbesondere chronisch Kranke, nehmen aufgrund ihrer existenziellen Situation eine besonders vulnerable Stellung unter den Nutzer_innen ein (Kapitel IV.2.2.). Als Bedingungen der Nutzer_innenorientierung sind die Begriffe der Autonomie, Selbstverantwortung, Partizipation und Empowerment präzisiert worden. Die Autonomie wurde für diese Arbeit an eine nicht-paternalistische Fürsorge gekoppelt und eine systemische Verantwortung eingefordert. Darüber hinaus sollten die Nutzer_innen an den Entscheidungen wie auch am Gesundheitssystem partizipieren (Kapitel IV.2.3.). Als ein Risiko für das Nutzungshandeln müssen die ökonomischen Interessen kritisiert werden. Des Weiteren wird zu wenig berücksichtigt, dass sich die ungleichen gesundheitlichen Lebenschancen durch ungleiche Ressourcen (soziales, kulturelles und ökonomisches Kapital) und ungleiche Teilhabechancen akkumulieren. Gesellschaftliche und ökonomische Macht wirkt sich darüber hinaus auch auf das Verhältnis bzw. die Interaktion zwischen den Nutzer_innen und Professionellen des Gesundheitswesens aus. Zusätzlich wird die emotionale Perspektive der Krankheitsbewältigung und die Tatsache, dass Autonomie in existenziellen Situationen als Last empfunden werden kann, vernachlässigt. Das Nutzer_innenkonzept ist daher als ein Minderheitenkonzept anzusehen, infolgedessen, in dieser Arbeit statt dem Begriff der Nutzer_innenorientierung, der Begriff der Stärkung der Nutzer_innenposition propagiert wird (Kapitel IV.2.4.). Um die strukturellen und gesellschaftspolitischen Einschränkungen auszugleichen, erfolgten explizite und implizite politische Forderungen. Darüber hinaus ist ein „Capability Approach" herangezogen worden, in dem von der Gesellschaft gefordert wird, die Bedingungen für ein gesundheitsförderndes Leben zur Verfügung zu stellen und den Nutzer_innen die freie Entscheidungsmöglichkeit für ihr Nutzungshandeln zu überlassen. Die bestehende Gesundheitsnorm, die auch im Zusammenhang mit der Gouvernementalität kritisiert wurde, wird durch diesen Ansatz relativiert und eine gesellschaftliche Verantwortung für notwendig erachtet. Die erheblichen individuellen und gesellschaftlich geprägten Unterschiede im Nutzungshandeln hängen darüber hinaus vom biographischen und vor allem verborgenen Wissen ab, welches als eine machtvolle Ressource der Nutzer_innen zu begreifen ist. Ausgehend von der besonderen Situation chronischer Patient_innen als Nutzer_innen wurde zusätzlich der Fokus auf das Rollenverständnis bzw. die Orientierung in der Interaktion gelegt und eine verständigungsorientierte Interaktion, mit dem Ziel Aushandlungsprozesse zu gestalten, gefordert (Kapitel IV.2.5.).

Im Kapitel IV.3. ist die Biographieorientierung als methodischer Rahmen des Konzepts der narrativen Anamnese und biographischen Diagnostik in der Pflege herangezogen und deren Begrifflichkeiten und professioneller Einbezug der Biographie (Kapitel IV.3.1.) sowie auch die methodologischen Grundlagen (Kapitel IV.3.2.) und Perspektiven dargelegt worden (Kapitel IV.3.3.). Zusammenfassend handelt es sich bei der Biographieorientierung um die Betrachtung der „lebensgeschichtlichen Gewordenheit“ von Ereignissen. Es wird hierbei die Wechselwirkung zwischen Biographien und gesellschaftlichen Einflüssen, Geschlechterverhältnissen, sozialen Milieus, Institutionen etc. beleuchtet und wie diese durch die Biograph_innen strukturiert, aktiv genutzt, gestaltet und verändert werden.

Um zu erkunden, welche Ansätze der Biographieorientierung für die Konzeptentwicklung geeignet sind, wurden sowohl die Methoden der Biographieforschung (Kapitel IV.3.4.) als auch Ansätze biographischer Diagnostik der unterschiedlichen Handlungsfelder betrachtet und insbesondere das der Sozialen Arbeit dahingehend als gewinnbringend erachtet. Die biographische Diagnostik versteht sich dabei als eine Orientierung an den lebensgeschichtlichen Strukturen in den Erzählungen der Akteur_innen, integriert inhaltlich sowohl Aspekte von Krankheit als auch von Kranksein und kann als eine wesentliche Erweiterung herkömmlicher diagnostischer Verfahren angesehen werden. Anhand einer offenen Gesprächsführung werden im Erzählen Fremd- und Selbstverstehensprozesse initiiert und eine kommunikativ ausgehandelte Diagnose entwickelt. Eine solche schafft damit nicht nur Raum für die Äußerung individueller leiblich-biographischer Erfahrungen, sondern setzt an den Forderungen nach Unterstützung der Autonomie und Partizipation von Patient_innen und der Wiederherstellung der körperlich-seelischen (leiblichen) Integrität an (Kapitel IV.3.5.). Abschließend fand eine Bewertung der Biographieorientierung für das Handlungsfeld der Pflege statt, aufgrund derer für die Pflege notwendige einzelfallspezifische Unterstützungsbedarfe entworfen bzw. Reflexionspotenzial generiert werden können (Kapitel IV.3.6.).

Nach den empirischen (Kapitel III.) und theoretischen (Kapitel IV.) Grundlagen der Konzeptentwicklung wird im folgenden Hauptkapitel (Kapitel V.), zusammen mit den Erprobungsphasen des vorläufigen Konzepts, die Entwicklung der narrativen Pflegeanamnese und biographischen Pflegediagnostik im exemplarischen Setting der stationären kardiologischen Rehabilitation aufgezeigt.

V. Die Konzeptionsentwicklung der narrativen Anamnese und biographischen Diagnostik im Setting der kardiologischen Rehabilitation

In diesem Kapitel erfolgt eine theoretisch konzeptuelle Entwicklung einer narrativen Anamnese und biographischen Diagnostik nach modifizierten Methoden der Biographieforschung. Mit der Darstellung des letzten Kapitels wird dem Vorgehen der Aktionsforschung entsprochen, welche sich überwiegend auf die Arbeiten von Hart und Bond (2001), Rifkin (2002) und Höhmann (2002) bezieht (s. Kapitel II.2.). Stellt der erste Schritt die Ist-Situation der stationären kardiologischen Rehabilitation dar (s. Kapitel III.), fokussiert der zweite Schritt das Planen, Handeln, Beobachten und Reflektieren innerhalb der Entwicklungsphase. Für das Vorgehen sind in Kapitel IV. die theoretischen Grundlagen der Konzeptentwicklung dargelegt worden. Dem Vorgehen dieser Phase entsprechend bezieht sich die Konzeptentwicklung der narrativen Anamnese und biographischen Diagnostik nicht nur auf theoretische, sondern vor allem auf empirische Grundlagen und auf drei Erprobungsphasen des vorläufigen Konzepts (Kapitel V.). Dafür wird zu Beginn die Entwicklung des vorläufigen Konzepts mit seinen Basismethoden beschrieben (Kapitel V.1.). Das Kapitel V.2. fokussiert die Erprobungsphasen des Konzepts wie die geplante praktische Erprobungsphase im Setting der stationären kardiologischen Rehabilitation (Kapitel V.2.1.). Da leider die Zusammenarbeit mit dem Feld abbrach (s. Kapitel III.1.), konnte diese Phase nicht beendet werden. Dennoch können aus diesen Erfahrungen wichtige Hinweise gezogen werden. Alternativ findet der Einbezug der Ergebnisse der praktischen Erprobungsphasen durch den Einsatz des vorläufigen Konzepts durch Student_innen im Rahmen ihres Hochschulstudiums statt (Kapitel V.2.2.). Aus den praktischen Erprobungen ergeben sich Konsequenzen für die Konzeptentwicklung im Hinblick auf die Relevanz des Konzepts, die Rahmenbedingungen, die narrative Gesprächsführung, die Diagnoseerstellung und die Qualifizierung der für das Konzept notwendigen Kompetenzen und Fähigkeiten der Pflegenden. Die Ergebnisse führen zu einer Überarbeitung des Konzepts und münden in einem theoretisch entwickelten und praktisch ansatzweise erprobten Konzept der narrativen Anamnese und biographischen Diagnostik (Kapitel V.3.). In der letzten Phase der Aktionsforschung erfolgt eine theoretische Systematisierung der Ergebnisse aus der Konzeptionsphase. Zudem werden Schlussfolgerungen für Theorie und Praxis gezogen (Kapitel V.4.). Die narrative Anamnese wird abschließend theoretisch rückgebunden und es werden weiterführende Überlegungen zu den Potenzialen des Konzepts für das Handlungsfeld der Pflege (Kapitel V.4.1.), zu Implementationsaspekte und Vorschläge für die Praxis (Kapitel V.4.2.) dargelegt.

1. Konzeption und Entwicklung des vorläufigen Konzepts

Die Entwicklung der Konzeption basiert im Wesentlichen auf den praktischen und theoretischen Anforderungen, die sich aus dem Pflegeprozess, der pflegerischen Diagnostik und dem Setting der kardiologischen Rehabilitation (s. Kapitel I.) herausbilden und aus denen sich die Forderung nach einer biographieorientierten Diagnostik ergibt. Darüber hinaus finden die Anforderungen des Handlungsfeldes der Pflegewissenschaft (s. Kapitel IV.1.), die Stärkung der Nutzer_innenposition (s. Kapitel IV.2.) und insbesondere die Methoden der Biographieorientierung und der biographischen Diagnostik Eingang in die Konzeptionsentwicklung. Im Folgenden werden daher die Basismethoden des Konzepts aus den theoretischen und methodischen Grundlagen der Biographieorientierung (s. Kapitel IV.3.) zur Anwendung gebracht und das geplante Vorgehen für die Konzeptentwicklung und Modifikation dargelegt.

Das vorläufige Konzept der narrativen Anamnese basiert im Wesentlichen auf den Erhebungs- und Auswertungsmethoden der Biographieforschung und den Methoden der biographischen Diagnostik. Anhand einer offenen Gesprächsführung sollen während des Erzählens Fremd- und Selbstverstehensprozesse initiiert und eine gemeinsame, kommunikativ ausgehandelte Diagnose sowie ein einzelfallspezifischer Unterstützungsbedarf entworfen werden. An dieser Stelle finden die biographischen Methoden, als Basismethoden für die vorläufige Konzeptentwicklung, Begründung und Verwendung und das vorläufige Konzept der narrativen Anamnese und biographischen Diagnostik wie auch deren Rahmenbedingungen werden dargelegt. Der Fokus der biographischen Diagnostik liegt aufgrund der Vorteile für die Beziehungsgestaltung sowie wegen der Effekte einer konsequenten narrativen Gesprächsführung auf der narrativen Anamnese. Durch eine ausführliche Gesprächsführung können anschließende Schritte der Auswertung komprimiert werden. Darüber hinaus erweisen sich rekonstruktive Auswertungsverfahren für die Praxis als zu zeitintensiv und können daher für die Diagnostik nur in modifizierter Form angewendet werden.

Um an biographische Erzählungen zu gelangen, wird für das Konzept der *narrativen Anamnese* methodisch das narrative Interview (Schütze 1983) aus der Biographieforschung herangezogen (s. Kapitel III.2.3.1.).[77] Um eine gewisse

77 Anm. d. Verf.: Das vorläufige Konzept der narrativen Anamnese fand bereits im Rahmen der Erhebung narrativer Interviews während der Ist-Analyse der stationären kardiologischen Rehabilitation Anwendung.

Offenheit und Raum für lebensgeschichtliche Erzählungen zu lassen, aber trotzdem den Fokus der biographischen Diagnostik auf die für das pflegerische Handlungsfeld relevanten Probleme und Ressourcen zu richten, findet für die narrative Anamnese eine fokussierte Fragestellung Verwendung. Auch mit Blick auf die zeitliche Komponente in praktischen Handlungsfeldern wird für die biographische Diagnostik empfohlen, sich auf eine konkrete Lebensphase oder -situation zu konzentrieren (Rosenthal 2011, 157ff). In Anbetracht der chronischen kardialen Erkrankung und dem Fokus der Rehabilitation auf die Alltagsbewältigung sind für die narrative Anamnese externe Nachfragen zu folgenden Themenbereichen ausgearbeitet worden, welche im Anschluss theoretisch begründet werden: soziale Kontakte, Alltagsbewältigung, Selbsterkennungsprozesse bezüglich der Erkenntnis eines Zusammenhangs zwischen Lebensführung und Erkrankung und den Erwartungen hinsichtlich der Rehabilitation. Die ersten beiden Themenbereiche sollen mögliche Probleme und Unterstützungsressourcen im Alltag generieren. Hier wurde der Ansicht Hanses (2000) Rechnung getragen, dass sich Problemanalyse und Ressourcen miteinander verschränken (s. Kapitel IV.3.4.3., IV.3.5.1.). Der dritte Themenbereich fokussiert Selbsterkenntnisprozesse. Dahinter steckt die Annahme im Sinne der Dialogischen Biographiearbeit (Köttig, Rätz-Heinisch 2005, 16-20; Köttig 2007), dass die Selbstverstehensprozesse der Nutzer_innen und die damit verbundene Erweiterung innerer Autonomie Ausgangspunkt für die Veränderung der eigenen Lebensführung sein können (s. Kapitel IV.3.5.2.). Der dritte Bereich zielt auf die Erwartungen hinsichtlich der Rehabilitation ab, da diese dort nachweislich zu wenig Berücksichtigung finden (Middeke 2007; Keck 2007), alters- (Titscher 2008c) und geschlechtsspezifische (Leppin et al. 2005) Unterschiede ignoriert werden und daher viele Interventionen an der „Logik des Lebens“ (Gerhardt 1999) vorbei-operieren (s. Kapitel I.2.). Insbesondere kann mit dieser Frage auch die institutionelle Logik um die konkreten Erwartungen der Rehabilitand_innen ergänzt werden. Als Abschlussfrage findet dann eine relativ offene Frage Verwendung, wenn der Eindruck entsteht, dass wichtige Erfahrungen noch nicht angesprochen wurden oder werden konnten. Da sich diese Abschlussfrage nicht für Personen eignet, die zuvor schon ausführlich über ihr Leben erzählt haben, wurden zusätzlich Abschlussfragen hinzugezogen, welche das Leben bilanzieren bzw. evaluieren und eine Ausgewogenheit zwischen den positiven und negativen Erfahrungen zum Schutz der Erzähler_innen erhalten sollen. Die Biograph_innen können dabei durch ein Resümee ihres Lebens nochmals Schwerpunkte aufzeigen und eigene Bewertungen vornehmen (Rosenthal 2011; Küsters 2009; Glinka 2003; Schütze 1983). Die konkreten Fragestellungen sind dem Kapitel III.2.3.1. zu entnehmen.

Für die Gesprächsführung und den Beziehungsaufbau kann auf die Grundlagen des narrativen Interviews von Schütze (1984) zurückgegriffen und aus der Dialogischen Biographiearbeit eine konsequent narrative Gesprächsführung (Rätz-Heinisch, Köttig 2007; Köttig, Rosenthal, 2006), welche mit den Grundsätzen des „Aktiven Zuhörens" (Rogers 2007) kombiniert wird, übernommen werden (s. Kapitel III.2.3.1., IV.3.5.2.). Um die narrative Anamnese durchführen zu können, sollten Pflegende über ausreichende kommunikative Methodenkompetenz verfügen, die neben Gesprächstechniken und Methoden des Aktiven Zuhörens, wie etwa dem empathischen, interessierten und möglichst genauen Zuhören, auch eine Zuwendung zum anderen beinhaltet.

Der Kritik von Lotz (2000), der die *Rahmenbedingungen* der Anamnese, wie Mehrbettzimmer oder häufige Unterbrechungen, als Beeinträchtigung für die Informationssammlung bewertet und einen möglichst frühen Zeitpunkt der Anamnese einfordert, da diese einen wichtigen Beitrag zur beiderseitigen Orientierung und zum Aufbau der Pflegebeziehung leistet, wird in der Konzeption Rechnung getragen. Daher werden für die narrative Anamnese in der stationären kardiologischen Rehabilitation folgende Bedingungen als wünschenswert angesehen: Die narrative Anamnese soll zu einem möglichst frühen Zeitpunkt nach der Aufnahme in der kardiologischen Rehabilitation erfolgen. Dies könnte sich bestenfalls im Anschluss an die Aufnahme ereignen, damit von Beginn an ein Beziehungsaufbau angeregt werden kann und die pflegerischen Probleme und Ressourcen für den Rehabilitationsplan genutzt werden können. Die narrative Anamnese soll nur in Anwesenheit der betreffenden Patient_innen und Pflegenden durchgeführt werden, um eine gesprächsfördernde und vertrauensvolle Situation zu begünstigen. Dafür bieten sich die Einzelzimmer der Patient_innen in der stationären kardiologischen Rehabilitation an. Damit die Anamnese nicht durch Kolleg_innen oder andere Berufsgruppen unterbrochen wird, bedarf dies einer vorigen Absprache und Akzeptanz des Konzepts im Kollegium. Da die Praktiker_innen kaum die Möglichkeit einer tonbandgestützten Aufnahme und vor allem der Transkription der Gespräche haben, können während der Gespräche Notizen zu den inhaltlichen, situativen und kontextuellen Aspekten und Besonderheiten in der Gesprächssituation mit den Patient_innen angefertigt werden. Dafür schlägt Köttig (2007) Memos vor, die einer genauen Aufzeichnung von Handlungs- und Interaktionsabläufen oder dem Verlauf von Gesprächen dienen und festhalten, welche Themen in welcher Abfolge angesprochen und wie diese inhaltlich ausgestaltet wurden. Diese Notizen helfen wiederum, in weiteren Gesprächen den Erzählfaden aufzugreifen und gezielte Nachfragen zu stellen (s. Kapitel IV.3.5.2.). Für die narrative Anamnese wurde ein Arbeitsblatt entwickelt, welches sich an der Auswertung Rosenthals (2011) orientiert und dazu dienen soll, sowohl die objektiven biographischen Daten des Lebenslaufs als auch die Themen und Gesprächsbesonderheiten *während* des Gesprächs zu notieren sowie Notizen für den Nachfrageteil zu erfassen:

Objektive Daten (Erlebtes)	Thema (Erzähltes)	Besonderheiten	Notizen für Nachfrageteil

Abb.4: Notizen während der narrativen Pflegeanamnese

Zusätzlich kann ein Protokoll des Interviews helfen, die gesammelten Eindrücke *nach* dem Interview zu verschriftlichen. In diesem können Notizen, z.B. zum Erstkontakt, die Beschreibung der Gesprächspartner_innen, Kommunikationsstil und Gesprächsatmosphäre, Besonderheiten wie Stimmungen, Unterbrechungen oder Erzählabbrüche sowie gestische, mimische oder stimmliche Veränderungen festgehalten werden.

Rekonstruktive Auswertungsverfahren erweisen sich für die Praxis als zu zeitaufwändig und sind daher für die Konzeption in dieser Arbeit in verkürzter Form zu entwerfen. Im Rahmen einer narrativen Anamnese und *biographischen Diagnostik* in Institutionen liegt der methodische Schwerpunkt stärker auf der Gesprächsführung als auf der Auswertung von Erzählungen. Ein spezifisches Merkmal narrativer Gespräche ist, dass „Unverständlichkeit" als Textmerkmal gilt, welchem bei der Interpretation eine besondere Aufmerksamkeit zukommt und dessen Sinn zu entschlüsseln ist (Helfferich 2011, 86). Die Schwierigkeit des Fremdverstehens besteht darin, dass die Pflegenden für die Interpretation der Erzählungen und das Herausarbeiten von Interventionen aus der aktuellen Interaktion heraustreten und die Möglichkeit haben müssen, ohne Handlungsdruck über das Beobachtete und Gehörte nachzudenken, denn zuhören und interpretieren sind methodisch unterschiedliche Leistungen und schließen sich gleichzeitig aus (Rätz-Heinisch, Köttig 2007, 239-257). Es kann nicht aufmerksam zugehört werden, wenn sich die Interviewer_innen ständig fragen, was das Besagte zu bedeuten hat. Für die Auswertung bietet sich meines Erachtens der Ansatz von Schütze (1983) an, dessen besonderes Augenmerk auf der Analyse der Verlaufskurven von Prozessstrukturen des Lebenslaufs und verborgenen biographischen Handlungsschemata liegt, welche insbesondere im Bereich der pflegerischen Unterstützung und Bewältigungsstrategien bedeutende Ergebnisse aufzeigen können. Des Weiteren kann der Ansatz von Hanses (2003) aufgrund seines ressourcenorientierten Fokus und des Einbezugs der institutionellen Bedingungen wichtige Perspektiven für eine biographische Pflegediagnostik aufzeigen.

Die Perspektiven der biographischen Verlaufskurven, des Ressourcenansatzes, der Kernstellen und der Fokus auf die institutionellen Bedingungen sollen als Hintergrundfolie für die Auswertung dienen. Für das methodische Vorgehen wird der Ansatz von Rosenthal und in Ergänzung die Dialogische Biographiearbeit verwendet. Rosenthals Auswertung (2011) zielt auf die vielfältigen Zusammenhänge zwischen erzählter und erlebter Lebensgeschichte ab. Ziel der Rekonstruktion ist es, die Bedeutung des in der Vergangenheit erlebten Faktischen in der aktuellen Selbstrepräsentation zu erfassen. Eine vorerst getrennte Auswertung der beiden Ebenen kann dazu beitragen, die objektiven Bedingungen und Bewältigungsstrategien im institutionellen Feld und ihren Einfluss auf das biographisch Bedeutsame aufzudecken (s. Kapitel III.2.3.2.). Die Dialogische Biographiearbeit wird für die Auswertung wegen des weiteren Verlaufs des Hilfeprozesses, im Hinblick auf die Interaktion und Beobachtung, in der Orientierung auf das Praxisfeld herangezogen (Köttig, Rätz-Heinisch 2005, 16-20).

Bei der Auswertung der erfassten Daten bietet es sich in Anlehnung an die Auswertung von Rosenthal und die Dialogische Biographiearbeit an, zum einen eine Chronologie der objektiven Daten des Lebens- und Krankheitsverlaufs zu erstellen und zum anderen die sequenzielle Abfolge der im Gespräch angesprochen Themen zu notieren. Im nächsten Schritt müssen die festgehaltenen Notizen interpretiert und Interventionen abgeleitet werden. Die gewonnenen Daten und Themen lassen verschiedene Möglichkeiten des Verstehens und Erklärens zu, d.h., anhand der Ereignisse oder des Verhaltens im Gespräch werden verschiedene Hypothesen zu Bedeutungen entwickelt (Köttig, Rosenthal 2006, 189-221). Für die Analyse der objektiven Daten in der Chronologie des Lebens kann eine sog. Lebensereignisskala (Kollak 2004, 12-14) hilfreich sein. Objektive Daten können z.B. eine Geburt, Anzahl der Geschwister, Ausbildungsdaten, Familiengründung und -konstellation, Wohnortwechsel, Krankheitsereignisse und gesellschaftliche Rahmenbedingungen sein.

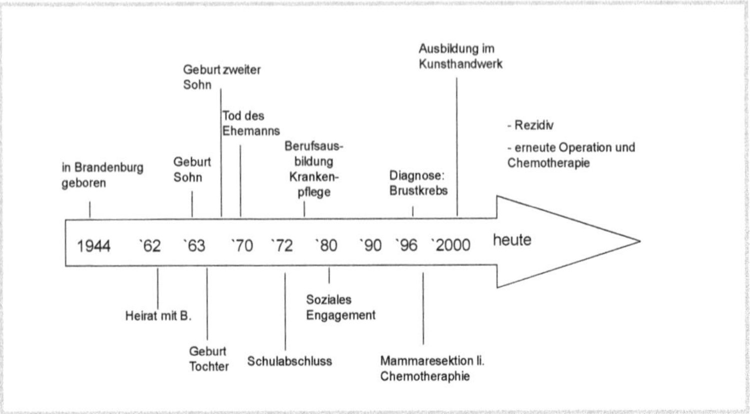

Abb. 5: Beispiel zur Analyse der Lebenslaufdaten (Richter 2011b, 180)

In diesem ersten Analyseschritt geht es darum, den Kontext für ein Ereignis anhand von Leitfragen zu rekonstruieren. Unter Einbezug anderer objektiver Quellen, wie der Krankengeschichte der Patient_innen, der Untersuchungsergebnisse, Gesprächen mit den Angehörigen und historische und gesellschaftspolitische Daten, können unterschiedliche Ideen zur Entwicklungsgeschichte der Patient_innen formuliert werden (Rosenthal 2011, 188ff).

Für die Analyse der in der Erzählung angesprochenen und notierten Themen können ebenfalls Leitfragen anhand der Ansätze von Rosenthal (2011) und Köttig, Rätz-Heinisch (2005) helfen, Hypothesen zu deren Bedeutung zu generieren.

Die aus der Analyse der Themen gewonnenen Hypothesen werden im Anschluss an die objektiven Daten rückgebunden. Aus dieser Synthese wird die Bedeutung für die Biograph_innen ermittelt und es werden pflegerische Probleme und Ressourcen abgeleitet. Ausgehend von den biographischen Daten werden die dazu passenden Gesprächsinhalte betrachtet. Die aus den beiden vorherigen Schritten gewonnenen Hypothesen können somit falsifiziert oder verifiziert sowie ggf. neue Lesarten gewonnen werden. Für die Überprüfung und den Vergleich der unterschiedlichen Hypothesen können weitere Fragen herangezogen werden, um pflegerischer Probleme und Ressourcen zu rekonstruieren. Die konkreten Leitfragen sind dem Kapitel III.2.3.2. zu entnehmen.

Der Forderung Hanses (2000), möglichst rekonstruktive diagnostische Verfahren in einem Gruppenprozess zu bearbeiten, um professionelle Kreativität freizusetzen, kann im Rahmen von Fallbesprechungen und/oder gemeinsamen

Auswertungen in der Rehabilitation umgesetzt werden. Hierbei können die Gruppeninterpretationen helfen, möglichst viele und unterschiedliche Lesarten und Hypothesen zu gewinnen. Bei allen Hypothesen ist es notwendig, nicht nur eine Idee der Erklärung zu formulieren, sondern möglichst mehrere, um sich nicht vorschnell auf eine Erklärung festzulegen. Eine denkbare Gegenfrage für gewonnene Hypothesen kann in Bezug auf die Dialogische Biographiearbeit lauten: *„Könnte es nicht auch anders gewesen sein?"* Vor allem beim Erstellen der Hypothesen ist ein kreatives Vorstellungsvermögen notwendig, um eine breite Palette an Erklärungsmöglichkeiten zu finden. Auch die abwegigsten Theorien können gesammelt werden, da sich diese in den nächsten Erzählabschnitten bestätigen müssen, um nicht als Erklärungsmöglichkeit verworfen zu werden.

Auf der Basis der erfolgten Interpretationen lassen sich dann in der Interaktion gemeinsam mit den Patient_innen pflegerische Interventionen ableiten. In Anlehnung an die Dialogische Biographiearbeit können Patient_innen gefragt werden, was ihnen in Bezug auf ihre Lebensgeschichte selbst durch den Kopf geht, da viele Menschen implizit wissen, welche Interventionen hilfreich sein könnten (Köttig, Rätz-Heinisch 2005, 16-20). Eine Überprüfung der gefundenen Hypothesen kann durch die Evaluation der Interventionen und durch weitere Gespräche mit den zu Pflegenden erfolgen. In diesem Prozess gelangen die Professionellen zunehmend zu Erkenntnissen darüber, welche Problemlagen und Ressourcen die Patient_innen entwickelt haben und welche Form der Unterstützung angenommen werden könnte (Köttig, Rosenthal 2006, 189-221).

Schon im Kapitel I.1. wurde deutlich, dass die Durchführung einer Pflegediagnose eines Lernprozesses bedarf und neben den zeitlichen Ressourcen auch intellektuelle, zwischenmenschliche und kommunikative Anforderungen vorausgesetzt werden (Abderhalden 2000). Eine narrative Gesprächsführung in der Praxis zielt auf weitreichende kommunikative Fähigkeiten und empathisches Einfühlungsvermögen ab. Daher ist es unumgänglich, narrative Gespräche zunächst zu erlernen und sich die dafür erforderlichen Kompetenzen anzueignen. Gleiches gilt auch bei der Interpretation der Gespräche, für die vor allem hermeneu-tische Fähigkeiten benötigt werden. Die Interpretation soll letztendlich in ein individuelles Fallverstehen münden. Daher wird als Voraussetzung für die Umsetzung der narrativen Anamnese und biographischen Diagnostik eine Schulung der entsprechenden Kompetenzen gefordert. Auf diese Anforderung wird im Kapitel V.2.2. noch näher eingegangen.

Vorerst soll im Kapitel V.2. das geplante Vorgehen der Konzepterprobung und Modifikation dargelegt und dann auf die Erprobung des Konzepts in den verschiedenen Praxisanwendungen eingegangen werden.

2. Erkenntnisse aus den Erprobungsphasen des Konzepts

Die vorläufige Konzeption der narrativen Anamnese und biographischen Diagnostik beruht im Wesentlichen auf den theoretischen Grundlagen und den praktischen Erprobungen anderer Berufsfelder. Für das pflegerische Handlungsfeld steht eine Praxiserprobung bis jetzt aus und somit liegen noch keine Erfahrungen mit der narrativen Gesprächsführung und der Auswertung im Rahmen der Diagnostik vor. Die Erprobung ist insbesondere im Rahmen der Aktionsforschung ein wesentlicher Schritt, denn zentraler Ausgangspunkt dieses Vorgehens ist der Theorie-Praxis-Transfer. Denn was nützt es, wenn zwar zentrale Probleme der Praxis aufgegriffen, aber die Verbesserungsvorschläge aufgrund der praktischen Gegebenheiten nicht umgesetzt werden können. Die vorliegende Arbeit kann eine Implementierung mit anschließender Auswertung innerhalb des Dissertationsprojekts nicht leisten, dennoch soll eine praktische Erprobung das bestehende Konzept ergänzend korrigieren.

Das geplante Vorgehen der Konzepterprobung gliedert sich in drei Bereiche: den empirischen Ergebnissen aus der Feldphase, der geplanten praktische Erprobungsphase in der stationären kardiologischen Rehabilitation und den studentischen Erprobungen im Rahmen eines Hochschulseminars. Ursprünglich waren nur die ersten beiden Erprobungsphasen angedacht:

Innerhalb der Felderkundung ist das vorläufige Konzept zur Anwendung gekommen, und erste Ergebnisse aus dieser Erprobung, aber auch aus den teilnehmenden Beobachtungen des Felds, brachten wertvolle Hinweise für die Modifikation des Konzepts. Die empirischen Ergebnisse der Feldphase wurden bereits in Kapitel III.2. detailliert dargestellt und ergaben sich aus den teilnehmenden Beobachtungen und narrativen Interviews im Rahmen der Ist-Analyse der stationären kardiologischen Rehabilitation. Aus diesen zeigen sich überwiegend Anhaltspunkte für die Rahmenbedingungen und die Gesprächsführung, da für die Auswertung der Interviews in der Feldphase nicht auf eine verkürzte Auswertung zurückgegriffen wurde. Anzumerken ist dabei, dass die Auswahl der kardiologischen Rehabilitation exemplarisch für die Generierung der narrativen Anamnese und biographischen Diagnostik erfolgte. Somit ist das Konzept an die Rahmenbedingungen und die Patient_innen der kardiologischen Rehabilitation zugeschnitten und muss für die Anwendung in einem anderen Setting angepasst werden.

Für die zweite Erprobungsphase war geplant, dass einige Pflegende der kardiologischen Rehabilitation in einer Schulung die Methoden der narrativen Anamnese und biographischen Diagnostik erlernen und in einer Phase der

Zusammenarbeit das Konzept über einige Monate in mehreren Probedurchläufen im Stationsablauf der kardiologischen Rehabilitation praktisch erproben. Im Anschluss sollten in Arbeitsgruppentreffen die Effekte und Schwierigkeiten bei der Erprobung kontinuierlich analysiert und reflektiert werden und in die weitere Konzeptionsentwicklung mit einfließen. Da sich die Kooperationspartner_innen des Felds leider nach der Schulung aus der Mitarbeit zurückzogen, konnte dieses Vorgehen nicht verwirklicht werden. Trotzdem können aus dem Rückzug und der Schulung wertvolle Erkenntnisse für die Modifikation gezogen werden (Kapitel V.2.1.). Um weitere Erkenntnisse hinsichtlich der praktischen Umsetzung des Konzepts sammeln zu können, wurden daher alternativ studentische Erprobungen innerhalb von vier Hochschulseminaren genutzt (Kapitel V.2.2.).

Die empirischen Ergebnisse der unterschiedlichen Bereiche werden jeweils im Hinblick auf die generelle Bedeutung der narrativen Anamnese und biographischen Diagnostik, der Rahmenbedingungen der Durchführung, der Gesprächsführung, der Auswertung und der Qualifizierungsangebote analysiert. Auf Basis dieser Kriterien wird das Konzept im Anschluss überarbeitet.

Der Fokus des Kapitels V.2. liegt auf der deskriptiven Darstellung der verschiedenen Ergebnisse der praktischen Erprobungen. Die Konsequenzen der praktischen Erprobung und die Darstellung der Relevanz des Konzepts werden im darauf folgenden Kapitel erörtert und fließen in das abschließende Konzept mit ein (Kapitel V.3.)

2.1. Geplante praktische Erprobungsphase im Feld der stationären kardiologischen Rehabilitation

Für die Phase des zweiten Schritts der Aktionsforschung, dem Planen, Handeln, Beobachten und Reflektieren, sollte die Pflegepraxis in die Konzeptplanung einbezogen werden. Nach der Entwicklung der vorläufigen narrativen Anamnese und biographischen Diagnostik und den Ergebnissen aus der Feldphase sollte eine Zusammenarbeit mit den Pflegenden des Settings angeschlossen werden. Ca. zweieinhalb Monate nach der Feldphase trat die Forscherin schriftlich mit der Einrichtung in Kontakt und bedankte sich erneut für die Kooperation während der Feldphase und übermittelte einige vorläufige Ergebnisse im Hinblick auf die teilnehmende Beobachtung wie auch die Globalhypothesen der narrativen Interviews. Das zuvor telefonisch besprochene weitere Vorgehen wurde schriftlich dargelegt, zeitliche und inhaltliche Vorschläge für die Schulung unterbreitet und ein Telefonat zur Terminabsprache angekündigt. Mit diesem Vorgehen sollte der Informationsfluss aufrechterhalten, Transparenz gezeigt und die

Wertschätzung der Mitarbeit übermittelt werden. Nach ca. vier Wochen vereinbarte die Forscherin in einem Telefonat die Termine für die zwei von der Pflegedienstleitung genehmigten Schulungstage für die Mitarbeiter_innen, welche für das Frühjahr 2009 geplant waren. Es sollten drei Pflegende geschult werden und an der anschließenden Probephase teilnehmen. Als Anreiz sollte die Teilnahme an der Schulung und Probephase mit insgesamt 40 Fortbildungspunkten im Rahmen der freiwilligen Registrierung vom Deutschen Pflegerat[78] honoriert werden.

Die Schulung sollte im Wesentlichen darauf beruhen, die narrative Gesprächsführung und die modifizierte Auswertung zu erlernen, um ein Gespür für rekonstruktive Verfahren zu entwickeln. In der anschließenden Phase der Erprobung sollte die narrative Anamnese im Stationsablauf der stationären kardiologischen Rehabilitation praktisch erprobt, analysiert und reflektiert werden und die Ergebnisse im Anschluss an die weitere Konzeptentwicklung einfließen. Das Vorhaben konnte allerdings nur ansatzweise umgesetzt werden, da die Pflegenden der kardiologischen Station ihre Mitarbeit an dem Projekt aufkündigten.

In den weiteren Kapiteln erfolgt die Darstellung der fachdidaktischen Begründung des geplanten Vorgehens (Kapitel V.2.1.1.) und die Erläuterung der durchgeführten Schulung (Kapitel V.2.1.2.). Abschließend wird der Rückzug der Mitarbeiter_innen geschildert und die Erkenntnisse für die Konzeptionsentwicklung aus diesem Schritt dargelegt (Kapitel V.2.1.3.).

2.1.1. Fachdidaktische Begründung und geplantes Vorgehen

Wie bereits thematisiert, werden für die narrative Gesprächsführung und biographische Diagnostik umfassende Kompetenzen benötigt, die selten in der Ausbildung oder durch die Berufserfahrung abgedeckt werden. Für die Schulung der Pflegenden der Rehabilitation soll insbesondere auch die Förderung einer Verständigungsorientierung (s. Kapitel IV.2.5.) zwischen Pflegenden und zu Pflegenden wie auch individuelles Fallverstehen (s. Kapitel IV.1.2.2.) gefördert

78 Anm. d. Verf.: Die Registrierung vom Deutschen Pflegerat e.V. gibt Gesundheits-, (Kinder-)Krankenpfleger_innen und Altenpfleger_innen die Möglichkeit, sich freiwillig bei einer unabhängigen Registrierungsstelle der Berufsverbände zentral erfassen zu lassen. Damit können zu der Anzahl der in der Berufsgruppe Tätigen, deren Einsatzorte und Qualifikation, auch Fortbildungen erfasst und gefördert werden (Deutscher Pflegerat o.J.).

werden. Als Voraussetzung für die Planung der Schulung wurde die Interaktionistische Didaktik in Bezug auf das Vorgehen und als Begründungsrahmen für die Auswahl von Zielen und Inhalten genutzt. Ausgehend von dieser Rahmung sind fallrekonstruktive Verfahren und insbesondere das biographische Lernen für die Schulung herangezogen worden.

Inhaltlich können mit Hilfe der *Interaktionistischen Pflegedidaktik* fachdidaktische Kategorien für die Pflegebildung zur Verfügung gestellt werden, anhand derer pflegedidaktische Entscheidungen zu treffen sind. Die Pflegedidaktik basiert mit ihren Zieldimensionen auf bildungstheoretischen und bildungsdidaktischen Ansätzen, zusätzlich u.a. auf der kritischen Gesellschaftstheorie von Habermas (1988) und den pflegetheoretischen Ansätzen von Friesacher (2008), der den Habermasschen Ansatz durch die anerkennungstheoretische Position von Honneth (1992) erweiterte. Ausgehend von diesen Grundannahmen entwickelte Darmann-Finck eine heuristische Matrix, mit der Bildungsziele und -inhalte identifiziert, ausgewählt, begründet und evaluiert werden können. Die didaktische Heuristik verknüpft die drei Zieldimensionen der Pflegebildung: das *technische Erkenntnisinteresse*, welches für den Lernort Schule wissenschaftsbasierte Erklärungen und instrumentelle Lösungen pflegerischer und gesundheitsbezogener Problemlagen und für den Lernort Pflegepraxis regelgeleitetes Handeln einbezieht. Das *praktische Erkenntnisinteresse* beinhaltet für den Lernort Schule das Verstehen von und Verständigung in Pflegesituationen und für den Lernort Pflegepraxis die reflexive Könnerschaft. Das *emanzipatorische Erkenntnissinteresse* hebt letztendlich für den Lernort Schule auf eine kritische Reflexion der paradoxen und restriktiven gesellschaftlichen Strukturen der Pflege und für den Lernort Pflegepraxis auf verantwortliches Handeln ab. Anhand der Zieldimensionen lassen sich das theoretische und praktische Wissen ermitteln, welches Auszubildende anhand beruflicher Schlüsselprobleme oder Themen erlernen können. Um zu den unterschiedlichen Erkenntnisebenen auch einen Perspektivenwechsel zu erhalten, verknüpft Darmann-Finck die Zieldimensionen der Heuristik mit den an der Pflegesituation beteiligten Personen, wie Pflegende, Auszubildende, Mediziner_innen, Patient_innen und Angehörige, der Institution des Gesundheitswesens und dem pflegerischen Handeln. Aus dieser Verschränkung der Zieldimensionen und Perspektiven können berufliche Situation und Aufgabenstellungen analysiert werden. Beispielsweise lässt sich für die Zieldimension des technischen Erkenntnisinteresses für die Perspektive des pflegerischen Handelns das Erklären und Ableiten von instrumentellen Lösungen im Hinblick auf die Unterstützung der Patient_innen in ihrer Selbstpflege als Aufgabe herausstellen. Für die Dimension des praktischen Erkenntnisinteresses kann z.B. für die Perspektive der Pflegenden das Verstehen und Verständigung über die eigenen biographisch geprägten Interessen, Gefühle, Motive und Werte der Pflegenden herausarbeitet werden. Und für die Zieldimension des emanzipatorischen Erkenntnisinteresses kann beispielsweise für die Institution das Aufdecken von gesellschaftlichen und/oder institutionellen Widersprüchen als Aufgabe fungieren (Darmann-Finck 2010, 169-178).

Das pflegedidaktische Modell der Interaktionistischen Didaktik von Darmann-Finck kann sowohl als Orientierung bei der Konzeption und Reflexion der schulischen als auch m.E. der betrieblichen Bildung genutzt werden und sich damit auf die Pflegepraxis wie auch den Lernort Schule beziehen. Die Aufgaben der beiden Lernorte können im Sinne Neuwegs Rezeption der Theorie des impliziten Wissens von Polanyi als Anleitung zur praktischen Handlungsfähigkeit verstanden werden (Neuweg 2000a, b). Diese Fähigkeit dient dazu, unter Handlungsdruck in komplexen und einzigartigen Pflegesituationen, trotz Ungewissheit, schnell und situationsangemessen zu handeln und die eigenen Handlungsentscheidungen retrospektiv zu begründen, kritisch zu reflektieren und ggf. auch zu revidieren. Dafür braucht es nach Schön (1983) ein Wechselspiel von der Reflexion *in* der Handlung, welche implizit erfolgt und eine Reflexion *über* die Handlung, welche explizit außerhalb des Handlungsprozesses, also retrospektiv oder in kurzen Handlungspausen, vonstattengeht. Dem Lernort Schule obliegt es in erster Linie, mit den Lernenden eine Reflexion *über* die Handlung einzuüben und darüber auch die Fähigkeit zur Reflexion *in* der Handlung anzubahnen. Da das analytische Vorgehen nur dann sinnvoll ist, wenn ein Bezug zur beruflichen Situation sowie zur Gesamthandlung erfolgt, orientiert sich der Lernprozess an dem Dreischritt des „Handelns“, der „Reflexion“ und des „erneuten Handelns“. An diesem Vorgehen, welches auch Parallelen zur Aktionsforschung aufweist, wurde sich auch innerhalb der Erprobungsphase strukturell orientiert.

Eine geeignete Methode, um die Fähigkeit zum Fallverstehen anzubahnen, besteht im *fallrekonstruktiven Lernen*. Im Zuge des lernfeldorientierten Unterrichts werden in der Pflegebildung in den letzten Jahren vermehrt fallbezogene Methoden eingesetzt. Meist sind dafür „Papierfälle“ verwendet worden, anhand derer sich die Lernenden Entscheidungs- und Handlungsalternativen in erster Linie auf Basis von Regelwissen aneignen, wie beispielsweise beim problemorientierten Lernen. Demgegenüber bringt die Reflexion von Realfällen in Form einer induktiven, rekonstruktiven Fallreflexion eine Entdeckung „des Neuen und Fremden in einem Fall“ (Kraimer 2000 in Darmann-Finck 2009) mit sich. Hierfür kann sich der methodisch kontrollierten Vorgehensweise der rekonstruktiven Sozialforschung bedient werden, da diese nicht vorab selektiert oder reduziert, wie es bei subsumierenden Verfahren der Fall ist. Für das Berufsfeld der Pflege würde das bedeuten, dass für das fallbezogene Lernen, unter Anwendung der Methoden der Sozialforschung, authentische Daten aus der Pflegepraxis, wie

Interviews mit zu Pflegenden, systematisch erhoben und ausgewertet werden (Darmann-Finck 2009, 11-36).

Aufbauend darauf, hat Darmann-Finck (2011) das *biographische Lernen* für die Pflegepraxis auf Basis der didaktischen Heuristik begründet. Dieses basiert auf zweierlei Schwerpunkten. Erstens dem biographischen Lernen als (Wieder-)Aneignung eigener biographischer Erfahrungen, deren Deutung und Reflexion oder Initiierung als Form von Selbstverstehen, Identitätsbildung und eines Bewusstseins von der Konstruktion der eigenen Biographie vollzogen wird. Bei dem zweiten Schwerpunkt handelt es sich um die Deutung und Rekonstruktion der biographischen Erfahrung der zu Pflegenden, bei der Fremdverstehen und Empathie im Mittelpunkt stehen. Anhand ihrer Heuristik ist die Untersuchung der Biographie der zu Pflegenden mit dem Ziel des Fremdverstehens in der Perspektive „Patient_in und Angehörige" aufgehoben. Für diese Perspektive steht das Verstehen des Einzelfalls einer/eines Patient_in in ihrer/seiner Einzigartigkeit und die auf Anerkennung beruhende Beziehung im Vordergrund. Da es sich bei dem biographischen Lernen im Wesentlichen um Verstehen und Reflexion des Verstandenen handelt, sind die Zieldimensionen des praktischen und emanzipatorischen Erkenntnisinteresses angesprochen. Konzepte, wie die Dialogische Biographiearbeit oder die biographische Diagnostik, sind daher dem pflegerischen Handeln und technischem bzw. praktischem Erkenntnisinteresse zuzuordnen (Darmann-Finck 2011, 67-75). Um der Perspektive der Patient_innen zu entsprechen, ist es erforderlich, den Fall in der Sprache des Falls, welcher darüber hinaus auch gesellschaftlichen Werten und Normen unterliegt, zu verstehen. Durch das biographieorientierte Lernen können sich Auszubildende hinsichtlich des Fremdverstehens Methoden aneignen, anhand derer sie die Patient_innen die Sprache des Falls erkunden und sich methodisch orientiert ein Urteil bilden. Durch die damit verbundene Perspektivenübernahme können Empathie und eine Haltung der Anerkennung der Patient_innen für ihre Lebensgeschichte gefördert werden. Für die Pflegenden stellt pflegerisches Handeln vor allem in Bezug auf den Unterstützungsbedarf angesichts der Tatsache eine Herausforderung dar, dass Pflegende nicht nur im gesellschaftlichen Auftrag, sondern als Personen mit ihren eigenen biographischen Bezügen in Pflegesituationen einbezogen sind, die das Fallverstehen durch eigene biographische Erfahrungen in Form von mehr oder minder unbewussten Deutungs- und Handlungsmustern prägen (Darmann-Finck 2010, 70). Daher ist die Auseinandersetzung der Pflegenden mit ihrer Biographie als Voraussetzung für das Fremdverstehen anzusehen. Fallverstehen lässt sich nach Darmann-Finck mit dem biographieorientierten und erfahrungsbezogenen Lernen fördern. Beim biographieorientierten Lernen, im Sinne der Förderung des Fremdverstehens, werden Methoden aus der Biographieforschung aufgegriffen. So schlägt Darmann-Finck vor, dass

Auszubildende selber narrative Interviews mit zu Pflegenden durchführen und diese im Anschluss mit vereinfachten Methoden der Biographieforschung auswerten. Die Auszubildenden würden dabei Methoden der narrativen Interviewführung erlernen, welche auch bei der alltäglichen Pflegekommunikation von Nutzen sind. Ergänzend können bereits bestehende Interviewtranskripte, Tagebuchaufzeichnungen oder Autobiographien ausgewertet werden. Die Vorteile des biographischen Lernens liegen darin, dass zusätzlich zu einem kognitiven Fremdverstehen auch eine gemeinsam geteilte Perspektive geschaffen wird. Des Weiteren können die biographischen Erfahrungen als eine Kontrastierungsfolie genutzt werden, z.B. dadurch, dass die bevorzugte Krankheitsbewältigung der Patient_innen hypothetisch mit anderen Bewältigungsmöglichkeiten verglichen werden kann.

Eine Kritik des biographischen Zugangs für das biographische Lernen ergibt sich aus der Fokussierung auf verbalsprachliche Methoden. Da Pflegende und Patient_innen überwiegend auf der leiblichen Ebene in Interaktion treten, scheint verbale Kommunikation vor allem für Patient_innen, die eine kognitive Leistung des narrativen Erzählens nicht vollbringen können, zu begrenzt. Daher sollten, wie es auch Böhnke (2010) fordert, hinsichtlich des Fremdverstehens zusätzlich Methoden aufgegriffen werden, welche das leibliche Gespür entwickeln. Darüber hinaus können erfahrungsbezogene Methoden herangezogen werden, die anhand von Symbolisierungsformen unbewusste oder halbbewusste Inhalte aufzudecken vermögen (Darmann-Finck 2011, 75-79).

Die Interaktionistische Fachdidaktik wurde als Hintergrundfolie für die *Planung der Schulung* verwendet und auch für fallrekonstruktive Verfahren und biographisches Lernen herangezogen. Die Schulung stellte allerdings nur einen Teil der praktischen Erprobungsphase in der stationären kardiologischen Rehabilitation dar. Nach der Durchführung der zweitägigen Schulung sollte von April bis Juli eine Erprobungs- und Überarbeitungsphase stattfinden. Diese hatte das Ziel, die narrative Anamnese und biographische Diagnostik praktisch zu erproben und zur Überprüfung ihrer Praxistauglichkeit und Effizienz mit den geschulten Pflegenden im Stationsablauf mehrere Probeläufe durchzuführen. Für die Probephase fand eine Orientierung an dem Artikulationsschema der drei Phasen des biographischen Lernens statt (s. Kapitel IV.3.6.1.). Dieses formuliert für die erste Phase die Ziele des Verstehens und Nachvollziehens der eigenen Erfahrungen, hier bezogen auf die Erfahrungen während der Durchführung der narrativen Anamnese und biographischen Diagnostik. Die zweite Phase beinhaltet analytisches Verstehen durch Reflexion und Herausarbeiten des Typischen und Untypischen in der Anwendung des Konzepts und in der dritten Phase sollen Veränderungsmöglichkeiten und Handlungsperspektiven entwickelt werden.

Die Planung sah vor, den ersten Probedurchlauf, abhängig vom Arbeitspensum, über vier Wochen ablaufen zu lassen. In dieser Zeit sollte mindestens eine narrative Anamnese pro Woche erprobt werden. Ziel war es dabei erst einmal, dass sich die Pflegenden auf die Gesprächsführung konzentrieren und noch keine Auswertung vornehmen. Der erste Durchlauf sollte primär zur ersten Sensibilisierung dienen. Nach diesem sollte mit den geschulten Pflegenden und der Forscherin dann Ende April das erste Arbeitsgruppentreffen stattfinden, bei dem dann eine Rückmeldung erfolgen sollte und eine Sammlung der Ergebnisse mit Anpassung der narrativen Anamnese geplant war. Im zweiten Probedurchlauf sollte wieder über vier Wochen hinweg mindestens eine narrative Anamnese pro Woche durchgeführt werden. Diesmal war der klare Arbeitsauftrag, die zur Verfügung gestellten Arbeitsblätter zu verwenden und zusätzlich die Anamnese auszuwerten. Auch danach sollte wieder ein Arbeitsgruppentreffen zur Rückmeldung stattfinden und die narrative Anamnese und biographische Diagnostik an die Ergebnisse angepasst werden. Im dritten Probelauf bestand der Auftrag darin, zusätzlich über vier Wochen mindestens eins der Gespräche digital aufzuzeichnen, um dieses dann in der Arbeitsgruppe zu reflektieren und das Konzept wiederum einer Anpassung zu unterziehen. Im Anschluss daran sollte ein letzter Probedurchlauf die narrative Anamnese und biographische Diagnostik erproben, um für das letzte und vierte Arbeitsgruppentreffen eine abschließende Rückmeldung zu erhalten und weitere Modifikationen vorzunehmen. Für den Arbeitsaufwand der Pflegenden, die Erprobung wie auch die Arbeitsgruppentreffen waren 20 Fortbildungspunkte angedacht. Im Anschluss daran hätten Expert_inneninterviews (Meuser, Nagel 2005) mit den beteiligten Pflegenden erhoben werden können. Ein Schwerpunkt der Befragung sollte sich auf die Effekte und Schwierigkeiten im Hinblick auf die Anwendung der Anamnese beziehen, ein weiterer Fokus auf dem Erkenntnisgewinn durch die Auseinandersetzung mit der individuellen Perspektive der Patient_innen liegen. Für die Interviews und ein abschließendes Endgespräch sollten acht Fortbildungspunkte vergeben werden, sodass insgesamt 40 Fortbildungspunkte zusammen mit der Schulung vorgesehen waren.

2.1.2. Planung und Durchführung der Schulung der Pflegenden

Da eine narrative Gesprächsführung und biographische Auswertung in der Praxis auf weitreichende Kompetenzen und empathisches Einfühlungsvermögen abzielt, ist es unumgänglich, diese zunächst zu erproben. In Anlehnung an das allgemeinpädagogische Vorgehen bei der Unterrichtsvorbereitung fand die Durchführung und Planung der Schulung vor dem Hintergrund der Interaktionistischen Didaktik statt. Die Darstellung soll den Einbezug pädagogischer und fachdidaktischer Grundlagen andeuten, aber nicht im Detail abbilden. Als Grobstruktur der Vorbereitung diente das Raster der schüler_innenorientierten Unterrichtsvorbereitung (Meyer 1993, 227ff), welches drei Schritte vorsieht: die Bedingungsanalyse, die didaktische Strukturierung und die Auswertung.

Als *Bedingungsanalyse* können für die Schulung die in den Kapiteln I., III. und IV. dargelegten theoretischen und empirischen Bezüge zugrunde gelegt werden. Insbesondere die Ist-Analyse des Settings bietet für die Bedingungsanalyse Erkenntnisse z.B. zur Einrichtung und den Rahmenbedingungen. Die Lerngruppe bestand aus Pflegenden der im Vorfeld untersuchten stationären kardiologischen Rehabilitationsabteilung. War ursprünglich geplant, drei Pflegende zu schulen, konnten aufgrund eines krankheitsbedingten personellen Engpasses nur noch zwei Pflegende an der Schulung teilnehmen. Beide Pflegende waren der Dozentin im Vorfeld bekannt. Sie verfügten bereits über berufliche bzw. private Vorerfahrungen mit unterschiedlichen Gesprächstechniken, allerdings nicht in Bezug auf biographisches Lernen oder den Methoden der rekonstruktiven Sozialforschung. Sie meldeten sich freiwillig für die Schulung und die geplante Praxiserprobung und wurden für die zwei Tage vom Stationsgeschehen freigestellt. Obwohl der Pflegedienstleitung der Termin der Schulung bekannt war und sie organisatorisch daran beteiligt war, konnte der von ihr geplante Raum aufgrund einer Doppelbelegung nicht genutzt werden, sodass die Schulung letztendlich in einem ungenutzten Patient_innenzimmer stattfand. Alle Materialien für die Schulung wurden von der Dozentin mitgebracht, lediglich auf einen Beamer konnte zurückgegriffen werden.

Die Dozentin ist selbst in der Durchführung narrativer Gesprächsführung und biographischer Auswertung nach Rosenthal durch das Quatext geschult worden und hat zu dem damaligen Zeitpunkt eine Lehrveranstaltung an einer Universität und zwei Workshops zu diesem Thema angeboten.

Für die *Fachanalyse* innerhalb der *didaktischen Strukturierung* kann das für die pflegewissenschaftliche Perspektive benötigte Wissen und die biographischen Methoden aus den Kapiteln IV.1., IV.3. entnommen werden. Die Inhalte der Schulung stellten die Methoden der narrativen Gesprächsführung in ihrer ausgearbeiteten Form der narrativen Anamnese und biographischen Diagnostik dar. Mit einem Konzept für narrative Gesprächs- und Interviewführung, basierend auf dem Ansatz von Rosenthal, bietet das Quatext Seminare an, welche die folgenden Vorschläge inspiriert haben. In Anlehnung an Helfferich (2011) sollten zudem folgende Kompetenzen gefördert werden: die *technische Kompetenz*, wie die Absprachen mit Interviewpartner_innen und die Rahmung und Eröffnung des Interviews; die *interaktive Kompetenz* mit Steuerung und Aufmerksamkeit, wie z.B. das Einführen der Rollen, die Klärung der Erwartungen, eine Fremdheitsannahme, das aktive Zuhören, die Beziehungsgestaltung, das Verstehen von nonverbalen Signalen, das Aushalten von Pausen und die Wahrnehmung eigener Reaktionen; das *kommunikationstheoretische Wissen*, beispielsweise das Wissen über Erzählstrategien, die Fähigkeit zum Aushandeln der Rolle, zum Herstellen einer Machtbalance und angemessenes Verhalten in schwierigen Interviewsituationen; und der *Umgang mit Vorwissen*, wie das Zurückstellen des eigenen Vorwissens, eine hohe Vertrautheit mit der Ausgangsfragestellung, der Umgang mit eigenen Erwartungen und der Fähigkeit, Unverständliches stehenzulassen (Helfferich 2011, 54).

Für die *didaktischen Entscheidungen und Begründungen* wurde davon ausgegangen, dass zwei Schulungstage, welche von der Station als Maximum vorgegeben wurden, mit sechs Doppelstunden á 90 Minuten zur Verfügung stehen. Als konzeptuelle didaktische Grundlage diente das biographische Lernen. Die Auswahl der Schulungsinhalte orientierte sich an den Fragen der didaktischen Reduktion von Arnold (1990), d.h., aufgrund einer Analyse der Sachstruktur wird die Komplexität des Inhalts der Schulung bestimmt. Dafür wurden die für das Verständnis notwendigen zentralen Strukturbestandteile des Schulungsgegenstands herauskristallisiert. Im Hinblick auf die Adressant_innen wurde der Inhalt auf Verständlichkeit geprüft und erörtert, durch welche Beispiele, Analogien, Erläuterungen und Veranschaulichungen die Verständlichkeit erhöht werden kann. Darüber hinaus wurde darauf geachtet, die Komplexität durch Exemplarizität zu reduzieren und sich nur auf die Bestandteile zu beschränken, die für den Gültigkeitsumfang und das Verständnis elementar sind.

Die *didaktische Legitimation* fand anhand von Klafki (1993) statt. Diese dient zur Prüfung, ob die Thematik und die konstituierenden allgemeinen Ziele didaktisch begründbar sind. Hier ist als erstes die Gegenwartsbedeutung, also die aktuellen Erfahrungen und praktizierte Bedeutung des Schulungsgegenstands, zu nennen. Darüber hinaus muss auch die vermutete zukünftige Bedeutung des Gegenstands für die Teilnehmer_innen deutlich werden. Die exemplarische Bedeutung begründet die allgemeinen Zusammenhänge, Gesetzmäßigkeiten, Strukturen, Widersprüche, die sich anhand des Schulungsgegenstands erarbeiten lassen. Dies erfolgte detailliert in den Kapiteln I., III. und IV.

Die *Lernergebnisse* waren dabei nicht nur auf die Schulung, sondern auf die ganze Erprobungsphase ausgerichtet und können in die Kompetenzdimensionen der kognitiven Kompetenz, Methodenkompetenz, Sozialkompetenz und Personalkompetenz unterteilt werden. Alle diese Dimensionen sollten bei der Schulung angesprochen werden. Bei der Formulierung der Hauptergebnisse ist im Hinblick auf die kognitive Kompetenz, und nicht nur für diese, zu beachten, dass möglichst unterschiedliche Niveaustufen zu berücksichtigen sind. Hierbei wurden sich an den vier kognitiven Niveaus des Deutschen Bildungsrats, in Anlehnung an die Bloomsche Taxonomie orientiert (Dubs 1995). Die Einteilung in die unterschiedlichen Niveaus erfolgte dahingehend, dass sich bei der Schulung und der daran anschließenden Erprobung nicht nur auf reproduzierbares Wissen beschränkt wird (Niveau 1), sondern auch das Verstehen, also die selbstständige Verarbeitung (Niveau 2) und die Anordnung des Gelernten, das Anwenden bzw. die Übertragung auf neue ähnliche Aufgaben (Niveau 3) Berücksichtigung finden. Schlussendlich soll auch das Analysieren und Synthetisieren von Wissen und die Fähigkeit der kritischen Bewertung des Gelernten und das Finden neuer Lösungsansätze (Niveau 4) angeregt werden (Deutscher Bildungsrat 1970). Bei den *Hauptlernergebnissen im kognitiven Bereich* sollen die Teilnehmer_innen nicht nur Wissen über die Grundlagen der Biographieorientierung, Biographieforschung und deren Methoden erhalten, sondern sie sollen eine Verbindung zwischen der Relevanz des Forschungsprojekts und dessen Implikationen für die stationäre kardiologische Rehabilitation herstellen können. Darüber hinaus sollen die Teilnehmer_innen der Schulung die narrative Anamnese und biographische Diagnostik hinsichtlich ihres Stellenwerts und ihrer Potenziale und Grenzen bewerten und interpretieren können. Bei den *Hauptlernergebnissen hinsichtlich der Methodenkompetenz* sollen die Teilnehmer_innen die Methoden der narrativen Gesprächsführung und biographischen Diagnostik schrittweise anwenden und letztendlich in der Lage sein, eine Fallanalyse zu erstellen. Zusätzlich sollen sie für die *Hauptlernergebnisse im Bereich der Sozialkompetenz* Aktives Zuhören erfassen und dieses im Gespräch anwenden können. Des Weiteren sollen sie einen Beziehungsprozess mit den Patient_innen eingehen und im Laufe des Probedurchlaufs die methodischen Gesprächsführungskompetenzen durch eine empathische Grundhaltung gegenüber den Patient_innen ergänzen. Da die Lernergebnisse, Empathie und Beziehungsgestaltung nicht direkt von der Dozentin zu überprüfen sind, wird vorgeschlagen, die Gespräche gemeinsam in den Arbeitsgruppentreffen dahingehend zu reflektieren und ggf. die affektive Kompetenz mit erfahrungsbezogenen Methoden zu fördern. Bei den *Hauptergebnissen im Bereich der Personalkompetenzen* sollen die Teilnehmer_innen selbstreflexive Prozesse nutzen, um die eigene Handlungskompetenz weiterzuentwickeln. Dies kann im Rahmen der Arbeitstreffen angeleitet werden und durch Fremdreflexion, beispielsweise der aufgenommenen Interviews, ergänzt werden. Die Teilnehmer_innen sollen dabei den eigenen Lernprozess hinsichtlich der Durchführung des Konzepts einschätzen können und Hilfsangebote nutzen. Darüber hinaus sollen sie nach eigenen Problemlösungsstrategien während der Durchführung der Arbeitsaufgaben suchen und in der Lage sein, ihre Arbeitsverfahren kritisch zu reflektieren und weiterzuentwickeln. Weiterführend sollen die Teilnehmer_innen in der Lage sein, in der Anwendung der neuen Konzeption die institutionellen Rahmenbedingungen zu analysieren und als „Change Agents“ innerhalb der Institution zu fungieren.

Die Beziehungsgestaltung zwischen Teilnehmer_innen und Dozentin soll im Rahmen der Aktionsforschung partnerschaftlich und partizipativ gestaltet werden, d.h. die Expert_innen der Praxis und Theorie arbeiten gemeinsam an einem Problem. Für die Schulung und die gemeinsame Reflexion in den Arbeitsgruppentreffen wurde eine Beziehungsgestaltung im Sinne des „Scaffolding“[79] im Rahmen der konstruktivistischen Didaktik angestrebt (Backes-Haase 2001).

Die *methodische Strukturierung* in Anlehnung an die Phasen des Unterrichts von Meyer (2000), Einstieg, Erarbeitungsphase und Ergebnissicherung und die Auswahl und Gestaltung der Medien sollen an dieser Stelle nur in Kürze abgebildet werden. Der Einstieg soll als Orientierungsrahmen dienen und zentrale Aspekte des Themas darstellen, an das Vorverständnis anknüpfen, eine disziplinierende Arbeitshaltung herstellen und einen handelnden Umgang mit dem Thema erlauben. Er gliederte sich für die Schulung in einen thematischen und einen organisatorischen Einstieg.

Die Erarbeitungsphase der Schulung beinhaltete die Einführung in das Dissertationsprojekt mit den ersten Ergebnissen aus der Feldphase und dem geplanten weiteren Vorgehen. Inhaltlich fand eine erste Annäherung über einen Film statt. Im Rahmen einer biographischen Diagnostik in Institutionen liegt der methodische Schwerpunkt stärker auf der Gesprächsführung als auf der Auswertung von Erzählungen. Das Einüben der narrativen Gesprächsführung kann dabei in drei Schritten erfolgen: Erstens sollen sich die Lernenden die Regeln des Aktiven Zuhörens (z.B. Übungen zum Paraphrasieren) erarbeiten, zweitens das Formulieren narrativer Nachfragen einüben und schließlich ein narratives Gespräch als Ganzes (z.B. Trios) erproben und reflektieren. Dies wurde in der Schulung anhand von Arbeitsblättern und Gruppenübungen durchgeführt. Da die rekonstruktive Auswertung biographischer Interviews aufgrund der geringen Zeitressourcen in der beruflichen Praxis nur in modifizierter Form durchgeführt werden kann, wurde die von der Dozentin entwickelte verkürzte Form der Auswertung innerhalb der Schulung vorgestellt und anhand eines realen Interviews

---

79 Anm. d. Verf.: „Scaffolding“ bezeichnet die Unterstützung der Lernprozesse durch die Bereitstellung einer ersten vollständigen Orientierungsgrundlage in Form von Anleitungen, Denkanstößen und anderen Hilfestellungen. Sie ist als eine individualisierte Lernberatung anzusehen. Sobald die Lernenden fähig sind, eine bestimmte Teilaufgabe eigenständig zu bearbeiten, wird das „Gerüst“ schrittweise wieder entfernt und der Lernende lernt weitestgehend selbstständig (Backes-Haase 2001, 170-186).

von den Teilnehmer_innen angewendet.[80] Im Anschluss daran erfolgte die Besprechung der für die Erprobungsphase notwenigen Arbeitsblätter, des weiteren Vorgehens und auftretender Fragen. Methodisch wurde vielfältig vorgegangen und unterschiedliche Sozialformen genutzt.

Die Schulung konnte wie geplant durchgeführt werden. Insgesamt war es eine konstruktive und von Seiten der Teilnehmer_innen von Interesse und Motivation geprägte Schulung. Die Sicherung der Ergebnisse der Schulung sollte über die Erprobungsphase erfolgen, um aufkommende Fragen, Unsicherheiten, aber auch Effekte in der Anwendung der Methoden in den Arbeitsgruppentreffen zu reflektieren. Die Arbeitsgruppentreffen wurden methodisch nicht vorbereitet, da die inhaltliche Ausgestaltung nach der Schulung erfolgen sollte. Angedacht waren allerdings Methoden zur Anleitung selbstreflexiver Prozesse und erfahrungsbezogene Methoden. Allerdings wurde die Zusammenarbeit zwischen der Schulung und dem ersten Treffen beendet.

2.1.3. Rückzug der Praxispartner_innen vor der Erprobungsphase

Bei der Terminabsprache nach der Schulung äußerten die Teilnehmer_innen den Wunsch, dass die geplanten Erprobungsphasen auf sechs Wochen ausgedehnt werden, da sie befürchteten, die Arbeitsaufträge in vier Wochen nicht bewältigen zu können. Für den ersten Probedurchlauf wurde gemeinsam beschlossen, die Anzahl der narrativen Gespräche auf insgesamt zwei zu reduzieren, damit die Pflegenden erst einmal mit einem geringen zeitlichen Druck die Arbeitsaufträge ausführen können. Einige Wochen später telefonierte die Forscherin mit der Pflegedienstleitung, um den Termin für das erste Arbeitstreffen abzusprechen, der mit dem Dienstplan koordiniert werden musste. Die Pflegedienstleitung teilte dann mit, dass sich alle Pflegenden der Station bei der Mitarbeiter_innenbesprechung entschlossen haben, die Erprobungsphase nicht weiter zu unterstützen, da sie durch die Umstrukturierungen auf der kardiologischen Station stark beansprucht wurden und eine Überbelastung befürchteten. Zwar wären die Mitarbeiter_innen von der Wichtigkeit des Projekts überzeugt, könnten sich aber in ihrer momentanen Situation nicht weiter daran beteiligen. Das Angebot der Forscherin, die Probephase zu verschieben oder den Arbeitsaufwand zu

80 Anm. d. Verf.: Eine detailliertere Darstellung zum Erlernen der narrativen Gesprächsübung und biographischen Diagnostik ist bei Richter (2011b) einzusehen.

senken wurde kategorisch abgelehnt. Die Pflegedienstleitung bedauerte dies zwar, müsse sich aber im Sinne der Station dagegen entscheiden. Sie bot jedoch an, dass die Abteilung weiter für Beobachtungen oder sonstige Untersuchungen zur Verfügung stehen würde. Das Gespräch endete mit der Übereinkunft, dass sich die Forscherin nach einigen Wochen Bedenkzeit melden würde, um die weitere Zusammenarbeit zu besprechen.

Durch die teilnehmende Beobachtung und durch Gespräche mit den Teilnehmer_innen während der Schulung wurde im Vorfeld die Situation auf der Station deutlich. So war schon während der Felderkundung ein häufiger Personalwechsel auf der Abteilung zu beobachten. Es stand die Befürchtung im Raum, dass die Station wegen Unrentabilität geschlossen werden könne. Die Entlassung der/des Chefärzt_in und die Kündigung der/des Oberärzt_in in einem Zeitraum von einem halben Jahr schufen weitere Unsicherheiten. Die Entscheidung der Rehabilitationsklinik wird von der Forscherin zwar als bedauerlich, aber verständlich angesehen. Nach einer Bedenkzeit von mehreren Wochen und Gesprächen mit der Erstbetreuerin der Promotionsarbeit hat sich die Promovendin entschieden, die Arbeit neu zu konzipieren, stärker theoretisch zu orientieren und alternativ die Erkenntnisse zu nutzen, die im Rahmen einer universitären Lehrveranstaltung durch praktische Erprobung seitens der Studierenden gewonnen wurden. Eine weitere Beobachtung innerhalb der kardiologischen Rehabilitationsklinik erschien daher nicht sinnvoll. Im Sommer 2009 setzte sich die Forscherin mit der Pflegedienstleitung der kardiologischen Rehabilitationsklinik in Kontakt und teilte ihr die Entscheidung schriftlich mit. Zusätzlich gab sie zu verstehen, dass sie die Entscheidung der Mitarbeiter_innen nachvollziehen könne und diesen für die Mitwirkung danke.

Obwohl die Erprobungsphase nicht zustande kam, können einige Ergebnisse aus der Schulung für die weitere Konzeption genutzt werden. Die beiden Teilnehmer_innen hatten keine Schwierigkeiten, die narrative Gesprächsführung und biographische Auswertung zu erlernen. Da die Erprobungsphase nicht stattfand, können über die tatsächliche praktische Anwendung nur Mutmaßungen angestellt werden. Allerdings ist die Forscherin zuversichtlich, dass sich die erworbenen Kenntnisse in der geplanten Probephase aufgezeigt hätten. Die Teilnehmer_innen der Schulung reflektierten die Anamnese und Diagnostik und gaben zwei mögliche praktische Hindernisse an: Die beiden Pfleger_innen äußerten Bedenken, bei ungünstigen Rahmenbedingungen ein neues Konzept zu implementieren. Als weiteres Argument wurde angeführt, dass zu wenig Zeit für die Anamnese wäre und ob diese nicht ggf. durch die Psycholog_innen durchgeführt werden könne, da diese ja sowieso intensivere Gespräche mit den Patient_innen führen würden.

Zwar bieten die Schulung und die geplante Erprobungsphase wenige Erkenntnisse für die Modifikation der Rahmenbedingungen, die Gesprächsführung und Auswertung, dennoch können für die Schulung der notwendigen Kompetenzen für das Konzept einige Anregungen im Kapitel V.3. reflektiert werden.

2.2. Ergebnisse der Erprobung an der Hochschule

Weitere Erkenntnisse des praktischen Einsatzes der narrativen Anamnese und biographischen Diagnostik wurden im Rahmen mehrerer universitärer Lehrveranstaltungen generiert. Die dort angewendeten Methoden fokussierten zwar nicht den Bereich der kardiologischen Rehabilitation, aber befassten sich überwiegend mit chronisch kranken Patient_innen. Die Ergebnisse können vor allem im Hinblick auf die Anwendung der modifizierten Form der narrativen Anamnese und biographischen Diagnostik und für die Förderung der dafür notwendigen Kompetenzen genutzt werden.

Seit 2008 fand im Durchschnitt alle zwei Semester eine Lehrveranstaltung mit dem Thema: „Methoden qualitativer Diagnostik" im Bachelor (BA)-Studiengang Pflegewissenschaft an der Universität Bremen als eine von drei Veranstaltung im Pflichtmodul Diagnostik statt. Vier dieser Seminare sind für die Konzeptentwicklung ausgewertet worden. Die fachdidaktische Begründung und die Inhalte der Veranstaltung entsprachen annähernd denen der Schulung der Pflegenden in der kardiologischen Rehabilitation. Allerdings wich die Ausgestaltung aufgrund eines höheren Zeitdeputats, einer anderen Zielgruppe und den unterschiedlichen Handlungszielen und Rahmenbedingungen von der der Schulung ab. Im weiteren Verlauf erfolgen die Darstellung der Rahmenbedingungen, Ziele, Inhalte und vor allem die Ergebnisse der methodischen Erprobung.

Bei den *Rahmenbedingungen* konnte auf Lehrveranstaltungsräume der Universität und deren mediale und materielle Ausstattung zurückgegriffen werden. Die Teilnehmer_innen der Seminare waren BA Studierende, welche über eine Ausbildung in der Gesundheits- und (Kinder-)Krankenpflege oder Altenpflege, teilweise mit jahrelanger Berufserfahrung in den unterschiedlichen Praxisfeldern, verfügten. Die Student_innen waren hinsichtlich ihrer Praxiserfahrung, ihres Vorwissens und Alters sehr heterogen. Die Anzahl variierte von 14-30 Student_innen pro Veranstaltung mit den üblichen phasen- und gruppenbedingten Schwankungen der Teilnehmer_innenzahl. Die Veranstaltung fand überwiegend im 2. Semester des BA Studiums statt. Der zeitliche Rahmen für die Lehrveranstaltung umfasste 14 x 90 Minuten und insgesamt vier Creditpoints.[81] Der Modulplan gab eine Präsenzzeit von 28 Stunden und eine Selbstlernzeit von 92 Stunden vor. Die Selbstlernzeit wurde für die praktische Erprobung in Form einer Gruppenarbeit und für das Literaturstudium genutzt.

Die *Ziele der Lehrveranstaltung* variierten dahingehend, dass sie sich ausschließlich auf die Veranstaltungszeit bezogen und keine längere Erprobungsphase beinhalteten. Somit konnten einige von den weitreichenderen Zielen nur eingeschränkt verwirklicht werden. Durch die längere Präsenz- und Selbstlernzeit konnte mehr Wert auf die theoretischen Hintergründe der Biographieorientierung, die Einordnung der qualitativen Methode im Kontext der Pflegediagnostik und der Vergleich zur quantitativen Pflegediagnostik gelegt werden. Darüber hinaus erfolgte durch die Gruppenarbeiten und die einmalige Erprobung eines narrativen Gesprächs und der biographischen Pflegediagnostik eine exemplarische, aber intensive Reflexion der Anwendung der biographischen Methoden. Somit beinhaltet der Schwerpunkt der Lehrveranstaltung stärker theoretische Grundlagen des Konzepts, ohne aber deren praktische Anwendung zu vernachlässigen.

Die Veranstaltungen umfassten *Themenbereiche* wie Biographieorientierung, biographische Diagnostik, narrative Gesprächsführung und biographische Auswertungsmethoden. Ergänzend zu der Erarbeitung des theoretischen Inhalts konnte anhand von Fallbeispielen, Gesprächsübungen, Partner_innen- und Gruppenübungen die Methoden der Biographieorientierung erprobt werden (Richter 2011b, 167-184). Zeitgleich zu den Präsenzveranstaltungen bekamen die Studierenden, die in kleine Gruppen von maximal fünf Personen eingeteilt wurden, den Auftrag, sich, aus ihrem Arbeitsumfeld oder privaten Bereich eine Interviewperson zu suchen, mit der die narrative Gesprächsführung und Auswertung erprobt werden kann. Interviewpartner_innen zu chronischen Erkrankungen im Arbeitsumfeld wurden bevorzugt, allerdings konnten auch die Interessen der Student_innen an anderen Bereichen berücksichtigt werden. Es liegen 19 narrative Interviews zu unterschiedlichen Themen aus den vier Lehrveranstaltungen vor.[82] Die Student_innen sollten dann das pro Gruppe geführte und digital auf-

81 Anm. d. Verf.: Ein Creditpoint enthält den Zeitwert von 30 Stunden.

82 1. Pflegerische Probleme und Ressourcen bei Menschen nach Apoplex
2. Erleben von Angehörigen demenziell Erkrankter
3. Lebensqualität von Menschen im Pflegeheim
4. Erleben von Menschen mit Arthrose
5. Pflegerische Probleme und Ressourcen bei Menschen mit Sarkoidose
6. Pflegerische Probleme und Ressourcen bei Menschen mit Geschlechtsangleichung

genommene Interview auswerten. Dafür wurde das Interview innerhalb der Gruppe angehört und anhand der modifizierten Methoden in groben Zügen, d.h. in Form von Globalhypothesen, analysiert. Die Interviews und Auswertungen wurden anhand der Kriterien und ethischen Voraussetzungen der empirischen Sozialforschung durchgeführt, d.h., die datenschutzrechtlichen Bedingungen wurden eingehalten (s. Kapitel II.2.). Nach einer Bearbeitungszeit im Durchschnitt von ca. acht Wochen konnten die Studierenden die Ergebnisse im Plenum vorstellen und sowohl diese als auch die praktische Anwendung der Methoden kritisch reflektieren. Allen Gruppen wurde von der Dozentin das Angebot unterbreitet, die Gesprächsführung und die Auswertung noch einmal gesondert mit den Gruppenmitgliedern zu besprechen und Ihnen eine detaillierte Rückmeldung zu geben.

Da die Themenbereiche und Fragestellungen variierten und die Analyse der Datenerhebung und -auswertung nicht systematisch durchgeführt wurden[83], können an dieser Stelle keine validen Ergebnisse für die Konzeptentwicklung entnommen werden. Durch die Erprobung erhielt die Forscherin dennoch vielfältige Rückmeldungen und Anhaltspunkte von den Student_innen zur

---

7. Pflegerische Probleme und Ressourcen in der Planung des Alltags bei Menschen mit Morbus Down
8. Pflegerische Probleme und Ressourcen bei an Brustkrebs erkrankten Frauen
9. Pflegerische Probleme und Ressourcen bei Menschen mit angeborenen Herzfehlern
10. Alltagserleben von seheingeschränkten und an Osteoporose erkrankten Menschen
11. Pflegerische Probleme und Ressourcen bei körperlich behinderten Menschen in Werkstätten für behinderte Menschen
12. Lebensqualität und -bewältigung von körperlich angeborener Beeinträchtigung bei Frauen
13. Alltagserleben bei Menschen mit einer Anus praeter Anlage
14. Auswirkungen von Engagement in Selbsthilfegruppen auf die Krankheitsbewältigung psychiatrisch Kranker
15. Pflegerische Probleme und Ressourcen bei chronisch erkrankten Menschen
16. Das Erleben von körperlicher Veränderungen bei Frauen mit Brustkrebs
17. Psychisches Erleben bei Frauen mit Brustkrebs
18. Alltagsleben bei Menschen mit Neurofibromatose
19. Erleben von professioneller Pflege in der häuslichen Umgebung

83 Anm. d. Verf.: Die Ergebnisse der Erprobung der Methoden an der Hochschule sollen für die Dissertation nur ergänzend hinzugezogen werden. Da ursprünglich eine andere Vorgehensweise anvisiert wurde (s. Kapitel V.2.), sind die Daten nicht systematisch erhoben und ausgewertet worden. Sie basieren im Wesentlichen auf den Erfahrungsberichten der Student_innen, den Eindrücken der Forscherin, den gemeinsamen Diskussionen im Plenum und den gruppenspezifischen Gesprächen zur Reflexion der Interviews und Auswertung.

Durchführung der narrativen Gesprächsführung und zu der Erprobung der modifizierten biographischen Diagnostik.

Die Student_innen[84] der Lehrveranstaltung bewerteten die Arbeit mit den Interviews als eine „Vertiefung mit besonderem *Erkenntnisgewinn*". Trotz der mit einer ersten Erprobung der Methoden einhergehenden Unsicherheit der Studierenden, den Herausforderungen der Gesprächsführung und der modifizierten Auswertung bot der Einblick in die Erfahrung der Interviewpartner_innen viele neue Erkenntnisse. So ließen sich zusammenfassend z.B. Einblicke in das Selbstbild der Interviewten gewinnen und die Selbstbestimmtheit, die Stärke, der Selbstwert oder das Rollenverständnis der Interviewpartner_innen rekonstruieren. Auch die Rolle der Pflegenden wurde ersichtlich. Beispielsweise ob diese als Eindringlinge in die Privatsphäre gesehen wurden oder als Hilfestellung und ob pflegerische Leistungen sich mehr oder weniger mit dem Lebensalltag kompatibel darstellten. Einige Patient_innen äußerten, dass sie unter der Abhängigkeit von den Pflegenden leiden und insbesondere den Zeitmangel in der Pflege als einen Verlust der Zwischenmenschlichkeit erleben. Auch die gesellschaftliche Perspektive konnte herausgearbeitet werden. Der Wunsch nach gesellschaftlicher Teilhabe und Erlebnisse der sozialen Akzeptanz bis hin zu Stigmatisierungen konnten analysiert werden. Zusätzlich wurden Strategien, wie Selbstbehauptung und das Durchsetzen gegenüber den Professionellen und den gesellschaftlichen Bedingungen, deutlich. Die Interviewpartner_innen äußerten Ängste und Belastungen, z.B. finanzielle Sorgen, Angst vor weiteren Erkrankungen, Einschränkungen und Schmerzen, Arbeitsverlust oder Zukunftsängste, Isolation und Trauer um Partner_innen. Verluste im Leben wurde erzählt und wie sich diese, wie z.B. das Aufgeben eines Hobbies oder der häuslichen Umgebung, auf das Leben auswirken. Es zeigte sich, wie stark die Krankheit das Leben dominieren kann oder eben auch nicht. Veränderungen im Leben durch die Krankheit oder Einschränkungen im Alltag wurden deutlich und wie sich der Umgang mit der Krankheit gestaltete, ob diese z.B. ignoriert wurde, sich die Patient_innen ohnmächtig gegenüber der Krankheit oder überfordert von der Krankheitsbewältigung fühlten. Aber auch die Relevanzen des Lebens, wie eine Ausbildung oder Lebensgenuss, wurden aufgezeigt. Der Unterstützungsbedarf, z.B. in Bezug auf Hilfsmittel oder Informationsbedarfe, konnte in Erfahrung gebracht und vor allem die Bewertung des Unterstützungsbedarfs ermittelt werden. Außerdem konnten Wünsche und Vorstellungen für die Zukunft und Alltagsgestaltung er-

84 Anm. d. Verf.: Hier ergeht ein expliziter Dank an alle Student_innen, die sich während der Seminare mit der narrativen Anamnese und biographischen Diagnostik beschäftigt haben. Ihren Erfahrungen, Anregungen und Kritiken ist es zu verdanken, dass das Konzept weiterentwickelt werden konnte!

fasst werden. Vor allem ließen sich Ressourcen aus den Interviews herausarbeiten. Beispielsweise personelle Ressourcen, wie Optimismus, starker Lebenswille, die positive Gewichtung von noch erhaltenen Fähigkeiten oder Motivatoren (z.B. Kinder, für die „man da sein" möchte). Im Hinblick auf die sozialen Unterstützungsressourcen wurde ersichtlich, wer sich als bedeutsam für die Patient_innen darstellt, aber auch, welche Hilfen von den sozialen Kontakten im Alltag zu erwarten sind und inwieweit eine Hilfe vorausgesetzt wird oder auch unerwünscht ist. Insbesondere aber zeigte sich in vielen Fällen, welche Relevanz die Erkrankung im Kontext des gesamten Lebens einnimmt. Nicht immer stand sie dabei im Vordergrund. Bei einigen Interviews zeigte sich gerade, dass sich hinter der „Krankheit" ganz andere Geschichten, wie z.B. familiäre Schicksalsschläge, aber auch Erfahrungen der eigenen Stärke verbargen.

Im Hinblick auf die *Rahmenbedingungen der Interviews und Auswertung* konnten allgemein bezogene Aussagen aufgestellt werden. Die Interviews der Student_innen dauerten im Durchschnitt ein bis anderthalb Stunden, wobei die Interviews überwiegend im nicht institutionellen Rahmen geführt wurden und über private Kontakte zustande gekommen sind. Als Interviewort hat sich die häusliche Umgebung der Erzähler_innen als angenehme Interviewatmosphäre bewährt.

In Bezug auf die *Gesprächsführung* wurden von den meisten Student_innen Unsicherheiten aufgrund der Neuartigkeit der Situation geäußert, die sich aber meist im Verlauf des Interviews auflösten. Bei den durchgeführten Gesprächen äußerten die Student_innen als Herausforderung, interne narrative Nachfragen zu stellen und nutzten diese nur fragmentarisch. Gelegentlich haben die Student_innen Fragen des eigenen Interesses oder schon externe Nachfragen gestellt und damit in einigen Fällen den Erzählfluss unterbrochen.

Bei der Analyse der Gespräche fiel darüber hinaus auf, dass am Anfang des Öfteren noch die Ruhe im Gespräch fehlte. Antworten wurden kaum abgewartet und sehr schnell nachgefragt, ohne den Interviewpartner_innen Zeit zum Nachdenken zu lassen. Eine besondere Schwierigkeit bestand darin, Pausen bei den Erzählungen auszuhalten.

Bei der Formulierung der Fragen wurde bemerkt, dass diese häufig nicht narrativ, sondern beispielsweise geschlossen gestellt wurden. Die Student_innen gaben es als Problem an, die externen Nachfragen so vorzulesen, wie sie sie im Vorfeld formuliert hatten. Dadurch waren viele Fragen schwer verständlich und komplex. Die Erzähler_innen konnten dadurch überfordert werden und wussten nicht, auf welche Impulse sie in den Fragen reagieren sollten. Auch wurden häufig die vorformulierten Fragen nicht gänzlich gestellt, da der Eindruck bei den Student_innen entstand, es sei schon genug erzählt worden. Damit gingen wichtige Hinweise in Bezug auf die Fragestellung verloren.

Vor allem auch die restriktive Haltung der Interviewer_innen im Hinblick auf die Äußerungen der Erzähler_innen ließ sich nicht immer verwirklichen. Die Student_innen kommentierten das Erzählte mit Äußerungen und Bewertungen wie „schön“, „das glaube ich auch“ oder „interessant“.

Für die Interviewsituation mit zwei Interviewer_innen hat es sich als ratsam erwiesen, vorher abzusprechen, wer die Hauptansprechperson ist und die Fragen stellt und wer im Hintergrund steht und protokolliert, damit keine Irritationen bei den Erzähler_innen auftreten.

Insgesamt stellte sich in der Gesprächsführung heraus, wie wichtig in diesem Zusammenhang empathische Fähigkeiten waren. Diese Fähigkeit kann nicht von Anfang an erwartet werden und muss im Laufe der Anwendung der Methoden entwickelt werden. Dennoch zeigten sich bei einigen Student_innen vermehrt intuitive und empathische Fähigkeiten, da sie sehr feinfühlig und sicher reagierten, wenn besondere Gesprächssituationen, wie z.B. Abschweifungen, auftraten.

Weiterhin waren einige Student_innen überrascht über die Themen in den Gesprächen. Hinter einer Diagnose, wie beispielsweise einer Arthritis, versteckten sich ganz andere Relevanzen und zum Teil sehr persönliche Details. Ein/e Interviewpartner_in äußerte während des Interviews: „Ihr seid die Ersten, denen ich das erzähle“. Einige Student_innen berichteten, dass sie sehr bewegt von den Erzählungen waren, ein „Wechselbad der Gefühle“ durchlebt haben und durch die Situation verunsichert waren. Zum einen waren sie von den Erzählungen teilweise selber emotional getroffen, zum anderen hatten sie Zweifel, wie sie in der Gesprächsführung weiter fortfahren sollten und hätten dabei die „Forschungsfrage aus den Augen verloren“. Des Weiteren wurde u.a. geäußert, dass sie sich dann nicht mehr getraut haben, weitere interne Fragen zu stellen, um die Interviewpartner_innen nicht zu stark in den negativen Erinnerungen zu bestärken. In einem Fall empfanden die Student_innen ihre eigene emotionale Betroffenheit sogar als unprofessionell.

Bei der *Auswertungsmethode* des narrativen Interviews in Form einer biographischen Diagnostik hat sich das mindestens zweimalige Anhören des Interviews in der Gruppe als besonders hilfreich erwiesen. Der erste Hördurchgang diente dazu, die objektiven Daten zu analysieren, der zweite unterstützt dabei, die Themen zu denen erzählt wurde, herauszufiltern. Darüber hinaus hat sich die Lebensereignisskala bewährt. Mit dieser konnten die Lebenslaufdaten für die Analyse der objektiven Daten chronologisch eingeordnet werden.

Für die Auswertungen der Student_innen bestand die Gefahr, dass sich diese oft zu schnell festlegten. Auch das Erstellen der Gegenhypothesen zeigte sich als Herausforderung, sodass die Hypothesen häufig einseitig blieben. Teilweise stellten die Student_innen selber fest, dass sie eine/n Interviewpartner_in vorschnell mit einseitigen Hypothesen belegt haben. Zusätzlich wiesen die Student_innen darauf hin, dass für die Anwendung der narrativen Anamnese und biographischen Diagnostik mehr Zeit für die Einübung benötigt wird.

Als gesondert ist aufzuführen, dass die Studierenden in einer 90 minütigen Veranstaltung Auszüge aus dem Interviewmaterial von *Herrn HB für eine modifizierte Auswertung* bekamen, dessen Interview ursprünglich nach Rosenthal ausgewertet wurde (s. Kapitel III.2.3.3.2.). Dies sollte dazu dienen, einen Eindruck davon zu bekommen, inwieweit eine modifizierte Auswertung wesentliche pflegerische Probleme und Ressourcen rekonstruieren kann. Für die Auswertungsarbeit bekamen die Studierenden einen Ausschnitt des Interviews von der Eingangssequenz bis 7/26 mit der Aufgabe, dieses mit der modifizierten Auswertungsmethode zu bearbeiten. In Anbetracht der Kürze der Zeit, welche den Student_innen zur Verfügung stand und der Ausschnitthaftigkeit des Materials können die Ergebnisse nicht nur gewertet, sondern auch durchaus Hypothesen abgeleitet werden. Anhand der Themen und Daten lässt sich aufzeigen, dass die Studierenden ein Großteil der relevanten Daten des Falls in Bezug auf pflegerische Probleme und Ressourcen herausarbeiten konnten.

In Kapitel V.2. sind die beiden Erprobungsphasen der vorläufigen Konzeption im Anschluss an die Erprobung in der Feldphase, die geplante Schulung in der stationären kardiologischen Rehabilitation und die Erprobung im Rahmen universitärer Lehrveranstaltungen deskriptiv dargestellt worden. Im Anschluss (Kapitel V.3.) werden die Ergebnisse diskutiert und Konsequenzen für die abschließende Konzeption der narrativen Anamnese und biographischen Pflegediagnostik gezogen.

3. Diskussion der Ergebnisse und Konsequenzen der praktischen Erprobung – Darstellung des abschließenden Konzepts

In diesem Kapitel werden die Ergebnisse aus den praktischen Erprobungen (s. Kapitel V.2.) im Hinblick auf die Relevanz des Konzepts, die Rahmenbedingungen der Durchführung, die narrative Gesprächsführung, die Auswertung der Gespräche im Sinne einer biographischen Diagnostik und die Qualifizierungsangebote der für das Konzept erforderlichen Kompetenzen ausgewertet. Die Ergebnisse fließen in die Überarbeitung des vorläufigen Konzepts mit ein und ergeben das endgültige Konzept der narrativen Anamnese und der biographischen Diagnostik.

Zu Beginn wird die aus den Ergebnissen der Erprobung erkenntliche *Relevanz des Konzepts* einer narrativen Anamnese und biographischen Diagnostik gewürdigt, die sich schon vor allem im Kapitel I. aufzeigte. In Bezug auf die Ergebnisse der narrativen Anamnese und biographischen Diagnostik kann von einem Zugewinn an Erkenntnissen ausgegangen werden. Selbst bei unerfahreneren Anwender_innen des Konzepts entstand eine Bandbreite an Erkenntnissen, die über die traditionelle Anamnese und Diagnostik hinausreichten. Die Ergebnisse zeigten nicht nur Probleme und Ressourcen, die Bedeutsamkeit von Krankheit und Relevanzen im Leben der Patient_innen in ihren gesellschaftlichen Bezügen auf, sondern sagten auch etwas über das Erleben der Wirksamkeit pflegerischer Leistungen und des Unterstützungsbedarfs aus. Aus der Vielzahl an Erkenntnissen lässt sich der Schluss ziehen, dass eine narrative Anamnese und biographische Diagnostik auch empirisch eine erweiterte Perspektive darstellt, als dies bei den herkömmlichen Methoden der Fall ist. Welche Potenziale damit einhergehen ist bereits im Kapitel IV.3. verdeutlicht worden.

Bei den *Rahmenbedingungen der narrativen Anamnese* hat sich eine private und ungestörte Atmosphäre als ideal erwiesen. Da sowohl viele Interviewpartner_innen als auch die Interviewer_innen Unsicherheiten zu Beginn der Gesprächssituation zeigten, sollte dem „Smalltalk" bzw. einer Aufwärmphase zu Beginn des Interviews ein besonderer Stellenwert zugebilligt werden. Aufgrund der berichteten Unsicherheiten aufseiten der Interviewpartner_innen bezüglich der Art der Interviews sollten der erzählerische Anteil der Interviews und die Rollenaufteilung deutlich im Vorfeld geklärt werden.

Bezogen auf die stationäre kardiologische Rehabilitation war zwar die Schichtbesetzung während des Frühdienstes günstiger als im Spätdienst, insgesamt war der Vormittag aber zu unruhig für längere Gespräche. Da auch die Patient_innen am Vormittag aufgenommen wurden, würde die narrative Anamnese an die sonstige Aufnahme anschließen und die Patient_innen ggf. überfordern. Vor allem auch im Hinblick auf deren Eingewöhnung und Orientierung wird daher zu einer Durchführung der Anamnese in den freien Zeitfenstern am Nachmittag plädiert. Dies sollte u.U. im Dienstplan berücksichtigt werden. Eine wesentliche Empfehlung ist die Koordinierung der pflegerischen Tätigkeiten, vor allem der Routinen und das Ausnutzen von ruhigeren Arbeitsphasen. Es ist davon auszugehen, dass wenn die Pflege stärker als Bezugspflege durchgeführt würde, nicht nur weniger Tätigkeiten vergessen und Dopplungen vermieden, sondern auch zeitliche Ressourcen gewonnen werden würden. Insgesamt sind die zeitlichen Ressourcen der Pflegenden unter den genannten Voraussetzungen in diesem Setting als positiv einzuschätzen.

Da mit Beginn des Rehabilitationsplans die Zeitfenster zwischen den Anwendungen gering waren und die Gespräche daher zeitlich unter Druck standen, wäre eine Verankerung des Konzepts im Rehabilitationsplan empfehlenswert, damit genügend Zeit für die Anamnese vorhanden ist. Es wird grundsätzlich dafür plädiert, die narrative Anamnese möglichst noch am Tag der Aufnahme durchzuführen. Sollte dies nicht möglich sein, müsste nach einem geeigneten Zeitfenster in Abgleichung mit dem Rehabilitationsplan am nächsten Tag gesucht werden. Eine möglichst frühe Durchführung der Anamnese ist auch für die zeitnahe Erstellung des Rehabilitationsplans sinnvoll.

Es liegt aber auch im Rahmen des Möglichen, dass Rehabilitand_innen nur eingeschränkt an einer narrativen Kommunikation teilnehmen können, daher wäre es zweckdienlich, Angehörige stärker in die Anamnese einzubinden. Dies hat auch hinsichtlich der sozialen Unterstützungsressourcen Vorteile.

Zwar obliegt den Ärzt_innen die Festlegung der medizinischen Diagnosen und der Rehabilitationspläne, diese könnten aber durch eine biographische Diagnostik ergänzt werden. Hierfür könnte die interdisziplinäre Besprechung im Sinne einer strukturierten Fallbesprechung genutzt werden. Die Ergebnisse der am Nachmittag durchgeführten narrativen Anamnese könnten in die Fallbesprechung am nächsten Vormittag miteinfließen und dazu dienen, alle diagnostischen Ergebnisse zusammenzutragen und die pflegerische Einschätzung durch die der anderen Professionen zu ergänzen bzw. zu validieren.

Auf die von den geschulten Pflegenden geäußerten Bedenken stellt sich die Frage, warum trotz der beobachteten Zeitpotenziale und der von den Pflegenden in der Feldphase erwähnte Unterforderung Bedenken bezüglich der zeitlichen Ressourcen bestand. Möglich wäre, dass sich die beruflichen Anforderungen innerhalb der Zeitspanne von fünf Monaten geändert haben. Dies machte allerdings beim Aufenthalt während der Schulung nicht den Eindruck. Es ist vielmehr anzunehmen, dass die geänderte Situation auf der Station durch die/den neue/n Obersärzt_in unabsehbare Veränderungen zwischen den Berufsgruppen herbeigeführt hat. Oder aber die geschulten Pflegenden befürchten bei der Konzeptumsetzung eine fehlende Unterstützung im Pflegeteam. Auf diese Anforderungen kann konzeptuell nicht eingegangen werden, sie müssen jedoch bei der Implementierung berücksichtigt werden. Hier sollten die unterschiedlichen Professionen zusammenarbeiten und es müsste eine Akzeptanz für die Durchführung der narrativen Anamnese und biographischen Diagnostik geschaffen werden. Weiterhin sollte das Konzept in Zeiten eingeführt werden, die nicht von Umbruch und Unsicherheiten geprägt sind, wie zu der Zeit der geplanten Erprobungsphase. Eine weitere Vermutung ist die, dass während der Schulung den Pflegenden bewusst wurde, dass sie durch diese Art der Anamnese auch mit Problemen der Patient_innen, z.B. emotionalen Belastungen, konfrontiert werden könnten, hinsichtlich derer sie Befürchtungen haben. Da sich die Pflegenden ggf. bewusst für die Rehabilitation entschieden, um eben nicht mehr so stark mit dem Leid der Patient_innen konfrontiert zu werden, wie beispielsweise im Krankenhaus, könnte sich dies als Problem darstellen. Im Vorfeld sollten die neuen Aufgaben und die damit einhergehenden Bedenken stärker reflektiert werden und Umgangsmöglichkeiten mit dieser Herausforderung thematisiert werden.

Die Gespräche der Psycholog_innen waren im Wesentlichen auf Beratungsgespräche bzw. therapeutische Gespräche beschränkt. Zwar gibt es aufgrund einer klient_innenzentrierten Gesprächsführung Gemeinsamkeiten, wie beispielsweise in der Orientierung an der subjektiven Wirklichkeit der Patient_innen, einer wertschätzenden und nicht wertenden Akzeptanz des Gesagten (Helfferich 2011) oder in Bezug auf die heilsame Wirkung von Erzählungen (Rosenthal 1995). Dennoch ist die Rolle der Interviewpartner_in in der narrativen Anamnese primär die einer/eines Informant_in, und die Hilfeleistung liegt dann in einem sich anschließenden gemeinsamen Problemlösungsprozess. Die Rolle der/des Psycholog_in in ihren/seinen Gesprächsangeboten ist daher eine andere als jene der Pflegenden in der narrativen Anamnese. Darüber hinaus unterscheiden sich die Ziele bezüglich einer pflegerischen Interventionsplanung von denen der psychologischen. Im Hinblick auf die zeitlichen Ressourcen konnte in der Ist-Analyse aufgezeigt werden, dass die der/des Psycholog_in geringer ist als die der Pflegenden. Insgesamt entstand bei der Argumentation der Pflegenden der Eindruck, dass wie bei jeder neuen Herausforderung Ängste im Hinblick auf die Durchführung bestanden, die bei der Schulung der Handlungskompetenzen stärker berücksichtigt werden sollten.

Nicht nur in Bezug auf das Alten- und Krankenpflegegesetz (KrPflG 2003; AltPflG 2000), sondern auch für die narrative Anamnese und biographische

Diagnostik wird für die kardiologische Rehabilitation ein Dokumentationssystem für den Pflegebericht und die Pflegeplanung empfohlen. Die ausgewerteten biographischen Diagnosen könnten dort für jeden sichtbar und systematisch dokumentiert werden.

Aus den Ergebnissen der Erprobung lassen sich etliche Hinweise für die *narrative Gesprächsführung* aufzeigen. Hinsichtlich der narrativen Fragen ergab sich aus der formalen Analyse der Interviews in der kardiologischen Rehabilitation, dass knapp die Hälfte aller Textsequenzen Argumentation darstellten und nur je zu einem Viertel Erzählungen und Beschreibungen vorkamen. Allerdings gibt es keine Vergleichswerte dazu, was im Hinblick auf narrative Interviews an Textsortenausgewogenheit wünschenswert wäre. Eine sorgfältige Analyse möglicher Fehler in der Gesprächsführung ergab, dass nur ein Drittel der Argumentationen durch Nachfragen bedingt waren und die argumentativen Passagen zum Großteil Themen darstellten, welche üblicherweise als Argumentation zu erwarten sind, wie etwa Deutungsmuster und eine moralische und kognitive Auseinandersetzung der Erzähler_innen mit ihrer Lebensgeschichte. Beispielsweise wurden die Vorstellungen zur Änderung der Lebensführung und die persönliche Einstellung zur Entstehung der Krankheit argumentativ hervorgehoben. Dies kann dahingehend erklärt werden, dass z.B. im Vergleich zur Änderung der Lebensführung das Thema der Herstellung der Mobilität in der Rehabilitation eher positiv belegt war, da dies eher ein kurz- bis mittelfristiges Ziel darstellt, welches mit kurzzeitiger Anstrengung erreicht werden kann und es den Proband_innen ermöglicht, wieder am Alltagsleben teilzunehmen. Das Thema der Verhaltensänderung baut im Unterschied dazu mehr auf Selbstverantwortung auf, bedingt einen langfristigen Verzicht liebgewonnener Gewohnheiten und wurde daher u.U. negativ bewertet. Dies könnte implizit zu verstärkten Argumentationen führen. Darüber hinaus waren die Interviews in der kardiologischen Rehabilitation, auch im Vergleich zu den Interviews der Student_innen, kürzer, wobei wiederum die Interviews vor der Entlassung bedeutend länger waren. Da die meisten Interviews an der Hochschule nicht im institutionellen Setting stattfanden, können diese nicht zum Vergleich herangezogen werden. Die Kürze der Interviews ist zum einen auf den Zeitdruck zurückzuführen, der bei den Interviews durch die rehabilitativen Anwendungen entstand, zum anderen, wie auch bei den vermehrten Argumentationen, können institutionelle Gründe eine Rolle spielen (s. Kapitel 2.3.1.; Goblirsch et al. 2007; Hanses 2000). Das bedeutet, dass die Art der Erzählung zum Teil unabdingbar ist. Darüber hinaus könnte auch das Alter der Interviewpartner_innen, z.B. durch eine eingeschränkte Aufmerksamkeit, Auswirkungen auf die Länge und Art der Erzählungen haben. Für die praktische Umsetzung des Konzepts ist darüber hinaus zu ergänzen, dass der

Zeitpunkt der Interviews individuell abgewogen werden muss. Eine zeitweilige Verwirrtheit durch die neue Umgebung und dadurch situativ reduzierte kommunikative Fähigkeiten können durch einen späteren Interviewtermin oder ggf. auch durch ein Folgegespräch einen Tag später ausgeglichen werden. Anzumerken ist darüber hinaus, dass die Qualität eines Interviews nicht notgedrungen von der Länge des Interviews abhängt, sondern dass im Grunde die Aussagekraft der Inhalte ausschlaggebend für den Erfolg der daran anknüpfenden Interventionen ist.

Aufgrund des höheren Alters der Patient_innen in der untersuchten kardiologischen Rehabilitation waren andere Probleme und Ressourcen als auch Begleiterkrankungen im Vergleich zu jüngeren Rehabilitand_innen zu erwarten. Vor allem aber die möglichen altersspezifischen und/oder operationsbedingten kognitiven oder sensorischen Einschränkungen müssen Berücksichtigung finden. Die narrativen Fragestellungen sind dabei ausreichend offen, um diese Problematik in ihrer individuellen Ausprägung bei den Rehabilitand_innen oder ihren Angehörigen aufgreifen zu können. Außerdem wird dafür plädiert, diesen Faktoren in der Vorbereitung auf die narrativen Gespräche Rechnung zu tragen, indem bei den Informationen zu der Anamnese eine einfache an die Einschränkungen angepasste Kommunikation angewendet wird.

Sowohl bei den biographischen Daten als auch bei den Themen fiel auf, dass die Lebensgeschichte bis zur Erkrankung oft recht komprimiert berichtet wurde und wenig detaillierte Erzählungen erfolgten. Dies ist der fokussierten Eingangsfrage geschuldet wie auch der Scheu oder mangelnden Erfahrung der Interviewer_innen beim internen nachfragen unklarer Passagen. Aufseiten der Interviewer_innen ist zu erwarten, dass sich dies mit zunehmender Interviewerfahrung legt. Dass die Patient_innen relativ wenig von ihrer früheren Lebensgeschichte erzählt haben, kann auf vielerlei Gründe hinweisen. Zum einen könnte sich auswirken, dass die Patient_innen die Befürchtung haben, die Informationen seien dann für jeden in der Krankenakte einzusehen. Hier sollte stärker im Vorfeld über den Sinn und die Relevanz der Erzählung für die Diagnostik aufgeklärt und auf die Anonymität und Vertraulichkeit der Daten verwiesen werden. Auch können möglicherweise die Erzählpersonen und die Interviewer_innen über unterschiedliche Sprachstile verfügen und im unterschiedlichen Maße von der Selbstverständlichkeit und Relevanz von Diskursivierungen ausgehen. Wird von den Interviewer_innen eine ausgiebige und persönliche sprachliche Offenbarung verlangt, kann dies der Thematisierungskultur der Erzählperson widersprechen. So könnte beispielsweise die subkulturelle Überzeugung bestehen, Alltägliches sei nicht der Erwähnung wert und es gäbe keine Besonderheiten zu berichten. Dem ist durch die Haltung und die Erzählstrategie der Interviewer_innen, mit einer Betonung auf das Alltägliche und nicht auf das Besondere, entgegenzuwirken (Helfferich 2011, 153f). Dahingehend wird die Eingangsfragestellung angepasst. Der Fokus wird nicht auf das akute Ereignis der Herzoperation gesetzt, da die Verarbeitung der chronischen Erkrankung und ihre Auswirkung auf das Leben relevanter erscheinen. Im weiteren Verlauf soll der Fokus des Mittelsatzes, *„... also nicht nur von der Herzerkrankung, sondern auch über die Zeit davor ... “,* herausgenommen werden. Die institutionellen Bedingungen werden implizit den Fokus aufrechterhalten, da sich die Rehabilitand_innen aufgrund ihrer gesundheitlichen Situation in einer Einrichtung des Gesundheitswesens befinden. Die Ankündigung in der Erzählaufforderung, später *„etwas genauer“* nachzufragen, wurde ebenfalls entfernt, damit nicht implizit davon ausgegangen wird, vor den Nachfragen „ungenauer“, also oberflächlicher zu erzählen. Zusätzlich wird die Anrede durch die Änderung der Personalpronomen persönlich gestaltet. Nach Wilkinson lässt das *„Wir“* auf eine mangelnde persönliche Anteilnahme schließen und schafft eine psychologische Distanz zwischen Rehabilitand_innen und Pflegenden (Wilkinson 2012, 125). Falls sich trotz erweiterter Eingangsfrage nur wenige biographische Daten aus der Lebensgeschichte generieren lassen, gibt es zusätzlich die Möglichkeit, mit einer biographischen Lebensereignisskala die biographischen Daten zusammen mit den Rehabilitand_innen zu vertiefen (Griesehop et al. 2012, 67f).

Es zeigten sich in der teilnehmenden Beobachtung Probleme, welche sich in den Interviews in der kardiologischen Rehabilitation nicht widerspiegelten. Für viele Rehabilitand_innen scheint die Rehabilitation eine emotionale Herausforderung zu sein. Diese Verarbeitungsprozesse müssen stärker berücksichtigt werden. Dass die Problematik nicht in den Interviews auftauchte, wird darauf zurückgeführt, dass den Patient_innen zu Beginn der Rehabilitation zum einen die kommenden Herausforderungen noch nicht bewusst waren und sie es zum anderen nicht gewohnt waren, ihre Befindlichkeit in Einrichtungen des Gesundheitswesens direkt zu verbalisieren. Um die momentane Befindlichkeit der Patient_innen stärker in Erfahrung zu bringen, wird daher angeregt, diese in die narrativen Nachfragen aufzunehmen. Unter dem Themenbereich 4 „Krankheitsverarbeitung“ wird folgende Nachfrage vorgeschlagen: *„Wenn Sie jetzt an ihre Erkrankung denken, können Sie mir erzählen, wie Sie sich momentan damit fühlen?“.* Hier soll bewusst die eher emotional-leibliche Ebene der Krankheitsverarbeitung angesprochen werden, damit diese frühzeitig in die pflegerische Planung mit aufgenommen werden kann.

Darüber hinaus konnte in der teilnehmenden Beobachtung eine unterschiedliche Reaktion auf die Beratung der Professionellen beobachtet werden. Dies ist insoweit verständlich, als dass die Rehabilitand_innen zu diesem Zeitpunkt noch kein Wissen über die Auswirkungen der Änderungen auf ihr Alltagleben hatten. Auf der einen Seite resultiert aus dieser Situation m.E. eine Empfehlung für die

Professionellen, den unterschiedlichen Umgang mit der Beratung in ihre Schulungskonzepte zu integrieren, um so ggf. eine reaktive Abwehr der Rehabilitand_innen zu vermeiden. Auf der anderen Seite wird daraus der Schluss abgeleitet, die Unterstützung der Professionellen stärker in den externen Nachfragen zu berücksichtigen. Unter dem Themenbereich 3 „Erwartungen an die Rehabilitation" werden folgende ergänzende Nachfragen vorgeschlagen: *„In der Rehabilitation werden Sie von den unterschiedlichen Berufsgruppen dazu beraten, ihr Leben mit der Krankheit zu gestalten. Können Sie mir bitte erzählen, was für sie in der Beratung hilfreich wäre?"* Dies sollte zusätzlich mit der weiteren Nachfrage gepaart werden: *„Und was wäre für Sie weniger hilfreich?"* Beide Fragen können Hinweise darüber geben, wie sich der Beratungsbedarf zielgerichteter an den Erwartungen der Rehabilitand_innen orientieren lässt.

Wie bereits erwähnt, wurden bei den Patient_innen kurz nach der Aufnahme auf die Frage nach dem Zusammenhang der Erkrankung kaum Selbsterkenntnisprozesse geäußert und die darauf folgenden Passagen waren überwiegend argumentativ. Hierfür gibt es verschiedene Erklärungsversuche. Zum einen kann, wie schon mehrfach erwähnt, die Nähe zum akuten Ereignis die Reflexion der Situation einschränken, denn dafür braucht es Zeit zur Verarbeitung. Dies würde auf einen späteren Zeitpunkt für die Anamnese hinweisen. Da ein zu später Zeitpunkt eine Interventionsplanung verzögern würde, ist hier zu überlegen, ob nicht ein Zweitgespräch dazu dienen kann, stärker Selbsterkenntnisprozesse zu fördern (Köttig, Rätz-Heinisch 2005; Köttig, Rätz-Heinisch 2007). Weitere Assessmentgespräche werden von Wilkinson (2012, 111) als fortlaufendes Assessment bezeichnet, welches zusätzlich Informationen aus den pflegerischen Interaktionen aufgreift und einerseits bestehende Probleme fokussiert und den Stand dieser bewertet und andererseits neue Probleme identifiziert. Eine weitere Vermutung, welche sich anhand des Materials aufzeigen lässt, ist dass der Zusammenhang zwischen chronischer Erkrankung und akutem Herzinfarkt von den Proband_innen vorerst gar nicht hergestellt wird, da der Verlauf zu schleichend verläuft. Damit würde eine Trennung zwischen beiden Faktoren bestehen. Über die von der Forscherin vorgenommene Konstruktion eines Zusammenhangs und der direktiven Nachfrage könnten Irritationen auftreten. Darüber hinaus kann das Fragenfragment, *„wie es dazu kam"*, implizit als eine Schuldzuweisung interpretiert werden, da stärker das Verhalten und nicht die Biographie der Rehabilitand_innen fokussiert wird. Dies könnte auch die vermehrten Argumentationen erklären. Um eine solche Zuweisung zu umgehen, wird die Frage nach den Selbsterkenntnisprozessen im Leben mit der chronischen Erkrankung folgendermaßen abgeändert: *„Wenn Sie an ihr Leben mit der chronischen Herzerkrankung bis jetzt denken, was fällt Ihnen dazu ein?"*. Diese Frage ist weit offener und unterstellt nicht schon von vornherein Zusammenhänge oder Schuldzuweisungen.

Die Themen in den narrativen Interviews in der stationären kardiologischen Rehabilitation enthielten vielfältige und umfassende Aspekte. Daher kann davon ausgegangen werden, dass sowohl die übrigen externen Nachfragen als auch die Abschlussfragen ihr Ziel erreichten und somit zu belassen sind. Gerade die Abschlussfragen dienten nicht nur der weiteren Erzählanregung und/oder Bilanzierung der Lebensgeschichte, sie stellten auch eine gute Möglichkeit für die Interviewpartner_innen dar, ihre Lebensgeschichte mit einer positiven Erinnerung abzuschließen.

Im Hinblick auf die *allgemeine Gesprächsführung* wurden von den Student_innen anfängliche Unsicherheiten geäußert, welche sich insbesondere bei den Fragestellungen zeigten. Schwierigkeiten bestanden vor allem bei den internen Fragen zu der früheren Lebensgeschichte, die während des Gesprächs zu entwickeln sind. Diese sind an vielen Stellen in den Interviews unterlassen worden und externe Nachfragen wurden dafür verfrüht gestellt. Gerade Neulinge in der narrativen Gesprächsführung bedürfen praktischer Erfahrung mittels Textpassagen und Gesprächsübungen, die für die Qualifizierung intensiviert werden sollten. Die Scheu, zu der früheren Lebensgeschichte Fragen zu stellen, könnte auch aus der Unsicherheit entstehen, inwieweit die Interviewpartner_innen zu komplex erzählen oder auch Tabuthemen ansprechen. Dies wird als ein Anfänger_innenproblem gedeutet und empfohlen, solche Erfahrungen und Bedenken sowohl bei der Qualifizierung im Vorfeld als auch retrospektiv zu reflektieren und zu analysieren.

In der Gesprächsführung der Student_innen erwies es sich zusätzlich als Problem, Pausen bei den Erzählungen auszuhalten. Sie fragten oft zu schnell nach und unterbrachen somit den Erzählfluss. Anscheinend läuft hierbei ein unterschiedliches Zeiterleben ab. Während die Zuhörer_innen ungeduldig auf ein Fortfahren der Erzählung warten und ggf. schon Nachfragen parat haben, brauchen die Erzähler_innen Zeit, sich an frühere Erlebnisse zu erinnern und Pausen werden nicht als solche wahrgenommen. Um die Erzähler_innen nicht in ihrem Gedankenfluss zu unterbrechen, ist es daher notwendig zu lernen, Pausen zu erdulden und eine abwartende Haltung einzunehmen. Hier könnte eine Übung in Anlehnung an Helfferich (2011, 94f) eingeführt werden, die für das Erlernung des Aushaltens von Pausen angewendet werden kann.

Des Weiteren wurden häufig geschlossene, statt narrative Fragen verwendet und externe Fragen frei formuliert, wodurch viele Fragen zu komplex und unübersichtlich ausfielen. Die Interviewpartner_innen waren dadurch häufig überfordert und wussten nicht, auf welchen Impuls sie reagieren sollten. Auch wurden des Öfteren die vorformulierten Fragen nicht gänzlich gestellt, da der Eindruck entstand, es sei schon genug erzählt worden. Damit gingen wichtige Hinweise in Bezug auf die Fragestellung verloren. Es sollte bei der Schulung verstärkt dahingehend beraten werden, die Fragen, die jeweils nur einen Fokus enthalten sollten, anfänglich strikt nach den Vorformulierungen zu stellen, um die Interviewpartner_innen nicht zu verwirren.

Bei den Nachfragen ist darüber hinaus aufgefallen, dass die Student_innen auch Fragen des eigenen Interesses miteinbrachten. Es scheint, als sei gerade bei Interviews von Pflegenden mit Patient_innen die restriktive Rolle schwer einzuhalten. Dadurch demonstrieren die Student_innen zwar einerseits viel Empathie für die Interviewpartner_innen und Interesse an dem Gesagten, allerdings beeinflussen sie dadurch aber auch die Narrationen und die Interviewrollen verschieben sich. Hierfür bietet sich eine weitere Übung zum Aktiven Zuhören an, in der die Zurückstellung der eigenen Deutung eingeübt wird (Helfferich 2011, 92). Bei der unterschiedlichen Ausprägung empathischer Fähigkeiten stellt sich die Frage, wie man diejenigen fördern kann, die nicht schon durch ihre vorherige berufliche oder Alltagserfahrung empathische Fähigkeiten entwickelt haben. Zusätzlich trägt die praktische Erfahrung mit der narrativen Gesprächsführung aber auch dazu bei, empathische Fähigkeiten weiter zu fördern. Da keine Gesprächssituation wie die andere ist, muss sich immer wieder neu auf die Gesprächspartner_innen eingestellt und ein Gespür für unterschiedliche Zugänge zu den Patient_innen entwickelt werden. Dies sollte mit einer engen Begleitung zu Beginn der Lernphase der Methoden und einer verstärkten Selbstreflexionsförderung unterstützt werden. Das z.B. dadurch, dass die ersten narrativen Anamnesen unter Anleitung oder gar im Plenum reflektiert werden und im Vorfeld stärker auf non-verbalen Zeichen zu achten ist.

Die Verunsicherung der Student_innen bezüglich der erwähnten Themen und ihre emotionale Betroffenheit über die Gesprächsinhalte mit den daran anschließenden Schwierigkeiten in der Gesprächsführung werden als weitreichende Herausforderung erachtet. Dennoch soll in diesem Zusammenhang für die Umsetzung im professionellen Kontext darauf hingewiesen werden, dass Patient_innen oftmals auch belastende Ereignisse erzählen wollen. Im Hinblick auf die gemeinsame Hilfeplanung ist dies sogar als erstrebenswert anzusehen. Daher muss in der Einübung der narrativen Gesprächsführung stärker thematisiert werden, dass Pflegende in der praktischen Anwendung mit solchen Erlebnissen, wie Ängsten, Sorgen oder auch Leid der Patient_innen, konfrontiert werden können. Dies sahen auch die Student_innen als wünschenswert an. Nicht nur zum Schutz der Interviewer_innen, sondern auch zum Schutz der Patient_innen sind solche Aspekte des Gesprächs stärker zu thematisieren. Dies kann Pflegende in Kontakt mit eigenen Ängsten, Gefühlen, Erfahrungen und eigener Hilflosigkeit bei der

Reaktion auf die Patient_innenerzählungen bringen. Damit solche Situationen nicht als belastend erfahren werden und negative Auswirkungen auf das pflegerische Handeln haben, soll an dieser Stelle nochmals auf die Notwendigkeit der Auseinandersetzung und Reflexion mit der eigenen Biographie hingewiesen werden (Darmann-Finck 2011, 67-81). Helfferich äußert darüber hinaus, dass es sich meist nicht als sinnvoll erwiesen hat, den Umgang mit emotional belastenden Interaktionen im Vorfeld einzuüben. Sie plädiert dafür, diese Situationen retrospektiv und möglichst in Form von Tonbandaufnahmen im Hinblick auf den Umgang mit den jeweiligen Situation, aber auch der eigenen Hilflosigkeit und Betroffenheit in der Situation in einer Gruppendiskussion zu thematisieren (Helfferich 2011, 148). Für die berufliche Praxis empfiehlt sich für solche Fälle, das Einverständnis der Pflegenden und zu Pflegenden vorausgesetzt, eine Reflexion der Situation in Form von Fallbesprechungen durchzuführen. Ungeachtet dessen zeigt sich hier das bereits angeschnittene Problem, dass es Pflegende geben könnte, die gar nicht mit der emotionalen Realität der Patient_innen konfrontiert sein wollen und dass diese, im Gegensatz zu Forscher_innen, nach der Erwähnung intimer und emotionaler Erzählungen weiterhin über Wochen mit den Patient_innen zusammenarbeiten und sich des Kontakts nicht entziehen können. Dies kann die Beziehungsgestaltung nachhaltig verändern und Auswirkungen auf den Pflegeprozess haben. Diese beiden Aspekte werden im Kapitel V.4.1.3. erneut diskutiert.

Insgesamt wird es als sinnvoll erachtet, die Rolle der Interviewer_innen vorab stärker zu reflektieren und beispielsweise schwierige Interaktionsdynamiken, wie Rückzug der Erzählperson, Machtdysbalancen oder Störungen retrospektiv zu analysieren (Griesehop et al. 2012; Helfferich 2011). Die Interviews sollten dafür zur besseren Reflexion digital aufgenommen werden

Den Analysegegenstand der narrativen Gespräche stellte die verbale Kommunikation dar. Um die nonverbale Kommunikation oder den Einfluss nonverbaler Signale stärker zu vertiefen, sind bei Helfferich (2011, 98ff) hilfreiche Beispiele zum Erwerb dieser Kompetenz aufgeführt. Da bei der Interaktion nicht nur eine verbale und nonverbale, sondern auch eine leibliche Kommunikation stattfindet, sollte zusätzlich über die Integration des leiblichen Gespürs sowie die auf vorkommunikativen Sphären beruhende Kompetenz von Pflegenden und damit nicht-sprachliche Symbolisierungsformen angebahnt werden (Böhnke 2010). Dies wurde bisher bei der Konzeption nur teilweise berücksichtigt. Vorstellbar wäre hierfür, wie es auch für die Reflexionsübungen bei der Erprobungsphase in der Rehabilitationsklinik angedacht war, die Verwendung erfahrungsbezogener Methoden. Interviewsituationen könnten beispielsweise als szenische Standbilder dargestellt und die jeweiligen Perspektiven leiblich „nacherfahren“ werden. Reflektiert werden müssten diese Erfahrungen dann allerdings wieder anhand verbaler Kommunikation.

Bei der Auswertung der narrativen Anamnese in Form einer *biographischen Diagnostik* hat sich, wie bereits erwähnt, das mindestens zweimalige Anhören des Interviews als besonders hilfreich erwiesen und sollte daher fest in die Auswertung übernommen werden. Des Weiteren bewährte sich die Lebensereignisskala (Kollak 2004). Es ist zusätzlich bzw. alternativ möglich, diese anstelle einer schriftlichen Bezeichnung einzelner Lebenssituationen mit Piktogrammen zu versehen (Schrems 2013). Dabei würde jedes Lebensereignis von den Erzähler_innen mit einem im Zusammenhang stehenden Symbol veranschaulicht werden. Dies könnte insbesondere dazu anregen, die parasprachlichen und leiblichen Eindrücke zu visualisieren.

Bei den Auswertungen der Student_innen bestand die Gefahr, dass sich diese oft zu schnell festlegten und das Erstellen der Gegenhypothesen nicht zufriedenstellend gelang. Dadurch entwickelten sich häufig einseitige Hypothesen. In dem Seminar ist bei allen Übungen auf die Notwendigkeit hingewiesen worden, nicht nur eine Idee der Erklärung zu formulieren, sondern möglichst mehrere, um sich nicht vorschnell auf eine Erklärung festzulegen. Es ist anzunehmen, dass es sich hierbei um einen kollektiven Gruppenprozess handeln könnte, da alle Mitglieder der Gruppe Pflegende waren und sich somit eines ähnlichen Referenzsystems bedienten. Dies kann sich auch für die kardiologische Rehabilitation als Problem erweisen, da auch dort von einem gemeinsamen und kollektiven Wissen bzw. Referenzsystem ausgegangen werden kann. Hier sollte vor allem bei der Qualifizierung die Anwendung einer methodischen Fremdheitshaltung und einer Perspektivenvielfalt berücksichtigt werden. Zusätzlich ist es aber auch möglich, dass sich Student_innen durch die Gruppendynamik nicht trauten, ihre Hypothesen vorzutragen. Aus diesem Grund sollte in der Schulung der Kompetenzen eine Kultur der Wertschätzung aller Hypothesen, auch der weniger plausibleren, angeregt werden. Vor allem beim Erstellen der Hypothesen ist ein kreatives Vorstellungsvermögen notwendig, um eine breite Palette an Erklärungsmöglichkeiten zu finden. Auch die abwegigsten Vermutungen können gesammelt werden, denn diese müssen sich in den nächsten Erzählabschnitten bestätigen, sonst werden sie als Erklärungsmöglichkeit verworfen. Meines Erachtens ist das Erreichen einer Perspektivenvielfalt ein Lernprozess, der sich im Laufe der praktischen Anwendung ergibt. Für die Auswertung narrativer Daten soll insbesondere auf die Bedeutung der Gruppeninterpretationen verwiesen werden. Denn besonders dort, wo rekonstruktive diagnostische Verfahren in einem Gruppenprozess bearbeitet werden, kann professionelle Kreativität freigesetzt werden (Hanses 2000).

Des Weiteren wurde von den auswertenden Student_innen darauf hingewiesen, dass der Zeitfaktor beim Einüben der biographischen Diagnosen nicht vernachlässigt werden sollte. Es scheinen komplexe Kompetenzen der Gesprächsführung und der rekonstruktiven Auswertung vonnöten zu sein, die nicht in einer Schulung oder einem Seminar oder nach der einmaligen Durchführung zu erwerben sind. Es ist allerdings davon auszugehen, dass sich nach häufigerer Anwendung auch der zeitliche Aspekt der Auswertung reduzieren wird, da dann die Anwender_innen des Konzepts mit den Methoden wesentlich geübter umgehen.

Am Beispiel der *Auswertung von Herrn HB* konnten nicht nur die Relevanz und der Mehrwert der narrativen Anamnese aufgezeigt werden, sondern auch wichtige Erkenntnisse für die praktische Anwendung der biographischen Diagnostik gezogen werden. Schon die wenigen Ergebnisse zeigten im Vergleich zu den Ergebnissen in Kapitel III.2.3.3.2., dass wesentliche Grobhypothesen in der verkürzten Auswertung enthalten sind. Zwar fehlte bei den Hypothesen an einigen Stellen eine tiefergehende Deutung und vor allem die Validierung durch die strukturelle Falsifikation, dennoch wies die Auswertung trotz der Einschränkung durch das Material und der begrenzten Zeit wesentliche biographische Strukturen auf. Gerade vor dem Hintergrund, dass die Ergebnisse aus allen Gruppenarbeiten zusammengefasst wurden, zeigt sich wiederum der Mehrwert von übergreifender Gruppenanalyse, da sich selbst innerhalb einer Gruppe bestimmte Deutungen festsetzten können. Dies kann im Zusammenhang mit dem Setting der stationären kardiologischen Rehabilitation auch disziplinübergreifend angedacht werden.

Die Leitfragen für die unterschiedlichen Perspektiven haben sich als sehr nützlich erwiesen, um mit unterschiedlichen Blickrichtungen das Material zu betrachten. Da sie als Leitfragen orientierenden Charakter haben, sind die Hypothesen, welche sich anhand des Materials generieren lassen, entscheidend. Da diese nach den ersten Erprobungen ausreichend ergiebig zu sein scheinen, werden die Leitfragen zur Orientierung so belassen.

Für das Vorgehen der Auswertung wird zu Beginn empfohlen, mit digitalen Aufnahmen zu arbeiten, da bei den ersten Anamnesen die Interviewer_innen zu sehr mit der Gesprächsführung und den Notizen für die internen Nachfragen beschäftigt sind, um sich gleichzeitig auf die angesprochenen biographischen Daten und Themen zu konzentrieren. So können die Lernenden ihre Gesprächskompetenzen langsam entwickeln und haben die Möglichkeit, Themen die sie nicht gleich erfasst haben, durch ein wiederholtes Anhören herauszuarbeiten und nicht zuletzt die Gespräche selbstreflexiv zu analysieren. Darüber hinaus kann es sich gerade für die Implementation des Konzepts als hilfreich erweisen, in den Fallbesprechungen an einzelnen Sequenzen intensiver zu arbeiten. Ziel sollte es dennoch aus Zeitgründen sein, die digitalen Aufnahmen später durch Notizen bzw. Memos zu ersetzen.

Zwar wurden schon bei der narrativen Anamnese und biographischen Diagnostik Vorschläge für die *Qualifizierung* der für das Konzept notwendigen Kompetenzen und Fertigkeiten unterbreitet, dennoch sollen an dieser Stelle einige allgemeine Kommentare und Vorschläge dargeboten werden. Die thematischen Inhalte und das methodische Vorgehen haben sich bewährt und konnten durch die praktischen Erprobungen an einigen Stellen ergänzt und optimiert werden. Dabei war eine Weiterentwicklung der Qualifizierungsangebote von der Schulung der Pflegenden zu der Vermittlung in den Hochschulseminaren zu verzeichnen. Durch längere Erprobungsmöglichkeiten konnten die pädagogischen Angebote besser evaluiert und überarbeitet werden. Einen wesentlichen Vorteil hatte die Qualifizierung an der Hochschule, da dort wesentlich mehr Zeit für die Vermittlung aufgewendet wurde. Insgesamt konnte dort für die theoretische Phase und praktische Erprobung auf 28 Seminarstunden und 92 Stunden des Selbststudiums zurückgegriffen werden. Bei der Schulung in der Rehabilitation waren nur 12 Stunden und zusätzlich die Erprobungszeit vorhanden. Das Mehrfache an der theoretischen Lernzeit, die an der Hochschule zur Verfügung stand, wurde sowohl für eine umfassendere theoretische Fundierung als auch für vielfältigere Übungen und Reflexionen verwendet. Für die kardiologische Rehabilitation wäre daher ein größeres Zeitkontingent für die theoretische Weiterqualifizierung hinsichtlich des Konzepts wünschenswert. Im Anschluss daran sollte, wie für die Praxiserprobung auch vorgesehen, eine Begleitung der qualifizierten Pflegenden stattfinden, die letztendlich in der selbstständigen und professionellen Durchführung der narrativen Anamnese und biographischen Diagnostik mündet. Diese Begleitung kann zusätzlich mit (Selbst-)Reflexionsangeboten kombiniert werden. Vor allem die erste Phase der Erprobung sollte intensiv betreut und begleitende Gespräche und Auswertungen eingeplant werden. Einerseits, um den Pflegenden Unsicherheiten zu nehmen und andererseits, um eine schnelle Rückmeldung über die Anwendung des Konzepts zu ermöglichen. Die anfängliche Lernphase sollte mit möglichst wenig Erfolgsdruck einhergehen und experimentell angelegt sein. Wie eng die Begleitung einzuplanen ist, muss individuell abgewogen werden. So mag für jeden Pflegenden ein unterschiedlicher Unterstützungsbedarf in der Lernphase vonnöten sein.

Nach den Modifikationen durch die empirische Erprobung wird nun im Folgenden das endgültige Konzept in Bezug auf die Fragestellung der narrativen Anamnese vorgestellt. Bei der Auswertung, als biographischen Diagnostik, bleiben die Leifragen unverändert (s. Kapitel III.2.3.2.), werden aber der Vollständigkeit halber mit aufgeführt:

Narrative Fragestellungen für die narrative Anamnese:

Die narrative Anamnese orientiert sich an dem narrativen Interview nach Schütze (1984) und der Dialogischen Biographiearbeit (Rätz-Heinisch, Köttig 2007; Köttig 2007):

Offene und thematisch orientierte Eingangsfragestellung:
„Ich interessiere mich hier in der Rehabilitation für Sie als Mensch mit einer chronischen Herzerkrankung. Ich möchte Sie daher bitten, mir Ihre Lebensgeschichte zu erzählen. Sie können sich dafür so viel Zeit lassen, wie Sie möchten. Ich werde Sie erst einmal nicht unterbrechen, mir nur einige Notizen machen und später darauf zurückkommen."
Externe Nachfragen:
Themenbereich 1: Probleme und Unterstützungsressourcen im Alltag (Hanses 2000) ***Soziale Kontakte*** • *„Können Sie mir mehr über (Partner_in/ Freunde/ Kinder) erzählen?" und/oder* • *„Können Sie mir Erlebnisse mit (Partner_in/ Freunde/ Kinder) erzählen?"* ***Alltagsbewältigung*** • *„Beschreiben Sie mir bitte Ihren Alltag daheim?" und/oder* • *„Können Sie mir mehr über Ihr tägliches Leben (auch vor der Erkrankung) erzählen?"*
Themenbereich 2: Selbsterkenntnisprozesse (Köttig 2007; Köttig, Rosenthal 2006) ***Selbsterkenntnisprozesse im Leben mit der chronischen Erkrankung*** • *„Wenn Sie an ihr Leben mit der chronischen Herzerkrankung bis jetzt denken, was fällt Ihnen dazu ein?"*

Themenbereich 3: Erwartungen hinsichtlich der Rehabilitation (Middeke 2007; Keck 2007; Ergebnis der praktischen Erprobung) ***Erwartungen Rehabilitation*** • *„Wenn Sie an die Rehabilitation denken, nach allem, was sie erlebt haben, erzählen Sie doch mal, was Sie sich jetzt wünschen?"* • *„In der Rehabilitation werden Sie von den unterschiedlichen Berufsgruppen dazu beraten, ihr Leben mit der Krankheit zu gestalten. Können Sie mir bitte erzählen, was für sie in der Beratung hilfreich wäre?" und* • *„... was wäre für Sie weniger hilfreich?"*
Themenbereich 4: Krankheitsverarbeitung (Ergebnis der praktischen Erprobung) ***Krankheitsverarbeitung*** • *„Wenn Sie jetzt an ihre Erkrankung denken, können Sie mir erzählen, wie Sie sich momentan damit fühlen?"*
Abschlussfragen:
• *„Gibt es noch etwas, dass Sie mir heute noch gerne erzählen möchten?" und/oder:* • *„Wenn Sie jetzt an die Zukunft denken, können Sie mir da von Bedenken erzählen?"* • *„Wenn Sie jetzt an die Zukunft denken, auf was freuen Sie sich da?"*

Perspektiven und Leitfragen für die biographische Pflegediagnostik:

Die biographische Diagnostik orientiert sich an der Biographischen Fallrekonstruktion Rosenthals (2011) und der Dialogischen Biographiearbeit (Köttig, Rätz-Heinisch 2005; Köttig 2007):

Perspektiven der biographischen Diagnostik
Verlaufskurven (Schütze 1983), Aufgreifen von Kernstellen und Ressourcen und Berücksichtigung der institutionellen Praxis (Hanses 2000)

Leitfragen für die Auswertung der objektiven Daten:

a) Welche Auswirkungen hat das Datum auf die Biograph_innen und welche Handlungsmöglichkeiten, -probleme, -alternativen und -lösungen ergeben sich?
b) Welche zeitlichen Phasen, Ereignisse und Personen werden nicht erwähnt?
c) Welche objektiven Schwerpunktsetzungen oder Auslassungen der Erzählung finden statt?
d) *Wie ist die Lebensgeschichte sozio-historisch einzuordnen?*

Leitfragen für die angesprochenen Themen:

a) In welchem Kontext wurde das Gespräch geführt, was war der Ausgangspunkt, wie verlief das Gespräch und wie endete es?
b) Welche Themen wurden in welcher Abfolge angesprochen und wie inhaltlich ausgestaltet?
c) *Welche Themen wurden von den Erzähler_innen nicht angesprochen?*
d) Welche Bedeutungen haben die Ereignisse für die Erzähler_innen?
e) *Weshalb haben die Biograph_innen ihr Gesagtes so und nicht anders darstellt?*
f) Wie wurden die Themen ausgewählt, wie gestaltet und wie und wann wurden sie begonnen?

4. Systematisierung der Ergebnisse und Schlussfolgerungen für Praxis und Theorie

In diesem Kapitel wird der letzten Phase der Aktionsforschung genüge getan, in dem eine theoretische Systematisierung der Ergebnisse aus der Konzeptionsphase erfolgt. Aus den ausgewerteten Ergebnissen werden Schlussfolgerungen für Theorie und Praxis gezogen. Die narrative Pflegeanamnese und biographische Pflegediagnostik werden abschließend theoretisch reflektiert und es werden weitergehende Überlegungen zu dem Konzept getätigt. Daher werden im ersten Unterkapital (Kapitel V.4.1.) die Potenziale einer narrativen Anamnese und biographischen Diagnostik für das pflegerische Feld beleuchtet und insbesondere die Auswirkungen auf den weiteren Pflegeprozess (Kapitel V.4.1.1.), das Setting der stationären kardiologischen Rehabilitation und die Übertragbarkeit auf andere pflegerische Settings (Kapitel V.4.1.2.) sowie mögliche Auswirkungen auf die Interaktion zwischen Patient_innen und Pflegenden fokussiert (Kapitel V.4.1.3.). Das zweite Unterkapitel (Kapitel V.2.) thematisiert Implementationsaspekte und Vorschläge für die Praxis, wie die Herausforderungen durch institutionelle Bedingungen (Kapitel V.4.2.1.), die Rolle der Pflege in einer interdisziplinären Diagnostik (Kapitel V.4.2.2.). und die Qualifizierung der Pflegenden sowie der Erwerb kommunikativer Kompetenzen (Kapitel V.4.2.3.).

4.1. Potenziale einer narrativen Anamnese und biographischen Diagnostik für das Handlungsfeld der Pflege

Im Folgenden sollen die Potenziale einer narrativen Anamnese und biographischen Diagnostik für das Handlungsfeld der Pflege dargestellt werden. Diese beziehen sich auf mögliche Auswirkungen auf den weiterführenden Pflegeprozess (Kapitel V.4.1.1.), auf das Setting der stationären kardiologischen Rehabilitation und mögliche andere Settings (Kapitel V.4.1.2.) wie auch Einflüsse auf die pflegerische Interaktion (Kapitel V.4.1.3.). Die Potenziale können teilweise nur hypothetisch angenommen werden, da eine Implementierung und Evaluation des Konzepts noch aussteht.

4.1.1. Auswirkungen des Konzepts auf den Pflegeprozess

Die Problematiken des Pflegeprozesses und insbesondere der Anamnese und Diagnostik sind in dem Kapitel I.1. ausführlich beschrieben worden. Die empirischen Ergebnisse der Feldphase, die geplante praktische Erprobungsphase im stationären Rehabilitationssetting und die Erprobung der Methode durch die Student_innen an der Hochschule (s. Kapitel V.2.) konnten den Mehrwert und die Relevanz der narrativen Pflegeanamnese und biographischen Pflegediagnostik bestätigen. Zu den aktuellen und potenziellen Problemen wurden vor allem Ressourcen und Gesundheitsförderungspotenziale aufgedeckt, die zu der Bewältigung des Alltags unter Einbezug autonomer Entscheidungen führen können. Es konnten weiterhin auch Informationen zur Bedeutung der Krankheitsbewältigung bei chronischen Erkrankungen ermittelt werden. Darüber hinaus wurde deutlich, dass zu den objektiven Krankheitskonzepten auch subjektive Bedeutungen generiert wurden.

Unter Berücksichtigung der Kritik an der pflegerischen Anamnese, die als erster Schritt des Pflegeprozesses von besonderer Bedeutung ist, wurde eine narrative Anamnese konzipiert, die weit über eine Abfrage von Defiziten hinausgeht. Durch die Art der Anamnese, welche auf einer offenen und patient_innenorientierten Gesprächsführung beruht, kann nicht nur eine pflegerische Beziehung aufgebaut, sondern vor allem auch dem asymmetrischen Machtverhältnis entgegengewirkt werden, da die Patient_innen als Expert_innen ihrer Lebenswelt und Lebensschicksale anerkannt werden.

Im Hinblick auf die Pflegediagnose wird dieser ein ergänzendes Konzept zur Seite gestellt, dass zu Beginn deduktiv abgeleitet und im Anschluss ansatzweise induktiv überprüft wurde. Die allgemeine Gesetzmäßigkeit der biographieorientierten Methodologie und Methoden, die empirischen Befunde des Settings wie auch die Anforderungen des Handlungsfelds der Pflege wurden berücksichtigt und flossen in die Konzeption ein. Diese konnte wiederum empirisch in unterschiedlichen Bereichen überprüft und die praktischen Ergebnisse in einem induktiven Schluss an die Theorie zurückgebunden werden. Eine letztliche Implementierung und Evaluation steht allerdings noch aus. Vor allem die Kritik an Aspekten der Pflegediagnosen, wie die Machtasymmetrie, die mangelnde Berücksichtigung der Sprache der Patient_innen, deren Mitgestaltungsmöglichkeiten, und eine „ganzheitliche" Sichtweise, beispielsweise durch eine verstärkte Beachtung von Ressourcen, psychosozialen Aspekten und handlungsleitenden Sinnkonstruktionen, wurden in das Konzept integriert. Es ist daher als ein hermeneutisches Konzept zu verstehen, welches auf einer interaktionistischen, verstehenden und phänomenologisch-biographischen Herangehensweise basiert.

Darüber hinaus ermöglicht es durch das hermeneutische Vorgehen eine Verschränkung von Theoriewissen und individuellem Fallverstehen. Das Konzept gibt daher nicht nur Hinweise zur methodischen Umsetzung und Ausbildung der benötigten Kompetenzen, sondern kann auch im Sinne der Professionalisierung als eine Weiterentwicklung bewertet werden.

Das Konzept der narrativen Anamnese und biographischen Diagnostik endet mit diesen beiden Schritten im Pflegeprozess. Im Anschluss an eine pflegerische Diagnostik schließt sich die pflegerische Zielsetzung an. Auf Basis der Ziele findet bei der Planung und Durchführung eine Orientierung an evidenzbasierter Versorgung der Pflege statt, deren Nutzen am dem aktuellen Stand der Wissenschaft überprüft wird. Nach der Planung und Durchführung der Interventionen folgt in der Evaluation die Überprüfung der Wirksamkeit der pflegerischen Maßnahmen (s. Kapitel I. 1.). Wie auch bei der traditionellen Diagnostik werden für die pflegerische Zielsetzung die Präferenzen der Patient_innen benötigt, um diese zu priorisieren. Für die biographische Diagnostik wäre hier eine Widerspiegelung oder Rückmeldung der Ergebnisse der Diagnostik an die Patient_innen denkbar. Ähnlich wie es in der Dialogischen Biographiearbeit bei Köttig und Rätz-Heinisch (2005) der Fall ist, kann ein gemeinsamer Prozess der Zielsetzung initiiert werden. Die Ergebnisse der Auswertung können beispielsweise der Ausgangspunkt für eine Rückmeldung bzw. weitere Gespräche sein. Kombiniert mit Eingangsfragen, wie: *„... was ist Ihnen sei dem letzten Gespräch durch den Kopf gegangen ... “*, können weitere Informationen generiert werden und an bereits geknüpfte Erinnerungsfäden anschließen.

Die Güte der pflegerischen Diagnose bestimmt den weiteren Verlauf des Pflegeprozesses. Sind in der Diagnose die Probleme und Ressourcen der Patient_innen nur fragmentarisch erhoben, so sind die Zielsetzungen und Interventionen auch nur unzureichend auf die Patient_innen abgestimmt. Da die praktische Erprobung mit der biographischen Diagnostik endet, kann auf keine empirische Erfahrung für den weiteren Pflegeprozess zurückgegriffen werden. Es besteht die Mutmaßung, dass sich der weitere Pflegeprozess im Rahmen einer narrativen Anamnese und biographischen Diagnostik zugunsten der Patient_innen ändern würde. Anhand des Beispiels von Frau A, einer Witwe mit zwei erwachsenen Söhnen, in der stationären kardiologischen Rehabilitation können im Hinblick auf deren Sorgen und Alltagsbewältigung weiterführende Potenziale verdeutlicht werden: In einem gemeinsamen Prozess können die Probleme und Ressourcen mit der Patientin diskutiert und ein pflegerisches Fernziel festgelegt werden, z.B. eine selbstständige Alltagsbewältigung mit Unterstützung durch die „Kinder“. Nun kann ein gemeinsamer Prozess initiiert werden, der in kleinen Schritten zum Ziel führt. Es können anhand der individuellen Bedeutsamkeit der Situation gezielte Absprachen mit den Söhnen getroffen werden, spezifische Maßnahmen der Wiedererlangung bestimmter Fähigkeiten durchgeführt, Beratungen vereinbart und fürsorgende Gespräche angeboten werden. Dabei orientiert sich die Pflege nicht nur an den individuellen Problemen der Patientin, sondern stärkt ihre Fähigkeiten, indem sie sie an der Entscheidung autonom beteiligt. Bei einer auf narrativen Informationen beruhenden biographische Diagnose, welche wesentlich stärker an den Patient_innen und vor allem deren Ressourcen und Lebenswelt orientiert ist sowie die biographische Bedeutung der pflegerischen Probleme enthält, können im Anschluss sowohl komplexere als auch kontextualisierte Pflegeziele und Interventionen erfolgen.

4.1.2. Auswirkungen auf das Setting der stationären kardiologischen Rehabilitation

Die Bedeutung chronisch kardiologischer Herzkreislauferkrankungen für die Gesellschaft und das Individuum ist durch empirische Studien im Kapitel I.2. und in der Ist-Analyse der stationären kardiologische Rehabilitation (s. Kapitel III.2.1.) dargelegt worden. Die Ziele der kardiologischen Rehabilitation, wie die Erlangung der individuellen physischen und psychischen Gesundheit und die soziale Integration (Teilhabe), sind durch vielerlei Faktoren erschwert und der nachhaltige Erfolg der rehabilitativen Maßnahmen ist dadurch eingeschränkt. Die vorläufige Verbesserung der körperlichen Leistungsfähigkeit und Reduktion von kardialen Beschwerden wird meist schnell erreicht, aber es mangelt an einer langfristigen Reduzierung der Risikofaktoren, Verbesserung der Lebensqualität und am Erhalt der Alltagkompetenzen. Zurückzuführen ist dies u.a. darauf, dass subjektive Bedeutungszuschreibungen der Krankheit, individuelle Probleme und Bedürfnisse und psychosoziale Aspekte bei der Rehabilitationsplanung zu wenig Berücksichtigung finden und die Einbeziehung der Patient_innen vernachlässigt wird. Genau an dieser Problematik kann die narrative Pflegeanamnese und biographische Pflegediagnostik ansetzen. Wenn Interventionen sich tatsächlich stärker an der Realität der Patient_innen orientieren, sind langfristigere Erfolge zu erwarten. Denn nicht das Verhalten, sondern die biographische Struktur und Eigenlogik der Patient_innen stehen für die Reduzierung der Risikofaktoren im Vordergrund. Vor allem die Partizipation der Patient_innen kann dabei hilfreich sein, motivationale Aspekte und den wechselnden Unterstützungsbedarf in den unterschiedlichen Verlaufskurven chronisch Herzkranker aufzugreifen.

Mit einem Perspektivenwechsel von einer standardisierten zu einer individualisierten Diagnostik und den daran anschließenden Interventionen kann der Ungleichheit in Bezug auf das Alter, dem weiblichen Geschlecht, der niedrigen sozialen Schicht und der Ökonomisierung und Technisierung menschlicher Bedürftigkeit entgegnet werden. Zum einen dadurch, dass die biographische Diagnostik Fremdverstehen und eine Perspektivenvielfalt ermöglicht, um beispielsweise die besonderen Kontextbedingungen von Menschen aus sozial niedrigen Schichten oder besondere Anforderungen im Alter aufzudecken. Dies kann Professionelle für die jeweiligen Zielgruppen sensibilisieren und dazu beitragen, sowohl implizite als auch explizite Vorurteile zu erkennen und zu reflektieren. Zum anderen fördert eine individualisierte Sichtweise die je eigenen und subjektiven Bedeutungszuschreibungen der Rehabilitand_innen zutage und dies unabhängig vom Geschlecht, dem Alter oder der sozialen Schicht. Denn davon auszugehen, dass z.B. alle Frauen oder ältere Menschen aufgrund ihrer gesellschaftlichen Kontextbedingungen oder biologischen Voraussetzungen die gleiche Bedeutungszuschreibung zuordnen, wäre eine deindividualisierende Verallgemeinerung.

Der Schnittstellenproblematik kann mit einer narrativen Anamnese und biographischen Diagnostik dahingehend entgegnet werden, dass diese dazu genutzt werden, den Übergang zwischen stationärer Rehabilitation und ambulanter Versorgung zu optimieren. Im Sinne der integrierten Versorgung könnten die durch eine biographische Diagnostik generierten Probleme und Ressourcen dazu dienen, biographische Informationen für die ambulante Versorgung zu verwenden und individualisierte Interventionen fortzuführen. Dadurch kann die Versorgung chronisch herzkranker Patient_innen zielgerichteter und nachhaltiger gestaltet werden. Voraussetzung hierfür wäre, dass das Konzept von den Protagonist_innen der Einrichtung bzw. Versorgungsebene gleichermaßen akzeptiert wird. Dieser Herausforderung widmet sich das Unterkapitel V.4.2.1. unter dem Begriff der Interdisziplinarität.

Das Setting der stationären kardiologischen Rehabilitation wurde exemplarisch ausgewählt, da sich der Fokus der Rehabilitation auf die Änderung des Lebensstils insbesondere dafür eignet, einen dafür benötigten biographischen Lebensweltbezug herzustellen. Darüber hinaus weisen die empirischen Studien auf eine notwendige Optimierung der standardisierten Diagnostik in der kardiologischen Rehabilitation hin. Eine individualisierte, auf Verstehensprozesse ausgerichtete und interaktionistisch angelegte biographische Pflegediagnostik wäre theoretisch für vielfältige pflegerische Bereiche vorstellbar und erstrebenswert. Meines Erachtens eignet sich der Akutbereich für diese Art der Diagnostik allerdings nur begrenzt. Die narrativen Gespräche könnten bei fehlender kommunikativer Voraussetzung zwar auch mit Angehörigen stattfinden, allerdings sind die zeitlichen Ressourcen der Pflegenden im Akutbereich wesentlich geringer als in anderen Settings. Aufgrund der Anforderungen der jeweiligen Handlungsbereiche wäre eine narrative Anamnese und biographische Diagnostik sowohl für die pflegerische Beratung, z.B. bei chronischen Patient_innen im ambulanten Bereich, als auch in der Altenpflege vorstellbar. Zum einen da in diesen Bereichen der Fokus auf eine langfristig geplante und prozessorientierte Pflegeinterventionen abzielt und dadurch der Stellenwert einer ausführlichen Diagnostik zunimmt, zum anderen greifen die durch die Erkrankung oder Beeinträchtigung entstandenen Probleme stärker und langfristiger in die Biographie und den Lebensalltag der Betroffenen ein. Auch für andere Settings, wie den Palliativbereich oder die Psychiatrie, wäre aus oben genannten Gründen ein solches Konzept denkbar. Da sowohl die Rahmenbedingungen als auch die spezifischen Anforderungen des Settings der stationären kardiologischen Rehabilitation in die Konzeption eingeflossen sind, müsste allerdings die Übertragung des Konzepts auf einen anderen pflegerischen Handlungsbereich überprüft, deren Bedingungen im Vorfeld erforscht und das Konzept der narrativen Anamnese und biographischen Diagnostik daran angepasst werden.

4.1.3. Auswirkungen auf die Interaktion zwischen Patient_innen und Pflegenden

Ziel ist es, mit dem Konzept der narrativen Pflegeanamnese und biographischen Pflegediagnostik eine Stärkung der Nutzer_innenposition zu generieren. Anhand des Konzepts sollen die Subjektstellung und die Perspektive der Nutzer_innen des Gesundheitssystems zur Sprache kommen, damit sich die Relevanzkriterien der Expert_innen an diesen orientieren. Die Ergebnisse aus den Erprobungen des Konzepts bestätigen dies. Darüber hinaus dient das Konzept in der Interaktion zwischen Patient_innen und professionellen Helfer_innen dazu, die Autonomie der Patient_innen zu stärken, schon alleine dadurch, dass deren Relevanz durch die Art der Gesprächsführung im Vordergrund steht. Durch die Zuweisung von Autonomie werden die Nutzer_innen in der Krankheitsbewältigung gestärkt und erhalten die Möglichkeit, aktiv an den Entscheidungen der eigenen Versorgung zu partizipieren. Dadurch nähert sich das konstitutiv angelegte asymmetrische Machtverhältnis in der Interaktion einem demokratischen Interaktionsverhältnis an, durch das ein ausgehandelter Entscheidungsprozess möglich wird. Zwar kann im Sinne Foucaults (2000) keine Machtfreiheit erlangt werden, dennoch balanciert die Stärkung der Nutzer_innenposition die Macht zugunsten der Patient_innen aus. Auf Basis des aufgezeigten Autonomiebegriffs ist der Einbezug autonomer Entscheidungen dabei nicht an die rational handelnden oder kompetenten Patient_innen geknüpft, da chronisch herzkranke Patient_innen aufgrund ihrer eingeschränkten Lebenssituation und Vulnerabilität diesem Bild nicht durchgehend entsprechen können, sondern der Begriff basiert auf einer allgemeinen Anerkennung der Patient_innen, die sich in einer nicht-paternalistischen Fürsorge widerspiegelt. Zusätzlich verändert die Möglichkeit des Fremdverstehens die zuvor beschriebene Interaktion zwischen den Patient_innen und den Expert_innen dahingehend, dass vermeintlich unvernünftiges oder paradoxes Nutzungshandeln als ein biographisch entwickelter Eigensinn und Bewältigungsstrategie anzusehen ist.

Gerade auch die erheblichen Unterschiede im Nutzungshandeln chronisch Kranker mit der einhergehenden wechselnden Autonomie und Handlungsfähigkeit kann über eine narrative Anamnese und biographische Diagnostik in Erfahrung gebracht werden. Da diese vom sozialen und gesellschaftlichen Umfeld bzw. von ihren Ressourcen abhängig sind, ist das Potenzial des Konzepts, dass diese Perspektive in den biographischen Gesprächen aufgedeckt wird und dadurch auch eine soziale Akzeptanz aufseiten der Expert_innen erreicht werden kann. Da gerade die erforderlichen Kompetenzen für das Beziehungsmanagement vom Bildungsgrad und der Schichtzugehörigkeit abhängig sind, braucht es eine besondere Unterstützung dieser sozial benachteiligten Zielgruppen. Im Sinne des „Capability Approach“ ist diese Akzeptanz als Ermöglichungschance Benachteiligter zu verstehen.

Zusammenfassend kann das Konzept der narrativen Anamnese und biographischen Diagnostik als ein Instrument der Anerkennung angesehen werden. Durch die Analyse der narrativen Gespräche wird ermöglicht, den Fürsorgebedarf chronische kranker Patient_innen, welche aufgrund ihrer momentanen Leidenssituation verstärkt auf Unterstützung angewiesen sind, zu erkunden. Es verschafft den Nutzer_innen auf der Ebene der Rechte die gleiche Chance, ihre Interessen und Bedürfnisse zu artikulieren und durch die Subjektorientierung findet eine Anerkennung der Nutzer_innen als Individuen statt. Somit fördert das Konzept nicht nur eine Subjektstärkung, sondern fördert auch ein emanzipatorisches Erkenntnispotenzial (s. Kapitel IV.1.3.).

Als Grenze des Konzepts im Hinblick auf die Interaktion ist die Fokussierung der Kommunikation auf eine rein verbale Ebene zu nennen. Hierbei stellt sich die Frage, wie auch Patient_innen in der Interaktion berücksichtigt werden können, welche über eingeschränkte verbale Fähigkeiten verfügen. Denkbar wäre in diesem Zusammenhang in der Interaktion verstärkt nonverbale und leibliche Signale stellvertretend zu deuten und das Ausdrucksmedium des Willens in Verbindung mit dem Situationskontext und der individuellen Lebensgeschichte zu rekonstruieren. Die Leitfrage, ob die Patient_innen im Nachhinein der Interpretation zustimmen würden, ist meines Erachtens dabei elementar (s. Kapitel IV.2.3.). Darüber hinaus können Angehörige in narrativen Gesprächen zu einer ergänzenden Subjektperspektive der Nutzer_innen in der Diagnostik beitragen. Da die Ergebnisse dabei nicht mehr bzw. nur eingeschränkt mit den Patient_innen abgeglichen werden können, ist hierbei nur von einer Annäherung der Subjektperspektive auszugehen.

Für die Pflegenden ist das Konzept im Rahmen der Professionalisierung als eine Erweiterung anzusehen. Dennoch verändert sich durch die Stärkung der Subjektorientierung auch die Beziehung zu den Patient_innen. Zu dem Bedarf an spezifischen kommunikativen Fähigkeiten und einer subjektorientierten Haltung gegenüber den Patient_innen wird eine Plattform geschaffen, auf der Patient_innen individuelle und subjektbezogene Probleme und Ressourcen äußern können. Das bedeutet, dass Pflegende im erhöhten Maße dem Leid, den Ängsten und Sorgen der Patient_innen ausgesetzt sind. Im Gegensatz zu narrativen Interviews in Forschungsvorhaben, bei denen der Kontakt zu den Interviewpartner_innen auf den Interviewzeitraum beschränkt bleibt, betreuen die Pflegenden die Patient_innen über einen längeren Zeitraum weiter. Dies ist einerseits von Vorteil, da aufgrund der durch das narrative Gespräch angebahnten Beziehung eine wesentliche Grundlage für weitere Gespräche und Interventionen gelegt wird. Andererseits können Pflegende hinsichtlich der Auseinandersetzung mit dem Leid, den Ängsten und Sorgen der Patient_innen überfordert werden. Wie sich bei der praktischen Erprobung zeigte, weisen Pflegende auch Unsicherheiten, wenn nicht gar Ängste, in Hinblick auf die Auseinandersetzung mit den psychosozialen Problemen der Patient_innen auf. Aus meiner Sicht entspannt sich hier eine Ambivalenz, denn zum einen ist es für den Pflegeprozess als wünschenswert anzusehen, dass auch psychosoziale Probleme in Erfahrung gebracht und in die Interventionsplanung aufgenommen werden, zum anderen müssen die Bedenken der Pflegenden ernst genommen werden. Pflegende benötigen daher sowohl Strategien, mit diesen Herausforderungen umzugehen, als auch geeignete Maßnahmen zur emotionalen Unterstützung der Patient_innen. Meiner Ansicht nach würde durch die bereits erwähnte Arbeit an der Biographie der Pflegenden, den Erwerb der erforderlichen kommunikativen und fachspezifischen Kompetenzen und durch eine Reflexion dieser Herausforderungen bei der Qualifizierung der Pflegenden den Bedenken entgegengewirkt werden. Allerdings könnte es auch Pflegende geben, die sich nicht auf die emotionale Realität der Patient_innen einlassen wollen/können. Dies wirft generelle professionstheoretische Fragen bezüglich der Aufgaben Pflegender auf, die ansatzweise im Kapitel V.4.2.3. vertieft werden.

4.2. Implementationsaspekte und Vorschläge für die Praxis

Standen im vorigen Kapitel die möglichen Potenziale des Konzepts im Vordergrund, sollen sich im folgenden Kapitel Implementationsaspekte und Vorschläge für die Praxis anschließen (Kapitel V.4.2.). Das Konzept der narrativen Pflegeanamnese und biographischen Pflegediagnostik wurde durch die Erprobungsphase nur ansatzweise umgesetzt, aber nicht vollständig implementiert. Für eine Implementierung in ein pflegerisches Setting müssen vor allem die institutionellen Herausforderungen (Kapitel V.4.2.1.) und die Rolle der Pflege im interdisziplinären Kontext (Kapitel V.4.2.2.) betrachtet werden. Darüber findet eine Thematisierung der für das Konzept benötigten Fähigkeiten und Kompetenzen statt (Kapitel V.4.2.3.).

4.2.1. Institutionelle Herausforderungen

Institutionelle Bedingungen können sich nachteilig auf die Implementierung eines Konzepts auswirken. Beispielweise wird die narrative Pflegeanamnese und biographische Pflegediagnostik als ein Konzept definiert, das im höchsten Maße an der Partizipation der Patient_innen ansetzt. Im Rahmen eines Präventionsprojekts zeigen Wright et al. (2010) vielfältige Hindernisse für die Partizipation auf, welche auf institutionelle Bedingungen zurückzuführen sind. Die Mitarbeiter_innen einer Institution sind beruflich in einer herkömmlichen und wenig partizipativen Praxis sozialisiert, daher bedeutet es für sie eine Umstellung, Menschen als Expert_innen in eigener Sache wahrzunehmen. Der geforderte Wandel zur Partizipation wäre das Ergebnis eines Entwicklungsprozesses, der nur über eine reflektierte Fachlichkeit zu erreichen ist und einer gleichberechtigten Praxis mit Kontinuität, Langfristigkeit und Nachhaltigkeit bedarf. Nach Wright et al. stoßen Mitarbeiter_innen, die partizipativ arbeiten wollen, oft an institutionelle Grenzen. Da z.B. gesetzliche Bestimmungen und andere Vorgaben zu erfüllen sind, werden Vorgänge stark reglementiert und Partizipation kommt nicht zustande, da eine institutionelle Logik Vorrang hat. Durch den Versuch, den partizipativen Ansatz in der Praxis umzusetzen, können Expert_innen in den Konflikt zwischen den Wünschen und Vorstellungen der bedürftigen Menschen und den Zwängen der institutionalisierten Arbeit geraten.

Was bedeutet dies nun für die Implementierung des Konzepts der narrativen Anamnese und biographischen Diagnostik? Die Forderung, dass Pflegende als

„Change Agents“ in der rehabilitativen Praxis agieren sollen, muss immer vor dem Hintergrund der institutionellen Praxis betrachtet werden. Auf der einen Seite braucht die Praxis korrigierende Ideale, welche unabhängig von institutionellen Bedingungen den Anspruch erheben, eine Verbesserung der Praxis herbeizuführen. Auf der anderen Seite können die pflegenden Praktiker_innen nicht alleine die Verantwortung für die Veränderung der Praxis übernehmen, da sie durch die institutionellen Grenzen überfordert werden könnten. Im Sinne der systemischen Verantwortung sollte die stationäre kardiologische Rehabilitation als Institution des Gesundheitswesens Folgenverantwortung über chronisch kardiologische Patient_innen tragen, d.h., die besten Möglichkeiten zur Bewältigung der Erkrankung von allen Ebenen bereitstellen. Dennoch sind die Bedingungen in der kardiologischen Versorgung, von der Kardiochirurgie bis hin zur kardiologischen Rehabilitation, durch einen informellen wie auch formellen institutionellen Charakter gekennzeichnet, welcher sich auf die darin befindlichen Akteur_innen auswirkt und implizit deren Relevanzkriterien, Präferenzen und Interessen beeinflusst. Wenn diese Bedingungen und vor allem die handlungsprägende Bedeutung von Wirkungsweisen transparent gemacht werden, erhöht dies die unmittelbaren und mittelbaren Implementierungschancen. Bergner und Staender (2002) haben diese institutionellen Zusammenhänge in Bezug auf die Implementierung von Qualitätssteuerungsinstrumenten in der kardiologischen Versorgung untersucht. So haben beispielsweise die Zuweiser_innen für die kardiologische Rehabilitation, die Herzchirurg_innen, ein Frühverlegungsinteresse, damit die OP-Kapazitäten optimal genutzt werden und Leistungszahlen den Beurteilungskriterien Stand halten. Es herrscht unter den verschiedenen Abteilungen der kardiologischen Versorgung ein innerorganisatorischer Leistungskampf und die Rehabilitationseinrichtungen sind abhängig von Kriterien des Wettbewerbs. Auch die Rentenversicherung, welche die Rehabilitation hauptsächlich finanziert, hat ein großes Sanktionspotenzial gegenüber den Einrichtungen. Daher sind Bergner und Staender der Ansicht, die Möglichkeiten Programme:

> „… erfolgsträchtig zu realisieren, sind angesichts unvermeidlicher Autonomiespielräume professionellen Handelns, diverser Umgehungs- und Obstruktionsmöglichkeiten, begrenzter Kontrollressourcen und demotivierender Effekte einer bloß «bürokratischer» Implementation beschränkt.“ (Bergner, Staender 2002, 254)

Aus meiner Sicht kommen zwei wesentliche institutionelle Herausforderungen zum Tragen, die sich beträchtlich auf das Konzept der narrativen Anamnese und biographischen Diagnostik auswirken können: zum einen eine gesundheitsökonomische Überformung und hierarchische Steuerung durch eine Ärzt_innendominanz, auf die im folgenden Kapitel noch näher eingegangen wird (Kapitel V.4.2.2.) und eine reduzierte Betrachtungsweise auf die Rehabilitand_innen. Die ökonomische Dominanz der Rehabilitation folgt dabei einem anderen Interesse als die Forderung nach einem autonomen Subjekt. Zwar sollen auch in dieser Logik die Patient_innen möglichst schnell und selbstständig gesund werden, dennoch mangelt es an deren Befähigung dazu. Dies zeigen auch die hohen Rückfallquoten und Qualitätsmängel in der kardiologischen Rehabilitation. Zwar ist, wie bereits in Kapitel I.2.2. beschrieben, die ausschließliche Beachtung einer physischen Wiederherstellung der Rehabilitand_innen komplexeren Modellen gewichen, dennoch ist die kardiologische Rehabilitation weit von einem ganzheitlichen Ansatz entfernt. Ein Konzept, welches nun verstärkt eine Subjektorientierung und Stärkung der Rehabilitand_innen fokussiert, erscheint damit erst einmal in Widerspruch mit der herkömmlichen Logik der kardiologischen Rehabilitation. Wie Bergner und Staender wird davon ausgegangen, dass vor einer Implementierung die institutionellen Bedingungen genauestens zu untersuchen sind. Dafür braucht es ein kritisches Umdenken und eine institutionelle Entsozialisierung der Akteur_innen der Rehabilitation. Es wird Überzeugungsarbeit geleistet werden müssen, um diese von der gewinnbringenden Bedeutung des Ansatzes, gerade im Sinne einer Ergänzung der bestehenden Verhältnisse, zu überzeugen.

Den Schlussfolgerungen aus der Erörterung des Spannungsfelds zwischen den unterschiedlichen Ebenen der Nutzer_innenorientierung kann aber nicht entnommen werden, dass auf der Mikroebene solange keine Konzepte implementiert werden können, bis sich z.B. das Gesundheitssystem oder die Gesundheitspolitik partizipativ gestaltet lassen. Damit wären alle individualisierten Konzepte mehr oder weniger hinfällig. Zwar besteht durch die Konfrontation mit den institutionellen Bedingungen die Gefahr der Überforderung der Praktiker_innen, allerdings können die neuen Konzepte eine Gegenströmung zu der nicht partizipativen oder individualisierten Praxis darstellen und durch Sensibilisierung der Praxis weitere Ebenen der Versorgung zum Umdenken anregen. Im Sinne der experimentierenden Evaluation aus der Evaluationsforschung (s. Kapitel II.1.2.) fände damit eine Verschränkung individueller und kollektiver Lern-, Erkenntnis- und Reflexionsprozesse statt.

4.2.2. Die Rolle der Pflege in einer interdisziplinären Diagnostik

In der stationären kardiologischen Rehabilitation arbeiten unterschiedliche Berufsgruppen zusammen, deren Akzeptanz es für die Implementierung des Konzepts der narrativen Pflegeanamnese und biographischen Pflegediagnostik bedarf. Dabei zeichnet sich ab, dass eine der Berufsgruppen gegenüber den anderen eine formale Dominanz aufweist: Zu Beginn der Einrichtung von kardiologischen Rehabilitationen waren die Leistungskataloge der gesetzlichen Versicherungen vorerst wenig professions-, indikations- oder tätigkeitsspezifisch. Durch die Anbindung der kardiologischen Rehabilitation an kardiochirurgische Einrichtungen setzte sich allerdings eine Orientierung an medizinische Kriterien durch. Dies zeigt sich beispielsweise daran, dass die kardiologische Akutmedizin häufig nur an Einrichtungen überweist, in denen bei einer frühen Entlassung Komplikationsgefahren durch erfahrene Kardiolog_innen rechtzeitig erkannt werden (Bergner, Staender 2002, 239-255). Diese Ärzt_innendominanz kann, wie es sich auch bei der teilnehmenden Beobachtung zeigte (s. Kapitel III.2.1.4.), durch die individuellen Akteur_innen der kardiologischen Rehabilitation abgemildert werden, de facto besteht sie allerdings. Eine integrierte oder vernetzte Versorgung, wie von Bönner und Rauch beschrieben (2007), sollte daher nicht nur die einzelnen Schnittstellen der medizinischen Versorgung berücksichtigen, sondern auch die Zusammenarbeit aller Professionen.

Es zeigt sich allerdings, dass die kooperativen Möglichkeiten von externen und internen Arbeitsbedingungen abhängig sind, die sich eher verschlechtern als verbessern. Dazu zählen Arbeitsverdichtungen durch eine Zunahme an multimorbiden Patient_innen, die Entwicklung neuer Arbeitsteilungen durch die vermehrte Teilzeitbeschäftigten oder die Entstehung neuer Berufe und Hierarchien (Braun 2011, 303-322). Dazu kommt, dass die Rolle der Pflege in der kardiologischen Rehabilitation noch nicht klar definiert und deren Potenziale noch nicht ausreichend ausgeschöpft wurden (s. Kapitel I.2.2.7.). Neue Aufgaben, wie die Übernahme neuer Konzepte für die kardiologische Rehabilitation, können von der Pflege allerdings nicht alleine bewältigt bzw. entkoppelt von den anderen Professionen des Settings betrachtet werden. Pflege als Bestandteil des Teams kann eine wichtige Bindegliedfunktion zwischen verschiedenen Therapiebereichen wahrnehmen, was von ihr daher auch eine höhere Kommunikations- und Kooperationsfähigkeit als bisher erfordert. Diese Bindefunktion könnte in einer von Bartholomeyczik (2003a) geforderten Kerndiagnostik erfolgen (s. Kapitel I.1.3.2.4.). Die Kerndiagnostik ist als eine interdisziplinäre Diagnostik anzusehen, deren Potenzial in der Bündelung der unterschiedlichen Blickwinkel und Schwerpunkte der Berufsgruppen liegt, welche sich überschneiden, aber auch teilweise decken oder ergänzen. Wie dies praktisch umzusetzen ist, muss innerhalb des interdisziplinären Teams ausgehandelt werden. Eine Möglichkeit wäre, dass sich die Perspektiven der unterschiedlichen Anamnesen in Form einer integrierten Pflegeplanung niederschlagen. Snowley et al. (1998) beschreiben ein ähnliches Vorgehen in einem durch den NHS (National Health Service) geförderten Projekt der integrierten Pflegeplanung in Wales und England. Dieses ist auf die Kooperation der unterschiedlichen Berufsgruppen im Gesundheitswesen, wie den Pflegenden, den Mediziner_innen, Physiotherapeut_innen, Beschäftigungstherapeut_innen und Sozialarbeiter_innen, ausgerichtet. Das Vorgehen ist folgendermaßen: Im ersten Schritt werden die zahlreichen Einschätzungen der unterschiedlichen Berufsgruppen getrennt erhoben. Im Anschluss tritt eine multidisziplinäre Konferenz zu einer Fallbesprechung zusammen. Alle Mitarbeiter_innen erläutern der Reihe nach die erkundeten Probleme, diskutieren diese anschließend mit den Kolleg_innen und legen zusammen die Ziele der Hilfeplanung fest. In einer gemeinsamen Dokumentation werden Interventionen notiert, neue Beobachtungen und Ziele hinzugefügt und Fortschritte dokumentiert. Jede Berufsgruppe ist dabei gleichberechtigter Teilnehmer. Nach einer abschließenden Zusammenfassung können die Ergebnisse auch für die ambulante Überleitung genutzt werden. Die Patient_innen werden in alle Teile des Prozesses miteinbezogen. Der Vorteil der Kooperation wird in der effektiven Kommunikation zwischen den Mitarbeiter_innen des multidisziplinären Teams und in dem Prozess einer kooperativen Problemlösung gesehen. Dadurch wird nicht nur die Anerkennung der einzelnen Berufsgruppen untereinander gefördert, sondern auch kreative Problemlösungsstrategien und eine Perspektivenvielfallt durch die jeweils andere Sichtweise erreicht (Snowley et al. 1998, 111-121).

Bevor so eine interdisziplinäre Aufgabe wahrgenommen werden kann, muss innerhalb des Teams ein Bewusstsein für die Interdisziplinarität und eine Akzeptanz der jeweiligen Berufsgruppen geschaffen werden. Meiner Ansicht nach ist für Interdisziplinarität eine disziplinäre Kompetenz nicht alleine ausreichend, es braucht eine erweiterte Wahrnehmungsfähigkeit für die professionellen Blickwinkel der anderen Disziplinen und eine Bereitschaft, auf diese einzugehen. Dies ist meines Erachtens ein Lernprozess, der zusätzlich auch institutionell gewollt und gefördert werden sollte.

4.2.3. Qualifizierung des Pflegepersonals und der Erwerb kommunikativer Kompetenzen

Die Vorstellung, man könne sich in pflegerischen Gesprächen auf die „natürliche" Kommunikation verlassen, ist ebenso ein Trugschluss, wie die Vorstellung, durch das Auswendiglernen von Gesprächsregeln, kommunikative Kompetenzen zu erwerben (Walther 2001, 335-338). Darauf dass Diagnostizieren einen Lernprozess voraussetzt hat schon Bartholomeyczik (2003a) hingewiesen. Dafür braucht es zu den zeitlichen Ressourcen vor allem unterschiedliche Kompetenzen, die in der Aus-, Fort- und Weiterbildung von Pflegenden bisher noch zu wenig ausgebildet werden. Im Hinblick auf die Qualifizierung der Pflegenden sind auf fachdidaktischer Grundlage (s. Kapitel V.2.2.1.) und in methodischer Hinsicht (s. Kapitel V.2.2.2., V.3.) Anregungen erfolgt. An dieser Stelle sollen grundsätzliche Überlegungen zu der Verankerung der Qualifizierung und insbesondere der Erwerb kommunikativer Kompetenz angestellt werden.

Meines Erachtens ist die Qualifizierung der notwendigen Fähigkeiten und Kompetenzen für das Konzept der narrativen Pflegeanamnese und biographischen Pflegediagnostik ein Lernprozess, der von einer theoretischen Vermittlung bis zu einer praktischen Erprobung reicht und der vielfältige Reflexionsprozesse voraussetzt (s. Kapitel V.3.). Walther (2001) konnte darüber hinaus aufzeigen, dass gerade die Deautomatisierung schon eingeschliffener Verhaltensweisen, z.B. von Gesprächstechniken in der Anamnese, das sprachlich-kommunikative Verhalten fördern kann. Daher erachte ich es als sinnvoll, mit der Vermittlung der für das Konzept benötigten Kompetenzen in der Ausbildung der Pflegenden und dabei vorzugweise in primärqualifizierenden Studiengängen zu beginnen. Anknüpfend an den Lernfeldern oder Modulen, die den Pflegeprozess berücksichtigen, kann die narrative Anamnese und biographische Diagnostik ergänzend zu den weiteren diagnostischen Verfahren vermittelt werden. Zu überlegen wäre darüber hinaus, ob nicht auch eine Vertiefung des Konzepts in der Weiterbildung verankert werden könnte. Vorstellbar wären dabei die Weiterbildungslehrgänge „Rehabilitations- und Langzeitpflege“, „Onkologische Pflege“, „Palliativ- und Hospizpflege" und „Psychiatrische Pflege“. Auch Fortbildungen im Bereich „Beratung“ oder andere Fortbildungen, in denen Kommunikation im Vordergrund steht, wären vorstellbar.

Im Folgenden soll nochmals explizit auf die erforderlichen Kompetenzen für die Qualifizierung einer narrativen Pflegeanamnese und biographischen Pflegediagnostik eingegangen werden. Insbesondere die kommunikative Kompetenz hat während der Konzeptionsentwicklung an Bedeutung gewonnen. Darmann (2000a, b) hat in ihrer Analyse der kommunikativen Kompetenz von Pflegenden erschwerende Strukturen ermittelt, die in der Ausbildung noch zu wenig berücksichtigt werden. Insbesondere hat sie unterschiedliche kommunikative Machtformen der Pflegenden aufgedeckt und deren ungenügende Distanzierung mit den herrschenden institutionellen oder fachspezifischen Normen als eine wesentliche Hürde angesehen, die Sichtweise der Patient_innen zu akzeptieren und sich in deren Lage einzufühlen. Kommunikation gelingt nur dann, wenn Pflegende ihre Entscheidungsspielräume nutzen und einschränkende Normen reflektieren. Auf Basis dieser Gegebenheiten in der Praxis macht sich Darmann Gedanken über die Förderung kommunikativer Kompetenzen in der Pflegebildung: Die Macht der Pflegenden ist ein inhärentes Merkmal pflegerischer Interaktion, welches Pflegenden nicht immer bewusst ist. Daher ist es die erste Aufgabe in der Vermittlung kommunikativer Kompetenzen, die Macht und ihre Auswirkungen auf die Patient_innen transparent zu machen und Einsicht in Machtpotenziale zu erhalten. Pflegende müssen sensibilisiert werden und einen verantwortungsvollen Umgang mit Machtsituationen erlernen. Darüber hinaus sollten sie ihre Rolle als Helfer_innen reflektieren und Patient_innen mehr Selbstständigkeit und Unabhängigkeit zubilligen. Die institutionellen und medizinischen Normen müssen in der Ausbildung im Hinblick auf ihre Sinnhaftigkeit bewusst gemacht und überprüft werden, damit die Fähigkeit entwickelt werden kann, sich der Situation der Patient_innen unabhängig dieser Normen zuzuwenden und deren Sichtweise zu akzeptieren. Dies entspricht dem bereits mehrfach erwähnten emanzipatorischen Auftrag der Pflege (s. Kapitel IV.1.3., IV.2.5.). Da Kommunikation oft als Sonderleistung betrachtet wird, welche nicht zum pflegerischen Aufgabengebiet zählt, sollte in der Ausbildung zu der tätigkeitsbegleitenden Kommunikation, die Bedeutung von Gesprächen für die Generierung der Bedürfnisse der Patient_innen vermittelt werden.

Darmann reflektiert verschiedene in der pflegerischen Ausbildung empfohlene Kommunikationsansätze, wie beispielsweise die klient_innenzentrierte Gesprächsführung nach Rogers, welcher sich das Konzept der narrativen Anamnese und biographischen Diagnostik auch bedient. Sie stellt in Frage, ob die Initiierung von Selbstverstehensprozessen, wie sie in der psychotherapeutischen Arbeit aufgegriffen werden, Ziel pflegerischer Kommunikation sein kann. Meines Erachtens sollte dies vom pflegerischen Handlungsfeld und der individuellen Situation der Patient_innen abhängig gemacht werden. In der narrativen Anamnese handelt es sich eben nicht um einen therapeutischen Ansatz, in dem Klient_innen Selbsterkenntnisse bezüglich ihrer psychischen Problematik erlangen sollen, sondern um eine narrative Anamnese, in der Patient_innen ein erweitertes Verständnis bezüglich ihrer Problemsicht gewinnen sollen. Dies kann insbesondere in der kardiologischen Rehabilitation dafür genutzt werden, Selbstverstehensprozesse im Hinblick auf eine biographischen Genese der gegenwärtigen und/oder zukünftigen pflegerischen Bedürfnisse zu erhalten (s. Kapitel IV.3.5.2.). Auch die weitere Kritik Darmanns an der klient_innenzentrierten Gesprächsführung, z.B. dass durch diese sozusagen den Patient_innen unterstellt werden würde, mit den Pflegenden emotionale Probleme besprechen zu wollen, trifft aufgrund der Art der Gesprächsführung in der narrativen Anamnese nicht zu. Durch die Offenheit des Gesprächs (s. Kapitel IV.3.4.2.) haben die Patient_innen die Möglichkeit Probleme anzusprechen, sie aber auch zu verschweigen. Darüber hinaus reduziert sich der Fokus der Anamnese nicht alleine auf die Erkundung emotionaler Probleme, sondern hat einen ganzheitlicheren Anspruch. Die restriktive Haltung in der Gesprächsführung bietet den Pflegenden dabei einen gewissen Schutz und weiterführende Interventionen können dann, im Sinne einer geteilten Verantwortung, interdisziplinär besprochen werden und lasten nicht alleine auf den Pflegenden (Darmann 2000b, 219-225; Darmann 2000a). Daher ist das Aktive Zuhören als eine der Methoden der klient_innenzentrierten Gesprächsführung für diese Konzeption ausdrücklich, aus den bereits erwähnten Gründen, zu empfehlen.

Im Kapitel V.4. wurden die Ergebnisse der narrativen Pflegeanamnese und biographischen Pflegediagnostik systematisiert und Schlussfolgerungen für Theorie und Praxis gezogen. Die Ergebnisse wurden erstens im Hinblick auf die Potenziale des Konzepts im Handlungsfeld der Pflege, wie für den Pflegeprozess, die stationäre kardiologische Rehabilitation und die Interaktion der Patient_innen und Pflegenden, betrachtet. Zweitens wurden Implementationsaspekte und Vorschläge für die Praxis in Bezug auf institutionelle Herausforderungen, die Rolle der Pflegenden in einer interdisziplinären Diagnostik und die Qualifizierung der Pflegenden, insbesondere der kommunikativen Kompetenzen, reflektiert. Es zeigten sich dabei sowohl Potenziale als auch erschwerende Bedingungen, die bei einer Implementierung des Konzepts Beachtung finden sollten.

VI. Fazit

Das Ziel der Promotionsarbeit war es, ein methodisches Konzept zu entwickeln, mit dessen Hilfe sich die bestehenden Ansätze der Pflegeanamnese und Diagnostik optimieren und komplexe individuelle und psychosoziale Probleme und Ressourcen im pflegerischen Setting der stationären kardiologischen Rehabilitation erfassen lassen. Damit im Zusammenhang stand die Hypothese, dass sich durch eine narrative Pflegeanamnese und biographische Pflegediagnostik spezifische Probleme und Ressourcen generieren lassen und Pflegende sich damit zielgerichteter an den Nutzer_innen des Gesundheitssystems orientieren können (s. Kapitel 0.). Die Relevanz des Vorhabens ist daher angezeigt, da durch eine reduktionistische Anwendung der Anamnese im Pflegeprozess, wie derzeit üblich, individuelle und psychosoziale pflegerische Probleme, aber auch Ressourcen nur eingeschränkt erhoben und bei der Planung einer nutzer_innenorientierten Gesundheits- bzw. Pflegeversorgung berücksichtigt werden (s. Kapitel I.1.). Die negativen Auswirkungen für die Patient_innen und ihren Gesundungsprozess konnten durch Studien aus der stationären kardiologischen Rehabilitation belegt werden (s. Kapitel I.2.).

Das methodische Vorgehen der Konzeptentwicklung der narrativen Pflegeanamnese und biographischen Pflegediagnostik orientierte sich an der Aktionsforschung (Hart, Bond 2001). Die vielen Varianten der Aktionsforschung zielen auf eine Forschung unter Einbezug der Praktiker_innen ab, und der Theorie-Praxis-Vermittlung ist ein besonderer Stellenwert zuzuordnen. Insbesondere fokussiert sie eine Verbesserung des Handlungsvermögens im Sinne eines „Reflective Practitioner“ (Schön 1983). Einer der wesentlichen Gütekriterien der Forschungsmethode ist die Transparenz des Vorgehens und die Anschlussfähigkeit des daraus gewonnenen Wissens (Moser 2008). Das Forschungsdesign ist in Anlehnung an die drei Schritte der Aktionsforschung entwickelt (Rifkin 2002; s. Kapitel II.) und die Konzeptentwicklung zu Beginn deduktiv abgeleitet und induktiv überprüft worden:

Der erste Schritt der Aktionsforschung bestand aus einer Ist-Analyse der stationären kardiologischen Rehabilitation und ist durch teilnehmende Beobachtungen, einer Dokumentenanalyse und narrativen Interviews erfolgt (s. Kapitel III.). Zusammen mit den empirischen Studien aus dem Bereich der pflegerischen Anamnese, der Pflegediagnostik und der stationären kardiologischen Rehabilitation ergab die Ist-Situation die praktischen Anforderungen der Konzeptentwicklung.

Der zweite Schritt der Aktionsforschung befasste sich mit dem Planen, Handeln, Beobachten und Reflektieren als Prozess der Konzeptionsphase. Die Entwicklung des vorläufigen Konzepts basierte auf den theoretischen Grundlagen aus dem Handlungsfeld der Pflege, der Stärkung der Nutzer_innenposition und der Biographieorientierung (s. Kapitel IV.). Die methodologische Hauptausrichtung ist der Biographieforschung entlehnt, welche sich an einem interpretativen und qualitativen Paradigma orientiert. Eine zentrale Annahme ist dabei, dass sich gesellschaftliche Tatsachen nur über die Sinn- und Bedeutungszuschreibung der individuell Handelnden erschließen lassen (Marotzki 2007). In der Analyse der Biographie findet eine Rekonstruktion statt, wie die Wechselwirkungen, denen Biographien aufgrund gesellschaftlicher und sozialer Gegebenheiten, Institutionen etc. ausgesetzt sind, aussehen und inwiefern diese von den Biograph_innen in ihrer Lebensgeschichte aktiv genutzt und gestaltet werden (Hanses, Richter 2009). Methodisch fanden das narrative Interview nach Schütze (1983), die Dialogische Biographiearbeit nach Köttig und Rätz-Heinisch (2005), die Auswertung nach Rosenthal (2011) und die diagnostischen Verfahren von Hanses (2000) Anwendung. Als Perspektiven der Auswertung sind eine Orientierung an den Ressourcen der Patient_innen, die Auswahl von Kernstellen und eine Berücksichtigung der institutionellen Bedingungen (Hanses 2000) und biographische Verlaufskurven (Schütze 1984) herangezogen worden (s. Kapitel IV.3.). Da rekonstruktive Analysen in der Praxis zu zeitaufwändig sind, wurden diese im Rahmen des Promotionsprojekts für die pflegerische Handlungspraxis einer Modifikation unterzogen. Nach einer anfänglichen theoretischen Konzeption (s. Kapitel V.1.) wurde das Konzept in dreifacher Weise praktisch erprobt. Es konnten sowohl empirische Ergebnisse der Feldphase und der geplanten praktischen Erprobungsphase in der stationären kardiologischen Rehabilitation als auch die Erprobung durch Student_innen in Hochschulseminaren im Hinblick auf die Relevanz des Konzepts, die Rahmenbedingungen der Durchführung, die narrative Anamnese, die biographische Diagnostik und die Qualifizierungsangebote der mit dem Konzept in Verbindung stehenden Kompetenzen aufgezeigt werden (s. Kapitel V.2.). Die Reflexion der Ergebnisse führte zur anschließenden Konzeption der narrativen Pflegeanamnese und biographischen Pflegediagnostik (s. Kapitel V.3.).

Für die letzte Phase der Aktionsforschung erfolgte eine theoretische Systematisierung der Ergebnisse aus der Konzeptionsphase (s. Kapitel V.4.). Zudem wurden Schlussfolgerungen für Theorie und Praxis gezogen. Die vorliegende Arbeit ist zwar auf der Mikroebene der Nutzer_innenorientierung angesiedelt, dennoch müssen die auf der Meso- und Makroebene zugeordneten Fragen hinsichtlich der anschließenden Implementierung, etwa zu den institutionellen und interdisziplinären Voraussetzungen oder Qualifizierungsaspekten, ebenfalls reflektiert werden. Mit dieser Promotionsarbeit konnte die Konzeption einer Anamnese in Form eines offenen narrativen Gesprächs entwickelt werden, welches dazu beträgt, im Rahmen der Diagnostik sowohl die subjektive und biographische Bedeutung von Krankheit und Gesundheit als auch individuelle Erfahrungen zu erfassen und darauf aufbauend unter Einbezug individueller, objektiver und kontextueller Faktoren eine optimierte pflegerische Planung und Intervention zu konzipieren.

Die Effekte des Konzepts konnten im Hinblick auf den Pflegeprozess, das Setting der stationären kardiologischen Rehabilitation und die Interaktion zwischen Pflegenden und zu Pflegenden dargelegt werden (s. Kapitel V.4.1.). Das Konzept ist als ein hermeneutisches Konzept zu verstehen, welches auf einer interaktionistischen, verstehenden und phänomenologisch-biographischen Herangehensweise basiert. Darüber hinaus ermöglicht es durch das hermeneutische Vorgehen eine Verschränkung von Theoriewissen und individuellem Fallverstehen. Die vielfältigen Potenziale durch das Konzept zeigen sich in dem Aufgreifen des Alltagsbezugs, der Krankheitsbewältigungsprozesse, der subjektiven Bedeutung von Krankheit, den psychosozialen Aspekten und den Ressourcen der Patient_innen. Die für die Interventionen bedeutsame biographisch entwickelte Eigenlogik und die unterschiedlichen Verlaufskurven des Unterstützungsbedarfs ließen sich mit dem Konzept rekonstruieren. Zusätzlich konnten individuelle Unterschiede, welche z.B. geschlechts-, alters- oder sozialbedingt auftreten können, erkundet werden und dadurch Ermöglichungschancen Benachteiligter erkannt werden. Dadurch findet nicht nur ein Perspektivenwechsel statt, sondern dies kann in der Interaktion zwischen Pflegenden und zu Pflegenden zu einem Ausgleich von Machtverhältnissen, der Zuweisung von Autonomie und einer Anerkennung, die auf einer nicht-paternalistischen Fürsorge basiert, führen und daher emanzipatorisches Potenzial enthalten.

Weiterführende Überlegungen zum Pflegeprozess gehen davon aus, dass bei einer auf narrativen Informationen beruhenden biographischen Diagnose, welche wesentlich stärker an den Patient_innen und vor allem an deren Ressourcen und Lebenswelt orientiert ist und die biographische Bedeutung pflegerischer Probleme enthält, auch komplexere wie auch kontextualisierte Pflegeziele und Interventionen erfolgen können. Darüber könnte sich im Setting der stationären kardiologischen Rehabilitation ein Nutzen des Konzepts für das Schnittstellenmanagement zeigen. Für eine Übertragbarkeit des Konzepts auf anderen Pflegesettings sollte eine vorige Überprüfung stattfinden. Vorstellbar sind dennoch Bereiche, wie die pflegerische Beratung, die Altenpflege, die Psychiatrie, die Palliativpflege oder generell Settings mit chronisch kranken Patient_innen. Das Konzept müsste allerdings dort den vorhandenen Bedingungen angepasst werden. In der pflegerischen Interaktion spielt die Leiblichkeit eine bedeutende

Rolle und daher ist ein verstärkter Einbezug der Leiblichkeit gefordert, der sich als eine methodische Herausforderung erweist. Hier sollten insbesondere präverbale bzw. leibliche Zeichen in der Interaktion und erfahrungsbezogene Methoden bei den Lernangeboten Berücksichtigung finden.

In Bezug auf die Implementationsaspekte und Vorschläge für die Praxis (s. Kapitel V.4.2.) zeigen sich die institutionellen Voraussetzungen für die Implementation als eine erschwerende Bedingung. Da Institutionen ihre Mitarbeiter_innen prägen, können institutionelle Vorstellungen implizit weitergetragen werden. In diesem Sinne kann bei einer Implementierung die von den Pflegenden in Bezug auf das Konzept anerkannte Subjektlogik mit der institutionellen Logik kollidieren, was zu einer Überforderung der Pflegenden führen kann. Institutionen sollten daher stärker ihre Verantwortung gegenüber dem Subjekt „Patient_in" wahrnehmen und die Mitarbeiter_innen die institutionellen Einflüsse reflektieren. Auf dieser Basis kann ein individueller und kollektiver Lern-, Erkenntnis-, und Reflexionsprozess einsetzen, der sich günstig auf eine Implementierung auswirken kann.

Pflegende arbeiten zudem mit anderen Professionen zusammen und sind bei der Implementierung eines neuen Konzepts auf deren Akzeptanz und Zusammenarbeit angewiesen. Unter den momentanen Bedingungen sind kooperative Möglichkeiten im Gesundheitswesen erschwert. Pflege kann dahingehend zwar neue Kommunikations- und Kooperationsaufgaben übernehmen, dennoch sollte ein disziplinübergreifender Lernprozess stattfinden. Aufbauend auf diesem wird eine integrierte Pflegediagnostik vorgeschlagen, welche den disziplinären Blickwinkel nutzt und ihn in eine gemeinsame Diagnostik und Zielplanung überführt.

Die Qualifizierung des Pflegepersonals sollte möglichst schon in der Ausbildung beginnen, um einen begleiteten Lernprozess zu ermöglichen, sodass ungünstige institutionelle kommunikative Verhaltensweisen durch die Pflegepraxis erst gar nicht ausgebildet werden. Zusätzlich können die benötigten Kompetenzen in der Fort- und Weiterbildung einer Vertiefung unterzogen werden. Vor allem im Hinblick auf die kommunikativen Kompetenzen sollten Pflegende ihre kommunikativen Machtpotenziale reflektieren und bestehende Normen, z.B. institutionelle, hinterfragen, um diese nicht in Gesprächssituationen zu übernehmen. Die Übertragbarkeit psychotherapeutischer Gesprächskonzepte wurde hinsichtlich der narrativen Pflegeanamnese diskutiert und als geeignete Methoden für das dargestellte Konzept befunden. Insgesamt ist der Stellenwert der kommunikativen Kompetenz bei der Qualifizierung der für das Konzept notwendigen Kompetenzen hervorzuheben.

Weitere Fragen im Hinblick auf die Implementierung des Konzepts der narrativen Pflegeanamnese und biographischen Pflegediagnostik müssen dezidiert in einem gesonderten Evaluationsprojekt beantwortet werden.

Abschließend ist noch zu betonen, dass es sich bei dieser Dissertation um einen Erkenntnisprozess handelt, der einer fortlaufenden Weiterentwicklung unterworfen ist. Daher ist die vorliegende Arbeit als nicht abgeschlossen, sondern als vorläufig zu betrachten.

VII. Literaturverzeichnis

Abderhalden, Christoph (2000): Pflegediagnostik – sinnvolles Instrument für die Pflege? In: Etzel, Birgit S.; Hg.: Pflegediagnosen und die Internationale Klassifikation Pflegerischer Praxis (ICNP Beta-Version). Entwicklung in der Diskussion. Kohlhammer Verlag, Stuttgart/ Berlin/ Köln, 19-37.

Abraham, Anke (2002):.Der Körper im biographischen Kontext. Westdeutscher Verlag, Wiesbaden.

AKG Universität Bremen (2009): Ethik und Datenschutz im Kontext der Arbeits- und Koordinationsstelle Gesundheitsversorgungsforschung (AKG). Unveröffentlicht.

Albers, Helene (1999): Die stille Revolution auf dem Lande. http://www.landwirtschaftskammer.de/verbraucher/service/unterlagen/stillerevolution.pdf 19.03.2012

Albus, Christian (2008a): Persönlichkeitsfaktoren. Psychosomatische Problemfelder und psychische Krankheiten. In: Herrmann-Lingen, Christoph; Albus, Christian; Titscher, Georg; Hg.: Psychokardiologie. Ein Praxisleitfaden für Ärzte und Psychologen. Deutscher Ärzte-Verlag, Köln, 77-83.

Albus, Christian (2008b): Risikoverhalten. Psychosomatische Problemfelder und psychische Krankheiten. In: Herrmann-Lingen, Christoph; Albus, Christian; Titscher, Georg; Hg.: Psychokardiologie. Ein Praxisleitfaden für Ärzte und Psychologen. Deutscher Ärzte-Verlag, Köln, 83-91.

Alheit, Peter (1995): "Biographizität" als Lernpotential: Konzeptionelle Überlegungen zum biographischen Ansatz in der Erwachsenenbildung. In: Krüger, Heinz-Hermann; Marotzki, Winfried; Hg.: Erziehungswissenschaftliche Biographieforschung. Leske & Budrich, Opladen, 276-307.

Alheit, Peter; Herzberger, Heidrun (2011): Biographie und Lernen in der Pflege. Chancen und Blockaden aus der Perspektive der Bildungswissenschaften. In: Darmann-Finck, Ingrid; Richter, Miriam Tariba; Hg.: Biographieorientierung in der Pflegebildung. Peter Lang Verlag, Frankfurt am Main, 15-36.

Alheit, Peter; Hanses, Andreas (2004): Institution und Biographie. Zur Selbstreflexivität personenbezogener Dienstleistungen. In: Hanses, Andreas; Hg.: Biographie und Soziale Arbeit. Schneider Verlag, Hohengehren, 8-28.

Alheit, Peter; Dausien, Bettina; Fischer-Rosenthal, Wolfram; Hanses, Andreas; Keil, Annelie; Hg. (1999a): Biographie und Leib. Psychosozial-Verlag, Gießen.

Alheit, Peter; Dausien, Bettina; Fischer-Rosenthal, Wolfram; Hanses, Andreas; Keil, Annelie; Hg. (1999b): Vorwort. In: Ders.: Biographie und Leib. Psychosozial-Verlag, Gießen, 1-14.

Altenhöner, Thomas; Leppin, Anja (2004): Sozial bedingte Unterschiede in der Inanspruchnahme des Therapieprogramms einer kardiologischen Rehabilitation nach akutem Myokardinfarkt. In: Gesundheitswesen, 08/09, 66, 10.

Altenhöner, Thomas; Leppin, Anja; Grande, Gesine; Romppel, Matthias (2003): Zur Vorhersage der Patienteneinstellung in der kardiologischen Rehabilitation. In: Zeitschrift für Gesundheitspsychologie, 11, 2, 49-56.

Altenpflegegesetz (AltPflG) (2000): http://www.gesetze-im-internet.de/bundesrecht/altpflg/gesamt.pdf 18.02.13

Arbeitskreis "Reha und Pflege" in der Deutschen Gesellschaft für Medizinische Rehabilitation (2008): Positionspapier "Pflege in der Rehabilitation". www.degemed.de/images/phocadownloads/Politik_undPositionen/DEGEMED/006positionsapierpflegeinderrehabilitation_2008.pdf 04.10.12

Arnold, Rolf (1990): Ziele und Inhalte und das Problem der didaktischen Reduktion. In: Ders.: Berufspädagogik. Verlag Sauerländer, Aarau/ Frankfurt am Main, 47-67.

Backes-Haase, Alfons (2001): Konstruktivismus als didaktischer Aspekt der Berufsbildung. In: Bonz, Bernhard; Hg.: Didaktik der beruflichen Bildung. Berufsbildung konkret, Band 2. Schneider Verlag, Hohengehren, 170-186.

Backs, Stephan; Lenz, Reinhard (1998): Kommunikation und Pflege. Eine Untersuchung von Aufnahmegesprächen in der Pflegepraxis. Ullstein Medical Verlag, Wiesbaden.

Badura, Bernhard (1996): Pflege vor der Herausforderung durch die Gesundheitswissenschaften. In: Pflege, 9, 1, 40-47.

Badura, Bernhard (1987): Einleitung. In: Badura, Bernhard; Kaufhold, Gary; Lehmann, Harald; Pfaff, Holger; Schott, Thomas; Waltz, Millard; Hg.: Leben mit Herzinfarkt. Eine sozialepidemiologische Studie. Springer Verlag, Berlin/ Heidelberg, 1-6.

Badura, Bernhard; Grande, Gesine; Janßen, Heinz; Schott, Thomas (1995): Qualitätsforschung im Gesundheitswesen. Ein Vergleich ambulanter und stationärer kardiologischer Rehabilitation. Juventa Verlag, Weinheim/ München.

Badura, Bernhard; Kaufhold, Gary; Lehmann, Harald; Pfaff, Holger; Schott, Thomas; Waltz, Millard; Hg.: (1987): Leben mit Herzinfarkt. Eine sozialepidemiologische Studie. Springer Verlag, Berlin/ Heidelberg.

Baer, Frank M. (2009): Arterielle Hypertonie. In: Ermann, Erland; Hg.: Klinische Kardiologie. Springer Verlag, Heidelberg, 241-254.

Baer, Frank M.; Rosenkranz, Stephan (2009): Koronare Herzkrankheiten und akutes Koronarsyndrom. In: Ermann, Erland; Hg.: Klinische Kardiologie. Springer Verlag, Heidelberg, 13-71.

Barth, Jürgen; Härter, Martin; Paul, Juliane; Bengel, Jürgen (2005): Behandlung von Patienten mit koronarer Herzkrankheit und komorbider Depression in der Rehabilitation. In: Psychother Psych Med, 55, 416-424.

Bartholomeyczik, Sabine (2006): Prävention und Gesundheitsförderung als Konzepte der Pflege. In: Pflege und Gesellschaft, 11, 3, 210-223.

Bartholomeyczik, Sabine (2003a): Pflegediagnostik als Prinzip. In: Etzel, Birgit S.; Hg.: Pflegediagnostik und Pflegeklassifikationssysteme. Entwicklung und Anwendung. Kohlhammer Verlag, Stuttgart, 11-26.

Bartholomeyczik, Sabine (2003b): Zur Formalisierung der Sprache in der Pflege. In: ICN International Council of Nurses; Hg.: ICNP Internationale Klassifikation für die Pflegepraxis. Verlag Hans Huber, Bern, 77-87.

Bartholomeyczik, Sabine (2001): Einführung in die deutschsprachige Ausgabe. Zur Bedeutung der vorliegenden Arbeit. In: Gordon, Marjory; Bartholomeyczik, Sabine; Hg.: Pflegediagnosen. Urban und Fischer Verlag, München/ Jena, XVII.

Bartholomeyczik, Sabine (2000): Pflegediagnosen aus einer Perspektive der Pflegewissenschaft. In: Etzel, Birgit S.; Hg.: Pflegediagnosen und die internationale Klassifikation Pflegerischer Praxis (ICNP Beta-Version). Entwicklung in der Diskussion. Kohlhammer Verlag, Stuttgart/ Berlin/ Köln, 53-70.

Bauer, Ulrich; Büscher, Andreas (2008): Soziale Ungleichheit in der pflegerischen Versorgung – ein Bezugsrahmen. In: Bauer, Ulrich; Büscher, Andreas; Hg.: Soziale Ungleichheit und Pflege. Beiträge sozialwissenschaftlich orientierter Pflegeforschung. VS Verlag für Sozialwissenschaften, Wiesbaden, 7-45.

Bauer, Ulrich; Büscher, Andreas (2007): Soziale Ungleichheit und Pflege: Konzeptionelle Zugänge. In: Pflege und Gesellschaft, 12, 4, 304-317.

Bauer, Ulrich; Rosenbrock, Rolf; Schaeffer, Doris (2006): Stärkung der Nutzerposition im Gesundheitswesen – gesundheitliche Herausforderungen und Notwendigkeit. In: Iseringhausen, Olaf; Badura, Bernhard; Hg.: Wege aus der Krise der Versorgungsorganisation. Verlag Hans Huber, Bern, 1-15.

Beauchamp, Tom L.; Childress, James F. (1983): Principles of Biomedical Ethics. Oxford University Press, New York/ Oxford.

Beck, Ulrich (1986): Risikogesellschaft. Auf dem Weg in eine andere Moderne. Suhrkamp Verlag, Frankfurt am Main.

Behrens, Johann; Langer, Gero; Hg. (2010): Handbuch Evidence-based Nursing: externe Evidenz für die Pflegepraxis. Verlag Hans Huber, Bern.

Benesch, Lothar (1996): Kardiologische Rehabilitation: Eine Standortbestimmung. In: Schott, Thomas; Badura, Bernhard; Schwager, Hans-Joachim; Wolf, Peter; Wolters, Paul; Hg.: Neue Wege in der Rehabilitation. Von der Versorgung zur Selbstbestimmung chronisch Kranker. Juventa Verlag, Weinheim/ München, 91-99.

Benner, Patricia; Wrubel, Judith (1997): Pflege, Streß und Bewältigung. Gelebte Erfahrung von Gesundheit und Krankheit. Verlag Hans Huber, Bern.

Bergner, Elisabeth; Staender, Johannes (2002): Institutionalisierte Beurteilung in der kardiologischen Versorgung. In: Badura, Bernhard; Siegrist, Johannes; Hg.: Evaluation im Gesundheitswesen. Ansätze und Ergebnisse. Juventa Verlag, Weinheim/ München, 239-255.

Bertram, Hans; Dannenbeck, Clemens (1991): Familien in städtischen und ländlichen Regionen. In: Betram, Hans, Hg.: Die Familien in Westdeutschland. Stabilität und Wandel familiärer Lebensformen. Leske & Budrich, Opladen, 79-110.

Bittlingmayer, Uwe H. (2011): Die Speerspitze einer neuen sozialen Bewegung. Public Health und das Verhältnis von Gesundheit und Gesellschaft. In: Dr. med. Mabuse, 191, 61-64.

Blimlinger, Eva; Ertl, Angelika; Koch-Straube, Ursula; Wappelshammer, Elisabeth (1994): „Lebensgeschichten". Biographiearbeit mit alten Menschen. Vincentz Verlag, Hannover.

Blumer, Herbert (2004): Der methodologische Standort des Symbolischen Interaktionismus. In: Strübing, Jörg; Schnettler, Bernt; Hg.: Methodologie interpretativer Sozialforschung. Klassische Grundlagentexte. UVK Verlagsgesellschaft, Konstanz, 321-385.

Böhme, Gernot (2003): Leibsein als Aufgabe. Leibphilosophie in pragmatischer Hinsicht. Die graue Edition. Prof. Dr. Alfred Schmid-Stiftung, Zug.

Böhmen, Stephan (2007): Der ältere Patient in der Rehabilitation. In: Rauch, Bernhard; Middeke, Martin; Bönner, Gerd; Karoff, Marthin; Held, Klaus; Hg.: Kardiologische Rehabilitation. Georg Thieme Verlag, Stuttgart, 208-210.

Böhnke, Ulrike (2010): Dem Leibkörper auf der Spur. Theoretischer Begründungsrahmen reflexiver Könnerschaft im Berufsfeld Pflege. Dissertation Universität Bremen.

Bönner, Gerd (2007): Individuelle Therapieplanung. In: Rauch, Bernhard; Middeke, Martin; Bönner, Gerd; Karoff, Marthin; Held, Klaus; Hg.: Kardiologische Rehabilitation. Georg Thieme Verlag, Stuttgart, 34-35.

Bönner, Gerd; Rauch, Bernhard (2007): Nachsorge und Integrierte Versorgung. In: Rauch, Bernhard; Middeke, Martin; Bönner, Gerd; Karoff, Marthin; Held, Klaus; Hg.: Kardiologische Rehabilitation. Georg Thieme Verlag, Stuttgart, 242-244.

Bohls, Claudia (2011): Mobilitätsassessment. In: Reuschenbach, Bernd; Mahler, Cornelia; Hg.: Pflegebezogene Assessmentinstrumente. Internationales Handbuch für Pflegeforschung und -praxis. Verlag Hans Huber, Bern, 145-167.

Bohnsack, Ralf (2010): Rekonstruktive Sozialforschung. Einführung in qualitative Methoden. Verlag Barbara Budrich, Opladen/ Farmington Hills, MI.

Bosch, Sabine; Isfort, Michael; Lauer, Andreas; Wurster, Jahin (2002): Zur Anthropologie des bedürftigen Menschen im Zeichen der Gerechtigkeit. In: Schnell, Martin W.: Pflege und Philosophie. Interdisziplinäre Studien über den bedürftigen Menschen. Verlag Hans Huber, Bern/ Göttingen/ Toronto/ Seattle, 191-233.

Bourdieu, Pierre (2005): Der soziale Sinn. Kritik der theoretischen Vernunft. Suhrkamp Verlag, Frankfurt am Main.

Bourdieu, Pierre (1992): Die verborgenen Mechanismen der Macht. Schriften zur Politik und Kultur. VSA-Verlag, Hamburg.

Bourdieu, Pierre (1990): Die biographische Illusion. In: BIOS – Zeitschrift für Biographieforschung und Oral History, 3, 75-82.

Bourdieu, Pierre (1985): Sozialer Raum und „Klassen“. Leçon sur la Leçon. Zwei Vorlesungen. Suhrkamp Verlag, Frankfurt am Main.

Bourdieu, Pierre (1982): Die feinen Unterschiede. Kritik der gesellschaftlichen Urteilskraft. Suhrkamp Verlag, Frankfurt am Main.

Brandenburg, Hermann; Dorschner, Stephan; Hg. (2003): Pflegewissenschaft 1. Lehr- und Arbeitsbuch zur Einführung in die Pflegewissenschaft. Verlag Hans Huber, Bern.

Braun, Bernard (2011): Wunsch und Wirklichkeit der berufsgruppenübergreifenden Kooperation im Krankenhaus. In: Pflege und Gesellschaft, 16, 4, 303-322.

Braun, Bernard (2009): Gesundheitswissenschaftliche Hinweise auf Grenzen des Nutzens der Nutzerorientierung in Behandlungsprozessen. In: Mozygemba, Kati; Mümken, Sarah; Krause, Ulla; Zündel, Matthias; Rehm, Marion; Höflings-Engels, Nicole; Lüdecke, Daniel; Qurban, Bahar; Hg.: Nutzerorientierung – ein Fremdwort in der Gesundheitssicherung? Verlag Hans Huber, Bern, 31-39.

Braun, Thomas (2007): Die Entwicklungsbiologie als Modell für die regenerative Medizin: Die Rolle von Stammzellen und embryonalen Signalwegen. In: Bundesministerium für Bildung und Forschung; Hg.: Herz-Kreislauf-Forschung: Erkennen-Heilen-Vorbeugen. http://www.gesundheitsforschung-bmbf.de/media/BMBF_Herz-Kreislauf_Ordner.pdf, 37-38, 07.05. 10.

Bräutigam, Christoph (2002): Situationsverstehen im Pflegeprozess. In: Deutscher Verein für Pflegewissenschaft; Hg.: Das Originäre der Pflege entdecken. Pflege beschreiben, erfassen, begrenzen. Mabuse Verlag, Frankfurt am Main, 117-141.

Bräutigam, Christoph; Bergmann-Tyacke, Inge; Rustemeier-Holtwick, Annette; Schönlau, Kerstin; Sieger, Margot (2005): Verstehen statt Etikettieren: Ein professioneller Zugang zur Situation von Pflegebedürftigen mit Demenz in kommunikativ schwierigen Situationen. In: Pflege und Gesellschaft, 10, 2, 74-111.

Bremisches Datenschutzgesetz (2010): http://bremen.beck.de/default.aspx?bcid=Y-100-G-brdsg-name-inh 11.04.13

Brobst, Ruth A.; Jürgen, Georg; Brock, Elisabeth (2007): Der Pflegeprozess in der Praxis. Verlag Hans Huber, Bern.

Bröckling, Ulrich (2008): Empowerment. Fallstricke der Bemächtigung. In: Prävention – Zeitschrift für Gesundheitsförderung, 31, 2-6.

Bruggen, Harry van der (2002): Pflegeklassifikationen. Verlag Hans Huber, Bern.

Bude, Heinz (1984): Rekonstruktion von Lebenskonstruktionen – eine Antwort auf die Frage, was die Biographieforschung bringt. In: Kohli, Martin; Robert, Günther; Hg.: Biographie und soziale Wirklichkeit. Neue Beiträge und Forschungsperspektiven. J. B. Metzlersche Verlagsbuchhandlung, Stuttgart, 7-28.

Büsching, Gilbert; Hilfiker, Roger; Mangold, Felix; Messmer, Gabi; Oort van, Evelin; Schädler, Stefan; Schefer, Myriam; Schenker, Markus; Wettstein, Markus; Wittenberge van, Peter; Hg. (2009): Assessments in der Rehabilitation. Band 3: Kardiologie und Pneumologie. Verlag Hans Huber, Bern.

Bundesagentur für Arbeit (BA) (1995): http://berufenet.arbeitsagentur.de/berufe/berufId.do?_pgnt_pn=0&_pgnt_act=goToAnyPage&_pgnt_id=resultShort&status=Xhttp://berufenet.arbeitsagentur.de/berufe/resultList.do?resultListItemsValues=272_271&duration=&suchweg=begriff&searchString=%27+Landwirt*+%27doNext=fowardToResultShort 22.03.12

Bundesdatenschutzgesetz (BDSG) (2003): http://www.gesetze-im-internet.de/bundesrecht/bdsg_1990/gesamt.pdf 22.11.11

Bundesministerium für Bildung und Forschung (BMBF); Hg. (2006a): Forschung in der Rehabilitation. www.gesundheitsforschung-bmbf.de/media/forschung_in_der_rehabilitation.pdf 30.01.09

Bundesministerium für Bildung und Forschung (BMBF); Hg. (2006b): Herz in Gefahr? Ursachen, Prävention, Therapie - Ergebnisse der Herzkreislaufforschung. http://www.bmbf.de/pub/Herzkreislauf.pdf 07.05.10

Bundeswehrportal (o.J.): http://www.bundeswehr.de/portal/a/bwde/kcxml/04_Sj9SPykssy0xPLMnMz0vM0Y_QjzKLd443DnEESYGZASH6kTCxoJRUfV-P_NxUfW_9AP2C3IhyR0dFRQCseXPw/delta/base64xml/L3dJdyEvd0ZNQUFzQUMvNElVRS82X0NfM1RF 22.03.12

Bundeszentrale für politische Bildung (bpb) (o.J.): http://www.bpb.de/themen/NP575N,0,0,Geschichte.html 22.03.12

Buss, Ullrich; Herrmann-Lingen, Christoph (2007): Der Prozess der Krankheitsbewältigung. In: Rauch, Bernhard; Middeke, Martin; Bönner, Gerd; Karoff, Marthin; Held, Klaus; Hg.: Kardiologische Rehabilitation. Georg Thieme Verlag, Stuttgart, 122-129.

Carlson-Cantalano, Judy (2007): Eine Lehrmethode zur Entwicklung diagnostischer Fähigkeiten. In: Lunney, Margaret. Arbeitsbuch Pflegediagnostik. Pflegerische Entscheidungsfindung, kritisches Denken und diagnostischer Prozess – Fallstudien und -analysen. Verlag Hans Huber, Bern, 75-98.

Carpenito, Lynda Juall (1995): Nursing Diagnosis: application to clinical practice. Lippincott Williams & WilkinsVerlag, Philadelphia.

Chroniknet (o.J.): http://www.chroniknet.de/tml1_de.0.html?article=837 22.03.12

CITS (Convention on international trade in endangered Species of wild fauna and flora) (2011) Internationales Tierschutzgesetz http://www.cites.org/eng/app/2011/E-DEc22.pdf 22.03.12

Conradi, Elisabeth (2001): Take Care. Grundlagen einer Ethik der Achtsamkeit. Campus Verlag, Frankfurt am Main.

Corbin, Juliet M.; Strauss, Anselm L. (2010): Weiterleben Lernen. Verlauf und Bewältigung chronischer Krankheit. Verlag Hans Huber, Bern.

Cowden, Stephan; Singh, Gurnam (2007): The „User“: Friend, for or fetish? A critical exploration of user involvement in health and social care. In: Critical Social Policy, 27, 5, 5-23.

Curtin, Mary; Lubkin, Ilene Morof (2002): Was versteht man unter Chronizität? In: Lubkin, Ilene Morof: Chronisch Kranksein. Implikationen und Interventionen für Pflege- und Gesundheitsberufe. Verlag Hans Huber, Bern/ Göttingen/ Toronto/ Seattle, 19-53.

Dahmer, Jürgen (2006): Anamnese und Befund: die symptom-orientierte Patientenuntersuchung als Grundlage klinischer Diagnostik; ein interaktives Taschenbuch für Studium und Praxis; (fächerübergreifend – interaktiv – praxisbezogen; neu Patientenbeschwerden als Leitsymptome). Georg Thieme Verlag, Stuttgart.

Darmann-Finck, Ingrid (2011): Fachdidaktische und methodische Aspekte biographischen Lernens im Pflegeunterricht. In: Darmann-Finck, Ingrid; Richter, Miriam Tariba; Hg.: Biographieorientierung in der Pflegebildung. Peter Lang Verlag, Frankfurt am Main, 67-81.

Darmann-Finck, Ingrid (2010): Interaktionen im Pflegeunterricht: Begründungslinien der Interaktionistischen Pflegedidaktik. Peter Lang Verlag, Frankfurt am Main.

Darmann-Finck, Ingrid (2009): Professionalisierung durch fallrekonstruktives Lernen? In: Darmann-Finck, Ingrid; Böhnke, Ulrike; Straß, Katharina; Hg.: Fallrekonstruktives Lernen. Ein Beitrag zur Professionalisierung in den Berufsfeldern Pflege und Gesundheit. Mabuse Verlag, Frankfurt am Main, 11-36.

Darmann, Ingrid (2000a): Kommunikative Kompetenz in der Pflege. Ein pflegedidaktisches Konzept auf der Basis einer qualitativen Analyse der pflegerischen Kommunikation. Kohlhammer Verlag, Stuttgart/ Berlin/ Köln.

Darmann, Ingrid (2000b): Anforderungen der Pflegeberufswirklichkeit an die kommunikative Kompetenz von Pflegekräften. In: Pflege, 13, 219-225.

Darmann, Ingrid (1998): Anforderungen an die Definition pflegerischer Begriffe aus pflegewissenschaftlicher Sicht. In: Pflege, 11, 11-14.

Darmann-Finck, Ingrid; Richter, Miriam Tariba; Hg. (2011): Biographieorientierung in der Pflegebildung. Peter Lang Verlag, Frankfurt am Main.

Darmann-Finck, Ingrid; Sahm, Martina (2006): Biographieorientierte Diagnostik in der Beratung von Patienten mit chronischen Erkrankungen. In: Pflege, 19, 287-293.

Dausien, Bettina (2004): Biographieorientierung in der Sozialen Arbeit – Überlegungen zur Professionalisierung pädagogischen Handelns. In: Sozial Extra, 11, 6-11.

Dechmann, Manfred (1978): Teilnahme und Beobachtung als soziologisches Basisverhalten. Ein Lehrbuch für Sozialwissenschaftler und soziale Berufe. Verlag Paul Haupt, Bern/ Stuttgart.

Dern, Wolfgang; Hanses, Andreas (2001): Berufsfindung und Biografie – Biographische Diagnosen als Zugang zu den Sinnhorizonten und Ressourcen der Menschen in der beruflichen Rehabilitation. In: Die Rehabilitation, 40, 5, 289-303.

DESTATIS (2013): Todesursachenstatistik 2011 des Statistischen Bundesamts. https://www.destatis.de/DE/ZahlenFakten/GesellschaftStaat/Gesundheit/Todesursachen/Tabellen/EckdatenTU.html 11.03.13

Detka, Carsten (2007): Biographische Bedingungen für den Umgang mit einer chronischen Krankheit. Arbeitsbericht Nr. 44. Internet-Fassung. http://www.uni-magdeburg.de/isoz/publ/Arb.htm 07.07.07

Deutscher Bildungsrat (1970): Empfehlungen der Bildungskommission. Strukturplan für das Bildungswesen. Deutscher Bildungsrat, Bad Godesberg.

Deutsche Gesellschaft für Pflegewissenschaft (DGP) (o.J.): Der Belmont Report. http://www.dg-pflegewissenschaft.de/pdf/Belmont-Report.pdf 11.04.13

Deutsche Gesellschaft für Pflegewissenschaft (DGP) (2007a): Ethikkodex zum Verhältnis zwischen Forschenden und Probanden. http://www.dg-pflegewissenschaft.de/pdf/EthikkodexDGP.pdf 22.11.11

Deutsche Gesellschaft für Pflegewissenschaft (DGP) (2007b): Entwurf eines Ethikkodex für pflegewissenschaftliche Forschung http://www.dg-pflegewissenschaft.de/pdf/Ethikkodex-Entwurf.pdf 22.11.11

Deutsche Gesellschaft für Prävention und Rehabilitation (DGPR) (2012): http://www.dgpr.de/dgpr.html 25.01.12

Deutsche Gesellschaft für Prävention und Rehabilitation (DGPR) (2011): 13. Verzeichnis der DGPR. http://www.dgpr.de/fileadmin/user_upload/PDF-Files_allgemein/13_ Klinikverzeichnis_PLZ-Internetversion.pdf 25.01.12

Deutsche Gesellschaft für Prävention und Rehabilitation (DGPR) (2007): 12. Verzeichnis der DGPR. http://www.dgpr.de/fileadmin/user_upload/PDF-Files_allgemein/12_ Klinikverzeichnis_PLZ-Internetversion.pdf 26.02.08

Deutsche Gesellschaft für Soziologie (DGS) (1992): Ethik Kodex der Deutschen Gesellschaft für Soziologie. http://www.soziologie.de/index.php?id=19 22.11.11

Deutscher Pflegerat e.v. (o.J.): Freiwillige Registrierung für beruflich Pflegende. http://www.anifs.de/freireg.pdf 20.11.12

Dietz, Rainer (2007): Entwicklung, Stand und Chancen der Herz-Kreislauf-Forschung. In: Bundesministerium für Bildung und Forschung; Hg.; Herz-Kreislauf-Forschung: Erkennen-Heilen-Vorbeugen. http://www.gesund heitsforschung-bmbf.de/_media/BMBF_Herz-Kreis lauf_Ordner.pdf , 6-8, 07.05.10

Dilthey, Wilhelm (2004): Die Entstehung der Hermeneutik. In: Strübing, Jörg; Schnettler, Bernt; Hg.: Methodologie interpretativer Sozialforschung. Klassische Grundlagentexte. UVK Verlagsgesellschaft, Konstanz, 21-42.

Dobos, Gustav J. (2007): Lebensstil und Naturheilkunde in der Kardiologie: Is there a need - how is the evidence? In: Bundesministerium für Bildung und Forschung; Hg.: Herz-Kreislauf-Forschung: Erkennen-Heilen-Vorbeugen. http://www.gesundheitsforschung_bmbf.de/_media/BMBF_ Herz-Kreislauf_Ordner.pdf, 16-17 07.05.10

Dörner, Udo; Muthny, Fritz A.; Benesch, Lothar; Gradau, Dirk (2005): Vorhersage der Lebensqualität nach stationärer kardiologischer Rehabilitation. In: Phys Rehab Kur Med, 15, 216-221.

Dörner, Udo; Muthny, Fritz A. (2003): Zur Bedeutung der Krankheitsverarbeitung für die kardiologische Rehabilitation - Ausgewählte Ergebnisse im Überblick. In: Slesina, Wolfgang; Werdan, Karl; Hg.: Psychosoziale Faktoren der koronaren Herzkrankheit. Schattauer Verlag, Stuttgart, 69-85.

Dornheim, Jutta; Maanen van, Hanneke; Meyer, Jörg Alexander; Remmers, Hartmut; Schöniger, Ute; Schwerdt, Ruth; Wittneben, Karin (1999): Pflegewissenschaft als Praxiswissenschaft und Handlungswissenschaft. In: Pflege und Gesellschaft, 4, 4, 73-79.

Dreißig, Verena (2008): Zur Rolle von Ungleichheits- und Machtverhältnissen in der Interaktion zwischen Pflegenden/ Ärzten und verschiedenen Patientengruppen im Krankenhaus. In: Bauer, Ulrich; Büscher, Andreas; Hg.: Soziale Ungleichheit in der Pflege. VS Verlag für Sozialwissenschaften, Wiesbaden, 363-374.

Dubs, Rolf (1995): Lehrerverhalten: Ein Beitrag zur Interaktion von Lehrenden und Lernenden im Unterricht. Verlag des Schweizerischen Kaufmännischen Verbands, Zürich.

Düver, Sabine (2009): Nutzerorientierung aus der Sicht der Patienten. In: Mozygemba, Kati; Mümken, Sarah; Krause, Ulla; Zündel, Matthias; Rehm, Marion; Höflings-Engels, Nicole; Lüdecke Daniel; Qurban, Bahar; Hg.: Nutzerorientierung – ein Fremdwort in der Gesundheitssicherung? Verlag Hans Huber, Bern, 83-92.

Ehmann, Marlies; Völkel, Ingrid (2009): Pflegediagnosen in der Altenpflege: für Ausbildung und Praxis. Elsevier Verlag, München.

Enseleit, Frank; Ruschitzka, Frank (2008): KHK und Herzinfarkt - Aktuelle Studien zur Sekundärprävention. UNI-MED Verlag, Bremen.

Ermann, Michael (2005): Herz und Seele. Psychosomatik am Beispiel des Herzens. Kohlhammer Verlag, Stuttgart.

Ethikkommission Universität Bremen (2007): Kriterien der Begutachtung http://www.ethikkomission.uni-bremen.de/ kriterien.htm 23.11.11

Ethikkommission Universität Bremen (o.J.): Grundsätzliche Anforderungen an die datenschutzgerechte Ausgestaltung von Forschungsvorhaben http://www.ethikkommission.unibremen/Grundsaetzliche%20Anforderungen%20an%20die%20datenschutzgesetzgerechte%20Ausgestaltung%20von%20Forschungsvorhaben.pdf 22.22.11

Ewert, Benjamin (2012): Nutzer im Gesundheitswesen: Koproduzenten zwischen Autonomieansprüchen, Kompetenzanforderungen und Versicherung. http://www.boeckler.de/wsimit_2012_03_ewert.pdf, 169-178, 17.04.13

Fachagentur für Brandschutz und Rettungsdienst (FBR) (o.J.): http://www.feuerwehrpresse.de/Text%20%20Das%20grosse%20Feuer.pdf 22.03.12

Fafflock, Heike; Güttler, Karen; Lehmann, Almut; Bruns, Thomas; Wicha, Ilka (2003): Pflegeprozess – Standardisierung und Qualität in der Pflege. Wissenschaftsverlag, Aachen.

Faller, Hermann; Reusch, Andrea; Ströbl, Veronika; Vogel, Heiner (2008): Patientenschulung als Element der Patientenorientierung in der Rehabilitation. In: Rehabilitation, 47, 77-83.

Fawcett, Jaqueline (1998): Konzeptuelle Modelle der Pflege im Überblick. Verlag Hans Huber, Bern.

Fesenfeld, Anke (2006a): Brustverlust. Zum Leib-Erleben von Frauen mit einer Brustamputation. Tectum Verlag, Marburg.

Fesenfeld, Anke (2006b): Biographieforschung - Ein interessanter Weg für die Pflegeforschung. In: Pflege und Gesellschaft, 11, 3, 240-266.

Fiechter, Verena; Meier, Martha (1998): Pflegeplanung. Eine Anleitung für die Praxis. Recom Verlag, Fritzlar.

Fiedler, Christine (2004): Die Inzidenz akuter postoperativer Verwirrtheit bei kardiochirurgischen Patienten nach einem aorto-coronaren-Venen Bypass (ACVB) und/ oder eines Herzklappenersatzes. In: Abt-Zegelin, Angelika; Hg.: Fokus: Intensivpflege. Pflegewissenschaftliche Erkenntnisse zu Critical Care Nursing. Schlütersche Verlagsgesellschaft, Hannover, 65-93.

Fischer, Renate (2004): Prävention und Rehabilitation. Präventive und rehabilitative Konzepte pflegerischen Handelns. In: Lauber, Anette; Schmalstieg, Petra; Hg.: Prävention und Rehabilitation. Georg Thieme Verlag, Stuttgart, 4-55.

Fischer, Stephania; Harms, Käte; Rauch, Bernhard (2007): Allgemeine Gesichtspunkte zur Pflege/ Pflege nach Herzinfarkt. In: Rauch, Bernhard; Middeke, Martin; Bönner, Gerd; Karoff, Marthin; Held, Klaus; Hg.: Kardiologische Rehabilitation. Georg Thieme Verlag, Stuttgart, 44-46.

Fischer-Rosenthal, Wolfram (1999): Biographie und Leiblichkeit. Zur biographischen Arbeit und Artikulation des Körpers. In: Alheit, Peter; Dausien, Bettina; Fischer-Rosenthal, Wolfram; Hanses, Andreas; Keil, Annelie; Hg.: Biographie und Leib. Psychosozial-Verlag, Gießen, 15-43.

Fischer, Wolfram (1982): Alltagszeit und Lebenszeit in Lebensgeschichten von chronisch Kranken. In: Zeitschrift für Sozialisationsforschung und Erziehungspsychologie, 2, 5-19.

Fischer, Wolfram; Goblirsch, Martina (2004): Fallrekonstruktion und Intervention in der Sozialen Arbeit. Narrativ-biographische Diagnostik im professionellen Handeln. In: Psychosozial, 27, II, 96, 71-90.

Fischer-Rosenthal, Wolfram; Rosenthal, Gabriele (1997): Warum Biographieanalyse und wie man sie macht. In: Zeitschrift für Sozialisationsforschung und Erziehungspsychologie, 17, 4, 405-427.

Fischer, Wolfram; Kohli, Martin (1987): Biographieforschung. In: Voges, Wolfgang; Hg.: Methoden der Biographie- und Lebenslaufforschung. Leske & Budrich, Opladen, 25-49.

Fischer, Wolfram (1982): Alltagszeit und Lebenszeit in Lebensgeschichten von chronisch Kranken. Zeitschrift für Sozialisationsforschung und Erziehungssozialisation, 2, 5-19.

Fisseni, Hermann-Josef (2004): Lehrbuch der psychologischen Diagnostik: Mit Hinweisen zur Intervention. Hofgrefe Verlag, Göttingen.

Fleischmann, Nina (2009): Pflege als Profession? In: intensiv,17, 4, 168-176.

Flick, Uwe (2011): Qualitative Sozialforschung. Eine Einführung. Rowohlt Taschenbuch Verlag, Reinbeck bei Hamburg.

Flick, Uwe (2010): Triangulation in der qualitativen Forschung. In: Flick, Uwe; Kardorff von, Ernst; Steinke, Ines; Hg.: Qualitative Forschung. Ein Handbuch. Rowohlt Taschenbuch Verlag, Reinbeck bei Hamburg, 309–318.

Flick, Uwe; Kardorff von, Ernst; Steinke, Ines (2010): Was ist qualitative Forschung? Einleitung und Überblick. In: Flick, Uwe; Kardorff von, Ernst; Steinke, Ines; Hg.: Qualitative Forschung. Ein Handbuch. Rowohlt Taschenbuch Verlag, Reinbeck bei Hamburg, 13-29.

Föllner, Ursula (2004): Zum Gebrauch des Niederdeutschen in der Gegenwart – soziolinguistische und pragmatische Aspekte. In: Stellmacher, Dieter; Hg.: Germanistische Linguistik. Niederdeutsche Sprache und Literatur der Gegenwart. Georg Olms Verlag, Hildesheim/ Zürich/ New York, 99-148.

Foucault, Michel (2006): Geschichte der Gouvernementalität 2: Die Geburt der Biopolitik: Vorlesungen am Collège de France, 1978-1979. Suhrkamp Verlag, Frankfurt am Main.

Foucault, Michel (2000): Geschichte der Gouvernementalität I. Sicherheit, Territorium, Bevölkerung. [Vorlesung am Collège de France]. In: Bröckling, Ulrich; Krasmann, Susanne; Lemke, Thomas; Hg.: Gouvernementalität der Gegenwart. Studien zur Ökonomisierung des Sozialen. Suhrkamp Verlag, Frankfurt am Main, 68-71.

Foucault, Michel (1987): Das Subjekt und die Macht. In: Dreyfus, Hubert L.; Rabinow, Paul: Michel Foucault. Jenseits von Strukturalismus und Hermeneutik. Beltz Verlag, Frankfurt am Main, 241-261.

Foucault, Michel (1973): Die Geburt der Klinik: eine Archäologie des ärztlichen Blicks. Carl Hanser Verlag, München.

Friebe, Jens (2006): Pflegeperspektiven in einer globalisierten Welt. In: Pflege & Gesellschaft, 11, 2, 115-123.

Friebe, Jens (2004): Der biographische Ansatz in der Pflege. In: Pflege & Gesellschaft, 9, 1, 3-5.

Friesacher, Heiner (2011): „Vom Interesse an vernünftigen Zustanden …". Bedeutung und konstitutive Elemente einer kritischen Theorie der Pflegewissenschaft. In. Pflege, 24, 6, 373-388.

Friesacher, Heiner (2010a): Solidarität und Verantwortlichkeit. Eine erweiterte Perspektive auf Gerechtigkeitsdiskurse. In: Remmers, Hartmut; Kohlen, Helen: Bioethics, Care and Gender. Herausforderungen für Medizin, Pflege und Politik. V & R unipress, Osnabrück, 79-90.

Friesacher, Heiner (2010b): Nutzerorientierung – Zur normativen Umcodierung des Patienten. In: Paul, Bettina; Schmidt-Semisch, Henning; Hg.: Risiko Gesundheit. VS Verlag für Sozialwissenschaften, Wiesbaden, 55-72.

Friesacher, Heiner (2009): Professionalisierung der Pflege – vom Hilfsberuf zur evidenzbasierten Heilkunde? In: intensiv, 17, 4, 177-181.

Friesacher, Heiner (2008): Theorie und Praxis pflegerischen Handelns. Begründung und Entwurf einer kritischen Theorie der Pflegewissenschaft. V & R unipress, Göttingen.

Friesacher, Heiner (2007a): Natur, Technik und Pflege – Fragmente für einen ausstehenden Dialog (Teil 1). In: intensiv, 15, 30-37.

Friesacher, Heiner (2007b): Natur, Technik und Pflege – Fragmente für einen ausstehenden Dialog (Teil 2). In: intensiv, 15, 89-95.

Friesacher, Heiner (2006): Pflegeverständnis der Intensivpflege – ein theorie- und praxisbasierter Entwurf. In: intensiv, 14, 23-32.

Friesacher, Heiner (2004): Foucaults Konzept der Gouvernementalität als Analyseinstrument. In: Pflege 17, 364-374.

Friesacher, Heiner (2001a): Ahnung, Intuition und implizites Wissen als konstitutive Bestandteile pflegerischen Erkennens und Handelns. In: intensiv, 9, 164-167.

Friesacher, Heiner (2001b): Bedeutung und Möglichkeit von Diagnostik und Klassifikation in einer praktischen Wissenschaft. In: Kollak, Ingrid; Georg, Margret; Hg.: Pflegediagnosen: Was leisten sie - was leisten sie nicht? Mabuse Verlag, Frankfurt am Main, 27-37.

Friesacher, Heiner (1999): Verstehende, phänomenologisch-biographische Diagnostik. Eine Alternative zu „traditionellen“ Klassifikations- und Diagnosesystemen in der Pflege? In: Dr. med. Mabuse, 120, 54-60.

Geertz, Clifford (2007): Dichte Beschreibungen. Beiträge zum Verstehen kultureller Systeme. Suhrkamp Verlag, Frankfurt am Main.

Gerhard, Paul (2007): Das HB-Männchen – Werbefigur des Wirtschaftswunders. In: Zeithistorische Forschungen. Studies in Contemporary History. Online-Ausgabe, 4, 1+2, http://www.zeithistorische-forschungen.de/16126041-Paul-2-2007 01.05.13

Gerhardt, Uta (1999): Herz und Handlungsrationalität. Biographische Verläufe nach koronarer Bypass-Operation zwischen Beruf und Berentung. Suhrkamp Verlag, Frankfurt am Main.

Gerling, Josef (2012a): Allgemeine internistisch-kardiologische Rehabilitation: Indikation, Ziele, Diagnostik und Therapie. In: Schmidt, Ralf; Thiele, Heike; Leibig, Armin; Hg.: Medizinische Rehabilitation und Pflegeinterventionen. Kohlhammer Verlag, Stuttgart, 222-225.

Gerling, Josef (2012b): Spezielle internistisch-kardiologische Krankheitsbilder in der Rehabilitation. In: Schmidt, Ralf; Thiele, Heike; Leibig, Armin; Hg.: Medizinische Rehabilitation und Pflegeinterventionen. Kohlhammer Verlag, Stuttgart, 226-231.

Gerlinger, Thomas (2009): Nutzerorientierung im Gesundheitswesen – Probleme und Perspektiven. In: Mozygemba, Kati; Mümken, Sarah; Krause, Ulla; Zündel, Matthias; Rehm, Marion; Höflings-Engels, Nicole; Lüdecke Daniel; Qurban, Bahar; Hg.: Nutzerorientierung – ein Fremdwort in der Gesundheitssicherung? Verlag Hans Huber, Bern, 17-29.

Geißner, Ursula (2000): Dichte Beschreibungen. In: Etzel, Birgit S.; Hg.: Pflegediagnosen und die internationale Klassifikation Pflegerischer Praxis (ICNP Beta-Version). Entwicklung in der Diskussion. Kohlhammer Verlag, Stuttgart/ Berlin/ Köln, 9-18.

Georg, Jürgen (2012): Selbstversorgung, Selbstfürsorge oder Selbstpflege. In: Novacure, 42, 3, 18-21.

Georg, Jürgen; Müller-Staub, Maria (2007): Geleitwort zur deutschsprachigen Ausgabe. In: Lunney, Margaret: Arbeitsbuch Pflegediagnostik. Pflegerische Entscheidungsfindung, kritisches Denken und diagnostischer Prozess – Fallstudien und -analysen. Verlag Hans Huber, Bern, 13-15.

Georg, Jürgen; Frowein, Michael; Hg. (1999): Pflege Lexikon. Ullstein Medical Verlag, Wiesbaden.

Gesellschaft für schleswig-holsteinische Geschichte (GSHG) (o.J.): http://www.geschichte-s-h.de/zeitreiseindex.htm 22.03.12

Giebeler, Cornelia; Fischer, Wolfram; Goblirsch, Martina; Miethe, Ingrid; Riemann, Gerhard; Hg. (2007): Fallverstehen und Fallstudien. Interdisziplinäre Beiträge zur rekonstruktiven Sozialarbeitsforschung. Verlag Barbara Budrich, Opladen.

Gieseke, Wiltrud (2008): Bildung, Biographie und Pflege. In: PR Pflegewissenschaft, 7-8, 421-428.

Gilligan, Carol (1982): In a different voice. Psychological theory and womans development. Harvard University Press, Cambridge, Massachusetts.

Glaser, Barney G.; Strauss, Anselm L. (1998): Grounded Theory. Strategien qualitativer Forschung. Verlag Hans Huber, Bern.

Glinka, Hans-Jürgen (2003): Das narrative Interview. Eine Einführung für Sozialpädagogen. Juventa Verlag, Weinheim/ München.

Goblirsch, Martina (2011): Narrativ-biographische Diagnostik in der Jugendhilfe und in der Verhaltenstherapie. In: Jüttemann, Gerd; Hg.: Biographische Diagnostik. Pabst Science Publishers, Lengerich, 188-195.

Goblirsch, Martina; Inthorn, Daniela; Veit, Monika (2007): Professionalisierung und Diagnostik in der Sozialen Arbeit. In: Miethe, Ingrid; Fischer, Wolfram; Giebeler, Cornelia; Goblirsch, Martina; Riemann, Gerhard; Hg.: Rekonstruktion und Intervention. Interdisziplinäre Beiträge zur rekonstruktiven Sozialarbeitsforschung. Rekonstruktive Forschung in der Sozialen Arbeit, Band 4. Verlag Barbara Budrich, Opladen, 138-227.

Görres, Stefan (2011): Erstgespräch in der ambulanten Pflege ist erheblich unterbewertet. In: bpa magazin, 1, 12-13.

Gordon, Marjory (2003): Handbuch Pflegediagnosen. Das Buch zur Praxis. Urban und Fischer Verlag, München/ Jena.

Gordon, Marjory; Bartholomeyczik, Sabine (2001): Pflegediagnosen. Theoretische Grundlagen. Urban und Fischer Verlag, München/ Jena.

Grande, Gesine; Leppin, Anja; Romppel, Matthias; Altenhöner, Thomas; Mannebach, Hermann (2002a): Frauen und Männer nach Herzinfarkt: Gibt es in Deutschland geschlechtsspezifische Unterschiede in der Inanspruchnahme rehabilitativer Leistungen? In: Rehabilitation, 41, 320-328.

Grande, Gesine; Schott, Thomas; Badura, Bernhard (2002b): Ergebnisevaluation kardiologischer Rehabilitation. Ein Langzeitvergleich über ca. 3 Jahre zwischen stationären und ambulanten Versorgungsformen. In: Badura, Bernhard; Siegrist, Johannes; Hg.: Evaluation im Gesundheitswesen. Ansätze und Ergebnisse. Juventa Verlag, Weinheim/ München, 203-225.

Grande, Gesine; Schott, Thomas; Badura, Bernhard (1998): Die kardiologische Rehabilitation - Entwicklung, Konzepte, Maßnahmen und Erfolge. In: Zeitschrift für Gesundheitspsychologie, 6, 3, 126-136.

Grande, Gesine; Schott, Thomas; Badura, Bernhard (1996): Ergebnisorientierte Evaluation kardiologischer Rehabilitation. In: Zeitschrift für Gesundheitswissenschaften, 4, 4, 335-348.

Greb, Tillmann; Pilz, Ursula; Lamparter, Ulrich (2005): Das Erleben von Krieg, Heimaltverlust und Flucht in Kindheit und Jugend bei einem Kollektiv von bypassoperierten Herzinfarktpatienten. In: Radebold, Hartmut; Hg.: Kindheit im II. Weltkrieg und ihre Folgen. Psychosozial-Verlag, Gießen, 101-110.

Greenhalgh, Trisha (2005): Sprechende Medizin in einer evidenzbasierten Welt. In: Greenhalgh, Trisha; Hurwitz, Brian. Narrative-based Medicine – Sprechende Medizin. Dialog und Diskurs im klinischen Alltag. Verlag Hans Huber, Bern/ Göttingen/ Toronto/ Seattle, 295-318.

Greenhalgh, Trisha; Hurwitz, Brian (2005): Was gehen uns Narrationen an? In: Ders.: Narrative-based Medicine – Sprechende Medizin. Dialog und Diskurs im klinischen Alltag. Verlag Hans Huber, Bern, 19-35.

Griese, Birgit; Griesehop, Hedwig Rosa (2007): Biographische Fallarbeit. Theorie, Methode und Praxisrelevanz. Verlag für Sozialwissenschaften, Wiesbaden.

Griesehop, Hedwig Rosa; Rätz, Regina; Völter, Bettina (2012): Grundlagen, Arbeitsschritte und Praxisrelevanz. In: Ders.; Hg.: Biografische Einzelfallhilfe. Methoden und Arbeitstechniken. Juventa Verlag, Weinheim/ Basel, 46-82.

Gudjons, Herbert; Pieper, Marianne; Wagener, Birgit (1996): Auf meinen Spuren: Das Entdecken der eigenen Lebensgeschichte. Bergmann und Helbig Verlag, Hamburg.

Gugutzer, Robert (2002): Leib, Körper und Identität. Eine phänomenologisch soziologische Untersuchung zur personalen Identität. Westdeutscher Verlag, Wiesbaden.

Gunia, Karl-Martin Walter (2009): Zur Lebensqualität Bypass-operierter Patienten in der kardiologischen Akutversorgung und ihre Einstellungen zu verschiedenen Rehabilitationsoptionen. http://miami.uni-muenster.de/servlets/DerivateServlet/Derivate-5045/diss_gunia.pdf 04.10.12

Gurwitsch, Aron (1979): Studies in Phenomenology and Psychology. Northwestern University Press, Evanston.

Güttler, Karen; Schoska, Manuela; Görres, Stefan (2010): Pflegedokumentation mit IT-Systemen. Eine Symbiose von Wissenschaft, Technik und Praxis. Verlag Hans Huber, Bern.

Härder, Michael (2006): Sozialwissenschaftliche Beobachtungen. Formen der Beobachtung. In: Ders. Empirische Sozialforschung. Eine Einführung. VS Verlag für Sozialwissenschaften, Wiesbaden, 301-319.

Härtel, Ursula; Klein, Gernot (2010): Gesundheitliche Lebensqualität und subjektiver Unterstützungsbedarf von Männern und Frauen drei Jahre nach erstem Herzinfarkt. Ergebnisse einer prospektiven Follow-up-Studie. In: Gesundheitswesen, 72, 134.

Habermas, Jürgen (1988): Theorie des kommunikativen Handelns. Band I und II. Suhrkamp Verlag, Frankfurt am Main.

Habermas, Jürgen (1972): Wahrheitstheorien. In: Ders.: Vorstudien und Ergänzungen zur Theorie des kommunikativen Handelns. Suhrkamp Verlag, Frankfurt am Main, 127-183.

Hagemann, Albrecht (2003): Kleine Geschichte Südafrikas. Verlag C. H. Beck, München.

Hahmann, Harry. W. (2012): Kardiologische Rehabilitation. Aktueller Stand und zukünftige Anforderungen. In: Herz, 1, 37, 22-29.

Hahn, Alois (1988): Biographie und Lebenslauf. In: Brose, Hans-Georg; Hildenbrand, Bruno; Hg.: Vom Ende des Individuums zur Individualität ohne Ende. Leske & Budrich, Opladen, 91-105.

Halle, Martin; Rauch, Bernhard (2007): Zukunftsmodelle. In: Rauch, Bernhard; Middeke, Martin; Bönner, Gerd; Karoff, Marthin; Held, Klaus; Hg.: Kardiologische Rehabilitation. Georg Thieme Verlag, Stuttgart, 231-233.

Hanses, Andreas (2011): Biographische Diagnostik in der Sozialen Arbeit. In: Jüttemann, Gerd; Hg.: Biographische Diagnostik. Pabst Science Publishers, Lengerich, 275-282.

Hanses, Andreas (2010): Biographisches Wissen: heuristische Optionen im Spannungsfeld diskursiver und lokaler Wissensarten. In: Griese, Birgit; Hg.: Person – Subjekt – Identität? Gegenstände der Rekonstruktion in der Biographieforschung. VS Verlag für Sozialwissenschaften, Wiesbaden, 251-269.

Hanses, Andreas (2008): Wissen als Kernkategorie einer nutzer _innenorientierten Dienstleistungsanalyse – eine heuristische Perspektive. In: Neue Praxis np, 6, 563-577.

Hanses, Andreas (2007): Macht, Profession und Diagnose in der Sozialen Arbeit. Zur Notwendigkeit einer Epistemologie unterdrückter Wissensarten. In: Miethe, Ingrid; Fischer, Wolfram; Giebeler, Cornelia; Goblirsch, Martina; Riemann, Gerhard; Hg.: Rekonstruktion und Intervention. Interdisziplinäre Beiträge zur rekonstruktiven Sozialarbeitsforschung. Verlag Barbara Budrich, Opladen, 49-60.

Hanses, Andreas (2004): Einleitung. In: Ders.; Hg.: Biographie und Soziale Arbeit. Schneider Verlag, Hohengehren,1-5.

Hanses, Andreas (2003): Angewandte Biographieforschung in der Sozialen Arbeit. Erörterungen zu „Abkürzungsverfahren“ biographischer Analysen in praxisorientierter Forschung. In: Otto, Hans-Uwe; Oelerich, Gertrud; Micheel, Heinz-Günter; Hg.: Empirische Forschung und Soziale Arbeit. Ein Lehr- und Arbeitsbuch. Luchterhand Verlag, München/ Unterschleißheim, 259-277.

Hanses, Andreas (2000): Biographische Diagnostik in der Sozialen Arbeit. Über die Notwendigkeit und Möglichkeit eines hermeneutischen Fallverstehens im institutionellen Kontext. In: Neue Praxis np, 4, 357-397.

Hanses, Andreas (1999): Das Leiberleben als biographische Ressource in der Krankheitsbewältigung. Biographieanalytische Betrachtungen über den „Leib“ bei Menschen mit Epilepsien. In: Alheit, Peter; Dausien, Bettina; Fischer-Rosenthal, Wolfram; Hanses, Andreas; Keil, Annelie; Hg.: Biographie und Leib. Psychosozial-Verlag, Gießen, 111-132.

Hanses, Andreas (1996): Epilepsie als biographische Konstruktion. Eine Analyse von Erkrankungs- und Gesundheitsprozessen anfallskranker Menschen anhand erzählter Lebensgeschichten. Donat Verlag, Bremen.

Hanses, Andreas; Richter, Petra (2009): Biographieforschung. In: Darmann-Finck, Ingrid; Böhnke Ulrike; Straß, Katharina; Hg.: Fallrekonstruktives Lernen. Ein Beitrag zur Professionalisierung in den Berufsfeldern Pflege und Gesundheit. Mabuse Verlag, Frankfurt am Main, 63-82.

Hart, Elizabeth; Bond, Meg (2001): Aktionsforschung. Handbuch für Pflege-, Gesundheits- und Sozialberufe. Verlag Hans Huber, Bern.

Hartmann Heinz, Hartmann Marianne (1982): Vom Elende der Experten: Zwischen Akademisierung und Deprofessionalisierung. Kölner Zeitschrift für Soziologie und Sozialpsychologie, 200, 193-223.

Hassler, Martina; Meyer, Martha (2006): Prävention und Gesundheitsförderung: neue Aufgaben für die Pflege. Grundlagen und Beispiele. Schlütersche Verlag, Hannover.

Heidegger, Martin (1993): Sein und Zeit. Max Niemeyer Verlag, Tübingen.

Heiner, Maja (1998a): Vorwort. In: Ders.; Hg.: Experimentierende Evaluation. Ansätze zur Entwicklung lernender Organisationen. Edition Soziale Arbeit, Juventa Verlag, Weinheim/ München, 7-8.

Heiner, Maja (1998b): Lernende Organisationen und Experimentierende Evaluation. Verheißungen Lernender Organisationen. In: Ders.; Hg.: Experimentierende Evaluation. Ansätze zur Entwicklung lernender Organisationen. Edition Soziale Arbeit, Juventa Verlag, Weinheim/ München, 11-53.

Heitz, Gerhard; Rischer, Henning (1995): Geschichte in Daten. Mecklenburg Vorpommern. Koehler und Amelang Verlag, München/ Berlin.

Held, Klaus; Karoff, Marthin (2007): Stationäre Rehabilitation. In: Rauch, Bernhard; Middeke, Martin; Bönner, Gerd; Karoff, Marthin; Held, Klaus; Hg.: Kardiologische Rehabilitation. Georg Thieme Verlag, Stuttgart, 229-231.

Helfferich, Cornelia (2011): Die Qualität qualitativer Daten. Manual für die Durchführung qualitativer Interviews. VS Verlag für Sozialwissenschaften, Wiesbaden.

Helmert, Uwe (2003): Herzinfarkt, Risikofaktorenprofil und Sozialstatus in den alten und neuen Bundesländern. In: Slesina, Wolfgang; Werdan, Karl; Hg.: Psychosoziale Faktoren der koronaren Herzkrankheiten. Schattauer Verlag, Stuttgart, 23-33.

Henke, Friedhelm (2006): Pflegeplanung nach dem Pflegeprozess: individuell – prägnant – praktikabel. Kohlhammer Verlag, Stuttgart.

Hennig, Susanne (2005): 100 Jahre Pferdezucht und Pferdesport in Deutschland. Hg.: Deutsche Reiterliche Vereinigung. FNverlag der Deutschen Reiterlichen Vereinigung e.V., Warendorf.

Herrmann-Lingen, Christoph (2008a): Angststörungen. Psychosomatische Problemfelder und psychische Krankheiten. In: Herrmann-Lingen, Christoph; Albus, Christian; Titscher, Georg; Hg.: Psychokardiologie. Ein Praxisleitfaden für Ärzte und Psychologen. Deutscher Ärzte-Verlag, Köln, 109-115.

Herrmann-Lingen, Christoph (2008b): Psychosomatische Grundversorgung. In: Herrmann-Lingen, Christoph; Albus, Christian; Titscher, Georg; Hg.: Psychokardiologie. Ein Praxisleitfaden für Ärzte und Psychologen. Deutscher Ärzte-Verlag, Köln, 216-237.

Herrmann-Lingen, Christoph (2003): Angst und Depression bei Koronarpatienten – Erfassung, Prävalenz und klinische Bedeutung. In: Slesina, Wolfgang; Werdan, Karl; Hg.: Psychosoziale Faktoren der koronaren Herzkrankheit. Schattauer Verlag, Stuttgart, 55-68.

Herrmann-Lingen, Christoph; Albus, Christian; Titscher, Georg; Hg. (2008): Psychokardiologie. Ein Praxisleitfaden für Ärzte und Psychologen. Deutscher Ärzte-Verlag, Köln.

Herrmann-Lingen, Christoph; Buss, Ulrich (2009): Angst und Depressivität im Verlauf der koronaren Herzkrankheit. Verlag für akademische Schriften, Frankfurt am Main.

Herrmann-Lingen, Christoph; Buss, Ulrich (2007): Angst und Depression. In: Rauch, Bernhard; Middeke, Martin; Bönner, Gerd; Karoff, Marthin; Held, Klaus; Hg.: Kardiologische Rehabilitation. Georg Thieme Verlag, Stuttgart, 129-134.

Heusinger, Josefine (2008): Der Zusammenhang von Milieuzugehörigkeit, Selbstbestimmungschancen und Pflegeorganisation in häuslichen Pflegearrangements älterer Menschen. In: Bauer, Ulrich; Büscher, Andreas; Hg.: Soziale Ungleichheit und Pflege. VS Verlag für Sozialwissenschaften, Wiesbaden, 301-314.

Hinz, Matthias; Dörre, Frank (2002): Einheit in Vielfalt – Wie die ICNP der Pflege eine gemeinsame professionelle Sprache gibt. In: Oud, Nico; Hg.: ACENDIO 2002. Sonderkonferenz der Organisation für gemeinsame europäische Pflegediagnosen, -interventionen und -ergebnisse in Wien. Verlag Hans Huber, Bern, 101-112.

Höhmann, Ulrike (2007): Zur Praxisbedeutsamkeit eines pflegewissenschaftlichen Modells: Das modifizierte Trajekt Konzept als Orientierungsrahmen für die berufs- und einrichtungsübergreifende Versorgung multimorbider pflegebedürftiger Menschen. In: Miethe, Ingrid; Fischer, Wolfram; Giebeler, Cornelia; Goblirsch, Martina; Riemann, Gerhard; Hg.: Rekonstruktion und Intervention. Interdisziplinäre Beiträge zur rekonstruktiven Sozialarbeitsforschung. Verlag Barbara Budrich, Opladen , 135-147.

Höhmann, Ulrike (2002): Kooperative Qualitätsentwicklung als Gegenstand partizipativer Interventionsforschung. In: Schaeffer, Doris; Müller-Mundt, Gabriele; Hg.: Qualitative Gesundheits- und Pflegeforschung, Verlag Hans Huber, Bern, 179-200.

Höhmann, Ulrike (1999): Pflegediagnosen: Instrumente zur Professionalisierung der Pflege. In: Pflege und Gesellschaft, 4, 1, 8-13.

Hohn, Kirstin; Hanses, Andreas (2008): Zur Konstruktion von Wissen im Kontext biographischer Krankheitsdeutungen. Professionelle Interventionen und kollektive therapeutische Prozesse bei psychosomatisch erkrankten Frauen. Forum Qualitative Sozialforschung/ Forum Qualitative Social Research, http://www.qualitative-research.net/index.php/fqs/article/view/316/694 - 06.02.09 24.08.11

Hohner, Hans-Uwe (2011): Zur Bedeutung der Diagnostik für die Karriereberatung. In: Jüttemann, Gerd; Hg.: Biographische Diagnostik. Pabst Science Publishers, Lengerich, 256-264.

Holloway, Immy; Wheeler, Stephanie (1997): Qualitative Pflegeforschung. Grundlagen qualitativer Ansätze in der Pflege. Ullstein Medical Verlag, Wiesbaden.

Honneth, Axel (2000): Das Andere der Gerechtigkeit. Aufsätze zur praktischen Philosophie. Suhrkamp Verlag, Frankfurt am Main.

Honneth, Axel (1994): Das Andere der Gerechtigkeit. Habermas und die ethische Herausforderung der Postmoderne. In: Deutsche Zeitschrift für Philosophie, 42, 2, 195-220.

Honneth, Axel (1992): Kampf um Anerkennung. Suhrkamp Verlag, Frankfurt am Main.

Hopf, Christel (2010): Forschungsethik und qualitative Forschung. In: Flick, Uwe; Kardorff von, Ernst; Steinke, Ines; Hg.: Qualitative Forschung. Ein Handbuch. Rowohlt Taschenbuch Verlag, Reinbeck bei Hamburg, 589-600.

Hopf, Christel (2008): Qualitative Interviews – ein Überblick. In: Flick, Uwe; von Kardorff, Ernst; Steinke Ines; Hg.: Qualitative Forschung. Ein Handbuch. Rowohlt Taschenbuch Verlag, Reinbeck bei Hamburg, 349-360.

Horres-Sieben, Barbara (2004): Erwartungen von Frauen und Männern an die kardiologische Rehabilitation nach einem koronaren Erstereignis. http://d-nb.info/975754351/34 04.10.12

Hotze, Elke (2010): Zur Rolle und dem Selbstverständnis der Pflegeberufe in der Rehabilitation. In: Unterricht Pflege, 2, 5, 2-5.

Hübner, Ursula; Giehoff, Carsten (2003): ICNP und NANDA – zwei sich ergänzende Terminologien? In: PrInterNet, 11, 64-67.

Hülsken-Giesler, Manfred (2008): Der Zugang zum Anderen. Zur theoretischen Rekonstruktion von Professionalisierungsstrategien pflegerischen Handelns im Spannungsfeld von Mimesis und Maschinenlogik. V & R unipress, Osnabrück.

Huneke, Michael J. (2000): Berufspolitische Relevanz von Begriffsbildung. In: Etzel, Birgit S.; Hg.: Pflegediagnosen und die internationale Klassifikation Pflegerischer Praxis (ICNP Beta-Version). Entwicklung in der Diskussion. Kohlhammer Verlag, Stuttgart/ Berlin/ Köln, 38-52.

Hurrelmann, Klaus (2001): Wie lässt sich die Rolle der Patienten stärken? In: Reibnitz von, Christine; Schnabel, Peter Ernst; Hurrelmann, Klaus; Hg.: Der mündige Patient. Konzepte zur Patientenberatung und Konsumentensouveränität im Gesundheitswesen. Juventa Verlag, Weinheim/ München, 35-48.

ICN International Council of Nurses, Deutschsprachige ICNP Nutzergruppe (2013): http://www.icnp.info/index.php?option=com_content&view=article&id=51&Itemid=53 14.02.13

ICN International Council of Nurses; Hg. (2003): ICNP Internationale Klassifikation für die Pflegepraxis. Verlag Hans Huber, Bern.

IPP Universität Bremen (2009): Leitfaden zum Umgang mit Interviewpartnern im Kontext qualitativer Forschung. Unveröffentlicht.

Iwert, Manfred (2003): Vom narrativen Interview zur narrativen Gesprächsführungsmethode. Eine Konzeption des gezielten Fremdverstehens für den Anwendungsbereich pädagogischer Tätigkeiten. Ibidem-Verlag, Stuttgart.

Jäger, Reinhold S. (2003): Biographisches Inventar. In: Kubinger, Klaus; Jäger, Reinhold; Hg.: Schlüsselbegriffe der Psychologischen Diagnostik. Beltz Verlag, Weinheim, 61-67.

Jäger, Reinhold S.; Kaiser, A. (1987): Biographische Analyse und Biographische Diagnostik. In: Jüttemann, Gerd; Thomae, Hans; Hg.: Biographie und Psychologie. Springer Verlag, Heidelberg, 178-202.

Jaffe, Marie S.; Skidmore-Roth, Linda (2000): Pflegeassessment, Pflegediagnosen und Interventionen in der ambulanten Pflege. Verlag Hans Huber, Bern.

Jantzen, Wolfgang (2005): „Es kommt darauf an, sich zu verändern … „. Zur Methodologie und Praxis rehistorisierender Diagnostik und Intervention. Psychosozial-Verlag, Gießen.

Jantzen, Wolfgang (1996): Diagnostik, Dialog und Rehistorisierung. Methodologische Bemerkungen zum Zusammenhang von Erklären und Verstehen im dialogischen Prozess. In: Jantzen, Wolfgang; Lanwer-Koppelin, Wilehad; Hg.: Diagnostik als Rehistorisierung. Methodologie und Praxis einer verstehenden Diagnostik am Beispiel schwer behinderter Menschen. Edition Marhold, Berlin, 9-31.

Johach, Helmut (2011): Wilhelm Dilthey als Begründer einer biographisch-diagnostischen Sichtweise. In: Jüttemann, Gerd; Hg.: Biographische Diagnostik. Pabst Science Publishers, Lengerich, 36-43.

Just, Alexandra (2003): Phänomenologische Ansätze in der Pflegediagnostik. In: Etzel, Birgit S.; Hg.: Pflegediagnostik und Pflegeklassifikationssysteme. Entwicklung und Anwendung. Kohlhammer Verlag, Stuttgart, 27-39.

Jüttemann, Gerd; Hg. (2011): Biographische Diagnostik. Pabst Science Publishers, Lengerich.

Käppeli, Silvia (2008) Der mündige Patient in der Pflege – ein Widerspruch in sich selbst? Unveröffentlichter Vortrag auf dem 5. Kongress für Gesundheitsökonomie und Gesundheitswissenschaften in Bern, 1-20.

Käppeli, Silvia; Hg. (2000): Pflegediagnostik unter der Lupe. Wissenschaftliche Evaluation verschiedener Aspekte des Projektes Pflegediagnostik am Universitätsspital Zürich. Verlag des Pflegedienstes am Universitätsspital Zürich, Zürich.

Kade, Sylvia (1990): Handlungshermeneutik. Qualifizierung durch Fallarbeit. Verlag Julius Klinkhardt, Bad Heilbrunn.

Kafka, Franz (1994): Tagebücher 1914-1923; 30. August 1914. Fischer Taschenbuch Verlag, Frankfurt am Main.

Kalkhoff, Sabine (2012): Präzise Pflegediagnosen ersetzen lange Besprechungen. In: Die Schwester, der Pfleger, 51, 3, 284-287.

Kamke, Wolfram (2007): Beratung Angehöriger. In: Rauch, Bernhard; Middeke, Martin; Bönner, Gerd; Karoff, Marthin; Held, Klaus; Hg.: Kardiologische Rehabilitation. Georg Thieme Verlag, Stuttgart, 120-121.

Kampen, Norbert van (1998): Theorienbildung in der Pflege. Eine kritische Rezeption amerikanischer Pflegemodelle. Mabuse Verlag, Frankfurt am Main.

Kardorff, Ernst von (2010): Rehabilitation. In: Mey, Günter; Mruck, Katja; Hg.: Handbuch Qualitative Forschung in der Psychologie. VS Verlag für Sozialwissenschaften, Wiesbaden, 783-790.

Karge, Wolf; Münch, Ernst; Schmied, Hartmut (2004): Die Geschichte Mecklenburgs von den Anfängen bis zur Gegenwart. Hinstorff Verlag, Rostock.

Karoff, Marthin; Kittel, Jörg (2007): Allgemeiner Aufbau und Inhalte der kardiologischen Rehabilitation. In: Rauch, Bernhard; Middeke, Martin; Bönner, Gerd; Karoff, Marthin; Held, Klaus; Hg.: Kardiologische Rehabilitation. Georg Thieme Verlag, Stuttgart, 23-24.

Karoff, Marthin; Rauch, Bernhard; Kittel, Jörg (2007): Planung der Rehabilitation. In: Rauch, Bernhard; Middeke, Martin; Bönner, Gerd; Karoff, Marthin; Held, Klaus; Hg.: Kardiologische Rehabilitation. Georg Thieme Verlag, Stuttgart, 25-35.

Kaźmierska, Katja (2009): Biographical Research in Poland. In: Riemann, Gerhard; Müller-Botsch, Christine; Schiebel, Martina; Hg.: Sektion Biographieforschung Rundbrief 57. http://www.soziologie.de/fileadmin/user_upload/Sektion_Biographieforschung/Rundbrief-57.pdf 15.09.11

Kean, Susanne (1999): Pflegediagnosen: Fragen und Kontroversen. In: Pflege, 12, 209-215.

Keck, Michael (2007): Mustertherapiepläne. In: Rauch, Bernhard; Middeke, Martin; Bönner, Gerd; Karoff, Marthin; Held, Klaus; Hg.: Kardiologische Rehabilitation. Georg Thieme Verlag, Stuttgart, 275-293.

Keil, Annelie (2004): Gesundheit und Krankheit als biographische Gestaltbewegung. In: Hanses, Andreas; Hg.: Biographie und Soziale Arbeit. Schneider Verlag, Hohengehren/ Baltmannsweiler, 111-126.

Keil, Annelie (1999): Zur Leibhaftigkeit menschlicher Existenz. In: Alheit, Peter; Dausien, Bettina; Fischer-Rosenthal, Wolfram; Hanses, Andreas; Keil, Annelie; Hg.: Biographie und Leib. Psychosozial-Verlag, Gießen, 73-88.

Kelch, Anne-Kristin (2009): Pflegediagnostik als Instrument der Professionalisierung? Kritische Betrachtung von NANDA-Pflegediagnosen. In: intensiv, 06, 17, 311-318.

Kelle, Udo (2010): Computergestützte Analyse qualitativer Daten. In: Flick, Uwe; Kardorff von, Ernst; Steinke, Ines; Hg.: Qualitative Forschung. Ein Handbuch. Rowohlt Taschenbuch Verlag, Reinbeck bei Hamburg, 485-502.

Kelle, Udo (2007): „Kundenorientierung" in der Altenpflege? Potemkinsche Dörfer sozialpolitischen Qualitätsmanagements. In: PROKL. Zeitschrift für kritische Sozialwissenschaft, 146, 37, 1, 113-128.

Kersting, Karin (1999): Coolout im Pflegealltag. In: Pflege und Gesellschaft, 4, 3, 53-60.

Kesselring, Annemarie (1999): Psychosoziale Pflegediagnostik: Eine interpretativ-phänomenologische Perspektive. In: Pflege, 12, 223-228.

Kindermann, Michael; Böhm, Michael (2009): Das Herz im Alter. In: Ermann, Erland; Hg.: Klinische Kardiologie. Springer Verlag, Heidelberg, 453-463.

Kirkevold, Marit (2002): Pflegewissenschaft als Praxisdisziplin. Verlag Hans Huber, Bern.

Kittel, Jörg; Karoff, Marthin (2008): Lässt sich die Teilhabe am Arbeitsleben durch eine berufsorientierte kardiologische Rehabilitation verbessern? Ergebnisse einer randomisierten Kontrollstudie. In: Rehabilitation, 47, 14-22.

Kittel, Jörg; Wamper, Ute; Hinz, Andreas; Schwarz, Reinhold; Karoff, Marthin (2003): Depressivität bei kardiologischen AHB-Patienten – eine Studie zur Überprüfung von Zusammenhängen zwischen Depressivität und Berufsgruppenzugehörigkeit. In: Rehabilitation, 42, 164-168.

Klafki, Wolfgang (1993): Neue Studien zur Bildungstheorie und Didaktik. Zeitgemäße Allgemeinbildung und kritisch-konstruktive Didaktik. Beltz Verlag, Weinheim/ Basel.

Klafki, Wolfgang (1977): Zur Entwicklung einer kritisch-konstruktiven Didaktik. In: Die deutsche Schule, 12, 703-715.

Klohn, Werner; Windhorst, Hans-Wilhelm (2001): Die Landwirtschaft in Deutschland. Vechtaer Druckerei und Verlag, Vechta.

Knirim, Christa; Krüll, Marianne; Peters, Richard (1974): Familienstrukturen in Stadt und Land. Eine Untersuchung der Rollenbeziehungen zwischen den Ehegatten, den Eltern und Kindern und den Generationen. Forschungsstelle der Forschungsgesellschaft für Agrarpolitik und Agrarsoziologie, Bonn.

Köbler, Gerhard (2007): Historisches Lexikon der deutschen Länder. Die deutschen Territorien vom Mittelalter bis zur Gegenwart. Verlag C. H. Beck, München.

König, Peter (2001): Entstehung, Entwicklung und Aufbau von Pflegediagnosen. In: Kollak, Ingrid; Georg, Margret; Hg.: Pflegediagnosen: Was leisten sie – was leisten sie nicht? Mabuse Verlag, Frankfurt am Main, 13-25.

König, Peter (2005): Die internationale Klassifikation für die Pflegepraxis (ICNP®). Ausführliche Einführung ins Thema. http://www.icnp.info/ICNPinf.htm 18.01.09

Köttig, Michaela (2007): Zwischen Handlungsdruck im Interaktionsgeschehen und Fallverstehen. Zur Übersetzung rekonstruktiven Vorgehens aus dem Forschungsprozess in die offene Jugendarbeit. In: Giebeler, Cornelia; Fischer, Wolfram; Goblirsch, Martina; Miethe, Ingrid; Riemann, Gerhard; Hg.: Fallverstehen und Fallstudien. Interdisziplinäre Beiträge zur rekonstruktiven Sozialarbeitsforschung. Verlag Barbara Budrich, Opladen, 79-92.

Köttig, Michaela; Rosenthal, Gabriele (2006): Können sozial benachteiligte und problembelastete Jugendliche ihre Lebensgeschichte erzählen? Anleitungen zu einer konsequenten und sensiblen narrativen Gesprächsführung. In: Rosenthal, Gabriele; Köttig, Michaela; Witte, Nicole; Blenzinger, Anne; Hg.: Biographisch-narrative Gespräche mit Jugendlichen. Verlag Barbara Budrich, Opladen, 189-221.

Köttig, Michaela; Rätz-Heinisch, Regina (2005): „Potenziale unterstützen, Selbstvertrauen fördern". Dialogische Biographiearbeit in der Kinder- und Jugendhilfe. In: Sozial Extra, 29, 11, 16-20.

Kohlberg, Lawrence (1974): Zur kognitive Entwicklung des Kindes. Suhrkamp Verlag, Frankfurt am Main.

Kohli, Martin (1981): Wie es zur „biographischen Methode" kam und was daraus geworden ist. Ein Kapitel aus der Geschichte der Sozialforschung. In: Zeitschrift für Soziologie, 10, 3, 273-293.

Kohli, Martin; Robert, Günther (1984): Einleitung. In: Kohli, Martin; Robert, Günther; Hg.: Biographie und soziale Wirklichkeit. Neue Beiträge und Forschungsperspektiven. Metzlersche Verlagsbuchhandlung, Stuttgart, 1-5.

Kollak, Ingrid (2004): Lebensläufe sichtbar machen. Biographisches Arbeiten mit Mitteln der optischen Veranschaulichung. In: Pflege & Gesellschaft, 9, 1, 12-14.

Kollak, Ingrid (2001): Einleitende Anmerkungen. In: Kollak, Ingrid; Georg, Margret; Hg.: Pflegediagnosen: Was leisten sie – was leisten sie nicht? Mabuse Verlag, Frankfurt am Main, 7-12.

Koppermann, Carola; Schuster, Sabine (2007): „Neue Aspekte in der Biografiearbeit“ oder „Braucht es Krisen zur Entwicklung“. Theoretische Anregungen und Methoden aus verschiedenen Arbeitsbereichen. In: PrInterNet, 12, 758-766.

Korsukéwitz, Christiane; Falk, Johannes; Lindow, Berthold (2012): Kardiologische Rehabilitation in Deutschland. Erfolgsmodelle mit Perspektiven. In: Herz, 1, 37, 12-21.

Korsukéwitz, Christiane; Rohwetter, Manfred; Rauch, Bernhard (2007a): Definition und rechtliche Grundlagen der Rehabilitation. In: Rauch, Bernhard; Middeke, Martin; Bönner, Gerd; Karoff, Marthin; Held, Klaus; Hg.: Kardiologische Rehabilitation. Georg Thieme Verlag, Stuttgart, 4-10.

Korsukéwitz, Christiane; Rohwetter, Manfred; Rauch, Bernhard (2007b): Ziele und Aufgaben der Rehabilitation. In: Rauch, Bernhard; Middeke, Martin; Bönner, Gerd; Karoff, Marthin; Held, Klaus; Hg.: Kardiologische Rehabilitation. Georg Thieme Verlag, Stuttgart,11-13.

Korsukéwitz, Christiane; Rohwetter, Manfred; Rauch, Bernhard (2007c): Voraussetzungen und Indikationen zur Durchführung einer kardiologischen Rehabilitation. In: Rauch, Bernhard; Middeke, Martin; Bönner, Gerd; Karoff, Marthin; Held, Klaus; Hg.: Kardiologische Rehabilitation. Georg Thieme Verlag, Stuttgart,14-21.

Kraimer, Klaus (2007): Professionalisierung. http://www.klauskraimer.de/professionalisierung_2007.pdf 17.03.09

Krankenpflegegesetz (KrPflG) (2003): http://www.gesetze-im-internet.de/krpflg_2004/BJNR 144210003.html 18.02.13

Kruse, Jan (2011): Allgemeine Grundlagen rekonstruktiver Analyse. In: Kruse, Jan; Biesel, Kay; Schmieder, Christian: Metaphernanalyse. Ein rekonstruktiver Ansatz. VS Verlag für Sozialwissenschaften, Wiesbaden, 30-62.

Kruse, Jan (2009): Die Reflexivität Qualitativer Forschung – oder: Was erfahren wir über uns selbst, wenn wir qualitativ forschen? In: Neises, Mechthild; Weidner, Kerstin; Hg.: Qualitative Forschung in der Psychosomatischen Frauenheilkunde. Pabst Science Publishers, Lengrich, 9-42.

Küpper-Nybelen, Jutta; Rothenbacher, Dietrich; Hahmann, Harry W.; Brenner, Hermann (2003): Veränderungen von Risikofaktoren nach stationärer Rehabilitation bei Patienten mit koronarer Herzkrankheit. In: Deutsche medizinische Wochenschrift, 128, 1515-1530.

Küsters, Yvonne (2009): Narrative Interviews. Grundlagen und Anwendungen. VS Verlag für Sozialwissenschaften, Wiesbaden.

Kütemeyer, Mechthilde (1999): Der Körper als Kompaß in der Lebensgeschichte. In: Alheit, Peter; Dausien, Bettina; Fischer-Rosenthal, Wolfram; Hanses, Andreas; Keil, Annelie; Hg.: Biographie und Leib. Psychosozial-Verlag, Gießen, 91-110.

Kuhlmann, Ellen (2007): Geschlecht. In: Rauch, Bernhard; Middeke, Martin; Bönner, Gerd; Karoff, Marthin; Held, Klaus; Hg.: Kardiologische Rehabilitation. Georg Thieme Verlag, Stuttgart, 210-213.

Kupper, Siegfried (2006): Wirtschaftspolitik und Wirtschaftsentwicklung. In: Burrichter, Clemens; Nakath, Detlef; Stephan, Gerd-Rüdiger; Hg.: Deutsche Zeitgeschichte von 1945 bis 2000. Gesellschaft – Staat – Politik. Ein Handbuch. Karl Dietz Verlag, Berlin, 683-729.

Lakoff, George; Johnson, Mark (2003): Leben in Metaphern. Konstruktion und Gebrauch von Sprachbildern. Carl Auer Systeme Verlag, Heidelberg.

Lamnek, Siegfried (2010): Qualitative Sozialforschung. Beltz Verlag, Weinheim.

Lamnek, Siegfried (2005): Qualitative Sozialforschung. Beltz Verlag, Weinheim/ Basel.

Landesbeauftragte für Datenschutz und Informationsfreiheit Bremen (LDI) (2010): Orientierungshilfe zur Erstellung eines Datenschutzkonzepteshttp://www.datenschutz-bremen.de/pdf/oh_Datenschutzkonzept.pdf 22.11.11

Landesbeauftragte für Datenschutz und Informationsfreiheit Bremen (LDI) (2007): Entwicklung eines Konzepts zur Löschung und Datenvernichtung durch Behörden und Unternehmen. http://www.datenschutz-bremen.de/pdf/datenloeschung.pdf 22.11.2011

Landesbeauftragte für Datenschutz und Informationsfreiheit Bremen (LDI) (o.J.): Was bei Forschungsvorhaben in Hochschulen oder anderen öffentlichen Forschungseinrichtungen berücksichtigt werden muss. http://www.datenschutz-bremen.de/recht/forschungsprojekte.php 22.11.11

Langenbach, Michael (2006): Die Bedeutung der Biographie für das subjektive Erleben einer Herztransplantation. In: Psychotherapie und Sozialwissenschaft, 1, 29-70.

Lange, Rudolf; Wulff, Hans (1948): Die Höfeordnung vom 24. April 1947. Verfahrensordnung für Landwirtschaftssachen (LVO) mit Erläuterungen. Giesel Verlag, Celle.

Lehrplanrichtlinien für die Gesundheits- und (Kinder-)Krankenpflege Bayern (2005): http://www.isb.bayern.de/download/8924/lpr_oktober_2005.pdf2005 29.03.13

Leppin, Anja; Grande, Gesine; Mannebach, Herrmann; Altenhöner, Thomas (2005): Projekt „Subjektive Patientenkonzepte und Rehabilitationspraxis in der kardiologischen Rehabilitation: Eine geschlechtsspezifische Analyse von Kongruenzen/ Inkongruenzen und deren Auswirkungen auf Compliance und Rehabilitationserfolg“. http://forschung.deutsche-rentenversichrung.de/ForschPortalWeb/rehaDoc.pdf?rehaid=DD2FDCAF562E709AC1256EA00036B5DD 04.10.12

Lewin, Kurt (1946): Aktionsforschung und Minderheitenprobleme. In: Gestalt Theorie, 31, 2009, 3, 473-487.

Lewin, Kurt (1931): Der Übergang von der aristotelischen zur galiläischen Denkweise in Biologie und Psychologie. In: Erkenntnis, I, 421-466. http://www.springerlink.com/content/pj34572602436g4p/fulltext.pdf 24.08.11

Lindemann, Gesa (1999): Bewusstsein, Leib und Biographie. Biographische Kommunikation und die Verkörperung doppelter Kontingenz. In: Alheit, Peter; Dausien, Bettina; Fischer-Rosenthal, Wolfram; Hanses, Andreas; Keil, Annelie; Hg.: Biographie und Leib. Psychosozial-Verlag, Gießen, 44-72.

Löser, Angela Paula (2006): Evaluation – Auswertung des Pflegeprozesses. Bewertungsverfahren zur prozesshaften Gestaltung der Pflege. Schlütersche Verlagsgesellschaft, Hannover.

Loch, Ulrike (2002): Grenzen und Chancen der narrativen Gesprächsführung bei Menschen mit traumatischen Erlebnissen in der Kindheit. In: Schaeffer, Doris; Müller-Mundt, Gabriele; Hg.: Qualitative Gesundheits- und Pflegeforschung. Verlag Hans Huber, Bern/ Göttingen/ Toronto/ Seattle, 233-246.

Lorenz-Krause, Regina; Niemann, Hanne (2002): Geleitwort der deutschen Herausgeberinnen und Bearbeiterinnen. In: Lubkin, Ilene Morof. Chronisch Kranksein. Implikationen und Interventionen für Pflege- und Gesundheitsberufe. Verlag Hans Huber, Bern/ Göttingen/ Toronto/ Seattle, 11-15.

Lotz, Markus (2000): Zur Sprache der Angst. Eine Studie zur Interaktion im pflegerischen Aufnahmegespräch. Mabuse Verlag, Frankfurt am Main.

Lüders, Christian (2007): Beobachtung im Feld und Ethnographie. In: Flick, Uwe; Kardorff von, Ernst; Steinke, Ines; Hg.: Qualitative Forschung. Ein Handbuch. Rowohlt Taschenbuch Verlag, Reinbeck bei Hamburg, 384-401.

Lucius-Hoene, Gabriele (2010): Narrative Analysen. In: Mey, Günter; Mruck, Katja; Hg.: Handbuch Qualitative Forschung in der Psychologie. VS Verlag für Sozialwissenschaften, Wiesbaden, 584-600.

Lucius-Hoene, Gabriele (2008): Krankheitserzählungen und die narrative Medizin. Illness Narratives ans Narrative Medicine. In: Rehabilitation, 47, 90-97.

Lucius-Hoene, Gabriele (1998): Erzählen von Krankheit und Behinderung. In: Psychother Psych Med, 48, 108-113.

Lucius-Hoene, Gabriele; Deppermann, Arnulf (2004): Rekonstruktion narrativer Identität. Ein Arbeitsbuch zur Analyse narrativer Interviews. VS Verlag für Sozialwissenschaften, Wiesbaden.

Lunney, Margaret (2008): Pflegediagnosen und Forschung. In: NANDA Pflegediagnosen. Definition & Klassifikation 2007-2008. Recom Verlag, Bad Emstal.

Lunney, Margaret (2007): Arbeitsbuch Pflegediagnostik. Pflegerische Entscheidungsfindung, kritisches Denken und diagnostischer Prozess – Fallstudien und -analysen. Verlag Hans Huber, Bern.

Lunney, Margaret; Karlik, Beverly A.; Kiss, Margaret; Murphy, Patricia (2007): Die Diagnose psychosozialer Reaktionen und ihre Genauigkeit. In: Lunney, Margaret: Arbeitsbuch Pflegediagnostik. Pflegerische Entscheidungsfindung, kritisches Denken und diagnostischer Prozess – Fallstudien und -analysen. Verlag Hans Huber, Bern, 361-375.

Luther, Birte; Richter, Miriam Tariba (2011): „Mit sich selbst auseinander zu setzen ist auch nicht so einfach, aber ich fand es trotzdem schön, mal so zu arbeiten“ – Wirkungen biographieorientierten Lernens aus Sicht von LehrerInnen und SchülerInnen. In: Darmann-Finck, Ingrid; Richter, Miriam Tariba; Hg.: Biographieorientierung in der Pflegebildung. Peter Lang Verlag, Frankfurt am Main, 131-151.

Maanen, Hanneke van (2002): Die Entwicklung einer Pflegefachsprache aus einer pflegewissenschaftlichen Perspektive: Das Warum und Wozu. In: Pflege, 15, 198-207.

Mahler, Arne (2007): Der Pflegeprozess in der Praxis – Theoretische Grundlagen und Beispiele zur Umsetzung für das Stationsmanagement und die Praxisausbildung. GRIN Verlag, München/ Ravensburg.

Maisch, Bernhard (2012): Kardiologische Rehabilitation – mehr als nur für den Schrebergarten? In: Herz, 1, 37, 7-11.

Mangione, Cosimo (2009): Einblicke in die Entwicklung der Biographieforschung in Italien. In: Riemann, Gerhard; Müller-Botsch, Christine; Schiebel, Martina; Hg.: Sektion Biographieforschung Rundbrief 56. http://www.soziologie.de/fileadmin/user_upload/Sektion_Biographiefor schung/Rundbrief_56.pdf 15.09.11

Marinner-Tomey, Ann (1992): Pflegetheoretikerinnen und ihr Werk. Recom Verlag, Basel.

Marotzki, Winfried (2007): Qualitative Biographieforschung. In: Flick, Uwe; Kardorff von, Ernst; Steinke, Ines; Hg.: Qualitative Forschung. Ein Handbuch. Rowohlt Taschenbuch Verlag, Reinbeck bei Hamburg, 175-186.

Mayring, Philipp (2010): Qualitative Inhaltsanalyse. In: Flick, Uwe; Kardorff von, Ernst; Steinke, Ines; Hg.: Qualitative Forschung. Ein Handbuch. Rowohlt Taschenbuch Verlag, Reinbeck bei Hamburg, 268-475.

Mayring, Philipp (2003): Qualitative Inhaltsanalyse. Grundlagen und Techniken. Beltz Verlag, Weinheim/ Basel.

Mehrholz, Jan; Hg. (2008): Frühphase Schlaganfall. Physiotherapie und medizinische Versorgung. Georg Thieme Verlag, Stuttgart.

Meleis, Afaf Ibrahim (1999): Pflegetheorie: Gegenstand, Entwicklung und Perspektiven des theoretischen Denkens in der Pflege. Verlag Hans Huber, Bern.

Menge, Heinz H. (2004): Zum Status des Niederdeutschen. In: Stellmacher, Dieter; Hg.: Germanistische Linguistik. Niederdeutsche Sprache und Literatur der Gegenwart. Georg Olms Verlag, Hildesheim/ Zürich/ New York, 9-34.

Mentrup, Stefanie; Schöninger, Ute; Hotze, Elke; Flesch, Markus (2010): Das Erleben von Patienten mit akutem Herzinfarkt während der Notfallbehandlung. Eine qualitative Studie. In: Pflegewissenschaft, 10, 558-565.

Merchel, Joachim (2003): ‚Diagnose' in der Hilfeplanung: Anforderungen und Problemstellungen. In: Neue Praxis np, 6, 527-542.

Merleau-Ponty, Maurice (1966): Die Phänomenologie der Wahrnehmung. De Gruyter Verlag, Berlin.

Meuser, Michael; Nagel, Ulrike (2005): Experteninterviews – vielfach erprobt, wenig bedacht. Ein Beitrag zur qualitativen Methodendiskussion. In: Bogner, Alexander; Littig, Beate; Menz, Wolfgang; Hg.: Das Experteninterview. Theorie, Methode, Anwendung. VS Verlag für Sozialwissenschaften, Wiesbaden, 71-93.

Meyer, Gabriele; Köpke, Sascha (2012): Wie kann der beste pflegewissenschaftliche Kenntnisstand in die Pflegepraxis gelangen? In: Pflege und Gesellschaft, 17, 1, 36-44.

Meyer, Hilbert (2000): Unterrichtsmethoden II: Praxisband. Cornelsen Verlag, Berlin.

Meyer, Hilbert (1993): Leitfaden zur Unterrichtsvorbereitung. Cornelsen Verlag, Berlin.

Middeke, Martin (2007): Umgang mit Medikamenten. In: Rauch, Bernhard; Middeke, Martin; Bönner, Gerd; Karoff, Marthin; Held, Klaus; Hg.: Kardiologische Rehabilitation. Georg Thieme Verlag, Stuttgart, 116-120.

Middeke, Martin; Zugck, Christian (2007): Telemedizin. In: Rauch, Bernhard; Middeke, Martin; Bönner, Gerd; Karoff, Marthin; Held, Klaus; Hg.: Kardiologische Rehabilitation. Georg Thieme Verlag, Stuttgart, 244-246.

Miethe, Ingrid (2011): Biografiearbeit. Lehr- und Handbuch für Studium und Praxis. Juventa Verlag, Weinheim/ München.

Miethe, Ingrid (2003): Vom Ende der Parteilichkeit zur Parteilichkeit ohne Ende. Forschungsethische Probleme bei der Arbeit mit hermeneutischen Fallrekonstruktionen. In: Hilbig, Antje; Kajatin, Claudia; Miethe, Ingrid; Hg.: Frauen und Gewalt. Interdisziplinäre Untersuchung zu geschlechtsgebundener Gewalt in Theorie und Praxis. Verlag Königshausen und Neumann, Würzburg, 231-248.

Miethe, Ingrid; Fischer, Wolfram; Giebeler, Cornelia; Goblirsch, Martina; Riemann, Gerhard; Hg. (2007): Rekonstruktion und Intervention. Interdisziplinäre Beiträge zur rekonstruktiven Sozialarbeitsforschung. Rekonstruktive Forschung in der Sozialen Arbeit, Band 4. Verlag Barbara Budrich, Opladen.

Modulhandbuch des dualen Pflegestudiengangs der Universität Bremen (2012): http://www.fb11.unibremen.de/sixcms/media.php/15/Modul%202_20121105.pdf 29.03.2013

Modulhandbuch des dualen Studiengangs Pflege der HAW Hamburg (2011): www.albertinen.de/module/download/13573 29.03.13

Möhler, Martin (2011a): Mit den Chancen verantwortlich umgehen. In: Pflegezeitschrift, 64, 6, 368-371.

Möhler, Martin (2011b): Mehr Qualität – Mehr Zufriedenheit. In: Pflegezeitschrift, 64, 8, 472-475.

Moers, Martin; Schaeffer, Doris (2011): Too busy to think? Essay über die spärliche Theoriebildung der deutschen Pflegewissenschaft. In: Pflege, 24, 6, 349-360.

Morse, Janice M.; Field, Peggy Anne (1998): Qualitative Pflegeforschung. Anwendung qualitativer Ansätze in der Pflege. Ullstein Medical Verlag, Wiesbaden.

Mortensen, Randi Anikki (1998): Pflegediagnosen. Entwicklung und Anwendung. R. v. Decker Verlag, Heidelberg.

Mosebach, Holger; Berger, Simon (2008): Übersetzungsprozess von Pflegefachsprachen. Die Neuübersetzung der NANDA-I-Pflegediagnosen 2007/2008 ins Deutsche. In: Pflegewissenschaft, 12, 683-687.

Moser, Heinz (2008): Instrumentenkoffer für die Praxisforschung. Verlag Pestalozzianum an der Pädagogischen Hochschule und Lambertus Verlag, Zürich.

Müller, Rolf (2004): Gebhardt: Handbuch der Deutschen Geschichte. Der Zweite Weltkrieg. 1939-1945. Klett-Cotta Verlag, Stuttgart.

Müller-Ehmsen, Jochen (2009): Regenerative Therapieoptionen bei Herzkrankheiten. In: Ermann, Erland; Hg.: Klinische Kardiologie. Springer Verlag, Heidelberg, 547-551.

Müller-Nordhorn, Jaqueline; Gehring, Jürgen; Kulig; Michael; Binting, Sylvia; Klein, Gernot; Gohlke, Helmut; Völler, Heinz; Bestehorn, Kurt; Krobot, Karl J.; Willich, Stefan N. (2003): Berufliche Wiedereingliederung nach kardiologischer Rehabilitation. In: Sozial- und Präventivmedizin, 48, 370-378.

Müller-Staub, Maria (2008): Für mehr Qualität im Pflegeprozess. In: Pflegezeitschrift, 2, 68-69.

Müller-Staub, Maria (2006a): Klinische Entscheidungsfindung und kritisches Denken im pflegediagnostischen Prozess. In: Pflege, 19, 275-279.

Müller-Staub, Maria (2006b): Klinische Entscheidungsfindung und kritisches Denken im pflegediagnostischen Prozess durch Fallbesprechungen. In: Pflege, 19, 281-286.

Müller-Staub, Maria (2003): Entwicklung eines Instruments zur Messung pflegediagnostischer Qualität. In: PrInterNet, 5, 21-33.

Müller-Staub, Maria (2002): Qualität der Pflegediagnostik und Patienten-Zufriedenheit. Eine Studie zur Frage nach dem Zusammenhang. In: Pflege, 15, 113-121.

Müller-Staub, Maria (2001): Qualität der Pflegediagnostik und Patienten-Zufriedenheit. Eine Literaturübersicht. In: Pflege, 14, 230-238.

Müller-Staub, Maria; Needham, Ian; Odenbreit, Matthias; Lavin, Mary Ann; Achterberg, Theo van (2010): Geführte klinische Entscheidungsfindung zur Einführung von Pflegediagnosen. Eine cluster-randomisierte Studie. In: Pflegewissenschaft, 4, 10, 233-240.

Müller-Staub, Maria; Needham, Ian; Odenbreit, Matthias; Lavin, Mary Ann; Achterberg, Theo van (2009). Eine Studie zur Einführung von NANDA-I Pflegediagnosen, Pflegeinterventionen und pflegesensiblen Patient_innenergebnissen. In: Pflegewissenschaft, 11, 12, 688-696.

NANDA Nursing Diagnoses (2011): Definition and Classification 2012-14: NANDA International, John Wiley & Sons, New York.

Nassehi, Armin (1994): Die Form der Biographie. Theoretische Überlegungen zur Biographieforschung in methodologischer Absicht. In: BIOS, 1, 7, 46-64.

Naturpark Lauenburgische Seen (o.J.): http://www.naturpark-lauenburgische-seen.de/cms/front_content.php?idcat=3 22.03.12

Nehrheim, Hjördis (2001): Die Wissenschaftlichkeit der Pflege. Paradigmata, Modelle und kommunikative Strategien für eine Philosophie der Pflege- und Gesundheitswissenschaften. Verlag Hans Huber, Bern.

Nehrig, Christel (2006): Agrarpolitik. In: Burrichter, Clemens; Nakath, Detlef; Stephan, Gerd-Rüdiger; Hg.: Deutsche Zeitgeschichte von 1945 bis 2000. Gesellschaft – Staat – Politik. Ein Handbuch. Karl Dietz Verlag, Berlin, 755-776.

Neuweg, Hans Georg (2000a): Könnerschaft und implizites Wissen: Zur lehr-lerntheoretischen Bedeutung der Erkenntnis- und Wissenschaftstheorie Michael Polanyis. Waxmann Verlag, Münster.

Neuweg, Hans Georg (2000b): Mehr lernen, als man sagen kann. Konzepte und didaktische Perspektiven impliziten Lernens. Unterrichtswissenschaft, 28, 3,197-217.

Nielsen, Gunnar Haase (2006): Sprache und Klassifikation – Über die neue Aufgabe der Internet Klassifikationen für die Pflegepraxis. In: Abt-Zegelin, Angelika; Schnell, Martin W.; Hg.: Die Sprachen der Pflege. Interdisziplinäre Beiträge aus Pflegewissenschaft, Medizin, Linguistik und Philosophie. Schlütersche Verlag, Witten/ Herdecke, 67-78.

North, Michael (2008): Geschichte Mecklenburg-Vorpommerns. Verlag C.H. Beck, München.

Nunner-Winkler, Gertrud; Hg. (1991): Weibliche Moral. Die Kontroverse um eine geschlechtsspezifische Ethik. Campus Verlag, Frankfurt am Main/ New York.

Nussbaum, Martha C. (2011): Creating Capabilities. The Human Development Approach. The Belknap Press of Harvard University Press, Cambridge/ Massachusetts, London/ England.

Nutbeam, Don (2000): Health Literacy as Public Goal: A Challenge for Contemporary Health Education and Communication Strategies into the 21st Century. Health Promotion International, 15, 3, 259-267.

Oelke, Uta; Ruwe, Gisela (2007): Reflexion der Berufsbiografie. Konzept und Themen einer szenisch gestalteten Lerneinheit. In: PrInterNet, 12, 767-772.

Oevermann Ulrich (2009): „Krise und Routine“ als analytisches Paradigma in den Sozialwissenschaften. http://www.ihsk.de/publikationen/Ulrich-Oevermann_Abschiedsvorlesung_Universitaet-Frankfurt.pdf 17.03.09

Oevermann, Ulrich (2002): Klinische Soziologie auf der Basis der Methodologie der objektiven Hermeneutik – Manifest der objektiven hermeneutischen Sozialforschung. http://www.ihsk.de/ManifestWord.doc 24.03.04

Oevermann, Ulrich (1996): Theoretische Skizze einer revidierten Theorie professionalisierten Handelns. In: Combe, Arno; Helsper, Werner; Hg.: Pädagogische Professionalität. Suhrkamp Verlag, Frankfurt am Main, 70-182.

Oevermann, Ulrich (1981): Professionalisierungstheorie. Vorlesungsmanuskript. Frankfurt am Main.

Olbrich, Christa (2001): Kompetenz und Kompetenzentwicklung in der Pflege – Eine Theorie auf der Grundlage einer empirischen Studie. In: Kriesel, Petra; Krüger, Helga; Piechotta, Gudrun; Remmers, Hartmut; Taubert, Johanna; Hg.: Pflege lehren – Pflege managen. Mabuse Verlag, Frankfurt am Main, 271-287.

Orde, Anja vom; Schott, Thomas; Iseringhausen, Olaf (2002): Behandlungsergebnisse der kardiologischen Rehabilitation und Kosten-Wirksamkeits-Relationen – Ein Vergleich stationärer und ambulanter Versorgungsformen. In: Rehabilitation, 41, 119-129.

Panfil, Eva-Maria (2007): Forschung und Forschungsprozess. In: Brandenburg, Hermann; Panfil, Eva-Maria; Mayer, Herbert; Hg.: Pflegewissenschaft 2. Lehr- und Arbeitsbuch zur Einführung in die Pflegeforschung. Verlag Hans Huber, Bern, 29-41.

Pape, Elise (2010): Der biographische Ansatz in Frankreich – Entstehung und aktuelle Entwicklungen. In: Riemann, Gerhard; Müller-Botsch, Christine; Schiebel, Martina; Hg.: Sektion Biographieforschung Rundbrief 58. http://www.soziologie.de/fileadmin/user_upload/Sektion_Biographiefor schung/Rundbrief-58a.pdf 15.09.11

Plessner, Helmuth (1982): Gesammelte Schriften VII: Ausdruck und menschliche Natur. Suhrkamp Verlag, Frankfurt am Main.

Polanyi, Michael (1985): Implizites Wissen. Suhrkamp Verlag, Frankfurt am Main.

Pollack, Katrin; Nitschke, Michael; Einsle, Franziska; Strasser, Ruth H.; Köllner, Volker (2005): Die Bedeutung von Herzangst in der interdisziplinären Diagnostik psychosomatischer Komorbidität bei Thoraxschmerzpatienten. In: Psychother Psych Med., 55, 01, 146.

Popper, Karl (1979): Truth, rationality and the grown of knowledge. Klostermann Verlag, Frankfurt am Main.

Potter, Patricia A.; Becker Weilitz, Pamela (2005): Pflegeanamnese und Pflegediagnostik. Checkliste zur professionellen Einschätzung des Gesundheitszustandes eines Patienten. Elsevier Verlag, München.

Powers, Penny (2000): Pflegediagnosen aus diskurstheoretischer Sicht. In: Kollak, Ingrid; Georg, Margret; Hg.: Pflegediagnosen: Was leisten sie – was leisten sie nicht? Mabuse Verlag, Frankfurt am Main, 39-58.

Powers, Penny (1999): Der Diskurs der Pflegediagnosen. Verlag Hans Huber, Bern.

Pratchett, Terry (2011): I shall wear midnight. Corgi Books, London.

Quatext. Institut für Qualitative Sozialforschung (o.J.): www.quatext.de 11.04.13

Radebold, Hartmut (2005): Die dunklen Schatten unserer Vergangenheit. Ältere Menschen in Beratung, Psychotherapie, Seelsorge und Pflege. Klett-Cotta Verlag, Stuttgart.

Rätz-Heinisch, Regina; Köttig, Michaela (2007): Die Praxis Dialogischer Biographiearbeit – Rekonstruktives Fallverstehen und Unterstützung von Selbstverstehensprozessen. In: Miethe, Ingrid; Fischer, Wolfram; Giebeler, Cornelia; Goblirsch, Martina; Riemann, Gerhard; Hg.: Rekonstruktion und Intervention. Interdisziplinäre Beiträge zur rekonstruktiven Sozialarbeitsforschung. Verlag Babara Budrich, Opladen, 239-257.

Rahmenlehrplan der Gesundheits- und (Kinder-)Krankenpflege Brandenburg (2008): http://www.masf.brandenburg.de/sixcms/media.php/4055/rp_krankenpflege.pdf 29.03.13

Rahmenrichtlinien der Gesundheits- und (Kinder-)Krankenpflege Niedersachsen (2006): http://www.nibis.de/nli1/bbs/archiv/rahmenrichtlinien/kpfl.pdf 29.03.13

Rath, Norbert (2011): „Wer hat denn eigentlich die Neurose?" – Diagnosen im Briefwechsel zwischen Freud und Jung. In: Jüttemann, Gerd; Hg.: Biographische Diagnostik. Pabst Science Publishers, Lengerich, 53-64.

Rauch, Bernhard; Middeke, Martin; Bönner, Gerd; Karoff, Marthin; Held, Klaus, Hg. (2007): Kardiologische Rehabilitation. Georg Thieme Verlag, Stuttgart.

Regitz-Zagrosek (2007): Gleichberechtigung beim Herzinfarkt? Frauenherzen in Gefahr! In: Bundesministerium für Bildung und Forschung; Hg.: Herz-Kreislauf-Forschung: Erkennen-Heilen-Vorbeugen http://www.gesundheitsforschung-bmbf.de/_media/BMBF_Herz-Kreislauf_Ordner.pdf, 41-42, 07.05.2010

Rehbock, Theda (2005): Achtung der Autonomie und Fürsorge in Grenzsituationen. In Ders.: Personsein in Grenzsituationen. Zur Kritik der Ethik medizinischen Handelns. Mentis Verlag, Paderborn, 312-337.

Rehbock, Theda (2002): Autonomie – Fürsorge – Paternalismus. Zur Kritik (medizin-) ethischer Grundbegriffe. In: Ethik in der Medizin,14, 131-150.

Rehm, Marion; Zündel, Matthias (2009): Auf dem Weg zum Nutzer – Zur Entwicklung einer Konzeption. In: Mozygemba, Kati; Mümken, Sarah; Krause, Ulla; Zündel, Matthias; Rehm, Marion; Höflings-Engels, Nicole; Lüdecke, Daniel; Qurban, Bahar; Hg.: Nutzerorientierung – ein Fremdwort in der Gesundheitssicherung? Verlag Hans Huber, Bern, 65-71.

Reimann, Aribert (2004): Bundeszentrale für Politische Bildung; Hg.: Der Erste Weltkrieg – Urkatastrophe oder Katalysator. In: Aus Politik und Zeitgeschichte, 29, 30, 30-38.

Reisach, Barbara; Zegelin-Abt, Angelika (1998): Die Ressourcen der Patienten erkennen – was ist das? In: Die Schwester, der Pfleger, 37, 8, 672-675.

Remmers, Hartmut (2006): Zur Bedeutung biographischer Ansätze in der Pflegewissenschaft. In: Zeitschrift für Gerontologie und Geriatrie, 3, 39, 183-191.

Remmers, Hartmut (2000): Pflegerisches Handeln: Wissenschafts- und Ethikdiskurse zur Konturierung der Pflegewissenschaft. Verlag Hans Huber, Bern.

Remmers, Hartmut (1999): Pflegewissenschaft und ihre Bezugswissenschaften. Fragen pflegwissenschaftlicher Zentrierung interdisziplinären Wissens. In: Pflege, 12, 367-376.

Remmers, Hartmut; Hülsken-Giesler, Manfred (2012): Evidence-based Nursing and Caring – Ein Diskussionsbeitrag zur Fundierung und Reichweite interner Evidenz in der Pflege. In: Pflege und Gesellschaft, 17,1, 79-83.

Remmers, Harmut; Friesacher, Heiner (2000): Die Bedeutung der Pflegewissenschaft für die Pflege und das Pflegemanagement: wissenschaftliche Bezüge. In: Fern- Fachhochschule Hamburg: Fernstudiengang Pflegemanagement. Studienbrief Nr. 1, Teil I: Einführung in die Pflegewissenschaft, Hamburg, 10-23.

Reuschenbach, Bernd (2011a): Definition und Abgrenzung des Pflegeassessments. In: Reuschenbach, Bernd; Mahler, Cornelia; Hg.: Pflegebezogene Assessmentinstrumente. Internationales Handbuch für Pflegeforschung und -praxis. Verlag Hans Huber, Bern, 27-45.

Reuschenbach, Bernd (2011b): Relevanz von Pflegeassessmentinstrumenten. In: Reuschenbach, Bernd; Mahler, Cornelia; Hg.: Pflegebezogene Assessmentinstrumente. Internationales Handbuch für Pflegeforschung und -praxis. Verlag Hans Huber, Bern, 47-55.

Reuschenbach, Bernd; Mahler, Cornelia; Hg. (2011): Pflegebezogene Assessmentinstrumente. Internationales Handbuch für Pflegeforschung und -praxis. Verlag Hans Huber, Bern.

Reuter, Peter (2004): Springer Lexikon Medizin. Springer Verlag, Berlin/ Heidelberg/ New York.

Richter, Miriam Tariba (2011a): Die Bedeutung der Biographie in der pflegerischen Diagnostik. Theoretische Grundlagen für die Pflegepraxis und -bildung. In: Darmann-Finck, Ingrid; Richter, Miriam Tariba; Hg.: Biographieorientierung in der Pflegebildung. Peter Lang Verlag, Frankfurt am Main, 83-112.

Richter, Miriam Tariba (2011b): Biographieorientierte Diagnostik im Pflegeunterricht. Anregungen zur methodischen Umsetzung. In: Darmann-Finck, Ingrid; Richter, Miriam Tariba; Hg.: Biographieorientierung in der Pflegebildung. Peter Lang Verlag, Frankfurt am Main, 167-184.

Richter, Miriam Tariba (2010). Caring „Fürsorge" in der intensivpflegerischen Praxis – zusätzlicher Bonus oder notwendige Voraussetzung? In: Journal für Anästhesie und Intensivbehandlung, 1, 161-163.

Richter, Miriam Tariba (2009): Biographieorientierung als Chance zur Erweiterung professionellen intensivpflegerischen Handelns. In: intensiv, 18, 1, 37-43.

Richter, Miriam Tariba. (2007): Angst im Krankenhaus. Angst in ihrer individuellen Erlebnisqualität und Möglichkeiten der Bewältigung. VDM Verlag Dr. Müller, Saarbrücken.

Richter, Petra (2009): Biographisches und professionelles Wissen im Kontext von Brustkrebserkrankungen. Eine biographieanalytische Studie. Dissertation, Universität Bremen.

Richter, Petra; Hanses, Andreas (2009): Biographische Konstruktion von Brustkrebs – Auswertungen narrativer Interviews am Beispiel eines Forschungsprojektes. In: Darmann-Finck, Ingrid; Böhnke Ulrike; Straß, Katharina; Hg.: Fallrekonstruktives Lernen. Ein Beitrag zur Professionalisierung in den Berufsfeldern Pflege und Gesundheit. Mabuse Verlag, Frankfurt am Main, 83-100.

Riemann, Gerhard (2000): Die Arbeit in der sozialpädagogischen Familienberatung. Interaktionsprozesse in einem Handlungsfeld der sozialen Arbeit. Juventa Verlag, Weinheim/ München.

Riemann, Gerhard (1987): Das Fremdwerden der eigenen Biographie: Narrative Interviews mit psychiatrischen Patienten. Fink Verlag, München.

Rifkin, Susan B. (2002): Partizipative Interventionsforschung – Prinzipien und Strategien. In: Schaeffer, Doris; Müller-Mundt, Gabriele; Hg.: Qualitative Gesundheits- und Pflegeforschung. Verlag Hans Huber, Bern, 167-178.

Robert Bosch Stiftung; Hg. (1996): Pflegewissenschaftliche Grundlagen für Lehre, Forschung und Praxis. Denkschrift. Bleicher Verlag, Gerlingen.

Robert Koch Institut (RKI) (2010): Chronische Erkrankungen: Koronare Herzkrankheiten. http://www.rki.de/DE/Content/Gesundheitsmonitoring/Gesundheitsberichterstattung/GBEDownloadsB/Geda2010/koronare_Herz krankheit.pdf?_blob=publicationFile 11.03.13

Robert Koch Institut (RKI) (2008): Statistisches Bundesamt. Gesundheitsberichterstattung des Bundes. Heft 43: Hypertonie. http://www.rki.de/cln_178/nn_199850/DE/content/GBE/Gesundheitsberichterstatung/GBEDownloadsT/hypertonie,templateId=raw,property=publicationFile.pdf/hypertonie.pdf 26.04.10.

Robert Koch Institut (RKI) (2006): Statistisches Bundesamt. Gesundheitsberichterstattung des Bundes. Heft 33: Koronare Herzkrankheiten und akuter Myokardinfarkt. http://www.rki.de/cln_091/nn_199850/DE/Content/GBE/Gesundheitsberichterstattung/GBEDownloadsT/herzkrankheit,templateId=raw,property=publicationFile.pdf/herzkrankheit.pdf 30.01.09.

Roberts, Brian (2010): Biographical Research in the UK. In: Riemann, Gerhard; Müller-Botsch, Christine; Schiebel, Martina; Hg.: Sektion Biographieforschung Rundbrief 59. http://www.soziologie.de/fileadmin/user_upload/Sektion_Biographieforschung/Rundbrief-59-1.pdf 15.08.11

Roesler, Jörg (2006): Historischer Überblick. Zur Geschichte der beiden deutschen Staaten von 1945 bis 1990 mit dem Schwerpunkt ihrer wirtschaftlichen und sozialen Entwicklung. In: Burrichter, Clemens; Nakath, Detlef; Stephan, Gerd-Rüdiger: Hg.: Deutsche Zeitgeschichte von 1945 bis 2000. Gesellschaft – Staat – Politik. Ein Handbuch. Karl Dietz Verlag, Berlin, 19-160.

Rogers, Carl R. (2007): Therapeut und Klient: Grundlagen der Gesprächspsychotherapie. Fischer Taschenbuch Verlag, Frankfurt am Main.

Roper, Nancy; Logan, Winifred W.; Tierney, Alison J. (1997): Die Elemente der Krankenpflege: ein Pflegemodell, das auf einem Lebensmodell beruht. Recom Verlag, Basel.

Rosenthal, Gabriele (2011): Interpretative Sozialforschung. Juventa Verlag, Weinheim/ München.

Rosenthal, Gabriele (2002): Biographisch-narrative Gesprächsführung. Zu den Bedingungen heilsamen Erzählens im Forschungs- und Beratungskontext. In: Psychotherapie und Sozialwissenschaften. Zeitschrift für qualitative Forschung, Sonderheft 3: Heilsames Erzählen, 204-227.

Rosenthal, Gabriele (2001): Biographische Methode. In: Keupp, Heiner; Weber, Klaus; Hg.: Psychologie. Ein Grundkurs. Rowohlts Enzyklopädie, Reinbeck bei Hamburg, 266-275.

Rosenthal, Gabriele (1995): Erlebte und erzählte Lebensgeschichte: Gestalt und Struktur biographischer Selbstbeschreibung. Campus Verlag, Frankfurt am Main.

Rosenthal, Gabriele; Fischer-Rosenthal, Wolfram (2005): Analyse narrativ-biographischer Interviews. In: Flick, Uwe; Kardorff von, Ernst; Steinke, Ines; Hg.: Qualitative Forschung. Ein Handbuch. Rowohlt Taschenbuch Verlag, Reinbek bei Hamburg, 456-468.

Rüddel, Heinz (1997): Erkrankungen des Herz-Kreislaufsystems. In: Petermann, Franz; Hg.: Rehabilitation. Ein Lehrbuch zur Verhaltensmedizin. Hogrefe Verlag, Göttingen/ Bern/ Toronto/ Seattle, 193-215.

Rugulies, Reiner; Siegrist, Johannes (2002): Kardiologische Rehabilitation durch umfassende Lebensstiländerung und psychosoziale Betreuung - Evaluation eines verhaltensmedizinischen Modellversuchs. In: Badura, Bernhard; Siegrist, Johannes; Hg.: Evaluation im Gesundheitswesen. Ansätze und Ergebnisse. Juventa Verlag, Weinheim/ München, 227-238.

Sackmann, Reinhold (2007): Lebenslaufanalyse und Biografieforschung. Eine Einführung. VS Verlag für Sozialwissenschaften, Wiesbaden.

Sander, Kirsten (2006): Biographiearbeit. Erste Überlegungen für ein konzeptionelles Verständnis. In: Unterricht Pflege, 1, 2-7.

Sander, Kirsten (2005): Biographieforschung und Pflege. In: Schneider, Kordula; Brinker-Meyendriesch, Elfriede; Schneider, Alfred; Hg.: Pflegepädagogik. Für Studium und Praxis. Springer Verlag, Heidelberg, 37-58.

Sauer, Gregor; Gysan, Detlef (2007): Ambulante Rehabilitation. In: Rauch, Bernhard; Middeke, Martin; Bönner, Gerd; Karoff, Marthin; Held, Klaus; Hg.: Kardiologische Rehabilitation. Georg Thieme Verlag, Stuttgart, 227-229.

Schaarschuch, Andreas; Oelerich, Gertrud (2005): Theoretische Grundlagen und Perspektiven sozialpädagogischer Nutzerforschung. In: Oelerich, Gertrud; Schaarschuch, Andreas; Hg.: Soziale Dienstleistungen aus Nutzersicht. Zum Gebrauchswert sozialer Arbeit. Reinhardt Verlag, München, 9-25.

Schach, Immo (2008): Die Qualität in qualitativer Pflegeforschung. Relevanz, Orientierung und Realisation. Unveröffentlichte Diplomarbeit.

Schaeffer, Doris (2004): Der Patient als Nutzer. Krankheitsbewältigung und Versorgungsnutzung im Verlauf chronischer Krankheit. Verlag Hans Huber, Bern.

Schalek, Kurt; Stefan, Harald (2011): POP – praxisorientierte Pflege und Ressourcenorientierung in der Pflegediagnostik. In: Psych. Pflege heute, 17, 6, 298-303.

Scheffer, Thomas (2002): Das Beobachten als sozialwissenschaftliche Methode – Von den Grenzen der Beobachtbarkeit und ihrer methodischen Bearbeitung. In: Schaeffer, Doris; Müller-Mundt; Hg.: Qualitative Gesundheits- und Pflegeforschung. Verlag Hans Huber, Bern, 351-374.

Scheichenberger, Sonja (2009): Ressourcenorientierte Interaktion in der Pflege. Schau auf die Flügel, die dich tragen. Facultas Verlag, Wien.

Scheller, Ingo (1981): Erfahrungsbezogener Unterricht. Scriptor Verlag, König stein im Taunus.

Schiebel, Martina (2003): Wechselseitigkeiten. Lebensgeschichtliche Institutionalisierungen ostdeutscher Frauen in Führungspositionen der Wohlfahrtpflege. Donat Verlag, Bremen.

Schiemann, Doris; Moers, Martin (2000): Das Projekt Pflegediagnostik im Universitätsspital Zürich. Ergebnisse einer externen Evaluation zur Projekteinführung. In: Müller-Kohlenberg, Hildegard, Münstermann, Klaus; Hg.: Qualität von Humandienstleistungen. Evaluation und Qualitätsmanagement in Sozialer Arbeit und Gesundheitswesen. Leske & Budrich, Opladen, 149-164.

Schmidbauer, Wolfgang (2002): Helfersyndrom und Burnout-Gefahr. Urban und Fischer Verlag, München.

Schmid-Büchi, Silvia (2001): Wie schätzen Patientinnen und Patienten Caring ein, welches sie von Pflegenden erfahren haben? Patienten und Patientinnen beurteilen Caring. In: Pflege, 14, 152-160.

Schmidt, Bettina (2009): Der eigenverantwortliche Mensch. In: Gesundheitswesen, 71, 1-6.

Schmidt, Bettina (2008): Eigenverantwortung haben immer die Anderen: Der Verantwortungsdiskurs im Gesundheitswesen. Verlag Hans Huber, Bern.

Schmitz, Hermann (1992): Leib und Gefühl. Materialien zu einer philosophischen Therapeutik. Junfermann Verlag, Paderborn.

Schmitz, Herman (1985): Phänomenologie der Leiblichkeit. In: Petzold, Hilarion; Hg.: Leiblichkeit. Philosophische, gesellschaftliche und therapeutische Perspektiven. Junfermann Verlag, Paderborn, 71-106.

Schneider, Christian A. (2009a): Kardiovaskuläre Risikofaktoren und deren therapeutische Beeinflussung. In: Ermann, Erland; Hg.: Klinische Kardiologie. Springer Verlag, Heidelberg, 1-12.

Schneider, Christian A. (2009b): Komplementäre Therapie bei Herzkrankheiten. In: Ermann, Erland; Hg.: Klinische Kardiologie. Springer Verlag, Heidelberg, 545-546.

Schnell, Martin W.; Heinritz, Charlotte (2006): Forschungsethik. Ein Grundlagen- und Arbeitsbuch für die Gesundheits- und Pflegewissenschaft. Verlag Hans Huber, Bern.

Schön, Donald (1983): The reflective practioner. How professionals think in action. Basic Books, New York.

Schrems, Berta (2013): Fallarbeit in der Pflege. Grundlagen, Formen und Anwendungsbereiche. Facultas Verlag, Wien.

Schrems, Berta (2008): Verstehende Pflegediagnostik. Grundlagen zum angemessenen Pflegehandeln. Facultas Verlag, Wien.

Schrems, Berta (2003): Der Pflegeprozess des Diagnostizierens in der Pflege. Facultas Verlag, Wien.

Schröder, Ingrid (2004): Niederdeutsch in der Gegenwart: Sprachgebiet – Grammatisches – Binnendifferenzierung. In: Stellmacher, Dieter; Hg.: Germanistische Linguistik. Niederdeutsche Sprache und Literatur der Gegenwart. Georg Olms Verlag, Hildesheim/ Zürich/ New York, 35-98.

Schütz, Alfred (1974): Der sinnhafte Aufbau der sozialen Welt. Eine Einleitung in die verstehende Soziologie. Suhrkamp Verlag, Wien/ Frankfurt am Main.

Schütz, Alfred (1971): Das Problem der Relevanz. Suhrkamp Verlag, Frankfurt am Main.

Schütze, Fritz (1993): Die Fallanalyse. Zur wissenschaftlichen Fundierung einer klassischen Methode der sozialen Arbeit. In: Rauschenbach, Thomas; Ortmann, Friedrich; Karsten, Maria E.; Hg.: Der sozialpädagogische Blick. Lebensweltorientierte Methoden der Sozialen Arbeit. Juventa Verlag, Weinheim/ München, 191-221.

Schütze, Fritz (1984): Kognitive Figuren des autobiographischen Stegreiferzählens. In: Kohli, Martin; Robert, Günther; Hg.: Biographie und soziale Wirklichkeit. Neue Beiträge und Forschungsperspektiven. Metzlersche Verlagsbuchhandlung, Stuttgart, 78-117.

Schütze, Fritz (1983): Biographieforschung und narratives Interview. In: Neue Praxis np, 13, 283-293.

Schulze, Heidrun (2006): Migrieren - Arbeiten - Krankwerden. Eine biographietheoretische Untersuchung. Transcript Verlag, Bielefeld.

Seidl, Elisabeth; Walter, Ilsemarie (2012): Der Pflegeprozess vor 25 Jahren und heute. In: Pflege, 25, 5, 384-385.

Seyfarth, Melchior (2007): Der Herzinfarkt und seine Folgen: Hilfe für das versagende Herz. In: Bundesministerium für Bildung und Forschung; Hg.: Herz-Kreislauf-Forschung: Erkennen-Heilen-Vorbeugen http://www.gesundheitsforschung-bmbf.de/_media/BMBF_Herz-Kreislauf_Ordner.pdf, 21, 07.05.10.

SGB IX (2001): Sozialgesetzbuch. Neuntes Buch. Rehabilitation und Teilhabe behinderter Menschen. http://www.gesetze-im-internet.de/bundesrecht/sgb_9/gesamt.pdf 07.03.13

SGB XI (1994): Sozialgesetzbuch. Elftes Buch. Soziale Pflegeversicherung. http://www.gesetze-im-internet.de/bundesrecht/sgb_11/gesamt.pdf 18.02.13

Shakespeare, William (1970): Macbeth. In: The Hamlym Publishing Group Limited; Hg: The Complete Works of William Shakespeare. Spring Books, London/ New York/ Sydney/ Toronto, 921-944.

Shuldham, Caroline M.; Cunningham, George; Hiscock, Harriet; Luscombe, Graham P. (1995): Assessment of anxiety in hospital patients. In: Journal of Advanced Nursing, 20, 22, 87-93.

Siegrist, Johannes (2003): Psychosoziale Einflüsse auf die koronare Herzkrankheit - wissenschaftlicher Erkenntnisstand und Folgerungen für die Praxis. In: Slesina, Wolfgang; Werdan, Karl; Hg.: Psychosoziale Faktoren der koronaren Herzkrankheit. Schattauer Verlag, Stuttgart, 1-12.

Slesina, Wolfgang; Werdan, Karl, Hg. (2003): Psychosoziale Faktoren der koronaren Herzkrankheit. Schattauer Verlag, Stuttgart.

Snowley, Gillian D.; Nicklin, Peter, J.; Birch, John, A. (1998): Das Konzept der integrierten Pflegeplanung. In: Ders: Pflegestandards und Pflegeprozeß: Grundlagen pflegerischer Qualitätssicherung. Ullstein Medical Verlag, Wiesbaden, 111-121.

Spitzenverband der landwirtschaftlichen Sozialversicherung (SVLSV) (o.J.): http://www.lsv.de/spv/11_leistungen/06 22.03.12

Staender, Johannes; Bergner, Elisabeth (1997): Schnittstellen in der kardiologischen Versorgung. In: Zeitschrift für Gesundheitswissenschaften, 5, 4, 343-357.

Staender, Johannes; Bergner, Elisabeth (1996): Herzchirurgie und kardiologische Rehabilitation: Bedingungen und Folgen einer interorganisatorischen Vernetzung. In: Schott, Thomas; Badura, Bernhard; Schwager, Hans-Joachim; Wolf, Peter; Wolters, Paul; Hg.: Neue Wege in der Rehabilitation. Von der Versorgung zur Selbstbestimmung chronisch Kranker. Juventa Verlag, Weinheim/ München, 100-119.

Stefan, Harald; Allmer, Franz; Schalek, Kurt; Eberl, Josef; Hansmann, Renate; Jedelsky, Elisabeth; Pandzic, Ruza; Tomacek, Dagmar; Vencour, M. C. (2013) : POP – Praxisorientierte Pflegediagnostik. Pflegediagnosen – Ziele – Maßnahmen. Springer Verlag, Wien.

Stefan, Harald; Allmer, Franz; Eberl, Josef et al. (2003): Praxis der Pflegediagnosen. Springer Verlag, Wien.

Steinke, Ines (2010): Gütekriterien qualitativer Forschung. In: Flick, Uwe; Kardorff von, Ernst; Steinke, Ines; Hg.: Qualitative Forschung. Ein Handbuch. Rowohlt Taschenbuch Verlag, Reinbeck bei Hamburg, 319-331.

Stemmer, Renate (2004): Aktueller Stand und Perspektiven der Pflegewissenschaft. In: Pflege und Gesellschaft, 9, 4, 127-132.

Stemmer, Renate (2003): Zum Verhältnis von professioneller Pflege und pflegerischer Sorge. In: Deutscher Verein für Pflegewissenschaft; Hg.: Das Originäre der Pflege entdecken. Pflege beschreiben, erfassen, begrenzen. Mabuse Verlag, Frankfurt am Main, 43-62.

Stolle, Claudia (2004): Konzept und Zielsetzung des Pflegeprozesses. Eine Befragung zur Umsetzung in die Praxis. http://www.dip.de/datenbankwise/detail/?no_cache=1&tx_dipwise_piwise_pi2[uid]=18006.04.10

Stotz, Günther (2002): Aktionsforschung – immer noch ein unbeschriebenes Blatt. In: Karmasin, Matthias; Höhn, Marco; Hg.: Die Zukunft der empirischen Sozialforschung. Verlag Nausner & Nausner, Graz, 91-103.

Strauss, Anselm; Fagerhaugh, Shizuko; Suczek, Barbara; Wiener, Carolyn (1980): Gefühlsarbeit. In KZfSS, 32, 629-651.

Strödter, Dietrich (2009): Evidenz-basierte Therapie in der Kardiologie. UNI-MED Verlag, Bremen.

SVR-Sachverständigenrat für die Konzertierte Aktion im Gesundheitswesen (2002): Gutachten 2000/2001: Bedarfsgerechtigkeit und Wirtschaftlichkeit. Band I: Zielbildung, Prävention, Nutzerorientierung und Partizipation. Nomos Verlag, Baden-Baden.

Thaler, Richard H.; Sunstein, Cass R. (2009): Nudge: Wie man kluge Entscheidungen anstößt. Econ Verlag, Berlin.

Thomas, William I.; Znaniecki, Florian (1984): The Polish peasant and Europe and America. University of Illinois Press, Urbana.

Tierschutzgesetz (2006): http://www.gesetze-im-internet.de/tierschg/BJNR012770972.html 22.03.12

Titscher, Georg (2008a): Sozioökonomische und berufliche Belastungen. Psychosomatische Problemfelder und psychische Krankheiten. In: Herrmann-Lingen, Christoph; Albus, Christian; Titscher, Georg; Hg.: Psychokardiologie. Ein Praxisleitfaden für Ärzte und Psychologen. Deutscher Ärzte-Verlag, Köln, 115-119.

Titscher, Georg (2008b): Partnerschaft und Familie. Psychosomatische Problemfelder und psychische Krankheiten. In: Herrmann-Lingen, Christoph; Albus, Christian; Titscher, Georg; Hg.: Psychokardiologie. Ein Praxisleitfaden für Ärzte und Psychologen. Deutscher Ärzte-Verlag, Köln, 119-127.

Titscher, Georg (2008c): Behandlung. In: Herrmann-Lingen, Christoph; Albus, Christian; Titscher, Georg; Hg.: Psychokardiologie. Ein Praxisleitfaden für Ärzte und Psychologen. Deutscher Ärzte-Verlag, Köln, 201-216.

Toffler, Alvin (1980): The Third Wave. William Morrow and Company, New York.

Tolle, Patrizia; Zündel, Matthias (2011): Ethische Aspekte biographieorientierten Lernens. In: Darmann-Finck, Ingrid; Richter, Miriam Tariba; Hg.: Biographieorientierung in der Pflegebildung. Peter Lang Verlag, Frankfurt am Main, 153-164.

Tronto, Joan C. (1993): Moral Boundaries. A political argument for an ethic of care. Routledge, New York.

Uzarewicz, Charlotte; Uzarewicz, Michael (2005): Das Weite suchen. Eine Einführung in eine phänomenologische Anthropologie für Pflege. Lucius und Lucius Verlag, Stuttgart.

Uzun, Demet (2005): Auswirkungen einer stationären kardiologischen Rehabilitationsmaßnahme auf den Wissensstand von Patienten zu kardiovaskulären Risikofaktoren. http://www-brs.ub.ruhr-uni-bochum.de/netahtml/HSS/Diss/UzunDemet/diss.pdf 05.03.13

Veit, Annegret (2004): Professionelles Handeln als Mittel zur Bewältigung des Theorie-Praxis-Problems in der Krankenpflege. Verlag Hans Huber, Bern.

Verordnung über die Berufsausbildung zum Landwirt/ zur Landwirtin (1995): http://bundesrecht.juris.de/bundesrecht/lwausbv_1995/gesamt.pdf 22.03.12

13. Verzeichnis der DGPR (2011): http://www.dgpr.de/fileadmin /user_ upload/ PDF-Files_allgemein/13_Klinikverzeichnis_PLZ-Internet version.pdf 25.01.12

Völler, Heinz (2011): Kardiologische Prävention und Rehabilitation. In: Pfaff, Holger; Neugebauer, Edmund A. M.; Glaeske, Gerd; Schrappe, Matthias; Hg.: Lehrbuch Versorgungsforschung. Systematik – Methodik – Anwendung. Schattauer Verlag, Stuttgart, 376-381.

Völler, Heinz (2007): Aktuelle Ergebnisse aus Studien und Registern. In: Rauch, Bernhard; Middeke, Martin; Bönner, Gerd; Karoff, Marthin; Held, Klaus; Hg.: Kardiologische Rehabilitation. Georg Thieme Verlag, Stuttgart, 269-274.

Völter, Bettina (2012): Von der klassischen zur biografieorientierten Einzelfallhilfe. Konzeptionelle und handlungsrelevante Überlegungen. In: Griesehop, Hedwig Rosa; Rätz, Regina; Völter, Bettina: Biografische Einzelfallhilfe. Methoden und Arbeitstechniken. Beltz Verlag, Weinheim/ Basel, 12-43.

Wachtlin, Martina (2011): Lebensqualität aus der Sicht darmkrebserkrankter Frauen und Männer – Rekonstruierte Lebens- und Krankengeschichten und ihre Bedeutungen für eine patienten- und patientinnenorientierte Versorgung. Dissertation Universität Bremen.

Walther, Sabine (2001): Abgefragt? Pflegerisches Erstgespräch im Krankenhausalltag: Eine linguistische Untersuchung von Erstgesprächen zwischen Pflegepersonal und Patienten. Verlag Hans Huber, Bern.

Wehrmann, Uta (2011): Pflegediagnostik als Unterstützung des Pflegeprozesses am Beispiel einer Patientin mit chronisch venösen Ulcera cruri in der ambulanten Pflege. In: Wundmanagement, 5, 2, 70-75.

Wehrpflichtgesetz (1995): http://www.gesetzesweb.de/WehrpfG.html 22.03.12

Weizsäcker, Viktor von (1956): Pathosophie. Vandenhoeck und Ruprecht Verlag, Göttingen.

Wettreck, Rainer (2001): „Am Bett ist alles anders“ - Perspektiven professioneller Pflegeethik. LIT Verlag, Münster/ Hamburg/ London.

Wilkinson, Judith M. (2012): Das Pflegeprozess-Lehrbuch. Verlag Hans Huber, Bern.

Wingenfeld, Klaus; Schaeffer, Doris (2001): Nutzerperspektive und Qualitätsmanagement in der ambulanten Pflege. In: Zeitschrift für Gerontologie und Geriatrie, 34, 2, 140-146.

Witt, Harald (2010): Introspektion. In: Mruck, Katja; Mey Günter; Hg.: Handbuch Qualitativer Forschung in der Psychologie. VS Verlag für Sozialwissenschaften, Wiesbaden, 491-505.

Wittneben, Karin (2003): Pflegekonzepte in der Weiterbildung für Pflegelehrerinnen und Pflegelehrer. Leitlinien einer kritisch-konstruktiven Pflegelernfelddidaktik. Peter Lang Verlag, Frankfurt am Main.

Wittneben, Karin (1993): Patientenorientierte Theorieentwicklung als Basis einer Pflegedidaktik. In: Pflege, 6, 3, 203-209.

Wolff, Stephan (2010): Dokumenten- und Aktenanalyse. In: Flick, Uwe; Kardorff von, Ernst; Steinke, Ines; Hg.: Qualitative Forschung. Ein Handbuch. Rowohlt Taschenbuch Verlag, Reinbeck bei Hamburg, 502-513.

Wolfradt, Uwe (2011): Grundlegende biographisch-diagnostische Betrachtungen bei William Stern. In: Jüttemann, Gerd; Hg.: Biographische Diagnostik. Pabst Science Publishers, Lengerich, 44-52.

Wright, Michael (2012): Partizipation in der Praxis: Die Herausforderung einer kritisch reflektierten Professionalität. In: Rosenbrock, Rolf; Hartung, Susanne: Partizipation und Gesundheit. Verlag Hans Huber, Bern, 91-101.

Wright, Michael; Unger, Hella von; Block, Martina (2010): Partizipation der Zielgruppe in der Gesundheitsförderung und Prävention. In: Ders.; Hg.: Partizipative Qualitätsentwicklung in der Gesundheitsförderung und Prävention. Prävention und Gesundheitsförderung. Verlag Hans Huber, Bern, 35-52.

Ziche, Paul (1999): Introspektion. Texte zur Selbstwahrnehmung des Ichs. Springer Verlag, Heidelberg.

Zimmerman, Marc A. (2000): Empowerment theory. Psychological, organizational, and community levels of analysis. In: Rappaport, Julian; Seidman, Edward; Hg.: Handbook of community psychology. Kluwer Academic Publishers, Dordrecht, 43-63.

Zohlnhöfer, Dietlind (2007): Stammzellentherapie für die Herzmuskelschwäche. In: Bundesministerium für Bildung und Forschung; Hg.: Herz-Kreislauf-Forschung: Erkennen-Heilen-Vorbeugen. http://www.gesundheitsforschung-bmbf.de/_media/BMBF_Herz-Kreislauf_Ordner.pdf, 29, 07.05.10

PFLEGEFORSCHUNG

Herausgegeben von Ingrid Darmann-Finck und Stefan Görres

Band 1 Ingrid Darmann-Finck: Interaktion im Pflegeunterricht. Begründungslinien der Interaktionistischen Pflegedidaktik. 2010.

Band 2 Ingrid Darmann-Finck / Miriam Tariba Richter (Hrsg.): Biographieorientierung in der Pflegebildung. 2011.

Band 3 Thomas Evers: Die besondere Ungewissheit im Handeln. Schlüsselprobleme gerontopsychiatrischer Pflegepraxis. Die Analyse beruflicher Kompetenzen zur Konstruktion von Curricula am Beispiel gerontopsychiatrischer Pflege. 2012.

Band 4 Miriam Tariba Richter: Die narrative Anamnese im Rahmen einer biographischen Diagnostik im pflegerischen Setting der kardiologischen Rehabilitation. Eine konzeptuelle Entwicklung. 2015.

www.peterlang.de

www.ingramcontent.com/pod-product-compliance
Ingram Content Group UK Ltd.
Pitfield, Milton Keynes, MK11 3LW, UK
UKHW020715041026
15590UKWH00002B/687

9 783631 650721